Supportive and Palliative Care of
Malignant Tumor

恶性肿瘤支持与
姑息治疗学

王杰军　秦叔逵　主编

北京科学技术出版社

图书在版编目（CIP）数据

恶性肿瘤支持与姑息治疗学 / 王杰军，秦叔逵主编 . — 北京：北京科学技术出版社，2023.3
ISBN 978-7-5714-2529-6

Ⅰ . ①恶… Ⅱ . ①王… ②秦… Ⅲ . ①肿瘤 – 治疗 – 研究 Ⅳ . ① R730.5

中国版本图书馆 CIP 数据核字（2022）第 155210 号

策划编辑： 何晓菲		**电　话：**	0086-10-66135495（总编室）
责任编辑： 陈　卓　何晓菲			0086-10-66113227（发行部）
责任校对： 贾　荣		**网　址：**	www.bkydw.cn
封面设计： 申　彪		**印　刷：**	河北鑫兆源印刷有限公司
图文制作： 北京永诚天地艺术设计有限公司		**开　本：**	889 mm × 1194 mm　1/16
责任印制： 吕　越		**字　数：**	900千字
出 版 人： 曾庆宇		**印　张：**	43.5
出版发行： 北京科学技术出版社		**版　次：**	2023年3月第1版
社　　址： 北京西直门南大街16号		**印　次：**	2023年3月第1次印刷
邮政编码： 100035		ISBN 978-7-5714-2529-6	

定　价：178.00元

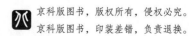

编写委员会

主　编

王杰军　　秦叔逵

副主编

罗素霞　河南省肿瘤医院
张　力　中山大学肿瘤防治中心
潘宏铭　浙江大学附属邵逸夫医院

参编人员（按姓氏拼音排序）

曹成松　南京医科大学徐州临床医学院 / 徐州市中心医院肿瘤内科
曹皓阳　重庆大学附属肿瘤医院营养科
陈　萍　成都市第七人民医院 / 成都市肿瘤医院肿瘤科
陈梦婷　重庆大学附属肿瘤医院营养科
陈诗绮　海军军医大学附属长征医院肿瘤科
程方方　山东第一医科大学附属肿瘤医院肿瘤儿科（造口伤口）
褚　倩　华中科技大学同济医学院附属同济医院肿瘤科
邓窈窕　四川大学华西医院头颈肿瘤科 / 成都上锦南府医院肿瘤科
丁　敏　山东第一医科大学护理学院
董银英　青岛大学附属医院肿瘤科
段晓鹏　海军军医大学附属长征医院肿瘤科
符　琰　四川大学华西医院肿瘤中心胸部肿瘤科
何　夕　海军军医大学附属长征医院肿瘤科
黄　岩　中山大学肿瘤防治中心内科

贾朝朝　山东第一医科大学护理学院

姜　凯　山东第一医科大学护理学院

焦晓栋　海军军医大学附属长征医院肿瘤科

金　毅　东部战区总医院疼痛科

金玉芹　山东第一医科大学附属肿瘤医院中心置管室

晋　鑫　南京医科大学徐州临床医学院／徐州市中心医院肿瘤内科

李　红　四川大学华西医院肿瘤中心胸部肿瘤科

李仕娟　云南省肿瘤医院昆明医科大学第三附属医院姑息医学科

林榕波　福建省肿瘤医院腹部内科

林雨婷　山东第一医科大学护理学院

凌　妍　海军军医大学附属长征医院肿瘤科

刘　俊　陆军第七十三集团军医院肿瘤微创病区

刘　巍　北京大学肿瘤医院支持治疗科

刘　勇　南京医科大学徐州临床医学院／徐州市中心医院肿瘤内科

刘嘉寅　河北省肿瘤医院肿瘤内科

刘洁薇　四川大学华西医院肺癌中心

柳　斌　四川省肿瘤医院肿瘤内科

柳　珂　海军军医大学附属长征医院肿瘤科

吕　静　青岛大学附属医院肿瘤科

马宇翔　中山大学肿瘤防治中心临床研究部

孟祥敏　山东第一医科大学护理学院

孟英涛　山东第一医科大学附属肿瘤医院护理部

庞增粉　山东第一医科大学附属肿瘤医院肿瘤外科（营养）

秦保东　海军军医大学附属长征医院肿瘤科

邵珠美　山东第一医科大学附属肿瘤医院肿瘤内科

宋　莉　四川大学华西医院疼痛科

苏丽玉　福建省肿瘤医院腹部内科

苏　萍　山东第一医科大学附属肿瘤医院预防管理部

孙　愚　四川大学华西医院肿瘤放射物理技术中心

万方芳　四川大学华西医院肺癌中心

王　龙　河北省肿瘤医院肿瘤内科

王　倩　山东第一医科大学附属肿瘤医院妇科

王　群　南京医科大学徐州临床医学院 / 徐州市中心医院肿瘤内科

王　燕　南京医科大学徐州临床医学院 / 徐州市中心医院肿瘤内科

王恩文　重庆大学附属肿瘤医院质管科

王莎莎　四川省肿瘤医院肿瘤内科

王雅莉　山东第一医科大学附属肿瘤医院肿瘤内科

王玉梅　中国医科大学附属盛京医院宁养病房

吴　颖　海军军医大学附属长征医院肿瘤科

徐　娟　山东第一医科大学附属肿瘤医院肿瘤放疗科

闫　荣　山东第一医科大学附属肿瘤医院预防管理部

杨云鹏　中山大学肿瘤防治中心内科

于　洋　南京医科大学徐州临床医学院 / 徐州市中心医院肿瘤内科

余慧青　重庆大学附属肿瘤医院老年肿瘤科

余　敏　四川大学华西医院肿瘤中心胸部肿瘤科

翟文鑫　海军军医大学附属长征医院肿瘤科

张纪良　成都市第七人民医院 / 成都市肿瘤医院肿瘤科

张炎改　四川大学华西医院肿瘤中心胸部肿瘤科

赵　珅　福建省肿瘤医院腹部内科

赵晴晴　南京医科大学徐州临床医学院 / 徐州市中心医院肿瘤内科

赵雪琪　华中科技大学同济医学院附属同济医院肿瘤科

郑儒君　四川大学华西医院肿瘤中心胸部肿瘤科

郑于珠　成都市第三人民医院肿瘤科

周春艳　云南省肿瘤医院昆明医科大学第三附属医院姑息医学科

周　婷　中山大学肿瘤防治中心内科

朱　江　四川大学华西医院胸部肿瘤科 / 成都上锦南府医院肿瘤科

庄　莉　云南省肿瘤医院昆明医科大学第三附属医院姑息医学科

编写秘书

叶　茁　张洪玲

主编简介

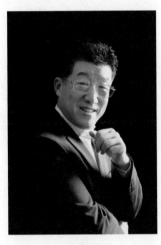

—— 王杰军 ——

王杰军，医学博士、主任医师、教授、博士生导师。

1984 年毕业于第二军医大学海军医学系，1992 年获临床医学博士学位，1994 年创建了原第二军医大学（现海军军医大学）附属长征医院肿瘤科并任科主任。主要研究方向为肿瘤患者的支持治疗、抗肿瘤血管形成及免疫治疗的基础与临床研究。

参与或牵头的临床研究超过百项，发表论文 200 余篇；获得国家科技支撑计划项目、863 计划项目、国家自然科学基金项目、军队科研基金项目、上海科技发展基金会资助项目、上海市青年科技启明星计划项目及学科带头人培养计划等十余项资助。在中国临床肿瘤学会任职期间，创立了肿瘤姑息治疗临床学院，培养近千名肿瘤姑息治疗学术骨干；建立了难治性癌痛专家组，并完成了第一部难治性癌痛的专家共识著作，极大地推动了难治性癌痛在中国的发展。获得国家科学技术进步二等奖 1 项、军队科学技术进步一等奖 1 项、军队医疗成果一等奖 1 项、军队医疗成果二等奖 1 项。

担任国家卫生健康委员会肿瘤合理用药专家委员会副主任委员；中国临床肿瘤学会肿瘤支持与康复治疗专家委员会（SCRC）主任委员；中国抗癌协会肿瘤营养专业委员会副主任委员；中国人民解放军肿瘤专业委员会顾问；中国抗癌协会癌症康复与姑息治疗专业委员会（CRPC）前任主任委员；国家食品药品监督管理局药物审评专家委员会委员；中国生命关怀协会副会长；中国临床肿瘤学会（CSCO）常务理事长；上海抗癌协会副理事长；上海市防癌抗癌事业发展基金会副理事长。

主编简介

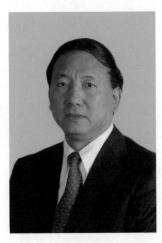

—— 秦叔逵 ——

秦叔逵，全国政协委员，享受国务院政府特殊津贴。南京金陵医院主任医师，担任国家统计源期刊《临床肿瘤学杂志》主编，南京大学、南京医科大学和南京中医药大学特聘教授，博士生导师。1982年毕业于南京铁道医学院医疗系，1988年毕业于上海第二军医大学研究生院，2006年毕业于上海中欧国际工商管理学院医院管理专业；长期从事肿瘤内科临床和科研工作，擅长消化系统肿瘤（特别是肝、胆、胰腺癌）的诊断治疗和研究。

多年来，参与国际国内大型临床试验310项，其中牵头150项；在国内外学术期刊上发表论文共800多篇，其中SCI论文200多篇，包括 *NEJM*、*Lancet*、*JAMA*、*Science* 和 *JCO* 等国际著名期刊，主编和参编学术专著116部。获得国家科技进步一等奖和二等奖各1项，省部级科技成果一等奖8项、二等奖4项、三等奖10项及四等奖2项。

担任亚洲临床肿瘤学联盟（FACO）前任主席和现任常务理事，国际肿瘤免疫学会（SITC）和亚洲临床肿瘤学会（ACOS）常务理事，中国临床肿瘤学会（CSCO）前任理事长和现任副理事长，北京CSCO基金会前任理事长和现任监事长，中国抗癌协会胃肠间质瘤专业委员会副主任委员与癌症康复和姑息治疗专业委员会前任主任委员，国家药品监督管理局血液和肿瘤药物咨询委员会专家，国家卫生健康委员会肿瘤学能力建设和继续教育肿瘤学专家委员会主任委员，江苏省抗癌协会候任理事长等。

序 一

"To cure sometimes, To relieve often, To comfort always（有时去治愈，常常去帮助，总是去安慰）"这句镌刻在特鲁多（E.L.Trudean）医生墓志铭上的名言，穿越了百年时空，久久流传，常常引发我们医务工作者深思。有人说这句话是告诉我们，面对疾病，作为医生，有时我们也感到无计可施，但无论如何，我们会尽力关爱患者；也有人说，这句话是告诉我们，虽然无法治愈患者，但应该努力解除患者的苦痛，给他们更多的人文关怀。诚然，医学是一门人文科学，如果抽去了医学的语言沟通和人文属性，也就抛弃了医学的本质。

在我国，大多数人不愿意谈论死亡，也无法接受死亡。当患者确诊了癌症时，即便是晚期癌症，患者家属和患者本人往往仍然希望能够接受手术治疗，而不愿意接受支持与姑息治疗。绝大多数患者和部分医务工作者甚至认为支持与姑息治疗等同于放弃治疗，意味着"等死"。但事实上，支持与姑息治疗倡导的是整体观、人本主义观和积极的生死观，强调以价值为导向，医患共同决策，为患者提供舒适和尊严，不过度治疗以及注重伦理和法律，这种以"患者"为中心的模式，不仅关注了"疾病"的治疗，也关注了"患者"作为"人"的其他层面需求。我们医务工作者如何通过语言的有效沟通，摆事实讲道理，让肿瘤患者明白手术、放疗、化疗、靶向药物治疗等抗肿瘤治疗和支持与姑息治疗同样重要，这对于医务工作者来说是一项极具挑战性的工作。因此，为了使广大癌症患者明白支持与姑息治疗的意义，并积极主动地接受肿瘤支持与姑息治疗，这需要医务工作者将语言艺术和医疗水平高效地结合，以便有效地改善患者生存和生活质量。

《恶性肿瘤支持与姑息治疗学》是我国第一本系统性的肿瘤支持与姑息治疗领域的权威著作，其内容始于肿瘤患者的症状管理，融入对患者的人文关怀。医学不仅应关注于疾病和症状的管理，更应体现对于患者身心一体的呵护。肿瘤对于患者的伤害，不仅仅体现于身体功能方面，更重要的是对患者心理的重大打击。因此，肿瘤支持与姑息治疗是医学以人为本的最佳范例。

参与本书编写的专家组成员均为富有经验的一线临床专家，全书内容除了在技术、方法层面进行了深入详尽的探索外，更是处处体现出使患者重获生命尊严的人本理念。本书内容翔实，涉及面广，在学术上达到了国际水平。本书的出版不仅对于一线医疗工作者具有临床指导意义外，更能激发医务工作者对于"为何为医，如何为医"的思考。我希望本书给予所有的医务工作者，特别是肿瘤支持与姑息治疗相关的医务工作者，在学习之余能够获得一些启示和思考。

序二

　　随着人口老龄化的加剧，世界范围内的癌症患者数量也在不断增加。中国作为人口大国，癌症疾病负担更为严重，无论是新发病例人数还是死亡人数，都位居全球第一。2022年，国家癌症中心印发的《肿瘤诊疗质量提升行动计划实施方案》中提出了十项重点任务，以进一步规范诊疗行为，提升医疗机构肿瘤诊疗质量水平。其中，提高姑息治疗的技术和规范水平，提升癌症中晚期患者生活质量是十项重点任务之一。

　　姑息治疗是一门相对年轻的学科，恶性肿瘤患者是需要姑息治疗的主要人群，姑息治疗的发展得益于改变了传统的医疗思维方式，从单纯地关注生存时间，转变为更加关注如何从心理、生理、精神及社会等多方面提高患者的生活质量，以及减轻患者的经济负担。随着时代的发展和医疗思维的迭代，肿瘤姑息治疗逐渐被越来越多的国家重视。我国开展姑息治疗相对较晚，在医务工作者中进行姑息治疗相关培训教育的力度和范围不足。

　　肿瘤支持与姑息治疗需要跨学科团队的合作，学科交叉的领域往往会给医务工作者提供很多新机遇。姑息肿瘤学的证据基础正在迅速发展，在许多研究相对薄弱的方面，比如症状管理、心理和精神护理、治疗毒性、沟通、决策等领域，还有许多的科研和实践的机遇。对于未来我国肿瘤姑息领域人才的培养，可以从基础临床医学教育阶段就开始普及姑息治疗的观念、治疗措施及沟通技巧等知识，将姑息医学纳入临床医生培训课程，可借鉴国外教材和教学模式。但是遗憾的是，我国目前还没有系统性的相关学术专著。

　　《恶性肿瘤支持与姑息治疗学》一书立足于国内外科研成果，不但在学术上达到了国际水平，同时由于专家组成员均为富有经验的一线临床专家，能够做到结合我国自身的医疗现状和人文特征，尝试探索具有我国特色的肿瘤支持与姑息治疗的道路，是一本对临床和科研都极具参考价值的学术专著。作为我国第一本恶性肿瘤支持与姑息治疗相关的系统性专著，其出版对于肿瘤支持与姑息治疗的临床实践具有重要的指导意义，以及对于其他学科的支持与姑息治疗也具有重要的参考价值。希望通过此书，可以使广大医务工作者学有所获，学有所成，学有所用！

前 言

恶性肿瘤支持与姑息治疗已成为肿瘤治疗过程中不可或缺的重要部分，据估计，大约75%接近生命终点的人可能受益于支持与姑息治疗。越来越多的临床证据表明，支持与姑息治疗可以给恶性肿瘤患者带来多维度的获益。目前，支持与姑息治疗的概念已经运用到主流卫生医学服务体系中，为未来医学和社会的发展奠定了坚实的基础。

大多数肿瘤患者在确诊时都会有不同程度的症状需要治疗，即使肿瘤患者可以得到有效治疗、治愈或延长生命，也必须解决躯体、心理或精神方面的问题，以维持功能和优化生活质量。对于无法有效治疗的肿瘤患者，毋庸置疑，支持与姑息治疗将是主要的治疗方式。集中精力控制痛苦的症状，为生命的终结做准备，确保以符合患者及其家属价值观和意愿的方式，使患者以最低限度的痛苦走向死亡——这些都是贯穿肿瘤患者治疗过程的重要的基本因素。支持与姑息治疗是肿瘤标准治疗不可或缺的一个组成部分，提供规范和优质的支持与姑息治疗是医学发展的基本目标。支持与姑息治疗适用于所有医疗机构，包括医院、诊所、长期照护机构等，也适用于居家患者。支持与姑息治疗倡导整体观、人本主义和积极的生死观，治疗理念包括以生命价值为导向、医患共同决策、提供给患者舒适和尊严、注重伦理与法律等，这一理念对于其他疾病的诊疗和管理具有积极意义。

在国外，支持与姑息治疗领域专业人员的培训体系正在逐渐成熟，但我国支持与姑息治疗目前还没有被认定为独立的学科，在教学、科研、培训体系等方面还处于起步和摸索阶段。《恶性肿瘤支持与姑息治疗学》由我国肿瘤姑息治疗和卫生健康管理领域的专家共同撰写，包括肿瘤支持与姑息治疗概论，恶性肿瘤常见症状及控制，肿瘤治疗所致常见症状及控制，肿瘤支持护理，临终关怀，与恶性肿瘤患者及其家属的沟通、共同决策与社会支持，居丧期管理，肿瘤支持治疗常用药物使用方法及注意事项，支持与姑息治疗中的临床试验与医学伦理，肿瘤支持与姑息治疗常用动物模型，肿瘤支持治疗与健康经济学共11个方面进行了详细的阐述和分析。本书将是我国肿瘤支持与姑息治疗领域的第一本系统性的权威著作，对于肿瘤支持与姑息治疗学的学科发展，甚至是肿瘤领域的发展将起到重要作用。

目　录

目录

第三篇
肿瘤治疗所致常见症状及控制 / 363

目录

第四篇
肿瘤支持护理 / 437

第五篇

临终关怀 / 465

第六篇
与恶性肿瘤患者及其家属的沟通、共同决策与社会支持 / 509

第七篇
居丧期管理 / 559

第八篇
肿瘤支持治疗常用药物使用方法及注意事项 / 567

第九篇
支持与姑息治疗中的临床试验与医学伦理 / 581

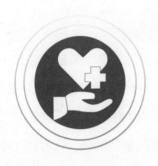

第一篇

肿瘤支持与姑息治疗概论

绪　论

恶性肿瘤是 21 世纪威胁人类健康的"三大杀手"之一。整合医学的开拓和引领、创新治疗手段不断出台、研发新药不断上市、多学科诊疗模式（multidisciplinary diagnosis and treatment model，MDT）理念全面推广、精准治疗迅猛发展、癌症科普深入人心等均促进了癌症患者生存率的提高。倡导"以患者为中心"的支持治疗也越来越得到重视。在强调抗癌治疗的同时，对患者的营养状况、血栓的形成、疼痛、痛苦等严重影响患者生活质量进而影响患者生存的相关身心症状进行及早关注，在抗癌之路上给予患者全程及全方位的照护，对于提高患者的生存率，尤其是提升患者生活质量方面意义非凡。本书将带领大家走进支持治疗的"前世"和"今生"，领略支持治疗的独特魅力。

一、支持治疗的历史沿革：与时代同向，与患者同行

"支持治疗（supportive care）"这一术语来源于 1987 年 2 月美国圣加伦（St. Gallen）召开的癌症支持性护理估计研讨会（International Symposium on Supportive Care in Cancer），这次会议是由癌症支持疗法多国学会（Multinational Association of Supportive Care in Cancer，MASCC）筹备的会议。在会议中 Senn 首次提出了"Supportive care"的理念，由此拉开了恶性肿瘤支持治疗的序幕。1994 年 Page B 将"Supportive care"理念逐渐完善并呈现，1998 年 MacDonald N 首次使用了"Best supportive care（最佳支持治疗）"一词。1990 年 MASCC 正式成立，目前成员遍布全球 70 多个国家。伴随着支持治疗理念的更新，2008 年 MASCC 将癌症支持治疗定义为："预防、治疗肿瘤本身及抗肿瘤治疗的不良反应"，包括肿瘤患者从诊断到治疗、治疗结束后全过程所有不良反应，以及生理、心理症状的管理。因此，强调加强康复、预防继发性癌症、临终关怀是支持治疗不可或缺的一部分。随着时代的发展，支持治疗的内涵、范畴、模式也在不断扩展和进步。2020 年发表在 MASCC 官方杂志 *Journal of Supportive Care in Cancer* 的"Supportive care in cancer-a MASCC perspective"一文中，全景式展现了支持治疗的发展历程与未来方向。

二、支持治疗的丰富内涵：以患者为中心，聚焦"全程"理念

支持治疗内涵中强调以"患者"为中心。首先体现在最大限度地关注患者的需求，这种需求

包括了生理、心理、社会、灵性等多维度。医护人员一般需要借助患者自我报告结局量表（self-reported outcomes scale，PRO）来了解并进行临床干预和管理，同时也需要引导患者充分表达自己的感受和需求，制订个体化的支持治疗计划。

支持治疗聚焦"全程"管理。支持治疗适用于从疾病诊断到生命结束及患者家属居丧期的整个过程。第一，关注疾病诊断初期，如病理活检、基因检测、分期诊断等都有可能会让患者及其家属出现极端情绪，如何告知坏消息，帮助患者了解疾病并帮助他们找到正确的治疗团队是支持治疗重点实施的工作任务。第二，在抗肿瘤治疗期间，指导患者生活起居，对恶性肿瘤和伴随症状进行管理，对治疗的不良反应（如恶心、呕吐、骨髓抑制等）进行预防和干预以及术后快速康复等，都是此阶段的"核心"工作和任务，目的是更好地帮助患者完成抗肿瘤治疗，改善患者生活质量进而延长其生存期。第三，关注癌症康复者，帮助患者制订长期的生存疗护计划，包括治疗后的随访、康复、重返社会活动的方法策略。第四，关注特殊患者群体和照护者，主要是针对老年人和儿童及青少年特殊群体需求的满足，并聚焦于患者的照护者。恶性肿瘤会给患者亲属或照护者带来巨大的心理压力，并严重影响其生活质量。因此，支持治疗团队能强化其"身、心、社、灵"的全方位关注、信息的分享和专业疗护相关技巧的培训和指导。第五，为患者生命终末期提供临终关怀及患者辞世后家属的居丧支持，进而完善支持治疗体系的全程服务。随着治疗手段的进步，支持治疗"以患者为中心"的内涵不断深化，"全程"理念的外延也在不断拓展。

三、支持治疗的团队建设与培训：整合医疗资源，多学科深化协作，重视培训教育

支持治疗的内容是多维度的，需要全方位关注，以提高患者的生活质量。因此，支持治疗的团队建设以多学科的协作为核心和出发点，团队成员包括治疗恶性肿瘤的专家（如肿瘤外科学、肿瘤内科学、放射肿瘤学、血液学、姑息治疗学等）、护理人员、药剂师和其他医疗工作者（如营养师、物理治疗师、心理治疗师等），以及社会工作者、宗教信仰顾问、财务规划师等，同时也应包括支持治疗的相关研究人员、管理人员和志愿者。除此之外，支持治疗团队还应包括治疗特殊患者群体的专家，如儿童及青少年肿瘤学、老年肿瘤学专家等。对恶性肿瘤康复者的管理，需要疼痛、生育、性功能及各种康复领域的专家进行指导，以改善患者的生活质量，帮助其恢复正常的家庭和社会生活。由于恶性肿瘤的病理生理改变较为复杂，特别是在治疗后期需要其他专科治疗干预的情况增多，这就需要包括心血管科、消化科、内分泌科、皮肤科、神经科、肾内科、呼吸科、精神科、风湿免疫科、眼科、耳鼻喉科等在内的多学科临床专家的共同协作，通过会诊、MDT 讨论等多种形式进行诊治。因此，所有与恶性肿瘤患者（或他们的家人／照顾者）有接触的专业人士彼此之间需要保持紧密的联系，共同为患者提供细致、完善、全程、闭环式的支持治疗服务。

支持治疗团队建设的另一大领域就是培训教育。提供支持治疗的医护人员需要接受正规的培训和教育，熟悉支持治疗指南并将其应用于临床实践。欧洲肿瘤内科学会（European Society for Medical Oncology，ESMO）/美国临床肿瘤学会（American Society of Clinical Oncology，ASCO）在其更新的全球肿瘤医学课程中确定了支持治疗的核心技能，包括：①鉴别恶性肿瘤的常见症状；②了解恶性肿瘤症状的病理生理学；③认识抗肿瘤治疗的常见不良反应；④掌握不良反应的预防和管理；⑤认识支持治疗的多学科协作的重要性；⑥认识支持治疗指南循证的合理性和局限性；⑦熟悉用于治疗恶性肿瘤疾病相关症状的药物。核心课程包括老年肿瘤学、管理患者并发症和处理临终问题所需技能等内容。此外，还包括培训相关的医患沟通技巧，以利于更加有效地实施支持治疗。

四、支持治疗的科研进步：循证发展方兴未艾，评估工具日新月异

支持治疗与其他医学领域一样，正处于巨大的科研进步时代。以 MASCC 为优秀代表的支持治疗团队，以循证证据为依据，深耕支持治疗科研领域，将数据化、科学化、规范化的诊疗措施应用于支持治疗。支持治疗循证指南就是其典型"结果"，指南的制定有赖于高质量的临床研究和系统文献分析数据，专家组基于数据证据提出不同人群的精准的支持治疗建议。例如，MASCC 专家小组会定期召开会议，根据最新的临床数据制定或更新支持治疗指南，如预防化疗诱导的恶心呕吐指南（与 ESMO 合作）、黏膜炎指南和药物相关性颌骨坏死临床指南、便秘管理指南、EGFR 抑制剂相关的皮肤毒性指南、疲乏指南等。另外，支持治疗评估工具的进步是支持治疗日益完善的保障。支持治疗中的评估是常规化、动态化的，特别在诊断、治疗评效、复发转移等关键节点中是不可或缺的一部分。评估工具分为通用评估量表和特定评估量表：前者包括欧洲癌症治疗与研究组织（European Organization for Reasearch and Treatment of Cancer，EORTC）QLQ-C30 生活质量量表、安德森症状评估量表（MD Anderson Symptom Inventory，MDASI）等；后者可评估患者特定症状，如 MASCC 止吐评价工具（MAT 量表）、表皮生长因子受体（EGFR）抑制剂皮肤毒性评价工具（MESTT）和 QxMD 工具（用于计算发热性中性粒细胞减少症的工具）等。随着这些权威指南与评估工具的不断出台与更新，支持治疗科研领域也获得巨大进步。

五、支持治疗的新需求：应对新的不良反应，关注"财务毒性"

随着众多新型药物在临床上的广泛应用，如免疫药物、靶向药物及 ADC 药物（抗体偶联药物），其不良反应也随之出现。尽管目前有很多关于不良反应的管理研究与指南推荐，但我们对新型药物的长期不良反应仍知之甚少。因此，在患者的长期生存和随访中需要给予全程支持治

疗，以应对可能出现的严重或意外的不良反应。

除了药物的不良反应外，患者还可能会有其他方面的困扰，如"财务毒性"。研究发现与非恶性肿瘤患者相比，恶性肿瘤患者往往需要长期承担更高的医疗费用，所以也存在更严重的经济困扰。"财务毒性"这一术语描述的是恶性肿瘤治疗所带来的非预期的潜在财务困扰，进而影响患者及其家庭的生活质量。产生"财务毒性"的一个主要原因是新型靶向和免疫药物的广泛应用，另一个主要原因是很多恶性肿瘤患者会因病减少经济收入或失业。实施支持治疗的专业人员需要评估患者的"财务毒性"风险因素，包括恶性肿瘤的严重程度、年龄、收入和就业情况等。支持治疗的挑战是预测哪些患者更容易被"财务毒性"所困扰，并试图进行干预，从而最大限度地减轻经济负担给患者及其家庭造成的痛苦。

六、支持治疗的"E 时代"：信息化、数字化、智能化

随着通信技术的进步、社交媒体的兴起、健康数据的数字化及人工智能的发展，数字时代正在深刻改变着支持治疗的现状。例如，手机中的应用程序可动态化地收集患者的实时信息，并监测治疗的疗效及不良反应，同时还能提供在线医疗咨询与社会—心理支持治疗。患者可以通过手机主动上传相关信息，及时、有效地与支持治疗临床疗护人员进行远程交流，进而实现支持治疗的全程管理。此外，在人工智能的帮助下，通过信息化和数字化收集的数据可以与文献和治疗指南中的数据进行比较，并利用机器学习算法为临床医生提供个体化的支持治疗建议。患者的支持治疗数据还可以为指南的制定、药物的研发、医疗服务政策的制定提供决策支持。信息化和数字化技术结合具有巨大的潜力，相信网络能使支持治疗的世界变得更"小"，大数据能使支持治疗变得更加精确，人工智能能使支持治疗变得更加智慧。

支持治疗将与时代同向，与医护同行，与患者同心。支持治疗的发展之路任重道远，如何将"Right Drug（合适的药物）"在"Right Time（合适的时机）"及时准确地给予"Right Patient"（合适的患者），这需要凝聚智慧，需要更有力的循证医学支持，需要不断地在临床实践中积累经验。

总之，我们要认识支持治疗的内涵，把握其特点、明确其任务、落实其要求，共同携手，不断地推进支持治疗的发展。

（刘 巍 王 龙 刘嘉寅）

第一章 ○

肿瘤支持与姑息治疗的发展历史

　　姑息治疗（palliative care）的历史可以追溯至中世纪，那时为生病的旅行者建立了专门照顾绝症患者的机构。在早期阶段，姑息治疗与临终关怀（hospice care）是同义词，"hospice"原意为"庇护所"，是为贫穷的人或有疾病的人提供照料的场所，比如1891年英国建立的"St. Margaret's Hospice"，1893年建立的"St. Luke's Hospice"，1905年建立的"St. Jospeh's Hospice"，1952年开始的"Marie Curie Service"等。现代姑息治疗始于20世纪60年代的临终关怀运动。创始人西西里·桑德斯（Cicely Saunders）是英国伦敦的一名护士和社会工作者，后来她又接受了家庭医生的培训课程，因1967年在伦敦创立了世界上第一家临终关怀医院"St. Christopher's Hospice"而闻名。她创建出了一种跨学科的姑息治疗模式，促进了肿瘤患者的临床照护、教学和研究。桑德斯还与国际专家合作，并对美国和加拿大进行教育访问，这些访问和她在国外发表的演讲推动了美国与加拿大家庭照护及医院姑息治疗团队的发展，之后姑息治疗逐渐在全球发展起来。

一、现代支持与姑息治疗的发展历程

　　现代姑息治疗开创之初，主要倡导整体痛（total pain）的理念，即把患者作为一个整体看待，不仅关注他/她的疾病和躯体症状，还要重视其心理、社会和精神需求，将止痛治疗作为重要的内容，关注疼痛对患者的多维度影响。与此相关的名词"hospice care"常被用于描述在生命最后几个月以社区为基础的姑息治疗，是临终关怀、安宁疗护和善终服务的同义词。

　　姑息治疗与缓和医疗、舒缓医疗是同义词，该名称的正式提出是在1975年。当时加拿大蒙特利尔的泌尿肿瘤外科医生 Balfour Mount 对改善临终关怀产生了兴趣，于1973年前往伦敦参观了"St. Christopher's Hospice"，在返回加拿大后创建了一家临终关怀住院部。由于"临终关

怀"一词在法语中已经有了不同的含义，于是他创造了"姑息治疗"一词，这个词来自拉丁语"Pallium"，意为大披肩。历经半个多世纪，姑息治疗已经从一种照护哲学理念发展为一种公认的应用学科，有越来越多的临床项目，积累了丰富的与症状控制、心理、社会和精神照护、沟通、决策及临终关怀相关的专业知识，逐渐发展为"早期介入、多面整合、团队服务、全程管理"的现代肿瘤姑息治疗先进模式。

1994 年，Page B 首次把"supportive care"（支持治疗）作为一个医学名词单独提出，从此开启了一个比姑息治疗更广泛的领域，其内容涵盖症状控制、提高生活质量的干预措施、与治疗相关的不良反应、照顾者的照顾、丧亲关怀等诸多方面，照护对象也进一步拓展至接受治疗或参加临床试验或两者兼而有之的患者、可治愈的肿瘤患者和癌症幸存者。而且，从名称上来看，支持治疗比姑息治疗更容易被专业人员、患者和家属所接受，因而在全球范围的临床实践中被广泛推广。1998 年，又出现了另一个名词"best supportive care"（最佳支持治疗），主要是针对那些新诊断的或正接受抗肿瘤治疗的患者，以及预期生存时间相对较长，甚至有望被治愈的部分患者。由于抗肿瘤治疗是此阶段的主要治疗手段，而最佳支持治疗没有被广为应用，支持与姑息治疗是当今普遍被接受的称谓。

二、不同国家和地区支持与姑息治疗的发展历程

世界各国姑息治疗的起步时间差异很大，发展历程也各异。1973 年姑息治疗传入日本，1981 年在静冈县建立了第一家姑息与临终关怀病房；1987 年中国香港开始提供善终服务，1992 年成立了第一家专业机构白普理宁养中心；1990 年中国台湾成立了第一家安宁疗护病房台北淡水马偕纪念医院；1990 年俄罗斯成立了第一所现代概念的临终关怀医院圣彼得堡临终关怀医院。

1. **英国**　英国是现代姑息治疗的发源地，1967 年在伦敦创建了"St. Christopher's Hospice"，1969 年"St. Christopher's Hospice"发展为第一个以社区为基础的临终关怀组织，在患者家中进行关怀；1975 年，姑息治疗成为医院护理工作的一部分，并在 Sheffield 的圣卢克成立了第一个日间姑息治疗单元；1977 年，英国伦敦的圣托马斯医院成为第一个临终关怀医院；1987 年，姑息治疗被英国皇家内科医师学会（Member of the Royal College of physicians，MRCP）承认为内科的分支学科，（*Journal of Pain and Symptom Management*《姑息医学年鉴》杂志）出版了第一期刊物，英国设立了 300 个临终关怀工程，每年的慈善总收入可达 3000 万英镑，英国卫生部发表了第一份关于临终关怀的通知；1988 年，欧洲姑息治疗协会（European Association for Palliative Care，EAPC）在米兰成立，英国牛津大学编撰了第一本关于姑息治疗的临床读物；1990 年，英国政府宣布支持探索并制定姑息治疗的标准，确定了姑息治疗的定义，威尔士大学颁发了英国第一份姑息治疗专业毕业证书，同时"St. Margaret's Hospice"成立了姑息治疗信息中心。最初的

姑息治疗服务对象是预计生存期小于 6 个月的恶性肿瘤患者，其后逐渐扩展至末期运动神经元疾病、艾滋病、失智，以及慢性心、肺、肝、肾功能障碍的患者。患者经家庭医生或全科医生确诊患有现有医疗技术无法治愈的疾病，即可申请接受姑息治疗服务。目前，英国已形成了相对完善的国家姑息治疗服务框架体系，服务模式包括居家、社区、全科医生诊所、安养院、综合医院的姑息治疗病房、综合医院的会诊团队，制定了患者获取服务的标准流程，符合进入标准的患者由家庭医生决定照护地点，并给予全民健康保险全额支付。

2. **美国**　1974 年，在康涅狄格州新港市创办了全美第一家宁养院，为促进姑息治疗的发展、提高护理质量，美国制定相应政策并采取了多种措施，逐步将初级姑息治疗与专业姑息治疗相结合的模式推向全国，使支持与姑息治疗成为制度化的医学专业。①在政策层面：美国国会颁布了《临终关怀和姑息治疗保险津贴》《平价医疗法案》等支持与姑息治疗的法律保障。②在卫生专业培训和认证方面：在 20 世纪末，姑息治疗成为美国医学专业委员会（ABMS）的正规亚专科，目前已有 6000 多名医生获得了 ABMS 的姑息医学认证。2002 年，美国护理专业委员会（NCSBN）又建立了临终关怀和姑息护理认证，还有各种规定的其他相关专业的培训，自 2013 年开始探索初级和专业姑息治疗的更可持续的模式。③在医疗许可和监管方面：增加对综合医院和安宁医院的资助，为急需救助的患者提供优质的姑息治疗和临终关怀服务。④在加强循证研究方面：政府资助开展预防和缓解疼痛及其他症状的研究，并改善处于晚期疾病患者的沟通、决策支持和护理过渡。⑤在支持与姑息治疗行业标准的确立方面：姑息治疗刚进入美国时，接受服务的几乎都是晚期恶性肿瘤患者，1995 年恶性肿瘤患者的比例降至 60%。据统计，到 2014 年接受姑息治疗服务的患者仅有 36.6% 为恶性肿瘤，其他如失智、心脏疾病、肺疾病、卒中、肾疾病、肝疾病及艾滋病等非癌症末期的患者占了绝大部分。2006 年，国家质量论坛公布了《美国姑息治疗与临终关怀质量的框架和首选实践》，建立了质量指南，显著促进了姑息治疗的标准化发展。理想状态下的姑息治疗是自患者诊断开始，即可与疾病治疗共同进行，麻省总医院在 2010 年将姑息治疗纳入初期抗癌治疗。2012 年，美国临床肿瘤学会（ASCO）指出，对患有转移癌和不可控症状的患者，在标准化肿瘤治疗的同时给予姑息治疗，2017 年又对此方案做了修订。美国国立综合癌症网络（National Comprehensive Cancer Network, NCCN）发布了姑息治疗指南，进一步明确了姑息治疗的行业标准。美国的支持与姑息治疗发展迅速，2015 年底的数据表明，在美国具有 50 张以上住院床位的大中型医院，姑息治疗的普及率约为 95%。

3. **中国**　我国姑息治疗起步较晚，1988 年天津医科大学成立了临终关怀研究中心，标志着我国姑息治疗的开始，其后在为数不多的护理院、医院开展了一些散在的姑息治疗服务。自 1998 年开始，李嘉诚基金会全国宁养医疗服务计划在全国逐步设立了 30 余家宁养院，为"癌、痛、晚、穷"的患者提供免费居家宁养服务，在全国范围内普及姑息治疗。通过在知网、维普、万方数据库进行姑息治疗和临终关怀的文献检索可以看出，我国肿瘤支持与姑息治疗的发展历程大致可概括为 3 个阶段：①萌芽探索阶段（1989—2010 年），对于晚期肿瘤患者以抗肿瘤治疗为主，姑息治疗为辅，按照世界卫生组织（World Health Organization, WHO）癌症三阶梯止痛原则推广晚期肿瘤患者的镇痛治疗；②中速发展阶段（2011—2015 年），对姑息治疗的认识和态度从消极逐渐转变为积极，对患者的照护更有针对性，逐渐将姑息治疗的理念贯穿于肿瘤治疗的全过程，注重患者的心理治疗和人文关怀，并尝试将中医应用于晚期肿瘤患者；③较快发展阶段（2016 年—至今），注重以患者为中心，帮助患者带瘤生存，减少终末期过度治疗，重视和开展死亡教育，将姑息治疗推广至社区医院，与"互联网＋"结合，推广"五全服务"等，并逐步取得政府的指导和支持，但与美国等支持与姑息治疗的发达国家相比还存在很大的差距（表1-1-1）。

表 1-1-1　中美姑息治疗的对比

	中国	美国
发展模式	多种形式并存的姑息治疗	积极、专业化的姑息治疗
医疗保险制度	未将姑息治疗纳入医疗保险	已将姑息治疗纳入医疗保险
民众参与程度	参与程度不高	积极参与
志愿者服务体系	暂无完善的志愿者服务体系	有相对完善的志愿者服务体系
病情告知方式	部分直接告知	直接、坦诚告知

（王玉梅）

参考文献

[1] 李金祥 . 引领姑息关怀——导航安宁疗护 . 北京：人民卫生出版社，2017.

[2] 姜珊，宁晓红 . 日本、韩国、新加坡的缓和医疗和终末期照顾现状 . 实用老年医学，2018,32(1):13-16.

[3] 马华，岳长红，瞿平，等 . 俄罗斯肿瘤晚期患者的姑息治疗对我国的启示 . 中国医学伦理学，2017,30(9):1107-1113.

[4] 刘胜男，李文硕，秦源，等 . 国外缓和医疗的政策经验及启示 . 医学与哲学，2019,40(12):24-27+32.

[5] 马力，任尧尧 . 肿瘤姑息治疗的全程介入 . 医学与哲学 (B)，2013,34(11):17-19.

[6] 崔檬，王玉梅 . 老年安宁疗护准入标准的研究进展 . 实用老年医学，2018,32(1):23-25.

[7] 桂欣钰，杨晶，杨丹，等 . 中国本土舒缓医学的发展现状和前景 . 医学与哲学 (B)，2016,37(12):83-87.

[8] 刘继同，袁敏 . 中国大陆临终关怀服务体系的历史、现状、问题与前瞻 . 社会工作，2016,(2):34-49.

[9] 张程，尹梅，金琳雅. 晚期肿瘤患者姑息治疗问题的伦理研究. 中华结直肠疾病电子杂志，2019,8(4):420-423.

[10] 罗点点. "老了"的安乐死和新兴的缓和医疗. 健康报，2018-06-08(5).

[11] 张程，尹梅，中美肿瘤患者姑息治疗的对比研究. 中国医学伦理学，2018,31(3):346-351.

[12] Ryan S, Wong J, Chow R, et al. Evolving Definitions of Palliative Care: Upstream Migration or Confusion? Curr Treat Options Oncol, 2020,21(3):20.

[13] Morrison RS. Models of palliative care delivery in the United States. Curr Opin Support Palliat Care, 2013,7(2):201-206.

[14] Gruhler H, Krutka A, Luetke-Stahlman H, et al. Determining palliative care penetration rates in the acute care setting. J Pain Symptom Manage, 2018,55(2):226-235.

[15] Quill TE, Abernethy AP. Generalist plus specialist palliative care–creating a more sustainable model. N Engl J Med, 2013,368(13):1173-1175.

[16] Ferrell BR, Temel JS, Temin S, et al. Integration of Palliative Care Into Standard Oncology Care: American Society of Clinical Oncology Clinical Practice Guideline Update. J Clin Oncol, 2017,35(1):96-112.

[17] Hui D, Bruera E. Integrating palliative care into the trajectory of cancer care. Nat Rev Clin Oncol, 2016,13(3):159-171.

肿瘤支持与姑息治疗的现状

一、全球发展现状

据估计，全世界每年有超过 2000 万人需要姑息治疗和临终关怀，大多数（69%）是 60 岁以上的成人，儿童占 6%；最高比例（78%）需要姑息治疗和临终关怀的成人生活在低收入和中等收入国家，最常见的疾病是心血管疾病、肿瘤和慢性阻塞性肺疾病，以及糖尿病和其他非传染性疾病。WHO 发布了全球需要姑息治疗患者的分布图，其中，西太平洋、欧洲和东南亚地区，有近 3/4 的成人需要姑息治疗和临终关怀。发病率最高的是欧洲，其次是西太平洋和美洲地区。在所有区域中，需要姑息治疗的进展性非恶性疾病所占比例最高，其次是肿瘤，但非洲除外，该区域的艾滋病和非恶性疾病都需要姑息治疗（约 42%），比例高于恶性疾病。

目前，在全球 100 多个国家中有 8000 多个姑息治疗和临终关怀的项目，但在全球的发展很不平衡。2013—2014 年 WHO 和世界临终关怀与缓和医疗联盟（Worldwide Hospice Palliative Care Alliance, WHPCA）发布报告，将全球姑息医学发展水平按照以下方法进行分类：没有已知的姑息治疗和临终关怀服务（水平 1）；有能力创建，但没有运营的机制（水平 2）；孤立的姑息医学服务机构，没有广泛的覆盖面（水平 3a）；普遍开展姑息治疗的服务机构（水平 3b）；初步整合入主流服务中（水平 4a）；高级整合入主流服务中（水平 4b）。高级整合是在姑息治疗活动关键部分的可及性、各种姑息治疗的全面提供、从普遍意识到姑息治疗、阿片类药物使用的无限制、在公共卫生政策上姑息治疗的效果、教育中心的发展、大学间的学术联系和存在全国性姑息治疗协会的基础上得出的概念。以此考察了全球 234 个国家和地区，结果表明，其中 136 个国家（58%）现在已经建立了一个或多个临终关怀和姑息治疗服务机构，比 2006 年增加了 21 个国家（增长 9%），处于水平 1 的有 75 个国家（32.1%）、处于水平 2 的有 23 个国家（9.8%）、处于水平 3a 的有 74 个国家（31.6%）、处于水平 3b 的有 17 个国家（7.3%）、处于水平 4a 的有 25 个国家（10.7%）、处于水平 4b 的有 20 个国家（8.5%）。中国处于水平 4a，北美、西欧、澳大利亚等发达地区及亚洲的中国台湾、日本等处于水平 4b。然而，即使在认为已经高度整合的国家，姑息治疗服务仍存在实质性的地区差别。例如，美国国家癌症研究所（National Cancer Institute，NCI）的一项调查显示，在国家癌症机构中，住院咨询团队、姑息治疗门诊、姑息治疗急诊部门和安养院分别为 92%、59%、26% 和 31%，而在非国家癌症中心中，以上各项的数据分别为 56%、22%、20% 和 42%，而且，仅在远远少于一半的癌症中心设有姑息治疗伙伴关系培训和研究项目。2014 年，第 67 届世界卫生大会（WHA）敦促各国要支持全面加强姑息治疗服务整合在医疗系统所有层面上的应用，强调姑息治疗服务整合在初级保健、社区和家庭照护中的普及和覆盖。2015 年英国经济学人智库（EIU）发布全球死亡质量指数排名，此排名成为验证各国姑息治疗与临终关怀质量的"试金石"。在这个排名中，姑息治疗发源地英国名列榜首，中国台湾排名第 6 位，美国排名第 9 位，日本排名第 14 位，而中国大陆在 80 个国家和地区中排名第 71 位。

二、欧洲发展现状

在一项 2005—2012 年欧洲地区专业姑息治疗服务发展情况的研究中，按照欧洲姑息治疗学会（European Association for Pauiative Care，EAPC）姑息治疗白皮书中的相关建议：每 10 万居民提供一个家庭照护小组，每 20 万居民提供一个医院支持小组，每 20 万居民提供一次住院姑息治疗服务，对家庭照护团队、医院支持团队和住院姑息治疗服务进行调研。其中，53 个国家有 46 个国家（87%）提供了数据结果，结果显示：2005—2012 年家庭照护团队、住院患者姑息治疗服务及医院支持团队在欧洲得到了发展，46 个国家中有 21 个国家（46%）在至少一种服务上取得了重大进展，在欧洲西部地区住院姑息治疗服务、家庭护理团队和医院支持团队的覆盖率分别为 62%、52% 和 31%，在中东部地区分别为 20%、14% 和 3%，西欧国家较中东国家有显著改善。在姑息治疗的相关研究中，可以看到医疗保险和支付政策还存在很多问题。由此可见，尽管在欧洲地区姑息治疗覆盖率有了积极的发展，但是大多数国家提供的服务仍然不足以满足民众的姑息治疗需要。

三、亚洲发展现状

超过 40 亿人口生活在亚洲的 40 个国家，各国的癌症负担很重，由于各国在政治制度和经济社会发展、卫生保健制度及其所依据的筹资机制等方面差别很大，因此各国支持与姑息治疗的发展差异显著。2012 年，新加坡举行的第四届亚洲肿瘤峰会制定了关于亚洲患者最佳支持治疗、姑息治疗和临终关怀的共识声明，重点总结了患者的需求和组织及政府面临的挑战，主张将姑息治疗进一步纳入肿瘤学服务，肯定了支持治疗对肿瘤学的贡献，并根据亚洲环境的多样性提出了 4 个资源分类的建议。在日本、中国香港和新加坡等高收入地区，肿瘤学服务的质量与西方国家相似，然而，在缅甸、老挝和柬埔寨等低收入地区，许多癌症患者甚至无法接受基本的抗癌治疗。因此，支持与姑息治疗应是这些国家经济困难人群癌症治疗的最重要组成部分，但至今这些国家仍然没有开展相关治疗。

四、国际重要组织的文件和指南

1. 世界临终关怀与缓和医疗联盟（WHPCA） WHPCA 专注于全球的临终关怀和姑息治疗的发展，2014 年发布了生命末期姑息治疗的全球图谱，倡导将姑息治疗纳入全球医疗体系，首次对成人和儿童的姑息治疗需求进行了定量评估，为各区域和国家推行姑息治疗和临终关怀提供了全面的信息和有用的工具。该图谱指出，全球每年大约有 2000 万人在死亡前几年需要姑息治疗和临终关怀，但只有少数几个国家通过公共卫生手段实施了公平的姑息治疗方案。在许多国家，大多数中度或重度疼痛的患者无法获得阿片类镇痛药，该图谱不仅提供了关于成人和儿童各种疾病群体需求的证据，还分析了在不同资源环境下模型的工作，并鼓励采取紧急行动，支持各国制定姑息治疗政策和服务，并确保大多数患者即使在资源有限的情况下也能得到他们需要的照护。

2. 欧洲肿瘤内科学会（ESMO） ESMO 致力于确保支持与姑息治疗能被广泛理解，使支持与姑息治疗纳入各级卫生系统并得到证据的支持。为此，ESMO 组织欧洲各国的专家，分别在 2003 年和 2017 年发布了关于支持与姑息治疗的立场文件。该文件强调，支持与姑息治疗应以患者为中心，是综合的、动态的、个性化的，并以最佳证据为基础。它认为肿瘤学应该将以患者为中心的治疗与抗癌治疗相结合，从诊断开始，在疾病的各个阶段提供支持性和姑息性干预。肿瘤学家的职责不仅是提供最优质的抗癌治疗，而且还要考虑疾病和治疗对每个患者的生活的影响，肿瘤学家应负责在门诊和住院诊所中纳入该文件，并与具有其他能力的医疗保健提供者合作，以减轻患者的痛苦。该文件详细描述了以患者为中心的照护和干预措施，对于及时干预、生存期和康复、临终关怀、多专科团队、整合医疗资源、专科培训、科学研究等方面提供了指导性意见，并在以患者为中心的照护领域为肿瘤学家提供了广泛的教育计划和工具。

3. 美国国家综合癌症网络（NCCN） NCCN 发布了姑息治疗指南，进一步明确了姑息治疗的行业标准：姑息治疗应该由初始的肿瘤科团队提供，然后按需通过与姑息治疗专家的跨学科团队合作进行扩充，医疗机构应将姑息治疗结合到肿瘤治疗中，使其作为常规肿瘤治疗的一部分，并为有姑息治疗需求的患者提供服务；所有癌症患者均应在初诊时、在适当的时间间隔或根据临床指征接受姑息治疗的筛查；应告知患者及其家属姑息治疗是肿瘤综合治疗不可分割的一部分；向卫生保健专业人员提供教育和培训，使他们能有效地获得姑息治疗的知识和技能；姑息治疗专业人员和多学科团队应当便捷地针对患者 / 家属 / 照顾者提供咨询或直接帮助；应通过医疗机构质量改进计划进行监控，以保证姑息治疗的质量。

4. 美国临床肿瘤学会（ASCO） 2012 年，基于美国国家癌症研究所（NCI）对 Temel 等 2010 年的研究及随机对照试验（RCT）的回顾，明确与常规肿瘤治疗相比早期姑息治疗更有益，确定将姑息治疗纳入标准肿瘤治疗，并将内容转换为指南，即 ASCO 发布的临时临床意见（PCO）。2017 年，对 PCO 进行了更新，回顾并分析了关于早期姑息治疗的最新证据，包括住院和门诊患者的证据，以及提供患者姑息治疗的组成部分和触发因素，为家庭护理者提供姑息治疗服务，并为姑息治疗专家之外的肿瘤学专业人员和其他临床医生提供详细的姑息治疗方法。对 6 个主要的临床问题提供了指导性意见：什么是治疗晚期癌症症状的最有效方法？什么是最实用的姑息治疗模式？肿瘤学中姑息治疗是如何定义或概念化的？姑息治疗服务在实践中如何与其他现有或新兴服务相联系？哪些干预措施有助于家庭照料者？哪些患者应提供或转介姑息治疗服务，以及在他们的疾病轨迹中，是否有触发因素可以用来促进特殊的姑息治疗转诊？该指南还讨论了健康差异和姑息治疗的商业案例，更新补充了Ⅳ期非小细胞肺癌（non-small cell lung cancer, NSCLC）患者治疗指南和胰腺癌患者治疗指南。

五、我国发展现状

我国肿瘤支持与姑息治疗起步较晚、发展缓慢，目前尚无针对全国支持与姑息治疗现状的权威性调查，但据世界范围内已有的调查结果来看，我国肿瘤支持与姑息治疗的质量仍处于世界平均水平线以下。具体体现在以下不同层面（表 1-2-1）。

表 1-2-1　我国肿瘤支持与姑息治疗的发展现状

不同层面	我国肿瘤支持与姑息治疗的发展现状
政策方面	尚缺乏统一的专业服务体系和扶持政策，只有 2011 年和 2018 年国家关于癌痛规范化诊疗的相关文件及 2017 年以来国家关于发展安宁疗护的服务指南和推广国家级安宁疗护试点机构的相关文件，真正意义的支持与姑息治疗专业医院 / 科室 / 机构仍然非常有限
学术推广方面	1994 年中国抗癌协会癌症康复与姑息治疗专业委员会成立，这是国内最早成立的专业学术组织，经过不懈努力，已制定出一系列肿瘤姑息治疗的理念和实践规范，如从政府和技术层面在全国推广癌痛规范化诊疗，分别于 2017 年、2019 年发布了国际首部《难治性癌痛专家共识》《癌性爆发痛专家共识》；中国抗癌协会肿瘤营养与支持治疗专业委员会组织全国专家于 2017 年编写并出版了国际首部《中国肿瘤营养治疗指南》；此外，中国医促会肿瘤姑息治疗与人文关怀分会、中国老年保健医疗研究会缓和医疗分会、中国老年医学学会舒缓医疗分会等学术组织通过学术研讨、科普、编写书籍、科学研究等方式为支持与姑息治疗的发展做出了很多贡献，但目前尚无国家级的一级专业学术组织，没有形成统一的方向和做法

续表

不同层面	我国肿瘤支持与姑息治疗的发展现状
学科设置方面	支持与姑息治疗目前还没有被认定为临床专业，在教学、科研、培训体系等方面还处于起步和摸索阶段
理念认知方面	专业理念仍然没有在肿瘤治疗中得到应有的认识和普及，对于临终关怀和姑息治疗的总体接受程度不高，仅为 25.3%～86.6%，其中老年人的接受程度为 25.3%～70.8%，晚期癌症患者的接受程度为 30.8%～56.2%，患者家属的接受程度为 61.7%～68.4%，医护人员的接受程度为 56.6%～95.8%
伦理和法律层面	对于恰当治疗的考量、姑息性镇静、预立医疗照护计划等方面仍没有相关的法律和制度保障

（王玉梅）

参考文献

[1] 细川豊史，袁宗才.日本国姑息护理在恶性肿瘤领域中的现状.实用疼痛医学杂志，2017,13(4):297-301.

[2] 王杰军，宋正波.肿瘤姑息治疗的研究.中国医疗保险，2016,(3):57-59.

[3] 桂欣钰，杨晶，杨丹，等.中国本土舒缓医学的发展现状和前景.医学与哲学(B),2016,37(12):83-87.

[4] 陈颖茜，宁晓红.我国舒缓医学理念认知现况分析.中华老年医学杂志，2017,36(9):1024-1029.

[5] 国际首部肿瘤营养指南专著——《中国肿瘤营养治疗指南》出版.肿瘤代谢与营养电子杂志，2017,4(1):77.

[6] Connor SR .The Global Atlas of Palliative Care at the End of Life: an advocacy tool. European Journal of Palliative Care, 2014, 21(4):180-183.

[7] Jordan K, Aapro M, Kaasa S, et al. European Society for Medical Oncology (ESMO) position paper on supportive and palliative care. Ann Oncol, 2018,29(1):36-43.

[8] Gardiner C, Ryan T, Gott M. What is the cost of palliative care in the UK? A systematic review. BMJ Support Palliat Care, 2018,8(3):250-257.

[9] Centeno C, Lynch T, Garralda E, et al. Coverage and development of specialist palliative care services across the World Health Organization European Region (2005-2012): Results from a European Association for Palliative Care Task Force survey of 53 Countries. Palliat Med, 2016,30(4):351-362.

[10] Bruera E, Hui D. Conceptual models for integrating palliative care at cancer centers. J Palliat Med, 2012,15(11):1261-1269.

[11] NCCN Clinical Practice Guidelines in Oncology：Palliative Care (2019 Version 2).[DB/OL]. http://www.nccn.org.

[12] Ferrell BR, Temel JS, Temin S, et al. Integration of Palliative Care Into Standard Oncology Care: American Society of Clinical Oncology Clinical Practice Guideline Update. J Clin Oncol, 2017,35(1):96-112.

[13] Basch E, Deal AM, Dueck AC, et al. Overall Survival Results of a Trial Assessing Patient-Reported Outcomes for Symptom Monitoring During Routine Cancer Treatment. JAMA, 2017,318(2):197-198.

[14] World Health Organization. Strengthening of palliative care as a component of integrated treatment throughout the life course. J Pain Palliative Care Pharmacother, 2014,28(2): 130-134.

[15] Kavalieratos D, Corbelli J, Zhang D, et al. Association Between Palliative Care and Patient and Caregiver

Outcomes: A Systematic Review and Meta-analysis. JAMA, 2016,316(20):2104-2114.

[16] Franciosi V, Caruso G, Maglietta G, et al. Palliative care evaluation of effects early palliative care on quality of life of advanced cancer patients: a multicenter controlled trial. Ann Oncol, 2016, 27(Suppl 6): vi552-vi587.

[17] Driessen EJ, Peeters ME, Bongers BC, et al. Effects of prehabilitation and rehabilitation including a home-based component on physical fitness, adherence, treatment tolerance, and recovery in patients with non-small cell lung cancer: A systematic review. Crit Rev Oncol Hematol, 2017,114:63-76.

[18] Payne S, Chan N, Davies A, et al. Supportive, palliative, and end-of-life care for patients with cancer in Asia: resource-stratified guidelines from the Asian Oncology Summit 2012. Lancet Oncol, 2012,13(11):e492-e500.

[19] Hui D, Cherny N, Latino N, et al. The 'critical mass' survey of palliative care programme at ESMO designated centres of integrated oncology and palliative care. Ann Oncol, 2017,28(9):2057-2066.

肿瘤支持与姑息治疗的理念

历经半个多世纪，支持与姑息治疗得到不断地完善和发展，服务对象已从最初的恶性肿瘤患者和疾病终末期患者，逐渐拓展为所有身患不可治愈疾病的患者，甚至有姑息治疗需求的所有患者；服务时间从最初自终末期开始，逐渐提前至疾病确诊之时；服务模式从早期的以宁养院为中心开展，逐渐发展为以患者为中心，针对患者的不同需求提供多种模式的服务，使居家、社区、医疗机构的患者都可以便捷地获得专业服务；支持与姑息治疗既使不可治愈的患者免遭无谓的痛苦，又使可治愈的患者得到有效治疗，确保了服务分配的公平性。然而，由于该专业涉及的多学科学术组织的观点不同、对这一治疗方法或哲学概念理解的角度不同、专业术语引起的误解、所提供服务内容的区域和国际差异、从业者对于应包括哪些照护要素及应向谁提供照护等问题存在冲突等原因，肿瘤支持与姑息治疗的理念至今还没有达成共识，而且，随着肿瘤治疗理念的更新、支持与姑息治疗需求的改变，两者如何有机结合也成为实现高品质肿瘤治疗的重点和难点。

一、支持与姑息治疗定义的演变

姑息治疗有多种定义，对已有文献进行搜索得到了 16 种姑息治疗的不同的定义。通过搜索文献、词典和教科书，找到了 24 种定义；通过搜索互联网和教科书，发现了 37 种英语和 26 种德语的定义。

1990 年，WHO 首次发布了姑息治疗的官方定义：姑息治疗是指对治疗无效的患者进行的积极的全面治疗，控制疼痛和其他症状及心理、社会和精神问题至关重要，姑息治疗的目标是为患者及其家庭实现最佳生活质量，姑息治疗也可以结合抗癌治疗，适用于早期的疾病过程。该定义确立了姑息治疗的指导原则：肯定生命，把死亡看作一个正常的过程；既不加速死亡，也不延缓死亡；缓解疼痛和其他痛苦症状；整合患者护理的心理和精神方面内容；提供一个支持系统，帮助患者的亲属应对患者的疾病、死亡及他们自身的居丧期悲伤。由于该定义的内涵和外延不够明确，逐渐引起了争议。

2002 年，WHO 将姑息治疗的定义更新为：姑息治疗是一门临床学科，通过早期识别、积极评估、缓解疼痛和控制其他痛苦症状（包括躯体的、社会的、心理和心灵的困扰），预防和缓解身心痛苦，改善患有威胁生命的疾病的患者和他们的亲人的生命质量。该定义确立了姑息治疗的指导原则：减轻疼痛和其他痛苦的症状；肯定生命，把死亡看作一个正常的过程；既不加速死亡，也不延长死亡；整合患者护理的心理和精神方面内容；提供支持系统，帮助患者尽可能积极地生活直至死亡；提供一个支持系统，帮助患者的亲属应对患者的疾病、死亡及他们自身的居丧期悲伤；采用团队合作的方式解决患者及其家人的需求，包括在需要时提供丧亲咨询；提高患者的生活质量，面对疾病的发生产生积极的影响；在疾病早期，与其他延长生命的疗法（如化疗或放疗）一起使用，包括那些需要更好地理解和管理痛苦的临床并发症的研究。其中，姑息治疗被定义为一种"方法"，而不是"积极的全面治疗"；该定义明确规定姑息治疗采用团队方法；将"对治疗无效"改为"面对与威胁生命的疾病有关的问题"。从定义中可以看出，人们越来越重视姑息治疗的早期介入、预防和缓解问题，以及临床并发症的处理。但这个定义仍存有争议，有些人认为"方法"一词不够有力，有些人质疑"积极全面照护"一词缺乏明确性。

为了进一步改进 2002 年的定义，国际临终关怀与姑息治疗学会（International Association for Hospice and Palliative Care, IAHPC）制定了一个基于全球共识的定义：姑息治疗是指向各年龄段生活在严重的健康相关的痛苦之中的患者提供的积极且全方位的医疗服务，这些痛苦往往由严重疾病带来，尤其是当患者接近其生命的终点。姑息治疗的目的在于提高患者、家属及他们的看护者的生活质量。该定义是在对 88 个国家 400 多名成员分 3 个阶段进行大规模调查之后制定的，以期适用于资源有限的中低收入国家和环境，达到不因预后而限制获得姑息治疗、涵盖从初级到专科的所有设置和照护水平、对复杂的急性或慢性危及生命或生命有限状况的照护等目的。该定义将姑息治疗从"方法"转变为"积极的全方位的医疗服务"，将接受治疗的人群从"面临生命危险的人群"转变为"各年龄段生活在严重的健康相关的痛苦之中的患者"。此外，该定义还指出，姑息治疗可由受过基本姑息治疗培训的专业人员提供，但转介的复杂病例需要由多专业小组提供专家姑息治疗。但是，IAHPC 的新定义也没有得到公认，有些人认为"严重疾病带来的严重健康相关痛苦"的表述过于宽泛，而另一些人则担心在这个定义中早期姑息治疗没有得到充分的强调。

到目前为止，尽管有公认的缺陷，2002 年 WHO 的定义仍然受到广泛欢迎，欧洲姑息治疗学会（EAPC）和世界临终关怀与缓和医疗联盟（WHPCA）都选择继续认可这个定义。

支持治疗自 20 世纪 80 年代以来被广泛使用，但很少有人对其进行定义，通过系统回顾，可找到 13 种不同的定义。EAPC 将支持治疗描述为"癌症及其治疗的不良反应的预防和管理",并指出,支持治疗是肿瘤照护的一个组成部分,包括对癌症幸存者和那些生命有限患者的照护,其内容通常比姑息治疗更广泛,不是姑息治疗的同义词;ESMO 将支持治疗定义为旨在优化患者及其家庭在疾病各个阶段的舒适性、功能和社会支持的照护,包括那些可以治愈的癌症;癌症支持疗法多国学会(MASCC)给出的支持治疗定义为:预防、治疗肿瘤本身及抗肿瘤治疗的不良反应,包括肿瘤从诊断到治疗及治疗结束后全过程的所有不良反应、生理及心理症状的处理,目的在于改善肿瘤康复、预防继发肿瘤、改善患者生存质量及提高终末期照护质量、减轻癌症的症状和并发症。支持治疗的任务包括:减少或防止治疗的毒性反应、支持并与患者沟通他们的疾病和前景、让患者更容易接受并受益于积极治疗、减轻患者和照护人员的情绪负担、帮助癌症幸存者解决心理和社会问题。

二、肿瘤支持与姑息治疗理念的内涵与外延的差异意见

对于支持与姑息治疗理念的内涵与外延,国际上多个学术组织的普遍观点是:姑息治疗通常是由一个多学科小组向患者及其家庭提供服务,目的是提高生活质量,这一目标是通过症状管理、治疗、预测和预防可能导致痛苦的问题来实现的;有的定义包括了丧亲关怀,有的则认为姑息治疗的提供不应受设置的限制;各组织的定义在开始姑息治疗的时间和与肿瘤治疗结合方面存在地理上的差异,北美地区的定义倾向于在疾病上游开始,而欧洲的定义要么完全避免使用"姑息治疗"一词,要么更传统地将其定义为临终关怀。由此可见,对于支持与姑息治疗到底代表什么至今仍缺乏共识,在姑息治疗何时开始、患者应接受何种治疗及姑息治疗的关联性等方面也存在信息冲突。

对于理念中 3 个重要的专业术语——支持治疗、姑息治疗、临终关怀(安宁疗护)仍然缺乏定义性澄清。美国 MD 安德森癌症中心姑息与康复治疗研究所的 Hui D 教授经过多年的潜心研究,对支持治疗、姑息治疗和临终关怀的概念进行了总结,提出了三者的概念框架(图 1-3-1),并总结了三者的不同特征(表 1-3-1)。

图中箭头表示患者可以从一个阶段转移到另一个阶段,从中可以看出,疾病阶段是区别三者的一个

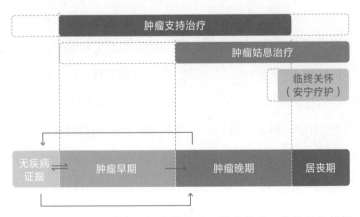

图 1-3-1　Hui D 教授提出的支持治疗、姑息治疗、临终关怀的概念框架图

关键因素，支持治疗贯穿患者从诊断到死亡的整个过程，姑息治疗更倾向于针对肿瘤晚期，临终关怀则特指对终末期肿瘤的照护及居丧期的支持。在这种模式下，临终关怀是姑息治疗的一部分，而姑息治疗又是支持治疗的一部分。虚线框说明了这些定义涵盖范围的演变，例如，除了向患者提供治疗护理外，支持治疗还可以包括对癌症幸存者和死者家属的照护。Fitch 在 1994 年提出，支持治疗可以延长至疾病获得诊断前和患者死亡后的居丧期照护，而且越来越多的文章认为姑息治疗应该从诊断开始。对于这 3 种不同照护服务的起点和终点，目前尚未达成共识。

表 1-3-1　Hui D 教授提出的支持治疗、姑息治疗、临终关怀的概念框架特征

项目	支持治疗	姑息治疗	临终关怀
疾病阶段	贯穿患者从诊断到死亡的整个过程	更倾向于针对肿瘤晚期	特指对终末期肿瘤的照护及居丧期的支持
名称的新旧程度	新	介于两者之间	旧
污名化	更少	介于两者之间	更多
治疗场所	基于医院	介于两者之间	基于家庭
服务范围	更广	介于两者之间	更集中
定义的清晰度	更低	介于两者之间	更高
包含的志愿服务	更少	介于两者之间	更多

不同人群对于肿瘤支持与姑息治疗的理解不尽相同。肿瘤学家表示：他们在很大程度上支持姑息治疗，多数人支持在患者患病期间随时转诊姑息治疗，认为姑息治疗应该在恶性肿瘤的晚期诊断中引入，或者在晚期疾病的早期引入。但他们也向患者传达了一种常见的观念，即姑息治疗等同于晚期治疗或终止抗癌后的治疗，转诊姑息治疗意味着停止治疗或放弃治疗。因此，常常会出现转诊姑息治疗的延迟；患者和照料者往往将"姑息治疗"一词与临终关怀联系起来，认为姑息治疗是一种减少的照护或是疾病导向治疗的障碍，认为转诊意味着治疗团队已经放弃希望，40% 的护理者报告姑息治疗一词引发了患者对死亡的自动思考，给患者灌输了恐惧感；而姑息治疗从业者则普遍接受姑息治疗的"上游迁移"学说，90% 以上的医生支持早期转诊姑息治疗，但其实施仍存在障碍，只有 20% 的医生报告他们接受了早期转诊，仅有大约 50% 的人表示他们有足够的资源在疾病早期提供高质量的姑息治疗，对于谁该负责处理与治疗相关的并发症等也存在不同的意见；对肿瘤学家及中级医务人员的调查显示，喜欢支持治疗的占 57%，喜欢姑息治疗的只有 19%；命名为"支持治疗"的机构较命名为"姑息治疗"的机构有更高的转诊率；还有研究表明，将"姑息治疗中心"改名为"支持治疗中心"后，门诊及住院部患者主动来诊及转诊人数显著增加，门诊患者随访及就诊时间间隔显著缩短，使患者的生存时间显著延长。

三、肿瘤支持与姑息治疗和抗肿瘤治疗的整合

支持与姑息治疗在肿瘤整体治疗中的作用和地位逐渐得到认可，目前比较公认的肿瘤治疗包括 3 个阶段：早期对肿瘤患者的支持治疗，中期帮助患者带瘤生存，晚期为患者提供临终关怀及为家属做好哀伤辅导。当治疗选择变得越来越复杂时，如何将以患者为中心的治疗方法与肿瘤导向的治疗方法相结合，是当代肿瘤学面临的一个持续性挑战。因此，全世界有影响力的组织都建议将肿瘤学和支持与姑息治疗早期整合。研究表明，将姑息治疗整合在疾病早期，可使患者生活质量、症状控制、患者和照顾者满意度、对疾病的理解、终末期照顾、生存期和治疗费用等方面得到明显改善。

在一篇颇具影响力的文章中，Leutz 将整合定义为"为了改善结果而将卫生保健系统与其他人类服务系统连接起来的探索"，他提出了 3 个层次的整合：联系、协调和充分整合，但如何精确地整合，目前仍在探索中。WHO 提出了姑息治疗整合有 3 个主要障碍：①教育领域，缺乏足够的教育 / 培训和将姑息治疗作为临终照护的普及；②实施领域，接受过姑息治疗培训的医务人员规模不足、确定适合姑息治疗转诊的患者存在挑战、需要跨领域的文化变革；③政策领域，分散的卫生保健系统、需要更多资金开展研究、姑息治疗缺乏足够的报销、监管障碍。如何在支持与姑息治疗和肿瘤治疗的整合过程中，为患者提供基于团队的、及时的和有针对性的治疗，是亟待解决的问题。

按照专业化程度可将支持与姑息治疗分为初级、二级和三级。初级支持与姑息治疗是由肿瘤科团队和初级照护医师提供的基本姑息治疗，对于无法完全解决的复杂问题，需要将患者转介给二级支持与姑息治疗团队；二级支持与姑息治疗是由专业姑息治疗团队作为顾问，解决更复杂的支持性照护需求，如精神病学、肺部医学、伤口和造口护理等，这些服务可以通过住院咨询或门诊或两者兼有提供；三级支持与姑息治疗是由专业团队为病情最为复杂的患者提供强化支持性照护，如在急性姑息治疗病房的照护。这些团队还积极参与支持与姑息治疗的研究，并在支持与姑息治疗方面为其他专业人员提供教育。

现有的整合模式内容如下。①独立的姑息治疗诊所：目前有强有力的证据支持独立的姑息治疗诊所可以改善患者的预后，这些诊所最好在较大的中心配备跨学科团队，这些诊所代表了当前的照护标准，其他门诊模式也应参照这一标准来衡量；②嵌入式诊所：可能更适合规模较小、姑息治疗资源有限的中心；③由护士主导的姑息治疗：这种模式的效果和如何与专业姑息治疗团队相结合，需要进一步的研究来评估；④肿瘤科团队提供的姑息治疗：肿瘤科团队可提供从诊断到死亡的纵向照护，以及及时关注症状管理问题，在获得姑息治疗服务有限时有必要采取这种模式，但必须注意的是，所有的肿瘤科医生都必须接受基本姑息治疗的培训，目前的证据并不支持

这一模式孤立地存在；⑤自动转介：可以提供更个性化的治疗，需要常规的筛查、标准化的转诊标准，以及建立姑息治疗团队，但如何选择合适的筛选工具、如何提高筛查率、如何准确地转诊，目前仍没有令人满意的共识。

（王玉梅）

参考文献

[1] 石汉平，于世英，巴一，等.肿瘤支持治疗范畴、模式与发展.肿瘤代谢与营养电子杂志，2018,5(4):333-336.

[2] 李薇.肿瘤支持治疗新概念.肿瘤代谢与营养电子杂志，2014,1:6-9.

[3] Ryan S, Wong J, Chow R, et al. Evolving Definitions of Palliative Care: Upstream Migration or Confusion? Curr Treat Options Oncol, 2020,21(3):20.

[4] Hui D. Definition of supportive care: does the semantic matter?. Curr Opin Oncol, 2014,26(4):372-379.

[5] Hui D, Hannon BL, Zimmermann C, et al. Improving patient and caregiver outcomes in oncology: Team-based, timely, and targeted palliative care. CA Cancer J Clin, 2018,68(5):356-376.

[6] Hui D, De La Cruz M, Mori M, et al. Concepts and definitions for "supportive care" "best supportive care" "palliative care" and "hospice care" in the published literature, dictionaries, and textbooks. Support Care Cancer, 2013,21(3):659-685.

[7] Hui D, Bruera E. Integrating palliative care into the trajectory of cancer care. Nat Rev Clin Oncol, 2016,13(3):159-171.

[8] Bickel KE, McNiff K, Buss MK, et al. Defining High-Quality Palliative Care in Oncology Practice: An American Society of Clinical Oncology/American Academy of Hospice and Palliative Medicine Guidance Statement. J Oncol Pract, 2016,12(9):e828-e838.

[9] Kaasa S, Loge JH. Early integration of palliative care-new evidence and old questions. Lancet Oncol, 2018,19(3):280-281.

[10] Haun MW, Estel S, Rücker G, et al. Early palliative care for adults with advanced cancer. Cochrane Database Syst Rev, 2017,6:CD011129.

[11] Jordan K, Aapro M, Kaasa S, et al. European Society for Medical Oncology (ESMO) position paper on supportive and palliative care. Ann Oncol. 2018, 29(1):36-43.

[12] Dalal S, Palla S, Hui D, et al. Association between a name change from palliative to supportive care and the timing of patient referrals at a comprehensive cancer center. Oncologist, 2011,16(1):105-111.

[13] Monica S Krishnan, Margarita Racsa, Hsiang-Hsuan Michael Yu. Handbook of Supportive and Palliative Radiation Oncology. Salt Lake City: American Academic Press, 2017.

[14] Berger AM, Shuster JL, et al. Principles and practice of Palliative Care and Supportive Oncology. Forth edition. Philadelphia: Lippincott Williams and Wilkins（LWW），2013.

第四章

肿瘤支持与姑息治疗团队成员的职责、自我管理和任务

一、肿瘤支持与姑息治疗团队

1995 年，英国的 Calman-Heine 提出了多学科团队的报告，建议医院中的每个肿瘤专业部门都应为非手术肿瘤学投入服务做出安排，并由非手术肿瘤学家担任团队成员，建议任命一位对肿瘤照护有浓厚兴趣的首席临床医生组织和协调肿瘤部门内提供的所有服务，自此，肿瘤姑息治疗领域的多学科团队开始受到重视。目前，在肿瘤支持与姑息治疗成熟的国家和地区，医院和医疗中心的多学科团队在患者的管理中日益发挥着重要作用。

支持与姑息治疗强调多专业合作，2011 年美国的 Cherny 提出了支持与姑息治疗计划的标准：①为初级支持与姑息治疗提供者（包括肿瘤科医生和肿瘤科护士）提供充分的工作人员培训，以确保提供者在支持与姑息治疗方面有适当的知识技能和良好的态度；②由最少的医生、护士和社会工作者组成的跨学科照护团队；③协调照护，以尽量减轻患者及其护理人员和家庭的负担；④使用有效工具对患者进行常规评估，评估身体和心理症状的普遍性和严重性及社会支持的充分性；⑤用循证方法和有效的照护途径治疗包括疼痛在内的躯体症状；⑥监测患者的缓解是否充分，并根据需要调整治疗策略；⑦为超过初级照护提供者能力的患者和情况提供专科姑息或疼痛管理照护；⑧精心管理治疗的不良反应；⑨为患者及其家庭成员提供心理和精神照护；⑩明确患者和家庭设定的目标，并考虑治疗效益 / 负担的变化，制订基于持续评估的持续照护计划。因此，多学科团队是为肿瘤患者提供"身心社灵"全面照护的保障和必要条件，确保患者获得最佳照护和支持。

美国 MD 安德森癌症中心姑息与康复治疗研究所的 Hui D 教授对多学科团队进行了总结，他认为，肿瘤患者有多维支持与姑息治疗的需求，包括生理、心理、精神、社会和必要的信息，这些需求往往是密切相关的。姑息治疗的一个最独特的方面是它的跨学科性质，团队中的不同成员提供不同的专业知识，使患者及其家属的需求能够以整体和及时的方式得到解决，并增强了家庭护理人员支持患者的能力。跨学科团队的其他优势包括：加强患者与临床医生的沟通，分担责任、工作量、决策、领导力和压力，同时为有困难的患者提供护理，通过多学科团队的管理为肿瘤患者带来更好的照护和更高的生存率。Hui D 教授推荐的多学科团队包括医生、护士、药剂师、心理专家、心理治疗师或职业治疗师、个案管理师、社会工作者、灵性照顾师及志愿者。不同国家和地区支持与姑息治疗团队的成员也不完全相同，但医生、护士、药剂师、社会工作者、灵性照顾师、理疗师等均是主要成员。

医生和护士：医生的主要职责是为患者提供症状评估和控制、改变处方的药物数量和类型，以及讨论是否撤除治疗、心肺复苏和护理处置；护士的主要职责是完成对患者和家属的宣教、提供专业的舒适护理、对所属社区的患者进行随访和提供居家服务；一些国家和地区的高级专科护士甚至具有毒麻药品的处方权，并协助调整镇痛治疗方案。医护人员通常需要和姑息治疗团队一起，为患者及其家属提供情感支持，并充当患者与家属和（或）患者、家属及转诊团队之间沟通的促进者。实践证明，在肿瘤的诊断和治疗阶段，如果没有综合治疗团队的支持，转诊可能会使患者感到困惑或痛苦，导致患者对服务的满意度降低和不协调的患者照护，因此，建立多学科综合治疗团队（multiple disciplinary team，MDT）非常重要。英国国家医疗服务体系（NHS）指出，经典的 MDT 应包括：首席临床医生、团队协调员 / 秘书、外科医生、肿瘤科医生、放射科医生、组织病理学家、临床专科护士和专职的姑息治疗护士。在未来，几乎所有专业的医生都有可能参与到多学科肿瘤照护中。MDT 为患者提供了重要的意见，比所有个人意见的总和更准确、更有效，使专家们获得了如何通过综合治疗来优化患者预后的宝贵经验，并为医学生和初级医生提供了宝贵的教学渠道。MDT 已成为许多医院照护肿瘤患者的常用方式，可更好地管理患者、改善患者的生活质量。研究表明，专业姑息治疗 MDT 比非专科医生能更准确地估计预后，在所有预后类别中的平均准确率为 48.4%。

药剂师：主要职责是管理药品的发放、对用药有问题的患者会诊、提供建议、管理非注册药品的临床应用、研制自制药品、解释患者及其家属对用药的疑问以取得其同意、参与教育培训及科研工作、与团队密切合作，以及解决转诊患者的实际问题。团队中的药剂师可以提高团队成员与药物相关的知识和技能，从而改善患者的药物和症状管理，并最大限度地减少用药错误。澳大利亚的实践研究证明，在社区姑息治疗多学科小组中加入一名药剂师，有助于增加小组成员对姑息治疗药物及其管理知识、提高小组成员对药物潜在问题及如何管理药物等问题的认识，使药剂师能够不断地向团队成员提供教育和支持，并协助患者和护理人员更好地了解处方所开出的药物。

灵性照顾师：深入病房及日间照料部，为有精神需求的患者提供服务（这种服务不仅限于宗教信仰方面），与患者及其家属沟通，进行专业评估和干预，同时还负责团队成员的精神照料，参加 MDT 会议，参与教育培训及科研工作。

社会工作者：是肿瘤支持与姑息治疗体系中不可或缺的部分，美国癌症协会（American Cancer Society，ACS）的一项报告中声明，社会工作者为患者提供了社会心理方面的服务、减缓了各方压力、完整了生命的意义。其主要工作包括协助患者出入院、提供情感支持（患者、家属及照护团队）、整合社会资源、管理志愿者等，为患者、家庭及护理者提供支持、建议、协商和（或）实际的支持，评估患者感情、心理和社会问题及其护理者的困难及需要，为死亡患者家庭提供哀悼服务并进行随访 6 个月至 2 年，培训志愿者，参加 MDT 会议，参与教育培训及科研工作。

理疗师：为所需患者提供按摩、放松疗法、芳香疗法、功能锻炼等服务，参加 MDT 会议。

二、团队成员的自我关怀

支持与姑息治疗团队在照护肿瘤患者时，面临着很大的挑战，例如：需要经常面对复杂的临床状况（如慢性病管理、临终姑息关怀、医院照护、家庭照护等）；当患者病情恶化、临终甚至死亡时，治疗团队人员要陪在患者身边，他们与这些患者建立了深厚而有意义的医患关系，给予患者极大的情感上的安慰；工作量明显增加等。人们注意到，照护团队成员的健康状况对照护结果有直接的影响，高质量、高效率和高服务能力的要求，以及增加的资源利用率，都会引发不同压力，这些压力常常导致药物滥用和精神或医学疾病，它们会影响人际关系，随后导致同情疲劳，最终导致团队成员精疲力尽甚至提前退休，这种连锁反应有可能大大减少临床工作人员的数量，且在提供专业照护的能力上造成差距。因此，对他们生活质量的研究越来越被关注，被认为是医护人员在教育和日常工作中必须重视的问题。Sherman 将自我关怀广义地定义为"人们为了促进健康和普遍福祉而选择的自发行为"。进一步的研究和实践表明，自我照顾不是一种漠视他人需要的自私行为，而是一种积极主动的关系实践，它关注从业者的健康和人们的需要，并受到在与患者及其家属的治疗关系中持续富有同情心的照护的专业环境的激励。支持与姑息治疗团队照护患者的主要代价是职业倦怠与同情疲劳。

职业倦怠通常被认为是一种情绪耗竭、人格解体和个人成就感降低的综合征，这种症状可能发生在从事某种"人的工作"的人身上，会导致对工作表现的自我评价降低，提供的照护质量下降，态度和行为消极，能量耗尽，从一开始的乐观参与变成愤世嫉俗，高效能变成无效。该综合征与工作环境有关，伴随着应激源的累积效应而出现，并逐渐反映在发病症状中。

职业倦怠的症状和体征包括：①个人层面，如极度的身心疲惫；愤世嫉俗和脱离工作的感觉；缺乏效率和成就感；过度认同或参与；易怒与过度警觉；睡眠问题，包括噩梦；社交退缩；违背职业操守和个人底线；判断力差；完美主义和僵化；质疑生命的意义；质疑先前的宗教信仰；人际冲突；控制情绪困难；成瘾行为；麻木与超脱；注意力不集中；经常患病或头痛，肠胃不适，免疫系统受到损害。②团队层面，如士气低落；高离职率；工作表现受损（移情能力下降，增加旷工）；员工冲突。

同情疲劳被描述为一种严重的身体、情感和精神疲惫，伴随着剧烈的情感痛苦，主要特征是对他人的富有同情心的照护能力受到损害，症状的出现更为迅速或突然。同情疲劳也可被称为"继发性创伤应激"，卫生专业人员经常在患者的注意下保持他们的工作，反复或长期同情患者的痛苦及其家庭的经历使他们参与到替代性创伤经历中。同情疲劳的常见症状表现在身体（慢性疲劳、失眠和肠胃不适），情绪（愤怒、冷漠、脱敏和易怒），智力（记忆力减退和注意力减退），社交（孤独和对先前认为可取的活动失去兴趣），精神（存在质疑和缺乏精神意识）和工作（避免与某些患者接触、旷工、想辞职、表现不佳）等方面。

一个工作压力大的人经常无法自察到这些后果，因此迫切需要一个团队的支持，寻找自我关怀的策略。在对 46 名美国注册医生和护士的调研中发现，1/3 的人情绪耗竭程度高、人格解体程度高、个人成就感低。国际研究发现，与肿瘤专科医生相比，姑息治疗医生承受的压力比较小，这可能与支持与姑息治疗团队成员间的相互支持有关，而肿瘤专业的工作人员通常与患者保持着长期的关系，他们最初的希望是通过治疗延长患者生命，当患者因病死亡时，他们可能会感到更个人化的痛苦。研究表明，坚韧的性格特征——承诺感、控制感和挑战感有助于缓解肿瘤专业人员的倦怠与个人成就感。

有助于防止职业倦怠的措施如下。①个人层面：如正念冥想；反思性写作；充分的监督和指导；可持续的工作负荷；提升选择和控制感；适当的承认和修正；建立支持性工作社区；在工作计划中促进公平和正义；培训沟通技能；发展自我意识技能；自我关怀活动的实践；继续教育活动；参与研究。②团队层面：如基于正念的减压；以意义为中心的团队干预。以上干预措施的有效性均有不同程度的证据支持。

同情疲劳的预防和干预：在心理韧性和自我意识方面加强培养和体验可有效防止和干预同情疲劳；从帮助他人的工作中获得的快乐被称为同情满足感，是平衡同情疲劳风险的一个可能因素；此外，创伤后成长和替代创伤后成长对于减轻同情疲劳也非常重要。

一些在工作场所自我关怀和培养自我意识的经验和做法推荐如下。

当从你的车走到工作场所或在你的工作场所走廊里穿过时，小心地注意你的脚和地面接触的感觉；每天中午设置闹钟，作为执行一些简单的定心动作的提示，如做 4 次深而缓慢的呼吸、想一个心爱的人、背诵一个最爱的人的诗或祈祷词、想象你腰部的重量；完成一项任务后奖励自己（如提前喝杯咖啡）；在一次创伤事件后情绪泛滥，叫一个"暂停"（通常只有几分钟）作为处理创伤事件后情绪泛滥的方法；打电话给同事说"我需要散步"或者休息一下；在工作场所的窗口停下来，关注自然界发生的事情；有意识地把你的全部注意力放在瞬间；在每周的跨学科团队会议开始前，可选择沉默半分钟或读一首诗；在进入下一个患者的房间之前，停顿一下，让你的注意力集中在呼吸的感觉上 2 到 5 次；在结束门诊工作之前吃点零食，防止神经糖原减少；白天与外界保持联系；和心爱的人在一起；多任务的自我关怀，如在办公室使用跑步机时进行冥想；以创造性的方式利用 20 秒洗手时间，如注意皮肤上的水的感觉，让自己沉浸在这种体验中；认识到自己值得拥有属于自己的时间，并使其成为一种有意识的接受行为，或者重复诗歌或最喜欢的一句话；不要害怕问"是时候休息一下了吗？"；有意在白天与同事建立联系；对患者使用幽默的交流方式，在患者的房间里寻找一些特别或不寻常的东西，注意患者的出生日期或年龄；准备一个笔记本，记录创伤或有意义的遭遇和事件，偶尔花点时间在跨学科团队会议上分享这些记录；在困难事件结束时开展一种"角色解脱仪式感"，例如，把听诊器收起来或者脱下白大褂；下班开车回家时有意地走更长、更有趣的路；专心地听新闻、音乐或磁带。

（王玉梅）

参考文献

[1] Hui D. Definition of supportive care: does the semantic matter?. Curr Opin Oncol, 2014,26(4):372-379.

[2] Hui D, Hannon BL, Zimmermann C, et al. Improving patient and caregiver outcomes in oncology: Team-based, timely, and targeted palliative care. CA Cancer J Clin, 2018,68(5):356-376.

[3] Yang GM, Neo SH, Lim SZ, et al. Effectiveness of Hospital Palliative Care Teams for Cancer Inpatients: A Systematic Review. J Palliat Med, 2016,19(11):1156-1165.

[4] Cherny N. Best supportive care: a euphemism for no care or a standard of good care?. Semin Oncol, 2011,38(3):351-357.

[5] Ekedahl M, Wengström Y. Coping processes in a multidisciplinary healthcare team—a comparison of nurses in cancer care and hospital chaplains. Eur J Cancer Care (Engl), 2008,17(1):42-48.

[6] McManus W, Khodabukus A, Hayle C, et al. Is the specialist palliative care multidisciplinary team (MDT) able to provide more accurate prognostication than non-specialist medical professionals? BMJ Support Palliat Care, 2014,4 (Suppl 1): A67.

[7] Lanceley A, Savage J, Menon U, et al. Influences on multidisciplinary team decision-making. Int J Gynecol Cancer,

2008,18(2):215-222.

[8] Abdulrahman GO Jr. The effect of multidisciplinary team care on cancer management. Pan Afr Med J, 2011,9:20.

[9] Patel JN, Wiebe LA, Dunnenberger HM, et al. Value of Supportive Care Pharmacogenomics in Oncology Practice. Oncologist, 2018,23(8):1-9.

[10] Stein GL, Cagle JG, Christ GH. Social Work Involvement in Advance Care Planning: Findings from a Large Survey of Social Workers in Hospice and Palliative Care Settings. J Palliat Med, 2017,20(3):253-259.

[11] Sherman D. Nurses' stress & burnout: how to care for yourself when caring for patients and their families experiencing life-threatening illness. Am J Nurs, 2004,104(5): 48-57.

[12] Mills J, Wand T, Fraser JA. Self-Care in Palliative Care Nursing and Medical Professionals: A Cross-Sectional Survey. J Palliat Med, 2017,20(6):625-630.

[13] Mills J, Wand T, Fraser JA. Palliative care professionals' care and compassion for self and others: a narrative review. Int J Palliat Nurs, 2017,23(5):219-229.

[14] Mills J, Wand T, Fraser JA. Exploring the meaning and practice of self-care among palliative care nurses and doctors: a qualitative study. BMC Palliat Care, 2018,17(1):1-12.

[15] Mills J, Wand T, Fraser JA. Examining self-care, self-compassion and compassion for others: a cross-sectional survey of palliative care nurses and doctors. Int J Palliat Nurs, 2018,24(1):4-11.

[16] Linzitto JP, Grance G. Health professionals' quality of life in relation to end of life care. Curr Opin Support Palliat Care, 2017,11:1-4.

[17] Peteet JR, Balboni MJ. Spirituality and religion in oncology. CA Cancer J Clin, 2013,63(4):280-289.

[18] Sansó N, Galiana L, Oliver A, et al. Palliative Care Professionals' Inner Life: Exploring the Relationships Among Awareness, Self-Care, and Compassion Satisfaction and Fatigue, Burnout, and Coping With Death. J Pain Symptom Manage, 2015,50(2):200-207.

肿瘤支持与姑息治疗的未来与展望

一、肿瘤学发展面临的机遇和挑战

1. 肿瘤治疗的可负担性　近年来，许多有前途的肿瘤治疗新方法不断问世，在治愈疾病或延长生命方面为患者提供了新的希望，尤其自 1990 年以来，各种新型靶向治疗药物不断被开发和应用，这使得对以往治疗无反应的部分肿瘤疾病得到缓解，死亡率也随之下降。然而，抗肿瘤治疗已成为全球性的问题。2003—2010 年间，英国的癌症支出增长了 75%；2010—2020 年间，美国的癌症支出增长了 39%；到 2020 年，全球抗肿瘤药物成本预计将达到 1500 亿美元，对低收入和中等收入国家的影响尤其严重。而且，尽管抗肿瘤药物的成本很高，且有潜在的毒性作用，但仍在被过度使用。

2. 对从业人员的要求　尽管医学发展在很大程度上提高了肿瘤患者的生存期，但肿瘤的诊断仍然是患者及其家属生活中的一个毁灭性事件，而且很可能在未来一段时间内仍然如此。肿瘤治疗的理念正逐步向"以患者为中心"转变，强调预防、早期治疗、促进康复和提高生活质量，需要对肿瘤患者提供全面和个性化的照护，使人们能够在患癌后的所有阶段都尽可能地避免痛苦，这就要求肿瘤从业人员比以往任何时候都更需要成为有完整学科理念和技能的人，而不仅仅是一个研究疾病的人，这是一个很大的挑战。

3. 伦理和法律困境　在伦理层面，肿瘤治疗过程应遵循知情同意、最佳疗效、不伤害、生命自主选择的伦理原则，但很多肿瘤患者在确诊后，对于治疗及发展过程都会产生对"坏消息"排斥的心理，很多患者家属则选择躲避或我行我素，致使肿瘤治疗的品质大打折扣；在法律层面上，各国立法情况不一，我国尚无相关法律出台，因此难以保障在肿瘤治疗过程中医患双方的充分沟通与信任。

4. 其他困境 对老年肿瘤患者、儿童和青少年肿瘤患者、癌症幸存者等特殊人群的治疗和康复仍然缺乏足够的关注；随着肿瘤治疗和支持与姑息治疗的发展，一些患者会在专注于肿瘤治疗的人和对姑息感兴趣的人之间徘徊而迷失方向，从而得不到应有的支持；对肿瘤患者的心理、精神、社会支持尚很欠缺；尽管姑息治疗需求的驱动因素有所增加，但即使在高收入国家，获得姑息治疗的机会仍然不一致，每百万人口中得到治疗的人数为 5~680 人；在过去的 20 年里，多学科团队合作的模式彻底改变了治疗肿瘤的方法，被视为肿瘤患者管理方面的"金标准"，在减少治疗机会差异、改进照护质量等方面做出了重大贡献。然而，由于需求增加和支持不足，多学科团队承受着越来越大的压力。

二、肿瘤支持与姑息治疗的价值

肿瘤支持与姑息治疗已成为肿瘤治疗不可或缺的重要部分。据估计，大约 75% 接近生命终点的人可能受益于姑息治疗，世界各国越来越多的老年人和越来越高的慢性病患病率意味着未来可能有更多的人受益于姑息治疗，医疗系统现在必须开始适应慢性病死亡人数的逐年增长，将支持与姑息治疗高级整合在主流卫生服务体系中，以适应医学和社会的发展。

支持与姑息治疗倡导整体观、人本主义和积极的生死观，治疗理念包括以价值为导向、医患共同决策、提供舒适和尊严、不过度治疗、注重伦理法律等，这一理念对于其他疾病的诊疗和管理来说具有积极的影响。

大多数患者在确诊肿瘤时都会有明显的躯体症状，即使肿瘤患者可以得到有效的治疗，甚至治愈或延长生命，但也必须解决躯体、心理或精神方面的问题，以维持功能和优化生活质量。对于无法有效治疗的肿瘤患者，姑息治疗必须是主要的治疗方式。集中精力控制痛苦的症状，为生命的终结做准备，并确保以符合患者及其家属价值观和意愿的方式，使患者以最低限度的痛苦走向死亡——这些都是肿瘤患者照护的基本要素。支持与姑息治疗作为肿瘤综合治疗的理想方法，适用于所有医疗机构，包括诊所、医院、长期照护机构或家庭临终关怀，提供优质的支持与姑息治疗将是医学发展的目标之一。

三、肿瘤支持与姑息治疗的展望

（一）精确地整合肿瘤学与姑息治疗

肿瘤学与姑息治疗的整合已经成为当今医学发展的主流，但还有很多不完善的地方，需要与卫生体系、医院环境和当地可用的资源相适应并不断发展。例如，与学术型大型癌症中心相比，在小的社区医院，肿瘤学与姑息治疗的整合模式明显不同，其中初级、二级和三级姑息治疗之间的连接仍然需要明确，这需要肿瘤学家、姑息治疗专家、教育者、研究者、医院住院部、基金会、认证机构、专业组织和政府都在其中发挥作用，使患者的照护效果达到最优化。

国际专家的一项研究确定了在至少100张床位的医院中肿瘤学与专业姑息治疗整合的13个主要因素（>90%的共识）和30个次要因素（70%~90%的共识）。与此同时，美国MD安德森癌症中心姑息与康复治疗研究所总结出识别整合的37个不同方面（标志）（图1-5-1）。

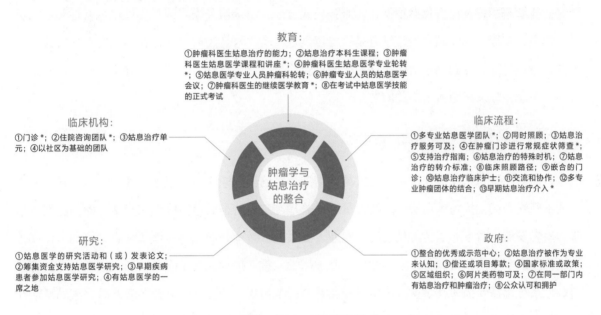

教育：
①肿瘤科医生姑息治疗的能力；②姑息治疗本科生课程；③肿瘤科医生姑息医学课程和讲座 *；④肿瘤科医生姑息医学专业轮转 *；⑤姑息医学专业人员肿瘤科轮转 ⑥肿瘤专业人员的姑息医学会议；⑦肿瘤科医生的继续医学教育 *；⑧在考试中姑息医学技能的正式考试

临床机构：
①门诊 *；②住院咨询团队 *；③姑息治疗单元；④以社区为基础的团队

临床流程：
①多专业姑息医学团队 *；②同时照顾；③姑息治疗服务可及；④在肿瘤门诊进行常规症状筛查 *；⑤支持治疗指南；⑥姑息治疗的特殊时机；⑦姑息治疗的转介标准；⑧临床照顾路径；⑨嵌合的门诊；⑩姑息治疗临床护士；⑪交流和协作；⑫多专业肿瘤团体的结合；⑬早期姑息治疗介入 *

研究：
①姑息医学的研究活动和（或）发表论文；②筹集资金支持姑息医学研究；③早期疾病患者参加姑息医学研究；④有姑息医学的一席之地

政府：
①整合的优秀或示范中心；②姑息治疗被作为专业来认知；③偿还或项目筹款；④国家标准或政策；⑤区域组织；⑥阿片类药物可及；⑦在同一部门内有姑息治疗和肿瘤治疗；⑧公众认可和拥护

肿瘤学与姑息治疗的整合

图1-5-1 肿瘤学与姑息治疗成功整合的标志

从上图中可以看出，共有4个与临床机构相关的因素，13个与临床流程相关的因素，8个与教育相关的因素，4个与研究相关的因素，8个与政府相关的因素，其中的8个主要因素在图中用星号（*）强调，分别是教育方面：肿瘤科医生姑息医学课程和讲座、肿瘤科医生姑息医学专业轮转、肿瘤科医生的继续医学教育；临床机构方面：门诊、住院咨询团队；临床流程方面：多专业姑息医学团队、在肿瘤门诊进行常规症状筛查、早期姑息治疗介入。这些因素可以用于评估整合水平，可以帮助患者和临床医生辨别高水平姑息治疗入口的肿瘤中心，指导政策制定者和政府官员开展项目评估，帮助教育者发展课程。研究者评估整合如何能够改善结果，是将姑息治疗与肿瘤学精确整合的努力方向。

（二）高质量支持与姑息治疗的展望

支持与姑息治疗是一种高度复杂、多层面的干预，难以规范。就服务提供者而言，虽然目前经过努力，已经确定了姑息治疗的关键领域，但是在谁最适合提供姑息治疗、团队应该多么全面等方面尚未达成共识；在治疗手段方面，姑息性放疗、化疗、手术在专业支持与姑息治疗中没有得到应有的重视和应用，在肿瘤专科医生的抗肿瘤治疗及支持与姑息治疗专科医生的治疗中，过度治疗的现象仍然存在；从服务内容来看，姑息治疗在常见症状（如恶心、呕吐、呼吸困难、疼痛等症状）的评估和管理领域已经基本达成共识，姑息治疗服务在临终关怀领域得到了较好的普及、沟通和共同决策，预先照护计划也都被应用于大部分患者，但精神文化评估与管理、心理社会评估与管理的普及比例仍然很低；在服务模式方面，三级服务模式的重要性、可行性和范围仍在探索中，初级与专业姑息治疗结合是否可以创造一个更可持续的模式也在摸索中；从转诊时机来看，虽然早期转诊到姑息治疗被认为比晚期转诊好，但最佳转诊时间尚未确定。以上都是未来支持与姑息治疗发展亟待解决的问题。

（三）支持与姑息治疗培训体系的完善

目前，支持与姑息治疗领域专业人员的培训体系已经逐渐成熟，但必须注意的是，在肿瘤学领域不断增长的支持与姑息治疗实践人员，并非是在与支持与姑息治疗专家竞争，他们将促进学科的蓬勃发展，对于非支持与姑息治疗专业人员来说，教育是起点，应该从现有的培训工作中汲取经验。医学中的每个专科（如肿瘤学、心脏病学、重症护理、老年病学、初级护理、外科等）和医疗系统都需要描述其学员应该学习和实践的基本初级照护技能，以及在必要时召集姑息治疗专家的分流制度，甚至要求职业中期的临床医生必须掌握初级姑息治疗课程，并根据需要通过绩效评估和调节加以强化。这方面美国做出了很好的示范，美国医疗保健研究与质量局（AHRQ）资助美国临床肿瘤学会（ASCO），并与美国临终关怀与姑息医学学会（AAHPM）合作，开发了基于当前最佳证据的肿瘤主要姑息治疗课程，并通过嵌入质量指标来研究其对治疗质量的影响，目的是提高肿瘤医生对姑息治疗基本原则的理解，同时承认姑息治疗专家应该解决复杂的情况和难以治愈的痛苦；将初级姑息治疗和临终关怀（所有临床医生都应具备的技能）与专业姑息治疗和临终关怀（处理更复杂、更困难病例的技能）区分开来，这样它们才能共存并相互支持。这些做法值得借鉴和推广。

此外，对于肿瘤患者、姑息治疗的遗传学等特殊领域的支持与姑息治疗的探索，癌症幸存者的康复治疗，肿瘤营养、社会心理肿瘤学、灵性照顾等和支持与姑息治疗的融合，改进沟通方式以促进民众接纳支持与姑息治疗，制定恰当的临床效益量表以优化有限资源的合理使用，提供负担得起的肿瘤治疗，有效利用已有的数据推动服务改进，挖掘数字技术的潜力等方面都是支持与姑息治疗未来发展的重要方向。

（王玉梅）

参考文献

[1] 张程，尹梅，金琳雅 . 晚期肿瘤患者姑息治疗问题的伦理研究 . 中华结直肠疾病电子杂志，2019,8(4):420-423.

[2] 赵雪帆，申卫星 . 缓和医疗立法的问题、经验与构建 . 中国卫生产业，2019,16(17):189-193+196.

[3] Maher J,Radford G. Addressing future challenges for cancer services: part II. Future Oncol, 2016, 12(4), 445-449.

[4] Schleicher SM, Bach PB, Matsoukas K, et al. Medication overuse in oncology: current trends and future implications for patients and society. Lancet Oncol, 2018, 19(4): e200-e208.

[5] Berger AM, Shuster JL, et al. Principles and practice of Palliative Care and Supportive Oncology. Forth edition. Philadelphia: Lippincott Williams and Wilkins（LWW）, 2013.

[6] Etkind SN, Bone AE, Gomes B, et al. How many people will need palliative care in 2040? Past trends, future projections and implications for services. BMC Med, 2017, 15(1): 102.

[7] Barr RD, Ferrari A ,Ries L, et al. Cancer in Adolescents and Young Adults:A Narrative Review of the Current Status and a View of the Future. JAMA Pediatrics, 2016, 170: 495-501.

[8] Zhu Y. Value-based Practice: Integration of Cancer Rehabilitation and Palliative Care in Oncology Services. Chin Med Sci J, 2018, 33(4): 204-209.

[9] Connor SR .The Global Atlas of Palliative Care at the End of Life: an advocacy tool. European Journal of Palliative Care, 2014, 21(4), 180-183.

[10] Hui D, Bruera E. Integrating palliative care into the trajectory of cancer care. Nat Rev Clin Oncol, 2016,13(3):159-171.

[11] Bickel KE, McNiff K, Buss MK, et al. Defining High-Quality Palliative Care in Oncology Practice: An American Society of Clinical Oncology/American Academy of Hospice and Palliative Medicine Guidance Statement. J Oncol Pract, 2016, 12(9): e828-e838.

[12] Ferrell BR, Temel JS, Temin S, et al. Integration of Palliative Care Into Standard Oncology Care: American Society of Clinical Oncology Clinical Practice Guideline Update. J Clin Oncol, 2017, 35(1): 96-112.

[13] Walker S, Gibbins J, Paes P, et al. Preparing future doctors for palliative care: views of course organisers. BMJ Support Palliat Care, 2018, 8(3): 299-306.

[14] Handbook of Supportive and Palliative Radiation Oncology. NY : London. Academic Press is an imprint of Elsevie, 2017.

[15] Morrow A, Jacobs C, Best M, et al. Genetics in palliative oncology: a missing agenda? A review of the literature and future directions. Support Care Cancer, 2018, 26(3):721-730.

[16] Umezawa S, Fujimori M, Matsushima E, et al. Preferences of Advanced Cancer Patients for Communication on Anticancer Treatment Cessation and the Transition to Palliative Care. Cancer, 2015, 121:4240-4249.

[17] Warth M, Zöller J, Köhler F, et al. Psychosocial Interventions for Pain Management in Advanced Cancer Patients: a Systematic Review and Meta-analysis. Current Oncology Reports, 2020, 22(3):2-9.

[18] Del Fabbro E. Current and future care of patients with the cancer anorexia-cachexia syndrome. Am Soc Clin Oncol Educ Book, 2015, e229-e237.

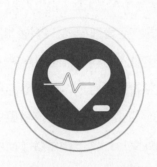

第二篇

恶性肿瘤常见症状及控制

总 论

　　1998 年，美国临床肿瘤学会（ASCO）提出了将姑息治疗与标准抗肿瘤治疗相结合，并使用贯穿患者治疗全程的癌症管理模式。这种"以患者为中心"的模式不仅关注了疾病的治疗，也关注了患者作为人的其他层面的需求。治疗理念的转变不仅提高了肿瘤患者的生活质量，也延长了患者的生存期，使患者活得更有尊严。2018 年，欧洲肿瘤内科学会（ESMO）在《ESMO 支持 / 姑息治疗意见书》中提出了"以患者为中心"的治疗理念。该意见书沿用癌症支持疗法多国学会（MASCC）1987 年提出的支持治疗的定义，即癌症支持治疗是指预防和管理癌症及其治疗相关不良反应的一系列管理方案，支持治疗不仅包括管理癌症全程（即癌症诊断、治疗及治疗后）出现的躯体和心理症状及不良反应，针对患者康复、预防继发性癌症、癌症幸存者的管理和终末期疗护等方面的优化管理也是支持治疗不可或缺的一部分。一项系统回顾分析研究结果显示，肿瘤患者最常见的症状为疼痛（86%）、厌食（84%）、呼吸困难（80%）、疲乏（61%）、恶心（59%）及体重减轻（57%）。患者往往不只存在一种症状，许多患者可同时出现多种症状，呈现综合征的临床表现。肿瘤患者的生存期与症状控制相关，充分控制症状有助于改善患者多方面的生活质量。支持治疗是肿瘤科管理的重要组成部分，对于肿瘤患者的管理具有重要意义。

　　综上所述，从身心角度来讲，支持治疗应同时包含肿瘤治疗全程中躯体和心理症状的管理；从病因角度来讲，支持治疗针对的症状范围不仅包括预防和治疗癌症本身所致的症状，同时也包括因癌症治疗所引起的并发症。本篇将进行详细分述。

第一章

癌 痛

第一节　癌痛的治疗现状

一、癌痛的定义

1979 年，国际疼痛研究学会（International Association for the Study of Pain, IASP）将疼痛定义为"疼痛是一种与组织损伤或潜在组织损伤（或描述类似损伤）相关的不愉快的主观感觉和情感体验"。随着近几十年医学与科学的发展，人们对疼痛的理解、评估及治疗有了新的认识，为了阐明疼痛的本质并更有效地治疗疼痛，需要从"生物–心理–社会"医学模式的角度重新修订疼痛的定义。2016 年 10 月，有研究对疼痛的定义进行了更新，定义为"疼痛是一种与组织损伤或潜在组织损伤相关的感觉、情感、认知和社会维度的痛苦体验"。这个定义获得了广泛认同，疼痛的内涵也从简单的对组织损伤和心理层面的关注，扩展到患者认知和社会功能层面。癌症疼痛（cancer pain），简称"癌痛"，是指癌症、癌症相关性病变及抗癌治疗所致的疼痛。癌痛是癌症患者尤其是中晚期癌症患者的主要症状之一，也是患者最恐惧的症状。癌痛从心理、生理、精神及社会等多方面降低了癌症患者的生活质量，影响治疗效果，缩短生存时间。因此，有效控制癌痛具有极为重要的意义。

二、癌痛的流行病学

据《2017 中国肿瘤登记年报》的统计数据显示，中国每年新增癌症病例 429 万例，总死亡病例 281 万例，相当于每分钟约有 8.2 人被确诊为癌症。初诊癌症患者的疼痛发生率约为 25%，而晚期癌症患者的疼痛发生率可达 60%～80%，其中 1/3 的患者为重度疼痛。按照新增癌症患者中癌痛患者占 25% 来估算，我国每年仅新增癌痛患者就高达 107 万人。从 2003—2013 年，我国所有癌症患者的标准化 5 年相对生存率从 30.9% 增加到 40.5%，虽然目前我国癌症患者 5 年相对生存率低于发达国家，但是可以看出，经过十年的努力，我国癌症管理已经取得了巨大进步。然而，我国的癌痛管理远不如癌症管理，目前我国恶性肿瘤患者有近 80% 的癌痛没有得到有效控制，癌痛控制形势严峻。

由原国家卫生计生委合理用药专家委员会发起的中国抗癌协会癌症康复与姑息治疗专业委员会（CRPC）前任主任委员王杰军教授领衔的全国百家医院癌痛合理用药调研报告显示，67% 的癌症患者存在中至重度疼痛。在第一次疼痛发生后，仅有 28.2% 的患者在 1~10 天就诊，且约半数患者接受疼痛治疗的时间均超过了 1 个月。但每年接受镇痛治疗患者的比例仍然很低，为 10.8%~11.8%。近 25% 被评估为中至重度疼痛的癌症患者仍未得到强阿片类药物治疗，甚至还有部分中至重度癌痛患者未曾使用任何镇痛药物。一项对北京 11 家医院 477 例患者的癌痛状况调查（FENPAI4090）显示了北京市癌痛控制及镇痛治疗现状：轻度癌痛患者占 34.18%；中度癌痛患者占 44.09%；重度癌痛患者占 21.73%。由此可见，在我国癌痛仍是一个不被重视的体征。

三、癌痛治疗的历程

自 1986 年，WHO 首次发布了癌痛管理指南，提出"三阶梯镇痛原则"以指导癌痛患者用药，并在全世界范围内推广，自提出"让肿瘤患者无痛"的目标以来，肿瘤患者的疼痛逐渐得到重视。1995 年，美国疼痛学会（APS）将疼痛列为除了呼吸、血压、体温、脉搏之外的第五大生命体征，从而提出了疼痛管理的重要性。2000 年，欧洲疼痛联合会大会上提出了"消除疼痛是患者的基本人权"。2002 年，第十届国际疼痛大会上提出了"慢性疼痛是一种疾病"，因此，癌痛也应该被作为一种疾病认真对待。经过多年的努力，癌痛的诊治也逐渐得到了关注与重视，国内外癌痛相关指南不断更新，以便在临床实践中更规范地指导医生进行癌痛管理。目前最新版的癌痛指南包括：美国的《NCCN 临床实践指南：成人癌痛 2021. VI》，欧洲的《2018 ESMO 临床实践指南：成人癌痛的管理》及我国的《癌症疼痛诊疗规范（2018 年版）》。若按照 WHO 提倡的"三阶梯治疗原则"治疗和管理疼痛，76% 的患者疼痛可得到有效控制。但目前全球疼痛控制情况不容乐观。WHO 在关于姑息治疗的 10 个事实中指出，疼痛控制的不均衡，是全球最严重卫生不公平现象之一。既往研究显示，全球有 60%~90% 的晚期癌症患者正在经历中至重度疼痛。癌痛得不到充分治疗是一个普遍现象，也是极其严重而又易被忽视的全球性的公共健康问题。

2008 年 Deandrea S 等在 *Annals of Oncology* 杂志上发表的数据显示，43.4% 的癌痛患者存在治疗不足。Greco 等于 2014 年在 *Joumal of Clinical Oncology* 杂志上发表了一篇关于世界癌痛患者疼痛治疗情况系统评价的更新，对 2007—2013 年世界癌痛治疗情况进行了汇总和分析，并与 1994—2013 年的情况进行了对比分析，结果显示，以疼痛治疗指数（pain management index，PMI）作为评价疼痛治疗是否有效的指标，2007 年之后的癌痛治疗不足的比例较 2007 年之前的比例有所下降（31.8% vs 43.4%），在 2007—2013 年癌痛治疗不足的比例呈逐年下降趋势。其中，社会经济水平和癌痛治疗机构的专业性（研究规定肿瘤病房、癌痛治疗中心、肿瘤姑息治疗中心等为专业机构，其他的机构为非专业机构，如普通病房）是癌痛治疗的决定性因素，社会经济水平较高的地域及专业癌痛治疗机构的癌痛治疗情况明显偏好，而亚洲和非洲等社会经济水平较差的地域及非专业机构的癌痛治疗情况偏差；性别和年龄对癌痛治疗效果未产生明显的影响；肿瘤早期或疼痛较轻的患者更不易得到有效治疗。虽然 1994—2013 年的整体癌痛治疗效果有所提高，但总体上仍有 1/3 的癌痛患者未得到合理有效的镇痛治疗。尽管我国癌症治疗在临床和社会方面已经取得了很大的进步，但癌症患者疼痛控制状况仍不容乐观。李小梅等对北京 5 家医院进行了一项多中心研究，结果显示，在入组的 121 例恶性肿瘤患者中疼痛患者 62 例，应用简明疼痛量表中文版（BPI-C）评估患者过去 24 小时疼痛缓解程度，其中患者最重疼痛分值为 7.46 分（重度疼痛）；最轻疼痛分值为 3.34 分（轻度疼痛）；中等疼痛分值为 5.71 分（中度疼痛）；超过半数的患者疼痛缓解程度 <50%。

控制癌痛是患者的权利，更是医务人员的职责。多项国内外癌痛管理指南、共识等均对癌痛管理进行了详细的阐述，为医务工作者提供了切实可行的指导。2018 年，世界顶级医学期刊 *CA*（*A Cancer Journal for Clinicians*）连续刊登了 2 篇分别针对医务工作者和患者的以癌痛管理为主题的文章，阐述了癌痛管理的重要性，指出充分的疼痛评估和管理对于提高癌痛患者的生活质量和健康结局至关重要，所有肿瘤科临床医生必须了解如何有效治疗疼痛。癌痛是随着癌症的发生、发展及治疗过程中产生的一系列问题而导致的另一种独立的疾病，它早已不是单纯的治疗问题，而疼痛控制的概念也已经从"治疗"向"管理"衍化。

（王杰军）

参考文献

[1] 杨光，商消，王楠娅. 新时期癌痛诊疗的进展与挑战. 肿瘤代谢与营养电子杂志，2019,6(1):99-103.

[2] Classification of chronic pain. Descriptions of chronic pain syndromes and definitions of pain terms. Prepared by the International Association for the Study of Pain, Subcommittee on Taxonomy. Pain Suppl, 1986, 3:S1-S226.

[3] Williams AC, Craig KD. Updating the definition of pain. Pain, 2016,157(11):2420-2423.

[4] Chen W, Zheng R, Baade PD, et al. Cancer statistics in China, 2015. CA Cancer J Clin, 2016, 66(2):115-132.

[5] Zeng H, Chen W, Zheng R, et al. Changing cancer survival in China during 2003-15: a pooled analysis of 17 population-based cancer registries. Lancet Glob Health, 2018, 6(5): e555-e567.

[6] Scarborough BM, Smith CB. Optimal pain management for patients with cancer in the modern era. CA Cancer J Clin, 2018,68(3):182-196.

[7] Huerta E, Grey N. Cancer control opportunities in low-and middle-income countries. CA Cancer J Clin, 2007,57(2):72-74.

[8] Deandrea S, Montanari M, Moja L, et al. Prevalence of undertreatment in cancer pain. A review of published literature. Ann Oncol, 2008,19(12):1985-1991.

[9] Greco MT, Roberto A, Corli O, et al. Quality of cancer pain management: an update of a systematic review of undertreatment of patients with cancer. J Clin Oncol, 2014,32(36):4149-4154.

第二节　癌痛的发病机制和分类

癌痛的形成是一个复杂的过程，是癌细胞、外周组织和中枢神经系统及免疫系统之间复杂的相互作用的结果。癌痛的发生与外周传入神经敏化和中枢敏化有关，在癌痛早期，以肿瘤细胞、炎症细胞产生的致痛物质及破骨细胞持续活化所致的初级传入神经敏化为主；在癌痛后期，肿瘤生长引起的神经压迫与损伤参与了癌痛的发生过程。

一、癌痛的病因学机制和分类

根据癌痛的病因，可将癌痛分为以下 3 类。①肿瘤相关性疼痛：因肿瘤直接侵犯、压迫局部组织或者肿瘤转移累及骨、软组织等所致，占 60%～75%。②抗肿瘤治疗相关性疼痛：常由手术、创伤性操作、放射治疗、其他物理治疗及药物治疗等抗肿瘤治疗所致，占 10%～20%。③非肿瘤因素性疼痛：由患者的其他合并症、并发症及社会-心理因素等非肿瘤因素所致，约占 10%。肿瘤相关性疼痛主要包括：①肿瘤微环境相关性疼痛，肿瘤微环境是肿瘤细胞发生、生长及转移所处的内外环境，肿瘤微环境中癌细胞产生和分泌的致痛介质可引起疼痛。肿瘤细胞分泌的内皮素（endothelin-1, ET-1）可使动物和人类产生疼痛感觉并介导癌痛的产生。此外，肿瘤生长过程中还产生一些其他的致痛因子。巨噬细胞是肿瘤微环境的重要组成部分，巨噬细胞和肿瘤细胞相互作用释放的炎性因子参与了癌痛的发生、发展。②癌症诱导的骨痛，是癌症患者最常见的一种疼痛，也是肿瘤发生骨转移最常见的症状之一。骨骼中的骨膜、骨髓和骨基质都是高度受神经支配的组织，包含感觉和交感神经元网络。骨骼主要受有髓鞘的酪氨酸激酶受体 A（tyrosine kinase receptor A, TKRA）的感觉神经纤维和无髓鞘的 C 纤维支配。骨伤害感受器属于"沉默"型感受器，仅在骨骼损伤后被激活。癌细胞本身不直接破坏骨骼，而是通过促进核因子 κB 受体

活化因子 /NF-κB 受体激活蛋白配体（RANK/RANKL）来刺激破骨细胞的活化和增殖。破骨细胞被骨骼吸收后形成一个高酸性环境，进一步使瞬时感受器电位受体 1（transient receptor potential channel vanilloid type 1, TRPV1）和酸敏感离子通道蛋白 3（acid-sensing ion channel-3, ASIC3）激活，导致癌性骨疼痛。此外，癌细胞可产生激活或致敏骨伤害感受器的各种化学介质，激活细胞内的信号级联反应，进而激活支配肿瘤微环境的感觉和交感神经纤维，导致癌痛的产生。抗肿瘤治疗相关性疼痛主要包括：①化疗导致的疼痛。化疗引起的周围神经病变（chemotherapy-induced peripheral neuropathy, CIPN）是抗肿瘤治疗常见的并发症之一。CIPN 所继发的神经性疼痛是影响患者日常生活的主要原因，并显著降低了癌症患者的生活质量。CIPN 和其所继发疼痛的发生率与化疗药物的种类、累积剂量和疗程长短相关。化学治疗可通过改变周围神经和免疫细胞的功能，最终导致持续的神经病变和疼痛。②放射治疗导致的疼痛。放射治疗引起肿瘤患者神经性疼痛的发生机制仍不完全清楚，可能与放射治疗导致局部组织纤维化而压迫神经、直接损伤神经或损伤周围血管时间接引起的神经损伤有关。周围神经损伤一般在放射治疗后数年出现，其发病风险和严重程度与放射总剂量、放射技术、是否联合手术或化疗及有无高血压、糖尿病周围神经病变等因素有关。③手术治疗导致的疼痛。其发生机制不明确，但可能与神经元受损、神经可塑性、持续炎症、下行传导通路的改变等因素相关。

二、癌痛的病理生理学机制和分类

根据癌痛的病理生理学机制，可将癌痛分为伤害感受性疼痛和神经病理性疼痛。①伤害感受性疼痛：因有害刺激作用于躯体或脏器组织，使该结构受损而导致的疼痛。伤害感受性疼痛与实际发生的组织损伤或潜在的损伤相关，是机体对损伤所表现出的生理性痛觉神经信息传导与应答的过程。伤害感受器主要是传入神经，它对伤害性刺激较敏感，当传入神经产生动作电位后，将伤害性刺激从外周传导至同侧脊索，使突触在脊索背角表面激活上行性伤害感受系统。新脊髓丘脑束上行投射至丘脑，后交叉投射至顶叶的皮质感觉区，此时痛觉被准确鉴别（刺激定位和强度）。另一脊髓丘脑束上行投射至网状结构、丘脑后核、丘脑内核，后至大脑皮质，识别疼痛刺激及疼痛引起的情绪和情感体验。伤害感受性疼痛包括躯体痛和内脏痛。躯体痛是指由皮肤、软组织及肌肉骨骼等外部结构引起的疼痛，常表现为钝痛、锐痛或者压迫性疼痛，定位准确；而内脏痛是由全身脏器引起的疼痛，常表现为弥漫性疼痛和绞痛，定位不够准确。②神经病理性疼痛：通常是由神经压迫、传入神经损伤或交感神经损伤引起的疼痛。肿瘤浸润神经常引起周围神经炎症，破坏神经传递。长时间的肿瘤浸润导致传入神经疼痛，通常表现为周围神经、神经丛或神经根支配的区域感觉丧失。血管扩张、皮肤温度升高、出汗异常等与交感神经疼痛有关。化疗引起的神经疼痛越来越多，众所周知，奥沙利铂可引起神经病变。放疗也会导致神经丛损伤，因神经丛损伤导致的神经病理性疼痛很常见。神经病理性疼痛的发病机制非常复杂，包括外周敏化、神经元异位灶的过度兴奋、交感神经兴奋的维持、脊髓背角抑制性神经元的缺失、中枢敏化、脊髓背角神经突触传递的正反馈作用等。神经病理性疼痛可表现为刺痛、烧灼样痛、放电样痛、枪击样疼痛、麻木痛、麻刺痛、幻觉痛及中枢性坠胀痛，并常合并自发性疼痛、触诱发痛、痛觉过敏和痛觉超敏。所谓中枢敏化是指脊髓及脊髓以上痛觉相关神经元的兴奋性异常升高或者突触传递增强，包括神经元的自发性放电活动增多、感受域扩大、对外界刺激阈值降低、对阈上刺激的反应增强等病理改变，从而放大疼痛信号的传递。其相应的临床表现有自发性疼痛（spontaneous pain）、痛觉过敏（hyperalgesia）、痛觉超敏（allodynia）等。所谓外周敏化是指伤害性感受神经元对传入信号的敏感性增加。当外周神经损伤后，受损的细胞和炎性细胞（如肥大细胞、淋巴细胞）会释放出化学物质，如去甲肾上腺素、缓激肽、组胺、前列腺素、钾离子、细胞因子、5-羟色胺及神经肽等。这些细胞介质可使伤害感受器发生敏化，进而放大其传入的神经信号。

根据癌痛的持续时间，可将癌痛分为急性疼痛和慢性疼痛。持续或者反复发作超过3个月的疼痛称为慢性疼痛。慢性疼痛与急性疼痛的发生机制既有共性，也有差异。慢性疼痛的发生除了伤害感受性疼痛的基本传导调制过程外，还可表现出不同于急性疼痛的神经病理性疼痛机制，如伤害感受器过度兴奋、受损神经异位电活动、痛觉传导中枢机制敏感性过度增强、离子通道和受体表达异常、中枢神经系统重构等。与急性疼痛相比较，慢性疼痛持续时间长，且机制尚不清楚，疼痛程度与组织损伤程度可呈分离现象，可以伴有痛觉过敏和异常疼痛，常规镇痛治疗往往疗效不佳。

WHO公布的最新国际疾病分类（International Classification of Diseases, ICD）第11次修订（ICD-11）版，根据慢性疼痛的疾病属性，将慢性疼痛分为7个亚类，其中包括慢性癌症相关性疼痛。所谓慢性癌症相关性疼痛是指由原发癌症本身或转移病灶（慢性癌痛）或癌症治疗（慢性癌症治疗后疼痛）所引起的疼痛。慢性癌症相关性疼痛与癌症患者合并疾病引起的疼痛不同。慢性癌症相关性疼痛是由癌症本身或癌症治疗引起的疼痛；若疼痛病因不明，则应把此类疼痛归于原发性疼痛。按照ICD-11中关于慢性癌症相关性疼痛的定义，癌症患者合并疾病引起的疼痛不属于癌痛。由于ICD-11中关于慢性疼痛的分类仍以症状为主，分属不同母系目录，对大规模流调、临床疼痛诊治和预后评估等实践应用造成困难。为此，国际疼痛学会（IASP）有关专家组对ICD-11版慢性疼痛分类的标注内容进行了补充修订，并制定了一个系统的分级诊断分类目录。其中慢性癌症相关性疼痛属于慢性继发性疼痛综合征中的一种，并对其进行了具体分类，IASP ICD-11关于慢性癌症相关性疼痛的分类见图2-1-1。

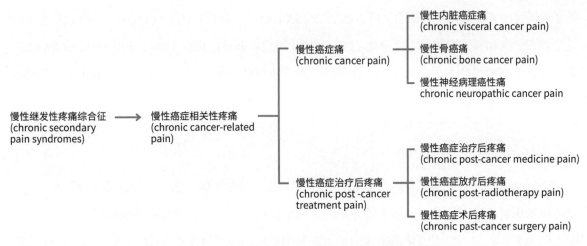

图 2-1-1　IASP ICD-11 关于慢性癌症相关性疼痛的分类

（王杰军）

参考文献

[1]　吕岩，程建国，樊碧发，等 . ICD-11 慢性疼痛分类中文编译版 . 中国疼痛医学杂志，2018,24(11):801-805.

[2]　陈军，王江林 . 国际疼痛学会对世界卫生组织 ICD-11 慢性疼痛分类的修订与系统化分类 . 中国疼痛医学杂志，2019,25(5):323-330.

[3]　张文颖，姜斌 . 癌痛发生机制的研究进展 . 现代肿瘤医学，2019,27(10):1845-1848.

[4]　中华人民共和国国家卫生健康委员会 . 癌症疼痛诊疗规范（2018 年版）. 临床肿瘤学杂志，2018,23(10):937-944.

[5]　Chwistek M. Recent advances in understanding and managing cancer pain. F1000Res, 2017,6:945.

[6]　Kumar SP. Cancer Pain: A Critical Review of Mechanism-based Classification and Physical Therapy Management in Palliative Care. Indian J Palliat Care, 2011,17(2):116-126.

[7]　Loomba V, Kaveeshvar H, Upadhyay A, et al. Neuropathic pain in cancer patients: A brief review. Indian J Cancer, 2015,52(3):425-428.

第三节　癌痛的筛查和评估

一、癌痛的筛查

癌痛的筛查和评估是癌痛治疗的前提，癌痛筛查的目的是找出存在癌痛的患者，之后对筛查出疼痛的患者进行全面的评估，制订规范化治疗方案，充分控制患者的疼痛，提高患者生活质量。美国《NCCN 临床实践指南：成人癌痛 2021.V1》中特别强调了癌痛筛查的重要性，推荐所有的患者在每次和医生接触时必须筛查疼痛。我国《癌症疼痛诊疗规范（2018 年版）》中强调应该对癌症患者进行疼痛筛查，在此基础上进行详尽的癌痛评估。因此，医护人员应对门诊和住院癌症患者进行疼痛筛查。

二、癌痛的评估

疼痛是患者的主观意识，因此患者的主诉是疼痛评估的核心。对于有沟通能力的患者，疼痛评估应以患者的主诉为准，相信患者的主诉。对于有语言障碍或严重认知功能障碍（如失智或谵妄）的患者，医护人员无法获得患者的主诉。美国疼痛治疗护理学会（American Society for Pain Management Nursing，ASPMN）推荐对不能用言语沟通的患者进行疼痛评估并遵循以下原则。

（1）疼痛评估技巧的优先级别依次为：①尽可能得到患者的主诉；②寻找引起疼痛的潜在原因和其他病因；③观察患者有无提示其疼痛存在的行为；④得到患者主要照顾者关于患者的疼痛和行为改变的答复；⑤尝试用镇痛试验缓解可能因疼痛引起的行为改变。

（2）建立疼痛评估程序。

（3）应用合适的行为评估工具。

（4）最小化强调生理指标（即不依赖生命体征的变化评估疼痛强度）。

（5）再评估和记录。

癌痛评估是合理、有效进行镇痛治疗的前提，也是癌痛治疗的一部分，只有及时、准确、全面地评估患者的疼痛情况，才可为患者制订有针对性的规范化治疗方案。在治疗过程中也要进行疼痛评估，确保治疗方案的有效性，对于目前治疗方案无法缓解的疼痛应及时调整方案，以便充分缓解患者的疼痛。因此，疼痛评估是癌痛治疗中不可或缺的一部分。我国《癌症疼痛诊疗规范（2018 年版）》中强调疼痛评估应遵循"常规、量化、全面、动态"的原则。

（一）常规评估原则

癌痛常规评估是指医护人员主动询问癌症患者有无疼痛，常规性评估疼痛病情，并且及时进行相应的病历记录，一般情况下应当在患者入院后 8 小时内完成。对于有疼痛症状的癌症患者，应当将疼痛评估列入护理常规监测和记录的内容。进行疼痛常规评估时应当注意鉴别疼痛爆发性发作的原因，如需要特殊处理的病理性骨折、脑转移、合并感染及肠梗阻等急症所致的疼痛。

（二）量化评估原则

癌痛量化评估是指采用疼痛程度评估量表等量化标准来评估患者疼痛的主观感受程度，需要患者的密切配合。量化评估疼痛时，应当重点评估最近 24 小时内患者最严重和最轻的疼痛程度，以及平常的疼痛程度。量化评估应在患者入院后 8 小时内完成。目前临床应用的疼痛评估工具有很多，大致可分为两类：一维疼痛评估量表和多维疼痛评估量表。一维疼痛评估量表主要是量化疼痛程度，多维疼痛评估量表整合了患者的一般因素、疼痛强度、疼痛的描述、疼痛对功能的影响及其他与疼痛相关的问题，用于对疼痛进行多方面评估。

1. 一维疼痛评估量表 一维疼痛评估量表是我国临床癌痛评估时最常采用的评估工具。数字评估量表（numerical rating scale, NRS）、面部表情疼痛评分量表和语言评估量表（verbal rating scale, VRS）是最常用的癌痛强度评估量表。

（1）数字评估量表（NRS）：使用疼痛程度数字评估量表（图 2-1-2）对患者疼痛程度进行评估。将疼痛程度用 0～10 共 11 个数字依次表示，0 表示"无疼痛"，10 表示"能够想象的最剧烈疼痛"。由患者自己选择一个最能代表自身疼痛程度的数字，或由医护人员帮助患者理解后选择一个数字来描述疼痛。按照疼痛对应的数字，将疼痛程度分为：轻度疼痛（1～3），中度疼痛（4～6），重度疼痛（7～10）。

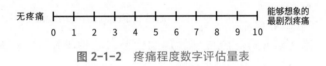

图 2-1-2　疼痛程度数字评估量表

（2）面部表情疼痛评分量表：由医护人员根据患者疼痛时的面部表情状态，对照面部表情疼痛评分量表（图 2-1-3）进行疼痛评估，适用于语言表达困难的患者，如儿童、老年人、存在语言文化差异或其他交流障碍的患者。

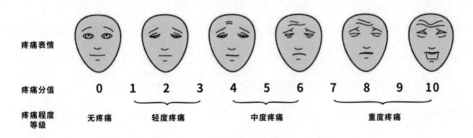

图 2-1-3　面部表情疼痛评分量表

（3）语言评估量表（VRS）：主要是根据患者对疼痛的主诉，将疼痛程度分为轻度、中度、重度 3 类。

1）轻度疼痛：有疼痛，但可忍受，生活正常，睡眠未受干扰。

2）中度疼痛：疼痛明显，不能忍受，要求服用镇痛药物，睡眠受干扰。

3）重度疼痛：疼痛剧烈，不能忍受，需服用镇痛药物，睡眠受严重干扰，可伴有自主神经功能紊乱或被动体位。

2011年欧洲姑息治疗研究协作组（European Palliative Care Research Collaborative, EPCRC）对一维疼痛评估量表进行系统评价，发现上述3个量表均有多种表述方式和记分法，如NRS在表述方式和记分法上也有不同，虽然0~10分的记分法最常用，但也有0~100分的记法；对"0"分的意思表述比较一致，即"无疼痛"，对"10"分的解释却不同，如"患者所经历过的最严重疼痛"和"患者能想象到的最严重疼痛"等。对于老年患者，NRS和VRS更有普适性，接受度更高。面部表情疼痛评分量表无须患者有读写能力，更适合认知功能障碍或失智的患者，但准确度比NRS和VRS低。2009年EPCRC在意大利米兰召开会议，建议用NRS评估癌痛强度，采用0~10的数字表述，明确指导语："0"代表"无疼痛"，"10"代表"能想象到的最严重疼痛"。EPCRC建议，在全球范围内普遍采用NRS，并且最好由患者本人完成，以免疼痛被低估。同时还强调了评估要能反映疼痛强度的连续变化，随时记录其动态评估结果。

2. **多维疼痛评估量表**　多维疼痛评估量表能满足不同评估需求，可以全面了解癌痛，常用的多维疼痛评估量表包括麦吉尔疼痛问卷（McGill pain questionnaire, MPQ）、简明疼痛量表（brief pain inventory, BPI）和记忆疼痛评估卡片（memorial pain assessment card, MPAC）。

（1）麦吉尔疼痛问卷（MPQ）：1975年，加拿大著名心理学家Melzack教授设计并公布了MPQ，1987年Melzack教授在MPQ的基础上设计了简化版的MPQ，也称简式麦吉尔疼痛问卷（SF-MPQ）。该量表包括2个维度：①疼痛描述词的确认，由11个感觉类和4个情感类词汇构成，并用0~3分分别表示"无""轻度""中度"及"重度"；②疼痛强度的确认，采用视觉模拟评分法VASS计分，并用0~6分评估现时的疼痛强度。SF-MPQ具备良好的信度和效度，提高了临床应用的普适性，是近年癌痛临床研究中常用的评估工具。

（2）简明疼痛量表（BPI）：1983年BPI发布，后又推出了验证后的中文版。BPI评估的内容包括疼痛强度、疼痛对患者生活质量的影响、疼痛部位和镇痛疗效。该量表简单易行，信度及效度均较可靠，是目前公认的癌痛最佳评估工具之一（表2-1-1）。

（3）记忆疼痛评估卡片（MPAC）：1987年MPAC公布，该评估卡为长方形卡片，标准大小约为21.5 cm×27.9 cm，中间画着十字虚线，使用时按虚线对折将卡片分为4个小长方形，4个小长方形中分别印有疼痛评估的4项内容，包括疼痛强度、治疗后的缓解程度、患者的情绪及疼痛描述，前3项均采用VAS让患者在直线上画出最符合的位置，并给出8个疼痛描述词，让患者本人判断并勾选。与BPI及MPQ相比，MPAC比较简单，适合临床应用，多数患者能在1分钟内完成。但是该量表因未经英文之外的其他语种验证，所以未被EPCRC推荐使用。

表 2-1-1　简明疼痛量表（BPI）

1.大多数人在一生中都有过疼痛经历（如轻微头痛、扭伤后疼痛、牙痛）。

除了这些常见的疼痛外，现在你是否还经历过其他类型的疼痛？

（1）是　　　（2）否

2.请您在下图中标出你的疼痛部位，并在疼痛最剧烈的部位以"×"标出。

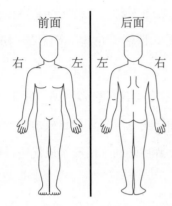

3.请你选择下面的一个数字，以表示过去24小时内你疼痛最剧烈的程度。

（不痛）0　　1　　2　　3　　4　　5　　6　　7　　8　　9　　10（最剧烈）

4.请你选择下面的一个数字，以表示过去24小时内你疼痛最轻微的程度。

（不痛）0　　1　　2　　3　　4　　5　　6　　7　　8　　9　　10（最剧烈）

5.请你选择下面的一个数字，以表示过去24小时内你疼痛的平均程度。

（不痛）0　　1　　2　　3　　4　　5　　6　　7　　8　　9　　10（最剧烈）

6.请您选择下面的一个数字，以表示你目前疼痛的程度。

（不痛）0　　1　　2　　3　　4　　5　　6　　7　　8　　9　　10（最剧烈）

7.您希望接受何种药物或治疗控制你的疼痛？

_____

8.在过去24小时内，由于药物或治疗的作用，你的疼痛缓解了多少？

请你选择下面一个百分数，以表示疼痛缓解的程度。

（无缓解）0　　10%　20%　30%　40%　50%　60%　70%　80%　90%　100%（完全缓解）

9.请你选择下面的一个数字，以表示过去24小时内疼痛对你的影响。

（1）对日常生活的影响

（无影响）0　　1　　2　　3　　4　　5　　6　　7　　8　　9　　10（完全影响）

（2）对情绪的影响

（无影响）0　　1　　2　　3　　4　　5　　6　　7　　8　　9　　10（完全影响）

（3）对行走能力的影响

（无影响）0　　1　　2　　3　　4　　5　　6　　7　　8　　9　　10（完全影响）

（4）对日常工作的影响（包括外出工作和家务劳动）

（无影响）0　　1　　2　　3　　4　　5　　6　　7　　8　　9　　10（完全影响）

（5）对与他人关系的影响

（无影响）0　　1　　2　　3　　4　　5　　6　　7　　8　　9　　10（完全影响）

（6）对睡眠的影响

（无影响）0　　1　　2　　3　　4　　5　　6　　7　　8　　9　　10（完全影响）

（7）对生活兴趣的影响

（无影响）0　　1　　2　　3　　4　　5　　6　　7　　8　　9　　10（完全影响）

（三）全面评估原则

癌痛全面评估是指对癌症患者的疼痛及相关病情进行全面评估，包括疼痛的病因和类型（躯体性、内脏性或神经病理性），疼痛发作情况（疼痛的部位、性质、程度、加重或减轻的因素），镇痛治疗情况，重要器官功能情况，心理精神情况，家庭及社会支持情况和既往史（如精神病病史和药物滥用史）等。应在患者入院 8 小时内进行首次评估，并且在入院 24 小时内进行全面评估。在治疗过程中，应实施及时、动态评估。

癌痛全面评估通常使用 BPI（表 2-1-1），评估疼痛及其对患者情绪、睡眠、活动能力、食欲、日常生活、行走能力及与他人交往等生活质量的影响。应当重视和鼓励患者表达对镇痛治疗的需求和顾虑，并且根据患者的病情和意愿，制定患者功能和生活质量最优化目标，进行个体化的疼痛治疗。

（四）动态评估原则

癌痛动态评估是指持续、动态监测、评估癌痛患者的疼痛症状及变化情况，包括疼痛病因、部位、性质、程度变化情况、爆发性疼痛发作情况、疼痛减轻和加重因素、镇痛治疗的效果及不良反应等。动态评估对于药物镇痛治疗中的剂量滴定尤为重要。在镇痛治疗期间，应当及时记录用药种类、剂量滴定、疼痛程度及病情变化。

（王杰军）

参考文献

[1] 中华人民共和国国家卫生健康委员会. 癌症疼痛诊疗规范（2018 年版）. 临床肿瘤学杂志，2018,23(10):937-944.

[2] 北京护理学会肿瘤专业委员会. 北京市疼痛治疗质量控制和改进中心. 北京市癌症疼痛护理专家共识（2018版）. 中国疼痛医学杂志，2018,24(9):641-648.

[3] 李小梅，李虹义，肖文华，等. 癌症患者疼痛量表的应用. 中国肿瘤临床，2013, 40(24):1482-1486.

[4] National Comprehensive Cancer Network, NCCN. NCCN clinical practice guidelines in Oncology:Adult Cancer Pain（2021.V1）. https://www.nccn.org/.

[5] Hjermstad MJ,Fayers PM,Haugen DF, et al. Studies comparing Numerical Rating Scales, Verbal Rating Scales, and Visual Analogue Scales for assessment of pain intensity in adults: systematic literature review. J Pain Symptom Manage, 2011, 41(6):1073-1093.

[6] Hjermstad MJ, Gibbins J, Haugen DF, et al. Pain assessment tools in palliative care: an urgent need for consensus.

Palliat Med, 2008, 22(8):895-903.

[7] Melzack R. The short-form McGill Pain Question naire. Pain, 1987, 30(2):191-197.

[8] Dworkin RH, Turk DC, Revicki DA, et al. Development and initial validation of an expanded and revised version of the Short-form McGill Pain Questionnaire (SF-MPQ-2). Pain, 2009, 144: 35-42.

[9] Daut RL, Cleeland CS, Flanery RC. Development of the Wisconsin Brief Pain Questionnaire to assess pain in cancer and other diseases. Pain,1983,17:197-210.

[10] Hjermstad MJ,Lie HC,Caraceni A,et al. Computer-based symptom assessment is feasible in patients with advanced cancer: results from an international multicenter study, the EPCRC-CSA. J Pain Symptom Manage,2012,44(5):639-654.

第四节　癌痛的药物治疗

一、癌痛药物治疗的一般原则

WHO 对《癌痛三阶梯镇痛治疗指南》进行改良后，癌痛药物镇痛治疗的 5 项基本原则如下。

1. 口服给药　是癌痛治疗中首选及最常用的给药途径。口服给药途径是最简单、经济、灵活的给药方法，方便剂量调整，有利于提高患者依从性。如果患者存在严重的恶心、呕吐或吞咽困难及肠梗阻等特殊情况，或者患者抵触口服用药时，可选用其他给药途径，包括静脉、皮下、直肠和经皮等。

2. 按阶梯用药　指应当根据患者疼痛程度，有针对性地选用不同性质、作用强度的镇痛药物。

（1）*轻度疼痛*：可选用非甾体抗炎药（nonsteroidal antiinflammatory drugs, NSAIDs）。但应注意此类药物具有"天花板效应"，如果需要长期使用 NSAIDs，或日用剂量已达到限制性用量时，应考虑更换为阿片类镇痛药物。此外，如果存在使用非甾体抗炎药的禁忌证，也可考虑使用小剂量阿片类药物。

（2）*中度疼痛*：可选用弱阿片类药物或低剂量的强阿片类药物，并可联合应用 NSAIDs 及辅助镇痛药物（镇静药、抗惊厥类药物和抗抑郁类药物等）。由于弱阿片类药物存在"天花板效应"，目前越来越多的癌痛指南及临床研究证据推荐和支持低剂量的阿片类药物用于中度癌痛的治疗，疗效显著且不增加不良反应。

（3）*重度疼痛*：首选强阿片类药物，并可合用 NSAIDs 及辅助镇痛药物（镇静药、抗惊厥类药物和抗抑郁类药物等）。在使用阿片类药物治疗的同时，适当地联合应用 NSAIDs，可以增强阿片类药物的镇痛效果、减少阿片类药物用量。如果能达到良好的镇痛效果，且无严重的不良反应，轻度和中度疼痛时也可考虑使用强阿片类药物。如果患者诊断为神经病理性疼痛，应首选三环类抗抑郁药物或抗惊厥类药物等。如果是癌症骨转移引起的疼痛，应联合使用双膦酸盐类药物，以抑制溶骨活动。

3. 按时用药　是指按规定时间间隔规律性给予镇痛药。按时给药有助于维持稳定、有效的血药浓度。即使在使用镇痛药物能够控制癌痛的情况下仍要按时给药，而不是暂时停药，等到癌痛再次发生时再给药。目前，缓释药物的使用日益广泛，建议以即释阿片类药物进行剂量滴定，以缓释阿片类药物作为基础用药的镇痛方法；出现爆发痛时，可给予速释阿片类药物对症处理。使用即释阿片类药物进行滴定的癌痛患者 24 小时后即可转换为等效剂量的口服缓释阿片类药物。

4. 个体化给药　是指按照患者的病情和癌痛缓解调整药物剂量，制订个体化用药方案。由于患者个体差异明显且阿片类药物没有固定的标准用药剂量，因此在使用阿片类药物时，应使用足够剂量，尽可能使疼痛得到缓解。美国《NCCN 临床实践指南：成人癌痛 2021.V1》中指出，适当的阿片类药物剂量是能够缓解患者疼痛的最低剂量，且能够在整个用药间隔期最大限度地改善患者的功能而又不会引起难以控制的不良反应。此外，还应鉴别患者是否有神经病理性疼痛，考虑联合用药的可能。

5. 注意具体细节　对使用镇痛药的患者要加强监护，密切观察其疼痛缓解程度和机体反应情况，注意药物联合应用时的相互作用，及时采取必要措施，尽可能地减少药物的不良反应，以提高患者的生活质量。

二、镇痛药物的药理学及临床应用

癌痛药物根据镇痛强度分为 3 大类，包括对乙酰氨基酚和 NSAIDs、阿片类药物（代表药物：吗啡、羟考酮、芬太尼等）及辅助镇痛药物（代表药物：抗抑郁药，如阿米替林；抗癫痫药，如普瑞巴林、加巴喷丁等）。合理使用镇痛药物，尤其是阿片类药物，可以帮助大部分患者缓解疼痛。

（一）对乙酰氨基酚和 NSAIDs

对乙酰氨基酚和 NSAIDs 是癌痛三阶梯治疗中第一阶梯用药及第二、三阶梯辅助用药。常用于缓解轻度疼痛，或与阿片类药物联用以缓解中至重度疼痛。

1. 对乙酰氨基酚　为乙酰苯胺类解热镇痛药，是目前市场上应用最广泛的非处方药类解热镇痛药。对乙酰氨基酚可作为第一阶梯药物治疗轻度癌痛；也可与阿片类药物组成复方制剂，如氨酚羟考酮片和氨酚双氢可待因片等，作为二阶梯药物。在美国对乙酰氨基酚是导致急性肝衰竭的最常见原因，因此，使用对乙酰氨基酚治疗癌痛时，需要检测肝功能，推荐的每日最大剂量为 2000 mg。美国《NCCN 临床实践指南：成人癌痛 2021.V1》中指出，考虑到肝脏毒性的风险，为了避免对乙酰氨基酚过量，应慎用对乙酰氨基酚或不使用阿片类药物——对乙酰氨基酚复方制剂。我国《癌症疼痛诊疗规范（2018 年版）》及《中华人民共和国药典临床用药须知（2015 年版）》指出，对乙酰氨基酚作为合剂使用，每日药量不得大于 1.5 g，镇痛使用不宜超过 10 日。对乙酰氨基酚药代动力学参数和用法用量见表 2-1-2。

2. NSAIDs　其主要作用机制是抑制环氧合酶（cyclooxygenase, COX）和前列腺素（prostaglandins, PGs）的合成，从而发挥解热、镇痛、抗炎、抗风湿作用。按照作用机制的不同，NSAIDs 可分为非选择性 COX 抑制剂和选择性 COX-2 抑制剂，对 COX-1 和 COX-2 作用的选择性是其发挥不同药理作用和引起不良反应的主要原因之一。常见的 NSAIDs 药代动力学参数和用法用量见表 2-1-2。

NSAIDs 的常见不良反应包括消化性溃疡、消化道出血、血小板功能障碍、肾功能损伤、肝功能损伤及心脏毒性等。这些不良反应的发生与用药剂量和持续使用时间相关。使用 NSAIDs 用药剂量达到一定水平以上时，再增加用药剂量并不能增强其镇痛效果，但药物毒性反应将明显增加，称之为"封顶效应"（"天花板效应"）。因此，如果需要长期使用 NSAIDs，或日用剂量已达到限制性用量时，应考虑更换为单用阿片类镇痛药；如为联合用药，则只增加阿片类镇痛药用药剂量，不得增加 NSAIDs 剂量。由于两种 NSAIDs 联合应用并不增加疗效，但可能增加毒副作用，故不主张联合使用。肿瘤患者可能存在肾脏、胃肠道（如上消化道手术、放疗）或心脏毒性的高危因素，以及血小板减少和凝血功能障碍等情况，需谨慎使用 NSAIDs，特别是对于长期使用 NSAIDs 的患者。使用对乙酰氨基酚和 NSAIDs 要遵循美国《NCCN 临床实践指南：成人癌痛2021.V1》原则进行风险评估和监测。

表 2-1-2　对乙酰氨基酚和常见的 NSAIDs 药代动力学参数和用法用量

药物	达峰时间（h）	半衰期（h）	用法用量
对乙酰氨基酚	0.5 ~ 2.0	1 ~ 3	片剂：每次 0.3 ~ 0.6 g，每 24 小时不超过 4 次；缓释制剂：每次 0.65 ~ 1.3 g，每 24 小时不超过 3 次（日剂量不超过 1.5 g）
布洛芬	1 ~ 2	2	片剂：每次 0.2 ~ 0.4 g，每 24 小时不超过 4 次；缓释制剂：每次 0.3 g，一日 2 次（日剂量不超过 2.4 g）
塞来昔布	3	11	每次 100 ~ 200 mg，一日 2 次（日剂量不超过 400 mg）

（二）阿片类药物

阿片类药物是中至重度癌痛患者的首选药物。阿片类药物可通过激动外周和中枢神经系统（脊髓及大脑）的阿片受体发挥镇痛作用。阿片受体普遍存在于中枢和外周神经系统及胃肠道，可调节人体多种功能，如疼痛、情绪、欣快感、胃肠道和呼吸等。目前的研究认为，人体内存在 4 大类阿片受体，包括 μ 阿片受体（mu opioid receptors, MOR）、κ 阿片受体（kappa-opioid receptor, KOR）、δ 阿片受体（delta opioid receptor, DOR）、孤啡肽 FQ 受体（orphanin-FQ）。其中，孤啡肽 FQ 受体的功能尚未明确；μ 阿片受体介导大多数阿片类药物的临床疗效和不良反应；包括镇痛、镇静、兴奋、便秘和呼吸抑制；κ 阿片受体被激活也会发挥镇痛、镇静及呼吸抑制作用；目前关于 δ 阿片受体的研究较少。阿片受体的分布与作用机制见表 2-1-3。

阿片受体一旦被激活，就会启动联级反应，激活 G 蛋白并抑制腺苷酸环化酶，最终导致基因转录改变。在细胞水平，阿片受体主要通过 3 种机制发挥镇痛效应：①降低钙离子内流，抑制突触前导致疼痛的神经递质（如谷氨酸和 P 物质）释放，减少疼痛信号的传递；②增强钾离子外流，导致突触后神经元超级化，降低突触间信号传导；③由于 γ- 氨基丁酸（γ-aminobutyric acid, GABA）可通过抑制疼痛抑制神经元发挥作用，阿片类药物可通过抑制 GABA 的传递增强下行抑制系统的功能，进而发挥镇痛效应。

表 2-1-3　阿片受体的分布与作用机制

阿片受体	分布	作用机制
μ 阿片受体	中枢：三叉神经核、楔状核、丘脑、延髓侧正中部、蓝斑、脑导水管周围灰质及脊髓背角浅层等，其中中脑和下丘脑表达最多 外周：背根神经节小型神经元细胞膜表面	μ1 型阿片受体：脊髓及脊髓以上水平发挥显著镇痛作用 躯体依赖 μ2 型阿片受体：脊髓水平发挥镇痛作用，呼吸抑制，瞳孔缩小，欣快感，抑制胃肠蠕动 躯体依赖 μ3 型阿片受体：血管舒张
κ 阿片受体	中枢：伏隔核、尾状核、嗅结节、终纹床核、内侧视前区、下丘脑室旁核及视上核等，其中脑腹侧被盖区、前额叶皮质和海马体等呈高表达 外周：血管壁、感觉神经末梢、免疫细胞等	镇痛、抗惊厥、抑郁、幻觉、意识分离、利尿、烦躁不安、瞳孔缩小、神经保护、镇静和应激反应；抑制 MOR 的痛觉、镇痛和呼吸抑制等作用
δ 阿片受体	中枢：脑桥、大脑扁桃核、嗅球和深皮质等 外周：感觉神经元	镇痛、抗抑郁、惊厥、躯体依赖；增强 MOR 的镇痛作用、抑制 MOR 的呼吸抑制、肌肉僵直和躯体依赖等作用

临床上，根据镇痛药物的结构和来源，可将阿片类药物分为吗啡生物碱类（天然阿片）药物、半合成阿片类药物和全合成阿片类药物，阿片类药物分类见表 2-1-4。根据镇痛药物与受体的亲和力和镇痛效能的差别，可将阿片类药物分为强阿片类药物，如吗啡、羟考酮、芬太尼、丁

丙诺啡、美沙酮等，以及弱阿片类药物，如曲马多、可待因。根据阿片类药物与阿片受体的相互作用进行分类，可分为受体激动剂、部分受体激动剂和混合激动－拮抗剂。常用于癌痛治疗的药物，如吗啡、羟考酮、芬太尼等属于阿片受体激动剂。部分受体激动剂如丁丙诺啡，以及混合激动－拮抗剂如喷他佐辛、纳布啡、布托啡诺等可激动 κ 阿片受体，同时拮抗 μ 阿片受体。阿片类药物镇痛效应常常存在"天花板效应"，可能诱发戒断症状，发生剂量依赖性的拟精神病效应，在癌痛治疗中的价值有限。

表 2-1-4　阿片类药物根据结构和来源分类

天然阿片	半合成阿片	全合成阿片
吗啡（Morphine）	羟考酮（Oxycodone）	哌替啶（Meperidine）
可待因（Codeine）	氢可酮（Hydrocodone）	美沙酮（Methadone）
蒂巴因（Thebaine）	氢吗啡酮（Hydromorphone）	芬太尼（Fentanyl）
	羟吗啡酮（Oxymorphone）	喷他佐辛（Pentazocine）
	丁丙诺啡（Buprenorphine）	

1. **弱阿片类药物**　常用于缓解中度疼痛，临床常用的弱阿片类药物为可待因和曲马多。弱阿片类药物的镇痛效能无显著优势，且容易在 30~40 天后出现耐药，需要更换为强阿片类药物。弱阿片类药物存在"天花板效应"，即给予一定的剂量后，增量不能增效，也限制了其临床应用。因此，国内外癌痛相关指南均推荐使用低剂量的阿片类药物（如羟考酮 ≤ 20 mg/d、吗啡 ≤ 30 mg/d、氢吗啡酮 ≤ 4 mg/d）缓解中度疼痛。

（1）可待因：属于弱 μ 阿片受体和 κ 阿片受体激动剂。可待因本身并没有镇痛作用，80%的可待因经体内 CYP3A4 和 UDT2B7 酶代谢为无活性的可待因 -6- 葡萄糖醛酸，仅 5%~10% 的可待因经体内 CYP2D6 酶代谢为吗啡，然后通过阶段 Ⅱ 代谢途径转化成其活性代谢物吗啡 -6- 葡糖苷酸发挥镇痛作用。对于 CYP2D6 酶活性低的患者，可待因可能没有镇痛作用，但 CYP2D6 酶快速代谢者可能因为更高的吗啡产物而发生镇静、意识模糊、浅呼吸或慢呼吸等不良反应。临床上常用的可待因为磷酸可待因片，半衰期为 2.5~4 小时。镇痛起效时间为 30~45 分钟，在 60~120 分钟作用最强，镇痛作用持续时间为 4 小时。

（2）曲马多：属于弱 μ 阿片受体激动剂。曲马多对 μ 阿片受体的亲和力为吗啡的 1/6000，对 κ 阿片受体和 δ 阿片受体的亲和力仅为 μ 阿片受体的 1/25。曲马多为消旋体，其光右旋对映体作用于阿片受体，而光左旋对映体则抑制神经元突触对去甲肾上腺素的再摄取，并增加神经元外 5- 羟色胺的浓度，从而影响痛觉的传递，产生镇痛作用。使用曲马多的注意事项：①增加癫痫发作的风险，对于具有正常肝肾功能的成人，建议最大日剂量为 400 mg（每日 4 次）；对于老年人（≥ 75

岁）及肝和（或）肾功能障碍者，推荐较低的日剂量以降低癫痫发作的风险。②极量的疗效也次于强阿片类药物，即使在最大日剂量 100 mg（每日 4 次），其疗效也低于其他阿片类镇痛药，如吗啡。③增加 5- 羟色胺综合征的发生风险。因此，临床使用曲马多时应关注 5- 羟色胺综合征，尤其是同时使用其他 5- 羟色胺或单胺氧化酶抑制剂（如三环类抗抑郁药和选择性 5- 羟色胺再吸收抑制剂）的患者。临床上常用的曲马多为盐酸曲马多片、盐酸曲马多胶囊和盐酸曲马多缓释片。口服盐酸曲马多片或胶囊后，20 ~ 30 分钟起效，达峰时间为 2 小时，半衰期为 6 小时。

2. 强阿片类药物 是治疗中至重度癌痛的主要镇痛药物。强阿片类药物无剂量上限，达到最优的镇痛效果和最小不良反应的平衡就是阿片类药物的最佳剂量。长期使用阿片类镇痛药时，首选口服给药途径，有明确指征时也可选用经皮途径给药，或可临时皮下注射用药，必要时可以自控镇痛给药。

（1）吗啡：属于 μ 阿片受体激动剂，大剂量使用时有轻微的 κ 阿片受体和 δ 阿片受体激动剂作用。吗啡是中至重度癌痛的首选药物。吗啡主要经肝 UGT2B7 酶代谢，其中 10% 为吗啡 -6- 葡萄糖醛酸（morphine-6-glucuronic acid, M6G），50% 代谢为吗啡 -3- 葡萄糖醛酸（morphine-3-glucuronic acid, M3G）。与吗啡相比，M6G 的镇痛效果更强，且镇痛持续时间更长，而 M3G 不能与阿片受体结合，无镇痛作用，但可引起兴奋和激动。临床上常用的吗啡剂型包括吗啡片、吗啡缓释片及吗啡注射液。吗啡片起效时间为 15 ~ 30 分钟，达峰时间为 0.5 ~ 1 小时，镇痛持续时间为 4 ~ 6 小时，半衰期为 1.7 ~ 3 小时。吗啡缓释片达峰时间为 2 ~ 3 小时，镇痛持续时间为 12 小时，半衰期为 3.5 ~ 5 小时。吗啡注射液静脉注射起效时间 <5 分钟，皮下注射起效时间约为 15 分钟，静脉注射达峰时间为 20 分钟，皮下注射达峰时间为 50 ~ 90 分钟，镇痛持续时间为 4 ~ 6 小时，半衰期为 1.7 ~ 3 小时。

（2）羟考酮：是目前临床上唯一的 μ 阿片受体和 κ 阿片受体双受体激动剂，对 μ 阿片受体的亲和力不高，为吗啡的 1/10 ~ 1/5，也与 κ 阿片受体结合发挥镇痛作用。有研究认为，激动 κ 阿片受体可产生镇痛作用和减轻内脏痛作用，但不引起精神欣快、胃肠道蠕动抑制和呼吸抑制作用，不导致成瘾性。羟考酮在体内的主要代谢产物为去甲羟考酮和羟吗啡酮，前者无活性，后者有活性，但含量极低，无实际临床意义，两者均随尿液排出体外。羟考酮口服生物利用度高，约为 60%，且比吗啡更不容易引起幻觉、恶心、嗜睡和瘙痒等症状。临床上常用的羟考酮剂型包括羟考酮缓释片和羟考酮胶囊。羟考酮缓释片的达峰时间为 3 小时，镇痛持续时间为 12 小时，半衰期为 4.5 小时。羟考酮胶囊的起效时间为 15 分钟，达峰时间为 0.2 ~ 2.5 小时，镇痛持续时间为 3 ~ 4 小时，半衰期为 2 ~ 4 小时。

（3）芬太尼：属于亲脂性 μ 阿片受体激动剂，其镇痛效能是吗啡的 50 ~ 100 倍。芬太尼持续或重复给药时可导致半衰期延长，容易造成药物蓄积。临床上常用的芬太尼剂型为芬太尼透皮贴剂。芬太尼透皮贴剂达峰时间为首次给药的 12 ~ 24 小时，镇痛持续时间为 24 小时，半衰期为去贴后的 13～22 小时。美国《NCCN 临床实践指南：成人癌痛 2021.V1》中指出，在开始使用芬太尼贴剂前，疼痛应当已经通过使用短效阿片类药物得到了相对良好的控制。对于需要经常调整剂量的不稳定性疼痛，不建议使用芬太尼透皮贴剂，芬太尼贴剂仅用于对阿片类药物耐受的患者。在使用芬太尼透皮贴剂时应注意避免芬太尼贴剂使用的部位和周边暴露在热源下，因为温度升高会使芬太尼释放加速，导致剂量过量，出现严重的不良反应。另外，芬太尼贴剂不能剪开或刺破使用。

（4）美沙酮：属于亲脂性 μ 阿片受体激动剂，血清素和去甲肾上腺素再摄取抑制剂及天冬氨酸抑制剂。美沙酮的药理作用与吗啡相似，镇痛效能和持续时间也与吗啡相当。美国《NCCN 临床实践指南：成人癌痛 2021.V1》中指出，由于口服美沙酮半衰期长且可变（和同一患者随时间推移的变化及不同患者之间的差异），应谨慎使用，并进行频繁且细致的评估。此外，美沙酮与其他阿片类药物剂量转换复杂，个体化差异大，使用时需谨慎，通常不用于癌痛的一线治疗。

（5）丁丙诺啡：属于部分 μ 阿片受体激动剂，一般不作为癌痛的首选药物。丁丙诺啡透皮贴剂可通过皮肤扩散，生物利用度接近 100%。本品用药 48 小时后达峰，可稳定释放丁丙诺啡达 7 天，且丁丙诺啡的血药浓度基本保持一致。去除本品后，丁丙诺啡的血药浓度在 12 小时（10～24 小时）内下降约 50%。美国《NCCN 临床实践指南：成人癌痛 2021.V1》中指出，由于丁丙诺啡属于部分 μ 阿片受体激动剂，其镇痛效果存在"天花板效应"，并且如果在目前使用高剂量阿片类药物的患者中使用丁丙诺啡，可能会出现戒断症状。

3. 含阿片类药物的复方制剂　复方阿片类镇痛药主要由阿片类药物（可待因、羟考酮等）和对乙酰氨基酚或 NSAIDs 组成。组分不同导致联合作用机制、起效时间、作用时间、代谢途径等有所不同。临床上常用的阿片类复方制剂为氨酚待因（含对乙酰氨基酚 300 mg 和磷酸可待因 15 mg）和氨酚羟考酮（含对乙酰氨基酚 325 mg 和羟考酮 5 mg）。考虑到对乙酰氨基酚的肝脏毒性，我国《癌症疼痛诊疗规范（2018 年版）》及《中华人民共和国药典临床用药须知（2015 年版）》中指出对乙酰氨基酚作为合剂使用时，每日剂量不得大于 1.5 g，镇痛使用不宜超过 10 日。

阿片类药物是癌痛治疗的基础用药，目前并没有研究证实任何一种阿片类口服药物的镇痛效果和不良反应优于另外一种阿片类药物。我国常用于癌痛治疗的阿片类药物用法用量可参考《癌症疼痛诊疗规范（2018 年版）》中常见癌痛治疗药物表（表 2-1-5）。

表 2-1-5　常见癌痛治疗药物表

分类	药物	药物名称	用法用量
阿片生物碱及其衍生物	可待因	磷酸可待因片	口服，一次 15～30 mg，一日 30～90 mg；极量：口服，一次 100 mg，一日 250 mg

分类	药物	药物名称	用法用量
阿片生物碱及其衍生物	吗啡	吗啡口服即释剂（片剂、口服液）	吗啡片： 包括硫酸盐或盐酸盐，口服。成人常用量：一次 5～15 mg，一日 15～60 mg 对于重度癌痛患者，应按时口服，个体化给药，逐渐增量，以充分缓解癌痛。老年人及肝、肾功能不全患者应酌情减量 硫酸吗啡口服溶液： 成人口服常用量为一次 5～10 mg，每 4 小时 1 次，按照拟定的时间表按时服用。可根据患者情况逐渐增量调整，一次用量一般应不超过 30 mg，一日用量应不超过 0.1 g。根据 WHO《癌症疼痛三阶段镇痛治疗指导原则》中关于癌症疼痛治疗用药个体化的规定，对癌症患者镇痛时使用的吗啡应由医生根据病情需要和耐受情况决定剂量
		吗啡注射剂	盐酸吗啡注射液： 皮下注射。成人常用量：一次 5～15 mg，一日 10～40 mg 静脉注射。成人常用量：5～10 mg 对于重度癌痛患者，首次剂量较大，每日 3～6 次，以预防癌痛发生及充分缓解癌痛 硫酸吗啡注射液： 可皮下注射。常用量：10～30 mg，每日 3～4 次。患者所需有效剂量及耐受性很不一致，故需要逐渐调整，直至患者不痛为止。一般患者每日用量应不超过 100 mg。如长期使用，剂量可增大。对于身体虚弱或体重轻于标准的患者，初始剂量应适当减少
		硫酸吗啡栓剂	经肛门给药。成人常用量为一次 10～20 mg，每 4 小时 1 次，按照拟定的时间表按时给药。可根据患者情况逐渐增量调整，一次用量一般应不超过 30 mg，一日用量应不超过 0.1 g。根据 WHO《癌症疼痛三阶段镇痛治疗指导原则》中关于癌症疼痛治疗用药个体化的规定，对癌症患者镇痛时使用的吗啡应由医生根据病情需要和耐受情况决定剂量
	羟考酮	盐酸羟考酮缓释片	整片吞服，不得掰开、咀嚼或研碎。每 12 小时服用 1 次，用药剂量取决于患者的疼痛严重程度和既往镇痛药用药史。根据病情仔细滴定剂量，直至达到理想镇痛
		羟考酮口服即释剂	盐酸羟考酮胶囊：本品应每隔 4～6 小时给药 1 次，给药剂量应根据患者的疼痛程度和镇痛药的使用既往史而决定。疼痛程度增加，需要增大给药剂量以达到疼痛的缓解。首次服用阿片类药物或弱阿片类药物后不能控制疼痛的重度疼痛患者，初始给药剂量为 5 mg，每隔 4～6 小时给药 1 次。然后应仔细进行剂量滴定，如有必要，可每日 1 次，以达到疼痛缓解

分类	药物	药物名称	用法用量
阿片生物碱及其衍生物	羟考酮	盐酸羟考酮注射液	静脉注射：将药液以生理盐水、5% 葡萄糖或注射用水稀释至 1 mg/ml。在 1~2 分钟缓慢推注给药 1~10 mg。给药频率不应短于每 4 小时 1 次 静脉滴注：将药液以生理盐水、5% 葡萄糖或注射用水稀释至 1 mg/ml。推荐起始剂量为每小时 2 mg 静脉（PCA 泵）：将药液以生理盐水、5% 葡萄糖或注射用水稀释至 1 mg/ml。每次给药量为 0.03 mg/kg，给药间隔不应短于 5 分钟 皮下注射：使用浓度为 10 mg/ml 的溶液，推荐起始剂量为 5 mg，如有必要每 4 小时重复给药 1 次 皮下滴注：如有必要以生理盐水、5% 葡萄糖或注射用水稀释。对未使用过阿片类药物的患者推荐的起始剂量为每日 7.5 mg
	丁丙诺啡	盐酸丁丙诺啡透皮贴剂	每贴使用 7 天。初始剂量为最低的丁丙诺啡透皮贴剂剂量（5 μg/h）。应考虑患者先前的阿片类药物用药史，以及患者当前的一般情况和疾病情况。剂量增加应以对补充性镇痛药的需求和患者对贴剂的镇痛效果的反映为基础
	氢吗啡酮	盐酸氢吗啡酮注射液	未使用过阿片类药物患者的治疗： 1. 皮下注射或肌内注射 起始剂量为每 2~3 小时按需给予 1~2 mg。根据临床条件，对于未使用过阿片类药物的患者起始剂量可以低一些。根据患者疼痛程度、不良事件的严重程度，以及患者年龄和潜在疾病情况，调整用药剂量 2. 静脉注射 起始剂量为每 2~3 小时给予 0.2~1.0 mg。需根据药物剂量缓慢静脉注射至少 2~3 分钟以上。通过滴定剂量达到镇痛和不良事件均可接受的程度。老年患者和身体虚弱的患者应相应降低起始剂量至 0.2 mg
合成的阿片类药物	芬太尼	芬太尼透皮贴剂	初始剂量应根据患者目前使用阿片类药物剂量而定，建议用于阿片类药物耐受的患者。每 72 小时更换 1 次
	美沙酮	盐酸美沙酮片	口服。成人一般起始剂量为 5~10 mg，对于慢性疼痛患者，随着用药时间延长和耐受的形成，应逐渐增加剂量以达到有效镇痛效果，或遵医嘱服药
含阿片类药物的复方制剂	对乙酰氨基酚和羟考酮	氨酚羟考酮片	口服。成人常规剂量为每 6 小时 1 片，可根据疼痛程度和给药后反应来调整剂量。对于重度疼痛的患者或对阿片类镇痛药产生耐受性的患者，必要时可超过推荐剂量给药 对乙酰氨基酚的用量不宜 >1.5 g/d

分类	药物	药物名称	用法用量
含阿片类药物的复方制剂	对乙酰氨基酚和可待因	氨酚待因片	口服。成人，一次1片，1日3次，对于癌症中度疼痛，必要时可由医生决定适当增加 对乙酰氨基酚的用量不宜 >1.5 g/d
曲马多	曲马多	盐酸曲马多片/胶囊	盐酸曲马多片。口服，一次50~100 mg（1~2片），必要时可重复给药。日剂量不超过400 mg（8片）。 盐酸曲马多胶囊。单次剂量：喝少量水服用1~2粒胶囊（50~100 mg）。如果镇痛不满意，30~60分钟后可再给予1粒胶囊。如果疼痛较剧烈，镇痛要求较高，应给予较高的初始剂量（2粒胶囊）。每日剂量：一般情况下每日总剂量为400 mg（8粒胶囊）已足够，但在治疗癌性疼痛和术后重度疼痛时，可使用更高的日剂量
		盐酸曲马多缓释片	本品应用足量水吞服，不要嚼碎。药片中间有刻痕，可根据剂量需要掰开服用。本品用量视疼痛程度和个人敏感性而定。成人和年龄大于12岁的青少年用药量如下：通常初始剂量为50~100 mg，每日早晚各1次，如果镇痛效果不满意，可增加剂量，加至150~200 mg，每日2次。除特殊情况外，每日剂量不应超过400 mg。两次服药的间隔不得少于8小时
		盐酸曲马多注射液	成人及12岁以上者：静脉给药（缓慢注射或稀释于液体中滴注）、肌内注射、皮下注射，单次剂量为50~100 mg，一般情况下每日本品总剂量为400 mg已足够，但在治疗癌性疼痛和术后重度疼痛时，可使用更高的日剂量

（三）中医药

中医学认为"不通则痛，不荣则痛"是癌痛的主要病理机制。天蟾胶囊由夏天无、制川乌、蟾酥、祖司麻、白芷、川芎、白芍等10多种中药组成，具有行气活血、通络止痛的功效。临床上用于肺癌、胃癌、肝癌等引起的轻至中度癌性疼痛属气滞血瘀证者。研究表明，天蟾胶囊镇痛作用的给药起效时间约为30分钟，作用峰值在给药后120分钟左右，镇痛效果随剂量的加大而增强。一项癌性疼痛Ⅱ期临床研究结果显示，天蟾胶囊对中度癌痛患者的镇痛总有效率为83%，对照组总有效率为85%；平均起效时间治疗组为（2.80±2.82）小时，对照组为（2.13±1.41）小时，表明天蟾胶囊治疗中度癌性疼痛是较为安全有效的。另一项开放性、单臂临床试验选择了241例轻至中度癌痛患者，接受天蟾胶囊单用或联合三阶梯药物治疗4周。结果显示天蟾胶囊治疗癌性疼痛平均起效时间为（2.5±0.8）小时，服药1周达到稳定的镇痛效果，对躯体痛、内脏痛、神经病理性疼痛的缓解率分别为69.8%、72.6%、67.6%，与三阶梯镇痛药物合用具有协同作用。近期一项RCT研究对天蟾胶囊联合羟考酮治疗中度癌痛的疗效进行观察，从中西医结合角度进行临床探索，结果显示治疗组镇痛起效时间明显短于对照组，治疗第 5 天时治疗组患者服用的羟考酮剂量少于对照组；治疗后，治疗组患者的 VAS 评分与对照组相比更低；对照组、治疗组的疼痛缓解率分别为 79.52%、94.05%，表明天蟾胶囊能够改善患者生活质量，降低疼痛强度。

三、阿片类药物的滴定

阿片类镇痛药的有效性和安全性存在较大的个体差异，需要逐渐调整剂量，以获得最佳用药剂量，称为剂量滴定。阿片类药物滴定的目的是迅速缓解中至重度疼痛，为药物转换提供合适剂量，避免镇痛不足或药物过量。采用阿片类药物滴定具有诸多的优势：①可以充分、迅速地对疼痛进行控制；②可以确定药物的合理治疗剂量；③可以确保不同药物及剂型转换的平稳过渡；④可以全程掌握疼痛的解救量。重度疼痛的患者必须进行滴定，中度疼痛的患者可以选择性地进行滴定。在选择药物初始滴定剂量时，应区分阿片类药物耐受和阿片类药物未耐受。根据美国食品药品监督管理局（Food and Drug Administration, FDA）的有关标准，"阿片类药物耐受的患者是指服用至少以下剂量药物者：口服吗啡 ≥ 60 mg/d，芬太尼透皮贴剂 ≥ 25 μg/h，口服羟考酮 ≥ 30 mg/d，口服氢吗啡酮 ≥ 8 mg/d，口服羟吗啡酮 ≥ 25 mg/d，或等效剂量其他阿片类药物，持续 1 周或更长时间"，未达到此标准则视为阿片类药物未耐受。《2012 EAPC 阿片类药物治疗癌痛指南》中推荐即释或缓释的吗啡、羟考酮和氢吗啡酮均可用于阿片类药物剂量滴定。无论采用这两种剂型中的哪一种进行阿片类药物剂量滴定，都应按需给予即释型阿片类药物作为补充药物治疗爆发痛。临床常使用短效阿片类药物或小剂量的长效阿片类药物作为背景用药，联合短效药物处理爆发痛的方式进行滴定。

（一）短效阿片类药物滴定

常使用吗啡即释片进行滴定。阿片类药物未耐受的患者，根据疼痛程度口服吗啡即释片剂 5 ～ 15 mg；阿片类药物耐受的患者，计算前 24 小时所需药物总量，给予总剂量 10% ～ 20% 的短效阿片类药物进行滴定。给药 60 分钟后再评估疗效和不良反应，根据患者疼痛情况进行剂量调整，直至控制患者疼痛，完成剂量滴定。短效阿片类药物滴定流程见图 2-1-4。近几年，人们对阿片类药物的认识渐深并认同其治疗的效果，一些新的治疗手段及药物开始用于癌痛患者的滴定，如欧洲《2018 ESMO 临床实践指南：成人癌痛的管理》和美国《NCCN 临床实践指南：成人癌痛 2021.V1》推荐使用静脉、皮下或患者自控镇痛途径对患者进行药物滴定，特别是对于无法吞咽或有阿片类药物肠道吸收障碍的患者。患者自控镇痛可以根据患者的疼痛情况及按压的次数，及时调整药物的剂量，使药物维持在一个有效的水平。此外，对于持续镇痛、减少阿片类药物给药的时间耽搁、快速轻松的剂量滴定、适应不同剂量和不同时间的需求，在临床上的应用也越来越多。

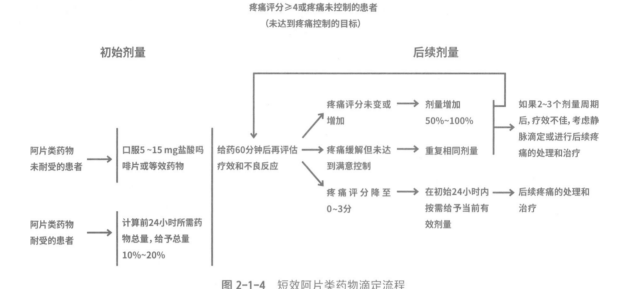

图 2-1-4 短效阿片类药物滴定流程

（二）长效阿片类药物滴定

常使用吗啡缓释片或羟考酮缓释片为背景用药，联合吗啡片或羟考酮胶囊处理爆发痛的方式进行滴定。以羟考酮缓释片为例进行介绍，阿片类药物未耐受的患者，根据疼痛程度口服羟考酮缓释片 10 ~ 20 mg；阿片类药物耐受的患者，计算前 24 小时阿片类药物总剂量转换成羟考酮缓释片每小时给药，备以即释片解救爆发痛，剂量为前 24 小时阿片类药物总剂量的 10% ~ 20%。24 小时评估疗效和不良反应，根据患者疼痛情况进行剂量调整，直至患者疼痛控制，完成剂量滴定。此外，长效阿片类药物可考虑 12 小时进行剂量调整，以获得更佳的疗效。长效阿片类药物为背景用药的滴定流程见图 2-1-5。

阿片类药物滴定完成后应转换为长效阿片类药物进行维持治疗。阿片类药物维持治疗的目标是背景疼痛评分 ≤ 3 分，爆发痛次数 ≤ 2 次 / 日。我国常用的长效阿片类药物主要有吗啡缓释片、羟考酮缓释片、芬太尼透皮贴剂等。在应用长效阿片类治疗背景疼痛的期间，应准备短效阿片类药物如吗啡片、羟考酮胶囊等，解救爆发痛。当患者因病情变化，长效镇痛药物剂量不足时，或发生爆发性疼痛时，应立即给予短效阿片类药物，用于解救治疗及剂量滴定。解救剂量为前 24 小时用药总量的 10% ~ 20%。每日短效阿片解救用药次数 ≥ 3 次时，应当考虑将前 24 小时解救用药换算成长效阿片类药按时给药。爆发痛的处理应使用纯阿片受体激动剂，不推荐使用复方制剂、布桂嗪（强痛定）、哌替啶等。

四、阿片类药物剂量转换、减量或停药

阿片类药物之间的转换是指在合理滴定药物剂量的前提下，首选的阿片类药物不能在疗效和

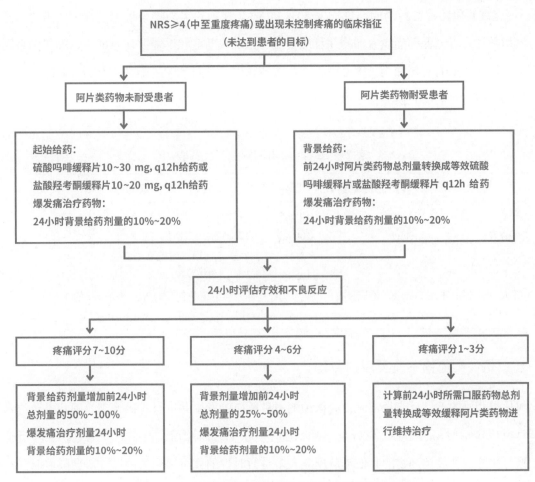

图 2-1-5 以阿片类药物缓释片为背景用药的滴定流程

不良反应方面达到最佳平衡时，需要换用另一种阿片类药物镇痛的临床过程。阿片类药物转换的药效学理论基础是各种阿片类药物之间存在不完全交叉耐受性。阿片类药物转换更多见于疼痛控制不佳、需要增加阿片剂量但又因明显的不良反应导致增量困难的患者。阿片类药物之间的剂量换算，可参照换算表（表 2-1-6）。换用另一种阿片类药物时，仍然需要仔细观察病情变化，并且个体化滴定用药剂量。需要注意的是，复方制剂理论上不能直接转换，需要重新滴定。

如需要减少或停用阿片类药物，应该采用逐渐减量法，考虑按照阿片类药物总剂量的 10%～25% 减少，直到每天剂量相当于 30 mg 口服吗啡的药量，继续服用 2 天后即可停药。美国《NCCN 临床实践指南：成人癌痛 2021.V1》中提及，考虑将阿片类药物剂量减少 10%～20% 的情况包括：①患者不再需要或很少需要对爆发痛的镇痛处理；②进行疼痛事件已经结束；③通过使用非阿片类药物的疼痛治疗手段，疼痛控制得到改善；④在疾病稳定的情况下控制良好的疼痛。如果患者出现无法控制的不良反应且疼痛 ≤ 3 分（轻度），考虑向下进行剂量滴定，减少 10%～25% 的剂量并重新评估。如果患者存在严重的安全性问题（如由于脓毒症引起的明显镇静），可能需要将阿片类药物的剂量减少 50%～75%。在阿片类药物减量的过程中，需要对患者进行密切随访，以确保疼痛没有加剧并且患者没有出现戒断症状。需要注意的是，如果随着阿片类药物剂量的增加而疼痛加剧，则考虑为阿片类药物致痛觉过敏的可能性；有指征时减少阿片类药物的剂量或进行药物轮换，并考虑其他镇痛疗法。

表 2-1-6　阿片类药物剂量换算表

药物	非胃肠道给药	口服	等效剂量
吗啡	10 mg	30 mg	非胃肠道：口服 1：3
可待因	130 mg	200 mg	非胃肠道：口服 1：1.2
羟考酮		10 mg	吗啡（口服）：可待因（口服）=1：6.5 吗啡（口服）：羟考酮（口服）=1：0.5
芬太尼透皮贴剂	25 μg/h（透皮吸收）		芬太尼透皮贴剂（μg/h），每 72 小时 1 次 剂量 =1/2× 口服吗啡剂量（mg/d）

五、阿片类药物不良反应的管理

阿片类药物的不良反应很常见，应该预测不良反应的发生并进行积极管理。阿片类药物常见的不良反应包括便秘、恶心、呕吐、嗜睡、瘙痒、头晕、尿潴留、谵妄、认知障碍及呼吸抑制等。除便秘外，阿片类药物的其他不良反应大多是暂时性的或可以耐受的，一般会随着时间推移逐渐减轻，因此应把预防和处理阿片类镇痛药不良反应作为镇痛治疗计划的重要组成部分。恶心、呕吐、嗜睡、头晕等不良反应，大多出现在未使用过阿片类药物患者用药的最初几天。初用阿片类药物的数天内，可考虑同时给予胃复安（甲氧氯普胺）等止吐药预防恶心、呕吐，如无恶心症状，则可停用止吐药。便秘症状通常会持续发生于阿片类药物镇痛治疗全过程，并不因镇痛药物使用时间延长而缓解，多数患者需要使用缓泻剂防治便秘。应通过最大限度使用非阿片类药物和非药物干预手段来减少阿片类药物的剂量和治疗阿片类药物的不良反应。如果不良反应持续存在，应考虑进行阿片类药物轮换。常见不良反应的处理见表 2-1-7。

表 2-1-7　阿片类药物常见不良反应的处理

不良反应	处理用药
便秘	①通便灵胶囊：5～6 粒，每日 1 次 ②麻仁润肠丸：1～2 丸，每日 2 次 ③杜密克（乳果糖口服溶液）：15～45 ml/d，每日 1 次 ④福松（聚乙二醇 4000 散）：10 g，每日 1～2 次

续表

不良反应	处理用药
恶心呕吐	①胃复安（甲氧氯普胺）：5～10 mg 口服，每日 3～4 次 ②氟哌啶醇：1～2 mg 口服，每日 2～3 次 ③ 5- 羟色胺拮抗剂：格拉司琼，2 mg 口服，每日 1 次；昂丹司琼，8 mg 口服，每日 3 次；多拉司琼，100～200 mg 口服；帕洛诺司琼，300 μg/kg 静脉滴注 ④奥氮平：起始剂量每日 2.5～5 mg，睡前服用，剂量范围为每日 5～20 mg ⑤地塞米松：0.75～3 mg 口服，每日 1～2 次
嗜睡及过度镇静	①咖啡因：100～200 mg，口服，每 6 小时 1 次 ②哌甲酯：5～10 mg，早上和中午口服 ③右苯丙胺：5～10 mg，口服，每日 1 次
尿潴留	①诱导自行排尿：流水诱导法、热水冲会阴部法、膀胱区按摩法 ②导尿
瘙痒	①局部使用刺激性止痒剂，皮肤干燥者使用凡士林、羊毛脂等润肤剂 ②苯海拉明：4 mg，口服，每日 3 次 ③托普帕敏：5 mg，口服，每日 2 次 ④异丙嗪：25 mg，口服，每日 2 次 ⑤羟嗪：10 mg，口服，每日 2 次 ⑥阿利马嗪：5 mg，口服，每日 2 次
眩晕	①苯海拉明：25 mg，口服 ②美克洛嗪：25 mg，口服 ③试用镇静催眠药物
谵妄	①氟哌啶醇：1～2 mg 口服，每日 2～3 次，或 2.5～5.0 mg 肌内注射或静脉用药 ②奥氮平：2.5～5.0 mg，每日 1～2 次 ③利培酮：0.5～2.0 mg，每日 1～2 次
呼吸抑制	纳洛酮：用 10 ml 生理盐水稀释 1 安瓿纳洛酮（0.4 mg/1ml），静脉缓慢推注 30～60 秒给药 1～2 ml（0.04～0.08 mg），直至症状改善。严重者每 2～3 分钟可重复给药

六、阿片类药物滥用问题

阿片类药物是中至重度疼痛的主要镇痛药物，在镇痛的同时，可能引起精神依赖和躯体依赖，反复使用可能成瘾，对患者和社会都构成风险。阿片类药物是最常见的滥用药物，滥用者通过过量口服处方药或鼻吸压碎药片，以及注射新的改良剂型来获得欣快感，其中口服途径比例占 72%～97%，为阿片类药物最常见的滥用形式。阿片类药物滥用的隐患，一直是公共卫生的一个挑战。据美国药物滥用和精神健康服务管理局（Substance Abuse and Mental Health Services Administration, SAMHSA）调查显示，2016 年美国有超过 1100 万人滥用阿片类处方药，近

100万人使用海洛因，210万人有阿片类药物使用紊乱问题。2017年美国疾病控制与预防中心（Centers for Disease Control and Prevention, CDC）发布的数据显示，2016年在美国有63 632人因药物过量死亡，其中有42 249人是因为阿片类药物死亡。大多数服用阿片类药物过量的人，药品并非来自他们自己的处方，而来源于朋友或家人（非法买卖或偷窃）。美国疾病控制与预防中心（CDC）发布的《慢性疼痛的阿片类药物使用指南（2016）》，是减少阿片类药物滥用的重要指南。该指南提供了关于阿片类药物处方的循证医学建议，用于基层临床医生治疗成年患者的慢性疼痛，适用于癌症的积极治疗、姑息治疗和临终护理。该指南包括了使用阿片类药物的起止时间、持续时间、剂量、风险和获益评估。重点在于评估用药风险和患者获益：用药风险，主要为误用、滥用、成瘾、过量及死亡；患者获益，主要为疼痛缓解或功能改善。此外，美国食品药品监督管理局（FDA）一直致力于在疼痛管理和阿片类药物安全这两个目标之间寻找平衡，为应对阿片类药物成瘾、滥用、误用、过量和死亡的公共卫生危机，FDA已为所有强阿片类产品制定了风险评估和减轻策略（risk evaluation and mitigation strategies, REMS）。阿片类药物REMS项目主要是对医务人员和患者进行宣教，主要包括：①应根据患者的治疗目标定期评估患者对阿片类药物治疗的反应；②处方医生应常规评估每位患者与阿片类药物滥用/误用/分流相关的危险因素；③处方医生应对每位患者进行阿片类药物安全使用、储存和处置的宣教；④处方医生应常规监测患者的阿片类药物误用或滥用情况。美国《NCCN临床实践指南：成人癌痛2021.V1》中推荐使用阿片类药物误用情况评估表（current opioid misuse measure, COMM）等工具来监测阿片类药物滥用问题。COMM可以帮助临床医生判断目前长期接受阿片类药物治疗的患者是否表现出与滥用阿片类药物有关的异常行为。此外，疼痛患者筛查及阿片类药物应用评估修订版（screener and opioid assessment for patients with pain-revised, SOAPP-R）或阿片类药物风险评估工具（opioid risk tool, ORT）也能帮助临床医生预测长期接受阿片类药物治疗的患者将来出现药物滥用行为的可能性。阿片类药物滥用的潜在危险因素包括：有处方药、违禁药品或酒精依赖/物质滥用史的患者；有酗酒史的患者或同伴酗酒；有物质滥用家族史的患者；有精神障碍病史的患者，包括焦虑、抑郁、注意缺陷多动障碍（attention-deficit hyperactivity disorder, ADHD）、创伤后应激障碍（posttraumatic stress disorder, PTSD）、双相障碍或精神分裂症；有性虐待受害史的患者；年龄不超过45岁的年轻患者；有过法律问题或监禁史的患者。如果出现阿片类药物使用异常的迹象，医生应限制患者使用阿片类药物，以避免转移风险。

七、癌痛的辅助镇痛药物

辅助镇痛药物能够辅助性增强阿片类药物的镇痛效果，或直接产生一定的镇痛作用，在癌痛三阶梯治疗中辅助镇痛药物常用于第二阶梯及第三阶梯，辅助阿片类药物治疗神经病理性疼痛、骨痛和内脏痛。与阿片类药物一样，由于神经病理性疼痛的类型／原因不同及患者个体间的差异，患者对辅助镇痛药物的反应可能存在差异。临床上常用的辅助镇痛药物主要包括抗惊厥类药物、抗抑郁类药物、糖皮质激素、N-甲基-D-天冬氨酸受体（N-methyl-D-aspartate receptor, NMDAR）拮抗剂和局部麻醉药等，其中抗惊厥类药物和抗抑郁类药物是治疗癌症相关神经病理性疼痛的一线辅助镇痛药物。应注意辅助镇痛药物是否有效是基于对疼痛性质鉴别的评估，因为大多数辅助镇痛药物更可能对神经病理性疼痛有效。

（一）抗惊厥类药物

抗惊厥类药物常作为一种辅助镇痛药物与阿片类药物联合用于治疗神经病理性疼痛。抗惊厥类药物的主要镇痛机制是通过调节电压门控钠／钙离子通道，减少异位神经元活动，降低神经兴奋性，维持神经元细胞膜的稳定性，减轻疼痛的强度。抗惊厥类药物主要用于神经损伤所致的撕裂痛、放电样疼痛及烧灼痛。目前加巴喷丁和普瑞巴林是治疗神经病理性疼痛的一线药物。加巴喷丁的口服生物利用度较差，且药代动力学呈非线性，因此用药时应缓慢增加剂量。普瑞巴林药代动力学呈线性，给药方式比较简单。加巴喷丁和普瑞巴林的用法用量及不良反应见表2-1-8。

（二）抗抑郁类药物

抗抑郁类药物常作为一种辅助镇痛药物与阿片类药物联合用于治疗神经病理性疼痛。抗抑郁类药物的镇痛效果不依赖于其抗抑郁的作用，主要是通过阻断脊髓突触末端去甲肾上腺素和5-羟色胺的再摄取起效，同时阻断钠离子通道和谷氨酸NMDA受体来发挥镇痛作用。此外，抗抑郁类药物还可以缓解癌症患者失眠或者焦虑的症状。三环类抗抑郁药是最常用的治疗病理性疼痛的抗抑郁药物，用于中枢性或外周神经损伤所致的麻木样痛、烧灼痛，该类药物也可以改善心情和睡眠。阿米替林是最常用的三环类抗抑郁药。此外，5-羟色胺与去甲肾上腺素再摄取抑制剂如文拉法辛和度洛西汀也常被用于神经病理性疼痛的管理中。应用抗抑郁药时，应尽量避免联用两种以上药物，应从小剂量开始，缓慢加量。抗抑郁类药物的用法用量及不良反应见表2-1-8。

（三）糖皮质激素

糖皮质激素镇痛作用主要是通过抑制花生四烯酸途径上的磷脂酶A2实现的，同时可以减少神经元突触之间放电和减轻疼痛局部组织水肿等。尽管在癌痛管理中糖皮质激素被频繁使用，但其有效证据较弱。地塞米松因盐皮质激素及液体滞留作用低而得到广泛应用，其半衰期长（36～54小时），可以每日给药1次，考虑糖皮质激素的中枢兴奋作用和预防夜间失眠，且类固醇激素的释放高峰在早晨，故优选在早晨给药。地塞米松的用法用量及不良反应见表2-1-8。

表 2-1-8　常用辅助镇痛药物的用法和用量及不良反应

种类	代表药物	用法和用量	不良反应
抗惊厥药	加巴喷丁	初始剂量为每晚 100～300 mg，增加至每日 900～3600 mg，分 2～3 次给药。每 3 天剂量增加 50%～100%	嗜睡、眩晕、外周水肿、视物模糊
	普瑞巴林	初始剂量为 75 mg，每日 2 次，最大剂量为每日 600 mg	嗜睡、眩晕、视物模糊、共济失调、头痛、恶心、皮疹
三环类抗抑郁药	阿米替林	从小剂量开始，如果能够耐受，每 3～5 天增加一次剂量。阿米替林初始剂量为 12.5 mg，睡前服用，以 1 周为间隔每周增加 25 mg，直至疼痛缓解或产生不能耐受的不良反应，一般最大剂量不超过 75 mg/d	多汗、口干、视物模糊、排尿困难、便秘、嗜睡、震颤、眩晕
5- 羟色胺与去甲肾上腺素再摄取抑制剂	文拉法辛	初始剂量为每天 37.5～75 mg，增加至每日 75～225 mg	恶心、口干、头痛和出汗
	度洛西汀	初始剂量为每天 20 mg，增加至每日 60～120 mg	嗜睡、恶心、便秘、共济失调、口干
糖皮质激素	地塞米松	一般一次口服 0.75～3 mg，每日 1～2 次	高血糖、消化道溃疡、体液潴留

（四）其他

其他药物还包括 N- 甲基-D- 天冬氨酸（NMDA）受体拮抗剂和局部麻醉药等。NMDA 受体是一种兴奋性神经递质，代表药物为氯胺酮。氯胺酮常与阿片类药物联用治疗难治性神经病理疼痛。局部麻醉药中最常用的是利多卡因，局部使用利多卡因常用于带状疱疹后神经痛和混合性周围神经病变引起的局灶性痛觉过敏，以及神经病理疼痛伴痛觉过敏的治疗。

（王杰军）

参考文献

[1] 北京市疼痛治疗质量控制和改进中心.癌症疼痛管理药学专家共识.中国疼痛医学杂志，2019,25(11):801-807.

[2] 胡夕春，王杰军，常建华，等.癌症疼痛诊疗上海专家共识.中国癌症杂志，2017,27(4):312-320.

[3] 中华人民共和国国家卫生健康委员会.癌症疼痛诊疗规范（2018 年版）.临床肿瘤学杂志，2018,23(10):937-944.

[4] 国家药典委员会.中华人民共和国药典临床用药须知（2015 年版）.北京：中国医药科技出版社，2017.

[5] 李泓锡，姚鹏.非甾体抗炎镇痛药物用于癌痛治疗的最新进展.中国新药杂志，2015,24(18):2081-2084.

[6] 黄宇，荆忍，潘灵辉.阿片类药物与癌痛的研究进展.中国癌症防治杂志，2018,10(5):412-414.

[7] 张天博，张培彤.癌痛中医外治法研究进展.长春中医药大学学报，2016, 32(2): 430-432.

[8] 王菊勇，许玲，张瑞新，等.癌痛的中医药治疗.中西医结合学报，2011, 9(2): 129-134.

[9] 赵怡，罗皓，王春雷.天蟾胶囊治疗轻、中度癌性疼痛 241 例有效性与安全性的临床观察.黑龙江医药，2015, 28(5): 1040-1042.

[10] 颜博，王尊荣，张永斌，等.天蟾胶囊镇痛作用的实验研究.中国新药杂志，2003, 12(8): 660-663.

[11] 魏琳，杨晨光，苗文红.天蟾胶囊治疗癌性疼痛 Ⅱ 期临床研究.中国新药杂志，2003, 12(8): 663-665.

[12] 高娴，梅家转，李洪智.天蟾胶囊联合羟考酮治疗中度癌痛的疗效观察.现代药物与临床，2020, 35(11): 2201-2205.

[13] 杨玉慧，许秀丽，朱珠.美国阿片类药物滥用及其治理举措概述.中国药物警戒，2017,14(12):746-751.

[14] 汪品嘉，李鑫，姚文秀.癌性神经病理性疼痛的辅助镇痛药物研究进展.实用医药杂志，2019,36(1):77-80.

[15] National Comprehensive Cancer Network, NCCN. NCCN clinical practice guidelines in Oncology:Adult Cancer Pain（2021.V1）. https://www.nccn.org/.

[16] Strawson J. Nonsteroidal anti-inflammatory drugs and cancer pain. Curr Opin Support Palliat Care. 2018,12(2):102-107.

[17] Grewal N, Huecker MR. Opioid. 2019 Nov 18. StatPearls [Internet]. Treasure Island (FL): StatPearls Publishing; 2020. Available from http://www.ncbi.nlm.nih.gov/books/NBK551720/.

[18] Wickham RJ. Cancer Pain Management: Opioid Analgesics, Part 2. J Adv Pract Oncol, 2017,8(6):588-607.

[19] Watanabe YS, Miura T, Okizaki A, et al. Comparison of indicators for achievement of pain control with a personalized pain goal in a comprehensive cancer center. J Pain Symptom Manage, 2018, 55(4): 1159-1164.

[20] Caraceni A, Hanks G, Kaasa S, et al. Use of opioid analgesics in the treatment of cancer pain:evidence-based recommendations from the EAPC. Lancet Oncol, 2012,13(2):e58-e68.

[21] Fallon M, Giusti R, Aielli F, et al. Management of cancer pain in adult patients: ESMO Clinical Practice Guidelines. Ann Oncol, 2018,29(Suppl 4):iv166-iv191.

[22] Wickham RJ. Cancer Pain Management: Comprehensive Assessment and Nonopioid Analgesics, Part 1. J Adv Pract Oncol, 2017,8(5):475-490.

[23] Yoon SY, Oh J. Neuropathic cancer pain: prevalence, pathophysiology, and management. Korean J Intern Med, 2018,33(6):1058-1069.

第五节 癌痛的微创介入治疗

一、概述

随着影像学的发展及微创技术的进步，微创介入治疗被越来越多地应用于癌痛治疗领域。微创介入治疗可以减少癌痛患者镇痛药物的使用剂量，降低药物的不良反应；可有效缓解经药物规范化治疗效果不佳的难治性癌痛；对维持癌痛患者的躯体功能、提高生活质量均可达到积极有效，有时甚至是无可替代的作用。本节主要介绍目前临床癌痛治疗常用的几种微创介入治疗技术。

二、患者自控镇痛

（一）概述

患者自控镇痛（patient controlled analgesia, PCA）是由医护人员根据患者身体状况和疼痛程度，预先设置镇痛药物的剂量，再交由患者"自我管理"的一种镇痛技术。PCA 是现代疼痛治疗中体现按需给药个体化治疗的最好给药方式之一，早期主要用于围术期的镇痛，现已成为一种缓解癌痛的重要治疗方法。

（二）PCA 的分类

根据给药途径不同，PCA 可分为皮下 PCA（patient controlled subcutaneous analgesia, PCSA）、硬膜外 PCA（patient controlled epidural analgesia, PCEA）、静脉 PCA（patient controlled intravenous analgesia, PCIA）、外周神经阻滞 PCA（patient controlled nerve analgesia, PCNA）和鞘内 PCA 等。在癌痛治疗中，PCIA、PCSA 和鞘内 PCA 最为常用。PCSA 具有简单易操作、并发症小的优点，但癌痛患者镇痛药物使用时间长且剂量大，长期皮下给药较易出现局部吸收障碍。因此，PCSA 不适合用于癌的长期治疗。椎管内 PCA 需要由专科医生实施。以下主要介绍 PCIA 在癌痛中的应用，鞘内 PCA 将在鞘内药物输注中介绍。

（三）PCA 泵的应用

1. **PCA 泵及其调节参数**　PCA 泵是实施 PCA 镇痛技术的必需装置。癌痛治疗推荐使用微电脑控制的 PCA 泵（也称电子泵），其具有给药精确、可简单编程、注药速度可调、便于携带、使用方便等优点。因癌痛患者个体差异大，固定注药速率的一次性 PCA 泵不适合用于癌痛的治疗。

PCA 泵的调节参数包括：负荷量（首剂量，ml）；持续量（背景量，ml/h）；PCA 量（患者按压自控按钮的单次给药量，ml/ 次）；极限量（单位时间最大给药量，ml/h）和锁定时间（有效按压的间隔时间，min）。

2. **PCA 泵的给药模式**

（1）单纯 PCA：患者完全自控镇痛，患者疼痛时按压自控按钮给予 PCA 量。

（2）持续输注 +PCA：在持续输注的基础上按需给予 PCA 量。

（3）负荷量 +PCA：开始即给予首次剂量以快速消除患者疼痛，然后可根据需要给予 PCA 量。

（4）负荷量 + 持续输注 +PCA：开始即给予首次剂量（以快速消除患者的疼痛）后持续输注，然后可根据需要给予 PCA 量。

（四）PCIA

在癌痛治疗中，PCIA 主要用于：①癌痛患者控、缓释阿片类药物剂量的快速滴定；②难以控制的爆发痛治疗；③晚期癌痛患者的持续镇痛治疗。吗啡、氢吗啡酮、芬太尼、舒芬太尼及曲马多等注射剂均可采用 PCIA 缓解癌痛，必要时可给予复合中枢性止吐药，以预防阿片类药物产生的恶心、呕吐等不良反应，如阿扎司琼、昂丹司琼、托烷司琼、氟哌啶等。

1. PCIA 用于控、缓释阿片类药物剂量的快速滴定　PCIA 用于控、缓释阿片类药物剂量的快速滴定具有起效迅速、无缝衔接和剂量滴定精准等优点。当口服短效阿片类药物滴定 2~3 个周期疼痛缓解不佳或出现疼痛危象（pain crisis）时，建议采用 PCIA 快速滴定。

吗啡被称为阿片类药物的"金标准"，与其他阿片类药物存在比较固定的等效剂量关系，因此，推荐使用吗啡 PCIA 进行剂量滴定。由于阿片类药物的交叉耐受（cross tolerance）和轮替（rotation）的需要，也可采用其他阿片类药物（如氢吗啡酮、舒芬太尼等）进行滴定。

（1）不停用正在使用的阿片类药物：①滴定前等效剂量转换。计算患者前 24 小时使用的阿片类药物总剂量，转化为等效口服吗啡剂量，再转化为静脉吗啡剂量（相当于 1/3 口服吗啡剂量）。②PCA 滴定。将总的静脉吗啡剂量的 5%~10% 设定为 PCA 模式单次给药，患者可按需按压给药 24 小时。③滴定后等效剂量转换。将 24 小时实际使用的静脉吗啡转换为等效口服吗啡剂量，再转换为所需增加的阿片类药物剂量。④维持治疗。患者目前 24 小时阿片类药物的总剂量 = 前 24 小时阿片类药物使用的总剂量 + 所需增加的阿片类药物剂量（分次口服控、缓释制剂或使用贴剂）。

（2）停用正在使用的阿片类药物：①滴定前等效剂量转换。计算患者前 24 小时阿片类药物使用的总剂量，转化为等效口服吗啡剂量，再转化为静脉吗啡剂量（相当于 1/3 口服吗啡剂量）。②PCA 滴定：采用"持续输注 +PCA"模式。持续给药速率为前 24 小时静脉吗啡总剂量 /24 小时，PCA 单次给药量为总剂量的 5%~10%，患者可以按需按压给药 24 小时。③滴定后等效剂量转换。将 24 小时实际使用的静脉吗啡剂量转换为等效口服吗啡剂量，或再转换为 24 小时所需阿片类药物剂量（根据阿片类药物的等效剂量关系转换）。④维持治疗。使用滴定后患者目前 24 小时阿片类药物的总剂量（分次口服控、缓释制剂或使用贴剂）。

2. PCIA 用于癌痛的持续治疗

（1）适应证：PCIA 用于癌痛的持续治疗适用于经药物"三阶梯"治疗疼痛不理想，或其他无创给药途径困难，或不良反应不能耐受的肿瘤晚期患者。

（2）常用药物：可用于 PCIA 的阿片类药物包括吗啡、氢吗啡酮、芬太尼和舒芬太尼等。由于阿片受体的部分激动剂或激动 – 拮抗剂与阿片受体完全激动剂之间反应的不确定性，国内外的指南均不推荐使用此类阿片类药物用于癌痛治疗，如地佐辛、喷他佐辛、布托啡诺等。

（3）用法用量

①根据阿片类药物的等效 – 剂量关系，将正在使用的阿片类药物转换为 24 小时静脉吗啡剂量，再转换为 24 小时 PCIA 药物的剂量（M_1）；②依据疼痛强度确定需要增加的剂量（M_2），如目前数字评分法（numeric rating scales, NRS）≥ 8 分，则增量 75% ~ 100%，NRS ≤ 7 且 ≥ 4 分，则增量 50% ~ 75%，估算出患者 24 小时可能需要的总剂量（$M=M_1+M_2$），如使用另一种阿片类药物轮换，原则上需要减少 1/3 左右的剂量，即 24 小时总剂量为 M_0（$M_0=2/3M$）；③根据估算出的总剂量设定 PCA 泵参数：持续量 =（M 或 M_0）/24 小时，（单位：mg/h），PCA 量为（5% ~ 10%）M（或 M_0）。锁定时间因药物而异，脂溶性越高，中枢达峰浓度的时间越短。常用药物锁定时间：吗啡 15 分钟，氢吗啡酮 10 分钟，舒芬太尼 5 ~ 6 分钟。

PCIA 持续治疗癌痛可以最大化地满足个体化给药需求，易于快速控制爆发痛，安全有效，且副作用小。与口服阿片类控、缓释制剂相比，其缺点在于使用的便利性较差，多用于不能耐受其他微创介入手术的晚期癌痛患者。全身状况不适合（如全身中度以上感染）、不能理解和（或）配合使用 PCA 模式给药的患者不建议使用。阿片类药物耐受者可复合使用小剂量氯胺酮或右美托咪定。氯胺酮和右美托咪定 PCIA 的剂量范围分别为 25 ~ 100 mg/24 h 和 50 ~ 200 μg/24 h。

3. PCIA 治疗的并发症及其防治　阿片类药物 PCIA 常见的药物不良反应同无创给药，然而由于这类患者长期使用阿片类药物，因此对阿片类药物的不良反应较为耐受，不良反应发生率相对较低。但 PCIA 一旦用药过量，出现过度镇静或呼吸抑制（呼吸频率 ≤ 8 次 / 分）等严重不良反应时需要及时处理。PCIA 很少发生静脉炎，可通过更换静脉通道预防；肺栓塞罕见，使用中心静脉通道 PCIA 给药时，须防止连接管路脱落和泵内残留较多气泡。

三、神经毁损术

神经毁损术是癌痛微创介入治疗的主要技术之一，临床应用已数十年。目前癌痛治疗中的神经毁损术主要局限于内脏神经的毁损，包括腹腔神经丛、上腹下神经丛、奇神经节等内脏神经丛或交感神经节。头面部疼痛的癌痛患者在特殊情况下可行三叉神经半月神经节及其分支的毁损术。躯体神经、脊髓和脑垂体等毁损术由于并发症多，一般不使用。以下主要介绍癌痛治疗中最常用的内脏神经丛的毁损术。

（一）腹腔神经丛毁损术

腹腔神经丛主要由腹腔神经节、肠系膜上神经节、主动脉肾神经节、内脏大小神经、腰交感干的上位椎旁神经节发出的纤维、膈神经分支和迷走神经腹腔支等共同组成，位于第12胸椎至第1腰椎椎体之间和腹主动脉上段的前方、两侧肾上腺之间，环绕在腹腔干和肠系膜上动脉根部的周围，呈长条形，部分为结节型、薄片型或半月型。

1. **适应证**　适用于胰腺、肝脏、胃和胆道等恶性肿瘤所致的上腹部疼痛。早期行腹腔神经丛毁损术可使患者减少阿片类药物的使用剂量，甚至停用阿片类药物。

2. **禁忌证**　穿刺部位感染；无法纠正的凝血异常；解剖变异或肿瘤侵犯导致穿刺不可避免地损伤周围重要脏器；局麻药、酒精或造影剂过敏。

3. **穿刺技术**　经皮腹腔神经丛毁损术可在CT、C臂或超声引导下进行，根据穿刺路径分为前入路和后入路。具体穿刺技术可参考中文版的《疼痛介入治疗图谱》（第3版）。

4. **术后注意事项**　术后俯卧位≥2小时；常规监测血压、心率；适当补液。

5. **并发症及其防治**

（1）低血压：因交感神经阻滞导致血管扩张，血容量相对不足。术前充分补液可减少低血压的发生，严重低血压时可给予多巴胺或去甲肾上腺素。

（2）恶心、呕吐：常因血压降低引起。可予以阿扎司琼10 mg静脉推注。

（3）腹泻：腹腔神经丛毁损后肠蠕动增强，自限性腹泻持续36~48小时。补充水、电解质，口服蒙脱石散，严重时可给予洛哌丁胺2~4 mg/d。

（4）感染：严格无菌操作。给予抗生素静脉滴注进行抗感染治疗。

（5）其他：包括椎间隙感染、神经根损伤、输尿管损伤、肾动静脉损伤、腹主动脉损伤、脊髓损伤和气胸等。

（二）内脏大、小神经毁损术

内脏大、小神经是腹腔神经丛的节前纤维。内脏大神经起源于第5~10胸椎脊神经根，内脏小神经起源于第9~11胸椎脊神经根。内脏大、小神经位于第11胸椎椎体两边的前外侧，含有胃、肝胆、胰腺、肾脏和结肠左曲以上消化道的痛觉传入纤维。

1. **适应证、禁忌证和术前准备**　同腹腔神经丛毁损术。解剖变异或肿瘤侵犯导致腹腔神经丛损毁困难时可采用，也有病例报道两者可同时使用。

2. **穿刺技术**　经皮内脏大、小神经毁损术可在CT、C臂或超声引导下进行。具体穿刺技术可参考中文版的《疼痛介入治疗图谱》（第3版）。

3. **术后注意事项**　取俯卧位4小时，监测血压、心率，适当补液。

4. **并发症及其防治**　同腹腔神经丛毁损术。

（三）上腹下神经丛毁损术

上腹下神经丛是腹主动脉丛向下的延续部分，位于第 5 腰椎椎体下 1/3 至第 1 骶椎体前上部及腹主动脉末端和两髂总动脉之间，呈扁平状。

1. **适应证** 下腹部和盆腔恶性肿瘤，如子宫、卵巢、膀胱等恶性肿瘤所致的疼痛。

2. **禁忌证及术前准备** 同腹腔神经丛毁损术。

3. **穿刺技术** 经皮上腹下神经丛毁损术可在 CT、C 臂或超声引导下进行，分为前入路和后入路。具体穿刺技术可参考中文版的《疼痛介入治疗图谱》（第 3 版）。

4. **术后注意事项** 俯卧位 4 小时，监测血压、心率，适当补液。

5. **并发症及其防治** 血肿、周围重要组织、脏器损伤、药物误入腹腔、感染等。定位准确、仔细操作可避免。

四、鞘内药物输注系统植入术

鞘内药物输注（intrathecal drug delivery, ITDD）用于癌性疼痛的治疗有 30 多年的历史，与阿片类药物传统的给药途径相比，ITDD 给药具有效力高（吗啡鞘内：口服 =1 mg：300 mg）、副作用小的优势，并且随着新型鞘内注射药物的不断开发和鞘内给药装置的不断改进，ITDD 成为控制癌性疼痛，尤其是顽固性癌痛的重要治疗方法。

（一）鞘内药物输注装置

目前，临床主要有两种鞘内药物输注装置：植入式鞘内药物输注系统（fully implantable intrathecal drug delivery system, Fi-IDDS）和半植入式鞘内药物输注通道（semi-implantable inthrathecal drug delivery system，Si-IDDS）。前者为全植入式，价格较昂贵，主要用于慢性难治性癌痛和非癌痛的长期治疗；后者价格适中，但需要额外加置药物输注设备（如 PCA 泵），适合用于生存期小于 6 个月的难治性癌痛患者。

（二）鞘内药物使用推荐

鉴于目前国内鞘内可使用的镇痛药物有限，批准可用于鞘内药物输注的阿片类药物仅有不含防腐剂制剂的吗啡和氢吗啡酮注射剂（1 mg 氢吗啡酮 =5 mg 吗啡），因此癌痛治疗鞘内用药可遵循中国抗癌协会癌症康复与姑息治疗专业委员会（Committee of Rehabilitation and pauiative Care, CRPC）《难治性癌痛专家共识》（2017 版）的推荐（表 2-1-9）。多学科镇痛共识会议（polyanalgesic consensus conference, PACC）鞘内药物推荐（2016）可作为进一步参考。

表 2-1-9　鞘内镇痛药治疗癌痛推荐（来自：2017 版《难治性癌痛专家共识》）

级别	药物选择	适用状况
一线	吗啡或氢吗啡酮	全身痛患者
二线	吗啡或氢吗啡酮 +（布比卡因 / 罗哌卡因）▲	全身痛伴剧烈节段性疼痛患者
三线	芬太尼 / 舒芬太尼 +（布比卡因 / 罗哌卡因）▲	吗啡耐受患者
四线	阿片类药物 + 右美托咪定△	阿片类药物耐受患者
五线	阿片类药物 +（氯胺酮、新斯的明、咪达唑仑）△	癌性神经病理性、疼痛阿片类药物耐受患者

注：▲ – 未被批准用于植入式鞘内药物输注系统；△ – 超说明书用药，需要经伦理委员会批准方可使用。

（三）适应证与禁忌证

1. **适应证**　晚期癌痛患者，生存期较长（建议选择 Fi-IDDS）；经三阶梯治疗疼痛控制不佳的晚期恶性肿瘤患者，如脊柱转移、神经压迫、内脏痛、癌性疼痛综合征（建议选择 Si-IDDS）；口服等无创给药困难，或阿片类药物不良反应不能耐受者（视患者生存期长短可选择 Fi-IDDS 或 Si-IDDS）；自愿选择接受 Fi-IDDS 治疗的患者。

2. **禁忌证**　全身感染或脊柱感染或穿刺部位皮肤感染；凝血功能异常且不能被纠正；穿刺部位椎体、椎管内肿瘤侵犯，可能导致出血甚至截瘫。

（四）IDDS 植入术

IDDS 植入术需要有临床植入经验的专科医生（疼痛科、神经外科等）完成，术前准备、手术操作、术后并发症及术后管理等，具体手术可参考《鞘内连续输注系统植入术》。

（五）Si-IDDS 特别注意事项

1. **给药模式**　Si-IDDS 不带药物输注装置，理论上可以选择经静脉输液港（port）单次或持续注射给药，前者需要反复穿刺，后者需要外置设备，理论上均会增加感染机会。由于缺乏大样本病例数临床研究，因此安全性一直备受关注。笔者根据自己的临床经验，综合国内专家的意见，建议对癌痛患者采用患者自控镇痛（patient controlled analgesia, PCA）方式持续注射：一方面，PCA 方式是目前临床上最能满足患者个体化需求的给药方式；另一方面，常用 PCA 泵的储药盒容量为 100～250 ml，可以满足患者联合用药的需求。此外，更为重要的是，PCA 泵经延长管无损伤针穿入 port 形成密闭给药通道，可以减少反复穿刺 port 导致的感染机会。因此，临床采用 PCA 模式的 Si-IDDS 用于顽固性癌痛的治疗是目前比较常用的鞘内给药方式。

2. **维持治疗**　经 Si-IDDS 给药的 PCA 镇痛泵要求达到一定的精确度和稳定性，禁止使用一次性 PCA 镇痛泵，避免由于输注精确度低、流速不稳导致鞘内镇痛药物过量并带来危险并发症，危险并发症有时可能是致命性的。维持治疗时需要注意以下事项。

（1）PCA 泵的精确度单次给药应达到 <0.1 ml/bolus，持续给药精确度可达到 <0.1 ml/h，且流速稳定，误差不超过 ±10%。

（2）PCA 储药盒中镇痛液的配制应在无菌环境中进行，药液配制后应立即使用，持续使用时间不超过 20 天。

（3）PCA 储药盒为一次性使用，更换时，应同时更换延长管道和无损伤针头。port 穿刺操作须严格无菌，更换完毕以无菌敷料覆盖。

3. **常见不良反应**　包括术后感染、出血、血肿（皮下、硬膜外、蛛网膜下腔）、神经或脊髓损伤、低颅内压头痛等手术操作相关并发症；恶心呕吐、嗜睡、呼吸抑制、过敏反应等药物不良反应（阿片类药物的不良反应较其他药物常见）；导管打折、断裂、脱开及泵装置故障等和 IDDS 装置有关的并发症；参数设置错误、药物误注射等医源性并发症。有报道称，鞘内输注吗啡、氢吗啡酮、巴氯芬可出现导管尖端炎性肉芽肿，具体原因尚不清楚。

4. **特别提醒**　Si-IDDS 的 port 体积较小，手术相关不良事件的发生率相对较低。但最令人担忧的是，使用 IDDS 长时间用药可能导致脑脊液感染。可能的原因包括：肿瘤患者免疫力低下；无菌操作不严格导致的污染（包括手术、器械、系统本身和 PCA 药盒配液、置换术等）；系统管道接头松动或脱落、针头自 port 中脱出等。恶性肿瘤患者，尤其是对中枢神经系统原发性肿瘤、中枢神经系统转移瘤、某些血液系统肿瘤、椎管内转移瘤等患者的脑脊液常常异常，因此所有植入 IDDS 的患者手术时均应留取脑脊液标本行脑脊液常规检查、脑脊液生化检查，必要时行脑脊液细胞学检查，留作基线对照。植入 IDDS 的患者脑脊液感染早期临床症状往往不典型，所以及早预防、及时发现是使用 IDDS 减少和避免脑脊液感染的重要措施，如一旦确认脑脊液感染应积极治疗。

（宋　莉　金　毅）

参考文献

[1] 王昆，金毅.难治性癌痛专家共识(2017年版).中国肿瘤临床，2017,16:787-793.

[2] 冯智英，吕岩.鞘内连续输注系统植入术.北京：清华大学出版社，2019.

[3] Steven D Waldman. 疼痛介入治疗图谱 . 3 版 . 刘国凯，吴安石，主译 . 北京：北京大学医学出版社，2015.

[4] Mather LE, Owen H. The scientific basis of patient-controlled analgesia. Anaesth Intensive Care, 1988,16(4):427-436.

[5] Abrolat M, Eberhart LHJ, Kalmus G, et al. [Patient-controlled Analgesia (PCA): an Overview About Methods, Handling and New Modalities]. Anasthesiol Intensivmed Notfallmed Schmerzther, 2018,53(4):270-280.

[6] National Comprehensive Cancer Network, NCCN. NCCN clinical practice guidelines in Oncology:Adult Cancer Pain（2021.V1）. https://www.nccn.org/.

[7] Orhurhu V, Orhurhu MS, Bhatia A, et al. Ketamine Infusions for Chronic Pain: A Systematic Review and Meta-analysis of Randomized Controlled Trials. Anesth Analg, 2019,129(1):241-254.

[8] Sveticic G, Gentilini A, Eichenberger U, et al. Combinations of morphine with ketamine for patient-controlled analgesia: a new optimization method. Anesthesiology, 2003,98(5):1195-1205.

[9] Seymore RJ, Manis MM, Coyne PJ. Dexmedetomidine Use in a Case of Severe Cancer Pain. J Pain Palliat Care Pharmacother, 2019,33(1-2):34-41.

[10] Roberts SB, Wozencraft CP, Coyne PJ, et al. Dexmedetomidine as an adjuvant analgesic for intractable cancer pain. J Palliat Med, 2011,14(3):371-373.

[11] Nagels W, Pease N, Bekkering G, et al.Celiac plexus neurolysis for abdominal cancer pain: a systematic review. Pain Med, 2013,14(8):1140-1163.

[12] Wang PJ, Shang MY, Qian Z , et al. CT-guided percutaneous neurolytic celiac plexus block technique. Abdom Imaging, 2006,31(6):710-718.

[13] Dooley J, Beadles C, Ho KY, et al. Computed tomography-guided bilateral transdiscal superior hypogastric plexus neurolysis. Pain Med, 2008,9(3):345-347.

[14] Kroll C E , Schartz B , Gonzalez-Fernandez M , et al. Factors Associated With Outcome After Superior Hypogastric Plexus Neurolysis in Cancer Patients. Clinical Journal of Pain, 2014,30(1):55-62.

[15] Deer TR, Hayek SM, Pope JE, et al. The Polyanalgesic Consensus Conference (PACC): Recommendations for Trialing of Intrathecal Drug Delivery Infusion Therapy. Neuromodulation, 2017,20(2):133-154.

[16] Liu HJ, Gao XZ, Liu XM, et al. Effect of intrathecal dexmedetomidine on spinal morphine analgesia in patients with refractory cancer pain. J Palliat Med, 2014,17(7):837-840.

[17] Miele VJ, Price KO, Bloomfield S, et al. A review of intrathecal morphine therapy related granulomas. Eur J Pain, 2006,10(3):251-261.

第六节　难治性癌痛及常见特殊类型癌痛

在癌痛患者中有 10%～20% 的患者属于难治性癌痛（refractory cancer pain or intractable cancer pain），又称顽固性癌痛。难治性癌痛往往常规药物治疗效果不佳或者出现不能耐受的药物不良反应，使患者痛不欲生，是临床亟待解决的一类顽固性疼痛。中国抗癌协会癌症康复与姑息治疗专业委员会（CRPC）难治性癌痛学组汇集肿瘤科、疼痛科、放射治疗科、姑息医学科等癌痛治疗相关领域的专家，经多次讨论和修订，公开发表了《难治性癌痛专家共识》（2017 年版）。在该共识中我国专家首次提出难治性癌痛的定义和诊断标准，这为临床多学科合作治疗难治性癌痛奠定了基础，对规范难治性癌痛的治疗、提高难治性癌痛的治疗效果具有重要的临床意义。

一、难治性癌痛的定义与诊断标准

难治性癌痛的定义为：由肿瘤本身或肿瘤治疗相关因素导致的中至重度疼痛，经过规范化药物治疗 1~2 周，患者疼痛缓解仍不满意和（或）不良反应不能耐受。这一定义明确了难治性癌痛的病因、疼痛程度（中至重度）及镇痛药物相关不良反应（不能耐受）。"规范的药物治疗"定义为 WHO "三阶梯"药物治疗。"三阶梯"药物治疗原则是：通过癌痛治疗规范化培训后，医生应达到基础水平，包括熟练地掌握美国国立综合癌症网络（NCCN）成人癌痛临床实践指南有关的癌痛评估、镇痛药物剂量滴定、剂量调整、药物联合和药物轮替（rotation）治疗等基本知识，从而保证规范和统一的药物治疗。"治疗 1~2 周"是考虑到阿片类镇痛药物的剂量滴定、调整、轮替，以及辅助药物（抗惊厥药、抗抑郁药等）的起效、达到最低有效镇痛浓度所需要的时间等因素。根据药物的不同，可能需要 1~2 周的治疗时间。

难治性癌痛的诊断标准需要同时满足以下 2 点：①持续性疼痛，且数字评分法（NRS）≥ 4 分和（或）爆发痛次数 ≥ 3 次 / 天；②遵循相关癌痛治疗指南，单独使用阿片类药物和（或）联合辅助镇痛药物治疗 1~2 周，患者对疼痛缓解仍不满意和（或）出现不可耐受的不良反应。

二、难治性癌痛的评估

难治性癌痛的评估同样应遵循"常规、量化、全面、动态"的基本原则。评估内容应包括疼痛程度、疼痛的病因及病理生理机制、疼痛相关的解剖结构、明确患者的目标疼痛评分、功能改善的目标、既往药物治疗史、患者心理因素和是否存在肿瘤急症等，疼痛的病因、机制的详细评估和诊断尤为重要，这将为患者治疗方案的制订提供重要信息。

根据难治性癌痛的诊断标准，评估时应包括癌痛程度的评估：采用 NRS，且不仅评估一个时间点（即疼痛最高评分、疼痛最低评分、过去 1 周的疼痛平均评分），明确患者疼痛是否为 NRS ≥ 4 分，既往所用阿片类药物的剂量、频次、调整，以及是否出现不能耐受的不良反应和导致镇痛治疗无法继续等情况。

对于认知功能完整的患者可采用常用疼痛工具进行疼痛程度评估，如 VAS、NRS、语言评估量表（VRS）、面部表情评分法（FPS）、简明疼痛量表（BPI）及 McGill 疼痛问卷（MPQ）等。临床医生应根据患者具体情况找到适用于个体的量表，并在以后的每次随诊中使用相同的疼痛评估量表，以便随时间的推移，可以持续地追踪疼痛强度的变化。对于认知功能障碍的患者可能无法提供口诉的疼痛病史，临床医生则应寻找患者不适的非语言迹象（如激动、烦躁、焦躁不安、发牢骚或困惑等）。同时合并有语言障碍和记忆力受损的患者可能无法对过去的疼痛感受提供可靠的记录，而需要医护人员尤其关注患者疼痛期间的变化情况。

三、难治性癌痛的常用治疗方法

难治性癌痛的镇痛治疗是临床的一个挑战。难治性癌痛的治疗原则应包括：个体化阿片类药物的使用、多模式镇痛（包括微创介入治疗）、目标导向的疼痛管理、多学科团队支持等措施。

（一）难治性癌痛的药物治疗

难治性癌痛常用的药物治疗包括：阿片类药物、非阿片类镇痛药物（包括对乙酰氨基酚、非甾体抗炎药、抗惊厥药、抗抑郁药等）、糖皮质激素、NMDA受体拮抗剂、局部用药物等。阿片类药物的合理应用是难治性癌痛治疗的基础，且根据癌痛发生的机制需要联合使用非甾体抗炎药和（或）其他辅助药物。不建议同时应用两种阿片类药物，如出现阿片类药物镇痛效果不佳或疼痛虽然得到控制但患者不能耐受阿片类药物的不良反应时，则应该进行阿片类药物的轮替或改变给药途径。值得注意的是，应该采用多模式镇痛方案治疗难治性癌痛，因为阿片类药物联合非甾体抗炎药和（或）其他辅助药物既可以多层面发挥作用，增加镇痛效果，又能够减少阿片类药物剂量，减少恶心呕吐、便秘、阿片类药物耐受等不良反应，改善难治性癌痛患者的其他不适症状，提高患者生活质量。因此，针对难治性癌痛的复杂性，同时合并神经病理性疼痛和伤害感受性疼痛的特点，联合药物治疗尤其重要。另外，在难治性癌痛管理过程中必须考虑镇痛药物和其他药物（如抗肿瘤药物）的相互作用，使肿瘤治疗和镇痛治疗达到最优化。

1. **阿片类药物**　阿片类药物作用于机体内源性阿片受体产生镇痛作用。常用的阿片类药物包括吗啡、羟考酮、氢吗啡酮、芬太尼、舒芬太尼和美沙酮等。给药途径包括口服和经直肠、皮下、静脉、硬膜外、蛛网膜下腔及脑室给药等方式。随着临床需求及新的给药体系的发展，患者自控镇痛（PCA）技术可根据患者疼痛情况制定个体化给药剂量和给药模式，并交由患者实施"自我管理"，现已广泛用于治疗各种类型的难治性癌痛，而阿片类药物也成为应用于PCA技术的主要药物。

2. **非甾体抗炎药**　非甾体抗炎药（NSAIDs）常与阿片类药物联合治疗难治性癌痛。肿瘤生长引起组织损伤和肿瘤本身释放的疼痛介质导致炎性疼痛。NSAIDs通过抑制环氧合酶（cyclooxygenase, COX）的活性，抑制前列腺素的合成，发挥镇痛作用。常用于癌痛治疗的NSAIDs包括布洛芬、双氯芬酸、吲哚美辛、塞来昔布、艾瑞昔布及依托考昔等。NSAIDs常见的不良反应有消化性溃疡、出血、血小板功能障碍、肾功能损伤等，COX-2抑制剂还有增加心脏毒性的风险，因此不建议长期应用。难治性癌痛患者需要长期使用NSAIDs或日剂量已达其限制性用量时，应考虑间隔使用或其他替代治疗，包括微创治疗。

3. 抗抑郁药 抗抑郁药是 NCCN 指南推荐的一线辅助镇痛药物，主要通过抑制突触间隙 5-羟色胺和去甲肾上腺素的再摄取，增强伤害感受性疼痛传导的下行抑制通路，同时阻断钠离子通道和 NMDA 受体，发挥镇痛作用。抗抑郁药常与阿片类药物联合治疗难治性癌痛中的癌性神经病理性疼痛。常用的抗抑郁药包括：三环类抗抑郁药（tricyclic antidepressants, TCAs）、5- 羟色胺再摄取抑制剂（selective serotonin reuptake inhibitor, SSRI）和 5- 羟色胺 / 去甲肾上腺素再摄取抑制剂（serotonin-norepinephrine reuptake inhibitors, SNRI）。阿米替林、去甲替林等 TCAs 因不良反应多、安全性低，目前临床较少使用。SNRI 代表药物是度洛西汀和文拉法辛，其安全性较高，与阿片类药物联合用于治疗癌性神经病理性疼痛，常见的不良反应为恶心和嗜睡。尽管帕罗西汀、西酞普兰和氟西汀等 SSRI 是目前应用最为广泛的抗抑郁药，但与 SNRI 相比，SSRI 镇痛效果不确定，因此较少用于疼痛治疗。

4. 抗惊厥药物 抗惊厥药物通过调节电压门控的钠离子或钙离子通道，稳定神经元细胞膜，减少神经元异位放电，产生镇痛作用。N 型钙离子通道阻滞剂（加巴喷丁或普瑞巴林）常作为与阿片类药物联合治疗癌性神经病理性疼痛的首选辅助药物，而头面部癌性神经病理性疼痛也可首选钠离子通道阻滞剂，如卡马西平、奥卡西平等。

5. 糖皮质激素 糖皮质激素通过抑制炎性反应和减少血管通透性，减轻肿瘤周围组织水肿而产生镇痛作用。糖皮质激素常用于急性脊髓压迫、颅压增高、上腔静脉综合征、恶性肠梗阻等难治性癌痛的辅助治疗，同时小剂量糖皮质激素还可以改善患者食欲缺乏、恶心、呕吐等不适症状。地塞米松由于高效、作用时间长、低盐皮质激素作用，是最常用于难治性癌痛的糖皮质激素。甲泼尼龙与神经组织亲和力高，对于神经水肿引起的剧烈疼痛效果确切。但是在临床应用糖皮质激素时应注意其不良反应，如合并消化道溃疡，尤其联合应用 NSAIDs 时（不推荐），更要注意保护胃肠道黏膜；合并糖尿病患者要警惕血糖升高；合并感染患者要警惕免疫抑制导致感染扩散；老年或精神病患者要警惕精神异常和认知功能障碍等。此外，由于糖皮质激素在减量和停药后并不能逆转以上不良反应的发生。因此，临床医生应该谨慎评估糖皮质激素带给患者的风险和收益，同时不建议长期使用。

6. NMDA 受体拮抗剂 研究表明 NMDA 是一种兴奋性神经递质，可以导致神经元过度兴奋和阿片类药物镇痛耐受的产生。目前可用于临床的 NMDA 受体拮抗剂如氯胺酮只有注射剂型，但是临床对于氯胺酮的使用尚缺乏研究和经验。美沙酮除激动 μ 阿片受体外，对 NMDA 受体具有拮抗作用，主要用于对阿片类镇痛药物抵抗的难治性癌痛治疗。

7. 局部用药物 常用的局部用药物是 5% 利多卡因凝胶贴膏。主要用于带状疱疹及带状疱疹后神经痛患者。有研究显示，5% 利多卡因凝胶贴膏可显著改善癌痛患者局部的痛觉过敏。其不良反应轻微，常见不良反应为局部皮肤反应。

（二）难治性癌痛的微创介入治疗

在充分实施三阶梯药物镇痛治疗的同时努力探索其他治疗方法非常重要。微创介入治疗可使相当一部分患者从中获益，这也就是所谓的"癌痛四阶梯镇痛治疗"（图 2-1-6）。按阶梯镇痛治疗只是人为的机械区分法，在临床上并非一步一步地按阶梯实施治疗，药物治疗之外的治疗方法可以在病情适宜的任何阶段实施，且如果早期干预可能对癌痛患者更有益，就应该积极提供干预措施，而不是在疼痛对三阶梯药物治疗效果不佳时提供。

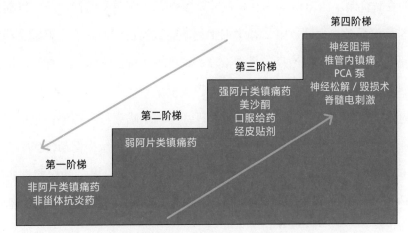

图 2-1-6　改良版世界卫生组织（WHO）癌痛治疗阶梯
（Scarborough BM, Smith CB. CA CANCER. CLIN,2018,68:182-196.）

微创介入治疗的适应证：①药物治疗镇痛效果不佳或药物不良反应不能耐受；②疼痛部位分布局限，在解剖结构方面适合使用微创介入治疗，且患者能够从中受益；③疼痛导致患者功能障碍，微创介入治疗在缓解疼痛的同时还可改善患者的功能；④评估患者的一般情况，可以耐受微创介入手术；⑤预计患者的存活期 ≥ 2 个月。

即使对于难治性癌痛患者来说，微创介入治疗也不能替代目前广泛使用的药物镇痛治疗，而是在药物治疗的基础之上，提高镇痛效果，减少全身用药的剂量，降低药物相关不良反应。微创介入治疗须由经过严格培训的医生实施，并充分权衡微创介入治疗对患者的利弊。术前应对患者进行充分的评估，无手术禁忌证、且患者能够耐受手术。

难治性癌痛常用的微创介入治疗技术包括：PCA 技术、各种物理和化学的神经（丛）毁损术、经皮椎体成形术、放射性粒子植入术及 IDDS 植入术等。

四、常见的特殊类型癌痛

（一）癌性神经病理性疼痛

癌性神经病理性疼痛（neuropathic cancer pain, NCP）是指肿瘤本身或肿瘤治疗导致的躯体感觉神经系统损伤而引发的疼痛，其具有神经病理性疼痛的临床特征。由于导致 NCP 的肿瘤因素大多难以去除，加之其对阿片类药物敏感性较差，NCP 是癌痛患者不能获得满意镇痛效果的主要因素之一。一项关于华西医院肿瘤住院患者的调查显示，NCP 患者的疼痛程度比伤害感受性疼痛的癌痛患者更重，对生活质量的影响更大。

1. **NCP 的发病机制** NCP 的病因和机制非常复杂，肿瘤或肿瘤治疗都可以损伤神经引起疼痛。肿瘤损伤神经可导致自发性放电，肿瘤细胞释放的致痛物质可激活伤害感受器，继而导致外周敏化和中枢敏化；手术、放射治疗、化学治疗等也可损害神经元胞体和神经纤维，影响轴浆运输系统，导致神经纤维发生脱髓鞘、纤维化等病理改变。

2. **NCP 的临床特点** NCP 与非癌性神经病理性疼痛的临床特点相似，包括：①自发痛，疼痛出现于感觉神经损伤或病灶所破坏的区域；②痛觉过敏；③组织损伤与疼痛感受不一致，组织损伤已去除，但是疼痛仍然存在；④常伴有交感神经功能异常。患者的疼痛性质常描述为针刺样、烧灼样、电击样、撕裂样、刀割样、束带痛、麻痛、冷痛、放射痛等，并伴有感觉和（或）运动功能丧失。

3. **NCP 的评估及诊断** 目前临床使用的 NCP 诊断标准大多参考神经病理性疼痛（neuropathic pain, NP）的诊断标准，表 2-1-10 为国际疼痛学会（IASP）的 NP 定义。Brunelli 等的研究显示，IASP 神经病理性疼痛特别兴趣小组（NeuPSIG）的 NP 诊断标准适用于 NCP 患者。对于 NP 筛查使用的 ID 疼痛（ID Pain）量表（表 2-1-11）和神经病理性疼痛评估量表（DN4）（表 2-1-12）同样适用于 NCP。诊断 NCP 时需要进行综合评估，除常规了解疼痛的部位、程度、性质、持续时间、诱发或缓解因素外，还需要对疼痛或感觉异常进行症状学分析，并结合体格检查和影像学检查等。

表 2-1-10　IASP NeuPSIG 的 NP 诊断标准

标准 1：疼痛具有明确的神经解剖定位
标准 2：有躯体感觉神经系统损害或病变的病史
标准 3：至少 1 项辅助检查证实疼痛在某一神经解剖范围
标准 4：至少 1 项辅助检查证实存在相关的神经损害或病变

注：IASP—国际疼痛学会；NeuPSIG—神经病理性疼痛特别兴趣小组；NP—神经病理性疼痛；
符合标准 1~4，可诊断为 NP；符合标准 1、2，同时符合标准 3 或 4 中的一项，可能为 NP；
符合标准 1、2，但缺乏辅助检查证据时，为可疑 NP。

表 2-1-11　ID Pain 量表

自测题	评分	
	是	否
你是否出现针刺般疼痛？	1	0
你是否出现烧灼样疼痛？	1	0
你是否出现麻木感？	1	0
你是否出现触电样疼痛？	1	0
你的疼痛是否会因为衣服或床单的触碰而加剧？	1	0
你的疼痛是否只出现在关节部位？	1	0

注：0~1分：基本排除神经病理性疼痛；1分：不完全排除神经病理性疼痛；2~3分：考虑神经病理性疼痛；4~5分：高度怀疑神经病理性疼痛。

表 2-1-12　神经病理性疼痛评估量表（DN4）

问题	是	否
疼痛是否呈烧灼样？	1	0
疼痛是否为冷痛？	1	0
疼痛是否为电击样？	1	0
疼痛部位是否伴有麻刺感？	1	0
疼痛部位是否伴有针刺样感觉？	1	0
疼痛部位是否伴有麻木感？	1	0
体检时，疼痛部位是否有触觉减退？	1	0
体检时，疼痛部位是否有针刺触觉减退？	1	0
疼痛是否会因轻触加重？	1	0

注：评分标准：选"是"计1分，选"否"计0分；

分值≥4分，考虑神经病理性疼痛；分值≤4分，不考虑神经病理性疼痛。

4. NCP 的治疗

（1）NCP 的药物治疗：对于 NCP，单独使用阿片类药物往往镇痛效果欠佳，需要加用其他辅助镇痛药物缓解症状。常用辅助镇痛药物有抗抑郁药物、抗惊厥药物、局部用药物、糖皮质激素及 NMDA 受体拮抗剂等，其中抗抑郁药物和抗惊厥药物是治疗 NCP 的一线辅助镇痛药物。NCP 常用的阿片类药物包括吗啡、羟考酮、氢吗啡酮、芬太尼、舒芬太尼和美沙酮等。其中美沙酮除了与 μ 阿片受体结合产生镇痛作用外，还可以拮抗 NMDA 受体抑制中枢敏化，目前逐渐应用于临床治疗 NCP。NCP 常用的抗抑郁药物为度洛西汀和文拉法辛，常用的抗惊厥药物为加巴喷丁和普瑞巴林，对于伴随神经或脊髓压迫症状的患者可以使用糖皮质激素。

（2）NCP 的微创介入治疗：临床上需要针对 NCP 产生的病因和机制，选择适宜患者的治疗方案，减少或消除导致 NCP 的因素为首选治疗方法。常用于 NCP 的微创介入治疗技术包括神经毁损术、放射性粒子植入术和 IDDS 植入术等。

神经毁损术是 NCP 患者常用的一项微创介入治疗。常用于治疗 NCP 的神经毁损术是射频热凝术，其适应证包括：①头颈部癌痛，如蝶腭神经节、半月神经节、第 2 颈椎背根神经节及星状神经节射频热凝术等；②胸部癌痛，如胸脊神经的背根神经节射频热凝术；③骶尾部癌痛，如骶神经的背根神经节射频热凝术。

放射性粒子植入术主要用于实体肿瘤浸润神经丛（干）导致的疼痛或功能损伤的患者。该技术弥补了神经毁损术的不足，其治疗机制是通过电离辐射杀伤肿瘤细胞，减少肿瘤对神经的压迫以及浸润，从而减轻疼痛。因此，该技术是针对 NCP 的病因减轻疼痛。该技术在实施过程中应严格控制脊髓和神经根的辐射剂量，避免患者运动功能受损。

IDDS 所需的镇痛药物剂量与全身给药相比非常小（如鞘内 1 mg 吗啡相当于口服 300 mg），且不良反应更低，可显著改善患者的生存质量。对于全身使用阿片类药物的患者，NCP 的镇痛效果不佳，而鞘内给药更具靶向性，对 NCP 的疗效优于传统的给药途径。但针对 NCP 患者，行鞘内镇痛时可采取联合用药的方案，如阿片类药物联合局麻药、可乐定、右美托咪定等，且根据患者的具体情况，给予个体化的治疗，可提高 NCP 的疗效。

（二）癌性内脏痛

癌性内脏痛（visceral cancer pain, VCP）是肿瘤导致的伤害性刺激作用于内脏组织伤害感受器而产生的疼痛。VCP 是一种慢性顽固性疼痛，除了具有内脏痛的特点外，还具有癌痛的特点，往往病程长，疼痛剧烈，镇痛药物效果不佳，治疗困难，是临床常见的难治性癌痛。

1. **VCP 的发病机制**　VCP 病因复杂，主要是肿瘤压迫、牵拉导致空腔脏器缺血、痉挛，实质脏器被膜膨胀，以及肿瘤本身或周围组织的炎性反应等所引起的疼痛。VCP 的发生包括外周和中枢机制，其发生机制如下。①分布于内脏的高阈值机械感受器阈值降低；②肿瘤直接压迫或肿瘤局部引起的炎性反应刺激内脏黏膜分泌 5-HT 和 CGRP 等神经递质，这些神经递质表达上调，可作用于内脏初级传入纤维的相应受体，促进内脏初级感觉神经纤维的激活；③大量神经激肽受体和 TRPV1 激活；④ ATP 门控离子通道激活，ATP 升高，P2X 和 P2Y 受体激活，进而引起内脏初级传入神经敏化；⑤内脏神经末梢发生外周敏化后，内脏初级传入感受器将伤害性感受信号传入相应背根神经节，并通过中枢突投射至脊髓背角的二级神经元，激活脊髓背角神经元和胶质细胞，激活 NMDA 受体，产生中枢敏化；⑥内脏受刺激后，可促进促肾上腺皮质激素释放，激活中枢边缘系统，产生情绪反应，进而增加心理应激状态，导致 VCP 形成。

2. **VCP 的临床特点**　VCP 的主要临床特点如下。①疼痛多为深部持续性钝痛，定位模糊、弥散，难以准确描述；②可伴有其他部位牵涉痛或放射痛；③伴有强烈自主神经反射，如面色苍白、大汗、恶心、呕吐、心率和血压的改变等；④可伴有强烈的情绪反应，如焦虑、恐惧甚至濒死感；⑤持续的内脏痛可引起痛觉敏化，发生痛觉敏化的部位除了内脏本身，还包括体表牵涉区；⑥疼痛导致患者强迫体位。VCP往往表现为难以描述的不适感，并伴有情绪反应和自主神经反射，而且这些症状的剧烈程度甚至超过疼痛本身。

3. VCP 的评估及诊断 VCP 没有专用的疼痛评估量表，影像学检查发现存在明确的内脏组织肿瘤浸润，结合以下临床特点即可诊断为 VCP：①感觉模糊，定位不明确；②常伴有体表牵涉痛；③表现为痉挛样疼痛、钝痛、牵拉痛、绞痛、胀痛、游走性疼痛等；④对阿片类药物的镇痛效果较为敏感。

4. VCP 的治疗

（1）VCP 的药物治疗：阿片类药物是 VCP 的基础镇痛药物，但不同阿片类药物的镇痛效果和不良反应存在差异。与吗啡相比，羟考酮除激动 μ 阿片受体外，对 κ 阿片受体具有较强的激动作用。因此，VCP 患者可选择激动 κ 阿片受体的阿片类药物如羟考酮。伴有肿瘤压迫导致的不全性肠梗阻的 VCP 患者可选择曲马多，以避免加重肠梗阻。吞咽困难或胃肠功能障碍者可以考虑采用非胃肠道给药途径的药物如芬太尼透皮贴剂，也可采用皮下或静脉 PCA。

VCP 患者应早期联合使用辅助性镇痛药物，包括 NSAIDs、抗惊厥药物和抗抑郁药物。此外，针对 VCP 患者不同的痛苦症状，如肠痉挛性疼痛，可考虑联合使用抗胆碱能药物；如患者合并恶心、呕吐、反酸、肠道水肿和腹胀等肿瘤导致的痛苦症状，可以联合使用糖皮质激素、H_2 受体拮抗剂、抗胆碱能药和（或）质子泵抑制剂等。

（2）VCP 的微创介入治疗：可用于 VCP 的微创介入治疗包括 PCA 技术、神经（丛）毁损术和 IDDS 植入术等。

神经（丛）毁损术一般采用化学毁损性药物如乙醇、苯酚等，目的是阻断内脏痛觉向中枢的传导，从而缓解疼痛。常用于 VCP 的神经（丛）毁损术包括腹腔神经丛毁损术，内脏大、小神经毁损术，上腹下神经丛毁损术，奇神经节毁损术等。

（三）骨转移性癌痛

骨转移性癌痛（cancer-induced bone pain, CIBP）是指原发于骨组织外的恶性肿瘤经血行转移至骨组织引起的以骨损害、疼痛为主要表现的综合征。70%～75% 的骨转移瘤来源于乳腺癌、前列腺癌、肺癌或肾肿瘤。近 70% 的晚期癌症患者伴有骨转移，并且 50%～90% 的骨转移患者会发生 CIBP。CIBP 发生的病理生理机制复杂，临床处理困难，患者的活动、日常生活及情绪均受严重影响。根据肿瘤转移对骨组织的损伤方式分为溶骨型、成骨型和混合型。恶性肿瘤骨转移常导致严重的骨骼病变，引起骨痛、病理性骨折、脊髓压迫、高钙血症等骨相关事件（skeletal related events, SREs）。CIBP 被认为是难治性癌痛典型代表之一。

1. **CIBP 的发病机制** CIBP 的发生除了一般的伤害性疼痛产生的机制外，存在着特殊的病理生理机制，其可能机制包括：①骨组织的伤害感受器持续激活并敏化；②肿瘤细胞、内皮细胞、炎性细胞等释放大量炎性物质和致痛物质；③破骨细胞活性增强，骨代谢异常，骨质的机械强度与稳定性下降；④骨肿瘤及周围组织微环境发生改变；⑤骨及骨周围血管神经受肿瘤压迫导致骨膜中感觉和交感神经损伤及病理性增生和重建；⑥中枢敏化。

2. **CIBP 的临床特点** CIBP 的临床表现复杂，开始表现为一种钝性的、持续性的疼痛，随着疾病进展出现自发性和由骨骼活动引起的爆发性疼痛。其临床特点包括：①静息时持续性疼痛（表现为钝痛，对阿片类药物反应好）；②静息时自发性爆发痛和运动时诱发的爆发痛（对阿片类药物及其他常用的镇痛药物效果不佳）。CIBP 若得不到较好控制，则患者的日常生活及情绪均受严重影响，CIBP 也可以是一些严重并发症的警示信号，如病理性骨折、脊髓受压等。

3. **CIBP 的评估和诊断** 对于 CIBP 的评估尚无特异性的评估工具，可借鉴其他疼痛的评估方法，不仅需要评估患者的静息痛，还要评估患者活动时的疼痛，对疼痛的性质、疼痛与活动的关系等进行全面评估。CIBP 的诊断标准包括：①有明确的肿瘤骨转移；②转移部位有疼痛。符合这两条即可诊断 CIBP。同时 CIBP 的诊断需要辅以 ECT 及 CT、MRI 检查和碱性磷酸酶等实验室检查指标。

4. **CIBP 的治疗** CIBP 的治疗目标是有效缓解骨痛，采取适宜的方式减少或延缓 SREs 的发生，以达到缓解疼痛、改善功能、提高患者生活质量的目的。

（1）CIBP 的药物治疗：阿片类药物是治疗 CIBP 的基本药物。由于肿瘤转移所致骨破坏常常导致局部释放大量炎性因子，故应联合使用 NSAIDs，同时患者常常合并神经病理性疼痛，故需要加用抗惊厥（加巴喷丁和普瑞巴林）和抗抑郁（度洛西汀和文拉法辛）的药物。为减少 SREs 的发生，可定期给予患者双膦酸盐类药物和（或）地诺单抗。

双膦酸盐在体内紧密地吸附于骨质的羟磷灰石表面，导致羟磷灰石和磷酸钙之间的双向转化被抑制，并干扰破骨细胞及成骨细胞的功能，抑制骨吸收。美国临床肿瘤协会（ASCO）建议对经影像学检查证实有明确骨破坏的患者应用双膦酸盐类药物；对虽无影像学检查确诊的骨破坏，但局部疼痛的患者也建议应用这类药物。常用的双膦酸盐类药物包括氯屈膦酸钠、帕米膦酸钠、唑来膦酸和伊班膦酸。双膦酸盐类药物的不良反应包括急性时相反应、上消化道不适、低钙血症、肾功能损害、骨坏死等。急性时相反应一般在用药 1~2 天出现，24~36 小时最为明显，持续时间不超过 72 小时，表现为发热、乏力、胃部不适、肌肉及关节疼痛等。

地诺单抗是 NF-κB 受体激活蛋白配体（RANKL）的完全人源化单克隆抗体（IgG2 单抗），

与 RANKL 有很高的亲和力，阻止 RANKL 活化破骨细胞及其前体表面的受体（RANK），抑制破骨细胞活化，减少骨吸收，增加骨皮质和骨小梁的骨密度和骨强度，促进骨重建。常见的不良反应为疲劳 / 虚弱、低磷酸盐血症和恶心。

（2）CIBP 的局部放射治疗：放射治疗是恶性肿瘤骨转移姑息治疗的有效方法。放射治疗用于恶性肿瘤骨转移治疗的主要作用包括：①缓解骨疼痛；②减少病理性骨折的风险；③促进病理性骨折的愈合；④控制或稳定骨转移灶的进展。放射治疗可以进行体外放疗和同位素内照射。

（3）CIBP 的微创介入治疗：常用于 CIBP 治疗的微创介入治疗包括经皮椎体成形术、放射性粒子植入术、IDDS 植入术等。

经皮椎体成形术（percutaneous vertebroplasty, PVP）与经皮椎体后凸成形术（percutaneous kyphoplasty, PKP）均能有效缓解因脊柱转移瘤或者椎体压缩性骨折导致的疼痛，改善脊柱稳定性。PVP 的适应证为存在骨折风险、经 MRI 或核素成像证实的有症状的椎体微骨折、CT 提示的溶骨性或混合性骨转移，以及骨转移放射治疗后疼痛不能缓解者。

放射粒子植入术是溶骨性骨转移导致疼痛的有效微创介入治疗。对于存在恶病质、一般情况差、生存期预计小于 2 个月的患者不推荐使用。椎体转移瘤采用放射粒子植入术时应注意以下事项：①手术需要借助 CT 引导；②椎体转移瘤的边界以影像学边界为准；③对既往有外照射治疗史者应慎重；④与脊髓保持适当距离，避免损伤，通常粒子距离脊髓应大于 1 cm；⑤肿瘤侵及皮肤形成溃疡、侵及脊髓和大血管时应谨慎；⑥术后要即刻进行剂量验证。

IDDS 植入术对于椎体转移瘤，尤其是椎弓根受累，伴有脊神经根性症状者可以较好地缓解疼痛。对于不具备 PVP 或粒子植入术适应证，且全身药物治疗疼痛缓解不理想，或因疼痛（体位）无法配合者，IDDS 植入术是较好的选择。鞘内导管顶端应放置到疼痛对应的节段，初始阶段即联合使用阿片类药物与低浓度局麻药（0.1% ~ 0.125% 布比卡因或罗哌卡因）可使鞘内镇痛效果更确切。

（四）癌性爆发痛

癌性爆发痛（breakthrough cancer pain, BTcP）是指在基础癌痛控制相对稳定、镇痛药物充分应用的前提下，出现的自发的，或由可预知或不可预知因素触发的短暂性的疼痛加重。频繁的 BTcP 常使患者对镇痛的满意度下降，产生焦虑和抑郁的情绪，进而严重影响其生活质量。由于 BTcP 的出现多数情况下是不可预测的，因此 BTcP 是一种难治性癌痛。

1. BTcP 的发病机制　BTcP 按照病理生理机制可分为躯体痛、内脏痛及神经病理性疼痛。中枢神经和外周神经的敏化是 BTcP 发生的基础。导致神经敏化的因素包括：①肿瘤局部微环境改变；②组织结构破坏；③神经系统的完整性受损；④致痛因子的释放等。

2. BTcP 的临床特点　BTcP 的临床特点包括：①发作次数每日在 3 次以上，疼痛剧烈，90% 以上是重度疼痛；②发作持续时间短，3~5 分钟达到最大限度，多数为短暂性疼痛，持续时间平均为 30 分钟；③多数 BTcP 是不可预测的，即使可以预测（如活动性疼痛）并提前服用解救药物，也效果欠佳；④BTcP 常与背景痛相关，但无必然的相关性，需要全面评估来确定。

3. BTcP 的分类　BTcP 通常分为以下两种类型。

（1）事件性 BTcP：由可预测的因素引起。事件性 BTcP 可进一步分为以下 3 个亚类。①主观可控因素引起的疼痛，如进食、翻身等；②非主观可控因素引起的疼痛，如胃肠道蠕动、膀胱膨胀等；③有创操作引起的疼痛，如介入治疗等。

（2）自发性 BTcP：是指在没有任何特定活动或诱因的情况下发生的疼痛，具有不可预测性。

除上述 2 类 BTcP 外，还存在剂量末期疼痛（end-of-dose pain）。剂量末期疼痛指由于镇痛药物剂量不足导致临近下次用药时，镇痛药物的血药浓度降低（低于最低有效镇痛浓度）而发生的疼痛。由于剂量末期疼痛具有一定的可预测性，且是由于按时应用的药物作用持续时间不足导致的，可以通过调整定时给药的剂量或间隔时间获得缓解，因此，不宜认为剂量末期疼痛是 BTcP 的一个亚型。

4. BTcP 的评估及诊断　BTcP 的诊断需要满足以下 3 条：①存在基础疼痛（前 1 周中患者疼痛持续时间每日大于 12 小时）；②前 1 周患者的基础疼痛得到充分的控制（疼痛强度为无或轻度）；③患者存在暂短的疼痛加重现象。

BTcP 的综合评估可借助相关评估工具，并结合实验室和影像学等检查。目前 BTcP 评估尚缺乏标准的评估工具，应用最广泛的是爆发痛评估问卷（breakthrough pain questionnaire, BPQ），内容包括疼痛的部位、性质、程度、持续时间、发作频率、是否发散、加重和缓解因素、对镇痛及其他干预的反应、伴随症状、对日常生活的影响等多方面的评估。

5. BTcP 的治疗　临床常采取解救性治疗来缓解 BTcP，总体治疗目标是降低 BTcP 的发作次数和发作强度，减少 BTcP 对患者的不良影响，提高患者生活质量。

（1）BTcP 的药物治疗：BTcP 的药物治疗主要是在阿片类药物缓释剂型的基础上补充快速起效的阿片类药物进行解救。BTcP 理想的解救药物应具备以下特点：高效、速效、作用持续时间短、耐受性好、不良反应小、容易获得、费用低廉、患者愿意使用等。目前临床解救药物仍以短效强阿片类药物作为首选，在我国，用于 BTcP 治疗的药物主要是盐酸吗啡片。不同类型的 BTcP 应采取不同的给药策略。尽管缺乏足够的循证依据，可预测的 BTcP 可以预防性给予口服短效吗啡，不可预测的 BTcP 采用口服或非胃肠道途径给予短效阿片类药物依然成为多数临床医生的治疗选择。NCCN 指南建议缓解爆发痛的阿片类药物的单次剂量为前 24 小时阿片类药物总量的 10%~20%。若每日的爆发痛的发作次数 ≥ 3 次，则需要增加阿片类药物的背景剂量。针对不同病理生理机制的癌痛采用联合药物治疗，通常可以起到协同镇痛作用，并可减少爆发痛次数。NSAIDs 针对炎性痛的 BTcP 有效，如口腔黏膜炎、骨转移癌痛等；而神经病理性疼痛（如放化疗导致的黏膜炎推荐使用加巴喷丁）需要联合抗抑郁药物和（或）抗惊厥药物；对于伴有神经压迫症的急症患者，可使用糖皮质激素；对于内脏痛可联合使用抗抑郁药物，肠痉挛性疼痛可考虑联合使用抗胆碱能药物等。

近来，国外一些新型芬太尼透黏膜制剂（如芬太尼鼻喷雾剂或口腔黏膜泡腾片等）开始用于临床，芬太尼透黏膜制剂起效更迅速（5～15 分钟），称之为超短效或速效阿片类药物，对 BTcP 的疗效明显优于口服吗啡片。

（2）BTcP 的微创介入治疗：微创介入治疗技术中能够发挥解救镇痛作用的是 PCA 技术和 IDDS 植入术。此外，针对不同病理生理机制的 BTcP，如癌性内脏痛、骨转移癌痛、癌性神经病理性疼痛，可采取相应的微创介入技术。

PCA 是可以用于解救 BTcP 的有效技术，采用非胃肠道给药途径（主要是皮下或静脉），实现患者按需给药。通常非胃肠道给药起效迅速（5～15 分钟），避免肝脏首过效应，生物利用率高，因而符合快速解救 BTcP 的临床需求。此外，PCA 技术还可以让患者在感受到 BTcP 发作时实现即刻给药。常用于 PCA 的阿片类药物包括吗啡注射液、氢吗啡酮注射液、芬太尼注射液、舒芬太尼注射液、羟考酮注射液等，而不推荐使用阿片受体部分激动剂或激动－拮抗剂。由于 PCA 操作简单，安全有效，值得临床推广和应用。

IDDS 采用鞘内给药，与 PCA 技术相同之处是也可实现患者按需给药，不同之处是鞘内给药所需的镇痛药物剂量更小（鞘内 1 mg 吗啡相当于口服 300 mg），因而临床不良反应更低，可明显改善患者的生活质量。

（五）老年癌痛

老年患者是癌痛治疗的主体。目前临床普遍存在老年癌痛患者疼痛评估不足的现象，导致其镇痛不足，使患者日常活动、睡眠、社交功能及情感交流受限，甚至出现焦虑、抑郁、自杀倾向，应引起重视。

1. 老年癌痛的发病机制及临床特点 除了癌痛之外，老年癌症患者的疼痛源于癌症以外其他疾病的可能性更高。老年癌痛患者由于器官功能退变或病变，常合并很多慢性疾病（如骨质疏松症、骨关节炎等），也可导致疼痛。老年癌痛患者生理功能减退（如心、肺功能及肝、肾功能减退），则限制了这类患者镇痛药物及治疗方法的选择，并影响其对治疗的耐受性。肝、肾功能减退会影响药物的药代动力学，降低药物的有效性或增加药物过量的风险。老年癌痛患者疼痛感受器及阿片受体的数量减少，疼痛阈值升高，阿片类药物的有效性降低。

2. **老年癌痛的评估及诊断** 对于老年癌痛患者准确的疼痛评估较为困难。因老年人对疼痛感知不同于年轻人，具有个体差异，且可受性别、文化、耐受程度影响。疼痛的评估常常依赖于患者主诉，老年癌痛患者可能存在认知功能障碍或精神异常等，导致无法进行疼痛的言语表达，故难以进行准确的疼痛评估。同时，由于老年癌痛患者常常合并其他慢性疾病，因此还要仔细评估是否有其他疾病所引起的慢性疼痛及所用药物和剂量等。

除了常用 VAS、NRS 等疼痛程度评分的方法外，严重认知障碍的老年癌痛患者还可以选择以下客观疼痛量表。①交流能力受限老年人群疼痛评估量表（pain assessment checklist for seniors with limited ability to communicate, PACSLAC）包含 60 项疼痛行为项目，从面部表情，身体活动和行为表现，交际、性格及心理指标，生理指标（饮食、睡眠及负面声音）4 个方面进行评估；②老年痴呆晚期疼痛评估量表（pain assessment in advanced dementia scale, PAINAD）包含 5 个与疼痛相关的行为项目，即呼吸、负面声音表达、面部表情、身体语言、可安抚度；③ Abbey 疼痛评估量表（abbey pain scale, Abbey-PS）包括声音、面部表情、肢体语言改变、行为变化、生理变化、躯体改变 6 个方面；④ Doloplus-2 疼痛评估量表包含 10 个项目，从躯体反应、精神运动反应、心理社会反应 3 个方面进行评估。

3. **老年癌痛的治疗** 老年癌痛患者的疼痛严重影响其生活质量，应结合老年癌痛患者的特点，采取综合干预，合理选择多模式镇痛方法来缓解疼痛，改善生活质量。

（1）老年癌痛的药物治疗：老年癌痛患者的生理代谢减慢，药物在体内存留时间延长使药物作用增强，在应用阿片类镇痛药物时，应避免因药物不良反应、药物蓄积体内导致中毒及呼吸抑制等严重后果发生；对于一些调整剂量或停用的药物需要格外注意，根据停药指标，严格按药典执行，防止反跳现象及不良反应发生。老年癌痛患者使用镇痛药时应注意以下几点：①小剂量起始，缓慢增加药物剂量；②间断性疼痛按需给药，持续性疼痛按时给药；③强调药物联合应用；④密切监测，注重治疗后的再评估和随访；⑤重视日常照护者的镇痛知识宣教；⑥恰当的抗肿瘤治疗；⑦抗焦虑和抗抑郁治疗；⑧选择适合的非药物治疗。

（2）老年癌痛的微创介入治疗：目前常用的微创介入手术均可酌情地用于老年癌痛患者，包括 PCA 技术、神经（丛）毁损术、经皮椎体成形术、放射性粒子植入术及 IDDS 植入术等。需要注意的是，对于老年癌痛患者，在选择微创介入手术时要实施个体化的方案，根据患者的年龄、全身状况及自身的耐受情况等选择适宜的手术方式，减少全身镇痛药物的使用和药物不良反应，使得患者得到最佳的临床收益，提高生活质量。

（宋　莉　金　毅）

参考文献

[1] 王昆，金毅．难治性癌痛专家共识（2017 年版）．中国肿瘤临床，2017,16:787-793.

[2] 中华人民共和国国家卫生健康委员会．癌症疼痛诊疗规范（2018 年版）．2018.

[3] 刘红军，金毅，陈映霞，等．难治性癌痛专家共识（CRPC，2017 年版）解读（一）：难治性癌痛的定义．实用疼痛学杂志，2017,13(6):404-405.

[4] 王昆，王杰军．难治性癌痛诊断与治疗．北京：人民卫生出版社，2018.

[5] 韩济生．疼痛学．北京：北京大学医学出版社，2012.

[6] 林小燕，杨宝玉，杨菁．美沙酮治疗阿片耐受患者中重度癌性疼痛的临床观察．中国药物依赖性杂志，2016,(3):279-280+283.

[7] 宋莉，卢帆，刘慧．植入式鞘内药物输注系统用于顽固性癌痛患者的疗效及安全性分析．中国肿瘤临床，2016,(8):339-343.

[8] 邵月娟，金毅．难治性癌痛专家共识（CRPC，2017 年版）解读（四）：癌性神经病理性疼痛．实用疼痛学杂志，2018,14(3):163-167.

[9] 朱红梅，陈浩飞，程祝强，等．难治性癌痛专家共识（CRPC，2017 年版）解读（二）：癌性内脏痛．实用疼痛学杂志，2018,14(1):5-8.

[10] 柳晨，王俊杰，孟娜，等．CT 引导下放射性 125I 粒子置入治疗脊柱转移性肿瘤的价值．中国脊柱脊髓杂志，2011,21(3):226-229.

[11] 中国抗癌协会癌症康复与姑息治疗专业委员会难治性癌痛学组，中华医学会疼痛学分会癌痛学组．癌性爆发痛专家共识（2019 年版）．中国肿瘤临床，2019,46(6):267-271.

[12] 沈欢．老年癌性疼痛特点研究及护理．实用临床护理学电子杂志，2017,2(39):194.

[13] 崔爽，国仁秀，郑莹．老年癌症患者疼痛评估工具的研究进展．中国医药导报，2018,15(32):42-45.

[14] 谢辉兰，曾令清，顾连兵，等．老年癌症疼痛治疗的研究进展．实用老年医学，2017,31(1):20-23.

[15] Scarborough BM, Smith CB. Optimal pain management for patients with cancer in the modern era. CA Cancer J Clin, 2018,68(3):182-196.

[16] Vayne-Bossert P, Afsharimani B, Good P, et al. Interventional options for the management of refractory cancer pain-what is the evidence? Support Care Cancer, 2016,24(3):1429-1438.

[17] Aziz MT, Good BL, Lowe DK. Serotonin-norepinephrine reuptake inhibitors for the management of chemotherapy-induced peripheral neuropathy. Ann Pharmacother, 2014,48(5):626-632.

[18] Dou Z, Jiang Z, Zhong J. Efficacy and safety of pregabalin in patients with neuropathic cancer pain undergoing morphine therapy. Asia Pac J Clin Oncol, 2017,13(2):e57-e64.

[19] Amin P, Roeland E, Atayee R. Case report: efficacy and tolerability of ketamine in opioid-refractory cancer pain. J Pain Palliat Care Pharmacother, 2014,28(3):233-242.

[20] Song L, Wang S, Zuo Y,et al. Midazolam exacerbates morphine tolerance and morphine-induced hyperactive behaviors in young rats with burn injury. Brain Res, 2014,1564:52-61.

[21] Martyn JAJ, Mao J, Bittner EA. Opioid Tolerance in Critical Illness. N Engl J Med, 2019,380(16):e26.

[22] Brunelli C, Bennett MI, Kaasa S, et al. Classification of neuropathic pain in cancer patients: A Delphi expert survey report and EAPC/IASP proposal of an algorithm for diagnostic criteria. Pain, 2014,155(12):2707-2713.

[23] Bennett MI, Attal N, Backonja MM, et al. Using screening tools to identify neuropathic pain. Pain, 2007,127(3):199-203.

[24] Lu F, Song L, Xie T, et al. Current Status of Malignant Neuropathic Pain in Chinese Patients with Cancer: Report of

a Hospital-based Investigation of Prevalence, Etiology, Assessment, and Treatment. Pain Pract, 2017,17(1):88-98.

[25] Mercadante S, Klepstad P, Kurita GP, et al. Sympathetic blocks for visceral cancer pain management: A systematic review and EAPC recommendations. Crit Rev Oncol Hematol, 2015,96(3):577-583.

[26] Olarte JM. Breakthrough cancer pain and rational drug use. Support Care Cancer, 2017,25(Suppl 1):11-17.

[27] Fry M, Arendts G, Chenoweth L. Emergency nurses' evaluation of observational pain assessment tools for older people with cognitive impairment. J Clin Nurs, 2017,26(9-10):1281-1290.

[28] Finnerty D, O'Gara Á, Buggy DJ. Managing Pain in the Older Cancer Patient. Curr Oncol Rep, 2019,21(11):100.

第七节　癌痛综合征

癌痛综合征（cancer pain syndromes）是在癌症的基础上所出现的剧烈疼痛，而且是具有明显体征与特殊并发症的一组相关症状。大多数癌痛综合征与肿瘤直接相关，最常见的类型是骨痛综合征和神经性疼痛综合征。癌痛综合征是癌症患者疾病发展过程中具有一定特点的各种疼痛症状与体征的集合。癌症疼痛综合征可大致分为急性和慢性两种。急性疼痛综合征包括与癌症直接相关的急性疼痛综合征、与抗肿瘤治疗相关的急性疼痛综合征；慢性疼痛综合征包括与肿瘤相关的躯体疼痛综合征、内脏疼痛综合征、神经病性疼痛，以及放射治疗引起的慢性疼痛综合征。急性疼痛综合征常伴有诊断或治疗性干预，而慢性疼痛综合征常与肿瘤本身或抗肿瘤治疗直接相关。骨痛和神经病理性疼痛是癌痛综合征的最常见类型。

一、急性疼痛综合征

急性疼痛综合征可能直接与癌症、抗肿瘤治疗、诊断或治疗干预有关，抗肿瘤治疗或治疗干预更可能是急性疼痛综合征的原因。

（一）与癌症直接相关的急性疼痛综合征

与癌症直接相关的急性疼痛综合征包括病理性骨折、内脏阻塞或穿孔、肿瘤内出血、上腔静脉阻塞、急性血栓引起的疼痛。

1. **病理性骨折**　最易发生于乳腺癌、肺癌、前列腺癌和多发性骨髓瘤患者。患者主诉突发背痛或肢体疼痛，伴有或不伴有既往创伤。病理性骨折是局部疼痛的突然发作，影像学检查可以证实诊断。治疗策略通常结合外科手术，基于放射和化学治疗，旨在控制疼痛，恢复功能，并防止进一步的骨骼并发症。

2. **内脏阻塞或穿孔**　由肿瘤阻塞或穿孔中空内脏（如胆管、输尿管、大肠或小肠）引起的疼痛，其相关特征因部位和病理而异，症状明显，易诊断。如胃癌患者出现胃痛，在几天内加重，并伴有早期饱腹感和餐后呕吐，应警惕胃出口梗阻的可能，可行CT或内镜检查进一步明确诊断。确诊后应尽快采用经皮内镜减压术、支架植入术等治疗，鼓励早期干预。

3. **肿瘤内出血** 通常表现为急性疼痛，可以通过影像学诊断证实。如肝细胞癌，肿瘤病灶易发生坏死、出血，患者通常伴有重度右上腹疼痛，吸气时加重，并伴有局部压痛，肿瘤破裂可致患者发生出血性休克，甚至死亡。早期有效的干预可以避免出现恶性结果，可进行输血和控制疼痛，以及紧急干预控制出血治疗。

4. **上腔静脉阻塞** 来源于纵隔原发性或转移性肿瘤，通常表现为呼吸困难，面部和颈部肿胀及颈部和胸壁静脉扩张。在某些情况下表现为急性颈部疼痛或头痛，可通过血管支架植入术或放疗。

5. **急性血栓引起的疼痛** 深静脉血栓形成是常见的并发症，通常伴有疼痛。当一侧肢体突然肿胀，局部发生疼痛，行走时加剧，提示血栓形成。考虑该病的高发病率，在肢体出现急性疼痛时，即使仅伴有轻微肿胀，也常常建议对静脉阻塞进行诊断和评估。对于高危的急性肺血栓栓塞症患者，临床上应及时给予积极的溶栓治疗；而对于中低危的急性肺血栓栓塞症患者则采用抗凝治疗。

（二）与抗肿瘤治疗相关的急性疼痛综合征

1. **化疗引起的急性疼痛综合征** 口腔黏膜炎是全身化疗最常见的急性疼痛并发症，在临床上常在化疗给药后最初1周表现明显。口腔黏膜炎的发病率因给药方案和剂量、同时使用的治疗（尤其是放疗）和患者个体差异等因素的不同，存在差异。在骨髓移植前进行骨髓清除化疗的血液系统恶性肿瘤患者中几乎是普遍存在的。与之密切相关的化疗药物包括甲氨蝶呤、氟尿嘧啶和阿霉素。化疗引起的黏膜炎通常发生在治疗后1~2周。黏膜炎可影响整个胃肠道的黏膜，患者通常出现口腔疼痛和溃疡，常伴有呕吐和腹泻。疼痛可能会很严重，甚至导致营养不良。尽管进行了大量的临床试验，但治疗选择有限，黏膜炎的管理通常依赖于全身镇痛药和细致的口腔护理，以及对并发问题（如重复感染）的治疗。

化疗引起的神经病变可表现为急性疼痛综合征（表2-1-13）。神经病理性疼痛的症状发作在时间上与化疗方案的实施相关，并且疼痛通常具有神经性特征，如烧灼痛，可能存在运动或感觉症状。急性神经性疼痛可在数周后消退，或在附加化疗后消退后又复发，有时会发展成慢性神经性疼痛。许多患者有症状的改善，但在神经学检查中可表现出长期异常。

少数接受紫杉醇治疗的患者可出现急性关节痛和肌痛，通常发生在化疗后不久，可持续数日，甚至更长，其机制尚不清楚。

表 2-1-13　与抗肿瘤治疗相关的急性疼痛综合征

类别	症状或原因
化疗所致的头痛	常见于全反式维甲酸治疗后、鞘内甲氨蝶呤治疗白血病和淋巴瘤等，可能持续几天或更长时间
弥散性骨痛	反式维甲酸治疗后产生
开始使用黄体素释放激素激动剂后的前列腺癌晚期症状	以增加骨痛为特征，有时伴有脊髓压迫、膀胱出口梗阻和高凝状态的危险
手掌-足底红细胞感觉障碍（手足综合征）	给予特殊化疗后，手掌和足底出现疼痛性皮疹（特别是使用脂质体阿霉素和卡培他滨后）
肌痛和关节痛	肌肉和关节疼痛，20%的患者于接受紫杉醇治疗后产生
类固醇导致的会阴灼烧感	会阴灼烧感，于快速静脉注射类固醇后产生

2. 放射治疗引起的急性疼痛综合征　放射治疗可引起急性疼痛。30%~40%接受骨转移姑息性放射治疗的患者在放射治疗后可立即感受到骨痛。在一项研究中指出，治疗前使用 8 mg 地塞米松可以减轻疼痛的严重程度。放射性核素如锶[-89]和钐[-153]，可用于治疗恶性骨痛，最初治疗后的疼痛闪烁可发生在少数患者中，典型表现为多灶性深部疼痛，随活动加重，疼痛通常持续数日，常需要镇痛治疗。

放射治疗是口腔黏膜炎的常见原因，其表现和结果与化疗引起的黏膜炎相似。腹部或盆腔放射治疗可导致结肠炎、直肠炎或膀胱炎，如果是腹部放射治疗，可伴有恶心、呕吐、腹部绞痛、腹泻和出血。直肠炎可引起里急后重，膀胱炎的先兆是排尿困难，并伴有尿急、尿频和血尿。

放射治疗相关的急性疼痛综合征的发病各不相同，但通常发生在治疗后 1~2 周。疼痛和相关症状通常在数周后逐渐消失。在此期间，可能需要对疼痛和其他症状进行强化治疗。较新的放射治疗方法已经降低了这些疼痛症状的发生率和严重程度，但只要是在放射治疗区域（包括内脏），风险仍然存在。

放射性神经病变是一种急性的、短暂的、疼痛的臂丛神经病变，伴有感觉异常和上肢无力，在乳腺癌放射治疗期间或放射治疗完成后可立即出现。该综合征通常呈自限性，与放射治疗引起的臂丛神经病变没有明确的相关性，后者通常在治疗结束后数月至数年出现。

二、慢性疼痛综合征

绝大多数与癌症相关的慢性疼痛直接由肿瘤造成，主要是骨骼与神经组织受压的缘故，近3/4 的癌症患者患有肿瘤直接影响的慢性疼痛或神经性综合征，癌症的治疗也可能导致慢性疼痛。慢性疼痛持续时间长，病因不明确，疼痛程度与组织损伤程度的严重程度可以不相关，可伴有痛觉过敏、异常疼痛、常规镇痛治疗疗效不佳等特点。与癌症直接相关的慢性疼痛综合征见表

2-1-14，与癌症治疗相关的慢性疼痛综合征见表 2-1-15。

表 2-1-14　与癌症直接相关的慢性疼痛综合征

类别	症状
肿瘤骨痛	多病灶的骨痛 骨转移 骨髓扩张（血液系统恶性肿瘤）椎体综合征 腰骶综合征 与骨盆和臀部相关的脊髓压迫综合征继发的盆骨转移背部疼痛 髋关节综合征 恶性梨状肌综合征
肿瘤相关软组织疼痛	头部及面部疼痛 胸膜痛
肿瘤内脏痛	肝扩张综合征 恶性会阴疼痛 慢性肠梗阻 肾上腺疼痛综合征
神经性疼痛综合征	脑神经痛 颈神经丛病变 腰骶神经丛病变 神经根病变 副肿瘤性周围神经病变

表 2-1-15　与癌症治疗相关的慢性疼痛综合征

类别	症状
激素治疗相关的疼痛综合征	关节痛 性交困难 男子女性型乳房 肌痛 骨质疏松性压缩骨折
放射治疗相关的疼痛综合征	胸壁综合征 膀胱炎 肠炎和直肠炎 淋巴水肿
放射治疗相关的疼痛综合征	脊髓病 骨质疏松症 放射性骨坏死和骨折 继发性恶性肿瘤 周围神经病变 臂丛神经病变：臂丛、腰骶丛、骶丛

续表

类别	症状
化疗相关的疼痛综合征	长期使用皮质激素 缺血性坏死 椎体压缩性骨折的骨并发症 腕管综合征 化疗引起的周围神经病变
手术疼痛综合征	淋巴水肿 幻肢痛 乳腺癌术后疼痛 颈部术后疼痛 术后盆底疼痛 开胸术后冻结肩疼痛

（一）与癌症直接相关的慢性疼痛综合征

1. 肿瘤相关的躯体疼痛综合征 骨、关节、肌肉或结缔组织的肿瘤可导致持续性躯体疼痛。骨转移是慢性疼痛的最常见原因。恶性肿瘤晚期产生疼痛常见的原因之一是浸润癌或骨转移癌，约占癌痛的 85%。骨转移性疼痛综合征的原发性癌依次为乳腺癌、支气管癌、前列腺癌、膀胱癌、食管癌、颈部癌及其他癌。癌性骨痛的疼痛性质多为中至重度胀痛、刺痛、撕裂痛，疼痛持续存在或呈阵发性加剧。癌痛转移至骨骼后，分泌的前列腺素等物质促使癌周围骨质破坏和吸收，使神经末梢致敏而产生疼痛。因此，尽管发现骨浸润灶或转移灶尚小，但临床上已产生剧烈疼痛。随着癌细胞的迅速生长、浸润和转移，可产生相应的症状，如头痛、腰腿痛和根性脊神经痛。

（1）多发性骨痛：骨痛可能是局灶性、多灶性或全身性的。与转移相关的多灶性骨痛最常见于乳腺癌、前列腺癌、肺癌及多发性骨髓瘤。疼痛原因可能是肿瘤直接侵犯，或继发性病理性骨折，或邻近结构的损伤。通常是局灶性的疼痛，并因运动或负重而加重。虽然从无痛转化为疼痛性骨转移的机制尚不清楚，但肿瘤直接激活的痛觉感受器、与骨折相关的机械变形、生长因子和（或）化学介质的局部释放、致敏痛觉感受器的激活等因素均可能参与其中。

（2）脊椎疼痛综合征：脊椎是骨转移最常见的部位，与其相关的疼痛综合征也很常见，疼痛通常出现在转移部位以下。早期识别有助于及时治疗疼痛和潜在的病变。

（3）骨盆和髋关节转移：盆腔转移可累及耻骨、髂骨或骶髂区。疼痛表现为行走时持续的局部疼痛，如髋部或腹股沟疼痛，或膝关节或大腿其他部位的疼痛。恶性梨状肌综合征表现为臀部和（或）坐骨神经分布区域的疼痛，通常伴随髋关节内旋或疼痛性神经丛病变加重。

（4）骶骨疼痛综合征：严重的局灶性疼痛可放射至臀部、大腿后部或会阴部，这与肿瘤相关的骶骨和骶前组织损伤有关。卧位或坐位时常常加重疼痛，站立或行走时则可减轻疼痛。外侧髋关节旋转器受累会使髋关节运动时发生疼痛。

（5）颅底转移癌痛综合征：是由颅底转移癌引起的疼痛。颅底通常是指鼻以下咽以上的区域，鼻咽癌患者易出现颅底转移。临床上常见的颅底转移癌痛综合征的共同特点包括：①脑神经穿出颅底的癌痛综合征；②感觉障碍、感觉迟钝或疼痛；③单个或多个脑神经功能障碍；④颅底MRI、CT检查对诊断帮助有限。

（6）肌肉和软组织疼痛：局部疼痛来自肌肉、脂肪或纤维组织。软组织肉瘤肌肉疼痛也可能是由于神经损伤（如神经根病或神经丛病）或代谢紊乱（如脱水、低钾血症或低钙血症）引起的痉挛所致。

2. 肿瘤相关的内脏疼痛综合征

（1）肝痛综合征：肝脏区域的疼痛敏感结构包括肝包膜、血管、隔膜和胆道。支配这些结构的伤害性传入神经通过腹腔神经丛、膈神经和右下肋间神经传递。原发性肝细胞癌患者主诉肝区疼痛者占10%左右，疼痛起始部位为右季肋部，可向两侧放射，有时向背部放射，患者有胀痛窒息感。厌食和消瘦也是常见症状，多数患者肝区有压痛，可伴有黄疸。疼痛通常是一种钝性疼痛，随着体位的改变而加重。

（2）腹膜癌和慢性肠梗阻：弥漫性腹痛可能与腹胀、肠系膜张力增加，或与腹膜癌或慢性肠梗阻有关。卵巢癌和结肠癌、直肠癌是最常见的病因。疼痛可能是持续性疼痛或间歇性绞痛，相关症状包括恶心、呕吐和便秘。

（3）恶性会阴疼痛：会阴疼痛（直肠、生殖器或弥漫性疼痛）常见于直肠或结肠肿瘤、女性生殖道和远端泌尿生殖系统恶性肿瘤，疼痛通常因坐或站而加重，有或无张力或张力样疼痛，或间歇性严重的膀胱痉挛。

（4）肾上腺疼痛综合征：肾上腺转移性恶性肿瘤通常起源于肺癌，可引起单侧腹痛，仰卧位时加重。疼痛可放射至同侧上、下象限的腹部区域。

（5）输尿管梗阻：常见于恶性梗阻的输尿管，通常是由胃肠、泌尿生殖系统或妇科肿瘤引起。如果发生疼痛，通常是绞痛，常叠加于长期持续存在的隐痛，疼痛可放射至腹股沟或生殖器区域。严重时，腹痛可能会伴有恶心和呕吐。导尿或支架植入术可以缓解症状。

（6）软脑膜转移：乳腺癌、肺癌、淋巴瘤和白血病是软脑膜转移恶性肿瘤的常见原因。最常见的症状是背部或颈部疼痛，或偏头痛或紧张性头痛，这些症状在清晨和用力憋气时可能会加重。神经并发症可能包括认知障碍、癫痫、偏瘫、脊髓综合征，或任何与脑神经病变或神经根病变相一致的运动或感觉障碍。鉴于临床表现的多样性，当头痛、颈部或背部疼痛或神经功能障碍不能被当前诊断疾病所解释时，临床医生应高度警惕。

3. 肿瘤相关的神经性疼痛

（1）脑神经痛：脑神经鞘瘤可继发于颅底或鼻窦、软脑膜或头颈部软组织的恶性肿瘤。症状可能类似于非恶性的神经痛。舌咽神经痛可能是颈内孔综合征的一部分，也可能是单独发生的。这种疼痛通常是阵发性的，但也可以是持续性的，它被描述为严重的咽喉或颈部刺痛，疼痛放射至耳部或乳突区时可伴有晕厥。可能是自发发作，也可能是由咀嚼、吞咽、咳嗽、说话、打哈欠、某些味道或触摸颈部或外耳道引起。疼痛性三叉神经病变可作为颅中窝综合征的一部分或因肿瘤累及其他部位的三叉神经而发生。在某些情况下，疼痛是发作性的，与特发性三叉神经痛相似；在另一些病例中，疼痛有持续性或非阵发性的情况。有些患者可伴有神经体征，如三叉神经分布区域感觉障碍或同侧咀嚼肌无力。

（2）颈神经丛病变：颈神经丛受局部晚期或转移性肿瘤的侵犯时，可在耳周、耳后、颈部前区、面部、头部或肩部的外侧引起疼痛。硬脊膜或硬膜外癌侵犯，或椎体破坏，肺尖部肿瘤牵拉臂丛神经及颈部、锁骨上窝或腋窝淋巴结癌转移等均可造成癌性臂丛神经痛综合征。最常见的原发性癌仍为支气管癌和乳腺癌患者。严重者可见臂丛神经支配区的感觉丧失和运动障碍。相反，伴随上臂神经丛病的疼痛（如由于锁骨上淋巴结转移引起的疼痛）在肩部和上臂区域最为严重。疼痛通常会持续数月，然后发展为肩部无力和肩部及上臂的感觉丧失。对这些症状应进行早期识别，比如进行 MRI 检查并开始治疗。

（3）腰骶神经丛病变：结直肠癌、子宫颈癌、乳腺癌、肉瘤、淋巴瘤是腰骶神经丛病常见的原因。神经性疼痛症状可先于神经体征出现，症状和体征均指向解剖受累部位。盆腔侧壁疾病患者多发展为上神经丛病变，疼痛发生于腹股沟区，并跨越大腿的前、内侧，而内侧或椎旁病变较多的患者则发展为远端、足部、大腿后区疼痛。随着疾病的进展，强烈的神经性疼痛可能累及整个下肢。深盆腔肿瘤主要损伤骶神经丛，表现为会阴疼痛和膀胱或肠道功能障碍。

（4）神经根病变：任何压迫、扭曲或使神经根发炎的恶性过程都可能引起神经根痛性病变或多神经根病变。神经根痛性病变可继发于软脑膜恶性肿瘤的转移，硬膜内肿瘤（如脑膜瘤、神经纤维瘤或室管膜瘤），或硬膜外腔的恶性肿瘤。神经根性疼痛可能是连续性的或间歇性的，或感觉异常的（如灼烧或电灼样），可能与神经体征有关，也可能与神经体征无关。当位于胸椎和双侧分布时，疼痛可能表现为胸部或腹部的束带痛，出现这一表现时应警惕存在相关硬膜外疾病的可能。

（5）副肿瘤性周围神经病变：疼痛是副肿瘤性周围神经病变最常见的首发症状。大多数患者的疼痛与轴突病相一致，然而部分患者也会存在不对称的疼痛或局部疼痛。诊断时需要进行电生理检查、血清学检查与副肿瘤神经病变相关的抗体检查，并评估其他原因，如甲状腺疾病。

（二）与放射治疗相关的疼痛综合征

放射治疗可导致与内脏、软组织或神经组织损伤相关的慢性疼痛综合征。辐射诱发的颈丛、臂丛或腰骶神经丛病变是最好的例子，并可能在治疗后数月至数年出现。疼痛通常比癌症相关的神经丛病变要轻得多，可伴随淋巴水肿和局部皮肤改变，虚弱和感觉改变较早发生。放射诱发的神经丛病变和恶性神经丛病变之间的临床鉴别存在一定难度，在某些情况下需要反复活检。

慢性放射性脊髓病会出现感觉症状（包括疼痛），通常是进展性运动和自主神经功能障碍发展的先兆。这种疼痛常为烧灼痛，局限于脊髓损伤区域或以下。神经学上的发现可能与脊髓横突病变相一致，有时呈棕色斑块状病变。

淋巴水肿：淋巴水肿可能是由于胸部、肩部或骨盆受到辐射引起。约有 1/3 患有淋巴水肿的癌症患者可感到疼痛。部分患者因邻近神经丛的展神经损伤或神经卡压而产生神经性疼痛。然而，新发的严重或进展性的淋巴水肿引起的肢体疼痛提示有肿瘤复发或感染的可能，需要重新评估。

特殊癌痛综合征（specific cancer pain syndrome）与癌痛综合征（cancer pain syndrome）这两个概念之间的关系比较模糊。以"特殊癌痛综合征"或"specific cancer pain syndrome"为关键词，得到的相关文献资料比较有限。总体来说，这两个概念均是指在癌症的基础上所出现的剧烈疼痛，而且是具有明显体征与特殊并发症的一组相关症状。"cancer pain syndrome"在 2017 年的 NCCN 成人癌痛指南及之前版本中的定义，与 2018 年及之后的 NCCN 成人癌痛指南中提及的"specific cancer pain syndrome"内容基本相同，即与炎症有关的疼痛，不伴有肿瘤急症的骨痛、肠梗阻、神经痛（包含神经病理性疼痛），预期对抗肿瘤治疗可能有效的疼痛病变。长期的疼痛可严重影响患者的生活质量，并且给患者家庭和社会均带来沉重的负担。因此，积极治疗癌痛综合征，特别是提高医护人员对癌痛综合征的认识和规范化诊疗的意识，对于提高癌痛患者的生活质量、提高癌痛全程管理的规范性具有重要意义。

（王杰军）

===================== 参考文献 =====================

[1] 李萍萍，吴晓明，刘端祺，等. 北京市癌症疼痛管理规范（2017 年版）. 中国疼痛医学杂志，2017,(12):881-889.

[2]　刘小立，王昆 . 疼痛病学诊疗手册——癌性疼痛分册 . 北京：人民卫生出版社，2017.

[3]　Portenoy RK, Ahmed E. Cancer Pain Syndromes. Hematol Oncol Clin North Am, 2018,32(3):371-386.

[4]　Bryson DJ, Wicks L, Ashford RU. The investigation and management of suspected malignant pathological fractures: a review for the general orthopaedic surgeon. Injury, 2015,46(10):1891-1899.

[5]　Jeurnink SM, Steyerberg EW, van Hooft JE, et al. Surgical gastrojejunostomy or endoscopic stent placement for the palliation of malignant gastric outlet obstruction (SUSTENT study): a multicenter randomized trial. Gastrointest Endosc, 2010,71(3):490-499.

[6]　Van Sebille YZ, Stansborough R, Wardill HR, et al. Management of Mucositis During Chemotherapy: From Pathophysiology to Pragmatic Therapeutics. Curr Oncol Rep, 2015,17(11):50.

[7]　Staff NP, Grisold A, Grisold W, et al. Chemotherapy-induced peripheral neuropathy: A current review. Ann Neurol, 2017,81(6):772-781.

[8]　Miller KK, Gorcey L, McLellan BN. Chemotherapy-induced hand-foot syndrome and nail changes: a review of clinical presentation, etiology, pathogenesis, and management. J Am Acad Dermatol, 2014,71(4):787-794.

[9]　Evans RW, Armon C, Frohman EM, et al. Assessment: prevention of post-lumbar puncture headaches: report of the therapeutics and technology assessment subcommittee of the american academy of neurology. Neurology, 2000,55(7):909-914.

[10]　Nuttall FQ, Warrier RS, Gannon MC. Gynecomastia and drugs: a critical evaluation of the literature. Eur J Clin Pharmacol, 2015,71(5):569-578.

[11]　Kreidieh FY, Moukadem HA, El Saghir NS. Overview, prevention and management of chemotherapy extravasation. World J Clin Oncol, 2016,7(1):87-97.

[12]　Hird A, Zhang L, Holt T, et al. Dexamethasone for the prophylaxis of radiation-induced pain flare after palliative radiotherapy for symptomatic bone metastases: a phase II study. Clin Oncol (R Coll Radiol), 2009,21(4):329-335.

[13]　Zaporowska-Stachowiak I, Luczak J, Hoffmann K, et al. Managing metastatic bone pain: New perspectives, different solutions. Biomed Pharmacother, 2017,93:1277-1284.

[14]　Portenoy RK, Ahmed E. Cancer Pain Syndromes. Hematol Oncol Clin North Am, 2018,32(3):371-386.

[15]　Papagelopoulos PJ, Mavrogenis AF, Soucacos PN. Evaluation and treatment of pelvic metastases. Injury, 2007,38(4):509-520.

[16]　Laigle-Donadey F, Taillibert S, Martin-Duverneuil N, et al. Skull-base metastases. J Neurooncol, 2005,75(1):63-69.

[17]　Harris JN, Robinson P, Lawrance J, et al. Symptoms of colorectal liver metastases: correlation with CT findings. Clin Oncol (R Coll Radiol), 2003,15(2):78-82.

[18]　Laval G, Marcelin-Benazech B, Guirimand F, et al. Recommendations for bowel obstruction with peritoneal carcinomatosis. J Pain Symptom Manage, 2014,48(1):75-91.

[19]　Liberman D, McCormack M. Renal and urologic problems: management of ureteric obstruction. Curr Opin Support Palliat Care, 2012,6(3):316-321.

[20]　Drappatz J, Batchelor TT. Leptomeningeal neoplasms. Curr Treat Options Neurol, 2007,9(4):283-293.

[21]　National Comprehensive Cancer Network, NCCN. NCCN clinical practice guidelines in Oncology:Adult Cancer Pain（2021.Ⅵ）. https://www.nccn.org/.

第二章

癌症相关性疲乏

第一节　癌症相关性疲乏的治疗现状

一、癌症相关性疲乏的定义

癌症相关性疲乏（cancer-related fatigue, CRF）又称癌因性疲乏，是一种由癌症本身或癌症相关治疗引起的包括躯体、情绪和（或）认知等方面疲乏或耗竭的主观感觉，CRF 不是由活动或劳累引起的，也不能通过睡眠或者休息来缓解。CRF 是癌症及癌症治疗中的常见症状，可严重影响患者的生活、工作和社交。目前对于 CRF 的定义没有统一的标准，1986 年 Piper 首次从护理学的角度将 CRF 定义为：一种受生物节律影响的主观疲倦感，其强度、持续时间、引起的主观不愉快感常会发生变化。1996 年 Ream 和 Richardson 以护理为目标对 CRF 的定义为：一种主观的、不悦的症状，包括从疲倦至精疲力竭的各种感受，其产生的全身症状可干扰个人的日常生活。1998 年 Schwartz 将其定义为：一种包括生理、情感、认知、时间在内的自我知觉体验，一种动态的、多维的自我感知状态。最新的《NCCN 临床实践指南：癌症相关疲乏 2021.V1》将 CRF 定义为：一种痛苦的、持续的、主观的，有关躯体、情感或认知方面的疲乏感或疲惫感，与近期的活动量不符，与癌症或者癌症治疗有关，并且妨碍日常功能。可见，CRF 是患者个体在生理、心理、功能性和社会性方面的一种多维度主观体验。

二、癌症相关性疲乏的流行病学

癌症患者的疲乏症状，通常与其他症状和体征一起以症候群的方式出现，如疼痛、情绪障碍、贫血和睡眠障碍等。有研究显示，癌症患者治疗期间 CRF 的患病率为 30%~99%，并且

CRF 不会随着治疗的结束而消失，通常在治疗后的数月乃至数年仍然存在。我国东部地区关于癌症患者 CRF 流行病学调查结果显示，中至重度 CRF 发生率为 52.07%，年龄 <58 岁患者中的中至重度 CRF 发病率为 48.47%，年龄 ≥ 58 岁患者中的中至重度 CRF 发病率为 55.69%。与恶心、呕吐、疼痛等其他症状相比，CRF 对癌症患者日常生活的影响更显著，并很可能致使抗癌治疗中断。一项分析 CRF 对癌症幸存者生活影响的纵向调查研究结果显示，75% 的患者因 CRF 改变了工作状态，11% 因病请假，甚至有 28% 的患者辞职。

三、癌症相关性疲乏的诊断标准

国际疾病分类标准第 10 版（International Classification of Diseases, ICD-10）提出了 CRF 的诊断标准。

（1）在过去 1 个月内，持续 2 周每天或几乎每天出现以下 6 项（或以上）症状，并且其中 1 项为明显的疲乏：①明显的疲乏、精力减退或需要更多的休息，与近期活动量的改变不成比例；②全身无力或肢体沉重；③注意力不能集中；④对平时从事活动的积极性或兴趣减退；⑤失眠或者嗜睡；⑥睡眠后感到精力未能恢复；⑦活动困难；⑧因疲乏引起情绪反应，如悲伤、挫折感、易怒；⑨因疲乏不能完成原先能胜任的日常活动；⑩短期记忆力减退；⑪ 活动后疲乏持续数小时。

（2）在社交、职业或其他重要职能领域，这些症状引起临床上严重的痛苦或障碍。

（3）有病史、体格检查或其他检验结果表明这些症状由癌症或癌症治疗引起。

（4）这些症状主要不是由于共存的精神疾病引起的，如重度抑郁症、躯体化障碍、躯体形式障碍、谵妄。

（王杰军）

参考文献

[1] 谢晓冬，张潇宇 . 癌因性疲乏最新进展——NCCN（2018 版）癌因性疲乏指南解读 . 中国肿瘤临床，2018,45(16):817-820.

[2] Piper BF. Fatigue pathophysiological phenomena in nursing:Human responses to illness. Publisher: Saunders, 1996:219-234.

[3] Ream E, Richardson A. Fatigue: a concept analysis. Int J Nurs Stud, 1996, 33(5):519-529.

[4] Schwartz A. The schwartz cancer fatigue scale: testing reliability and validity. Oncol Nurs Forum, 1998,25(4):711-717.

[5] National Comprehensive Cancer Network, NCCN. NCCN clinical practice guidelines in Oncology:Cancer-Related Fatigue（2021.V1）. https://www.nccn.org/.

[6] Djalilova D, Mandolfo N, Berger AM, et al. Policy analysis of access to and reimbursement for nonpharmacologic therapies for cancer-related fatigue. Public Health Nurs, 2019,36(4):545-550.

[7] Tian L, Lin L, Li HL, et al. Prevalence and Associated Factors of Cancer-Related Fatigue Among Cancer Patients in Eastern China. Oncologist, 2016,21(11):1349-1354.

[8] Savina S, Zaydiner B. Cancer-Related Fatigue: Some Clinical Aspects. Asia Pac J Oncol Nurs, 2019,6(1):7-9.

[9] Cella D, Peterman A, Passik S, et al. Progress toward guidelines for the management of fatigue. Oncology, 1998,12:369-377.

第二节　癌症相关性疲乏的发病机制和影响因素

一、癌症相关性疲乏的发病机制

CRF 的病理生理学机制尚不明确，可能是多因素共同作用所致。目前已经提出多种 CRF 的生物学机制，包括贫血、甲状腺功能减退、肾上腺功能不全、5- 羟色胺失调、细胞代谢异常、神经内分泌功能障碍和炎症。目前引起最多关注和支持的是炎症机制，即癌症（癌细胞本身或周围基质及免疫细胞）及癌症治疗（手术、放疗、化疗和靶向治疗及免疫治疗等）能够激活免疫系统释放促炎因子。此外，心理因素（包括与癌症诊断与治疗的心理压力）也会引发炎症，可影响中枢神经系统，改变神经传导过程，从而产生睡眠异常、食欲缺乏、发热及严重疲乏等症状。关于导致 CRF 的发病机制见图 2-2-1。

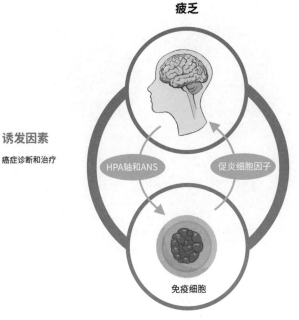

图 2-2-1　CRF 的发病机制

中医学认为，癌症是在机体脏腑阴阳平衡失调的基础上，由气、痰、瘀、毒结于局部而成，而抗癌治疗过程中运用的手术、放疗、化疗等又都可损伤人体正气。因此，在癌症基础上形成的疲乏，既有脏腑气血阴阳的虚损，又有痰瘀毒聚的有形之邪内结的邪实，乃本虚标实之证，尤以本虚为要。临床研究表明，CRF 可分为肾阳虚证、肝气郁结证、脾胃阴虚证、寒湿困脾证、肺气亏虚证、脾气亏虚证 6 个符合临床实际的证型。因此，CRF 以虚证为主，虚实夹杂，病位主要在脾、肾，涉及肝、肺，脾气不足、肾精亏虚是 CRF 的主要病机。

二、癌症相关性疲乏的影响因素

CRF 为多因素相互作用所致的癌症患者常见的症状之一，贯穿肿瘤发生、发展、治疗和预后的全过程。影响 CRF 的主要因素包括疾病的严重程度（如癌症类型、病例因素），治疗方案（手术、化疗、放疗、激素治疗及联合治疗等），生活方式及人口统计学特征，见图 2-2-2。有研究显示，年龄 <60 岁的患者和女性患者分别比年龄 ≥ 60 岁的患者和男性患者更易出现疲乏。研究发现，有伴侣的乳腺癌患者发生 CRF 的比例比无伴侣的乳腺癌患者低，但随着疾病的进展，CRF 发生风险增加。化疗、放疗等肿瘤相关治疗方式是影响疲乏的主要因素。接受化疗和（或）放疗

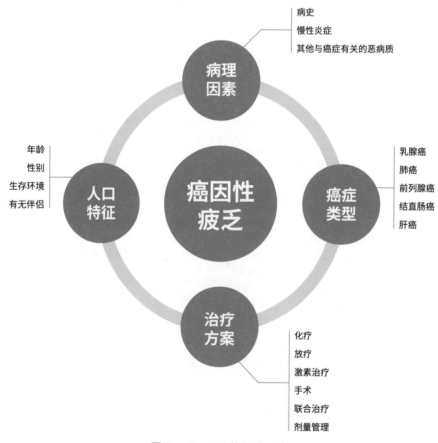

图 2-2-2 CRF 的影响因素

的患者疲乏程度要明显高于治疗前。有研究显示，65%～100% 接受化疗的患者、82%～96% 接受放疗的患者和 70%～100% 接受干扰素治疗的患者都会经历 CRF，并且接受联合治疗〔如环磷酰胺、氟尿嘧啶、阿霉素和（或）紫杉醇治疗〕的患者比接受单一治疗的患者更易出现疲乏。癌症或癌症治疗相关并发症（如贫血）是明确的 CRF 影响因素之一。有研究显示，化疗后血红蛋白水平低于 12 g/dl 的癌症患者，其血红蛋白水平与 CRF 程度呈负相关，血红蛋白水平越低，表明 CRF 越严重。此外，疼痛感、睡眠障碍、焦虑、抑郁等也会对 CRF 产生影响。

（王杰军）

参考文献

[1] 张永慧，林丽珠．癌因性疲乏患者的中医证候聚类分析．广州中医药大学学报，2016,33(4)：485-489.

[2] 谢晓冬，张潇宇．癌因性疲乏最新进展——NCCN（2018 版）癌因性疲乏指南解读．中国肿瘤临床，2018,45(16):817-820.

[3] Bower, JE. The role of neuro-immune interactions in cancer-related fatigue: Biobehavioral risk factors and mechanisms. Cancer，2019,125(3):353-364.

[4] Yang S, Chu S, Gao Y, et al. A Narrative Review of Cancer-Related Fatigue (CRF) and Its Possible Pathogenesis. Cells, 2019,8(7):738.

[5] Hickok JT, Morrow GR, Roscoe JA, et al. Occurrence, severity, and longitudinal course of twelve common symptoms in 1129 consecutive patients during radiotherapy for cancer. J Pain Symptom Manage, 2005,30(5):433-442.

[6] Jacobsen PB, Garland LL, Booth-Jones M, et al. Relationship of hemoglobin levels to fatigue and cognitive functioning among cancer patients receiving chemotherapy. J Pain Symptom Manage, 2004,28(1):7-18.

第三节　癌症相关性疲乏的筛查和评估

一、筛查

癌症患者的疲乏症状很少被报道、诊断和治疗，而在接受化疗、放疗等的癌症患者中，普遍存在疲乏症状，严重影响患者的身心健康。因此，应根据肿瘤诊断、分期和治疗的不同，对癌症患者进行疲乏筛查。《NCCN 临床实践指南：癌症相关疲乏 2021.V1》中指出，在治疗过程中、治疗后随访时或出现相关临床表现时对患者进行 CRF 的筛查，确定患者是否存在 CRF，并评估 CRF 的严重程度。因为 CRF 是患者的主观症状，通过患者自我报告的形式可以最准确地描述疲乏。目前临床上常用的筛查工具是《NCCN 临床实践指南：癌症相关疲乏 2021.V1》中推荐的筛查量表，根据患者年龄段采用不同的筛查量表，对于年龄 >12 岁的患者，推荐的筛查问题为"过去 7 天，您的疲乏程度在量表 0～10 分中可以评多少分？"采用 0～10 分数字法评估疲乏程度：0 分代表无疲乏；1～3 分代表轻度疲乏；4～6 分代表中度疲乏；7～9 分代表重度疲乏；10 分代表能想象的最严重疲乏。对于筛查出疲乏的患者，应进行详尽的评估。

二、评估

对于筛查出疲乏的患者，应对患者的疲乏程度进行评估。对于存在中至重度疲乏（4～10 分）的患者，应进行病史采集和体格检查，主要包括当前疾病状态的评估（治疗方案、时间、诱发疲乏的能力及患者对治疗的反应），如有可能，应确定疲乏与未接受治疗患者的疾病复发或进展是否相关。此外，应知晓患者目前使用药物（包括非处方药、中药、维生素及补充剂）及药物种类和剂量变化。对于重点病史，应进行深入评估，包括发病原因、模式、持续时间、相关或缓解因素及对功能的影响。应对可控因素进行评估，包括疼痛、情绪、睡眠障碍、不良睡眠行为、贫血、营养状态、活动水平、药物不良反应、酒精 / 药物滥用和癌症并发症 / 治疗后遗症。目前我国临床上常用的 CRF 评估量表包括单维评估量表和多维评估量表。单维评估量表为简易疲乏量表（brief fatigue inventory, BFI），包括 9 个条目，每个条目从 0～10 分进行评分，0 分代表无，10 分代表最严重。疲乏分值为总分除以 9 所得的数值，分值越高表明疲乏程度越重。BFI 中文版（BFI-C）见表 2-2-1。此量表简单、易于理解，且能区分疲乏的严重程度，但受测量维度的限制，不能测量生活质量等方面。多维评估量表为 Piper 疲乏修订量表（revised Piper fatigue scale, PFS-R），是在 Piper 疲乏量表（Piper fatigue scale, PFS）基础上删减条目而形成的，包括 22 个条目，从行为、情感、感觉及认知 4 个方面进行评估，每个条目从 0～10 分进行评分，疲乏总分为 0～220 分，平均分值为总分除以 22 所得到的数值，得分越高，代表疲乏程度越重。此外，还有 3 个开放式问题。此量表条目较少，容易完成，目前在临床上广泛应用。PFS-R 中文版见表 2-2-2。此外，由于 CRF 可在整个疾病过程和抗肿瘤治疗的任何阶段发生，因此定期进行 CRF 的再评估是为患者提供有效 CRF 管理的重要组成部分。

表 2-2-1　简易疲乏量表中文版（BFI-C）

1. 请选择一个能够描述你现在疲乏程度的数值	
没有疲乏	极度疲乏
0　1　2　3　4　5　6　7　8　9　10	
2. 请选择一个能够描述你过去 24 小时内异常疲乏程度的数值	

没有疲乏	极度疲乏

0 1 2 3 4 5 6 7 8 9 10

3. 请选择一个能够描述你过去 24 小时内最差疲乏程度的数值

没有疲乏	极度疲乏

0 1 2 3 4 5 6 7 8 9 10

4. 请选择过去 24 小时内疲乏影响你的方式和程度

A. 对日常活动的影响

没有影响	完全影响

0 1 2 3 4 5 6 7 8 9 10

B. 对情绪的影响

没有影响	完全影响

0 1 2 3 4 5 6 7 8 9 10

C. 对行走能力的影响

没有影响	完全影响

0 1 2 3 4 5 6 7 8 9 10

D. 对日常生活（包括日常家务和正常工作）的影响

没有影响	完全影响

0 1 2 3 4 5 6 7 8 9 10

E. 对他人关系的影响

没有影响	完全影响

0 1 2 3 4 5 6 7 8 9 10

F. 对日常兴趣的影响

没有影响	完全影响

0 1 2 3 4 5 6 7 8 9 10

注：0 分表示无，10 分表示最严重。各分值代表的疲乏严重程度为：0 分表示无，1~3 分表示轻度，4~6 分表示中度，7~10 分表示重度。

表 2-2-2 Piper 疲乏修订量表中文版（PFS-R）

1. 您现在感到疲乏吗？	
□ 有	□ 没有（无须回答以下问题）

2. 您现在感到的疲乏维持多久了？（只填写以下其中一项）

分钟	小时	周	月	其他（请注明）

3. 您现在感到的疲乏，为您带来多大程度的忧虑？

毫不忧虑	非常忧虑

0 1 2 3 4 5 6 7 8 9 10

4. 您现在感到的疲乏，有没有妨碍您完成工作或学习的能力？影响有多大？	
毫无影响	影响非常大

0 1 2 3 4 5 6 7 8 9 10

5. 您现在感到的疲乏，有没有妨碍您探望朋友或与朋友的社交活动？影响有多大？	
毫无影响	影响非常大

0 1 2 3 4 5 6 7 8 9 10

6a. 您现在感到的疲乏，有没有妨碍您的性生活？
□ 有（请回答 6b 题）　　□ 没有（请回答第 7 题）　　□ 不适用（请回答第 7 题）

6b. 影响有多大？	
毫无影响	影响非常大

0 1 2 3 4 5 6 7 8 9 10

7. 总体而言，您现在感到的疲乏，有没有妨碍您做自己喜欢的事？影响有多大？	
毫无影响	影响非常大

0 1 2 3 4 5 6 7 8 9 10

8. 您如何形容现在感到的疲乏？您疲乏的密度和严重性达到什么程度？	
轻度	严重

0 1 2 3 4 5 6 7 8 9 10

您如何形容现在感到的疲乏？您感到的疲乏有多大程度是……

9. 令自己愉快的	令自己不愉快的

0 1 2 3 4 5 6 7 8 9 10

10. 并不惹自己讨厌的	惹自己讨厌的

0 1 2 3 4 5 6 7 8 9 10

11. 没有破坏性的	有破坏性的

0 1 2 3 4 5 6 7 8 9 10

12. 正面的	负面的

0 1 2 3 4 5 6 7 8 9 10

13. 正常的	异常的

0 1 2 3 4 5 6 7 8 9 10

您现在有多大程度感到……

14. 躯体强壮	躯体虚弱

0 1 2 3 4 5 6 7 8 9 10

15. 清醒	有睡意

0 1 2 3 4 5 6 7 8 9 10

16. 有冲劲	懒洋洋

0 1 2 3 4 5 6 7 8 9 10

续表

17. 有精神	疲倦
0　1　2　3　4　5　6　7　8　9　10	
18. 有活力	无活力
0　1　2　3　4　5　6　7　8　9　10	
19. 有耐性	不耐烦
0　1　2　3　4　5　6　7　8　9　10	
20. 轻松	紧张
0　1　2　3　4　5　6　7　8　9　10	
21. 开心	抑郁
0　1　2　3　4　5　6　7　8　9　10	
22. 能够集中精神	难以集中精神
0　1　2　3　4　5　6　7　8　9　10	
23. 记忆力良好	无记性
0　1　2　3　4　5　6　7　8　9　10	
24. 能够清晰的思考	不能清晰的思考
0　1　2　3　4　5　6　7　8　9　10	

注：0 分表示没有，10 分表示很严重。各分值代表的疲乏严重程度为：0 分表示没有，1~3 分表示轻度，4~6 分表示中度，7~10 分表示重度。

（王杰军）

参考文献

[1] National Comprehensive Cancer Network, NCCN. NCCN clinical practice guidelines in Oncology:Cancer-Related Fatigue(2021.V1). https://www.nccn.org/.

[2] Bower JE, Bak K, Berger A, et al. Screening, assessment, and management of fatigue in adult survivors of cancer: an American Society of Clinical oncology clinical practice guideline adaptation. J Clin Oncol, 2014, 32(17):1840-1850.

第四节　癌症相关性疲乏的干预和治疗

CRF 的干预和治疗的一般原则是根据患者的临床状况（接受抗癌治疗中、抗癌治疗结束、终末期 – 存活期为数天至数周）进行。目前对于 CRF 的治疗和管理一般分为非药物干预和药物治疗两部分。非药物干预主要包括运动疗法、心理社会疗法、亮白光疗法等。其中活动锻炼及心理社会干预作为一级证据推荐用于正在积极接受抗癌治疗及抗癌治疗结束后患者的 CRF 治疗。有效的药物干预措施尚未建立，除中枢兴奋剂如哌醋甲酯和皮质类固醇外，其余药物均未有充分的、可推荐用于临床治疗 CRF 的循证证据。此外，越来越多的中医疗法（如针灸、导引及中药复方制剂、中药汤剂等）用于 CRF 的治疗。对于轻度 CRF 患者，一般采用非药物干预；对于中至重度 CRF 患者，一般采用非药物干预联合药物治疗。

一、非药物干预

越来越多的研究结果证实运动疗法能有效缓解 CRF。《NCCN 临床实践指南：癌症相关疲乏2021.V1》中提到活动锻炼作为一级证据推荐用于正在积极接受抗癌治疗及抗癌治疗结束后患者的 CRF 治疗。目前并无充足的证据来推荐运动量，患者可根据自身年龄、性别、癌症类型及身体健康状况进行个体化活动锻炼。活动锻炼应该从低强度和较少持续时间开始，逐渐增加强度，并根据患者的病情进行相应的调整。有研究显示，每周进行 3~5 小时中等强度的运动，可以增强癌症患者的治疗效果且缓解疲乏。研究者们发现采取不同的运动方式进行干预，均可减轻患者的疲乏症状。例如，有氧运动（步行、跑步、游泳、自行车、健身操等）和抗阻训练（俯卧撑、仰卧起坐、杠铃、哑铃、弹簧、弹力带等）。但这种运动疗法有一定的局限性，不适用于骨转移、血小板计数较低、贫血（红细胞计数较低）、发热或全身性感染、继发性转移或其他合并症的患者，因为其存在一定的安全问题（如跌倒的风险）。心理社会干预同样作为一级证据推荐用于正在积极接受抗癌治疗及抗癌治疗结束后患者的 CRF 治疗。心理社会干预主要包括认知行为疗法（主要通过认识和改变不良的思想及行为来减少负面情绪和行为并促进心理调适的心理治疗方法，如放松策略），以及心理教育疗法和表达支持疗法（如加入支持小组、咨询、写日志）。其中认知行为疗法和心理教育疗法作为一级证据推荐，而表达支持疗法因为在积极接受治疗患者中的证据有限，作为 2A 类推荐。有研究显示，认知行为疗法可以显著改善正在接受治疗及治疗结束后的乳腺癌患者的 CRF。亮白光疗法也可用于缓解正在积极接受治疗的癌症患者的疲乏，采用高亮度（10 000lx）的家用荧光灯刺激调节昼夜节律的下丘脑视交叉上核，治疗情绪和睡眠障碍，通常由患者在清晨自我实施，每次照射 30~90 分钟。对于白天睡觉的人需要调整照射时间。此外，营养支持、睡眠疗法等也可用来缓解癌症患者的疲乏。终末期癌症患者的非药物干预主要为活动锻炼及心理社会干预。

二、药物治疗

哌醋甲酯是目前研究最多的治疗 CRF 的中枢兴奋性药物，主要通过刺激肾上腺素受体，促使多巴胺和去甲肾上腺素的释放发挥作用。对于积极抗癌治疗过程中、抗癌治疗结束或终末期（存活期为数天至数周）的癌症患者均可使用哌醋甲酯，但应注意需要排除其他原因（癌痛、贫血等）引起的疲乏后才可使用。在使用哌醋甲酯时，患者可能出现轻微的不良反应，包括头痛和恶心。此外，临床上可使用莫达非尼缓解患者 CRF，但由于研究数量有限且莫达非尼治疗 CRF 的疗效有限，因此不推荐使用莫达非尼治疗 CRF。此外，对于终末期癌症患者可考虑使用皮质类固醇（泼尼松或地塞米松）治疗 CRF。

三、中药治疗

目前已有一些证据表明中药可以缓解 CRF。有研究证实，针对肺癌同步放化疗的患者出现 CRF 应用养正消积胶囊辅助治疗，不仅能提高患者的生活质量，对患者的症候群也有所改善。西洋参是天佛参口服液的主要药物成分之一。已有研究证明西洋参人参皂苷具有一定的抗疲劳作用，并且西洋参有效成分有明显的免疫调节作用。一项 RCT 试验研究天佛参口服液联合培美曲塞对老年晚期肺腺癌患者的疗效，结果显示试验组和对照组的免疫指标均较治疗前有显著改善（$P<0.05$），但试验组改善程度更明显（$P<0.05$）；试验组体力状况的改善程度显著优于对照组（$P<0.05$）。另一项 RCT 研究为天佛参口服液联合 GP 方案（吉西他滨＋顺铂）治疗老年晚期非小细胞肺癌的近期疗效观察，结果显示观察组患者各项免疫细胞的提高稳定率均显著高于对照组（$P<0.01$），在 GP 化疗方案的基础上联合应用天佛参口服液可改善老年晚期非小细胞肺癌患者的免疫功能。另外，有多项 RCT 临床研究在观察天佛参口服液联合化学治疗非小细胞肺癌的同时，对肿瘤患者整体生活质量，尤其是疲乏指数及免疫力等方面也进行了较为详细的临床验证，结论均支持天佛参口服液可用于癌因性疲乏治疗。此外，针灸、太极拳、太极剑、八段锦等中医疗法也可用于缓解癌症患者的疲劳，可酌情使用。

（王杰军）

参考文献

[1] 谢晓冬，张潇宇．癌因性疲乏最新进展—NCCN（2018 版）癌因性疲乏指南解读．中国肿瘤临床，2018，45(16): 817-820.

[2] 邢力刚，赵汉玺，李贵新，等．晚期肺癌养正消积胶囊联合化疗临床对照研究．中华肿瘤防治杂志，2014,21(5):384-386.

[3] 史艳宇，李红，杨世杰．西洋参有效部位的抗肿瘤作用研究．中国药理学通报，2005, 21(1):75-78.

[4] 蒲骁麟，王峻，樊卫飞．天佛参口服液联合培美曲塞对老年晚期肺腺癌患者的疗效分析．实用老年医学，2016, 30(12): 987-989.

[5] 刘畅，李枫，王莉，等．天佛参口服液联合 GP 方案治疗老年晚期非小细胞肺癌的近期疗效观察．癌症进展，2017, 15(3): 294-296.

[6] 于宏杰，梁芳，方萍，等．天佛参口服液联合化疗治疗气阴两虚非小细胞肺癌随机平行对照研究．实用中医内科杂志，2016, 30(6): 59-61.

[7] 范伊晓，田同德，崔云，等．天佛参口服液佐治原发性非小细胞肺癌 50 例临床观察．国医论坛，2016, 31(6): 48-49.

[8] 余敏，田应选，王君，等．天佛参口服液联合化疗治疗气阴两虚型老年非小细胞肺癌临床研究．陕西中医，2017, 38(7): 879-880.

[9] 张善兰，姚红玉，姜觉如，等．天佛参治疗气阴两虚型晚期非小细胞肺癌疗效观察．现代肿瘤医学，2017, 25(16): 2592-2594.

[10] 余敏，田应选，唐春卉，等．天佛参口服液治疗非小细胞肺癌气阴两虚证的临床研究．现代肿瘤医学，2018, 25(3): 257-261.

[11] National Comprehensive Cancer Network, NCCN. NCCN clinical practice guidelines in Oncology:Cancer-Related Fatigue（2021.V1）. https://www.nccn.org/.

[12] Lei ZH, Jing W, Huihui L, et al. Safety and Efficacy of Tianfoshen Oral Liquid in Non-Small Cell Lung Cancer Patients as an Adjuvant Therapy. Evidence-Based Complementary and Alternative Medicine, 2019, 3:2019

[13] Zhang Y, Lin L, Li H, et al. Effects of acupuncture on cancer-related fatigue: a meta-analysis. Support Care Cancer, 2018,26(2):415-425.

[14] Zhang LL, Wang SZ, Chen HL, et al. Tai Chi Exercise for Cancer-Related Fatigue in Patients With Lung Cancer Undergoing Chemotherapy: A Randomized Controlled Trial. J Pain Symptom Manage, 2016,51(3):504-511.

[15] Wayne PM, Lee MS, Novakowski J, et al. Tai Chi and Qigong for cancer-related symptoms and quality of life: a systematic review and meta-analysis. J Cancer Surviv, 2018,12(2):256-267.

呼吸系统

第一节　癌症与咳嗽和咳痰

　　咳嗽为肿瘤患者常见的临床症状之一，尤其是肺癌患者。在中心型肺癌的早期和常见症状中，咳嗽的发生率为25%~86%。肺癌术后发生咳嗽是临床上常见的问题，其机制尚不清楚。57%的门诊肺癌患者存在咳嗽症状，这些患者中有一半认为咳嗽需要进行治疗，其中23%的患者咳嗽时伴有疼痛。另有研究报道，接受姑息治疗的肺癌患者中，第二高发症状即为咳嗽（76.5%），且严重程度评分提示症状偏重，严重影响晚期肿瘤患者的生活质量。咳嗽也是呼吸系统疾病患者最常见的症状，其中76.3%的呼吸专科门诊患者有咳嗽症状，有咳嗽症状的患者中69.5%主要因咳嗽就诊，22.1%以咳嗽为唯一症状。

一、病因和发病机制

　　咳嗽是由于延髓咳嗽中枢受刺激引起的。当来自耳、鼻、咽、喉、支气管、胸膜等感受区的刺激传入延髓咳嗽中枢后，该中枢再将冲动传向运动神经，即喉下神经、膈神经和脊髓神经，分别引起咽肌、膈肌和其他呼吸肌的运动来完成咳嗽动作，表现为深吸气后，声门关闭，继以突然剧烈的呼气，冲出狭窄的声门裂隙而产生咳嗽动作和发出声音。

　　肺癌咳嗽产生的机制可能如下。

　　1. 过度刺激　若肿瘤位于气道中央，因阻塞和痰液积累的机械刺激直接或间接地频繁刺激机械感受器，导致过度咳嗽。

　　2. 机械或化学感受器敏感性增加　部分肿瘤能分泌炎症介质，如前列腺素类物质、缓激肽、组胺、神经肽等，刺激可使周围神经敏感性增加以进一步诱发咳嗽。也有学者认为，肺癌放疗、化疗和靶向药物治疗等可引起治疗相关性肺炎，可使咳嗽增多，但相关证据尚不足。

3. 参与咳嗽的神经通路损伤 胸部照射可能会引起气道炎症和神经元损伤，使气道黏膜中的咳嗽感受器敏感性增加以触发咳嗽；辐射或表皮生长因子受体（epidermal growth factor receptor, EGFR）靶向治疗等可能会损伤外周感受器，导致咳嗽纤维的丧失。

以上三方面机制可相互作用，加剧咳嗽程度。

咳痰是一种病态现象。正常支气管黏膜腺体和杯状细胞只分泌少量黏液，以保持呼吸道黏膜的湿润。肺癌患者常常伴有阻塞性肺炎，当呼吸道发生炎症时，黏膜充血、水肿，黏液分泌增多，毛细血管壁通透性增加，浆液渗出。此时，含有红细胞、白细胞、巨噬细胞、纤维蛋白等的渗出物与黏液、吸入的尘埃和某些组织破坏物等混合而形成痰，并随咳嗽动作排出。

二、临床表现

1. 咳嗽的性质 咳嗽无痰或痰量极少，称为干咳。干咳或刺激性咳嗽常见于喉癌、支气管肿瘤、胸膜疾病（包括胸膜原发肿瘤或肺癌胸膜转移）等。咳嗽伴有咳痰称为湿性咳嗽，常见于肺癌、肺癌合并肺炎等。

2. 咳嗽的时间与规律 突发性咳嗽常由于淋巴结或肿瘤压迫气管或支气管分叉处所引起。咳嗽通常按时间分为急性咳嗽、亚急性咳嗽和慢性咳嗽 3 类。持续时间 <3 周为急性咳嗽，3～8 周为亚急性咳嗽，慢性咳嗽则 >8 周。肺癌合并的急性咳嗽多为感染性咳嗽，治疗以抗生素为主，并予以化痰、扩张支气管等对症处理。

3. 咳嗽的音色 是指咳嗽声音的特点，包括：①咳嗽声音嘶哑，多为声带的肿瘤压迫喉返神经所致；②金属音咳嗽，常见于因纵隔肿瘤、主动脉瘤或支气管癌直接压迫气管所致的咳嗽。

4. 痰的性质和痰量 痰的性质可分为黏液性、浆液性、脓性和血性等。其中血性痰是由于呼吸道黏膜受侵害、毛细血管损害或血液渗入肺泡所致，多见于肺癌患者。当肺癌合并阻塞性肺炎时，可伴有黏液性痰或脓性痰。日咳数百至上千毫升浆液泡沫痰时还需要考虑肺泡癌的可能。

三、伴随症状

（1）咳嗽伴发热：多见于肺癌合并呼吸道感染或合并肺结核等。

（2）咳嗽伴胸痛：常见于支气管肺癌、肺癌侵犯或牵拉胸膜等。

（3）咳嗽伴呼吸困难：常见于喉肿瘤、胸部肿瘤合并严重的肺炎、胸部肿瘤侵犯胸膜后的大量胸腔积液等。

（4）咳嗽伴咯血：常见于中央型肺癌等。

（5）咳嗽伴哮鸣音：当支气管肺癌引起气管与支气管不完全阻塞时，可出现呈局限性分布的吸气性哮鸣音。

（6）咳嗽伴杵状指（趾）：常见于支气管肺癌、肺占位性病变所致的阻塞性肺不张等。

四、检查

（一）实验室检查

1. **痰液检查**　包括病原学检查和痰细胞学检查。病原学检查包括革兰染色、抗酸染色等。反复行痰脱落细胞学检查，有助于肺部恶性肿瘤的诊断。

2. **血液检查**　常规检查外周血细胞、红细胞沉降率、C反应蛋白等非特异性炎症标志。白细胞计数增高，伴有中性粒细胞计数增高常提示细菌感染；嗜酸性粒细胞增高常提示寄生虫感染及真菌感染或过敏。

（二）影像学检查

1. **X线检查**　常用来明确呼吸系统病变部位及性质，有助于判断是上呼吸道病变还是下呼吸道病变，以及病变累及的范围。胸部CT能发现X线胸片不能发现的病变，对于明确肺部病变部位、性质及气管、支气管通畅程度有重要价值。造影增强CT对肿大淋巴结、肺内占位性病变有重要的诊断和鉴别诊断意义。

2. **肺功能检查**　对于支气管哮喘及慢性阻塞性肺疾病等气道阻塞性疾病的诊断有重要价值。

3. **支气管镜检查**　对于原发性肺癌等疾病的诊断有重要价值。

4. **穿刺活检**　超声引导下穿刺活检或CT引导下穿刺活检对周围型肺癌、胸膜间皮瘤等肿瘤的诊断有重要价值。

五、咳嗽的治疗

镇咳的治疗可以显著缓解患者症状，尤其对于严重咳嗽的患者，是肿瘤支持治疗的重要组成部分，有效的镇咳治疗可以提高患者的生活质量。急性、亚急性、慢性咳嗽患者必要时均需要镇咳治疗。目前主要的镇咳方法包括药物治疗、替代治疗和近距离放射治疗等。

（一）药物治疗

药物治疗是目前临床上治疗肺癌咳嗽的主要管理方式。根据药理作用机制，镇咳药物一般分为中枢性和外周性两类。中枢性镇咳药作用于延髓咳嗽中枢的一个或多个位点，如指南共识推荐的福尔可定，可直接抑制延髓咳嗽中枢μ、κ受体，减少咳嗽冲动的发出。外周性镇咳药则是指与咳嗽反射弧上的咳嗽感受器、传入神经、传出神经及效应器部位受体结合产生镇咳作用的药物。

对于接受安宁疗护或肿瘤支持治疗的患者，咳嗽症状的处理首先可以选用润喉止咳糖浆；如果效果欠佳需要使用阿片类药物，阿片类药物能够发挥中枢性镇咳作用，对各种原因引起的咳嗽均有一定效果；如果疗效仍不理想，可以考虑使用外周性镇咳药物；顽固性咳嗽可用中枢性或外周性镇咳药物对症治疗。

临床上常用的中枢性镇咳药包括福尔可定、右美沙芬、可待因等。在药效动力学上，福尔可定与右美沙芬相似，具有中枢镇咳作用，均能缓解中至重度咳嗽。可待因的依赖性强，其不良反应已日渐引发关注。有国外研究认为 10 mg 福尔可定和 15 mg 可待因相比，福尔可定的镇咳效果更优，疗效更持久，至少持续 4 小时以上。福尔可定在镇咳之外还具有一定的镇静、镇痛作用，对于安宁疗护或姑息治疗患者可以带来一定的额外获益。2021 年我国《肺癌相关性咳嗽诊疗中国专家共识》中推荐使用福尔可定作为肺癌镇咳的首选药物。右美沙芬在我国属于甲类非处方药，用药人群广泛。既往研究认为右美沙芬不会产生依赖，但近年来滥用与依赖右美沙芬的现象逐渐在人群中显现，提示我国医生对右美沙芬的药物依赖性问题应提高重视。

（二）替代疗法

1. 咳嗽抑制训练 咳嗽抑制训练（cough suppression therapy, CST）又称行为改良疗法、咳嗽抑制理疗、言语病理学管理，包括患者教育、喉部卫生和水合作用、咳嗽控制和心理教育咨询 4 部分，适用于顽固性慢性咳嗽患者。①患者教育：目的是使患者意识到咳嗽的负面影响，并认同抑制咳嗽是无害的；②喉部卫生和水合作用通过避免喉部干燥、吸入刺激物等方式减少咳嗽；③咳嗽控制：最常见的咳嗽替代行为有咽喉清除、屏气和吞咽等；④心理教育咨询：通过减轻压力、焦虑及鼓励练习来促进咳嗽抑制的实施。美国胸科医师学会（CHEST）在成人肺癌患者咳嗽的症状治疗报告中明确指出，成人肺癌患者经过抗癌治疗后仍有咳嗽时，建议将咳嗽抑制练习作为药物的替代或辅助治疗。

2. 中药治疗 临床实践表明中医药治疗肺癌咳嗽有一定疗效，中医药已逐渐成为咳嗽治疗的补充、替代疗法。中医内治法包括口服中成药制剂、注射中成药注射剂、穴位敷贴、穴位埋线、口服中药汤剂及中医食疗等，相关研究表明选择合适的治疗方式可以不同程度地缓解肺癌患者的咳嗽症状。

（三）近距离放射治疗

近距离放射治疗（brachytherapy）也称内照射放疗，是指将封装有放射性核素 ^{125}I 粒子的装置放置于癌灶的内部或距离癌灶最近的部位，进行持续性的癌灶放射治疗，杀死癌细胞并尽量避免损伤患者体内的正常组织。CHEST 指南明确指出，若患者因局部支气管疾病引起咳嗽，且未经手术、化疗或外照射放疗，尤其是肿瘤限制支气管或肿瘤已扩展至大气管的患者，建议在可提供此类专科医疗设施的情况下使用支气管内近距离放射治疗，目前尚无近距离放射治疗的剂量标准。

咳嗽、咳痰作为肺部肿瘤患者常见的重要症状，需要被重视，并给予及时、规范的处理，以改善患者的躯体及心理症状，提高生活质量。

（庄　莉）

参考文献

[1] 农光民.咳嗽机制研究进展.中国实用儿科杂志，2016,3:165-168.

[2] 黄莉.肺癌患者咳嗽管理进展.药物与人，2014,7:41.

[3] 国家卫生计生委办公厅.《安宁疗护实践指南（试行）》.2017.

[4] 韩娜，于世英，褚倩.安宁疗护的核心症状和常用药物.医学与哲学，2018,39(4B):10-13.

[5] 赖克方.咳嗽的诊断与治疗指南（2015）.中华结核和呼吸杂志，2016,39(5):323-354.

[6] 国家药典委员会.《中华人民共和国临床用药须知 2015 年版：化学药和生物制品卷》.北京：中国医药科技出版社，2015.

[7] 刘冉冉，邹振亚，王仁秀，等.姑息治疗的肺癌患者症状群与生活质量相关性分析.护理学报，2019,26(6):38-42.

[8] 赖克方.咳嗽基层诊疗指南（2018 年）.中华全科医师杂志，2019,18(3):207-219.

[9] 张宏艳，高伟健.终末期患者的姑息性镇静治疗——安宁疗护的理念与用药.医学与哲学，2018,39(4B):14-17.

[10] 荣右明，吴世福，王明洁，等.右美沙芬滥用现状及应对策略.中国药物依赖性杂志，2020,29(3):191-195+208.

[11] 徐荣，詹晨，刘家兴，等.广州地区呼吸专科门诊咳嗽症状分布调查.中国呼吸与危重监护杂志，2017,16(5):495-499

[12] Harle AS, Blackhall FH, Smith JA, et al. Understanding cough and its management in lung cancer. Curr Opin Support Palliat Care, 2012,6(2):153-162.

[13] Javorkova N, Hajtmanova E, Kostkova L, et al. Changes of cough reflex sensitivity induced by cancer radiotherapy of chest and neck regions. J Physiol Pharmacol, 2006,57 (Suppl 4):157-163.

[14] Molassiotis A, Smith JA, Mazzone P, et al. Symptomatic Treatment of Cough Among Adult Patients With Lung Cancer: CHEST Guideline and Expert Panel Report. Chest, 2017,151(4):861-874.

[15] Lai K, Pan J, Chen R, et al. Epidemiology of cough in relation to China. Cough, 2013,9(1):18.

[16] Findlay JW. Pholcodine. J Clin Pharm Ther, 1988,13(1):5-17.

[17] Brown NM, Lui CW, Robinson PC, et al. Supportive care needs and preferences of lung cancer patients: a semi-structured qualitative interview study. Support Care Cancer, 2015,23(6):1533-1539.

[18] Maguire R, Papadopoulou C, Kotronoulas G, et al. A systematic review of supportive care needs of people living with lung cancer. Eur J Oncol Nurs, 2013,17(4): 1-16.

第二节　咯血

一、概述

咯血（hemoptysis）是指喉腔、气管、支气管和肺组织出血后，血液经咳嗽动作从口腔排出的过程。肺的血供为双重供应：一是来自压力较高的为气道组织提供营养和形成肺动脉滋养支的支气管动脉；二是保证血气交换压力相对较低的肺动脉。约 90% 的咯血源于支气管动脉、5% 来自肺动脉，剩余 5% 为其他来源（如非支气管动脉的体循环、肺静脉、支气管静脉和毛细血管等）。大咯血是一种呼吸系统急危重症，约占所有咯血患者的 5%，其病死率为 6.5% ~ 38%，死亡原因一般为气道梗阻导致的窒息或出血量过多导致的休克，其中窒息是死亡的主要原因。

二、病因

根据侵犯组织的不同，肺部咯血可表现为咯血量的变化。炎症或肿瘤破坏病灶处的毛细血管或支气管黏膜，使得毛细血管的通透性增加或黏膜下的血管破裂，这时咯血量一般较小；若病变侵蚀小血管引起血管破溃可出现中等量的咯血；若病变引起小动脉、小动静脉瘘或曲张的黏膜下静脉破裂，或存在严重而广泛的毛细血管炎症造成的血管破坏或通透性增加，常表现为大咯血。

支气管扩张、结核、肺曲菌病、坏死性肺炎、隐源性咯血和肺癌被认为是大咯血最常见的原因。在肺癌的病程中，约 20% 的患者可出现咯血，3% 左右的患者为大咯血，任何转移至支气管腔内或肺实质的肿瘤均可导致大咯血，中央气道腔内肿瘤及肿瘤空洞形成者发生大咯血的概率较高。鳞癌多发生于中央气道，故其导致的大咯血较腺癌、小细胞癌或大细胞癌多见。一些新型抗血管生成药物（如贝伐珠单抗等）可使肿瘤出现坏死、空洞，进而导致大咯血。

本节重点讨论肺癌咯血的原因。①肺癌组织对肺部的血管组织造成侵犯和破坏。肿瘤新生血管生成和血管浸润，肿瘤破坏肺实质。新生侧支血管较脆弱，容易破裂。肿瘤生长快，需血量增多，支气管肺动脉的吻合支舒张，扩张的吻合支因壁薄而容易破裂。吻合支承受体循环的血流，压力高。②合并其他肺部疾病，如炎症、结核、支气管扩张、肺曲菌病等。病变的支气管动脉或肺外畸形血管均明显增粗、扭曲，支气管末梢形成病理血管或动静脉瘘等，需要行栓塞治疗。单纯栓塞肿瘤血管，无益于咯血的治疗。③肺栓塞性咯血：长期卧床和房颤患者，因静脉和右心房内血栓脱落而引起肺动脉栓塞、肺梗死，最终产生咯血，咳痰常为暗红色。④各种有创性检查和治疗损伤了肺或支气管动脉血管，可导致咯血，有创性检查和治疗包括经皮肺穿刺活检术、支气管镜活检、应用血管内皮生长因子抑制剂治疗肺癌等。

三、临床表现

肺癌患者咯血常为间歇性的反复少量或者大量的血丝样痰，并发大咯血时，急性的短时间大量涌出的新鲜血、血块极容易阻塞气道而引发窒息，表现为突然的胸闷难忍、烦躁、大汗淋漓、端坐呼吸等严重的缺氧窒息的表现。咯血伴有慢性咳嗽的中老年人和咯血的吸烟者应警惕发生支气管肺癌的可能性。

威胁生命的咯血并不常见，多数咯血为小至中等量，但有时咯血量较小也可引起呼吸窘迫，80% 的肺癌患者在出现大咯血的前几周有少量咯血病史。咯血的伴随症状有助于识别咯血的病因，如感染多伴有发热、咳黄脓痰，肺栓塞常有胸痛、呼吸困难等症状。同时注意咯血不一定来源于肺脏，尤其是有出血倾向或血小板减少患者，需排除咯血是否来源于上呼吸道及消化道等。

咯血量的判断：对咯血量的估计有不同的定义，通常规定 24 小时内咯血量 >500 ml（或 1 次咯血量为 100 ml 以上）为大量咯血，100 ~ 500 ml 为中等量咯血，<100 ml 为少量咯血。在临床上，有时很难准确估计咯血量：咯血时血中可能混有痰液或唾液；患者的咯血量并不一定等于其肺内真正的出血量，有时部分血液甚至大部分血液淤滞于肺内，如弥漫性肺泡出血。对于咯血量的估计，除了考虑出血量以外，还应当考虑咯血的持续时间、咯血的频率及机体的状况，综合考虑咯血的预后和危险性。以下 3 种情况均可视为大咯血：①因咯血导致窒息、低血压休克者；②单次咯血量 >100 ml 者，或 24 小时咯血量 >400 ml 者，或 48 小时咯血量 >600 ml 者；③肺功能差的老年人，其 24 小时咯血量 >100 ml。

四、辅助检查

（一）实验室检查

血常规、尿常规、便常规、血型、凝血功能、肝及肾功能等实验室检查。

（二）影像学检查

影像学检查是大咯血诊断的基础，胸部 X 线检查是一项重要的初始评估工具，但其假阴性率高达 20% ~ 40%。胸部 CT 扫描是咯血最重要的影像学检查方法，其敏感性高于 X 线胸片。增强 CT 扫描可发现肺栓塞、动静脉畸形或动脉瘤。

（三）气管镜

气管镜是诊断和定位咯血最主要的检查方法之一。硬质支气管镜和纤维支气管镜都可以用来明确出血的部位、诊断活动性出血和清洗气道。纤维支气管镜能成功定位 93% 大咯血患者的出血部位。对大咯血病因诊断不清，或经保守治疗止血效果不佳者，目前多主张在咯血期间及早施行支气管镜检查。内镜下止血包括冷盐水或 8‰ 肾上腺素盐水灌洗法、置入气囊压迫法、在出血灶喷洒 1‰ 肾上腺素（或麻黄素、立止血、凝血酶）及镜下病灶冷冻法和激光烧灼法等。对于咯血者，在确保患者生命安全的前提下快速进行支气管镜检查具有诊断和治疗的双重意义。

（四）支气管动脉造影

当胸部 X 线检查或 CT 检查未见异常、患者咯血量较大、临床上怀疑支气管动脉受累时，可考虑进行此项检查，如发现支气管动脉异常，可同时进行支气管动脉栓塞术。

五、治疗

咯血患者的治疗取决于患者的临床条件及咯血的速度和严重程度。大咯血的抢救重点为迅速有效止血，保持呼吸道通畅，防止窒息，对症治疗。

（一）窒息的紧急处理

窒息是导致患者死亡的主要原因，应尽早识别和抢救，重点是保持呼吸道通畅和纠正低氧血症。鼓励患者通过咳嗽自我清除气道积血，如患者的咳嗽反射不能有效清除气道积血、缓解窒息并出现进行性呼吸困难或低氧血症，则应立即行气管插管或机械通气，心脏骤停时应立即行心肺复苏。

（二）处理措施

1. **绝对卧床**　使身体与床成 40°～90°，大咯血时取患侧卧位，保护健侧肺及维持气道通气。
2. **停用可能加重出血的药物**　如阿司匹林、华法林、利伐沙班、低分子肝素等。
3. **高流量给氧，适当镇静、镇咳**　若患者表现为紧张、恐惧，可给予口服或肌内注射地西泮以完成适当镇静，严重者可使用苯巴比妥口服或肌内注射镇静治疗法，原则上不使用镇咳剂。若剧烈咳嗽可能诱发再次咯血，则必要时可口服可待因镇咳，年老体弱、呼吸功能不全者禁用抑制咳嗽反射和呼吸中枢的麻醉药物。
4. **输血**　持续大咯血导致循环不稳者，需及时输血和补充血容量。

（三）止血药物

止血药物常对轻至中度咯血有效。

1. **垂体后叶**　可肌内注射、皮下注射或稀释后静脉滴注，止血效果明确，起效迅速，但对于高血压患者需要慎用。

2. **血凝酶**　白眉蛇毒血凝酶、尖吻蝮蛇血凝酶、矛头蝮蛇血凝酶等可通过促进凝血因子活性发挥止血作用，通常采用肌内注射、皮下注射、静脉注射，也可在支气管镜下局部使用。静脉注射时一般 5 ~ 10 分钟起效，20 ~ 30 分钟达止血峰值。

以上两种药物在大咯血治疗时可同时联合使用，以加强止血效果。

3. **肾上腺素**　将 1 mg 肾上腺素（1∶1000）稀释于 5 ml 生理盐水中雾化吸入，每日 4 次。

4. **其他止血药物**　作用于血管壁的止血药物，如卡络磺钠；作用于血小板的止血药物，如酚磺乙胺；促进凝血因子活性药物，如醋酸去氨加压素；直接补充凝血因子的药物，如新鲜或库存血、冻干血浆、凝血酶原复合物；促进凝血因子合成的药物，如维生素 K；抗纤维蛋白溶解的止血药物，如 6- 氨基己酸、氨甲苯酸、氨甲环酸等。以上药物或血液制品在大咯血急救时作用较弱，但可用于后续止血的处理；其他用于止血的药物，如利多卡因、普鲁卡因、酚妥拉明、消旋山莨菪碱等扩血管药物可根据病情酌情使用。传明酸是一种抗纤维蛋白溶解药物，属于目前用于止血的新型治疗药物。以色列的研究者发现通过雾化吸入传明酸 500 mg，每日 3 次，止血效果高达 96%，且随访 1 年的复发率显著降低。

（四）内镜下止血

尽管大咯血时进行支气管镜操作可能有加重咯血的危险，但在必要时仍不失为有效的诊断治疗措施。其优点为可以清除气道内的积血，防止窒息、肺不张和吸入性肺炎等并发症，并能发现出血部位，有助于诊断。于直视下，对出血部位进行局部药物治疗或采用其他方法止血效果明显。

经支气管镜或硬质支气管镜止血，可采用去甲肾上腺素、巴曲酶、凝血酶、4 ℃的生理盐水局部滴注或灌洗，或使用氧化再生纤维素（oxidized regenerated cellulose, ORC）进行局部止血填塞治疗。当在支气管镜下直接看到出血点时，可采用激光、电刀、氩气刀、热消融、圈套术或冷冻技术进行止血，此方法尤其适用于气道肿瘤合并出血者。

（五）支气管动脉栓塞术

由于支气管动脉是约 90% 大咯血患者的责任血管，支气管动脉栓塞术（bronchial artery embolization, BAE）是咯血治疗中最常见的血管内栓塞术治疗，有效率为 66% ~ 90%。

血管内栓塞术可作为针对性治疗，也可作为术前稳定患者病情的一种方法，动脉栓塞术可减少供应血管病灶的曲张，降低动脉内压力而减少出血。目前，BAE 已成为治疗大咯血和复发性咯血的主要方法。栓塞治疗通常在选择性支气管动脉造影确定出血部位的同时进行。一旦明确出血部位后即可用医用明胶海绵、氧化纤维素、聚氨基甲酸乙酯或无水酒精等材料将可疑病变的动脉尽可能全部栓塞。近年来也有应用含纤维铂金弹簧圈、电解可脱性弹簧圈，或合用聚乙烯醇颗粒进行选择性支气管动脉栓塞术的报道。必须注意的是，当脊髓动脉从出血的支气管动脉发出时，此项治疗是禁忌证，可造成介入性支气管动脉性栓塞术中最为严重的并发症（脊髓横断性损伤和截瘫）。支气管动脉栓塞术治疗的主要适应证包括：①任何原因所致的急性大咯血者，病因一时无法祛除，为了缓解病情而创造条件进行手术时；②不适合手术，或者患者拒绝手术，经内、外科治疗无效者；③咯血量不大，但反复发生者。BAE治疗的主要禁忌证：①导管不能有效和牢固插入支气管动脉内，栓塞剂可能反流入主动脉者；②肺动脉严重狭窄或闭锁的先天性心脏病，肺循环主要靠体循环供血者，在不具备立即手术矫正肺动脉畸形时；③造影发现脊髓动脉显影极有可能栓塞脊髓动脉者。主要不良反应有自限性胸痛、自限性吞咽困难、脊髓炎，罕见的不良反应有皮质盲、气管食管瘘、支气管狭窄、支气管壁缺血坏死、缺血性结肠炎和肺栓塞。

采用动脉灌注化疗联合栓塞术对中晚期肺癌合并咯血患者进行治疗可显著提高近期疗效，改善咯血的症状，尽管恶心、呕吐、白细胞计数减少和血小板减少等不良反应的发生率较低，但胸壁一过性疼痛的发生率较高。采用动脉灌注化疗联合栓塞术对中晚期肺癌合并咯血患者进行治疗具有以下优点：①可将化疗药物直接灌注于肿瘤的供血动脉内，提升病灶处的药物浓度，进而有效地杀灭癌细胞；②可阻断肿瘤的供血动脉，截断肿瘤赖以生存的养分供应，抑制肿瘤的生长；③先向肿瘤的供血动脉中灌注化疗药物，再栓塞此动脉，可将化疗药物长期保留在病灶处，进而达到持续抗肿瘤的目的。

咯血的病因不同，经支气管动脉栓塞术治疗的效果也不同。对大多数患者均可达到即刻止血的效果，但恶性肿瘤所致长期咯血的控制率比良性疾病差，尤其是在鳞状细胞肺癌中。

（六）放疗

放疗可使85%的患者咯血症状缓解，常给予姑息剂量的远距离放疗1~2次，必要时可再次行放疗。近程放疗（支气管内）是将导管置于纤维支气管镜上，通过远程控制，将放疗活性源放置在支气管内管留置，操作完成后可取出导管。

（七）外科手术治疗

对于肺部病灶比较局限的单侧出血，且经上述各种治疗方法均不能控制出血的患者，应尽早评估病情及心肺功能是否适合外科手术干预，对此类患者行暂时性止血或BAE后极易再次大咯血。

（八）病因治疗

消除病因及避免诱发因素是治疗咯血的根本措施。部分患者在消除病因后，咯血可自行消失。对于肿瘤所致的咯血患者，待病情稳定后给予相应的抗肿瘤治疗，如果肿瘤坏死或者缩小、咯血症状明显好转，则部分病例可以达到近期完全控制的效果。

六、预后指标

Crocco 等发现咯血量与死亡率直接相关，4 小时内出血量超过 600 ml 时，患者的死亡率为 71%；4～16 小时出血量 >600 ml 时，患者的死亡率为 22%；而 16～48 小时出血量 >600 ml，患者的死亡率为 5%。与死亡相关的其他不良因素包括对侧肺的影像学特征、血流动力学不稳定、肿瘤引起的大咯血、肿瘤肺转移及不能耐受手术者。在非小细胞肺癌（non-small cell lung cancer, NSCLC）患者中，出现严重咯血（入院时出血量 >100 ml）、美国东部肿瘤协作组（ECOG）评分标准 ≥ 2 分、晚期和机械通气是院内死亡率的独立预测因素。ECOG 评分标准 ≥ 2 分、晚期、癌症进展和空洞、坏死均与 1 年死亡率独立相关。

大咯血是肺癌患者的急危重症，患者可因气道阻塞窒息或大出血休克死亡，应积极采取急救措施。在应用 BAE 或外科干预前，应尽可能早地保持呼吸道通畅，同时进行多学科有效处理，以保证患者的生命安全。

（庄　莉　周春艳）

====== 参考文献 ======

[1] 杨鲸蓉，曾志勇，吴波 . 咯血的诊断与治疗进展 . 临床肺科杂志，2016,6:1117-1120.

[2] 余洪金 . 肺癌合并咯血患者的临床急救处理体会 . 中国急救医学，2017,37(z2):270-271.

[3] 张小河 . 大咯血的现代急诊处理 . 中国实用医刊，2011,38(23):107-110.

[4] 梁洪享，杨志勇，刘合代，等 . 动脉灌注化疗联合栓塞术治疗中晚期肺癌合并咯血的效果探讨 . 当代医药论丛，2019, 17(7):119-121.

[5] 宋捷，邱峰，刘宇，等 . 顺铂联合吉西他滨支气管动脉灌注治疗非小细胞肺癌的 Meta 分析 . 中国医院药学杂志，2018,22:2363-2367.

[6] 黄燕，丁罡，赵其德，等 . 支气管动脉灌注介入化疗联合静脉化疗治疗老年中晚期中央型肺癌临床研究 . 上海医药，2013,32(24):21-24.

[7] Jaitovich A, Harmath C, Cuttica M. Pulmonary vein stenosis and hemoptysis. Am J Respir Crit Care Med, 2012,185(9):1023.

[8] Noë GD, Jaffé SM, Molan MP. CT and CT angiography in massive haemoptysis with emphasis on pre-embolization assessment. Clin Radiol, 2011,66(9):869-875.

[9] Hirshberg B, Biran I, Glazer M, et al. Hemoptysis: etiology, evaluation, and outcome in a tertiary referral hospital. Chest, 1997,112(2):440-444.

[10] Knott-Craig CJ, Oostuizen JG, Rossouw G, et al. Management and prognosis of massive hemoptysis. Recent experience with 120 patients. J Thorac Cardiovasc Surg, 1993,105(3):394-397.

[11] Mal H, Rullon I, Mellot F, et al. Immediate and long-term results of bronchial artery embolization for life-threatening hemoptysis. Chest, 1999,115(4):996-1001.

[12] Ong TH, Eng P. Massive hemoptysis requiring intensive care. Intensive Care Med, 2003,29(2):317-320.

[13] Fartoukh M, Khoshnood B, Parrot A, et al. Early prediction of in-hospital mortality of patients with hemoptysis: an approach to defining severe hemoptysis. Respiration, 2012,83(2):106-114.

[14] Jean-Baptiste E. Clinical assessment and management of massive hemoptysis. Crit Care Med, 2000,28(5):1642-1647.

[15] Radchenko C, Alraiyes AH, Shojaee S. A systematic approach to the management of massive hemoptysis. J Thorac Dis, 2017,9(Suppl 10):S1069-S1086.

[16] Gagnon S, Quigley N, Dutau H, et al. Approach to Hemoptysis in the Modern Era. Can Respir J, 2017,2017:1565030.

[17] Miller RR, McGregor DH. Hemorrhage from carcinoma of the lung. Cancer, 1980,46(1):200-205.

[18] Goto K, Endo M, Kusumoto M, et al. Bevacizumab for non-small-cell lung cancer: A nested case control study of risk factors for hemoptysis. Cancer Sci, 2016,107(12):1837-1842.

[19] Khalil A, Soussan M, Mangiapan G, et al. Utility of high-resolution chest CT scan in the emergency management of haemoptysis in the intensive care unit: severity, localization and aetiology. Br J Radiol, 2007,80(949):21-25.

[20] Hsiao EI, Kirsch CM, Kagawa FT, et al. Utility of fiberoptic bronchoscopy before bronchial artery embolization for massive hemoptysis. AJR Am J Roentgenol, 2001,177(4):861-867.

[21] Sakr L, Dutau H. Massive hemoptysis: an update on the role of bronchoscopy in diagnosis and management. Respiration, 2010,80(1):38-58.

[22] Wand O, Guber E, Guber A,et al. Inhaled Tranexamic Acid for Hemoptysis Treatment: A Randomized Controlled Trial. Chest, 2018,154(6):1379-1384.

[23] Valipour A, Kreuzer A, Koller H, et al. Bronchoscopy-guided topical hemostatic tamponade therapy for the management of life-threatening hemoptysis. Chest, 2005,127(6):2113-2118.

[24] Fruchter O, Schneer S, Rusanov V, et al. Bronchial artery embolization for massive hemoptysis: long-term follow-up. Asian Cardiovasc Thorac Ann, 2015,23(1):55-60.

[25] Chen J, Chen LA, Liang ZX, et al. Immediate and long-term results of bronchial artery embolization for hemoptysis due to benign versus malignant pulmonary diseases. Am J Med Sci, 2014,348(3):204-249.

[26] Fernando HC, Stein M, Benfield JR, et al. Role of bronchial artery embolization in the management of hemoptysis. Arch Surg, 1998,133(8):862-866.

[27] Deffebach ME, Charan NB, Lakshminarayan S, et al. The bronchial circulation. Small, but a vital attribute of the lung. Am Rev Respir Dis, 1987,135(2):463-481.

[28] Razazi K, Parrot A, Khalil A, et al. Severe haemoptysis in patients with nonsmall cell lung carcinoma. Eur Respir J, 2015,45(3):756-764.

第三节　呼吸困难

呼吸困难是肿瘤最常见的急症之一，静息或中度劳力性呼吸困难是Ⅳ期癌症患者住院死亡率的最重要预测指标。在医院死亡的转移性疾病患者中，静息呼吸困难的发生率可增加 5.6 倍，中等劳累呼吸困难的发生率增加 2.4 倍。此外，研究还发现多达 78.6% 的晚期癌症患者存在呼吸困难，而且呼吸困难的严重程度和频率随着癌症的进展而增加。在患有晚期癌症的患者中，有 70% ~ 80% 的患者在生命的最后 6 周内会出现呼吸困难。晚期癌症呼吸困难的治疗药物和治疗方法包括阿片类药物、氧气和无创正压通气（non invasive positive pressure ventilation, NIPPV）。

呼吸困难的定义：呼吸困难（dyspnea）是主观感觉和客观征象的综合表现，患者主观上感觉吸气不足、呼吸费力，客观上表现为呼吸频率、节律和深度的改变。严重时可出现张口呼吸、鼻煽、端坐呼吸，甚至发绀。呼吸困难是呼吸衰竭的主要临床症状之一，也是最常见的肿瘤急症之一。

一、病因

（一）非肿瘤相关的呼吸困难

1. **呼吸系统疾病**　包括气道阻塞，慢性阻塞性肺疾病，支气管哮喘，胸壁、胸廓与胸膜疾病，膈疾病与运动受限。

2. **心血管系统疾病**　各种原因所致的心力衰竭、心脏压塞、缩窄性心包炎、心肌缺血、心律失常等。

3. **其他**　恶性肿瘤合并的基础疾病，如肥胖、糖尿病、酸中毒、急性感染、血液病。此外，脑病和精神、神经因素等也可引起呼吸衰竭。

（二）肿瘤相关的呼吸困难

1. **肿瘤占位效应所致的呼吸困难**　肺部原发或继发恶性肿瘤、颈部原发或继发恶性肿瘤压迫气道、上腔静脉综合征、大量恶性心包积液、胸腔积液、气胸、胸腔内巨大原发肿瘤或继发肿瘤、腹腔巨大恶性肿瘤或大量腹腔积液、膈肌升高及肺部受压等。

2. **中枢性呼吸困难**　颅内原发或继发恶性肿瘤所致的颅内高压，甚至形成脑疝并压迫呼吸中枢。

3. **抗肿瘤治疗相关的呼吸困难**　药物过敏所致喉头水肿、化疗药物（博来霉素）和靶向治疗药物表皮生长因子受体酪氨酸激酶抑制剂（epidermal growth factor receptor-tyrosine kinase inhibitors, EGFR-TKIs）所致的间质性肺炎、程序性死亡蛋白 -1/ 程序性死亡蛋白配体 -1（programmed death-1/programmed death ligand-1, PD-1/PD-L1）治疗所致的免疫相关肺炎、放疗所致的放射性肺炎、阿片类药物不良反应等均会导致呼吸困难。

4. **急性肺栓塞所致的呼吸困难**　肿瘤患者处于高凝状态，静脉血栓的发生率比非肿瘤患者高 4 ~ 7 倍，且呈逐年上升趋势，下肢深静脉血栓或上腔静脉综合征阻塞血流后形成的血栓脱落可致肺动脉栓塞，导致急性右心功能不全、呼吸功能不全，患者可表现为急性呼吸困难。

二、发病机制

（一）肿瘤侵及肺部

当肿瘤侵及肺部时，会阻塞不同级别的支气管，且局部反复发生的炎症反应可使肺顺应性和肺泡弥散功能降低，引起呼吸困难。

（二）肺部感染

肿瘤本身释放的各种细胞因子、治疗后的粒细胞缺乏及免疫抑制状态易导致肺部感染，从而引发呼吸困难。

（三）放射性肺炎

开始时可无任何症状，放疗后 1 ~ 3 个月为急性期，症状与普通肺炎相似，主要损伤肺实质。随着放疗次数和剂量的增加而逐渐加重，出现咳嗽、咳痰、气急、呼吸困难、胸痛、发热等症状。若不及时对症处理，患者会出现肺广泛纤维化，大量纤维化组织代替肺泡，肺换气功能严重受损，出现严重呼吸困难、酸中毒，进而出现肺心病、呼吸衰竭，甚至死亡。

（四）胸腔和（或）心包积液

胸膜转移瘤、淋巴系统引流障碍、肿瘤细胞内的大量蛋白进入胸腔、胸膜腔内压降低、胸膜毛细血管静水压增高等均会引发肺不张，使肺容积减少，进而导致呼吸困难；恶性心包积液的患者也会出现呼吸困难。

（五）双侧膈神经麻痹

双侧膈神经麻痹通常是由于膈神经局部受侵犯或全身神经系统疾病导致的临床表现，临床上并不常见。

（六）贫血

呼吸困难是贫血的重要临床表现之一。肿瘤患者极易出现贫血，其主要原因有急慢性失血、铁利用障碍性贫血、造血功能障碍、骨髓纤维化、肾性贫血等。

（七）心理因素

心理因素（如焦虑或抑郁等）对呼吸困难影响较大，因此心理问题的妥善处理会减少呼吸困难发生的频率和程度。

三、临床表现

（一）肺源性呼吸困难

1. **吸气性呼吸困难**　特点是吸气时出现呼吸困难，伴有声嘶或失音，表现为喘鸣、吸气费力，呼吸深大而不快，常伴有干咳。重者可出现三凹征，即胸骨上窝、锁骨上窝和肋间隙明显凹陷。

2. **呼气性呼吸困难**　特点是呼气费力，呼气时间明显延长而缓慢，常伴有哮鸣音。其发生机制为肺泡弹性减弱和（或）小支气管阻塞（痉挛或炎症），常见于支气管哮喘、慢性阻塞性肺疾病（chronic obstructive pulmonary disease, COPD）等。

3. **混合性呼吸困难**　特点是吸气与呼气均感费力，呼吸浅快，幅度变浅，常伴有呼吸音减弱或消失及病理性呼吸音。其发生机制是由于肺部病变广泛、呼吸面积减少、影响换气功能所致。常见于重症肺炎、重症肺结核、大片肺不张、大面积肺梗死、大量胸腔积液及气胸等。

（二）心源性呼吸困难

心源性呼吸困难的特点是活动时出现或加重，休息时减轻或缓解，仰卧位可加重，坐位时可减轻。轻者短时间内可缓解，重者表现为哮喘、面色发绀，出现肺水肿体征：咳粉红色泡沫样痰、肺部有湿啰音。常见于充血性心力衰竭、急性左心衰竭、慢性右心衰竭、心包积液。

（三）中毒性呼吸困难

1. **化学毒物中毒**　长时间一氧化碳中毒可出现呼吸窘迫综合征，临床表现为呼吸节律异常，呼吸深长而不规则，频率可快可慢，如潮式呼吸或间断呼吸。

2. 药物中毒 吗啡、巴比妥类中枢抑制剂过量可抑制呼吸中枢，呼吸节律变慢而浅，出现缺氧与呼吸困难。

3. 代谢性酸中毒 任何原因引起的代谢性酸中毒均可使血中 HCO_3^- 减少，pH 降低。通过刺激外周化学感受器及呼吸中枢，增加通气量可以促进 CO_2 的排出。患者表现为深大呼吸，常见于糖尿病酮症酸中毒或尿毒症。糖尿病酮症患者呼吸有烂苹果味，表现为高血糖、高血酮、尿糖与酮体强阳性、代谢性酸中毒。尿毒症患者呼吸有尿味，表现为血肌酐及尿素氮增高，出现代谢性酸中毒。

4. 脓毒血症 急性重症感染时，血毒性代谢产物及高温血液刺激呼吸中枢可引发呼吸增速。

（四）神经精神性呼吸困难

1. 重症颅内疾病 由颅脑外伤、脑出血、脑炎、脑膜炎、脑脓肿、脑肿瘤等所致的颅内压增高。临床表现为呼吸深而慢，常伴有呼吸抑制、双吸气等。

2. 癔症 多见于青年女性，表现为呼吸浅快，可因过度通气发生呼吸性碱中毒及手足搐搦症。

3. 血源性呼吸困难 表现为呼吸浅快和心率增快。

四、诊断

（一）病史

注意心、肺及肾脏病史，支气管哮喘发作史，中毒史，粉尘或异物吸入史，过敏史等。

（二）临床表现

首先确定是否有呼吸困难，观察患者的呼吸频率、呼吸深度、呼吸节律、呼吸方式及有无三凹征等临床体征。

（三）辅助检查

根据动脉血气分析、血细胞分析、降钙素原（PCT）、C 反应蛋白（CRP）、脑钠肽（BNP）、痰培养、肺功能、心电图、X 线胸片、胸部 CT、超声、MRI 等检查可做出诊断。

五、鉴别诊断

鉴别诊断包括肺源性呼吸困难、心源性呼吸困难、中毒性呼吸困难等。

六、治疗

（一）病因治疗

当诊断确定后需要进行病因治疗。非肿瘤患者的病因治疗包括：及时取出呼吸道异物、解除喉痉挛、切除新生物、切开并引流咽部脓肿、处理心力衰竭、控制哮喘发作、引流胸膜腔积液或积气等。肿瘤患者的病因治疗包括：积极治疗原发病，进行病因干预，手术、化疗、放疗、靶向治疗、免疫治疗，对浆膜腔积液患者行穿刺引流等。

（二）对症治疗

根据患者的情况，如呼吸困难的程度、发病原因、有无并发症等，结合具体条件，选择不同的治疗方案。

1. **一般治疗**　保持呼吸道通畅，患者取半卧位，予以拍背、吸痰、适当补液治疗，对于严重贫血者给予纠正贫血等。贫血可使患者出现呼吸困难、疲乏等症状，因此提高血红蛋白水平可改善上述症状，可给予红系造血刺激剂（erythropoiesis-stimulating agents, ESAs）、血液、铁剂、叶酸和维生素 B_{12} 等造血原料。

2. **氧疗**　是纠正低氧血症最为有效的治疗方法，可使血氧饱和度达到 90% 以上。鼻导管吸氧浓度（%）= 21+4× 氧流量（L/min），面罩吸氧浓度为 50%~60%，储气面罩吸氧浓度约为70%。给予患者吸氧流量及浓度视情况而定。家庭氧疗无论是短期应用还是长期应用，均可降低肿瘤患者的呼吸困难，对于血氧饱和度 <90% 的低氧血症患者推荐长期家庭氧疗。

（三）药物治疗

药物治疗包括镇静药、呼吸兴奋剂、β_2 受体激动剂、肾上腺皮质激素类药物、抗生素、阿片类药物、抗抑郁药物、抗焦虑药物及其他药物。

1. **茶碱类药物**　可抑制环核苷酸磷酸二酯酶（phosphodiesterase, PDE），能够舒张支气管、增强膈肌力量、增强低氧呼吸驱动和抵抗低氧呼吸抑制等。

2. **阿片类药物**　在癌症终末期的症状管理方面，最常见的两个令人痛苦的症状是呼吸困难和疼痛。据文献报道，当对其他疗法无效时，阿片类药物是治疗癌症终末期呼吸困难的最有效方法。阿片类药物被推荐用于缓解肿瘤患者呼吸困难的症状，其中吗啡是最常使用的药物。

3. **糖皮质激素**　糖皮质激素可抑制炎性反应及炎性因子的释放，对于改善呼吸困难的症状均有明显疗效，但应注意预防发生不良反应。

4. **苯二氮䓬类药物** 苯二氮䓬类药物能够减轻患者的焦虑，松弛肌肉，进而减轻呼吸困难症状。

5. **抗组胺药** 异丙嗪能缓解支气管平滑肌收缩所致的喘息，较盐酸苯海拉明作用强而持久。

6. **利尿剂** 目前已经有研究尝试使用雾化吸入呋塞米治疗肿瘤性呼吸困难，但仍需要谨慎应用。

7. **β受体阻滞剂** 可减慢心率、减弱心肌收缩力、减少心肌耗氧量。

8. **呼吸兴奋剂** 尼可刹米和洛贝林可以有效刺激呼吸中枢或周围化学感受器，通过增强呼吸中枢的兴奋性、增加潮气量以改善通气，对于呼吸中枢抑制的患者疗效较好。对于由于肿瘤压迫、气道阻塞的患者使用呼吸兴奋剂可以增加呼吸肌做功。必要时需进行病因治疗。

9. **抗生素** 肿瘤患者易发生肺部感染。对于合并肺部感染，尤其是伴有粒细胞缺乏症的患者，可根据病情需要经验性地应用抗生素治疗，并根据相应的检查结果调整抗生素的应用。

（四）手术治疗

机械通气为重症呼吸衰竭患者临床支持治疗的手段之一。手术方法包括气管切开术、气管内插管术、支气管镜检查术，以及使用无创或有创呼吸机辅助呼吸、体外膜氧合（extracorporeal membrane oxygenation，ECMO）等。与呼吸困难和呼吸窘迫患者的典型应急处理方法相反，气管插管和机械通气等工具可导致重症监护患者病程延长、痛苦增加和死亡过程延长。

胸腔或心包穿刺术：胸腔或心包穿刺术能在较快的时间内减少积液量，缓解患者呼吸困难症状，但同时也会丢失大量蛋白质等。

（五）心理治疗及其他方法

近年来，心理压力对于肿瘤进展和生活质量的影响越来越多地受到重视，心理治疗可以降低呼吸困难的程度及呼吸困难发生的频率。抗抑郁、抗焦虑治疗对于患者呼吸困难、呼吸衰竭等症状的作用尚未得到充分证实。

七、肿瘤相关呼吸困难特殊类型的诊治

（一）免疫相关性肺炎

免疫相关性肺炎是一种罕见但有致命威胁的严重不良事件。临床研究的数据显示，接受PD-1/PD-L1 抑制剂治疗的患者，肺炎发生率小于 5%，3 级以上的肺炎发生率为 0～1.5%。PD-1 抑制剂与 PD-L1 抑制剂导致所有级别的肺炎发生率分别为 3.6% 和 1.3%，重症肺炎发生率分别

为 1.1% 和 0.4%。到目前为止，还没有令人信服的证据表明 PD-1/PD-L1 抑制剂在呼吸系统不良事件的发生率方面存在显著差别。但是在细胞毒性 T 淋巴细胞抗原 -4（cytotoxic T lymphocyte antigen 4, CTLA-4）抑制剂单药治疗中，免疫相关性肺炎的发生率更低，大概 1%。研究显示，与单药 PD-1/PD-L1 抑制剂相比，PD-1/PD-L1 抑制剂联合 CTLA-4 抑制剂治疗使各级不良事件的发生率增加了 3 倍左右。与恶性黑色素瘤患者相比，非小细胞肺癌（NSCLC）、肾癌患者更易发生免疫相关性肺炎。值得注意的是，最近的研究提示在真实世界中，免疫相关性肺炎的发生率似乎更高（19%）。免疫相关性肺炎可能在任何时间发生，但是与其他免疫相关不良反应（irAEs）相比，肺炎发生的时间相对较晚，中位发生时间在 2.8 个月左右，而联合治疗的肺炎患者的发病时间较早，NSCLC 发生肺炎的起始时间要早于恶性黑色素瘤。免疫相关性肺炎的高危人群包括：①接受 EGFR-TKIs 联合免疫检查点抑制剂（immune checkpoint inhibitors, ICI）治疗的驱动基因敏感突变阳性的 NSCLC 患者；②先前存在慢性阻塞性肺疾病（chronic obstructive pulmonary disease, COPD）、肺纤维化的患者，或目前存在肺部活动性感染的患者。免疫相关性肺炎的临床症状主要包括呼吸困难（53%）、咳嗽（35%）、发热（12%）或胸痛（7%），偶尔会因缺氧和快速恶化导致呼吸衰竭，但是约 1/3 的患者无任何症状，仅有影像学异常。影像学上多见磨玻璃结节影或斑片结节浸润影，它主要位于两肺下叶，其次为中叶，上叶最少见；有别于分子靶向药物所致的弥漫性肺炎的表现，免疫相关性肺炎的影像学表现不尽相同，可表现为隐源性机化性肺炎、磨玻璃样肺炎、间质性肺炎、过敏性肺炎和其他非特异性肺炎。免疫相关性肺炎需要与肺部感染、肿瘤淋巴管扩散、肿瘤肺部进展及弥漫性肺泡出血相鉴别。当影像学特点比较符合肺炎表现时，通常不建议行活检。经气管镜活检可能对于肿瘤播散引起的淋巴管炎或感染有鉴别作用。如实施再活检，需要评估是否会取得特异性的诊断或是否能改变治疗策略。目前并无特异性的病理诊断能确定免疫相关性肺炎。

在所有肺炎病例中，72% 的患者为 1~2 级。与甲状腺炎和肝炎等自限性免疫反应不同，大部分的免疫相关性肺炎需要激素或免疫抑制剂的治疗。据文献报道，超过 85% 的患者可以通过停药和免疫抑制治疗得到缓解或治愈，但是有 10%~15% 的患者在使用激素治疗之后得不到缓解；联合 ICI 治疗免疫相关性肺炎较单药 ICI 治疗的恢复时间更长。一项 Meta 分析显示，PD-1/PD-L1 抑制剂致死的主要原因为免疫相关性肺炎（35%）。因此，由 ICI 引起的肺炎在临床上具有重要意义。

1. **诊断** 目前尚无统一标准，出现以下情况时，应考虑为免疫相关性肺炎。

（1）先前有 PD-1/PD-L1 抑制剂治疗史。

（2）临床表现为气促、干咳、进行性呼吸困难伴有或不伴有发热。

（3）影像学检查表现为快速进展的磨玻璃影、网格实变影，双肺同时受累更常见。

（4）抗感染治疗无效，激素治疗有效。

（5）若再次使用 PD-1/PD-L1 抑制剂或停用激素后疾病复发，则更加支持免疫相关性肺炎的诊断，免疫相关性肺炎的特异性强。

2. 实验室检查　白细胞计数升高，淋巴细胞比例升高，CD4/CD8 比例明显倒置［效应细胞毒性 T 细胞（cytotoxic T lymphocyte, CTL）在免疫相关性肺炎中起重要作用］。

3. 肺组织病理（经支气管镜肺活检术，transbronchial lung biopsy，TBLB）

（1）机化性肺炎（40%）。

（2）非特异性间质性肺炎（33.3%）。

（3）弥漫性肺泡损伤（6.7%）。

（4）无法归类（20%）。

4. 免疫相关性肺炎临床分级

（1）1 级：无症状，仅凭临床检查或诊断发现，不需要干预；<25% 的肺受累。

（2）2 级：有症状，需要干预，影响工具性日常活动；25% ~ 50% 的肺受累。

（3）3 级：重度症状，个人自理能力受限，需要吸氧；>50% 或全肺受累。

（4）4 级：危及生命的呼吸障碍，需要行紧急治疗（气管切开或插管）。

（5）5 级：死亡。

5. 免疫相关性肺炎的治疗

（1）1 级免疫相关性肺炎：暂停免疫治疗药物，密切观察；如果出现症状或影像学检查提示症状持续或者恶化，可考虑口服泼尼松［0.5 ~ 0.8 mg/（kg·d）］治疗。

（2）2 级免疫相关性肺炎：暂停免疫治疗药物，开始口服激素，泼尼松的使用剂量可以从 1 mg/（kg·d）开始，待症状缓解后开始缓慢减量，平均治疗时间至少持续 2 个月。

对于复燃病例可以考虑加用免疫抑制剂，如环磷酰胺或麦考酚酸酯，至于能否再次使用免疫治疗药物，需要权衡利弊，并与患者本人充分沟通和商议。

（3）3 ~ 4 级免疫相关性肺炎：永久停止免疫治疗，静脉给予甲泼尼龙 1 ~ 2 mg/（kg·d），同时辅以积极的支持治疗（包括补液、吸氧及必要的抗生素治疗），行进一步的影像学检查或有创检查（非必需），排除感染及肿瘤进展等。

48 小时后，如果症状无改善，可以静脉滴注 5 mg/kg 英夫利昔单抗（类克），2 周后重复此治疗；可应用麦考酚酸酯（骁悉）500 ~ 1000 mg（q12h）进行治疗，可考虑加用静脉注射用免疫球蛋白（IVIG）0.4 g/（kg·d）共治疗 5 天。

对于使用超过 20 mg 的泼尼松或等效剂量药物治疗 ≥ 4 周的患者，应考虑使用抗生素预防肺孢子菌肺炎。长期使用糖皮质激素时，需要补充钙剂和维生素 D。使用糖皮质激素治疗时，还要注意使用质子泵抑制剂预防胃肠道反应。在患者考虑使用 TNF-α 抑制剂治疗前，应行 T-spot 试验排除肺结核。

对于激素治疗疗程，目前尚无统一意见，建议超过 6 周缓慢减量，具体可参考《中国临床肿瘤学会（CSCO）免疫检查点抑制剂相关的毒性管理指南 2019》。

（二）TKI 治疗相关间质性肺炎

自从第一个酪氨酸激酶抑制剂（tyrosine kinase inhibitors, TKI）伊马替尼于 2001 年获批以来，TKI 开创了许多癌症治疗的新纪元。间质性肺病（interstitial lung disease, ILD）是无数不良反应中最严重的一种，常出现呼吸困难、咳嗽、发热和低氧血症，常需要使用类固醇激素进行治疗。在目前批准的 28 个 TKI 中，据报道有 16 个（57%）以不同的频率和（或）严重程度诱发 ILD。药物从给药到 ILD 发作的时间间隔在患者和 TKI 之间是不同的，没有可预测的时间过程。据报道 ILD 的发病率在日本人口中为 1.6% ~ 4.3%，在非日本人口中为 0.3% ~ 1.0%。死亡率为 20% ~ 50%。现有证据（在日本使用厄洛替尼和吉非替尼治疗的 ILD 患者具有独特的易感性）已经确定了许多易感性和预后危险因素（主要包括男性、吸烟史和既往存在肺纤维化）。尽管确切的机制尚不清楚，但集体证据表明可能涉及免疫因子。通过对患者彻底评估并排除其他原因后，可确认 ILD 是 TKI 诱导的，治疗原则是支持治疗，包括中止 TKI 和类固醇激素的给药。但停止 TKI 治疗是一个临床难题，因为在已存在肺纤维化的患者中诊断 TKI 诱导的 ILD 可能具有挑战性，该类患者可能患有 TKI 治疗有效的肿瘤，并且没有合适的替代方法和替代药物。即使有的话，也会给患者带来遭受其他毒性影响的风险。初步证据表明，在类固醇激素的覆盖下和（或）减少剂量的情况下，可以继续使用 TKI 进行治疗。但是，这种方法需要仔细的个性化风险收益分析和进一步的临床试验证明。

（三）放射性肺炎

放射治疗是肺癌、乳腺癌、食管癌、胸腺瘤、纵隔肿瘤及胸部转移瘤等胸部恶性肿瘤的常用治疗方法，存在剂量 – 效应学关系，随着放射治疗剂量的增加，局部治疗效果提高，但并发症也随之增多，其中最严重的是放射性肺炎（radiation pneumonitis）。放射性肺炎是继发于辐射损伤的肺部炎性反应，病情常较重，甚至引起死亡。放射性肺炎的发生率为 5% ~ 50%，即使在调强放射治疗中发生率仍达 30%，严重者为 10% ~ 20%，病死率高达 50%，严重影响患者的身体健康及生活质量。

放射性肺炎的发生涉及免疫细胞、细胞因子等多种因素，是一个复杂的炎症过程，可能与患者的年龄、放射治疗、遗传因素（研究表明有 *ATM*、*P53* 等相关基因改变的患者，发生放射性肺炎的概率更高）等有关。本病一般好发于慢性肺部疾病患者，老年人及儿童、糖尿病患者，以及吸烟、肺部感染等因素都容易诱发本病。

1. 放射性肺炎的诊断

（1）诊断标准与鉴别诊断

1）诊断标准：根据患者胸部放射治疗史、症状及体征（刺激性干咳、气促、肺部湿啰音）、X线胸片、CT检查等可见肺部炎症、纤维化表现，以及肺功能的改变，从而进行诊断。

2）鉴别诊断：包括进展期肿瘤、肺炎、急性肺栓塞、药物性肺损伤、浸润型肺结核、肺部转移性肿瘤。

（2）疾病的分类和分级标准：根据疾病发生的急缓可分为急性放射性肺炎和慢性放射性肺炎。

1）急性放射性肺炎：一般在放疗中或放疗结束后1~3个月发生，5~6个月达到高峰，早期病理基础表现为肺泡毛细血管充血、渗出、肿胀，纤维栓子形成，间质水肿，胶原纤维肿胀，继之患者出现身体不适等症状，体温一般在38℃左右。

2）慢性放射性肺炎：多发生于放疗后7~8个月，1年左右达到最严重的程度。病理基础表现为肺纤维化和肺硬化，伴有支气管壁瘢痕形成，以及支气管扩张、变形和囊性变。临床表现为呼吸困难、发绀、肺底部啰音，合并感染时上述症状常反复发作。

3）采用后期放射损伤评分标准（RTOG/EORTC）分级方案将放射性肺炎分为以下5级。

a. 0级：无明显变化。

b. Ⅰ级：轻度干咳或轻微用力时呼吸困难。

c. Ⅱ级：持续性干咳，需使用麻醉性镇咳药，用力时呼吸困难。

d. Ⅲ级：严重咳嗽，使用麻醉性镇咳药无效，安静时呼吸困难。

e. Ⅳ级：呼吸功能无改善，需要借助吸氧或机械通气。

2. 放射性肺炎的治疗

（1）糖皮质激素联合抗生素：糖皮质激素是目前治疗放射性肺炎的基础药物，常联合使用抗生素、化痰药物及支气管扩张剂。糖皮质激素应在早期使用，能改善肺部细胞和微血管的受损程度，减轻肺渗出和肺水肿，迅速有效地缓解临床症状。通常使用泼尼松，初始剂量为1 mg/（kg·d），2周后随症状缓解逐渐减量；或使用甲泼尼龙40~160 mg/d进行短程治疗，待症状缓解后逐渐减量并改为口服给药，同时使用抗生素积极进行抗感染治疗。虽然这些治疗措施有一定的效果，但仍难以令人满意，且治疗后有诱发二重感染、高血糖、高血压、消化道出血、撤药综合征等不良反应的风险，临床应用受限。

（2）自由基清除剂：阿米福汀（amifostine, AMF）、还原型谷胱甘肽、硫代磷酸盐、褪黑激素、超氧化物歧化酶（superoxide dismutase, SOD）及其类似物锰型超氧化物歧化酶（manganese superoxide dismutase plasmid/liposome, MnSOD-PL）等是目前主要的自由基清除剂，AMF 能抑制放疗产生的过氧化物，降低与纤维化相关的羟脯氨酸的产生，对防治放射性肺炎有一定作用。研究显示，抗氧化剂 AEOL10150、大豆异黄酮、角质细胞生长因子、前列腺素、乙酰半胱氨酸及硒制剂均对放射性肺炎具有一定的防治作用。乙酰半胱氨酸是 L- 半胱氨酸的乙酰化合物，可溶解黏液、抑制中性粒细胞趋化和增加抗氧化剂谷胱甘肽的合成，通过抗炎和抗氧化保护肺损伤。

（3）细胞因子抑制剂：在一项随机双盲对照研究中，发现预防性应用己酮可可碱对接受放疗的乳腺癌患者与肺癌患者的肺损伤具有保护作用，使放射性肺炎的发生率下降、严重程度减轻。

（4）深部热疗：肿瘤热疗学是利用热的生物效应治疗肿瘤，深部热疗在增加放疗对肿瘤细胞杀伤的同时，并不增加放疗的并发症，甚至在一定程度上可以降低放射性肺炎等并发症的发生率。

（5）中医治疗：部分中医学者采用芪参益肺汤、清气化痰方等中药汤剂联合抗生素、糖皮质激素及氨磷汀等治疗放射性肺炎，取得了较好的效果。

放射性肺炎是胸部肿瘤常见的严重并发症，其主要发病机制是肺组织受放射线损伤后，$TGF-\beta_1$、IL-6 等细胞因子分泌增多，逐渐导致肺组织纤维化，严重影响患者健康及生活质量。糖皮质激素联合抗生素是目前主要的治疗方法，自由基清除剂（阿米福汀、还原型谷胱甘肽等）、细胞因子抑制剂（己酮可可碱等）、细胞保护剂氨磷汀、深部热疗及中医治疗等均有一定作用，尚无标准的预防措施。

（四）急性肺栓塞

急性肺栓塞（acute pulmonary embolism, APE）是心血管原因导致的第三大致死性疾病，仅次于急性心肌梗死和脑血管意外。尽管它是一种易于预防和治疗的疾病，但据估计，每年有超过300 万人死于静脉血栓栓塞（venous thromboembolism, VTE），VTE 最严重的临床表现是 APE，主要是由血液动力学不稳定引发。在这些情况下，建议进行一些再灌注过程，以全身溶栓为主要治疗手段。但是，缺乏评估溶栓疗效和安全性的国家数据。

呼吸功能不全：肺血栓栓塞症（pulmonary thromboembolism, PTE）的呼吸功能不全主要为血流动力学障碍的结果。心排血量降低导致混合静脉血氧饱和度下降。PTE 导致血管阻塞、栓塞部位肺血流减少，肺泡无效腔量增大；肺内血流重新分布，而未阻塞的血管灌注增加，通气血流比例失调导致低氧血症。部分患者（约 1/3）因右心房压力增加而出现卵圆孔再开放，产生右向左的分流，可能导致严重的低氧血症（同时增加矛盾性栓塞和猝死的风险）。远端小栓子可能造成局部的出血性肺不张，引起局部肺泡出血，表现为咯血，并可伴发胸膜炎和胸腔积液，从而对气体交换产生影响。由于肺组织同时接受肺动脉、支气管动脉和肺泡内气体三重氧供，故肺动脉阻塞时较少出现肺梗死。如存在基础心肺疾病或病情严重影响到肺组织的多重氧供，则可能导致肺梗死。

有研究报道，APE 患者的平均年龄为 55 岁，其中大多数为女性（76.4%）。VTE 的危险因素包括制动（41.17%）、使用避孕药（35.29%）、癌症（17.63%）和既往深静脉血栓（deep venous thrombosis, DVT）病史（11.76%）。APE 最常见的临床表现为呼吸困难（88.23%）、低氧血症（82.35%）、低血压（82.35%）和心动过速（64.70%）。82.35% 的患者有右心功能不全的超声心动图改变，52.94% 的患者的肌钙蛋白和脑钠肽（brain natriuretic peptide, BNP）水平升高。17.54% 的患者发生了与溶栓相关的严重出血，有的患者因出血而死亡。治疗的基础是对患者进行充分的抗凝治疗。几十年来，抗凝治疗直接影响 VTE 的死亡率。直至 21 世纪初，抗凝治疗都是基于普通或低分子量肝素和维生素 K 拮抗剂，尤其是华法林。在过去的几十年里，新的抗凝剂被开发出来，如 Xa 因子抑制剂和直接凝血酶抑制剂，新的抗凝药物与传统治疗药物相比更具有效性和安全性，它们显著改变了 VTE 的治疗方法。具体的治疗方法参照 2018 年版《肺血栓栓塞症诊治与预防指南》。

（五）肿瘤与新型冠状病毒肺炎

自 2019 年底暴发新型冠状病毒疾病（corona virus disease 2019, COVID-19）以来，严重急性呼吸系统综合征冠状病毒 2（severe acute respiratory syndrome coronavirus 2, SARS-CoV-2）已迅速传播到世界大部分地区，并成为全球关注的公共卫生保健问题。大流行给人类带来了前所未有的挑战。据 WHO 报道，截至 2020 年 8 月 5 日中欧夏令时间（central european summer time, CEST）下午，全球范围内已确诊的 COVID-19 病例为 18 354 342 例，其中死亡 696 147 例。在癌症患者中，肿瘤本身和抗癌治疗会削弱免疫功能，导致肿瘤的发生率增加。癌症患者感染 SARS-CoV-2 的风险要比普通人群高 2 倍，尽管仍未明确癌症患者的敏感性机制。癌症患者中 COVID-19 的患病率为 2%~3%，与没有癌症的患者相比，有创通气和死亡等严重不良事件的发生率更高。对患者数据的荟萃分析表明，恶性肿瘤与 SARS-CoV-2 感染后的临床结局有关。鉴于 COVID-19 可能无法在短期内被解决，因此重要的是平衡癌症治疗与 SARS-CoV-2 的感染风险。一旦癌症患者感染 SARS-CoV-2，将产生严重且不可预测的结果。

癌症患者比普通人群更容易感染 COVID-19，因此有必要确定患有癌症和 COVID-19 的患者的死亡率。在纳入的 17 项观察性研究中，共涉及 3268 例患者，合并死亡率为 24.8%。年龄在 65 岁以上且有合并症（尤其是高血压和 COPD）的男性是死亡的危险因素（RR 1.16、1.27、1.12；95%CI 0.7~1.95、1.08~1.49、1.04~1.1.2；P=0.006、0.004、0.002）。近期的抗癌治疗并未增加死亡率（P>0.05）。呼吸困难、咳嗽、咳痰与死亡风险升高相关（P<0.05）。死亡与以下情况相关：

抗生素、糖皮质激素、干扰素、有创通气和并发症的频率（$P<0.05$）。结论：男性、高龄、合并症和症状等被确定为癌症和 COVID-19 患者死亡的危险因素。我们的研究表明近期的抗癌治疗不会增加死亡率。

（庄　莉　李仕娟）

参考文献

[1] 卢秀荣，宋晓，邹念东，等. 乙酰半胱氨酸泡腾片预防非小细胞肺癌放射性肺炎的临床价值分析. 河北医科大学学报，2018,39(9):1049-1052.

[2] 杨育梁，高玉华，唐楠，等. 热疗在放射性肺炎治疗过程中的临床疗效观察. 现代肿瘤医学，2018,6(3):392-395.

[3] 肖绍文. 中国肿瘤热疗临床应用指南（2017.V1.1）. 中华放射肿瘤学杂志，2017,26(4):369-375.

[4] 林佳苗，章欣. 自拟滋阴补肺汤联合氨磷汀预防非小细胞肺癌患者放射性肺损伤的效果观察. 中国中医药科技，2016,23(6):715-716.

[5] 岳玉仁. 清气化痰汤加减联合泼尼松片治疗急性期放射性肺炎效果观察. 现代中西医结合杂志，2016,25(18):2030-2032.

[6] 史志勇，孙永，王娟，等. 芪参益肺汤防治肺癌放疗所致放射性肺炎的临床研究. 中药药理与临床，2016,32(3):159-161.

[7] 练祖平. 中药化纤汤预防射波刀照射后放射性肺炎的临床研究. 中国中药杂志 2015/专集：基层医疗机构从业人员科技论文写作培训会议论文集，2016:2235-2236.

[8] 崔晓颖，盛李明，杜向慧. 放射性肺炎的预防和治疗进展. 浙江医学，2019,41(19):2129-2132.

[9] 韩朝稳，沈永奇，刘金娥. 放射性肺炎防治的研究进展. 中国当代医药，2019,26(26):25-27+32.

[10] Majdinasab EJ, Puckett Y, Pei KY. Increased in-hospital mortality and emergent cases in patients with stage IV cancer. Support Care Cancer, 2021, 29(6):3201-3207.

[11] Yoo SH, Keam B, Kim M, et al. The Effect of Hospice Consultation on Aggressive Treatment of Lung Cancer. Cancer Res Treat, 2018,50(3):720-728.

[12] Currow DC, Smith J, Davidson PM, et al. Do the trajectories of dyspnea differ in prevalence and intensity by diagnosis at the end of life? A consecutive cohort study. J Pain Symptom Manage, 2010,39(4):680-690.

[13] Long DA, Koyfman A, Long B. Oncologic Emergencies: Palliative Care in the Emergency Department Setting. J Emerg Med, 2021,60(2):175-191.

[14] Shreves A, Pour TR. Emergency department management of dyspnea in the dying patient. Emerg Med Pract, 2018,20(7):1-20.

[15] Miyawaki E, Kenmotsu H. Pneumonitis Induced by Immune Checkpoint Inhibitors. Gan To Kagaku Ryoho, 2018,45(7):1021-1026.

[16] Ichihara E, Miyahara N, Maeda Y, et al. Managing Lung Cancer with Comorbid Interstitial Pneumonia. Intern Med, 2020,59(2):163-167.

[17] Naidoo J, Page DB, Li BT, et al. Toxicities of the anti-PD-1 and anti-PD-L1 immune checkpoint antibodies. Ann

Oncol, 2015,26(12):2375-2391.

[18] Suresh K, Voong KR, Shankar B, et al. Pneumonitis in Non-Small Cell Lung Cancer Patients Receiving Immune Checkpoint Immunotherapy: Incidence and Risk Factors. J Thorac Oncol, 2018,13(12):1930-1939.

[19] Khunger M, Rakshit S, Pasupuleti V, et al. Incidence of Pneumonitis With Use of Programmed Death 1 and Programmed Death-Ligand 1 Inhibitors in Non-Small Cell Lung Cancer: A Systematic Review and Meta-Analysis of Trials. Chest, 2017,152(2):271-281.

[20] Nishino M, Giobbie-Hurder A, Hatabu H, et al. Incidence of Programmed Cell Death 1 Inhibitor-Related Pneumonitis in Patients With Advanced Cancer: A Systematic Review and Meta-analysis. JAMA Oncol, 2016,2(12):1607-1616.

[21] Naidoo J, Wang X, Woo KM,et al. Pneumonitis in Patients Treated With Anti-Programmed Death-1/Programmed Death Ligand 1 Therapy. J Clin Oncol, 2017,35(7):709-717.

[22] Pillai RN, Behera M, Owonikoko TK, et al. Comparison of the toxicity profile of PD-1 versus PD-L1 inhibitors in non-small cell lung cancer: A systematic analysis of the literature. Cancer, 2018,124(2):271-277.

[23] Tirumani SH, Ramaiya NH, Keraliya A, et al. Radiographic Profiling of Immune-Related Adverse Events in Advanced Melanoma Patients Treated with Ipilimumab. Cancer Immunol Res, 2015,3(10):1185-1192.

[24] Chuzi S, Tavora F, Cruz M, et al. Clinical features, diagnostic challenges, and management strategies in checkpoint inhibitor-related pneumonitis. Cancer Manag Res, 2017,9:207-213.

[25] AL-Dliwm, Megri M, Shahoub I, et al.Pembrolizumab reactivates pulmonary granulomatosis. Respir Med Case Rep, 2017,22:126-129.

[26] Cho JY, Kim J, Lee JS, et al. Characteristics, incidence, and risk factors of immune checkpoint inhibitor-related pneumonitis in patients with non-small cell lung cancer. Lung Cancer, 2018,125:150-156.

[27] Delaunay M, Cadranel J, Lusque A, et al. Immune-checkpoint inhibitors associated with interstitial lung disease in cancer patients. Eur Respir J, 2017,50(2):1700050.

[28] Ahn MJ , Yang J , Yu H , et al. 1360: Osimertinib combined with durvalumab in EGFR-mutant non-small cell lung cancer: Results from the TATTON phase Ib trial. Thorac Oncol, 2016, 11(4):S115.

[29] Oshima Y, Tanimoto T, Yuji K, et al. EGFR-TKI-Associated Interstitial Pneumonitis in Nivolumab-Treated Patients With Non-Small Cell Lung Cancer. JAMA Oncol, 2018,4(8):1112-1115.

[30] Yamaguchi T, Shimizu J, Hasegawa T, et al. Pre-existing pulmonary fibrosis is a risk factor for anti-PD-1-related pneumonitis in patients with non-small cell lung cancer: A retrospective analysis. Lung Cancer, 2018,125:212-217.

[31] Nishino M, Ramaiya NH, Awad MM, et al. PD-1 Inhibitor-Related Pneumonitis in Advanced Cancer Patients: Radiographic Patterns and Clinical Course. Clin Cancer Res, 2016,22(24):6051-6060.

[32] Hwang WL, Niemierko A, Hwang KL, et al. Clinical Outcomes in Patients With Metastatic Lung Cancer Treated With PD-1/PD-L1 Inhibitors and Thoracic Radiotherapy. JAMA Oncol, 2018,4(2):253-255.

[33] Suresh K, Naidoo J, Lin CT, et al. Immune Checkpoint Immunotherapy for Non-Small Cell Lung Cancer: Benefits and Pulmonary Toxicities. Chest, 2018,154(6):1416-1423.

[34] Wang DY, Salem JE, Cohen JV, et al. Fatal Toxic Effects Associated With Immune Checkpoint Inhibitors: A Systematic Review and Meta-analysis. JAMA Oncol, 2018,4(12):1721-1728.

[35] Shah RR. Tyrosine Kinase Inhibitor-Induced Interstitial Lung Disease: Clinical Features, Diagnostic Challenges, and Therapeutic Dilemmas. Drug Saf, 2016,39(11):1073-1091.

[36] Berman AT, Turowski J, Mick R, et al. Dietary Flaxseed in Non-Small Cell Lung Cancer Patients Receiving Chemoradiation. J Pulm Respir Med, 2013,3(4):154.

[37] Savagner P. Epithelial-mesenchymal transitions: from cell plasticity to concept elasticity. Curr Top Dev Biol, 2015,112:273-300.

[38] Yilmaz S, Adas YG, Hicsonmez A, et al. Evaluation of the radiation pneumonia development risk in lung cancer cases. Asian Pac J Cancer Prev, 2014,15(17):7371-7375.

[39] Palma DA, Senan S, Tsujino K, et al. Predicting radiation pneumonitis after chemoradiation therapy for lung cancer: an international individual patient data meta-analysis. Int J Radiat Oncol Biol Phys, 2013,85(2):444-450.

[40] Hensley ML, Hagerty KL, Kewalramani T, et al. American Society of Clinical Oncology 2008 clinical practice guideline update: use of chemotherapy and radiation therapy protectants. J Clin Oncol, 2009,27(1):127-145.

[41] Garofalo MC, Ward AA, Farese AM, et al. A pilot study in rhesus macaques to assess the treatment efficacy of a small molecular weight catalytic metalloporphyrin antioxidant (AEOL 10150) in mitigating radiation-induced lung damage. Health Phys, 2014,106(1):73-83.

[42] Ozturk B, Egehan I, Atavci S, et al. Pentoxifylline in prevention of radiation-induced lung toxicity in patients with breast and lung cancer: a double-blind randomized trial. Int J Radiat Oncol Biol Phys, 2004,58(1):213-219.

[43] Fernandes CJ, Alves Júnior JL, Gavilanes F, et al. New anticoagulants for the treatment of venous thromboembolism. J Bras Pneumol, 2016,42(2):146-154.

[44] Rocha AT, Paiva EF, Araújo DM, et al. Impacto de um programa para profilaxia de tromboembolismo venoso em pacientes clínicos em quatro hospitais de Salvador [Impact of a program for venous thromboembolism prophylaxis in hospitalized patients in four hospitals in Salvador]. Rev Assoc Med Bras (1992), 2010,56(2):197-203.

[45] Casella IB, Puech-Leão P. Generic versus branded enoxaparin in prophylaxis and treatment of vein thrombosis. Rev Assoc Med Bras (1992), 2015,61(1):44-50.

[46] Heit JA. Epidemiology of venous thromboembolism. Nat Rev Cardiol, 2015,12(8):464-474.

[47] Burrowes KS, Clark AR, Tawhai MH. Blood flow redistribution and ventilation-perfusion mismatch during embolic pulmonary arterial occlusion. Pulm Circ, 2011,1(3):365-376.

[48] Bottega TS, Vier MG, Baldiaserotto H, et al. hrombolysis in acute pulmonary embolism. Rev Assoc Med Bras (1992), 2020,66(3):263-267.

[49] Huang C, Wang Y, Li X, et al. Clinical features of patients infected with 2019 novel coronavirus in Wuhan, China. Lancet, 2020,395(10223):497-506.

[50] Li Q, Guan X, Wu P, et al. Early Transmission Dynamics in Wuhan, China, of Novel Coronavirus-Infected Pneumonia. N Engl J Med, 2020,382(13):1199-1207.

[51] Wang D, Hu B, Hu C, et al. Clinical Characteristics of 138 Hospitalized Patients With 2019 Novel Coronavirus-Infected Pneumonia in Wuhan, China. JAMA, 2020,323(11):1061-1069.

[52] Zhou P, Yang XL, Wang XG, et al. A pneumonia outbreak associated with a new coronavirus of probable bat origin. Nature, 2020,579(7798):270-273.

[53] World Health Organization. WHO Coronavirus Disease (COVID-19) Dashboard. https://covid19.who.int/[2020-12-1].

[54] Liang W, Guan W, Chen R, et al. Cancer patients in SARS-CoV-2 infection: a nationwide analysis in China. Lancet Oncol, 2020,21(3):335-337.

[55] Al-Quteimat OM, Amer AM. The Impact of the COVID-19 Pandemic on Cancer Patients. Am J Clin Oncol, 2020,43(6):452-455.

[56] Gosain R, Abdou Y, Singh A, et al. COVID-19 and Cancer: a Comprehensive Review. Curr Oncol Rep, 2020,22(5):53.

[57] Yu J, Ouyang W, Chua MLK, et al. SARS-CoV-2 Transmission in Patients With Cancer at a Tertiary Care Hospital in Wuhan, China. JAMA Oncol, 2020,6(7):1108-1110.

[58] Dai M, Liu D, Liu M, et al. Patients with Cancer Appear More Vulnerable to SARS-CoV-2: A Multicenter Study during the COVID-19 Outbreak. Cancer Discov, 2020,10(6):783-791.

[59] Desai A, Sachdeva S, Parekh T, et al. COVID-19 and Cancer: Lessons From a Pooled Meta-Analysis. JCO Glob

Oncol, 2020,6:557-559.

[60] Tian J, Yuan X, Xiao J, et al. Clinical characteristics and risk factors associated with COVID-19 disease severity in patients with cancer in Wuhan, China: a multicentre, retrospective, cohort study. Lancet Oncol, 2020,21(7):893-903.

[61] Giannakoulis VG, Papoutsi E, Siempos II. Effect of Cancer on Clinical Outcomes of Patients With COVID-19: A Meta-Analysis of Patient Data. JCO Glob Oncol, 2020,6:799-808.

[62] Liu Y, Lu H, Wang W, et al. Clinical risk factors for mortality in patients with cancer and COVID-19: a systematic review and meta-analysis of recent observational studies. Expert Rev Anticancer Ther, 2021,21(1):107-119.

第四节　恶性胸腔积液

恶性胸腔积液（malignant pleural effusion, MPE）是晚期肿瘤的常见并发症，一旦出现恶性浆膜腔积液通常提示原发部位病变已发生局部转移或全身扩散，预后较差。MPE 最常见于肺癌，其次是乳腺癌、淋巴瘤、妇科肿瘤和恶性间皮瘤，大约 10% 的恶性胸腔积液患者找不到原发肿瘤部位。MPE 是晚期非小细胞肺癌（NSCLC）最常见的并发症之一，存在 MPE 的 NSCLC 患者只有约 3.3 个月的平均预期寿命。

一、病因和发病机制

正常情况下，胸膜腔中的液体处于动态平衡的状态，静水压和渗透压之间的平衡决定了胸腔积液的稳态，任何因素使胸膜腔液体形成过快或吸收过缓，即产生胸腔积液。

虽然恶性胸腔积液的具体机制尚不清楚，但是随着分子医学的发展，发现血管高渗透性引起的胸腔积液生成过多是 MPE 形成的重要机制。这个过程涉及一系列细胞和分子的相互作用。这些分子可分为 3 类。①第一类分子：刺激胸膜炎症，如白细胞介素 2（interleukin-2, IL-2）、肿瘤坏死因子（tumor necrosis factor, TNF）和干扰素（interferon, INF）。②第二类分子：刺激肿瘤血管生成，如血管生成素 1（angiopoietin-1, ANG-1）和血管生成素 2（angiopoietin-2, ANG-2）。③第三类分子：影响血管通透性，如血管内皮生长因子（vascular endothelial growth factor, VEGF）、基质金属蛋白酶（matrix metalloproteinase, MMP）、CC 趋化因子配体 2［Chemokine（C-C motif）ligand 2, CCL2］和骨桥蛋白（osteopontin, OPN）等。

多种机制直接或间接地通过以下一种或几种途径产生过多胸腔积液。

（1）淋巴系统引流障碍包括壁层胸膜小孔肿瘤阻塞；纵隔肿大淋巴结的压迫使淋巴引流减少；胸膜小孔与纵隔淋巴结之间的淋巴管被肿瘤栓塞；肿瘤局部压迫或直接侵犯胸导管；或上述多种病理因素并存，此时积液常为浆液性或乳糜性（而非血性），一般胸腔积液细胞学检查为阴性。

（2）胸膜原发或转移性病变及伴有的炎症可使毛细血管通透性增高，造成的胸腔积液多为血性，胸腔积液细胞学检查多为阳性。

（3）原发性或者转移性肿瘤阻塞支气管，引起阻塞性肺炎和（或）肺不张伴发胸膜炎，使毛细血管通透性增高而产生胸腔积液。

（4）恶性肿瘤转移到心包膜可引起心包积液，当心包积液影响肺循环而使静水压增高时，可以造成漏出性胸腔积液。

（5）某些肿瘤患者可能有营养不良性低蛋白血症，可引起漏出性胸腔积液。

（6）癌栓脱落造成肺栓塞可引起胸腔积液。

（7）对胸内肿瘤进行放疗时引发的胸膜的刺激性损伤。

（8）胸膜原发肿瘤（即胸膜间皮瘤）可产生胸腔积液。

二、临床表现

（1）症状：恶性胸腔积液一般与原发肿瘤同时发生或在其后出现，少数患者以胸腔积液为首发症状，症状、体征与积液的量和生成速度相关，积液量少于 0.3 ~ 0.5 L，生成缓慢时症状多不明显。大量积液时，患者心悸及呼吸困难明显，甚至可致呼吸衰竭。呼吸困难是最常见的症状，可伴有胸痛、咳嗽、发热、乏力、消瘦、食欲缺乏及原发肿瘤等相关症状。

（2）体征：与胸腔积液量有关，少量积液可无明显体征，或可触及胸膜摩擦感及闻及胸膜摩擦音。中至大量积液时，患侧胸廓饱满，气管及心脏向健侧移位，触觉语颤减弱或消失，叩诊时浊音，呼吸音减低或消失。

三、实验室检查

（一）胸部 X 线检查

胸部 X 线检查能明确胸腔积液是否存在，特点是方便、快捷，胸腔积液较少时还可以了解肺部和胸膜肿块影及纵隔位置。在前后 AP 视图中存在 200 ml 胸膜液，而在侧视图中存在 50 ml 胸膜液时，可以发现胸部 X 线的变化。大多数 MPE 患者有呼吸困难时，其 X 线胸片显示有中至大量的胸腔积液（80%）存在。

（二）胸部超声检查

此方法比胸部 X 线检查敏感，它可以帮助确定胸膜转移和评估胸膜的厚度。通常表现为相对较小的低回声性双凸透镜状肿块接触到胸壁，或者较大的肿块具有复杂的回声。此外，超声在评估有创手术后的肺扩张和快速诊断气胸方面非常有效。

（三）CT

如今，诊断胸膜疾病的方法是增强 CT 扫描，它有助于区分良性和恶性胸膜疾病。存在恶性疾病的重要迹象是胸膜增厚和结节性病变。Porcel 设计了 CT 扫描评分系统，该系统包括任何胸膜病变（如结节、肿块或增厚）≥ 1 cm（5 分）、肝转移（3 分）、肺部肿块（3 分）、肺部肿块或肺部结节 ≥ 1 cm（3 分）、游离胸腔积液（2 分）、无心包积液（2 分）和无心影增大（2 分）。CT 评分 ≥ 7 分时可以预测为恶性，其敏感性为 88%，特异性为 94%。

（四）PET

在恶性疾病分期中通常使用的是氟代脱氧葡萄糖（fluoro deoxy glucose, FDG）正电子发射断层显像（positron emission tomography, PET）。它在区分良性和恶性胸腔积液方面没有常规作用，PET 扫描对靶向胸膜的某些解剖区域的活检非常有帮助。它对于间皮瘤等疾病的诊断很重要。

（五）胸腔穿刺术

胸腔穿刺术可作为恶性胸腔积液诊断和治疗的工具。在超声定位下找到合适的穿刺点，再进行准确的穿刺。穿刺引流胸腔积液时应严格注意无菌操作，以预防医源性的胸腔感染。胸腔穿刺术没有绝对禁忌证，60 ml 胸腔积液足以诊断 MPE，但在诊断和治疗过程中应抽吸更多的液体。

（六）胸膜活检术

临床上高度怀疑恶性肿瘤性疾病，但细胞学检查为阴性时，可进一步行胸膜活检术以获得组织学方面的诊断依据，其阳性诊断率为 39% ~ 75%。部分病例在行胸腔积液穿刺活检术的同时，可以同步行胸膜活检术，在此基础上可增加 7% ~ 10% 的阳性诊断率。胸膜活检术最好在有影像学检查的基础上实施，超声引导下的胸膜活检术为首选。

（七）细胞学检查

细胞学检查平均敏感性为 60%，取决于潜在的原发性肿瘤、样品的制备和细胞学专家的经验。胸腔积液细胞学检查是诊断恶性疾病创伤最小、最便捷的侵入性方法，将细胞学与胸膜活检术结合使用可将敏感度提高至 73%。如果在诊断性胸腔穿刺术后诊断仍不清楚，则可进行盲针胸膜活检和胸腔穿刺术。当胸腔积液细胞学检查显示胸膜腔内存在恶性细胞时，可诊断为 MPE。

（八）生物标志物

生物标志物是在血液、其他体液或组织中发现的生物分子，提示正常或异常过程、状况或疾病。胸腔积液中某些生物标志物的升高可作为诊断的参考依据。Porcel 等的研究发现，诊断恶性胸腔积液生物标志物可分为可溶性蛋白、免疫细胞和核酸，如 CEA、CA15-3、CA125、CYFRA21-1、CD163+ 巨噬细胞、细胞外基质蛋白、RNA/DNA 水平和序列等。由于目前的证据不足，因此这些生物标志物的临床应用受到限制。

四、诊断与鉴别诊断

当存在原发肿瘤病史合并血性胸腔积液时，即可以高度提示癌性胸腔积液，确诊有赖于胸腔积液细胞病理学检查和（或）胸膜组织病理学检查。

对于胸腔积液性质的判断，首先要确定是漏出液还是渗出液。一般漏出液不支持癌性胸腔积液的诊断，而可能是充血性心力衰竭、肝硬化、肾病综合征、低蛋白血症、肺栓塞、肿瘤压迫淋巴管导致的；渗出液或者介于渗出液和漏出液之间的可能是肿瘤性、感染、自身免疫性疾病、创伤、药物、放疗等导致的，需结合病史及相关检查做出鉴别诊断。

五、MPE 的管理

大多数恶性胸腔积液是肿瘤全身性疾病的局部表现，其治疗方案的选择要综合考虑患者的原发肿瘤类型、症状、体能状况和对全身治疗的反应。目前的常用治疗方法有临床观察、穿刺置管引流、胸膜固定术等，合理的综合治疗可明显提高疗效，改善患者预后。

针对恶性胸腔积液，美国胸科学会（ATS）、胸外科医师学会（STS）及胸部放射学学会（STR）制定的管理指南推荐如下。①在超声引导下进行所需的胸腔穿刺或胸膜活检等操作；②无症状的已知病因或高度怀疑的恶性胸腔积液患者无须行胸腔穿刺排液；③为确定大量排液后能否缓解呼吸困难及是否存在肺膨胀不全，对出现症状的患者尝试行一次性胸腔穿刺引流大量排液；④有症状的已知病因或高度怀疑的恶性胸腔积液，无肺膨胀不全，未曾接受过恶性胸腔积液治疗的应选用埋管引流或胸膜固定术作为一线胸腔干预措施；⑤有症状的恶性胸腔积液患者接受滑石粉胸膜固定术时，喷洒滑石粉微粒和注入滑石粉匀浆疗效等同，可任选其中之一；⑥有症状的恶性胸腔积液患者存在肺膨胀不全、胸膜固定术失败或积液出现分隔，建议行埋管引流，而胸膜固定术不再有治疗价值；⑦出现埋管引流相关感染时，无须拔除导管，使用抗生素治疗即可。

穿刺引流可缓解患者的症状，但无法从机制上减少积液的形成，且多次大量穿刺放液甚至可能导致患者出现低蛋白血症，或者诱发其他并发症。胸膜固定术推荐的滑石粉在我国目前不生产也不销售。恶性浆膜腔积液治疗的关键在于控制引起积液的原发肿瘤，治疗方法可以是全身化疗、局部治疗或全身化疗联合局部治疗等。胸腔内注射抗肿瘤药物除了可减少胸腔积液渗出外，还可治疗肿瘤本身。越来越多的证据显示血管内皮生长因子（VEGF）和基质金属蛋白酶（MMP）等在恶性浆膜腔积液中显著升高，并介导红细胞和大分子量蛋白从血管渗出，这可以较好地解释恶性浆膜腔积液中血性积液的发生原因。抗血管生成药物可以抑制 VEGF 的活性和肿瘤血管的新生，多项临床研究也探索了抗血管生成药物对恶性浆膜腔积液的治疗效果。

目前可用于胸腔局部治疗的方法如下。

（一）抗血管生成药物

1. **重组人血管内皮抑制素** 基础研究表明血管内皮抑制素可以诱导内皮细胞凋亡，抑制内皮细胞迁移，对肿瘤血管生成的多条信号通路均有调节作用。目前已报道血管内皮抑制素可抑制的通路和靶点有 VEGF/VEGFR 信号通路、MMP、整合素家族等。秦叔逵等报道了腔内应用重组人血管内皮抑制素和（或）顺铂治疗恶性胸腹腔积液的前瞻性、随机对照、全国多中心Ⅲ期临床研究的结果。其中，重组人血管内皮抑制素用于恶性胸腔积液的剂量为每次 45 mg，用于恶性腹腔积液的剂量为每次 60 mg；顺铂为每次 40 mg，分别在充分穿刺或引流后第 1、4、7 天给药，连用 3 次为 1 个疗程。重组人血管内皮抑制素单药的总体客观缓解率（ORR）与顺铂单药相当（分别为 48.51% 和 46.39%，$P>0.05$），与单药相比，两药联合能显著改善 ORR（63.00%，$P=0.0189$）。在晚期非小细胞肺癌抗血管生成药物治疗中国专家共识（2019 版）中，伴有恶性胸腔积液的晚期非鳞 NSCLC 患者，在全身治疗的基础上局部使用重组人血管内皮抑制素获得了推荐。

2. **贝伐珠单抗** 是人源化抗 VEGF 的单克隆抗体，可通过中和 VEGF 从而达到抑制肿瘤血管生长的作用。一项中国研究纳入 72 例伴发恶性胸腔积液的晚期转移性非鳞 NSCLC 患者，分析局部胸腔灌注贝伐珠单抗联合顺铂的治疗效果。结果显示，联合治疗组患者的胸腔积液控制率显著高于顺铂单药治疗组（88.33% vs 50.00%，$P<0.05$）；在 VEGF 高表达患者中，贝伐珠单抗联合局部灌注化疗的有效率更高（$P<0.001$），在治疗过程中患者的耐受性良好。在晚期非小细胞肺癌抗血管生成药物治疗中国专家共识（2019 版）中，伴有恶性胸腔积液的晚期非鳞 NSCLC 患者，在全身治疗的基础上局部使用贝伐珠单抗获得了推荐。

（二）细胞因子

1. **肿瘤坏死因子（tumor necrosis factor, TNF）** TNF 主要由活化的巨噬细胞、NK 细胞及 T 淋巴细胞产生，其中 TNF-α 的生物学活性占 TNF 总活性的 70%～95%。TNF-α 是迄今发现抗肿瘤作用最强的细胞因子。秦叔逵等报道了重组改构人肿瘤坏死因子（recombinant mutant human tumor necrosis factor, rmhTNF）治疗恶性胸腹腔积液的前瞻性多中心临床研究结果。用穿刺引流法尽可能抽尽胸腹腔积液后，于第 1、4、7 天分别给予重组改构人肿瘤坏死因子（300 万 U/次），连用 3 次为 1 个疗程。结果显示，恶性胸腔积液患者的 ORR 为 70.52%，恶性腹腔积液患者的 ORR 为 46.03%（$P<0.05$），疾病控制率为 97.27%。研究中的主要不良事件为发热和寒战，发生率分别为 14.01% 和 10.05%，以 1~2 级为主。在重组改构人肿瘤坏死因子治疗恶性胸腹腔积液的临床应用专家共识中，重组改构人肿瘤坏死因子单药或联合治疗恶性胸腔及腹腔积液获得了推荐。

2. **干扰素** 干扰素因能抑制病毒繁殖而得名，它在抑制肿瘤生长、分化及转移中具有重要作用，能够增强机体免疫功能，提高巨噬细胞、自然杀伤细胞和细胞毒性 T 淋巴细胞的杀伤能力。Goldman 等探索了干扰素 -α2b 对恶性胸腔积液的治疗效果，研究共入组 23 例恶性胸腔积液患者，引流后胸腔内注射 50×10^6 U 干扰素 -α2b，对于复发的恶性胸腔积液患者，第 2 次的给药剂量升高至 75×10^6 U。在 20 例疗效可评价的患者中，8 例达到了完全缓解，6 例达到了部分缓解，最常见的不良事件是流感样综合征。鉴于尚未得到多中心大样本随机、对照临床研究证实，因此有必要开展严格的临床研究以收集可靠的证据。

（三）化疗药物

胸腔内化疗是目前临床常用的治疗方法之一，一般在引流胸腔积液后注入化疗药物，1~2 次 /周，可联合抗血管生成药物灌注。相关临床试验表明用药后胸腔内药物浓度比血浆内浓度高 20倍。常用的胸腔内化疗药物有顺铂、卡铂、蒽环类药物、环磷酰胺、博来霉素等。最常见的不良反应为恶心、呕吐、胸痛、发热，偶有骨髓抑制，但这些症状均较全身化疗轻，且发生率低。

（四）热灌注治疗

热灌注治疗开始于 20 世纪 90 年代，由解放军第四军医大学王执民教授带领的专题小组率先进行了热灌注化疗的临床研究工作，现已发表多篇科研论文，取得了丰硕的学术成果。其原理是利用物理能量加热一些热效应较好的化疗药物，将药物灌注到肿瘤部位，使肿瘤组织温度上升到有效治疗温度，并维持一定时间，利用正常组织和肿瘤细胞对温度耐受能力的差异，达到既能使肿瘤细胞凋亡，又不损伤正常组织的治疗目的。热灌注化疗使热疗与化疗灌注药物产生有机的互补作用，增加患者对化疗药物的敏感性，能够更有效地杀伤恶性肿瘤细胞，提高患者的生存质量，延长患者的生命。同时又减轻放疗和化疗所产生的副作用。

（五）预后

MPE 在晚期癌症中的存在与预后不良有关。研究表明 MPE 患者的死亡率比那些具有转移性癌症而不合并 MPE 的患者更高。MPE 是晚期或转移性恶性肿瘤的特征，其预后较差，取决于潜在的患者和肿瘤因素，中位生存期为 3～12 个月。肿瘤亚型对生存有着重要影响，肺和胃肠系统肿瘤的总生存期为 2～3 个月，预后最差。而恶性间皮瘤和血液疾病患者的总生存期接近 1 年。MPE 患者的预后取决于许多因素，如年龄、功能评分、肿瘤类型、肿瘤分期、合并症、胸膜液成分和对治疗的反应。

将来，随着全球诊断为癌症的患者人数的增加及 MPE 患者的整体生存率的提高，预计 MPE 的发生率 / 患病率将会增加。合理的全身治疗和局部治疗的联合，可进一步提高患者的预后。

（庄　莉）

参考文献

[1] 中国恶性胸腔积液诊断与治疗专家共识组。恶性胸腔积液诊断与治疗专家共识 . 中华内科杂志，2014,53(3):252-256.

[2] 秦叔逵，杨柳青，梁军，等 . 腔内应用重组人血管内皮抑制素和 / 或顺铂治疗恶性胸腹腔积液的前瞻性、随机对照、全国多中心Ⅲ期临床研究 . 临床肿瘤学杂志，2017,22(3):193-202.

[3] 韩宝惠，李凯，周彩存，等 . 晚期非小细胞肺癌抗血管生成药物治疗中国专家共识（2019 版）. 中国肺癌杂志，2019,22(7):401-412.

[4] 秦叔逵，马军，李进，等 . 重组改构人肿瘤坏死因子治疗恶性胸、腹腔积液的临床应用专家共识 . 临床肿瘤学杂志，2018,1:67-72.

[5] 秦叔逵，刘秀峰，马军，等 . 注射用重组改构人肿瘤坏死因子治疗国人恶性胸腹腔积液的前瞻性多中心临床研究 . 临床肿瘤学杂志，2016,21(7):577-584.

[6] Feller-Kopman DJ, Reddy CB, DeCamp MM, et al. Management of Malignant Pleural Effusions. An Official ATS/STS/STR Clinical Practice Guideline. Am J Respir Crit Care Med, 2018,198(7):839-849.

[7] Penz E, Watt KN, Hergott CA, et al. Management of malignant pleural effusion: challenges and solutions. Cancer Manag Res, 2017,9:229-241.

[8] Psallidas I, Kalomenidis I, Porcel JM, et al. Malignant pleural effusion: from bench to bedside. Eur Respir Rev, 2016,25(140):189-198.

[9] Chen Y, Mathy NW, Lu H. The role of VEGF in the diagnosis and treatment of malignant pleural effusion in patients with non-small cell lung cancer (Review). Mol Med Rep, 2018,17(6):8019-8030.

[10] Desai NR, Lee HJ. Diagnosis and management of malignant pleural effusions: state of the art in 2017. J Thorac Dis, 2017,9(Suppl 10):S1111-S1122.

[11] Psallidas I, Kalomenidis I, Porcel JM, et al. Malignant pleural effusion: from bench to bedside. Eur Respir Rev,

2016,25(140):189-198.

[12] Porcel JM, Pardina M, Bielsa S, et al. Derivation and validation of a CT scan scoring system for discriminating malignant from benign pleural effusions. Chest, 2015,147(2):513-519.

[13] Herrera Lara S, Fernández-Fabrellas E, Juan Samper G, et al. Predicting Malignant and Paramalignant Pleural Effusions by Combining Clinical, Radiological and Pleural Fluid Analytical Parameters. Lung, 2017,195(5):653-660.

[14] Porcel JM. Biomarkers in the diagnosis of pleural diseases: a 2018 update. Ther Adv Respir Dis, 2018,12:1-11.

[15] Nguyen AH, Miller EJ, Wichman CS, et al. Diagnostic value of tumor antigens in malignant pleural effusion: a meta-analysis. Transl Res, 2015,166(5):432-439.

[16] Folkman J. Antiangiogenesis in cancer therapy--endostatin and its mechanisms of action. Exp Cell Res, 2006,312(5):594-607.

[17] Kim YM, Hwang S, Kim YM, et al. Endostatin blocks vascular endothelial growth factor-mediated signaling via direct interaction with KDR/Flk-1. J Biol Chem, 2002,277(31):27872-27879.

[18] Kim YM, Jang JW, Lee OH, et al. Endostatin inhibits endothelial and tumor cellular invasion by blocking the activation and catalytic activity of matrix metalloproteinase. Cancer Res, 2000,60(19):5410-5413.

[19] Rehn M, Veikkola T, Kukk-Valdre E, et al. Interaction of endostatin with integrins implicated in angiogenesis. Proc Natl Acad Sci USA, 2001,98(3):1024-1029.

[20] Zhou C, Wu YL, Chen G, et al. BEYOND: A Randomized, Double-Blind, Placebo-Controlled, Multicenter, Phase III Study of First-Line Carboplatin/Paclitaxel Plus Bevacizumab or Placebo in Chinese Patients With Advanced or Recurrent Nonsquamous Non-Small-Cell Lung Cancer. J Clin Oncol, 2015,33(19):2197-2204.

[21] Du N, Li X, Li F, et al. Intrapleural combination therapy with bevacizumab and cisplatin for non-small cell lung cancer-mediated malignant pleural effusion. Oncol Rep, 2013,29(6):2332-2340.

[22] Goldman CA, Skinnider LF, Maksymiuk AW. Interferon instillation for malignant pleural effusions. Ann Oncol, 1993,4(2):141-145.

[23] Zamboni MM, da Silva CT, Baretta R, et al. Important prognostic factors for survival in patients with malignant pleural effusion. BMC Pulm Med, 2015,15:29.

[24] Amin Z, Iskandar SD, Sibli. Prognostic Factors of 30-day Survival of Patients with Malignant Pleural Effusion. Indian J Palliat Care, 2017,23(3):321-324.

[25] Bibby AC, Dorn P, Psallidas I, et al. ERS/EACTS statement on the management of malignant pleural effusions. Eur J Cardiothorac Surg, 2019,55(1):116-132.

[26] Feller-Kopman D, Light R. Pleural Disease. N Engl J Med, 2018,378(8):740-751.

第五节　坠积性肺炎

　　坠积性肺炎（hypostatic pneumonia）是长期卧床患者的常见并发症之一，肿瘤患者往往因年龄较大、免疫功能低下、手术创伤等原因，容易发生坠积性肺炎。有文献报道了恶性肿瘤患者术后 1 年内坠积性肺炎的发生率：肺癌 7.97%，胃癌 1.82%，结直肠癌 0.96%，肝细胞性肝癌 0.67%，乳腺癌 0.36%。其中，年龄大、CCI（Charlson 合并症指数）评分高、消化性溃疡、肺部感染病史和吸烟是发生术后坠积性肺炎的高危因素。患者若发生坠积性肺炎，不但会使病情加重，增加患者治疗费用，还会危及患者的生命。

一、病因和发病机制

1. **长期卧床** 部分晚期肿瘤患者因卧床时间长，肺底部长期处于充血、淤血、水肿状态，易诱发炎性反应。

2. **生理功能减退** 老年肿瘤患者的自理能力差，胸廓活动力变小，肺纤毛运动功能降低，咳嗽反射功能减弱，呼吸道分泌物不易清除，分泌物由于重力作用流向肺底部导致蓄积。

3. **机体防御能力减退** 晚期肿瘤患者常合并多种疾病，常伴有贫血、低蛋白血症、低钾和低钠血症，免疫功能受到抑制，对病原菌抵抗力差；肺内肿瘤及抗肿瘤治疗导致黏膜屏障破坏，使正常呼吸道的清洁机制发生紊乱；肿瘤进展和抗肿瘤治疗（如化疗、激素、放疗、免疫治疗等）导致患者的细胞和体液免疫功能受到抑制，易发生肺部感染。

4. **口腔清洁度** 部分术后患者或危重患者由于病情重，而丧失了生活自理能力及经口进食能力，因此难以自行完成口腔清洁或是通过食物咀嚼和吞咽达到清洁口腔的目的，导致细菌残留于口腔并繁殖，残留的细菌随着口腔分泌液移行至下呼吸道，可导致坠积性肺炎的发生。

5. **其他因素** 气管插管、气管切开、吸痰、纤维支气管镜检查及治疗等有创措施无菌操作时操作不当，院内交叉感染等均有可能使患者感染坠积性肺炎，并且产生多重耐药高危因素。

二、临床表现

坠积性肺炎的症状主要包括咳嗽、咳痰、发热、呼吸困难等，通常起病隐匿，临床表现不典型，且临床症状易被原发病掩盖，易导致漏诊及延误诊断。有些肿瘤患者仅表现为原有病情加重或原有病情恢复缓慢、精神萎靡、全身乏力、食欲缺乏、中低热或体温不升等不典型表现。但这些症状不能完全以原发病来解释，因而长期卧床的肿瘤患者出现上述症状时，应高度怀疑坠积性肺炎，并及时完善 X 线胸片等相关检查，以便明确诊断。此外，一些病例即使肺部有严重感染，由于机体免疫力低下，白细胞计数可无明显升高或仅处于正常范围。

体格检查时肺部听诊可闻及肺部啰音，呼吸音降低，胸部叩诊呈实音等阳性体征。

三、辅助检查

1. **实验室检查** 血常规检查常出现白细胞计数和中性粒细胞绝对值升高；血生化检查可出现 C 反应蛋白和降钙素原升高；动脉血气分析提示低氧血症；坠积性肺炎属于细菌感染性疾病，痰培养可明确感染的细菌和类别，坠积性肺炎多为混合感染，且以革兰阴性菌为主，大部分深部痰细菌培养为阳性。同步的抗生素敏感试验可以为治疗提供依据。

2. **影像学检查** 胸部 X 线及 CT 检查是诊断坠积性肺炎的有效检查方式。

（1）胸部 X 线检查：胸部 X 线检查应用广泛，因其操作简单、快捷便利、经济实惠等优势，尤其适用于病情危急、需要尽快诊断或因病情不能进行 CT 检查的患者。坠积性肺炎的 X 线检查多表现为双侧或单侧下肺片状、点状模糊阴影，或者出现双侧或单侧下肺大面积模糊阴影，偶为一侧的肺野透亮程度低于正常，胸壁内缘可见致密影和肋角变钝。X 线检查可明确显示肺部病变位置，对坠积性肺炎、胸腔积液、胸膜病变均有一定的检出率。吴晓等研究认为，X 线检查可在出现临床症状的早期对肺炎程度进行评估，对坠积性肺炎的早诊断、早治疗有积极意义。

（2）CT 扫描检查：CT 多表现为双侧及单侧下肺的沿肺部纹理分散和多发散在的小片模糊高密度影，病变小、密度较小、呈散在分布，部分患者肺部有大片实变影，密度较高，肺部常可见充气支气管征，并伴有阻塞性肺不张，内缘模糊。相关文献指出，CT 扫描不仅对已经发生的肺部病变有诊断价值，还可发现可能诱发或加重肺炎的部分危险因素，如肺水肿、淤血、渗出等病变，对坠积性肺炎的早期诊断意义重大。

四、诊断标准

坠积性肺炎属于细菌感染性疾病，以革兰阴性菌为主。症状以发热、咳嗽和咳痰为主，尤以咳痰不利、痰液黏稠为主要特点。根据中国成人社区获得性肺炎诊断和治疗指南（2016 年版），患者住院期间可出现：①全身炎症反应综合征（systemic inflammatory response syndrome, SIRS）；②痰培养阳性；③肺部 X 线检查双肺下部或单侧肺下部不规则小片状密度增高影，边缘模糊密度不均匀。满足其中的①②③或①③即可确诊为坠积性肺炎。

五、治疗

1. **积极治疗原发病** 大部分坠积性肺炎属于并发症，应根据患者的具体情况，采取积极有效的、具有针对性的治疗措施，包括：化疗、放疗、靶向治疗、生物治疗等抗肿瘤治疗；手术患者的快速康复治疗；静脉血栓栓塞症的预防和治疗；解除支气管痉挛、祛痰及营养支持等治疗，使患者尽快恢复自主活动能力，缩短卧床时间。

2. **病原菌治疗** 抗生素的选择对于治疗坠积性肺炎至关重要。坠积性肺炎的病原菌以革兰阴性菌为主，占比高达 70.72%，但各种病原菌的构成比不尽相同。随着大量广谱抗菌药物的应用，坠积性肺炎的病原菌对常用抗生素的耐药性逐年上升，已成为坠积性肺炎治疗的难题。因此，临床一旦确诊坠积性肺炎，应尽早对患者的痰液进行病原菌培养，根据病原学和药敏结果选用适合的抗菌药物。对于老年肿瘤及终末期肿瘤患者，多数患者自主咳痰能力差、病程长，大多需要联合使用多种抗生素，而广谱抗菌药物的应用使敏感菌被杀灭，耐药菌迅速繁殖而成为优势菌，容易出现多重耐药鲍曼不动杆菌和铜绿假单胞菌的感染。

3. **其他治疗** 坠积性肺炎常以咳嗽、咳痰、发热、呼吸困难为主要症状，患者常有咳痰不利、痰液黏稠等表现，可使用乙酰半胱氨酸、盐酸氨溴索等祛痰药物辅助排痰。乙酰半胱氨酸和盐酸氨溴索是一种黏液溶解剂，可使黏脓痰液化，同时盐酸氨溴索还具有改善支气管膜上皮纤毛的功能，可促进痰液排出。鼓励患者咳嗽，同时协助患者翻身、拍背，将深部痰液有效咳出。对于无法自主排痰的患者，常常采用吸痰与雾化方式，雾化是通过呼吸将药物直接输送至气道，直达病变部位，具有抗炎、稀释痰液、便于痰液排出的作用。雾化后再辅以翻身拍背的动作，可有效排出坠积的痰液。此外，床旁支气管镜具有可以直视下观察主气管及支气管黏膜的形态、明确痰栓位置、对可疑癌变黏膜进行活检、对肺内段支气管的深部进行吸痰等优点，既可以有效地改善患者的通气，又有利于患者肺通气功能的恢复。

六、护理

预防性护理是预防坠积性肺炎发生最主要的护理措施。主要包括：①卧床护理，每隔 2～3 小时协助长期卧床患者翻身，避免分泌物的沉积，促进局部血液循环；②口腔护理，用 0.9% 氯化钠溶液充分清洁口腔，避免细菌滋生，诱发感染；③进食护理，嘱咐患者清淡饮食，充分咀嚼且缓慢吞咽，以免发生呛咳；④环境护理，保持室内环境卫生，注意通风，对患者床被衣物进行无菌清洗。

坠积性肺炎是肿瘤患者的常见并发症之一，临床应积极治疗原发病，缩短患者卧床时间，并做好预防性护理的各项措施，以提高坠积性肺炎的治疗效果。

（庄　莉）

参考文献

[1] 薛绍芬，方天舒.老年坠积性肺炎诊治分析.医药论坛杂志，2017,38(4):2.

[2] 李营.长期卧床脑卒中患者并发坠积性肺炎的影响因素分析.中西医结合心血管病电子杂志，2018,6(18):37+40.

[3] 陶文.坠积性肺炎的病因及治疗.临床合理用药杂志，2016,9(23):14+18.

[4] 李虹，李一丹，朱维维，等.床旁超声与胸部 X 线对呼吸困难患者胸膜肺病变诊断的比较研究.中华超声影像学杂志，2017,26(2):116-120.

[5] 王蕾，王妍炜，刘姝，等 . 坠积性肺炎的成因、诊断、治疗及护理 . 中国民康医学，2020,32(16):129-130.

[6] 吴晓，冯慧霞，刘霞，等 . 品管圈对内科长期卧床患者坠积性肺炎的预防效果 . 中国医药导报，2015,12(32):138-141.

[7] 申海涛，刘建平 . 长期卧床脑卒中患者并发坠积性肺炎的影响因素 . 安徽医学，2017,38(2):198-201.

[8] 中华医学会呼吸病分会 . 中国成人社区获得性肺炎诊断和治疗指南（2016 年版）. 中华结核和呼吸杂志，2016,39(4):1-27.

[9] 谢朝云，李耀福，熊芸，等 . 老年坠积性肺炎多重耐药菌感染相关因素分析 . 中华老年多器官疾病杂志，2018,17(12):895-900.

[10] 何方，孙学明，张丽，等 . 盐酸氨溴索雾化吸入预防脑卒中患者发生坠积性肺炎疗效观察 . 慢性病学杂志，2016,17(7):753-754.

[11] 汪茂林，田园 . 大剂量盐酸氨溴索在治疗坠积性肺炎的应用研究 . 淮海医药，2011,29(4):349-350.

[12] 洪艳杰 . 支气管镜治疗坠积性肺炎的临床疗效观察 . 中国医药指南，2020,18(17):127-128.

[13] Jung J, Moon SM, Jang HC, et al. Incidence and risk factors of postoperative pneumonia following cancer surgery in adult patients with selected solid cancer: results of "Cancer POP" study. Cancer Med, 2018,7(1):261-269.

[14] Hu YY, Cao JM, Yang Q, et al. Risk Factors for Carbapenem-Resistant Pseudomonas aeruginosa, Zhejiang Province, China. Emerg Infect Dis, 2019,25(10):1861-1867.

[15] Lee CH, Su TY, Ye JJ, et al. Risk factors and clinical significance of bacteremia caused by Pseudomonas aeruginosa resistant only to carbapenems. J Microbiol Immunol Infect, 2017,50(15):677-683.

[16] Bourigault C, Corvec S, Bretonnière C, et al. Investigation and management of multidrug-resistant Acinetobacter baumannii spread in a French medical intensive care unit: one outbreak may hide another. Am J Infect Control, 2013,41(7):652-653.

第六节 呼吸衰竭

呼吸衰竭（respiratory failure）简称呼衰，是指各种原因引起的肺通气和（或）换气功能严重障碍，以致在静息状态下也不能维持足够的气体交换，导致缺氧伴有（或不伴有）二氧化碳潴留，从而引起一系列生理功能和代谢紊乱的临床综合征，是各种疾病所致肺部并发症终末期的表现，是肿瘤诊治过程中常见的并发症。

一、病因和发病机制

引发肿瘤患者呼吸衰竭的因素很多，这些因素在肿瘤的诊疗过程中与肿瘤本身、肿瘤的诊疗、并发症及不良反应有关。

（一）与肿瘤相关的因素（由肿瘤及其相关因素直接引起的呼吸衰竭）

侵及肺部的原发性或转移性肿瘤会阻塞不同级别的支气管，且局部反复发生炎性反应使肺顺应性和肺泡弥散功能降低，引起呼吸困难甚至呼吸衰竭。胸膜转移瘤、淋巴系统引流障碍、肿瘤细胞内蛋白大量进入胸腔、胸膜腔内压降低、胸膜毛细血管静水压增高等，会引发肺不张、肺容积减少，导致患者呼吸困难；出现恶性心包积液的患者也会发生呼吸困难，甚至发生呼吸衰竭。肿瘤脑转移导致脑水肿，压迫呼吸中枢所致的呼吸衰竭。此外，各种相关因素也会加重或诱发呼吸衰竭，部分患者会出现恶病质、水及电解质酸碱失衡、肺栓塞、副肿瘤综合征，这些因素的发生多与肿瘤进展有关，可通过预防减轻症状。

（二）肿瘤治疗相关因素

肿瘤治疗可诱发呼吸困难，甚至发生呼吸衰竭，如化疗后粒细胞缺乏及免疫抑制状态导致严重肺部感染，化疗、靶向药物所致的肺纤维化，放疗引起急性放射性肺炎及此后的慢性纤维化。免疫治疗导致的免疫性肺炎和肺纤维化的机制为巨噬细胞和效应 T 细胞之间的 PD-1/PD-L1 信号通路被阻断，效应 T 细胞过度活化而引起肺损伤。肺癌术后的呼吸衰竭主要发生在高龄患者。主要病理机制为高龄患者肺顺应性降低，小气道阻力增加，肺功能受损，支气管黏膜清除能力减退，术后易发生气道内分泌物滞留，导致余肺扩张不全或缓慢，是造成残腔长期不闭或引起呼吸道继发感染的重要因素。同时各类并发症也会导致呼吸衰竭的发生。

（三）非肿瘤治疗相关因素

肿瘤患者的并发症也可能导致呼吸衰竭，如慢性阻塞性肺疾病（COPD）、哮喘、气胸、心力衰竭、心律失常、肺部血管性疾病、未控的严重糖尿病、神经肌肉性疾病等。

二、临床表现

急性呼吸衰竭：常表现为低氧血症所致的临床表现，最常见的早期症状为呼吸困难（主要为呼吸频率、节律和幅度的改变），还可出现发绀、心动过速等缺氧症状。当患者出现躁动不安、神志不清、昏迷、心律失常等症状时，提示缺氧症状严重。

慢性呼吸衰竭：与急性呼吸衰竭不同之处在于，在病情较轻时呼吸困难常表现为呼吸费力，若出现严重二氧化碳潴留时，可迅速转为浅慢呼吸；二氧化碳潴留可使外周毛细血管扩张，皮肤充血、温暖，血压升高及心动过速等。

神经精神症状：当急性缺氧时可出现精神错乱、躁狂、昏迷、抽搐等症状；当慢性呼吸衰竭伴有二氧化碳潴留和二氧化碳分压升高时可表现为先兴奋后抑制的神经系统症状，兴奋症状主要表现为烦躁、失眠、白天嗜睡等，抑制现象表现为神志淡漠、昏睡甚至昏迷。

循环系统症状：多为心动过速，严重低氧血症和酸中毒可导致心肌损害，也可导致心律失常、血压下降、周围循环衰竭甚至心搏骤停；慢性呼吸衰竭伴有二氧化碳潴留时，可表现为心率加快、血压上升、头痛、皮肤充血。

消化系统症状：严重呼吸衰竭可引起胃肠道缺血、黏膜受损、充血水肿、糜烂出血，甚至出现应激性溃疡，进而导致呕血、黑便、贫血。

三、诊断

诊断要点：动脉血气分析可作为诊断的依据，即在海平面正常大气压、静息状态呼吸空气条件下，动脉血氧分压（PaO_2）低于 60 mmHg，伴有或不伴有二氧化碳分压（$PaCO_2$）高于 50 mmHg，无心内解剖分流和原发于心排血量降低因素，即诊断为呼吸衰竭。

四、治疗

由肿瘤原因引发的呼吸衰竭的治疗与其他良性疾病引发的呼吸衰竭的治疗具有一定差异，治疗时需要考虑恶性肿瘤的存在，同时需要考虑患者的分期治疗及治疗意愿，权衡利弊，尽量达到利益最大化的治疗。

（一）保持呼吸道通畅

呼吸道通畅是纠正缺氧和 CO_2 潴留的先决条件。保持呼吸道通畅的方法如下。①清除呼吸道分泌物。②缓解支气管痉挛：使用支气管解痉剂，必要时给予糖皮质激素以缓解支气管痉挛。③建立人工气道：对于病情危重者可采用经鼻或经口气管插管，或气管切开，建立人工气道，以方便吸痰和做机械通气治疗。

（二）氧疗

由于呼吸衰竭的病因和类型不同，氧疗的指征、给氧方法也不同。急性呼吸衰竭患者应使 PaO_2 维持在接近正常范围；慢性缺氧患者吸入的氧浓度应使 PaO_2 在 60 mmHg 以上或血氧饱和度（SaO_2）在 90% 以上；一般状态较差的患者应尽量使 PaO_2 在 80 mmHg 以上。吸入氧浓度（FiO_2）与吸入氧流量大致呈以下关系：$FiO_2 = 21 + 4 \times$ 吸入氧流量（L/min），对缺氧不伴有 CO_2 潴留的患者，应给予高浓度（>35%）吸氧。由于长期吸入高浓度氧可引起氧中毒，因此宜将吸入氧浓度控制在 50% 以内。对于缺氧伴有明显 CO_2 潴留患者的氧疗原则为低浓度（<35%）持续给氧。

（三）增加通气量和减少 CO_2 潴留

1. **呼吸兴奋剂** 呼吸兴奋剂可以有效刺激呼吸中枢或者周围化学感受器，增强呼吸中枢的兴奋性，增加呼吸频率和潮气量以改善通气。临床上可用的呼吸兴奋剂有尼可刹米、洛贝林、多沙普仑、阿米三嗪等。临床上需要严格掌握药物使用的适应证，对于气道阻塞的患者，使用呼吸兴奋剂进一步增加呼吸肌做功，对患者有害无利。

2. **机械通气**　对于严重呼吸衰竭患者，机械通气是抢救生命的主要治疗措施。采用机械通气的指征包括：①通气不足；②呼吸肌做功过大；③纠正通气/血流比例失衡，但对于肿瘤终末期的患者是否进行机械辅助通气治疗存在争议，需要综合考虑。

3. **液体通气**　液体通气主要通过以下机制发挥作用：①降低肺泡表面张力，急性呼吸衰竭的主要病理基础是微血管通透性损伤、弥散性肺损伤等，其中肺泡表面张力增加是导致气体交换障碍的主要原因，将预充氧及预热的全氟化碳液灌注入肺后可显著降低肺泡表面张力，利于萎缩的肺泡恢复；②促进二氧化碳排出，改善通气，全氟化碳液可有效改善肺的顺应性，在降低肺部阻力的同时，帮助二氧化碳排出；③改善换气，提高肺摄氧能力，相较于水，全氟化碳液对氧的溶解度较高，可向肺毛细血管网提供充足的氧。

4. **纤维支气管镜肺泡灌洗**　郑岩等将80例慢性阻塞性肺疾病急性加重期合并Ⅱ型呼吸衰竭患者随机分为对照组与观察组，对照组给予常规治疗＋无创正压通气治疗，观察组在对照组基础上联合支气管肺泡灌洗，结果显示，与对照组相比，观察组血氧分压升高，动脉血二氧化碳分压降低，可见无创正压通气联合支气管肺泡灌洗在改善机体通气功能方面效果显著，安全性更高。

5. **体外膜氧合（ECMO）治疗**　抢救急性呼吸衰竭的首要任务是纠正机体的低氧血症。在急救过程中，若病情有进展且合并心血管功能下降，为维持机体气体交换，避免气道高压与过度通气，经常规治疗无效者，可选择ECMO治疗。ECMO也称体外生命支持，是将静脉血引流到储血罐内，再由机械泵将引流出的静脉血泵至氧合器进行氧合，排除二氧化碳并加温，最后经由另一条通道回输至机体的过程。在此过程中，体外膜肺可暂时代替肺功能，纠正低氧血症，提升组织摄氧率，缓解心肺负荷，为疾病的治疗与脏器功能的恢复争取时间。专家共识表明4～6 ml/kg理想体重（IBW）是治疗难治性低氧血症的最低潮气量。

（四）纠正酸碱平衡失调和电解质紊乱

呼吸性酸中毒在Ⅱ型呼吸衰竭中最为常见，发生率为80%。肺部肿瘤因通气功能障碍可能发生 CO_2 潴留。在缺氧的情况下，机体组织处于无氧代谢状态并产生大量乳酸，此时可能同时合并代谢性酸中毒。呼吸衰竭初期通常很少合并电解质紊乱，但随着呼吸衰竭的加重，因钾离子移向细胞外可出现高钾血症，部分患者因出汗、摄入不足、利尿剂的使用等出现低钾、低钠、低氯血症等，动态血气分析有助于临床及时发现酸碱失衡及电解质紊乱情况，从而调整治疗。

（五）抗感染治疗

呼吸道感染是呼吸衰竭最常见的诱因，应结合痰培养及药敏试验选择合适的抗生素，但通常需要使用广谱高效的抗菌药物以迅速控制感染。呼吸衰竭重症临床研究指出，尽早干预呼吸衰竭对于保护后期其他器官的功能至关重要，因此，早期识别患者严重恶化的风险显得尤为重要。疾病严重程度评分只能用于描述患者群体，不提倡成为临床决策。在急性呼吸衰竭（acute respiratory failure, ARF）患者中，尤其是不明原因的 ARF 患者，早期诊断关系着 ARF 的预后。而通过系统检查诊断的 ARF 人数占实际 ARF 人数的 70% ~ 80%。因此提倡，除系统检查外，还应充分结合病史（如恶性肿瘤，包括免疫抑制剂使用情况、抗肿瘤和抗生素治疗等），在（疑似）感染的情况下及时进行抗生素治疗以提高患者后期生存质量。

（六）皮质类激素

对于具有呼吸困难及呼吸衰竭的患者，皮质类激素能减轻气管内炎症、迅速改善肿瘤引起的上腔静脉综合征、改善支气管和气管压迫症状、改善癌性淋巴管炎、加强脑水肿脱水治疗的效果。同时，皮质类激素是治疗肿瘤免疫相关性肺炎的主要药物。

（七）合并症的防治

慢性呼吸衰竭常见的合并症有慢性肺源性心脏病、右心衰竭，急性加重时可能合并消化道出血、休克和多器官功能衰竭等，应积极防治。

（八）营养支持

呼吸衰竭患者由于热量摄入不足和呼吸肌做功增加、发热等原因，常存在营养不良。越来越多的研究表明营养支持有利于提高呼吸衰竭的抢救成功率，故抢救时应常规给予鼻饲高蛋白、高脂肪、低碳水化合物，以及适量补充多种维生素和微量元素的流质饮食，必要时给予静脉高营养治疗。癌症晚期患者免疫力低下，营养状态较差，甚至不能耐受肿瘤治疗而影响患者的生存期。有临床试验证明，胸腺法新能增加外周血白细胞分化抗原 $CD3^+$、$CD8^+$、CD4/CD8 和自然杀伤细胞（natural killer cell, NK cell）的数量，从而提高了癌症晚期患者的临床疗效，增强免疫力，减少化疗用药的不良反应。特别是外科治疗手术后的全身营养衰竭情况，提高免疫力对于呼吸衰竭的治疗十分重要。因此，在肿瘤姑息患者的呼吸衰竭症状的解决方面，应强调急性呼吸衰竭症状中抗感染的评估和治疗，同时改善患者的全身营养情况及免疫力。

（九）原发肿瘤的治疗

积极治疗原发肿瘤能缓解呼吸衰竭的诱发因素，从而缓解症状，但在治疗前、治疗中需要充分进行评估，谨慎实施治疗方案。

（庄　莉）

参考文献

[1] 丁友宏，邱亮，刘厚斌，等.70岁以上老年肺癌术后并发症分析.现代肿瘤医学，2010,18(10):1973-1974.

[2] 程曦，沈亚伟.液体负平衡对AECOPD患者有创机械通气的影响.国际呼吸杂志，2019,39(6):434-438.

[3] 骆德强，陈自力，戴巍，等.液体超负荷对婴幼儿先天性心脏病术后机械通气时间的影响.中国心血管病研究，2017,15(3):216-220.

[4] 郑岩，李玉梅，唐文丽，等.AECOPD并Ⅱ型呼吸衰竭患者无创正压通气时行支气管肺泡灌洗的安全性研究.国际呼吸杂志,2018,38(18):1377-1380.

[5] 李文文，任昆仑，于佳，等.三种营养评估方法对老年慢性阻塞性肺疾病急性加重合并呼吸衰竭患者预后评估的比较研究.中华结核和呼吸杂志，2020,43(1):54-57.

[6] Latchman Y, Wood CR, Chernova T, et al. PD-L2 is a second ligand for PD-1 and inhibits T cell activation. Nat Immunol, 2001,2(3):261-268.

[7] Mauri T, Grasselli G, Suriano G, et al. Control of Respiratory Drive and Effort in Extracorporeal Membrane Oxygenation Patients Recovering from Severe Acute Respiratory Distress Syndrome. Anesthesiology, 2016,125(1):159-167.

[8] Fan E, Gattinoni L, Combes A, et al. Venovenous extracorporeal membrane oxygenation for acute respiratory failure: A clinical review from an international group of experts. Intensive Care Med, 2016,42(5):712-724.

[9] Hardinge M, Suntharalingam J, Wilkinson T, et al. Guideline update: The British Thoracic Society Guidelines on home oxygen use in adults. Thorax, 2015,70(6):589-591.

[10] Higginson IJ, Bausewein C, Reilly CC, et al. An integrated palliative and respiratory care service for patients with advanced disease and refractory breathlessness: a randomised controlled trial. Lancet Respir Med, 2014,2(12):979-987.

[11] Dalgaard KM, Bergenholtz H, Nielsen ME, et al. Early integration of palliative care in hospitals: A systematic review on methods, barriers, and outcome. Palliat Support Care, 2014,12(6):495-513.

[12] Gomes B, Calanzani N, Curiale V, et al. Effectiveness and cost-effectiveness of home palliative care services for adults with advanced illness and their caregivers. Cochrane Database Syst Rev, 2013,6(6):CD007760.

[13] Temel JS, Greer JA, Muzikansky A, et al. Early palliative care for patients with metastatic non-small-cell lung cancer. N Engl J Med, 2010,363(8):733-742.

[14] Bakitas M, Lyons KD, Hegel MT, et al. Effects of a palliative care intervention on clinical outcomes in patients with advanced cancer: the Project ENABLE II randomized controlled trial. JAMA, 2009,302(7):741-749.

[15] Higginson IJ, McCrone P, Hart SR, et al. Is short-term palliative care cost-effective in multiple sclerosis? A

randomized phase II trial. J Pain Symptom Manage, 2009,38(6):816-826.

[16] Shao C, Tian G, Huang Y, et al. Thymosin alpha-1-transformed Bifidobacterium promotes T cell proliferation and maturation in mice by oral administration. Int Immunopharmacol, 2013,15(3):646-653.

[17] Yang X, Qian F, He HY, et al. Effect of thymosin alpha-1 on subpopulations of Th1, Th2, Th17, and regulatory T cells (Tregs) in vitro. Braz J Med Biol Res, 2012,45(1):25-32.

[18] Lao X, Liu M, Chen J, et al. A tumor-penetrating peptide modification enhances the antitumor activity of thymosin alpha 1. PLoS One, 2013,8(8):e72242.

第四章 ○

消化系统

第一节 肿瘤相关口腔黏膜溃疡

一、定义和诱因

口腔黏膜上皮炎症性改变（即黏膜炎）通常表现为口腔黏膜溃疡、口干、吞咽困难等。其中口腔溃疡又称为口疮，在临床中最常见，也最为影响患者生活质量，表现为发生在口腔黏膜上的表浅性溃疡性病变。

口腔溃疡的诱因可有局部创伤、精神紧张、食物、药物、激素水平改变及维生素或微量元素缺乏，还有病原微生物、免疫功能紊乱、理化损伤和某些药物的使用等因素。

对于恶性肿瘤患者，口腔溃疡是患者接受放疗、化疗、分子靶向治疗或者免疫检查点抑制剂等治疗后常见的不良反应之一。口腔细胞的生理位置和生长特点决定了在进行放疗、化疗时其受到的伤害最大。口腔细胞生长速度较快，因此其对化疗药物、放射线的敏感度就较强。同时化疗药物对口腔黏膜上皮细胞具有直接损伤作用，化疗后骨髓造血功能受抑制，破坏口腔黏膜组织的更新，中性粒细胞减少，引起口腔黏膜溃疡。再者，治疗过程中患者饮水和进食的减少、口腔寄生菌群的大量繁殖和口腔自洁作用的减少会破坏口腔内环境，导致口腔黏膜受损并形成口腔溃疡。此外，在治疗过程中广谱抗生素及糖皮质激素的使用致使体内菌群失调，口腔内正常菌群受到抑制，使得某些致病菌和真菌异常繁殖，引起感染性口腔溃疡。而大剂量放疗则会引起机体内分子的电离和激发，使得腺体分泌减少，导致口腔黏膜干燥和直接损伤，致使口腔溃疡的发生。

二、临床表现

根据溃疡急性及亚急性反应分度标准，口腔溃疡可分为5度。①0度：黏膜正常；②Ⅰ度：黏膜有红斑、疼痛，不影响进食；③Ⅱ度：黏膜红斑明显，疼痛加重，溃疡散在分布，能进食半流质饮食；④Ⅲ度：黏膜溃疡疼痛比Ⅱ度明显，只能进食流质饮食；⑤Ⅳ度：疼痛加剧，溃疡融合成片状，不能进食。

由于肿瘤患者接受的治疗不同，因此口腔溃疡的临床表现形式稍有不同。

1. **放化疗相关口腔溃疡**　患者接受放化疗后所致。通常发生在放化疗后第4~7天，第10~14天达高峰。通常表现为口腔黏膜充血、红斑、水肿、糜烂及不同程度的溃疡。同时会伴有疼痛、吞咽困难、声音嘶哑。严重者可因进食、进水量减少而造成水、电解质平衡失调和营养不良。

2. **其他抗肿瘤治疗相关口腔溃疡**　包括分子靶向治疗、免疫检查点抑制剂治疗导致的口腔溃疡。这类溃疡可能伴有炎症，比较弥散，范围大且界限不清，伴有纤维蛋白及破碎的上皮碎片形成的假膜，也可合并真菌感染。临床上常用的抗肿瘤治疗药物有表皮生长因子受体酪氨酸激酶抑制剂（EGFR-TKIs）、多靶点抑制剂等靶向药物，可能于用药后第13~19天出现口腔溃疡，表现为口腔黏膜红斑、水肿，然后形成点状或片状溃疡。范围波及上下唇、双颊、舌头，疼痛明显，还常伴有味觉异常。

三、抗肿瘤相关口腔溃疡的防治策略

1. **预防**　对抗肿瘤相关口腔溃疡的预防是最重要的。要对患者进行口腔健康指导，肿瘤患者在治疗前和整个治疗期间应注意保持口腔清洁，有效地进行口腔护理，同时需要充分的营养支持。

（1）在治疗期间定期进行口腔评估：鼓励患者注意观察自己的口腔，并将口腔内的变化及时告知医生。

（2）加强日常口腔护理：对于所有抗肿瘤治疗的患者，均应采取口腔护理措施，以预防口腔溃疡及炎症的发生。接受化疗的肿瘤患者，应尽量避免佩戴义齿等口腔器具，刷牙的频率及力度应适中，尽可能地减少口腔黏膜的物理磨损和损伤。同时及时治疗牙龈炎、龋齿等口腔疾病。

（3）注意饮食和加强营养：尽量避免进食过热的食物和液体，以及较粗糙、坚硬的或者咸、酸的食物，这些可能会进一步损坏口腔黏膜，加重患者痛苦。尽可能戒烟、戒酒，避免刺激。另外，良好的营养对于增强黏膜组织的修复和减轻黏膜溃疡的恶化至关重要。患者应当进行积极的营养筛查、评估可能存在的营养问题，根据患者的食欲、口味及吞咽困难等实际情况酌情调整营养配方。

（4）其他预防措施：①积极漱口可以保持一个清洁的口腔环境，减少口腔内的细菌数，从而减少因黏膜损伤引起的感染机会。常规的漱口液如生理盐水、新洁尔灭、洗必泰等可用于口腔含漱。有报道称，用蒸馏水漱口也具有较好的预防作用。②黏膜保护剂可以在黏膜上形成一层薄的保护性涂层，阻挡致病菌的侵犯，缓解口腔疼痛，间接促进黏膜的修复。临床常用的黏膜保护剂有口腔凝胶。可于放化疗前和治疗期间使用。③帕利夫明是一种重组人角质细胞生长因子，用于预防造血干细胞移植术后严重的口腔黏膜炎及溃疡的发生。

2. **治疗** 大多数口腔溃疡在抗肿瘤治疗结束后是可以逐渐痊愈的。因此，治疗原则以控制症状、局部对症为主，以系统全身治疗为辅。临床上主要使用的药物包括以下几类。

（1）黏膜保护剂：目前临床使用的主要有凝胶等状态的涂层保护剂和口腔溃疡防护剂。临床上常用的口腔凝胶是益普舒®，它是一种脂质类的不含防腐剂的液体，将其喷洒至口腔黏膜，5 分钟内即迅速形成一层保护膜，覆盖口腔溃疡面，镇痛效果显著。同时可通过减少溃疡面的刺激和改善进食来促进创面愈合。口腔溃疡防护剂能够有效抑制鼻咽癌放化疗后所致的口腔黏膜损伤及溃疡的发生。一项来自欧洲的多中心、双盲、交叉、安慰剂对照的研究入组了伴 WHO 2～3 级口腔黏膜炎的 38 例头颈部肿瘤患者，使用益普舒®进行干预，结果显示益普舒®起效快，可有效缓解口腔疼痛，疗效长达 8 小时。另一项来自中国的多中心、随机、单次、阳性对照的开放性研究纳入了接受化疗和（或）放疗后引发口腔黏膜炎的 60 例患者，随机分为两组，接受益普舒®或康涑™单次治疗，主要终点为治疗后 6 小时内口腔黏膜疼痛评分 – 时间曲线下面积（AUC），旨在评估化疗和（或）放疗后口腔黏膜炎患者使用口腔黏膜保护剂后的局部镇痛效果。试验结果表明在使用益普舒®的 6 小时内，其局部镇痛效果明显优于康涑™。

（2）镇痛药物：溃疡的疼痛给患者带来了极大的痛苦，同时也影响着患者的进食和营养状况。临床上可考虑使用利多卡因溶液、凝胶等喷涂于溃疡处。对于溃疡严重者，可结合患者具体状况，采取全身性镇痛药物（如吗啡），进食困难者可考虑使用吗啡透皮贴剂——芬太尼。

（3）糖皮质激素：局部使用激素可以减轻黏膜水肿，抑制炎性反应，缓解患者的疼痛症状。由于可能增加口腔真菌感染的风险，因此不应长期使用激素类药物。

（4）抗生素：口腔溃疡出现后，应密切关注口腔是否发生细菌、真菌等多重感染。考虑真菌感染时，可使用抗真菌漱口水，如氟康唑漱口水联合碳酸氢钠溶液等。防治细菌感染时，可考虑联合使用庆大霉素、利多卡因及生理盐水漱口。可以使用曲安奈德乳膏涂抹口腔。

（5）细胞因子：在临床上，粒细胞 – 巨噬细胞刺激因子（granulocyte-macrophage colony stimulating factor, GM-CSF）、重组人表皮生长因子（epidermal growth factor, EGF）和白细胞介素 -11（interleukin-11, IL-11）等常用于口腔溃疡的黏膜修复。但相关研究提示 GM-CSF 相较于

常规漱口水并未体现出明显的疗效优势。白细胞介素 -11 治疗放疗相关黏膜损伤的相关研究提示其在一定程度上能改善患者疼痛，可考虑使用。但对于已存有肿瘤相关黏膜受损的疾病，如头颈部肿瘤、食管癌等，细胞因子有因喷洒、吞咽而接触肿瘤病灶的可能，会刺激肿瘤生长，故应慎重使用。

（6）中成药：很多研究提示中药配方具有清热解毒、杀菌镇痛、去腐生肌、消肿止血等作用，可在一定程度上降低口腔溃疡的严重程度和缓解疼痛。临床上常使用现代中药复方制剂，如康复新液、口炎清颗粒等，疗效良好，患者依从性较好。

（7）特定化疗药物：甲氨蝶呤（methotrexate, MTX）可竞争性抑制二氢叶酸还原酶，进而抑制二氢叶酸还原为四氢叶酸，导致胸腺嘧啶核苷酸、嘌呤、甲硫氨酸及甘氨酸的合成受到抑制，造成 DNA、RNA 及蛋白质的合成受到全面抑制。在使用过程中，甲氨蝶呤既会影响叶酸的代谢，又会导致口腔及消化道黏膜的明显损伤及多发溃疡。甲酰四氢叶酸钙和酮康唑漱口液的交替含漱对大剂量 MTX 化疗所致口腔溃疡的治疗具有较好疗效。

3. 随访

抗肿瘤治疗后，大多数患者因口腔黏膜损伤导致的溃疡会逐渐愈合，但头颈部放疗和化疗后导致的口腔损伤，可能持续数周至数月。患者接受治疗后 1 ~ 2 个月，应坚持持续护理和评估口腔状况。

目前人们对肿瘤患者化疗所致口腔溃疡的防治较为重视，防治手段也较多，但在选择防治方法时，不应千篇一律，应因人而异。另外，对肿瘤患者化疗后引起口腔溃疡的机制还有待于进一步的研究，以期发现更有效的防治方法。

（柳　珂）

参考文献

[1] 刘明珠，韩非 . 肿瘤治疗相关口腔黏膜炎的研究进展 . 中华放射肿瘤学杂志，2018,27(9):869-872.

[2] 李向荣，刘晓丽 . 大剂量维生素 C 治疗化疗所致口腔溃疡的临床疗效观察 . 医学综述，2015,21(8):1499-1501.

[3] 李娇娥，易滨，傅春华 . 强氧化离子水含漱治疗口腔溃疡的观察 . 中华护理杂志，2000,3:33-34.

[4] 王丽娇，王振华，谭晓骏，等 . 肺癌化疗患者口腔溃疡的护理干预效果观察 . 西南国防医药，2014,24(12):1364-1365.

[5] 杜立 . 蒸馏水漱口可预防化疗引起的口腔炎 . 北京军区医药，1997,1:79.

[6] 中华医学会放射肿瘤治疗学分会 . 放射性口腔黏膜炎防治策略专家共识（2019）. 中华放射肿瘤学杂志，2019,28(9):641-647.

[7] 胡洁，林丽珠，骆肖群，等．EGFR-TKI 不良反应管理专家共识．中国肺癌杂志，2019,22(2):57-81.

[8] 路燕燕，姜元喜．Meta 分析：洗必泰预防化疗诱导致口腔黏膜炎的作用．上海护理，2017,17(5):67-71.

[9] 杨树青，王华丽，任伟伟，等．曲安奈德口腔乳膏联合护理干预在头颈部肿瘤放化疗中的疗效观察．中国药物与临床，2017,17(2):300-302.

[10] 褚虹，王玉萍．甲酰四氢叶酸钙和酮康唑漱口液交替含漱治疗大剂量 MTX 化疗后引起的口腔溃疡．山西医科大学学报，2000,2:188.

[11] Miller AB, Hoogstraten B, Staquet M, et al. Reporting results of cancer treatment. Cancer, 1981,47(1):207-214.

[12] Peterson DE, Boers-Doets CB, Bensadoun RJ, et al. Management of oral and gastrointestinal mucosal injury: ESMO Clinical Practice Guidelines for diagnosis, treatment, and follow-up. Ann Oncol, 2015,26 Suppl 5:v139-v151.

[13] Ukomic OM, Guidelines. Mouth care guidance and support in cancer and palliative care.2015, http://www.ukomic. co.uk/pdf/UK_OM_Guidelines_v3.pdf: Accessed June 14, 2015.Ukomic. Oral Care guidance and support in cancer and palliative care. http://www.ukomic.co.uk/pdf/UK_OM_Guidelines_v3.pdf[2021-1-10].

[14] Barauskas J, Cervin C, Tiberg F, et al. Bioadhesive lipid compositions: self-assembly structures, functionality, and medical applications. Mol Pharm, 2014,11(3):895-903.

[15] Hadjieva T , Eva Cavallin-Ståhl, Linden M , et al. Treatment of oral mucositis pain following radiation therapy for head-and-neck cancer using a bioadhesive barrier-forming lipid solution. Supportive Care in Cancer, 2014, 22(6):1557-1562.

[16] Cheng Y , Qin SK , Chen YP , et al. Local analgesic effect of a bioadhesive barrier-forming oral liquid in cancer patients with oral mucositis caused by chemotherapy and/or radiotherapy: a randomized multicenter, single-use, positive-controlled, open-label study. OncoTargets and Therapy, 2018, 11:8555-8564.

第二节　肿瘤相关呃逆

一、呃逆的概念和流行病学

抗肿瘤综合治疗日益得到重视。在手术、放疗、化疗的传统治疗基础上，随着靶向、免疫等多种治疗方式的参与，肿瘤患者的生存获益大幅提高。但同时也带来了一系列如免疫力下降、骨髓抑制、消化道反应、肝和肾存在毒性等不同程度的不良反应。呃逆也是恶性肿瘤放化疗及靶向治疗中常见的不良反应之一，它是由于中枢神经受到刺激、迷走神经反射或膈肌和膈神经受到刺激等因素引起的单侧或双侧膈肌的阵发性痉挛，吸气时声门突然关闭，发出一种短促而高调的声音，俗称"打嗝"。膈肌持续痉挛超过 48 小时未停止或治疗无效，临床上称为顽固性膈肌痉挛，也称顽固性呃逆。2% 的恶性肿瘤患者在放化疗过程中或疗程结束后可出现顽固性呃逆。顽固性呃逆发作时间长，常规治疗难以缓解，缓解后又极易复发，在一定程度上影响了放化疗的正常进行。同时，顽固性呃逆严重影响患者进食与休息，降低了生活质量，并且加重了患者的心理负担及患者家庭和整个社会的负担。

二、病因和发病机制

呃逆按发生的病因分为 3 类。①反射性：脑卒中、脑肿瘤、脑炎、代谢性疾病等直接或间接刺激呃逆中枢，从而导致呃逆反射弧抑制功能丧失。②外周性：纵隔肿瘤、食管炎、胸膜病变、胃炎、胃癌等疾病直接刺激胸部、颈部膈神经、迷走神经，从而导致膈肌痉挛。③其他：过饱饮食、精神刺激、药物、内耳及前列腺疾病等也可引起呃逆。

恶性肿瘤患者出现顽固性呃逆可能有以下几种原因。①肿瘤直接侵犯膈肌（如胰腺、胃等与膈肌邻近的部位），或在膈肌邻近部位出现转移（如膈下转移、腹腔淋巴结转移等），这些因素会刺激膈肌兴奋而致呃逆。②胸腔、上腹部手术刺激膈肌而致呃逆；③在肿瘤的动脉介入治疗中，需要插入导管和注入化疗药物及免疫制剂，可能刺激膈肌致其痉挛而发生呃逆。④在胸部或腹部实施放疗时，常因放射线的刺激导致呃逆。⑤化疗中的药物会引起胃肠道反应而刺激迷走神经亢进，进而导致呃逆，最具代表性的药物就是铂类药物。使用高剂量顺铂的患者出现的呃逆更明显，这可能和顺铂刺激肠嗜铬细胞上 5-HT 受体后迷走神经兴奋有关。其次还有依托泊苷、环磷酰胺、紫杉醇类、吉西他滨、长春地辛等。而预防化疗呕吐常使用的地塞米松，有报道称其也是造成顽固性呃逆的重要因素之一。⑥恶性肿瘤继发中等量以上胸腹腔积液时，胸腹腔积液刺激膈肌的末梢神经而导致膈肌痉挛。⑦高位颈椎肿瘤、后颅窝肿瘤（包括小脑、延髓及第四脑室的肿瘤）或颅内高压等对呃逆反射中枢的刺激而产生呃逆。⑧电解质或酸碱平衡失调可产生呃逆，如小细胞肺癌，血钠、血钙降低，膈肌及其他肌肉出现颤动或抽搐。

三、肿瘤相关呃逆的治疗

呃逆的治疗原则为祛除引起呃逆的诱因，阻断反射弧的任一环节。对于肿瘤相关呃逆，需要根据不同的肿瘤诱因进行病因治疗，同时也应及时予以对症处理。

1. **物理治疗**　通过各种机械的行为干预降低迷走神经兴奋性，从而干扰呃逆的反射活动。例如饮水法、刺激法、干扰法、深吸气后屏气法、按压双眼球法、按压眶上神经法、牵舌法、轻摩软腭法。进行行为干预时，需要注意有严重心肺疾病的患者不宜使用深吸气后屏气法，否则易增加心脏负担，甚至出现意外；心脏病患者慎用按压双眼球法，青光眼、高度近视患者也禁用此方法。此类方法一般用于精神性或急性呃逆，对于肿瘤性顽固性呃逆没有明显的效果。

2. **药物治疗**　目前临床上主要应用解痉和镇静两类药物。常口服或肌内注射氯丙嗪、山莨菪碱、阿托品、甲氧氯普胺、新斯的明、卡马西平等药物。氯丙嗪对放化疗相关性呃逆的疗效并不是很确切，且会出现乏力、低血压、肝功能异常、锥体外系反应等不良反应。其他药物也显现出效果欠佳、缓解时间短等问题。临床上还会应用某些抗惊厥药、抗抑郁药、中枢兴奋剂及抗心律失常药来治疗呃逆，比如苯妥英钠、丙戊酸、普瑞巴林、卡马西平、硝苯地平、尼莫地平等，但这些药物的使用证据主要来源于病例报道，其有效性也还有待进一步研究。近年来，巴氯芬作为顽固性呃逆的一线用药，更多地被临床所用。该药物是 γ- 氨基丁酸（γ-aminobutyric acid, GABA）的衍生物，主要作用于脊髓运动神经元的 GABA-β 受体，抑制单突触及多突触的反射，降低兴奋性突触电位及脊髓背根与背根之间的反射电位，产生骨骼肌松弛作用，对中枢神经病变引起的呃逆有较好的效果，也有不少研究观察到其在恶性肿瘤放化疗后出现的顽固性呃逆中发挥的疗效（表 2-4-1）。

3. **中医穴位治疗** 针灸治疗从经络功能失调角度出发，常局部取穴和远端取穴相结合选择腧穴，通过疏通经络，调整气血及脏腑功能而达到治病目的。方法有针刺、指按、穴位注射、温针灸、电针治疗等。

4. **外科治疗** 肿瘤压迫刺激神经等解剖结构引起呃逆时，显然手术解除压迫是一种有效的方法。膈神经阻滞也是临床治疗呃逆的常用方法之一，应用局麻药使膈神经的传递冲动减弱，从而阻断膈神经反射弧，使膈肌痉挛得以缓解而达到治疗的目的。该方法要求术者既要熟悉膈神经的解剖并掌握好穿刺部位及进针的方向，又要严格掌握局麻药的浓度和剂量。因为颈部的血供丰富，局麻药的吸收较快，易引起局麻药毒性反应。诱因明确时可采用单侧膈神经阻滞，病因不明确时采用双侧膈神经阻滞的疗效更好。此方法主要应用于肿瘤转移至中枢而引起的顽固性呃逆。体外膈肌起搏器对治疗顽固性呃逆具有一定的疗效，其机制是通过起搏器的电脉冲刺激胸锁乳突肌外缘的膈神经，干扰膈肌异常兴奋，以恢复其正常的节律。顽固性呃逆采用保守治疗无效时，可采用左侧或右侧膈神经切断术。

5. **心理疏导护理** 反复呃逆可影响休息，更加重患者的不良情绪。顽固性呃逆患者也是抑郁症的高发人群。医护人员应及时对患者进行心理疏导及健康教育，提供良好环境，关心和帮助患者，缓解患者焦虑心理，必要时可给予适量镇静、安眠药物减少患者烦躁情绪。同时注意保证充足睡眠、补充机体营养、防止误吸。

表 2-4-1　肿瘤相关呃逆的药物治疗和不良反应

药物	用法用量	不良反应
氯丙嗪	口服：起始剂量为 10 mg，每日 3 次，如果无效，缓慢加量至 50 mg，每日 4 次如果呃逆仍旧持续或患者无法耐受口服，可肌内注射或静脉注射 25 mg	常见的不良反应：研究提示可能增加合并痴呆相关精神症状的老年患者的死亡率，长期使用可出现迟发性运动障碍，短期使用可引起低血压、尿潴留、谵妄及嗜睡等

续表

药物	用法用量	不良反应
甲氧氯普胺	起始剂量为 10 mg，口服，每日 3～4 次；无法口服的患者也可采取肌内注射或静脉注射	常见的不良反应：大量、长期使用时容易出现锥体外系反应，包括迟发性运动障碍
巴氯芬	推荐剂量为 10 mg，口服，每日 3 次，最大剂量可达每日 75 mg。	常见的不良反应：嗜睡和眩晕，肾功能不全患者使用时需要调整剂量
加巴喷丁	推荐剂量为 100～400 mg，口服，每日 3 次	常见的不良反应：眩晕、嗜睡及周围性水肿。建议根据患者耐受性逐渐加量

（柳　珂）

参考文献

[1] 何佳奇，韩一平，王辰飞. 化疗相关性呃逆并文献分析. 药学服务与研究，2009,3:191-193.

[2] 姜红平，倪志权. 中、晚期肝癌呃逆症临床分析与治疗. 河南肿瘤学杂志，1998,3:197-198.

[3] 曾金. 中枢顽固性呃逆的病因及其治疗进展. 医学综述，2008,3:365-367.

[4] 贾孙玉，李婉儿. 脑卒中后顽固性呃逆与血钠关系的探讨. 现代中西医结合杂志，2007,34:5114-5115.

[5] 李宝平，张海亮，闫明亮，等. 巴氯芬治疗恶性肿瘤放化疗患者顽固性呃逆的疗效观察. 现代肿瘤医学，2017,23(9):1470-1473.

[6] 张丽萍，郑丹萍，李楠. 肿瘤顽固性呃逆的治疗护理进展. 护理学杂志，2010,25(3):90-93.

[7] Cormier AC, Drapek L, Fahey J, et al. When the Patient Seeks Cure: Challenging Chemotherapy and Radiation Side Effects Requiring Creative Solutions. Clin J Oncol Nurs, 2016,20(2):117-120.

[8] Steger M, Schneemann M, Fox M. Systemic review: the pathogenesis and pharmacological treatment of hiccups. Aliment Pharmacol Ther, 2015,42(9):1037-1050.

[9] Rizzo C, Vitale C, Montagnini M. Management of intractable hiccups: an illustrative case and review. Am J Hosp Palliat Care, 2014,31(2):220-224.

[10] Calsina-Berna A, García-Gómez G, González-Barboteo J, et al. Treatment of chronic hiccups in cancer patients: a systematic review. J Palliat Med, 2012,15(10):1142-1150.

[11] Steger M, Schneemann M, Fox M. [Hiccups]. Praxis (Bern 1994), 2015,104(7):323-331.

[12] Gilbar P, McPherson I. Severe hiccups during chemotherapy: corticosteroids the likely culprit. J Oncol Pharm Pract, 2009,15(4):233-236.

[13] Liaw CC, Wang CH, Chang HK, et al. Cisplatin-related hiccups: male predominance, induction by dexamethasone, and protection against nausea and vomiting. J Pain Symptom Manage, 2005,30(4):359-366.

[14] Pankl S, Quezel MA, Bruetman JE, et al. Hipo, un desafío diagnóstico [Hiccup, a diagnostic challenge]. Medicina (B Aires), 2014,74(1):57-59.

第三节 食欲缺乏

一、临床概述

食欲缺乏是一种常见的消化系统反应，同样也是肿瘤患者在治疗过程中最常见的症状之一。食欲缺乏的发生和抗肿瘤药物对胃肠的刺激及代谢物对化学感受器的刺激有很大的关系，通常表现为吞咽困难、食欲缺乏或丧失、厌食和体重减轻。食欲缺乏可引起营养不良和恶病质，严重影响患者的预后和生活质量。因此，有效改善患者食欲缺乏的症状对临床治疗和预后均有重要的意义。

二、病因和发病机制

肿瘤患者在病程发展的不同时期均可发生食欲缺乏，食欲缺乏在晚期的发生率明显高于早期。食欲缺乏的原因及发病机制主要可与以下因素相关。

1. **肿瘤的类型**　常见于消化系统肿瘤，如胃癌、肝癌、胆囊癌、胰腺癌等，原因在于这些器官的正常组织被肿瘤组织侵犯或代替，正常的分泌功能受到破坏，从而引发食欲缺乏。

2. **肿瘤的转移部位**　晚期肿瘤易转移至颅脑、肝或骨等。当肿瘤转移至颅脑时，可引起恶心、呕吐，从而影响进食。当肿瘤转移至肝时，可因肝功能受损引发食欲缺乏。当肿瘤转移至骨时，可因癌痛引发食欲缺乏。

3. **副肿瘤综合征**　肿瘤组织本身或诱导机体释放的活性物质，如肿瘤坏死因子 -α（tumor necrosis factor-α, TNF-α）、白细胞介素 -1（interleukin-1, IL-1）和白细胞介素 -6（interleukin-6, IL-6）等炎症细胞因子也可使患者产生食欲缺乏。肿瘤还可损伤下丘脑内摄食中枢调节功能及引起大脑皮质特定区域食物刺激处理中枢功能受损。

4. **抗肿瘤相关治疗**　胃肠道细胞在经受抗肿瘤药物或者其他化学刺激后，释放多种神经递质，进而产生胃肠道症状；延脑极后区及肠嗜铬细胞附近的迷走神经末端受体被激活，也可引起恶心和呕吐，进而影响食欲。放疗、手术等会影响神经功能，也会导致食欲缺乏。

5. **脾胃气虚**　中医学认为，食欲缺乏为化疗药物入侵后损害胃气进而导致脾胃气虚所致，亦可见肝郁气滞型和痰湿内阻型。

三、临床表现

在疾病较早阶段，消化道肿瘤可出现乏力、恶心、呕吐等症状，同时也伴随轻度的食欲缺乏。

主要表现为食欲降低，进食量减少，随着疾病的进展或加重，食欲缺乏的程度也随之加重。食欲甚至可降低至见到食物就产生恶心的地步。进食量明显减少，甚至达到厌食的程度。

中医学认为，食欲缺乏为脾胃功能失调所致，通常可表现为以下 3 种类型。①脾胃气虚：表现为食欲缺乏，时轻时重，倦怠乏力。②肝郁气滞：表现为脘腹胀满，食欲缺乏。③痰湿内阻：表现为脘腹胀满，食欲缺乏，恶心欲吐。

四、诊断和鉴别诊断

食欲缺乏是临床常见的症状之一，多种疾病都可以引起食欲缺乏。晚期肿瘤，尤其是消化道系统的恶性肿瘤容易引起食欲缺乏。如患者有肿瘤病史，同时存在食欲缺乏的现象，那么这种食欲缺乏大多是肿瘤引起的。如果食欲缺乏持续时间长，身体急剧恶化，体重明显减轻，则需要警惕是否患有肿瘤，尤其是消化道系统的恶性肿瘤，可通过体格检查、肿瘤指标和必要的辅助检查进行诊断。

引起食欲缺乏的疾病有很多，主要应与以下一些疾病进行鉴别诊断。

1. **消化系统的良性疾病** 如肝炎、肝硬化、胃炎等；由于门静脉高压，肝炎、肝硬化患者发生胃肠道阻塞性充血，导致胃肠道消化和吸收功能受影响，继而出现食欲缺乏的情况。如肝炎、肝硬化同时伴有胆汁分泌异常，可影响食物的消化和吸收，反射性引起食欲缺乏及厌油腻食物。肝炎也可影响中枢神经系统功能和减退胃肠道肌张力，从而导致食欲缺乏。胃炎常常伴有腹胀和腹痛，还可由于胃内潴留食物、排空延迟、消化不良等影响食欲。

2. **内分泌疾病** 如甲状腺功能减退症（甲减）等，甲减患者由于甲状腺功能减退导致食欲缺乏，通常还伴有易疲劳、怕冷、记忆力减退、反应迟钝、嗜睡等症状。

3. **代谢紊乱** 肾衰竭患者如出现代谢性酸中毒、电解质紊乱等状况，则可出现明显的食欲缺乏、呕吐等症状。

4. **神经性厌食症** 是一种进食障碍，是指个体通过节食等手段，有意使体重明显低于正常标准，属于精神科领域中与心理因素相关的生理障碍。

五、治疗

肿瘤引起的食欲缺乏不仅影响患者的生活质量，还和预后息息相关。食欲缺乏的根本原因是肿瘤，在抗肿瘤的同时，我们还需要从多方面进行治疗，以改善患者的食欲缺乏。

（一）非药物治疗

1. **注意休息，避免劳累及焦虑** 过度劳累、抵抗力差及情绪紧张都可影响胃的供血，从而降低其分泌功能，导致胃酸分泌失调，影响胃的消化吸收，引起食欲缺乏。

2. 戒烟忌酒 香烟中的有害物质可影响胃的消化和吸收，引起慢性胃炎。酒精可直接刺激及损伤胃黏膜，久而久之会造成胃部的慢性疾病，导致食欲缺乏，恶心不适。

3. 适当运动和锻炼 适量的运动及体育锻炼不仅能促进胃动力，而且能帮助胃肠消化。运动的能量消耗可以刺激食欲，从而可以改善食欲缺乏。

（二）饮食治疗

癌症患者入院时应常规进行营养风险筛查，在计算每日所需营养量的基础上结合患者饮食习惯和喜好制定个体化的饮食指导、营养教育及饮食调整建议，如增加饮食频次、调整饮食结构、优化食物的加工制作、改善就餐环境等。

1. 保证食物的色香味俱全 食欲不好时，可以营造一个良好的环境来提高食欲，色香味俱全的食物可以刺激大脑产生想吃东西的欲望，食物能刺激味蕾，通过条件反射分泌更多的唾液及消化液，进而增加食欲。

2. 荤素搭配，少食多餐 食物的荤素搭配不仅可以增加食欲，还能满足不同营养物质的摄入。许多肿瘤患者有饱腹感，可少食多餐，既能缓解腹部的饱胀不适，还能满足能量的供应。

3. 科学使用肠内营养 肿瘤患者本身处于消耗的状态，消化道肿瘤患者更是面临进食差、吸收障碍等问题。为了满足患者的能量需求，我们可以请专业营养医师评估患者病情、实际能量需要及饮食摄入情况，根据患者实际情况，配比合适的营养制剂，弥补患者蛋白质、能量及各种营养素的缺失。

（三）药物治疗

1. 孕激素类药物 如甲羟孕酮、甲地孕酮等，此类药物可降低体内的雌激素水平，显著改善肿瘤患者的厌食及恶病质，提高患者的食欲及进食量，从而改善患者的生活质量及全身状况。但值得注意的是，高剂量的甲地孕酮有增加肺栓塞发生的风险。研究表明，240～480 mg 的甲地孕酮能够明显改善晚期肿瘤患者的食欲，但高于 800 mg 时，肺栓塞的发生风险明显增高。因此，对于长期卧床、高凝状态、有血栓风险的肿瘤患者应充分进行评估并且把握甲地孕酮的适应证。

2. 皮质类固醇类药物 有研究纳入了 6 个随机对照试验，比较了糖皮质激素和安慰剂对癌症相关厌食症的疗效。其中一项对 50 例癌症患者进行的双盲随机对照试验比较了甲泼尼龙和安慰剂的疗效，结果显示，与安慰剂相比，患者第 7 天的厌食症有显著改善。其他研究也提示了使用皮质类固醇的癌症患者的厌食症有显著改善。对于食欲缺乏的患者，可考虑使用皮质类固醇。但是，由于此类药物对于长期用药或一般情况较差的患者的疗效和安全性尚未得到充分评价，因此需要谨慎用药。

3. **甲氧氯普胺（胃复安）**　研究表明，与安慰剂相比，甲氧氯普胺可明显改善癌症患者的消化不良，且恶心症状明显缓解。另外，一项观察性研究也发现，服用甲氧氯普胺后 65% 的肿瘤患者的食欲得到了明显的提高。

4. **中医治疗**　中医学认为，健脾养胃药物可以促进胃肠道食物的消化，加强胃肠道蠕动，从而恢复胃肠道的正常功能。也有研究发现，针灸、穴位贴敷配合中西医结合治疗可以改善肿瘤患者化疗后的食欲缺乏的症状。

（吴　颖）

参考文献

[1] 巴一. 癌性厌食（详见光盘）. 肿瘤代谢与营养电子杂志，2015,2(4):32.

[2] 马怀幸，李苏宜. 肿瘤厌食发生机制及其诊治. 肿瘤代谢与营养电子杂志，2018,5(2):117-121.

[3] 江文，张靖宇，孙连先. 健胃消食口服液对化疗患者食欲不振的临床疗效观察. 世界最新医学信息文摘，2018,18(A3):205-206.

[4] 邓瑞雪. 神经性厌食症. 医师进修杂志,2000,11:45-46.

[5] 李江琴，赵雪梅，张琳琳. 穴位贴敷配合中西医护理对肿瘤化疗后食欲不振的改善效果研究. 临床检验杂志（电子版），2019,8(4):115-116.

[6] Van Lancker A, Velghe A, Van Hecke A, et al. Prevalence of symptoms in older cancer patients receiving palliative care: a systematic review and meta-analysis. J Pain Symptom Manage, 2014,47(1):90-104.

[7] Navari RM, Aapro M. Antiemetic Prophylaxis for Chemotherapy-Induced Nausea and Vomiting. N Engl J Med, 2016,374(14):1356-1367.

[8] Mochamat, Cuhls H, Marinova M, et al. A systematic review on the role of vitamins, minerals, proteins, and other supplements for the treatment of cachexia in cancer: a European Palliative Care Research Centre cachexia project. J Cachexia Sarcopenia Muscle, 2017,8(1):25-39.

[9] Chow PK, Machin D, Chen Y, et al. Randomised double-blind trial of megestrol acetate vs placebo in treatment-naive advanced hepatocellular carcinoma. Br J Cancer, 2011,105(7):945-952.

[10] Ruiz-García V, López-Briz E, Carbonell-Sanchis R, et al. Megestrol acetate for cachexia-anorexia syndrome. A systematic review. J Cachexia Sarcopenia Muscle, 2018,9(3):444-452.

[11] Paulsen O, Klepstad P, Rosland JH, et al. Efficacy of methylprednisolone on pain, fatigue, and appetite loss in patients with advanced cancer using opioids: a randomized, placebo-controlled, double-blind trial. J Clin Oncol, 2014,32(29):3221-3228.

[12] Wilson J, Plourde JY, Marshall D, et al. Long-term safety and clinical effectiveness of controlled-release metoclopramide in cancer-associated dyspepsia syndrome: a multicentre evaluation. J Palliat Care, 2002,18(2):84-91.

[13] Nelson KA, Walsh TD. Metoclopramide in anorexia caused by cancer-associated dyspepsia syndrome (CADS). J Palliat Care, 1993,9(2):14-18.

第四节　恶心和呕吐

一、临床概述

恶心和呕吐是肿瘤药物治疗最常见的不良反应，化疗相关性恶心呕吐（chemotherapy induced nausea and vomiting, CINV）是指由化疗药物引起的或与化疗药物相关的恶心 [以反胃和（或）急需呕吐为特征的状态] 和呕吐（胃内容物经口吐出的一种反射动作）。恶心和呕吐是影响患者生活质量的重要因素之一，它易造成代谢紊乱、电解质紊乱、营养缺乏、体重减轻、治疗的耐受性降低等不良后果，从而影响化疗的实施和疗效。因此，有效控制恶心和呕吐的症状对临床工作者的工作和患者的治疗均有重要意义。

二、病因和发病机制

呕吐是一个由大脑控制的多步骤的反射过程。化疗所致呕吐的受体分布在延脑极后区及肠嗜铬细胞附近的迷走神经末端。传入神经将信号传到脑干，进行呕吐反射处理，然后再释放传出信号到不同的组织器官，从而诱导呕吐。目前的肿瘤药物主要通过中枢途径和外周途径两条通路引起呕吐反射。

1. **中枢途径作用机制**　神经激肽受体包括神经激肽 1 受体（neurokinin-1 receptor, NK1R）、神经激肽 2 受体（NK2R）、神经激肽 3 受体（NK3R），其中 NK1R 存在于神经元、脑干、胃肠道等细胞中，在大脑呕吐中枢含量最高。P 物质属于激肽家族的调节多肽，可由神经细胞和胃肠道中内分泌细胞产生，与 NK1R 的结合能力最强，通过三磷酸肌醇作用细胞膜的钙离子通道，引起去极化和蛋白激酶活性的改变，继发呕吐等生理反应。中枢途径主要与急性和迟发性恶心呕吐相关。

2. **外周途径作用机制**　主要作用于肠道部位的 5- 羟色胺 3（5-hydroxytryptamine3, $5\text{-}HT_3$）受体，抗肿瘤药物诱导肠嗜铬细胞释放血清素，激活迷走神经的 $5\text{-}HT_3$ 受体，继而将信号传递到大脑。外周途径导致的呕吐一般发生在给予抗肿瘤药物 24 小时之内，通常表现为急性呕吐。

三、分类

按照恶心和呕吐发生的时间，化疗相关性恶心呕吐（CINV）通常可以分为急性、延迟性、预期性、爆发性及难治性 5 种类型。

1. **急性**　一般发生在给药后数分钟至数小时，并在给药后 5 ~ 6 小时达高峰，但多数在 24

小时内缓解。

2. **延迟性**　多在化疗 24 小时之后发生，用药后 48～72 小时达到高峰，可持续 6～7 天。

3. **预期性**　在前一次化疗时经历了难以控制的 CINV 之后，在下一次化疗开始之前即发生恶心呕吐，是一种条件反射，主要由精神、心理因素等引起。

4. **爆发性**　即使进行了预防处理但仍出现的呕吐，并需要进行解救性治疗，可发生在使用抗肿瘤药物后的任何时段。

5. **难治性**　在以往的化疗周期中使用预防性和（或）解救性止吐治疗无效，在接下来的化疗周期中仍然出现呕吐。

四、评估分级

化疗诱导的恶心呕吐的发生主要与所使用的化疗药物的致吐性相关，按照不给予预防处理时抗肿瘤药物所致的急性呕吐的发生率，可将抗肿瘤药物的致吐风险分为以下 4 级。

1. **高度致吐风险**　急性呕吐发生率 >90%，常见的有含蒽环类和环磷酰胺的联合方案、顺铂、卡铂的药时曲线下面积（area under the curve，AUC）≥ 4、表柔比星 >90 mg/m^2 等。

2. **中度致吐风险**　急性呕吐发生率为 30%～90%，如三氧化二砷、多柔比星 <60 mg/m^2、表柔比星 <90 mg/m^2、卡铂 AUC<4 等。

3. **低度致吐风险**　急性呕吐发生率为 10%～30%，如吉西他滨、多西他赛、依托泊苷、紫杉醇、培美曲塞、本妥昔单抗等。

4. **轻微致吐风险**　急性呕吐发生率 <10%，如抗 PD-1 免疫抑制剂（帕博利珠单抗、纳武利尤单抗等）、利妥昔单抗、长春碱类药物（长春新碱、长春瑞滨）等。

CINV 的发生率及严重程度除了与使用的化疗药物相关，也受多种因素影响，包括药物的使用剂量、给药方式和患者的个体化差异（如性别、年龄、饮酒史、体能状态等）。

五、治疗

为了预防化疗所致恶心呕吐，应依据化疗药物的致吐风险等级、患者的个体危险因素及既往患者化疗时恶心呕吐的控制情况，制订个体化的治疗方案。

（一）预防性用药是控制恶心呕吐的关键

止吐药需要在每次抗肿瘤药物开始前使用，并覆盖整个风险期。高度致吐风险所致恶心呕吐风险在每次抗肿瘤药物结束后至少持续 3 天。中度致吐风险所致恶心呕吐风险在每次抗肿瘤药物结束后至少持续 2 天。接受多种抗肿瘤药物治疗的患者可存在急性和延迟性恶心呕吐的双重风险，首日给予抗肿瘤药物后急性和延迟性恶心呕吐可能存在重叠，需要做好全程恶心呕吐的管控，如有必要，可给予止吐药至少 1 周。

（二）根据抗肿瘤药物的致吐等级及分类选择止吐方案

目前的止吐药根据其作用机制可分为 5-HT$_3$ 受体拮抗剂、神经激肽 -1（neurokinin-1, NK-1）受体拮抗剂、糖皮质激素、非典型抗精神病药物、苯二氮䓬类药物、吩噻嗪类药物及其他类型的止吐药物（表 2-4-2）。

表 2-4-2　止吐药物的分类、主要机制和代表性药物

分类	主要机制	代表性药物
5-HT$_3$ 受体拮抗剂	阻断 5-HT 与 5-HT$_3$ 受体结合，抑制呕吐	昂丹司琼、格拉司琼、雷莫司琼、多拉司琼、阿扎司琼、帕洛诺司琼
NK-1 受体拮抗剂	特异性阻断 NK-1 受体与 P 物质的结合	阿瑞匹坦、罗拉匹坦、奈妥匹坦、福沙匹坦
糖皮质激素	机制尚不明确，涉及多方面	地塞米松、泼尼松、甲泼尼龙
非典型抗精神病药物	与 5-HT$_3$ 受体、5-HT$_6$ 受体、多巴胺受体、组胺 H$_1$ 受体等多种受体具有高亲和力，从而发挥止吐作用	奥氮平、米氮平
苯二氮䓬类药物	通过加强 γ- 氨基丁酸（GABA）对 GABA 受体的作用，产生镇静、催眠、抗焦虑等作用	劳拉西泮、阿普唑仑
吩噻嗪类药物	主要阻断脑内多巴胺受体发挥抗组胺作用，大剂量时直接抑制催吐化学感受区，兼有镇静作用	氯丙嗪、苯海拉明
其他	抑制中枢催吐化学感受区的多巴胺受体	甲氧氯普胺
	阻断脑内多巴胺受体	氟哌啶醇
	多用于位置变化、运动所致恶心呕吐发作	东莨菪碱
	由多种不同止吐机制药物制成的复合制剂	复方奈妥匹坦 / 帕洛诺司琼胶囊

注：5-HT—5- 羟色胺；NK-1—神经激肽 -1；GABA—γ- 氨基丁酸。

针对高度致吐风险所致恶心呕吐的预防，指南推荐化疗前采用三药联合方案，首选 5-HT$_3$ 受体拮抗剂、地塞米松和 NK-1 受体拮抗剂的联用方案。对于既往使用标准三联方案仍出现爆发性或难治性呕吐的患者，经评估后，若发生嗜睡、镇静的风险小，可考虑在三联方案基础上加用奥氮平，剂量为每日 5 mg。

对于中度致吐风险所致恶心呕吐的预防，指南推荐采用 5-HT$_3$ 受体拮抗剂联合地塞米松的标

准二联方案，但如果使用标准二联方案后仍出现恶心呕吐，可加用 NK-1 受体拮抗剂。

对于低度致吐风险所致恶心呕吐的预防，建议使用单一止吐药物，如 5-HT$_3$ 受体拮抗剂、地塞米松或多巴胺受体拮抗剂（如甲氧氯普胺）等。

对于轻微致吐风险的预防，没有必要在治疗前常规给予止吐药物，但如果患者发生呕吐，后续治疗可参照低度致吐风险方案的选择。

对于预期性的恶心呕吐，目前认为它受环境影响，是一种条件反射性呕吐，可在每周期化疗时给予最佳止吐治疗。指南推荐苯二氮䓬类药物或抗焦虑药与止吐治疗联合，有助于改善预期性恶心呕吐。在临床实践中我们也发现，患者在治疗前 3 天开始口服地西泮（安定）1.25 mg（3 次 / 日），可有效改善患者的恶心和呕吐症状。也有相关研究表明，中医针灸对此类型的恶心呕吐有一定作用。同时，避免接触刺激性的异味、采取心理干预疗法、分散患者注意力、运动、催眠等行为疗法也有助于改善预期性恶心呕吐的发生。

对于在化疗过程中已经给予了标准的预防止吐方案，但仍发生爆发性恶心呕吐的患者，如之前的止吐方案中未使用奥氮平，可加用奥氮平解救止吐。在临床实践中我们发现，在睡前给予难治性恶心呕吐患者 2.5 mg 奥氮平可明显改善其消化道反应。若之前已使用奥氮平进行预防性止吐，则可采用不同机制的止吐药，如甲氧氯普胺、类固醇激素等。一项Ⅲ期临床研究表明，在进行爆发性呕吐治疗时，甲氧氯普胺比奥氮平有更高的恶心和呕吐发生率的不良反应。

（三）给药方式的选择

很多患者受住院时间的限制或接受日间治疗需考虑给药途径。在合适的剂量和用药间隔的基础上，选择不同的途径（注射、口服、透皮贴剂等）给予 5-HT$_3$ 受体拮抗剂。如患者在日间病房或门诊接受中度 / 高度致吐风险方案化疗时，可选择口服或者透皮贴剂以预防患者的消化道反应，同时也可增加给药的舒适性和便利性。对于一些因自身原因（如年轻人、女性、既往孕吐等）或肿瘤原因（如不完全性肠梗阻、脑转移、胃轻瘫）无法口服止吐药的患者，可给予透皮贴剂或注射止吐药等。格拉司琼透皮贴片（granisetron transdermal delivery system, GTDS）又称格拉司琼经皮给药系统，是全球首个、唯一的止吐透皮贴剂，2008 年首先在美国上市，之后陆续在全球多个国家和地区获批上市。基于一项国内Ⅲ期临床试验结果，GTDS 于 2018 年获得国家药品监督管理局（NMPA）批准用于中度 / 高度致吐风险方案化疗引起的恶心呕吐，为 CINV 的防治带来了新的选择。GTDS 是目前全球唯一的止吐透皮贴剂，为骨架型结构，含有 34.3 mg 格拉司琼，可通过皮肤连续输送，每 24 小时释放 3.1 mg 固定药物。与其他需要多次口服或反复静脉给药的 5-HT$_3$ 受体拮抗剂相比，GTDS 血药浓度稳定，药效维持长达 7 天，可实现无创性给药，使用方便，提高了患者的依从性。在一项已发表的全球 GTDS 的Ⅲ期临床试验中，欧洲、印度、墨西哥和美国的 60 个中心共纳入了 641 例接受多日中度或高度致吐风险化疗的患者。结果显示，GTDS 在实现 CINV 的完全控制方面不劣于口服格拉司琼，吸气末正压（PEEP）期的完全控制率达 60%。GTDS 最常见的不良反应是便秘，绝大多数属于轻至中度，可耐受；此外，未见心电图 Q-T 间期延长；患者对 GTDS 止吐治疗有较高的满意度，贴片粘贴情况良好。在一项已发表的 GTDS 的中国Ⅲ期临床试验中，共纳入 313 例接受多日中度或高度致吐风险化疗的患者。结果显示，GTDS 在实现 CINV 的完全控制方面不劣于口服格拉司琼。此外，GTDS 的耐受性良好，药物相关不良事件的发生率较低，为 16.6%。

（四）关注止吐药物的不良反应及药物间的相互作用

患者在使用止吐药物的过程中，也会承受不同止吐药物所导致的不良反应。关注患者对止吐药物的耐受性，评估患者个体风险因素，是每个肿瘤专科医生在选择止吐方案时都需要考虑的问题，尤其对于接受多日抗肿瘤治疗的患者，应全面评估其使用止吐药物的有效性和安全性。

便秘是 5-HT$_3$ 受体拮抗剂最常见的不良反应，发生率为 1%～11%，NK-1 受体拮抗剂也可引起便秘。便秘的主要原因是止吐药物导致胃肠道分泌和蠕动功能减弱，另外，一些化疗药物如长春碱类等通过干扰胃肠功能引起便秘。肿瘤患者长期卧床或肿瘤广泛腹膜转移、服用镇痛药和自主神经功能紊乱等均可加重便秘。临床上可嘱患者多饮水、多吃蔬果和富含纤维素的食物以软化粪便，鼓励患者适度活动，促进胃肠蠕动。也可适当服用乳果糖等通便药，必要时可使用开塞露或甘油等。

头痛是 5-HT$_3$ 受体拮抗剂和 NK-1 受体拮抗剂的常见不良反应，发生率为 2%～10%。轻度头痛可按摩太阳穴、热敷等，必要时给予解热镇痛药。腹胀和腹痛也是不良反应，发生率≥2%。轻度腹胀不需要特殊处理，腹痛和腹胀明显者可行保守治疗，如禁食、胃肠减压、促进肛管排气或应用解痉剂。如腹胀严重导致肠麻痹，应给予全肠外营养，使用生长抑素减少胃液、肠液等消化液的分泌和丢失，必要时也可进行高压氧治疗，置换肠腔内氮气以减轻症状。在使用奥氮平止吐时，应警惕过度镇静的不良反应，其发生率高于 10%，通常发生在使用奥氮平的第 2 天，减少给药剂量或延长用药时间可改善症状。苯二氮䓬类药物及吩噻嗪类药物也可抑制中枢神经系统功能，联合用药时应充分评估风险。

另外，还有一些发生率较低，但值得关注的不良反应。例如，5-HT$_3$ 受体拮抗剂引起的心律失常、吩噻嗪类和多巴胺受体拮抗剂导致的锥体外系症状、长期大量使用糖皮质激素导致的肾上腺皮质功能亢进综合征等。总之，在预防和治疗呕吐的同时，应注意不良反应的处理；在使用止吐药物时，应充分评估药物的使用风险，熟练掌握药物剂量，避免联合用药产生的不良反应叠加。

（五）其他减轻恶心呕吐的方法

恶心呕吐的预防及处理需要临床医护人员的共同努力，家属及患者本身的努力也是必不可少的。CINV的健康教育、规范化管理流程的宣传有助于患者及家属及早了解CINV，从而可以更好地配合医护人员达到"无呕"的治疗目标。家属为患者制订健康、合理、个体化的饮食和运动计划也有助于缓解恶心呕吐等不适症状，良好的心理疏导、精神或心理的鼓励及支持也能帮助患者对抗药物的不良反应。

综上所述，化疗相关性恶心呕吐的处理原则应以预防为主，注意个体化管理，做到"医护同心、医患配合"，方能达到"无呕"的治疗目标。

（吴　颖）

参考文献

[1]　姜文奇，巴一，冯继锋，等.肿瘤药物治疗相关恶心呕吐防治中国专家共识（2019年版）.中国医学前沿杂志（电子版），2019,11(11):16-26.

[2]　McDonagh M, Peterson K, Thakurta S. Consideration of Evidence on Antiemetic Drugs for Nausea and Vomiting Associated with Chemotherapy or Radiation Therapy in Adults [Internet]. Rockville (MD): Agency for Healthcare Research and Quality (US), 2010.

[3]　Navari RM, Aapro M. Antiemetic Prophylaxis for Chemotherapy-Induced Nausea and Vomiting. N Engl J Med, 2016,374(14):1356-1367.

[4]　American Gastroenterological Association. American Gastroenterological Association medical position statement: nausea and vomiting. Gastroenterology, 2001,120(1):261-263.

[5]　Chow R, Chiu L, Navari R, et al. Efficacy and safety of olanzapine for the prophylaxis of chemotherapy-induced nausea and vomiting (CINV) as reported in phase I and II studies: a systematic review. Support Care Cancer, 2016,24(2):1001-1008.

[6]　Hickok JT, Roscoe JA, Morrow GR, et al. 5-Hydroxytryptamine-receptor antagonists versus prochlorperazine for control of delayed nausea caused by doxorubicin: a URCC CCOP randomised controlled trial. Lancet Oncol, 2005,6(10):765-772.

[7]　National Comprehensive Cancer Network. NCCN Clinical Practice Guidelines in Oncology:Antiemesis.Version1. (2019-02-28)[2021-1-11]. https://www.nccn.org/professionals/physician_gls/pdf/antiemesis.pdf.

[8]　Roila F, Molassiotis A, Herrstedt J, et al. 2016 MASCC and ESMO guideline update for the prevention of chemotherapy-and radiotherapy-induced nausea and vomiting and of nausea and vomiting in advanced cancer patients. Ann Oncol, 2016,27(suppl 5):v119-v133.

[9]　Herrstedt J. Antiemetics: an update and the MASCC guidelines applied in clinical practice. Nat Clin Pract Oncol, 2008,5(1):32-43.

[10]　Roila F, Herrstedt J, Aapro M, et al. Guideline update for MASCC and ESMO in the prevention of chemotherapy-

and radiotherapy-induced nausea and vomiting: results of the Perugia consensus conference. Ann Oncol, 2010,21 (Suppl 5):v232-v243.

[11] Ng TL, Hutton B, Clemons M. Chemotherapy-Induced Nausea and Vomiting: Time for More Emphasis on Nausea? Oncologist, 2015,20(6):576-583.

[12] Zhang L, Qu X, Teng Y, et al. Efficacy of Thalidomide in Preventing Delayed Nausea and Vomiting Induced by Highly Emetogenic Chemotherapy: A Randomized, Multicenter, Double-Blind, Placebo-Controlled Phase III Trial (CLOG1302 study). J Clin Oncol, 2017,35(31):3558-3565.

[13] Wu X, Wu J, Tong G, et al. Efficacy of Olanzapine-Triple Antiemetic Regimen in Patients with Gastrointestinal Tumor and High Risk of Chemotherapy-Induced Nausea and Vomiting Receiving Moderately Emetogenic Chemotherapy: A Retrospective Study. Cancer Manag Res, 2020,12:6575-6583.

[14] Saudemont G, Prod'Homme C, Da Silva A, et al. The use of olanzapine as an antiemetic in palliative medicine: a systematic review of the literature. BMC Palliat Care, 2020,19(1):56.

[15] Radhakrishnan V, Pai V, Rajaraman S, et al. Olanzapine versus metoclopramide for the treatment of breakthrough chemotherapy-induced vomiting in children: An open-label, randomized phase 3 trial. Pediatr Blood Cancer, 2020,67(9):e28532.

[16] Navari RM. 5-HT3 receptors as important mediators of nausea and vomiting due to chemotherapy. Biochim Biophys Acta, 2015,1848(10 Pt B):2738-2746.

[17] Karthaus M, Schiel X, Ruhlmann CH, et al. Neurokinin-1 receptor antagonists: review of their role for the prevention of chemotherapy-induced nausea and vomiting in adults. Expert Rev Clin Pharmacol, 2019,12(7):661-680.

[18] Navari RM, Qin R, Ruddy KJ, et al. Olanzapine for the Prevention of Chemotherapy-Induced Nausea and Vomiting. N Engl J Med, 2016,375(2):134-142.

[19] Spinelli T, Moresino C, Baumann S, et al. Effects of combined netupitant and palonosetron (NEPA), a cancer supportive care antiemetic, on the ECG of healthy subjects: an ICH E14 thorough QT trial. Springerplus, 2014,3:389.

[20] Schwartzberg L, Barbour SY, Morrow GR, et al. Pooled analysis of phase III clinical studies of palonosetron versus ondansetron, dolasetron, and granisetron in the prevention of chemotherapy-induced nausea and vomiting (CINV). Support Care Cancer, 2014,22(2):469-477.

第五节　腹胀

一、临床概述

腹胀是腹部局部或全腹胀满的主观感受，常伴有腹部膨隆的客观体征，可通过体格检查及相关影像学等检查发现。根据性质不同腹胀可分为生理性和病理性两类，生理性常见于晚期妊娠，病理性常见于胃肠道积气、腹腔积液、肠粘连、肠梗阻、腹腔占位等。腹胀是晚期消化道恶性肿瘤的常见并发症，通常称为癌性腹胀。多发生于盆腹腔原发性或转移性肿瘤，由肿瘤直接或间接作用影响肠道蠕动引起；其结果往往导致患者吸收不良、食欲缺乏、呕吐，甚至呼吸困难，从而严重影响肿瘤患者的生活质量及治疗方案的实施。

二、病因和发病机制

（一）胃肠道积气

正常人体消化道气体含量不超过 150 ml，超过该数值即可出现腹胀不适。

1. **吸入气体过多**　因不良饮食习惯或进食过程讲话引起吸入过量气体。

2. **肠道产生气体过多**　食物进入肠道后，在肠道菌群作用下可产生氢气及甲烷，如消化不良、吸收不良及肠道菌群失调等可导致肠道产生大量气体而不能及时排出。

3. **排出气体障碍**　①气体不能从肛门排出：常见于肠梗阻、肠麻痹等；胃癌及结直肠癌等消化道肿瘤患者是肠梗阻高发人群，其中以结直肠癌最为多见。原发性或转移性肿瘤压迫肠腔，肿瘤术后或放疗后肠道粘连均可引起完全性或不完全性肠梗阻；此外，部分非癌因素如腹腔手术、低钾血症、严重消化道感染、年老体弱且长期卧床也可导致肠梗阻。②肺排出二氧化碳障碍：常见于呼吸衰竭，可导致二氧化碳从肠道排出，进而引起腹胀。

（二）腹腔积液

正常人体腹腔仅有少量腹腔积液（不超过 200 ml），腹腔中液体增多即为腹腔积液。引起腹腔积液的原因如下。

1. **血浆胶体渗透压降低**　常见于营养不良及肾病综合征等，晚期消化道恶性肿瘤患者一般状况差。由于恶性肿瘤属于高消耗性疾病，因此患者的营养吸收功能差，往往会出现低蛋白血症。

2. **门静脉压力升高**　常见于肝硬化、巴德-基亚里综合征及心力衰竭等，消化道恶性肿瘤常见于肝癌、胰腺癌、胆囊癌等。

3. **淋巴回流障碍**　常见于腹腔肿瘤压迫、阻塞胸导管和乳糜池。

4. **毛细血管通透性增加**　肿瘤出现可伴随新生血管形成，引起毛细血管内膜总面积增加，进而造成血管通透性增加。

5. **肝、脾破裂**　可因肿瘤生长导致脏器破裂、出血，进而引起血性腹腔积液。

（三）腹腔肿物

恶性肿瘤引发的腹腔内巨大包块也可导致腹胀，常出现于肝癌、胰腺假性囊肿、卵巢癌、肾癌等。此外，各种原因导致的巨脾也可使患者感到局部腹胀。

三、临床表现

腹胀的典型症状为腹部饱胀感，代表性体征是腹部膨隆。腹胀可伴随多种症状，如肠道胀气及水肿可导致食欲缺乏，肿瘤侵犯膈肌或刺激膈神经可引起呃逆，大量癌性腹水造成膈肌上移并引发胸闷，严重者可发生肠梗阻（表现为腹痛、呕吐、停止排气排便等）。

中医学认为，肝主疏泄，脾主运化，肝脾不调是腹胀的重要原因。腹胀通常可表现为以下 5 种类型。①肺失宣肃：肺气不能宣发而壅滞，可导致胸闷、腹胀；②脾阳不升：脾胃纳运、升降之动态平衡若受到影响可导致腹胀；③沉寒痼冷：临床可见腹胀喜暖，逢寒或食生冷则腹胀加剧，或者伴呕吐清涎、腹泻；④奇经受损：腹胀患者脏腑经络气机窒塞，病久延绵，奇经受损，常表现为腹胀膨隆，环腰腹有胀压紧索感；⑤瘀血留滞：疾病日久，病位由气及血导致血瘀，而血瘀又可导致气滞加重，络脉瘀阻。

四、诊断和鉴别诊断

早期盆腹部恶性肿瘤可仅表现为腹胀，容易出现误诊或漏诊，对于年龄超过 45 周岁及有肿瘤家族史的人群应首先排除恶性肿瘤的可能。主要从以下两方面寻找腹胀原因。①直接引起的腹胀：癌性腹腔积液和肿瘤侵犯、压迫消化道造成胃肠道蠕动功能受损甚至肠梗阻；②间接引起的腹胀：主要是肿瘤代谢性因素导致的，如恶病质、贫血、低蛋白、电解质紊乱、酸碱失衡等内环境的改变。采集病史时需要警惕的征象包括：①剧烈的初发症状，如腹痛、腹胀等，尤其是老年人初发的症状；②伴有慢性消耗性表现，如不明原因的贫血、消瘦；③呕血、黑便；④发现腹部包块；⑤吞咽困难；⑥发热、严重腹泻等；⑦有消化道恶性肿瘤、有遗传倾向疾病家族史的患者，出现患病亲属类似的症状等。出现以上征象的患者需要进一步行体格检查、肿瘤标志物检查及影像学检查，从而寻求病因。其中，影像学检查可较为直观地评估腹胀。

（一）诊断

1. 腹部 X 线检查

（1）巨大胃泡及液平段：常见于幽门梗阻、急性胃扩张。

（2）梯状液平段：常见于肠梗阻。

（3）肠管分布大量气体：常见于肠麻痹、肠梗阻。

（4）腹腔密度增加：肠道内气体减少，肠管距离较远，常见于大量腹腔积液。

（5）膈下游离气体：常见于肠穿孔导致的气腹。

2. 胃肠钡剂造影 结肠梗阻可用钡剂灌肠造影，巨大肿物可表现为肠管周围分布致密阴影。

3. 超声检查 为鉴别腹腔积液、腹腔肿物的较为经济、简便的方法。对于晚期恶性肿瘤患者，可用于初步了解病灶大小同时进行穿刺活检，也可用于腹腔积液穿刺操作的定位。

4. CT、MRI 检查 可用于鉴别腹腔积液及腹腔肿物；可用于消化道恶性肿瘤分期的评估，确定肿瘤范围，判断是否存在多病灶或多中心性肿瘤，并观察有无淋巴结转移情况。同时，有助于评估新辅助治疗前后肿瘤的范围、治疗的缓解情况。

5. **胃肠镜检查**　可用于排查胃癌及结直肠癌等消化道肿瘤，对于明确诊断具有重要意义。

6. **腹腔镜检查**　对腹胀发生的原因、腹腔积液及腹腔肿物的鉴别有帮助。可更直观地发现肿瘤病灶并直接进行组织活检，进而明确诊断。

（二）鉴别诊断

1. **癌性腹胀主要与功能性腹胀相鉴别**　肠易激综合征：患者肠道吸收果糖和甘露醇等碳水化合物缓慢会导致小肠内的水量大幅增加，并伴有腹胀感。肠内微生物群因肠易激综合征（irritable bowel syndrome, IBS）或功能性消化不良而发生改变，也可能促进发酵速度，增加肠道气体的产生，导致腹胀。予以菌群调节等治疗后可好转。癌性腹胀也会出现肠易激综合征表现，如里急后重、便秘、腹泻等。但单纯的调节肠道功能的益生菌治疗对癌性腹胀的改善不明显，需要进行病因治疗。

2. **功能性便秘**　粪便嵌塞是由于便秘而增加结肠内大便堆积，可引起结肠膨胀。此外，结肠内大便堆积还会进一步提高发酵率，增加气体产量。这些事件的联合作用可显著地导致腹胀和（或）膨隆。另外，内脏敏感性改变（如直肠敏感度低，即直肠扩张阈值增加）也是便秘诱发腹胀的常见因素。癌性腹胀也会由粪便嵌塞导致，但粪便堆积的原因多数是由于肠道内生型或者外压型的肿块导致肠道狭窄致使排便不畅。这个因素需要解除梗阻才能解决。而肿瘤相关治疗，如镇痛、止吐等药物治疗的不良反应会致使便秘产生，通便等措施可帮助改善症状。

3. **肠蠕动障碍**　胃肠道肌肉收缩速率的降低（如胃轻瘫）会减少食物通过胃肠道的运动。这种情况经常导致腹胀和（或）腹部膨胀。癌性腹胀中的肠蠕动障碍，可以是手术损伤神经导致的，也可以是癌性恶病质内环境紊乱并伴随低钾、低蛋白血症及胃肠道水肿等原因造成的。其需要的干预因素可能更为复杂。

4. **其他因素**　心理因素如压力和焦虑，与腹胀的发生有关。此外，小肠中细菌的过度生长会导致气体和其他发酵物的过度产生，也可能导致腹胀。

五、治疗方法

晚期恶性肿瘤导致的腹胀常见于肠梗阻所致的胃肠道积气、癌性腹腔积液及腹腔肿瘤占位。患者往往采用姑息治疗缓解症状，其治疗方法需要遵循多学科综合治疗和循证医学依据指导下的个体化治疗的总原则。

（一）病因治疗

对保守治疗无法缓解的消化道恶性肿瘤患者，如无明显的手术禁忌证，可采用姑息性手术切除肿块以达到缓解症状的目的，也可行支架植入术。有手术禁忌者可采用局部放疗结合全身或局部化疗、靶向治疗及免疫治疗等。

（二）对症治疗

1. 局部灌肠　开塞露和甘油灌肠剂对多数便秘患者有效，在导泄的同时还可以促进肠道蠕动，增加排气，消除腹胀。也可使用中药灌肠，如厚朴排气合剂，可考虑内服或外敷以帮助排气。

2. 促胃肠动力药　可增加胃肠的推进性运动，促进和刺激胃肠排空，降低内脏敏感度，能减少胆汁与胃酸的反流，改善消化不良等症状。使用前应排除肠梗阻的可能，否则有穿孔、出血等风险。便秘的药物治疗详见本章第七节。

3. 对症治疗　若存在肠梗阻，应当予以胃肠减压、利尿、抑制消化液分泌、营养支持等对症处理，详见恶性肠梗阻部分的药物姑息治疗。

（三）中医治疗

1. 中药内服外敷　对于晚期肿瘤引发的腹胀，若通过病因及对症治疗后腹胀症状仍未缓解，可采用中医治疗。例如，口服厚朴排气合剂、番泻叶代茶饮等。也可将具有促进胃肠蠕动的药物外敷于腹部穴位，以便其更好地发挥药效，进而增强肠胃蠕动、减轻腹胀。

2. 针灸　针刺足三里、上巨虚、天枢等穴位可以解除肠胃的痉挛、促进肠胃蠕动、加速排气，此治疗方法对于功能性胃瘫和肠麻痹引起的腹胀效果显著。

（焦晓栋）

参考文献

[1] 陈胜良. 消化不良的临床诊疗思维和处置关键. 中华医学信息导报，2020,35(17):16-17.

[2] 张宏，唐纯志，陈永萍，等. 提插、捻转法针刺足三里对新西兰兔胃电和血浆胃泌素、cAMP、cGMP的影响. 广州中医药大学学报，2002,2:112-114.

[3] 刘学岐，刘玮. 针刺治疗术后麻痹性肠梗阻疗效观察. 针灸临床杂志，2004,9:15-16.

[4] Wu WG, Dong P, Wu XS, et al. Surgical management of patients with bowel obstructions secondary to gastric cancer.

World J Gastroenterol, 2013,19(28):4559-4567.

[5] Cascini GL, Cuccurullo V, Tamburrini O, et al. Peptide imaging with somatostatin analogues: more than cancer probes. Curr Radiopharm, 2013,6(1):36-40.

[6] Dolan EA. Malignant bowel obstruction: a review of current treatment strategies. Am J Hosp Palliat Care, 2011,28(8):576-582.

[7] Malagelada JR, Accarino A, Azpiroz F. Bloating and Abdominal Distension: Old Misconceptions and Current Knowledge. Am J Gastroenterol, 2017,112(8):1221-1231.

第六节　腹腔积液

一、临床概述

腹腔积液是指过多的液体在腹腔内聚积的一种现象，属于局限性水肿。正常情况下，腹腔内有少量液体（不超过 200 ml）存在，这些液体对腹腔脏器起润滑作用。腹腔内液体超过 200 ml 即为腹腔积液，超过 1500 ml 为大量腹腔积液，体检时可发现移动性浊音阳性。恶性腹腔积液是晚期肿瘤患者常见的并发症之一，发生率为 15%～50%，多见于胃癌、结直肠癌、肝癌、胰腺癌、卵巢癌等。肿瘤患者若出现恶性腹腔积液，其中位生存期通常缩短至数月，甚至数周，并且严重影响患者的生活质量。

二、病因和发病机制

导致腹腔积液的病因分为腹膜疾病和非腹膜疾病两类。腹膜疾病包括腹膜转移癌、结核、腹膜炎、腹膜间皮瘤等；非腹膜疾病包括肝硬化、门静脉高压、肾病综合征、心力衰竭、缩窄性心包炎、胰腺炎、卵巢疾病及各种原因引起的低蛋白血症。根据性质可将腹腔积液分为漏出性和渗出性，依据积液外观又可分为浆液性、血性、脓性及乳糜性。癌性腹腔积液是晚期恶性肿瘤常见的并发症，其发生机制如下：①恶性肿瘤的发生伴随新生血管的生成，引起毛细血管内膜总面积明显增加，血管通透性增加，造成腹腔内的蛋白浓度升高，从而导致腹腔内的胶体渗透压升高；②门静脉高压和下腔静脉受压，肿瘤压迫门静脉或下腔静脉，导致组织液回吸收减少而漏入腹腔；③肿瘤压迫淋巴管致淋巴引流障碍，淋巴系统吸收减少，导致淋巴液逐渐积累并最终进入第3间隙，从而形成腹腔积液；④癌症晚期患者常伴有低蛋白血症，血浆胶体渗透压降低，从而导致血管内外的水分交换失衡，过多水分进入腹腔形成腹腔积液；⑤与肾素－血管紧张素－醛固酮系统激活水钠潴留等相关。

三、临床表现

腹腔积液是一种常见体征。液体量较少时可无明显症状，仅发现于超声检查；当出现大量腹腔积液时，患者腹胀感明显，严重时可伴随呼吸困难、恶心、呕吐、食欲缺乏、下肢水肿等症状；腹腔积液压迫肾脏还可出现少尿、血压下降、嗜睡等肾功能受损表现。恶性腹腔积液常见于晚期恶性肿瘤，具有量大、顽固、反复出现的特点，使得恶性肿瘤病情进展快、预后差。

四、诊断

（一）病史采集

1. **年龄**　年轻患者的腹腔积液多见于结核性腹膜炎和恶性淋巴瘤；有肝炎、血吸虫病、酗酒、门静脉高压或黄疸等病史的中年患者，以肝性腹腔积液多见；老年患者的腹腔积液多见于晚期转移性恶性肿瘤。

2. **性别**　男性患者以肝硬化腹腔积液较多见，女性患者应考虑卵巢癌、异位妊娠、黄体、卵巢囊肿破裂导致的腹腔积液。

3. **腹围增大速度**　一般肝硬化、肾性、心源性及结核性腹腔积液起病较慢；癌性腹腔积液及门静脉、肝静脉或下腔静脉阻塞所致的腹腔积液，病程较急且腹腔积液增长迅速；腹腔脏器破裂所致腹腔积液起病急骤，往往伴随明显外伤史；肝硬化腹腔积液短期迅速增加且伴有腹痛、低热，需要警惕腹膜炎及门静脉血栓形成的可能。

4. **既往史**　有血吸虫流行区域接触史的患者，考虑血吸虫肝硬化的可能；有病毒性肝炎病史的患者，常出现肝炎后肝硬化；有腹部近期外伤史的患者，需要考虑肝、脾、大血管及腹腔脏器等破裂；有急性胰腺炎病史的患者，应警惕坏死性胰腺炎腹腔积液的可能。

（二）体格检查

体格检查主要根据腹部叩诊方法确定，少量腹腔积液（500 ml 以下）应用肘膝位叩诊法，脐部有浊音即可确定；中等量腹腔积液（1000～1500 ml）可通过移动性浊音判定；仰卧位、侧卧位叩诊，如无腹浊音区则出现腹腔积液的可能性小于10%。大量腹腔积液时两侧肋腹膨出如蛙腹，并可伴有液波震颤现象。肝硬化时腹部明显隆起甚至出现脐疝，并可伴有腹壁静脉曲张。如腹腔出现粘连，腹腔包裹性积液可影响流动从而导致移动性浊音不明显，需要注意进一步完善相关检查。

（三）实验室检查

1. **血常规及红细胞沉降率**　红细胞、白细胞及血小板计数减少常提示肝硬化脾功能亢进；白细胞增多且以中性粒细胞增多为主，核左移或出现中毒颗粒常提示感染性腹腔积液或肿瘤；红细胞沉降率增快常见于感染性腹腔积液，异常增快可见于结缔组织病或肿瘤所致的腹腔积液。

2. **肝肾功能检查**　肝功能、肝炎病毒标志物检查、甲胎蛋白及其他肝癌标志物的检查，有助于肝硬化及肝癌的诊断；肾功能异常以慢性肾病多见。

3. **腹腔积液检查**　用于鉴别漏出液、渗出液、乳糜液、血性腹腔积液，消化道恶性肿瘤引起的腹腔积液即为恶性腹腔积液，诊断的基本标准是在腹腔积液涂片上发现肿瘤细胞，常见的血清指标包括腺苷脱氨酶（adenosine deaminase, ADA）、乳酸脱氢酶（lactate dehydrogenase, LDH），肿瘤标志物（AFP、CEA、CA19-9、CA12-5、CA72-4 等）、白细胞介素 -6（interleukin-6, IL-6）、白细胞介素 -10（interleukin-10, IL-10）、转化生长因子 β_1（transforming growth factor-β_1, TGF-β_1）、血管内皮生长因子（vascular endothelial growth factor, VEGF）及端粒酶活性。

（四）影像学检查

1. **B 超**　是诊断腹腔积液可靠而灵敏的方法。腹腔内有 100 ml 液体时可进行检查，B 超可鉴别腹腔积液是游离状的还是分隔状的。其他含液体的结构为卵巢囊肿、腹部囊肿或血肿，通过 B 超检查易发现和鉴别腹腔积液。对于少量腹腔积液或包裹性积液患者，B 超检查也可提示诊断性穿刺部位。

2. **CT**　对诊断腹腔积液的敏感性与 B 超相似，但特异性高于 B 超。CT 除可发现腹腔积液外，还可通过 CT 值较准确地判断腹腔积液的密度及均匀度，由于血性和脓性分泌物的 CT 值均高于水，CT 对于区别液体、脓性或血性分泌物也有一定参考价值。此外，CT 还可判断肝脏有无病变或占位、腹部及后腹部有无转移肿物，对腹腔积液的病因诊断有重要参考价值。

（五）腹腔穿刺

体格检查、超声及 CT 对诊断腹腔积液均有一定误诊率，而腹腔穿刺是确定腹腔积液存在的最直接、有效的方法，腹腔穿刺可判断腹腔积液外观，并进一步行实验室检查以明确病因。

五、伴随症状

1. **腹腔积液伴腹痛**　多见于炎症性腹腔积液、腹腔内脏器破裂。

2. **腹腔积液伴水肿**　多见于心力衰竭、肾病综合征、肝硬化、营养不良。腹腔积液少而下肢水肿重者多见于心力衰竭、慢性肾炎等；腹腔积液多而下肢水肿轻者见于肝硬化；腹腔积液多而全身水肿者多见于结核性腹膜炎、腹腔转移癌等。

3. **腹腔积液伴发热** 多见于炎症性腹腔积液、腹腔转移癌。

4. **腹腔积液伴黄疸** 多见于肝硬化、心力衰竭等。

5. **腹腔积液伴呼吸困难** 多见于大量腹腔积液致横膈上移进而影响呼吸；心力衰竭也可出现呼吸困难。

6. **腹腔积液伴腹部肿物** 首次出现于上腹部时，多见于肝癌、胰腺假性囊肿、各种原因引起的脾大；首次出现于下腹部时，多见于卵巢肿物、子宫肿物等；出现于侧腹部时应考虑为肾肿物。

六、治疗

癌性腹腔积液通常提示病变已达晚期，癌细胞发生转移和扩散，预后极差；其临床治疗采用方法较多，然而总体疗效有限。对原发性恶性肿瘤的首次治疗，如胃癌、肠癌、卵巢癌、淋巴瘤等引起的腹腔积液常选择化疗、靶向治疗及免疫治疗等全身性治疗，如无效，则采用局部姑息治疗。随着人们对恶性腹腔积液机制的不断了解，近年来提出了新的治疗策略。

（一）常规治疗

1. **一般性治疗** 初次出现或少量癌性腹腔积液，无须进行专门治疗，注意卧床休息，对于低蛋白血症引起血浆胶体渗透压降低者，应严格控制钠盐和水的摄入量，提高优质蛋白的摄入，同时酌情补充人血白蛋白以改善低蛋白状况。

2. **利尿剂** 为了加速水分从肾排出，可选择利尿剂，通常应联合使用保钾和排钾利尿剂，或联合使用作用于肾脏不同部位的利尿剂，以达到最佳利尿效果，且不出现电解质紊乱（尤其防止血清钾的增高或降低）。静脉补充白蛋白以提高血浆胶体渗透压，同时联合使用利尿剂，使利尿效果更佳。

3. **腹腔积液放液** 当大量腹腔积液影响到患者的呼吸或患者腹胀症状重而难以忍受时，可放置腹腔引流管，以减轻症状。每次放出的腹腔积液量以 1000～3000 ml 为宜；反复大量腹腔放液有引起有效循环血量降低、低钠血症、肾功能障碍和低蛋白血症风险，对高危患者放液时可采用右旋糖酐或白蛋白静脉扩容。

4. **腹腔静脉分流术**（peritoneovenous shun-ring, PVS） 包括 LeVeen 或 Denver 分流术。与腹腔穿刺引流相比，不仅可缓解症状，同时能避免反复腹腔穿刺引起的大量蛋白流失，并提高低蛋白血症患者的血浆蛋白水平。对反复引流仍不能控制症状者，可考虑行 PVS。但对于凝血机制障碍、肝衰竭、合并感染、包裹性腹腔积液、腹膜假性黏液瘤、血性或乳糜性腹腔积液等患者为相对禁忌。总体来说，该方法在癌性腹腔积液中的临床应用尚有局限性。

5. **腹腔灌注化疗** 是将化疗药物直接注入腹腔的方法，与全身化疗相比，腹腔灌注化疗具有提高局部腹腔药物浓度并减少化疗毒性的优势。可选用的化疗药物包括铂类、紫杉醇、氟尿嘧啶及生物制剂等，相关研究显示，灌注的液体量以 1500～2000 ml 为宜，灌注时加用利多卡因及地塞米松可明显减轻化疗药物的不良反应。当晚期恶性肿瘤伴有恶性腹腔积液时，由于治疗效果与肿瘤大小密切相关且局部治疗效果欠佳，故采用静脉化疗和腹腔灌注化疗的联合治疗方法。

6. **腹腔热灌注化疗** 目前广泛应用于腹腔原发性或继发性恶性肿瘤，其作用机制能单独抗肿瘤及增强化疗药物效果，能够破坏肿瘤血管以减少肿瘤血供，同时也能抑制细胞增殖、增强细胞膜通透性和化疗渗透性。腹腔热灌注化疗的操作方法为排出腹腔积液后用大量加热的生理盐水灌注腹腔，再将含化疗药物的灌注液精准控温、循环灌注，使灌注液充盈腹腔并维持一定时间，以达到控制腹腔积液的目的。

7. **同位素植入治疗** 为了有效控制恶性腹腔积液，可在腹腔内植入放射性同位素进而破坏并杀灭肿瘤细胞。常用的放射性同位素有 ^{32}P，具有释放的 β 射线穿透距离短、对脏器损伤较小且半衰期长等特点。相关文献报道了放射性同位素治疗恶性腹腔积液的有效率为 41%～54%。

（二）治疗进展

对于腹腔灌注药物，仍有很多尝试，但疗效差异大，临床尚缺乏统一的用药原则和指导建议，很多药物仍在尝试和探索阶段。

1. **抗血管生成药物** ①内皮抑制素：基础研究表明，血管内皮抑制素可以诱导内皮细胞凋亡，抑制内皮细胞迁移，对肿瘤血管生成的多条信号通路均有调节作用。血管内皮生长因子（vascular endothelial growth factor, VEGF）是具有血管生成活性的多功能细胞因子，可通过提高血管通透性参与腹腔积液的形成。内皮抑制素可有效抑制血管内皮生长因子 / 血管内皮生长因子受体（vascular endothelial growth factor/ vascular endothelial growth factor receptor, VEGF/VEGFR）信号通路，相关研究发现重组人血管内皮抑制素单药或联合顺铂腔内治疗可显著延长恶性胸腹腔积液患者的中位疾病进展时间（median time to progression, mTTP）。②贝伐珠单抗：是人源化抗 VEGF 的单克隆抗体，可通过中和 VEGF 达到抑制肿瘤血管生长的作用。相关研究报道了腹腔内注射贝伐珠单抗治疗 9 例因晚期肿瘤导致的恶性腹腔积液患者，结果显示，恶性腹腔积液得到了有效控制。

2. **细胞因子** ①肿瘤坏死因子（tumor necrosis factor, TNF）：主要由活化的巨噬细胞、NK 细胞及 T 淋巴细胞产生，其中 TNF-α 占 TNF 总活性的 70%～95%，是迄今发现抗肿瘤作用最强的细胞因子。研究表明重组改构人肿瘤坏死因子（recombinant mutant human tumor necrosis

factorpalpha, rmhTNF）可用于浆膜腔内灌注，既能诱导产生免疫效应细胞而发挥抗肿瘤作用，又可使浆膜产生化学性炎症粘连而使浆膜腔闭塞。研究表明，rmhTNF 可以与顺铂或奈达铂联合治疗恶性腹腔积液，联合治疗的有效率优于顺铂或奈达铂单药治疗。一项前瞻性、开放性、单臂、大样本的多中心临床试验研究显示，单药治疗恶性腹腔积液的有效率为 46.03%，单药治疗卵巢癌引起的腹腔积液的有效率为 71.93%，单药治疗胃癌引起的腹腔积液的有效率为 36.25%，单药治疗肠癌引起的腹腔积液的有效率为 55.88%。另外，还有多项临床研究证实 rmhTNF 治疗恶性腹腔积液疗效确切，不良反应轻微。因此，2018 年中国临床肿瘤学会（Chinese Society of Clinical Oncology，CSCO）抗肿瘤药物安全管理专家委员会推荐注射用重组改构人肿瘤坏死因子作为恶性腹腔积液的一线治疗药物，特别是对于卵巢癌、结直肠癌和胃癌引起的恶性腹腔积液。2020 年出版的《肿瘤内科诊治策略》同样推荐 rmhTNF 用于恶性腹腔积液的治疗。②干扰素（interferon, INF）：具有直接和间接的细胞毒、细胞静止、免疫刺激、抑制细胞癌基因表达、诱导细胞分化等作用。主要通过增强机体免疫功能，提高巨噬细胞、自然杀伤细胞和细胞毒性 T 淋巴细胞的杀伤能力而实现其作用机制。目前 γ 干扰素抗肿瘤作用最强，但通过全身疗法到达靶器官的药物浓度仅为给药量的 0.5% ~ 5.0%。因此，局部用药是提高疗效的重要方法。③白细胞介素 -2（Interleukin-2, IL-2）：作为生物反应调节剂可促进 T 淋巴细胞、自然杀伤细胞及淋巴因子活化的杀伤细胞的活性。多数研究者认为肿瘤患者分泌 IL-2 的量及对 IL-2 的反应均有不同程度的降低。研究发现，在 15 例患者中，将腹腔积液浓缩回输腹腔注射 IL-2 以治疗顽固性腹腔积液，总有效率（CR+PR）达 86.66%。

3. **基质金属蛋白酶（matrix metalloproteinases, MMPs）** 为锌离子依赖的蛋白水解酶，可参与细胞外基质的降解。其作用机制为促进血管生成并提高血管通透性，故 MMPs 抑制剂可有效治疗恶性腹腔积液。临床研究发现，将 MMPs 抑制剂 BB-94 注入 23 例恶性腹腔积液患者腹腔后，5 例患者的腹腔积液完全消失，生存期达 112 天，7 例患者死亡，腹腔积液呈总体消退趋势。

4. **沙培林（OK-432）** 是一种经热处理的 A 群溶血性链球菌（Su 株）制剂，其作用机制为破坏癌细胞 RNA 合成过程，直接杀伤癌细胞并活化中性粒细胞、巨噬细胞、自然杀伤（NK）细胞，诱导干扰素及各种细胞因子。腹腔注入 OK-432 后可迅速使中性粒细胞聚集腹腔，进而使腹腔积液中巨噬细胞和 T 淋巴细胞明显增加，以达到杀灭肿瘤细胞和减少腹腔积液生成的作用。

5. **高聚生（HALS）** 又称高聚金葡素，是从金黄色葡萄球菌代谢产物中提取的一种新型抗肿瘤生物调节剂，其作用机制为作为抗原刺激机体以增强 NK 细胞、T 细胞及 LAK 细胞的活性，从而提高免疫力并杀伤腹腔积液中的肿瘤细胞。

6. **短棒状杆菌** 可通过激活单核巨噬细胞和 NK 细胞的活性，产生 H_2O_2、NO、TNF、IFN、白细胞介素（interleukin, IL）等细胞因子，进而杀伤肿瘤细胞并增强转移灶对化疗药物的通透性。

（三）中医治疗

若通过各种西医手段治疗后患者腹腔积液症状仍未缓解，可通过中西医结合的方法缓解患者症状。恶性腹腔积液属于中医学"鼓胀"的范畴。鼓胀为难治之证，多由各种致病因素长期作用于机体，导致肝、脾、肾同时受累，气、血、水循环受阻而成。中医治疗鼓胀历史久远，经验丰富。通过内服中药、外敷膏药及针灸等方法可有效抑制恶性腹腔积液的生成。

（焦晓栋）

参考文献

[1] 李焱，魏东，张涛，等．rmhTNF 治疗恶性腹腔积液的疗效及其影响因素分析．中国肿瘤生物治疗杂志，2009,16(4):410-412.

[2] 陈柏庆，章健，裴俊峰，等．顺铂联合白细胞介素 -2 治疗消化道肿瘤合并癌性腹水的效果．实用医学杂志，2006,19:2293-2294.

[3] Folkman J. Antiangiogenesis in cancer therapy--endostatin and its mechanisms of action. Exp Cell Res, 2006,312(5):594-607.

[4] el-Shami K, Griffiths E, Streiff M. Nonbacterial thrombotic endocarditis in cancer patients: pathogenesis, diagnosis, and treatment. Oncologist, 2007,12(5):518-523.

[5] Goldman CA, Skinnider LF, Maksymiuk AW. Interferon instillation for malignant pleural effusions. Ann Oncol, 1993,4(2):141-145.

[6] Huang L, Ohno T. Protective antitumor immunity induced by fixed tumor cells in combination with adjuvant in a murine hepatoma model. Cancer Lett, 2003,202(2):153-159.

第七节　便秘

一、概述

便秘是指大便次数减少，一般每周少于 3 次，排便困难或费力，粪便干结且量少；或者粪便滞留在直肠内，肛门关闭而不能排清粪便。便秘是晚期消化道恶性肿瘤患者在化疗过程中常见的不良反应之一，有 70%～100% 的恶性肿瘤患者发生便秘时需要接受治疗。反复顽固性便秘可严重影响患者生活质量，甚至影响治疗方案的实施。因此，有效控制便秘症状对恶性肿瘤患者的治疗有重要意义。

二、病因和发病机制

食物在胃肠道内经过消化后，未能吸收的（如植物纤维等）食糜残渣由小肠排至结肠，粪便在横结肠逐步形成。直肠在正常情况下呈空虚状态，当结肠贮存的粪便进入直肠后，直肠黏膜受到粪便充盈扩张而刺激直肠感受器。冲动通过传入神经到达脊髓排便中枢，中枢内大脑皮质发出冲动传至直肠，使直肠肌收缩、肛门括约肌松弛，进而使人感到便意。排便反射的任何环节出现障碍均可导致便秘。引起便秘的病因和发病机制如下。

1. **胃肠道蠕动减慢** 如果进食或膳食纤维较少，胃肠道不能有效被刺激，则胃肠道蠕动减慢并产生便秘。胃肠道蠕动减慢常见于严重的食欲缺乏、吞咽困难、脱水等。恶性肿瘤患者化疗过程中也可出现食欲缺乏或饮食量减少，为加强营养支持，常将饮食结构调整为以蛋白、脂肪为主，但低纤维膳食不能有效刺激结肠运动，可引起便秘。

2. **消化道梗阻** 由于胃肠道梗阻导致食糜残渣或粪便不能正常通过，滞留在胃或肠道内发生便秘。消化道梗阻常见于幽门梗阻、肠梗阻、肛门狭窄、消化道恶性肿瘤等。

3. **结肠应激性减退** 正常情况下，结肠内容物可刺激结肠黏膜而引起结肠蠕动，当结肠尤其是直肠应激性减退时，粪便在直肠中不引起便意。结肠应激性减退常见于甲状旁腺功能亢进、长期服用泻药等。

4. **肠道平滑肌功能异常** 应用抗胆碱类药物、低钾血症、恶病质等均可使胃肠道平滑肌张力减低，发生弛缓性便秘。

5. **肛门疾病** 如肛裂、肛瘘及肛周脓肿。因在排便时发生剧痛，不敢排便而引发便秘。

6. **排便反射异常** 排便反射过程中任何环节有障碍或病变时均可发生便秘。

与肿瘤相关的便秘因素如下。

1. **治疗因素** ①化疗最常见的不良反应就是胃肠道反应，这主要与化疗相关药物有关，常见的化疗药物如长春新碱、顺铂等，容易诱发便秘。②用于镇痛的阿片类药物作用于中枢神经系统及胃肠道受体时也可削弱肠道运动，进而延长肠内容物通过肠道的时间，最终引起便秘。阿片类药物引起的便秘与剂量有关，但有较大的个体差异。③化疗过程中辅助使用 5- 羟色胺受体抑制剂进行止吐治疗，5- 羟色胺受体抑制剂可抑制小肠及结肠蠕动，进而导致腹胀和便秘。④部分肿瘤患者长期服用泻药，导致肠道自主运动减弱而引起便秘。

2. **肿瘤因素** 腹盆腔原发或转移性肿瘤可引起肠道阻塞，使肠内容物通过受阻，以致到达直肠的粪便很少，不能触发排便反射而引起便秘；或因肠道外肿瘤压迫肠道引起便秘。此外，肿瘤直接或间接损害排便相关的神经系统也是一个重要的原因。

3. **代谢因素**　肿瘤患者常合并代谢方面的紊乱，如低钾血症、高钙血症、低镁血症、肾功能不全，甚至尿毒症，以上因素均可引起便秘。

4. **心理因素**　恶性肿瘤患者往往存在焦虑、紧张、抑郁的情绪，这些情绪可引起或加重自主神经功能紊乱，影响胃肠道运动和内分泌功能，进而导致胃肠动力性疾病和功能紊乱。消极心理也可影响食欲，患者进食减少，无法引起排便反射，从而引起便秘。

三、临床表现

便秘主要表现为排便次数减少和排便困难，大部分患者排便次数每周少于 3 次，严重者可达 2~4 周才排便一次。部分患者可突出表现为排便困难，排便时间达 30 分钟以上，或每日排便多次，但排出困难，粪便硬结如羊粪状且数量很少。查体时可触及左下腹粪块状的肠襻，肛诊时也可发现粪块。

四、诊断

（一）病史采集

根据罗马Ⅲ诊断标准，便秘的诊断应至少满足以下两条：①排便费力；②有排便不尽感；③有肛门直肠梗阻和（或）阻塞感；④需要手法促进排便；⑤排便少于 3 次 / 周；⑥在未服用泻药的情况下，在过去 12 个月内有症状的时间不少于 12 周。

关于便秘，需要采集的病史包括：病程的长短，发病的缓急；是经常性还是偶然发生，是否呈进行性；饮食习惯，饮食的质量，有无偏食；有无腹痛、恶心、呕吐、体重减轻；粪便形状，粪便中有无黏液、血液；是否经常服用泻药、抗胆碱能药物，有无与铅长期接触史；有无腹部手术史、甲状腺手术史；精神是否过度紧张。

（二）体格检查

直肠指诊时应仔细观察有无外痔、肛裂及肛瘘等病变，触诊时需要注意有无内痔、肛门括约肌有无痉挛、直肠壁是否光滑、有无溃疡或新生物等。

（三）实验室检查及影像学检查

1. **血常规及粪常规**　通过血常规检查能明确有无炎症指标升高等表现；在粪常规检查中应观察粪便的形态及有无黏液或血液黏附，直肠性便秘多为大块且质硬的粪便，由于常伴有直肠炎症及肛门损伤，粪便常有黏液及少量血液黏附。中老年患者的粪便中出现少量血液时，需要考虑结直肠癌。肠易激综合征患者常排出多量黏液，但黏液中极少有红细胞及白细胞。

2. **X线钡剂灌肠** 对结直肠肿瘤、结肠狭窄或痉挛、巨结肠等病变的诊断有较大帮助，对结肠的运动功能（蠕动）也可有较全面的了解；腹部 X 线片如发现多个阶梯状液平面，则对肠梗阻的诊断有重要帮助。

3. **结肠镜** 对引起便秘的各种结肠病变（如结直肠癌）、肠腔内息肉等器质性病变的诊断有较大帮助，结合组织病理检查可明确诊断。

五、鉴别诊断

1. **便秘的分型** 胃肠道无器质性病变，称为功能性便秘；有器质性病变，则称为器质性便秘或继发性便秘。当结肠、直肠收缩无力时，平滑肌呈松弛状态，称为弛缓性便秘；由于结肠、直肠平滑肌痉挛而发生的便秘，称为痉挛性便秘。粪便滞留于结肠，称为结肠便秘；粪便滞留于直肠，称为直肠便秘。

2. **新生儿便秘** 新生儿出生后无粪便排出，应考虑直肠闭锁或先天性无肛门。新生儿出生后有粪便排出，而后发生严重便秘并伴有腹胀者，常见于先天性巨结肠。

3. **中老年便秘** 中老年人发生便秘，且病情进行性加重，应考虑结肠癌的可能性。

4. **便秘与腹泻交替发生** 常见于肠结核、肠易激综合征。

5. **急性便秘** 多见于急性肠梗阻。

6. **便秘伴剧烈腹痛** 多见于肠套叠、肠梗阻、铅中毒等。

7. **其他** 长期与铅接触、经常服用泻药而突然停药、服用抗胆碱能和阿片类药物等皆可引起便秘。

六、治疗方法

（一）非药物治疗

1. **腹部按摩** 每日用餐后进行腹部按摩，以肚脐为中心，顺时针方向用手掌轻柔按摩腹部，每次按摩 10 ~ 15 分钟。

2. **均衡饮食** 便秘患者需要增加水和纤维素的摄取，建议每日饮水 1500 ml 以上；多食用蔬菜、豆类以提供足量的 B 族维生素和叶酸，积极摄入产气多的食物，促进胃肠道蠕动。

3. **心理治疗** 功能性便秘与抑郁型和焦虑型心理障碍有密切关系；肿瘤患者通常承受巨大的心理压力，因此，精神 - 心理治疗尤为重要，包括健康教育、心理治疗、认知行为治疗等。对伴有明显抑郁、焦虑和睡眠障碍的患者，需要选择抗抑郁药物治疗。

4. 外科手术 如内科治疗均无效且伴有恶性肿瘤压迫肠腔导致的梗阻性便秘，无手术禁忌的情况下可考虑手术治疗。相关研究认为，对于出口梗阻性便秘患者，经肛门手术风险小且效果较好，但也有研究显示，对于慢性便秘患者，应慎重考虑手术，目前对于手术治疗方式及疗效仍有争议。

（二）药物治疗

1. 泻药 主要增加排便频率及改善大便硬度以促进排便，根据不同的作用机制可分为：①容积类泻药，属于植物类或半合成纤维素，在肠道内只能部分被吸收，吸水后呈胶状，使肠内容物体积增大，从而刺激肠壁增加肠道蠕动。常见药物有甲基纤维素等。②渗透性泻药，进入肠道后使肠腔内渗透压增高，肠道水分吸收增多，肠腔容积增加且肠管扩张，刺激肠壁蠕动而引发排便。常见药物有乳果糖、聚乙二醇、硫酸镁等。③刺激性泻药，作用于肠腔内神经末梢，通过对肠壁强烈刺激引起胃肠道蠕动增加且减少肠内水分吸收而引发排便。常见药物有比沙可啶、匹可硫酸钠和番泻叶。④润滑性泻药，有润滑肠道和软化粪便的作用，多见于液体石蜡、开塞露等。

2. 促胃肠动力治疗 ①氯离子通道激动剂：当激活肠上皮细胞顶部质膜氯离子通道时，氯离子从细胞内进入肠腔，同时水及其他电解质进入肠腔并引起肠道扩张，从而促进肠道蠕动并产生通便效果。常见药物有鲁比前列酮、利那洛肽等。② 5- 羟色胺受体激动剂：是恶性肿瘤化疗过程中常见的止吐类药物，便秘是其不良反应之一。研究表明，5- 羟色胺受体激动剂可与肠内 5- 羟色胺受体结合，增加钙电流并使细胞去极化，导致肠道平滑肌神经元释放的乙酰胆碱增加，进而增强肠道蠕动。常见药物有莫沙比利。③钾离子通道抑制剂：通过抑制细胞膜上钾离子通道，产生去极化，提高胃肠平滑肌的兴奋性，进而增强肠道运动。常见药物有马来酸曲美布汀。④μ 阿片受体抑制剂：晚期恶性肿瘤患者常伴随疼痛，阿片类药物通过与神经系统内阿片受体结合缓解疼痛；其也可与胃肠道内阿片受体结合导致胃肠道平滑肌松弛，影响排便功能。肠神经系统分布着大量 μ 阿片受体，μ 阿片受体抑制剂可增强胃肠道收缩，减弱环形肌收缩，同时减少胃肠道液体吸收而促进排便。常见药物有纳洛酮的聚乙二醇衍生物纳络醇醚（naloxegol）、甲基纳曲酮等。

3. 肠道微生物制剂 便秘患者通常伴随肠道菌群紊乱，相关研究认为益生菌通过纠正肠道菌群可改善便秘症状。肠道菌群影响肠道蠕动的机制如下。①细菌发酵或发酵产物会影响肠道蠕动。②脑 – 肠 – 菌群轴的相关理论指出，便秘与肠道菌群、肠道自主神经和中枢神经系统有关，患者的焦虑情绪可引起脑功能障碍，进而导致肠动力、分泌功能和免疫功能紊乱；肠道菌群失衡可影响神经递质的释放，导致肠道功能改变，引起便秘。③肠道免疫应答释放介质：相关研究发现，厌氧菌代谢生成的脂肪酸可能会抑制 5- 羟色胺的释放，使肠道蠕动减慢并抑制肠壁杯状细胞分泌黏液。因此，肠道菌群紊乱是便秘发生及进展的重要原因，及时纠正肠道菌群紊乱以改变肠内微环境能有效促进肠道蠕动并缓解便秘的症状。

4. **中医治疗** 晚期消化道肿瘤引发的便秘经病因及对症治疗后均无明显效果，可酌情考虑中医治疗。恶性肿瘤合并便秘的中医证候以虚证为主，常用药物为扶正补虚药、具有通便作用的抗肿瘤药及润肠通便药。此外，针灸作为中医传统治疗手段，可通过刺激穴位激发机体生理调节机制，使身体阴阳平衡以达到通便目的。

（秦宝东　何　夕）

参考文献

[1] 高寅丽，李利亚，李佩文.癌症患者便秘原因分析与治疗进展.中国中医急症，2009,18(1):115-117.

[2] 陈启仪，姜军.功能型便秘与脑－肠－菌群轴的关系.中华胃肠外科杂志，2017,20(12):1345-1347.

[3] 贺平，宁玉静，王舷.便秘经腹外科手术必须慎用.结直肠肛门外科，2015,21(4):279-283.

[4] Woolery M, Bisanz A, Lyons HF, et al. Putting evidence into practice: evidence-based interventions for the prevention and management of constipation in patients with cancer. Clin J Oncol Nurs, 2008,12(2):317-337.

[5] Jun JY. Role of lubiprostone on gastrointestinal motility. J Neurogastroenterol Motil, 2013,19(3):277-278.

[6] Busby RW, Ortiz S. Clarification of linaclotide pharmacology presented in a recent clinical study of plecanatide. Dig Dis Sci, 2014,59(5):1066-1067.

[7] Gonzalez-Martinez MA, Ortiz-Olvera NX, Mendez-Navarro J. Novel pharmacological therapies for management of chronic constipation. J Clin Gastroenterol, 2014,48(1):21-28.

[8] Kumar L, Barker C, Emmanuel A. Opioid-induced constipation: pathophysiology, clinical consequences, and management. Gastroenterol Res Pract, 2014,2014:141737.

[9] Baxter NT, Zackular JP, Chen GY, et al. Structure of the gut microbiome following colonization with human feces determines colonic tumor burden. Microbiome, 2014,2:20.

第八节　腹泻

一、概述

腹泻是指排便次数增多、粪质稀薄，或粪便带有黏液、脓血或未消化的食物等症状的一种疾病，常伴有排便紧迫感、肛门周围不适、失禁等症状。正常人每日大约有 9 L 液体进入胃肠道，通过肠道吸收后，粪便水分仅有 100~200 ml。若进入结肠的液体量超过结肠的吸收能力和（或）结肠的吸收能力下降，均可导致粪便及水分排出增加而产生腹泻。腹泻是放化疗后恶性肿瘤患者常见的不良反应之一，频繁的放化疗可导致肠道营养吸收不良、微生态失调、免疫力降低，以及形成某些病原微生物及多重耐药菌，进而出现腹泻。腹泻不仅降低了患者的生活质量，同时严重影响治疗效果。

二、病因和发病机制

肠道水分的来源主要包括体外摄入的液体及消化器官分泌到肠道中的消化液，如小肠不能充分吸收水分或消化液分泌过多，则进入结肠的水量超过其吸收能力，粪便水分增加即可出现腹泻；结肠吸收功能不良且结肠分泌水量增加也可导致腹泻。从病理生理学角度来看，腹泻可分为以下 4 类。

1. **分泌功能异常** 因肠道分泌的大量液体超过肠黏膜的吸收能力而出现的腹泻。肠道感染性或非感染性腹泻属于此类，包括痢疾、霍乱、肠结核、溃疡性结肠炎、克罗恩病、放射性肠炎、恶性肿瘤溃烂等，它们均可导致炎性渗出物增加，从而引发腹泻；此外，胃肠道内分泌肿瘤（如胃泌素瘤及血管活性肠肽瘤）通过分泌激素也可引起腹泻。

2. **渗透压升高** 由肠道内容物渗透压增高，阻碍肠内水及电解质的吸收引起。渗透压升高常见于缺乏各种消化酶造成糖类、脂肪及蛋白质在空、回肠内的消化、吸收障碍，使肠腔内容物处在高渗状态下，进而出现腹泻，如胰腺病变或肝胆道病变。此外，乳糖酶缺乏导致乳糖不能水解从而形成肠内高渗也可引起腹泻。服用盐类泻药或甘露醇等引起的腹泻也属于此型。

3. **胃肠动力不足** 因肠蠕动亢进导致肠内容物停留时间短，造成吸收不完全而引起腹泻。常见于肠易激综合征、胃肠功能紊乱、糖尿病及甲状腺功能亢进等疾病。

4. **吸收功能障碍** 由肠黏膜吸收面积减少或吸收障碍所引起的腹泻。常见于小肠大部分切除术后、吸收不良综合征、小儿乳糜泻、门静脉高压、肠道肿瘤切除等疾病。

恶性肿瘤引起腹泻的因素较多，主要分为：①治疗相关性腹泻，包括外科手术、化疗、放疗、靶向治疗及免疫治疗等引起的腹泻；②肿瘤相关性腹泻，多见于内分泌肿瘤，如胃泌素瘤；③肠道感染性腹泻，由肠道致病微生物引起，如志贺菌及大肠杆菌等；④其他因素，包括神经功能性腹泻、肠内营养不当及胃肠动力药物使用不当等。

三、临床表现

1. **急性腹泻** 起病骤然，病程为 2~3 周，每天排便次数最多可达 10 次以上，分为水样泻及痢疾样泻，前者粪便不含血或脓，可不伴有里急后重且腹痛较轻；后者有脓血便，常伴有里急后重和腹部绞痛。感染性腹泻常伴有腹痛、恶心、呕吐及发热，小肠感染常为水样泻，腹痛常位于脐周，便后腹痛缓解不明显；大肠感染有含血性便，腹痛多位于下腹部，排便后疼痛可缓解。

2. **慢性腹泻**　病程较长，为持续 2 个月以上的腹泻或间歇期在 2~4 周的复发性腹泻。病变位于直肠和（或）乙状结肠的患者多有里急后重，每次排便量少，有时仅排出少量气体和黏液，多呈黏冻状，可伴有脓血，腹部不适位于腹部两侧或下腹。小肠病变相关腹泻引起的腹痛常于餐后或便前加剧，无里急后重，粪便不成形且量较多。慢性胰腺炎和小肠吸收不良者，粪便中可见油滴伴有泡沫及恶臭。血吸虫病、慢性痢疾、直肠癌、溃疡性结肠炎等引起的腹泻，粪便常带脓血。肠易激综合征和肠结核常有腹泻和便秘交替现象。此外，恶性肿瘤引起腹泻常伴有消瘦、腹部包块等症状。

四、诊断

诊断要点为解液状便，每日 3 次以上，或每日排便总量超过 200 g，其中粪便含水量大于80%。可行实验室检查和影像学检查明确病因。

（一）询问病史

起病缓急，病程长短，是否为集体性发病；发病年龄；每日腹泻的次数、量、性状及气味；有无发热、恶心、呕吐；有无腹痛，如果有，注意疼痛部位；是否伴有里急后重；腹泻与饮食有无关系；近期有无明显体重下降；有无家族疾病史；既往有无类似发作史，有无胃肠动力药物使用史等。

（二）体格检查

检查患者营养状态，包括有无脱水征；有无口角炎、舌炎，皮肤是否苍白；甲状腺是否肿大，有无震颤及杂音；触诊淋巴结、肝脾，检查有无肿大；腹部有无包块、压痛及肌紧张，肠鸣音是否正常；必要时行肛门指诊。

（三）实验室检查

1. **粪便检查**　包括粪常规、粪培养、粪涂片检查，以及结核菌和寄生虫的检查等。
2. **其他常规检查**　血常规、红细胞沉降率、肝肾功能及电解质检查。
3. **胰腺外分泌功能试验**　如怀疑腹泻是胰腺疾病所致时，应进行胰腺外分泌功能试验，如试餐试验、苯甲酰–酪氨酸–对氨基苯甲酸试验及促胰泌素试验等。
4. **小肠吸收功能试验**　粪便中脂肪球、氮含量、肌纤维和糜蛋白酶含量测定，右旋木糖试验及放射性核素标志物、维生素 B_{12} 吸收试验等。

（四）影像学检查

1. **X 线钡剂胃肠造影检查**　可了解胃肠道的功能状态、蠕动情况等。

2. **B 超、CT 或 MRI 检查**　可观察肝脏、胆道及胰腺等脏器有无与腹泻有关的病变，对肠道肿瘤性病变也可提供依据。

3. **纤维结肠镜检查**　如怀疑由于胃或胰腺疾病引起，则考虑行胃镜或逆行胰胆管造影。

五、鉴别诊断

1. **假性腹泻**　如宫外孕破裂，因血液在盆腔内刺激直肠而引起频繁的便意，但粪便性状正常。

2. **不同年龄腹泻**　年轻患者常见于炎性病变；老年患者则考虑肠结核、结肠癌、缺血性肠炎等。

3. **不同病程腹泻**　急性腹泻常见于食物中毒、急性肠炎、急性细菌性痢疾、霍乱；慢性腹泻常见于肠结核、溃疡性结肠炎、克罗恩病、慢性胰腺炎、结肠癌等。

4. **食物相关性腹泻**　饭后集体发病常见于食物中毒；饮用牛奶后腹泻考虑乳糖酶缺乏症；禁食后腹泻停止考虑渗透性腹泻及肠道功能紊乱。

5. **治疗相关性腹泻**　使用广谱抗生素后腹泻考虑肠道菌群失调；胃肠道手术后腹泻考虑倾倒综合征、盲袢综合征、短肠综合征；放化疗后腹泄考虑化疗药物或射线直接抑制或破坏肠黏膜细胞，常见药物包括伊立替康、氟尿嘧啶等。

6. **腹泻与便秘交替**　常见于肠结核、肠易激综合征、结肠不完全梗阻等。

7. **不同排便量腹泻**　排便量每日 500 ml 多为结肠性腹泻；每日超过 1000 ml，多见于分泌性腹泻；每日超过 3000 ml 考虑为霍乱、大肠杆菌食物中毒、金黄色葡萄球菌肠炎等。

8. **不同性状粪便腹泻**　水样便常见于肠毒性大肠杆菌、金黄色葡萄球菌食物中毒及胃泌素瘤；绿色水样便常见于小儿毒性大肠杆菌肠炎；米汤样便常见于霍乱；蛋花汤样便常见于轮状病毒性肠炎；腥臭血水样便常见于急性出血坏死性肠炎；脓血便常见于痢疾、溃疡性结肠炎、结肠癌、血吸虫病；黏液样便常见于肠易激综合征；洗肉水样便常见于嗜血杆菌肠炎。

六、治疗

腹泻是原发性和转移性消化系统恶性肿瘤和其他肿瘤影响肠胃功能的常见症状。及时缓解腹泻症状对提高患者生活质量及有效实施治疗方案有重要意义。治疗原则如下。

（一）病因治疗

1. **感染性腹泻** 由于细菌感染引起的腹泻，需要积极的抗感染治疗，常用喹诺酮、小檗碱、呋喃唑酮等。

2. **肿瘤相关性腹泻** 胃癌、肠道癌肿等压迫、刺激肠腔或分泌性肿瘤分泌激素引起的腹泻，要尽量争取早日手术切除，肿块切除后，腹泻可以减轻。

3. **治疗相关性腹泻** 由放疗、化疗、靶向及免疫治疗引起的严重腹泻，其中化疗性腹泻占40.83%。一旦发生治疗相关性腹泻，应先暂停相关治疗并进行对症处理，待症状缓解后，再考虑重新进行治疗。由免疫治疗引起的腹泻还可适当予以激素治疗。

4. **其他因素的腹泻** 因胃肠动力药物服用不当引起的腹泻，应适当调整使用剂量，严重腹泻者需要暂停药物的使用；神经功能性腹泻是由于患者精神压力过大所致，需要对患者行适当心理疏导以缓解症状。

（二）对症治疗

1. **一般治疗** 调整饮食结构，选择易消化食物，坚持补充充足的液体及含电解质丰富的食物，避免饮用咖啡、酒精饮料及乳制品；对于排便次数多且大量脱水患者，需要遵循纠正水、电解质、酸碱平衡紊乱和营养失衡的原则，酌情补充液体，补充维生素、氨基酸、脂肪乳剂等营养物质。

2. **止泻药** 用于肿瘤治疗导致的严重腹泻，如伊立替康化疗所导致的延迟性腹泻。排除肠道感染后，可予以洛哌丁胺等止泻药。

3. **黏膜保护剂** 为保护胃肠道黏膜，还可酌情联合使用黏膜保护剂，如蒙脱石散、硫糖铝等。

4. **微生物调节剂** 益生菌可通过调整肠道菌群失调来实现微生物系统的平衡，益生菌也可增强肠道免疫功能并抑制病原菌生长，从而缓解腹泻症状。目前的益生菌主要包括宿主正常菌群（多见于乳酸杆菌）、非常驻共生菌（常见于兼性厌氧菌或需氧菌）及生理性真菌（多见于益生酵母菌）3类。

5. **肠道平滑肌解痉药** 对于腹泻伴腹痛患者，可予以阿托品、山莨菪碱（654-2）、匹维溴铵等药物进行解痉治疗。

（三）中医治疗

1. **热毒瘀肠型** 大便溏薄或带有脓血，秽臭难闻，腹部疼痛，或肛门灼热，发热口渴。舌质红，苔黄或黄腻，脉弦数。治拟破积化瘀，解毒散结。用大七气汤、大黄牡丹汤加减。

2. **湿毒凝滞型** 泻下稀薄，或挟有脓血，腹部有肿块，腹痛肠鸣，舌苔厚白腻，舌质红或紫暗，脉迟紧。治拟解毒化湿。用平胃散、白头翁汤加减。

3. **肝气肠毒互结型** 腹痛、腹泻，泻后痛不减，腹满作胀，胸胁胀闷，可有吞酸嗳气诸症，舌苔薄白，舌质红或紫暗，脉弦或弦紧。治拟抑肝扶脾。用痛泻要方、木香顺气丸、当归丸等加减。

4. **脾虚湿聚型** 大便时溏，便中夹未消化食物，胃纳不佳，腹胀作痛，按之减轻，苔腻或白腻，脉濡。治拟健脾化湿，用胃苓汤、藿朴夏苓汤、参苓白术散等治疗。

5. **脾肾两虚型** 见于恶性肿瘤后期。大便清稀或带有脓血，腹胀肢肿，腰膝酸软，全身乏力，形体羸瘦，舌质暗，舌苔白腻，脉细。治拟健脾补肾，解毒化湿。用薏苡附子败酱散、四神丸加减。

（陈诗绮　翟文鑫）

参考文献

[1] 姚成云，黄新恩. 化疗相关性腹泻的防治. 肿瘤基础与临床，2009,22(4):364-366.

[2] Link-Amster H, Rochat F, Saudan KY, et al. Modulation of a specific humoral immune response and changes in intestinal flora mediated through fermented milk intake. FEMS Immunol Med Microbiol, 1994,10(1):55-63.

[3] Oláh A, Romics L. Enteral nutrition in acute pancreatitis: a review of the current evidence. World J Gastroenterol, 2014,20(43):16123-16131.

第九节　消化道出血

根据出血部位可分为上消化道出血和下消化道出血。癌症相关消化道出血是指消化道肿瘤或消化道邻近器官的肿瘤所致的消化道出血，血液经口腔呕出时，表现为呕血，血液经下消化道排出时，表现为黑便和血便。

一、流行病学

上消化道出血是需要急诊诊治的并发症。最常发生上消化道出血的恶性肿瘤是胃癌，发生率约为 11.8%。在世界范围内，恶性肿瘤在下消化道出血中的发生率不尽相同，如美国约为 4.8%，中国约为 7%。下消化道出血最常见的癌症是结直肠癌（10.7%）。

二、病因

引起消化道出血的癌症相关因素主要有以下 3 类。①恶性肿瘤直接引起出血：引起上消化道出血的癌症有食管癌、胃癌、胆囊癌、胆管癌、壶腹癌、胃肠间质瘤；引起下消化道出血的癌症有小肠癌、结肠癌、直肠癌。②邻近组织器官的肿瘤侵入或转移性淋巴结的压迫：如胰腺癌合并脓肿破溃、纵隔肿瘤破入食管、卵巢癌或子宫颈癌侵入直肠、转移性癌的淋巴结肿大侵蚀黏膜。③肿瘤并发症导致出血：如肝癌和肝硬化伴发食管胃底静脉曲张。静脉曲张继发于门静脉高压，最常发生于肝硬化。肝硬化和肝炎与肝细胞癌的发展密切相关。另外，肝转移性肿瘤的浸润也可导致门静脉高压。④药物损伤：化疗及放疗引起的黏膜炎及骨髓抑制（血小板减少症）可导致消化道出血。化疗后的消化道反应导致剧烈呕吐，可引起贲门黏膜撕裂、出血。非甾体抗炎药常用于控制癌痛，最常见的不良反应是应激性溃疡，可引起消化道出血并表现为黑粪。

三、临床表现

消化道出血的临床表现取决于出血病变的位置、失血量和速度。

（一）呕血、黑便和便血

呕血、黑便和便血是消化道出血的典型表现。上消化道急性大量出血多数表现为呕血。胃癌合并消化道出血时，血液潴留于胃内，与胃酸反应产生酸性血红蛋白呈咖啡色；食管癌与胃癌出血速度快且量多时，呕血颜色呈鲜红色；小量出血（5～10 ml）则表现为粪便隐血试验阳性。黑便或柏油样便（50～100 ml）是因血红蛋白中的铁经肠内硫化物作用形成硫化铁所致。若下消化道出血过快，粪便颜色可为暗红色或鲜红色。

（二）失血性周围循环衰竭

若失血量过大且出血速度过快，可导致急性周围循环衰竭，患者可出现头晕、乏力、心悸、恶心、口渴、黑矇或晕厥、四肢厥冷、皮肤灰白潮湿、脉搏细速、心率加快、血压下降，甚至休克。

（三）贫血

急慢性消化道出血均会出现失血性贫血。急性大量出血为正细胞低色素贫血。若伴随明显骨髓代偿性增生，可暂时出现大细胞贫血。慢性消化道出血为小细胞低色素性贫血，多为铁丢失过多造成的缺铁性贫血。

四、诊断

消化道出血可能是疾病的初始表现，也可能是恶性肿瘤进展的表现。因此，需要通过病史采集与体格检查、实验室检查、影像学和内镜检查全面评估出血部位及病因。

（一）病史与体检

恶性肿瘤患者出现消化道出血后，应详细采集病史及进行体格检查。需要采集的信息应包括抗凝药与非甾体抗炎药的使用史、出血症状、既往有无胃肠道出血史、化疗和放疗方案；大便习惯和近期呕吐的性质尤为重要。因残存血液刺激肠道蠕动，体格检查时，主要观察皮肤黏膜是否有皮疹、紫癜、毛细血管扩张，是否存在浅表淋巴结肿大；腹部体格检查时主要观察是否存在腹部压痛及腹部包块，肠鸣音活跃考虑大量血液残留于消化道中刺激肠道蠕动。怀疑下消化道出血应行肛门指检以明确大便颜色及鉴别肛门直肠病变（如痔或瘘管）。

（二）实验室检查

实验室检查包括血常规、凝血酶、血生化。①血常规：血红蛋白和红细胞压积可动态监测患者贫血情况以估计失血量。白细胞计数和中性粒细胞比值可评估肿瘤浸润或化疗的骨髓抑制程度。血小板计数对于进一步评估出血的风险和血小板的输注尤为重要。②凝血酶：如果已有或疑似肝转移，凝血指标，特别是国际标准化比值（INR）可帮助评估疾病的程度，并提示静脉曲张为出血方式。凝血指标也有助于血制品的选择。③血生化：肝功能（如转氨酶）和胆红素升高等有助于寻找潜在病因，如肝细胞癌、胆管细胞癌、胰腺癌等。电解质有助于评估肿瘤患者容易发生的代谢紊乱，包括急性肾衰竭、低钠血症、高钙血症、低磷血症／高磷血症和低钾血症／高钾血症。肾功能（如尿素氮）可显示氮质血症的严重程度，血氨升高则应高度警惕肝受累导致精神状态的改变。

（三）内镜

内镜是诊断消化道出血病因和部位的首选方法。①胃镜与结肠镜：可以在内镜直视下进行止血治疗。在急诊胃镜之前可以通过鼻胃管吸引或者洗胃来帮助判断。结肠镜检需要将肠腔内的粪水与积血冲洗干净，还需要尽量深地插入回肠末端以排除小肠出血。②胶囊内镜：为小肠出血的主要诊断方法之一，重复检查能提高诊断率。诊断率与出血状况密切相关，显性出血和持续性出血的诊断率较高，但急性出血期因视野不佳会影响观察。

（四）影像学检查

影像学检查是判断病因和定位的重要手段。①CT：常用手段是腹部增强 CT 或者腹部血管重建 CT，有助于发现结肠占位性病变及肠壁增厚水肿等炎症性改变，并能提示可能的出血部位。②核素显像：主要用于出血病变的初筛和大致定位。原理是利用 ^{99m}Tc 标记的红细胞进行扫描，对微量慢性出血有其他方法不可替代的作用。适用于出血量介于 0.1～0.5 ml/min 的慢性反复性出血，不适于大出血患者，因其具有放射性及准备复杂等原因临床上较少采用。③MRI：诊断消化道空腔脏器疾病的价值有限，临床上也较少采用。④数字减影血管造影（digital substraction angiography, DSA）：为有创性检查，对小肠出血有定性及定位作用，造影剂外溢是出血部位的直接征象，异常血管是小肠出血的间接征象，DSA 对于显性及隐性小肠出血均有一定的诊断价值，同时可对出血病灶进行药物灌注和栓塞等治疗。但 DSA 的缺点在于其为有创性操作，有存在并发症的可能。

五、治疗

消化道出血的基本处理原则为快速评估，稳定血流动力学，定位及定性诊断，按需治疗。治疗措施包括一般治疗、支持治疗、药物治疗、内镜下治疗、血管栓塞治疗等。

（一）一般治疗

活动性出血期间应保持卧位及呼吸道畅通，禁食，监测生命体征，建立静脉通路，备血。

（二）支持治疗

对于急性大出血患者，应先复苏再治疗。①补液：根据患者的生命体征、循环容量缺失程度、出血速度、年龄和并发症等情况，给予 500～1000 ml 的晶体液。持续性心动过速和低血压可引起重复用药。②输血：对于初始 2 L 晶体液复苏无效的休克患者，应积极使用红细胞悬液治疗，以维持携氧能力和组织灌注。凝血病变可根据需要给予新鲜冰冻血浆（FFP）或血小板。③升压：如在补充血容量的同时患者血压仍较低且危及生命时，可适量静脉滴注多巴胺等血管活性药物。值得注意的是，出现失血性休克时应尽快补充血容量，而不宜过早使用血管收缩剂。

（三）药物治疗

1. **质子泵抑制剂（proton pump inhibitor, PPI）和 H_2 受体拮抗剂** 抑制胃酸分泌可提高胃内 pH 并促进止血作用。血小板聚集及血浆凝血功能所诱发的止血作用需在 pH>6.0 时发挥作用，新形成的血凝块会在 pH<5.0 的胃液中被迅速消化。

2. 止血药

（1）生长抑素及其类似物：包括生长抑素及奥曲肽，短期使用无严重不良反应。主要机制包括：抑制扩血管激素的释放，减少内脏血流量；增加血管阻力、改善血小板聚集以减少出血；抑制肠道积血引起的胃肠充血效应，抑制胃泌素、胃酸和胃蛋白酶的分泌。在肝癌和肝硬化引起的食管胃底静脉曲张出血中，可通过减少门静脉血流量及降低门静脉压止血。

（2）蛇毒类血凝酶：包括蛇毒血凝酶注射液（速乐涓）、注射用白眉蛇毒血凝酶（邦亭）、注射用尖吻蝮蛇血凝酶（苏灵）、蝮蛇蛇毒血凝酶（巴曲亭）。该类药物具有类凝血酶样作用，能直接作用于纤维蛋白原释放血纤肽 A 或 B，导致纤维蛋白单体首位聚合而凝固。弥散性血管内凝血（disseminated intravascular coagulation, DIC）及血液系统疾病所致的出血禁用。

（3）维生素 K_1：为脂溶性维生素，是肝合成凝血酶原不可缺少的物质，其作用是促使凝血酶原前体转变为凝血酶原。缺乏维生素 K_1 时会引起低凝血酶原血症，出现凝血障碍。维生素 K_1 主要用于防治维生素 K 缺乏所致的出血，可作为辅助因子参与肝合成凝血因子 Ⅱ、Ⅶ、Ⅻ、Ⅹ，也可促进纤维蛋白原转变为纤维蛋白，提高血浆纤维蛋白凝块的弹性。

（4）降低毛细血管通透性药物：酚磺乙胺（止血敏）通过促进凝血过程而发挥作用，能够增加血液中血小板的聚集性和黏附性，促进凝血物质的释放，以加速凝血。卡巴克络（安络血）为肾上腺素氧化产物肾上腺色素的缩氨脲，临床常用其水杨酸钠盐或磺酸钠盐（卡络磺钠）。安络血能促进毛细血管收缩，降低毛细血管通透性，增进断裂毛细血管断端的回缩，从而起到止血作用。

（5）血管升压素及其类似物：包括血管升压素、垂体后叶素及特利加压素等，可显著控制静脉曲张的出血，但不良反应较多，多联合硝酸酯类药物可以减轻不良反应。特利加压素是合成的血管升压素类似物，可持久有效地降低肝静脉压力梯度，减少门静脉血流量，且对全身血流动力学影响较小。

3. 铁剂　大多数慢性出血患者都存在不同程度的缺铁性贫血，因此，口服或静脉给予铁剂有助于维持血红蛋白的稳定，而且在更严重的情况下可减少输血的频率。

4. 抗生素　肝细胞癌肝硬化急性静脉曲张破裂出血的患者发生活动性出血时，常存在胃黏膜和食管黏膜炎性水肿，预防性使用抗生素有助于止血，并可减少早期再出血及感染的发生，提高生存率。

（四）三腔二囊管

通过三腔二囊管压迫止血可有效控制出血，但复发率高，可有吸入性肺炎、气管阻塞等并发症，通常用于药物难以控制大出血时的急救措施，为内镜或介入手术止血创造条件。

（五）内镜下治疗

内镜止血方法包括注射药物、电凝及使用止血夹等。大多数成功复苏后的上消化道出血患者均适用于 24 小时内早期内镜检查。对出血在 24 小时内、血流动力学情况稳定后、无严重合并症的患者应尽快行急诊内镜检查。对有高危征象的患者，应在 12 小时内进行急诊内镜检查。

（六）介入治疗

介入治疗包括经导管血管栓塞术（transcatheter arterial embolization, TAE）、经颈静脉肝内门 – 体静脉支架分流术（transjugular intrahepatic portosystemic shunt, TIPS），主要适用于保守治疗效果不佳、外科手术后再次发作的静脉曲张破裂出血或在等待肝移植术期间发生的静脉曲张破裂出血。与外科门 – 体分流术相比，TIPS 具有创伤小、成功率高、降低门静脉压力效果可靠、可控制分流道直径、能同时行断流术（栓塞静脉曲张）、并发症少等优点。

（段晓鹏）

参考文献

[1] 田乐，于雷 . 胃癌化疗中急性上消化道出血患者的生存预后分析 . 中国肿瘤，2020,29(6):476-480.

[2] 许勤，胡乃中，崔小玲 . 1520 例上消化道出血病因和临床特点分析 . 中华全科医学，2010,8(9):1079-1081.

[3] 王锦萍，崔毅，王锦辉，等 . 上消化道出血 15 年临床流行病学变化趋势 . 中华胃肠外科杂志，2017,27(4):425-431.

[4] 中华医学会消化内镜学分会结直肠学组，中国医师协会消化医师分会结直肠学组，国家消化系统疾病临床医学研究中心 . 下消化道出血诊治指南（2020）. 中华消化内镜杂志，2020,37(10):685-695.

[5] 闫圣涛，张国强 . 血凝酶在急性出血性疾病中应用的专家共识 . 中华急诊医学杂志，2018,27(2):137-140.

[6] 中国医师协会急诊医师分会 . 急性上消化道出血急诊诊治流程专家共识 . 中国急救医学，2015,35(10):865-873.

[7] Viborg S, Søgaard KK, Farkas DK, et al. Lower Gastrointestinal Bleeding And Risk of Gastrointestinal Cancer. Clin Transl Gastroenterol, 2016,7(4):e162.

[8] Bai Y, Peng J, Gao J, et al. Epidemiology of lower gastrointestinal bleeding in China: single-center series and systematic analysis of Chinese literature with 53,951 patients. J Gastroenterol Hepatol, 2011,26(4):678-682.

[9] Gralnek IM, Ron-Tal Fisher O, Holub JL, et al. The role of colonoscopy in evaluating hematochezia: a population-based study in a large consortium of endoscopy practices. Gastrointest Endosc, 2013,77(3):410-418.

[10] Lu Y, Loffroy R, Lau JY, et al. Multidisciplinary management strategies for acute non-variceal upper gastrointestinal bleeding. Br J Surg, 2014,101(1):e34-e50.

第十节 恶性肠梗阻

恶性肠梗阻（malignant bowel obstruction, MBO）是指原发性或转移性恶性肿瘤本身及其抗肿瘤治疗引起的肠梗阻。美国临床实验室标准化委员会（National Committee for Clinical Laboratory Standards, NCCLS）制定的 MBO 诊断标准有以下 4 点：①有肠梗阻的临床证据（病史/体格检查/影像学检查）；②梗阻超过十二指肠悬韧带（Treitz 韧带）；③无法根治的腹腔内原发肿瘤；④非腹腔内原发肿瘤发生明确的腹内转移。

一、流行病学

MBO 是晚期癌症常见并发症，发生率为 3%~15%，接受包括姑息性手术的患者平均生存期为 3~8 个月，不能手术的晚期 MBO 患者，平均生存期不超过 5 周。MBO 患者确诊的平均年龄为 61 岁，其中 64% 为女性。最常引发 MBO 的腹部原发肿瘤分别是结肠癌（25%~40%）、卵巢癌（16%~29%）、胃癌（6%~19%）、胰腺癌（6%~13%）、膀胱癌（3%~10%）和子宫内膜癌（3%~11%）。腹外原发肿瘤转移导致 MBO 的多为乳腺癌（2%~3%）和恶性黑色素瘤（3%）。

二、病因学

恶性肠梗阻以小肠梗阻多见（61%），大肠梗阻次之（33%），部分患者同时存在大肠和小肠梗阻（20%）。腹部原发肿瘤可通过外源性肠道压迫、肠腔内梗阻、肠道壁内浸润或广泛肠系膜浸润而导致 MBO。腔内肿瘤可阻塞肠腔或引起肠套叠，也可经黏膜壁内浸润阻塞管腔或减缓蠕动。肠系膜和网膜肿瘤的累及可使肠形成棱角并引起肠壁外阻塞。浸润肠丛或腹腔可导致严重的蠕动障碍并因运动障碍而引起梗阻。导致 MBO 出现但不直接依赖于腹部肿瘤生长的因素包括副肿瘤综合征、慢性便秘、阿片类药物引起的肠道功能障碍、炎症性肠病、肾功能不全、脱水、肠系膜血栓形成、手术后粘连和放射源性纤维化。（表 2-4-3）

表 2-4-3 MBO 的病因

与腹腔内肿瘤直接相关的因素	与腹腔内肿瘤无直接关系的因素
外源性肠道压迫	副肿瘤综合征
肠腔内梗阻	慢性便秘
肠道壁内浸润	阿片类药物引起的肠道功能障碍

与腹腔内肿瘤直接相关的因素	与腹腔内肿瘤无直接关系的因素
肠系膜和神经丛浸润	肠动力不足
	炎症性肠病
	肾功能不全、脱水
	肠系膜血栓形成
	手术后粘连
	放射源性纤维化

三、病理生理

肠道内液体分泌 – 吸收平衡破坏是 MBO 的关键性病理生理学变化。MBO 导致肠道扩张，水、电解质吸收障碍，肠液分泌进一步增加及肠道异常不协调蠕动。

梗阻水平附近的气液潴留增加肠内压力导致腹胀，腹胀促进肠嗜铬细胞释放 5-HT$_3$，而肠嗜铬细胞通过其不同的介质［P 物质、一氧化氮、乙酰胆碱、生长抑素和血管活性肠肽（VIP）］激活肠神经元间质系统，从而刺激由 VIP 介导的分泌运动神经元，导致内脏血管扩张和肠隐窝细胞的高分泌。以上因素导致的肠道水肿和腔内压力增加，使 MBO 成为一个持续、反复的过程。（图 2-4-1）

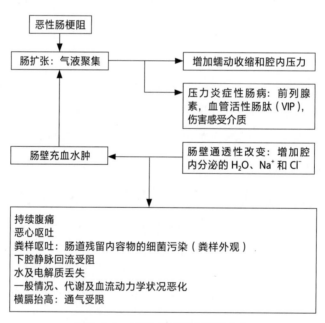

图 2-4-1　MBO 的病理生理学变化

四、临床表现

高位 MBO 的恶心症状较早出现且更剧烈。呕吐物多呈胆汁、黏液样且无气味。低位 MBO

的呕吐症状发生较晚，呕吐物呈深色且气味强烈，常呈粪便状，这是由阻塞部位近端残留的肠道内容物的细菌液化造成的。

腹痛可分为痉挛性、持续性及间歇性。痉挛性绞痛的原因是肠内强烈的蠕动波和痉挛导致肠内压增高，有效传递消失。肠扩张和腹部结构的肿瘤浸润引起持续性疼痛。腹胀在低位梗阻和蠕动波改变时更明显。查体可见肠型、腹部压痛、肠鸣音亢进或消失。MBO 初期的肠鸣音是由于克服梗阻的肠道平滑肌推进运动引起的，常是高亢的金属性肠鸣音；随后，由于肠道平滑肌疲劳，肠鸣音变得低沉甚至消失。

五、影像学诊断

腹部立、卧位平片是 MBO 的首选影像学诊断方法，也可用作患者治疗后的疗效评估。MBO 的影像学征象是肠管扩张、液体潴留、梗阻近端存在气－液平面、梗阻远端气体和粪便减少。

造影可以评估介入手术方式。钡剂显像效果好，但不能被机体吸收，会影响其他检查（尤其是内镜）的操作。另外，造影检查使用条件有限，因为恶心和呕吐会阻碍造影剂的摄入或增加吸入性肺炎的风险。泛影葡胺（gastrografin）也有类似的显像效果，其高渗性有助于解除小肠梗阻。

腹部 CT 可评估肠梗阻部位及程度、肿瘤病变范围，为决定进一步治疗方案提供依据，也可用于术后随访。CT 对确定梗阻部位的诊断敏感性和特异性都明显高于腹部 B 超和腹部平片。如果腹膜病变小于 0.5 cm 或位于骨盆、肠系膜或小肠，则 CT 诊断腹膜转移癌的灵敏度较低，MRI 可作为替代。

总之，腹部平片在多数情况下足以确诊 MBO。有以下情况之一应考虑使用造影剂、CT 或 MRI：MBO 发生前患者一般情况良好；肿瘤的范围未知；存在完全闭塞的肠袢；肿瘤有需要手术的可能。造影可以更准确地确定梗阻部位和程度，排除由于运动障碍造成的肠梗阻，如阿片类药物引起的肠道功能障碍和假性肠梗阻。

六、鉴别诊断

（一）术后（无力性）肠梗阻

术后（无力性）肠梗阻是一种急性功能性梗阻，在手术后很快出现，由腹部手术肠损伤引起的肠灌注不足引起。肠蠕动迟缓可造成排气和排便不畅，使肠道逐渐扩张。术后疼痛、镇痛和卧床均可导致肠梗阻。

（二）麻醉性肠梗阻

麻醉性肠梗阻是由过量使用麻醉药引起的。麻醉药会降低肠肌收缩的幅度，干扰蠕动所需肌肉收缩的协调性，增加肠腔的水分吸收和肛门括约肌的静息张力，从而导致便秘。麻醉药常导致术后肠梗阻和结肠假性梗阻，临床上可以通过大剂量用药史确诊。初级治疗是积极减少麻醉药的用量和使用频率。

（三）急性假性结肠梗阻

急性假性结肠梗阻（Ogilvie 综合征）是由结肠肌肉收缩减弱或不协调造成的运输功能延迟，并非机械性梗阻，在小肠及结肠中会有严重的肠扩张，且无过渡点。急性假性结肠梗阻的危险因素包括：服用抗动力药物，如钙通道拮抗剂、抗胆碱能药物；严重的电解质紊乱；神经系统疾病，如帕金森病或糖尿病神经病变；甲状腺疾病；严重的急性医疗事件，如心肌梗死或近期的外科手术。

（四）急性肠系膜缺血或缺血性结肠炎

急性肠系膜缺血或缺血性结肠炎中肠道扩张继发于缺血，而 MBO 中肠缺血继发于扩张。大多数肠系膜缺血患者出现症状和体征分离的现象。肠缺血的危险因素包括心律失常、左心房血栓形成、心内膜炎、高血压、高脂血症、糖尿病、吸烟、高凝状态（如蛋白 C 或 S 缺乏）和抗磷脂抗体综合征。

七、治疗

恶性机械性肠梗阻的治疗原则以内科治疗为主，手术或肠内支架植入为辅。内科治疗的目的是尽量减少甚至解除肿瘤负荷，改善甚至根治肠梗阻所致的不良症状和体征、肠道功能异常，纠正水、电解质及营养代谢紊乱，最终改善患者生活质量。内科治疗包括药物姑息治疗、肠内外营养支持和内镜下导管或支架植入。

（一）药物姑息治疗

药物姑息治疗的目标是减少肠道炎症和水肿，控制疼痛、恶心、呕吐和脱水，恢复进食及摘除鼻饲管。使用的药物包括抗分泌类药物、镇痛药和止吐药。

1. **抗分泌类药物**　生长抑素类似物奥曲肽可有效控制恶心、呕吐症状，其作用优于抗胆碱类药物。早期可联用甲氧氯普胺、地塞米松，不仅可以缓解症状，而且可以协同促进肠道运动功能快速恢复，逆转肠梗阻。抗胆碱类药物主要有氢溴酸东莨菪碱、山莨菪碱，具有抑制消化液分泌的作用，可应用于腹部绞痛的 MBO，但其可能会造成部分患者有口腔干燥、口渴等不良反应。皮质类固醇通常作为辅助药物或用于 MBO 的治疗，可以减少肿瘤相关的肠道水肿。

2. 镇痛药　主要包括阿片类和抗胆碱类药物。芬太尼可直接缓解与肠梗阻有关的疼痛，也可减少肠梗阻引起的肠道收缩。对于无法口服用药的患者，首选芬太尼透皮贴剂或吗啡（皮下或静脉注射）。使用强阿片类药物治疗时，应重视个体化滴定用药剂量，防止恶心、呕吐、便秘等药物不良反应。抗胆碱类药物包括氢溴酸东莨菪碱、山莨菪碱等，可用于阿片类单药控制不佳的腹部绞痛。

3. 止吐药　促动力类的代表性药物为胃复安（甲氧氯普胺），适用于肠梗阻早期、不完全性梗阻。由于促动力类止吐药可能会引发腹部绞痛，故不推荐用于完全性机械性肠梗阻。中枢类止吐药可根据病情选择神经安定类药物，如氟哌啶醇、氯丙嗪和丙氯拉嗪等，或选择抗组胺药，如茶苯海明、塞克利嗪。

（二）营养支持

营养支持方法需要依据患者的胃肠道功能状态，选择全胃肠外营养（total parenteral nutrition, TPN）支持，或部分肠内营养（partial enteral nutrition, PEN）联合部分肠外营养（partial parenteral nutrition, PPN）支持。不完全性肠梗阻患者应适量行肠内营养治疗，不足部分可经部分肠外营养补充性供给。部分完全肠梗阻患者经过肠梗阻导管减压和药物治疗缓解后，可在导管减压肠段给予少量的肠内营养治疗。

需要下调 MBO 患者的能量供给量，卧床患者的能量供给量为 25 kcal/（kg·d），非卧床患者的能量供给量为 30 kcal/（kg·d）。葡萄糖和脂肪是 TPN 中最主要的 2 种能量底物，糖脂比 1：1～2：1 为佳。恶病质患者可适当提高脂肪供能，但脂肪乳不应超过 60%。热氮比为非蛋白质热量与氮的比值，补充氨基酸是为了给患者提供必需氨基酸，而不是提供热量。如果热氮比过低，葡萄糖、脂肪不能充足提供机体所需的能量，氨基酸往往被作为能量消耗掉，易造成负氮平衡，影响机体蛋白质的合成，增加患者的肝肾负担。

另外，对于存在严重营养不良的患者注意避免再喂养综合征的发生及微量元素的补充，尤其是维生素 B_1、维生素 B_{12}。对于不完全性肠梗阻的患者多使用 PEN 联合 PPN 方式尽快过渡到肠内营养。口服营养支持（oral nutritional supplement, ONS）推荐使用全营养配方食品（少渣型）联合乳清蛋白、益生菌、膳食纤维及谷氨酰胺。

（三）内镜治疗

小肠梗阻首选肠梗阻导管减压，结肠梗阻首选内镜下支架植入术。暂时不能放置支架的患者可经肛肠梗阻导管减压。对于大小肠管均有梗阻或结肠梗阻合并小肠扩张的患者可行经口肠梗阻导管减压。

内镜下肠梗阻支架植入术可以减轻患者症状，同时可将急诊手术延期至一个更安全的时间进行，从而有效地避免了不必要的风险。此外，肠梗阻支架能够降低患者暂时性或永久性造口的风险，能有效地将二期手术减少为一期手术，提高患者生活质量。

肠梗阻导管通过内镜对病灶位置进行确定，对狭窄肠管处进行扩张后置入导管，经口或经肛门肠梗阻导管可将肠内容物引流，减轻腹痛和腹胀症状，降低肠壁水肿的发生率。精准计算液体流出量以便于维持水电解质平衡。

（段晓鹏）

参考文献

[1] 于世英，王杰军，王金万，等.晚期癌症患者合并肠梗阻治疗的专家共识.中华肿瘤杂志,2007,29(8):637-640.

[2] 马怀幸，李苏宜.恶性机械性肠梗阻临床诊疗.肿瘤代谢与营养电子杂志,2020,7(3):259-262.

[3] 赵禹博，王锡山.恶性肠梗阻的诊断与治疗.中华结直肠疾病电子杂志,2015,4(5):80-81.

[4] Anthony T, Baron T, Mercadante S, et al. Report of the clinical protocol committee: development of randomized trials for malignant bowel obstruction. J Pain Symptom Manage, 2007,34(Suppl 1):S49-S59.

[5] Paul Olson TJ, Pinkerton C, Brasel KJ, et al. Palliative surgery for malignant bowel obstruction from carcinomatosis: a systematic review. JAMA Surg, 2014,149(4):383-392.

[6] Tuca A, Guell E, Martinez-Losada E, et al. Malignant bowel obstruction in advanced cancer patients: epidemiology, management, and factors influencing spontaneous resolution. Cancer Manag Res, 2012,4:159-169.

[7] Ripamonti C, Twycross R, Baines M, et al. Clinical-practice recommendations for the management of bowel obstruction in patients with end-stage cancer. Support Care Cancer, 2001,9(4):223-233.

[8] Ripamonti CI, Easson AM, Gerdes H. Management of malignant bowel obstruction. Eur J Cancer, 2008,44(8):1105-1115.

[9] Rami Reddy SR, Cappell MS. A Systematic Review of the Clinical Presentation, Diagnosis, and Treatment of Small Bowel Obstruction. Curr Gastroenterol Rep, 2017,19(6):28.

[10] Krouse RS. Malignant bowel obstruction. J Surg Oncol, 2019,120(1):74-77.

[11] Jiang TH, Sun XJ, Chen Y, et al. Percutaneous needle decompression in treatment of malignant small bowel obstruction. World J Gastroenterol, 2015,21(8):2467-2474.

第十一节　恶性梗阻性黄疸

恶性梗阻性黄疸（malignant obstructive jaundice, MOJ）是由肝癌、胆管癌、胆囊癌、胰头癌及壶腹部周围癌等恶性肿瘤的浸润、压迫导致的肝内外胆道梗阻，以高胆红素血症、皮肤巩膜及体液黄染为主要临床表现。

一、流行病学

在肝胆系统肿瘤中，胆汁淤积的发生率为 35.97%。临床上 80% 的患者仅能行姑息性引流治疗，其余 20% 的患者即使能行根治性手术，其 5 年生存率也仅为 5%~8%。

二、病因和发病机制

恶性梗阻性黄疸多为肝外胆汁淤积，常见病因为胆管癌、肝细胞癌侵犯胆管、胆囊癌及胰腺癌，原发性与转移性肝恶性肿瘤及转移淋巴结等也是恶性梗阻性黄疸的病因。常见病因可根据梗阻部位分为非肝门部胆道梗阻和肝门部胆道梗阻（表 2-4-4）。

表 2-4-4　恶性梗阻性黄疸的常见病因

非肝门部胆道梗阻	肝门部胆道梗阻
胰腺癌、胆囊癌、壶腹癌	胆管癌
胰腺头部转移性疾病（肾细胞癌、乳腺癌）	肝转移瘤
外部压迫	原发性或继发性中央型肝占位病变
	胆囊癌

梗阻性黄疸影响胆道及肝功能，并可出现全身并发症。由于胆道阻塞，阻塞上方胆管内压力升高，胆管扩张，致小胆管破裂，胆汁中的胆红素反流入血，形成高胆红素血症。对机体产生的病理生理损害如下。①肝细胞损伤：淤胆不仅直接造成肝细胞损伤，还可导致促肝再生相关因子表达减弱和抑肝再生相关因子表达增强。②凝血功能障碍：发生梗阻性黄疸是由于凝血活性增高，代偿性抗凝能力增强，血管内皮损伤造成血小板黏附能力增强，导致凝血功能障碍。③肠道屏障损害：高胆红素血症可导致肠内胆汁缺乏、肠黏膜屏障破坏，肠内细菌大量繁殖产生内毒素。内毒素血症导致促炎性细胞因子的产生（TNF-α、IL-6）。高胆红素血症也可诱发全身炎症反应综合征（systemic inflammatory response syndrome, SIRS）和多器官功能障碍综合征（multiple organ dysfunction syndrome, MODS）。高胆红素血症的主要临床表现为血流动力学不稳定、急性肾衰竭、心血管抑制、免疫功能损害、凝血功能障碍、营养不良和创面愈合缓慢。

三、临床表现

恶性梗阻性黄疸的主要临床表现包括黄疸（即皮肤、巩膜黄染）、皮肤瘙痒、食欲缺乏等，发生胆道感染或脓毒血症时可伴有发热。恶性梗阻性黄疸的症状呈进行性加重。

1. **黄疸**　主要表现为皮肤、巩膜黄染。当总胆红素高于 34.2 μmol/L 时，患者可出现巩膜黄染。梗阻性黄疸患者的皮肤颜色较溶血性黄疸和肝细胞性黄疸更深。肤色与梗阻程度有关，初期呈金黄色，然后由深黄变绿，后期甚至呈黑褐色，这与胆红素氧化为胆绿素有关。胆管癌在肿瘤发生溃疡、坏死脱落时黄疸可暂时消退。

2. **皮肤瘙痒** 瘙痒的发生与血清胆红素升高、胆盐或胆汁酸刺激皮肤神经末梢有关。

3. **食欲缺乏** 肿瘤导致胰胆管阻塞，使胰胆液分泌受阻。食欲缺乏引发的消化吸收障碍可引起体重减轻。

4. **出血** 胆道梗阻导致小肠中胆汁减少，小肠对维生素 K 吸收不良。维生素 K 依赖的凝血因子Ⅶ、Ⅸ、Ⅹ缺乏时，患者更易出现凝血功能障碍导致的出血。

5. **腹痛** 胰腺癌的黄疸随着胆道内压力的不断增高而加重，绝大多数患者都会不同程度地出现上腹部胀痛，进食后的胆汁分泌会使症状加重。

6. **尿粪颜色改变** 胆汁淤积性黄疸患者的尿液呈浓茶色，可出现陶土便。因胆红素的肠肝循环途径被阻断，肠道内缺乏胆红素降解产物，尿胆原和粪胆原减少或缺如。

7. **胆囊肿大** 胆囊肿大引发的黄疸均为肝外梗阻性黄疸。胆总管癌、胰腺癌、肝胰壶腹癌引起了肝外阻塞性胆汁淤积，肿大的胆囊壁光滑、无压痛、可移动，即 Courvoisier 征。

四、实验室检查

黄疸的种类可以根据血生化及尿常规检查来鉴别（表 2-4-5），其中胆红素升高的类型与转氨酶的改变最为重要。梗阻性黄疸的特征表现为：总胆红素升高，结合胆红素是非结合胆红素的 2 倍以上，同时伴有血清碱性磷酸酶（alkaline phosphatase, ALP）和 γ- 谷氨酰转肽酶（γ-glutamyl transferase, GGT）的显著升高。

表 2-4-5　不同黄疸类型胆红素代谢检查结果

类型	血清胆红素（μmol/L）			尿胆色素（μmol/L）	
	结合胆红素（CB）	非结合胆红素（UCB）	CB/UCB	尿胆红素	尿胆原
正常值	0～6.8	1.7～10.2	0.2～0.4	阴性	0.84～4.2
胆汁淤积性黄疸	明显增加	轻度增加	>0.5	强阳性	减少或缺如
溶血性黄疸	轻度增加	明显增加	<0.2	阴性	明显增加
肝细胞性黄疸	中度增加	中度增加	0.2～0.5	阳性	正常或轻度增加

消化系统特异性肿瘤标志物也可以辅助诊断恶性梗阻性黄疸。有研究显示，GGT 联合糖类抗原 19-9（cancer antigen 19-9, CA19-9）检测能够提高恶性梗阻性黄疸的诊断率。

五、影像学检查

胆道扩张是诊断梗阻性黄疸的重要依据。影像学检查有助于判断梗阻性黄疸的良、恶性及梗阻部位。

1. **超声检查**　可作为鉴别诊断黄疸的首选方法。优势是微创、安全性高、操作方便、可重复操作。超声检查可观察有无扩张或梗阻，有研究显示，超声检查在梗阻性黄疸患者中的诊断准确率可达到 90% 以上。超声检查的缺点是易漏诊胆总管下端及附近的病变。

2. **CT 检查**　对黄疸的鉴别诊断有较大价值，操作简单、准确率高、密度分辨率高，可提示有无胆道梗阻及梗阻部位和可能的原因，以及判断梗阻的良、恶性，定位诊断的准确率可达100%，定性诊断的准确率为 96%。正常 CT 平扫看不到肝内胆管，若有显像则提示肝内胆管扩张。肝外胆管直径正常为 6 ~ 8 mm，若直径 >10 mm，则诊断为肝外胆管扩张。

3. **磁共振胰胆管成像**（magnetic resonance cholangiopancreatography, MRCP）　优势在于操作者不用接触放射线，可以三维重建胆道结构并准确反映肝门胆管肿瘤的实际大小、边界及其于肝管内的浸润情况。MRCP 联合 MRI 和 MRA 检查对肿瘤分期进行评估，其诊断准确度优于超声及 CT。以此作为分期依据，为手术及介入治疗的选择提供参考。对于无手术机会的患者，可提供姑息性内镜治疗的评判价值。

4. **逆行胰胆管成像和经皮肝穿刺胆管造影**　逆行胰胆管成像是显示胆道及治疗肝外胆道梗阻的"金标准"，适用于十二指肠壶腹部、胰腺和低位胆管病变患者。经皮肝穿刺胆管造影适用于有胆管扩张和高位胆管梗阻的患者。但即使是有经验的操作者，仍有较高的并发症发生率，如手术相关胰腺炎、出血和胆管炎等。在考虑肝外胆道梗阻且尚不确定是否需要内镜干预时，应该首先行 MRCP 或超声内镜检查，以避免不必要的逆行胰胆管成像。

六、诊断与鉴别诊断

恶性梗阻性黄疸的诊断可分为 3 个步骤。首先是确定胆汁淤积是否存在，可通过血清学方法确定。胆汁淤积型肝病的诊断为 "ALP 超过正常值上限（upper limit of normal, ULN）1.5 倍，且GGT 超过 ULN 3 倍"；其次利用影像学检查和内镜检查确定是阻塞性还是非阻塞性；最后通过综合分析得出诊断。

七、治疗

手术是治疗恶性梗阻性黄疸的有效手段，但恶性梗阻性黄疸患者通常病程较晚，有局部广泛性或转移性疾病，预后极差。因此，多数患者接受姑息治疗以缓解黄疸和改善生活质量。缓解恶性梗阻性黄疸的内科手段有药物治疗、经皮肝穿刺胆道引流术（percutaneous transhepatic cholangial drainage, PTCD）和内镜下支架植入术。

（一）药物治疗

药物治疗的目的是改善由于胆汁淤积所致的临床症状和肝脏损伤，所用药物主要包括熊脱氧胆酸（ursodeoxy cholic acid, UDCA）、S- 腺苷蛋氨酸（S-adenosyl methionine, SAM）、苯巴比妥和糖皮质激素。

1. **UDCA** 可刺激已减弱的胆汁排泌功能，激活疏水性胆汁酸的解毒作用，抑制肝细胞的凋亡，保护受损的胆管细胞免遭胆汁酸的毒性作用，可用于胆汁淤积性疾病。

2. **SAM** 可以改善药物性肝损伤时氧化应激状态、线粒体功能障碍，改善乙醇诱导性细胞色素 P450 的活性，促进肝脏恢复。

3. **苯巴比妥** 为肝药酶诱导剂，可诱导肝细胞微粒体葡萄糖醛酸转移酶和 Na^+-K^+-ATP 酶的活性，增强胆酸的合成，增加胆汁流量，促进胆汁排泄。

4. **糖皮质激素** 可保护肝细胞内亚微结构，增加微细胆管的胆汁流量，抑制毛细胆管的通透性，减轻水肿，促进胆汁合成和分泌，还可促进肝细胞对胆红素的代谢。病程较长，且容易并发细菌、真菌感染及出血的患者应慎重使用。

（二）经皮肝穿刺胆道引流术（PTCD）

PTCD 是由介入科医生通过造影引导下的细针穿刺建立的经肝通路放置的引流管。引流管的放置方式有 3 种。①外部引流：是最不理想的一种引流方式。导管可以进入胆道，但不能穿过狭窄部位放置导管，导丝也无法进入十二指肠。这种情况下，胆汁引流的唯一途径是外部的经皮引流。②内 – 外引流：导管穿过狭窄部位进入十二指肠后，胆汁可以从外部经皮和内部经肠道排出，最终经皮导管大部分或完全使胆汁经肠道排出。③内引流：是最理想的引流方式，即通过内支架使整个引流过程发生在体内。PTCD 的缺点是疼痛和出血的发生率较高。表 2-4-6 为 PTCD 与内镜逆行胆胰管造影术（endoscopic retrograde cholangiopancreatography，ERCP）的优缺点比较。

以下情况可采用 PTCD：①内镜下支架植入失败；②由于肿瘤侵及十二指肠或术后改变，内镜无法触及十二指肠乳头。有文献建议，将总胆红素 ≥102.4 μmol/L 作为晚期 MOJ 患者需要接受 PTCD 治疗的前提。同时也需要警惕血清总胆红素 >300 μmol/L 时，患者的预后较差。如果能够将胆红素控制在 70 μmol/L 以下，则有助于延长患者生存期。

表 2-4-6　PTCD 与 ERCP 的优缺点比较

治疗方法	优点	缺点
PTCD	非手术	疼痛 出血 更换引流袋
ERCP	无创	支架堵塞 手术技术要求较高 胰腺炎、胆管炎、胆囊炎 穿孔 出血

（三）内镜下支架植入术

90%~95% 的肝外胆道梗阻患者可在内镜下行内镜逆行胆胰管造影术（ERCP）和胆道支架植入术。内镜治疗相对无痛，但仍有一定可能出现胰腺炎（3.5%~9.7%）、胆管炎（0.5%~3.0%）、出血（0.3%~9.6%）、穿孔（0.08%~0.6%）的风险。

ERCP 下植入的支架可分为塑料支架和自膨胀金属支架（self-expandable metallic stents, SEMS）。

1. **塑料支架**　塑料支架因成本较低而应用广泛，缺点是常在 3~6 个月堵塞，细菌滋生导致黄疸复发并伴发胆管炎，需要反复更换。

2. **自膨胀金属支架（SEMS）**　SEMS 的管腔直径从 6~10 mm，是塑料支架的 3 倍；且其直径有着"前小后大"的构造，比塑料支架的通畅性更佳，中位通畅时间可达 6 个月以上。患者生存期较长，不良事件发生率较低，需要再次干预的概率较低。然而 SEMS 仍可因胆汁泥沙状淤积、菌栓形成及支架相关的内膜增生而发生阻塞。覆膜 SEMS 可以防止因肿瘤生长或组织增生带来的阻塞，但不可用于胆管分叉处，因为覆膜会阻止肝内胆管的引流。

总之，发生远端胆道梗阻时，若患者预期存活时间超过 6 个月，应放置 SEMS；如预期存活时间少于 6 个月，应放置塑料支架。梗阻位于肝门时首选 SEMS。

（凌　妍　刘　俊）

参考文献

[1]　中华医学会肝病学分会，中华医学会消化病学分会，中华医学会感染病学分会 . 胆汁淤积性肝病诊断和治疗共识 (2015). 中华传染病杂志，2016,34(3):129-140.

[2] 金龙，邹英华．梗阻性黄疸经皮肝穿刺胆道引流及支架植入术专家共识（2018）．中国介入影像与治疗学，2019,16(1):2-7.

[3] 徐刚，刘小方．恶性梗阻性黄疸研究现状及进展．中国医药科学，2012,2(24):29-30+33.

[4] 刘栋，吴齐飞，刘昌，等．血清 GGT,GGT/ALP 及 CA19-9 检测在恶性梗阻性黄疸诊断中的价值．第四军医大学学报，2009,30(24):3079-3081.

[5] 王介营，李芹，王玉虎，等．恶性梗阻性黄疸患者黄疸程度对胰十二指肠切除术后并发症的影响．疑难病杂志，2013,12(10):773-775.

[6] 郭作梁，陈宁，陈晓华，等．64 层螺旋 CT 在梗阻性黄疸诊断中的临床应用．中国医药导报，2013,10(12):95-97.

[7] 曹建彪、陈永平、成军，等．胆汁淤积性肝病诊断治疗专家共识：2015 年更新．中国肝脏病杂志（电子版），2015,7(2):1-11.

[8] 黄笑语，孙伟，曾辉英，等．恶性梗阻性黄疸的介入治疗．中国医刊，2020,58(5):481-485.

[9] Luppa M, Heinrich S, Angermeyer MC, et al. Cost-of-illness studies of depression: a systematic review. J Affect Disord, 2007,98(1-2):29-43.

[10] Garcea G, Ong SL, Dennison AR, et al. Palliation of malignant obstructive jaundice. Dig Dis Sci, 2009,54(6):1184-1198.

[11] Pavlidis ET, Pavlidis TE. Pathophysiological consequences of obstructive jaundice and perioperative management. Hepatobiliary Pancreat Dis Int, 2018,17(1):17-21.

[12] Levy MJ, Baron TH, Gostout CJ, et al. Palliation of malignant extrahepatic biliary obstruction with plastic versus expandable metal stents: An evidence-based approach. Clin Gastroenterol Hepatol, 2004,2(4):273-285.

[13] Cipolletta L, Rotondano G, Marmo R, et al. Endoscopic palliation of malignant obstructive jaundice: an evidence-based review. Dig Liver Dis, 2007,39(4):375-388.

第十二节　抗肿瘤药物相关肝衰竭

急性肝衰竭（acute liver failure, ALF）是指原来无肝脏基础性疾病而在少于 26 周的时间内发生严重肝功能损害，并引起肝性脑病和凝血功能障碍（INR>1.5）的一组严重临床综合征。已知的成人 ALF 病因中，对乙酰氨基酚过量（46%）、药物性肝损伤（11.9%）、病毒性肝炎（9%）和自身免疫性肝炎（7%）最常见。其中与肿瘤相关的 ALF 病因是抗肿瘤药物的应用与肿瘤引起的肝脏恶性浸润。

药物性肝损伤（drug-induced liver injury, DILI）是指人体暴露于药物后，因药物本身或其代谢产物对肝脏的直接毒性，或人体对药物或其代谢产物产生过敏或代谢特异质反应，而导致的肝脏损伤。

一、流行病学

在众多已知的成人 ALF 病因中，抗肿瘤药物相关 ALF 位居全球 DILI 第二大病因，仅次于镇痛药过量。抗肿瘤药物相关性 ALF 在我国 DILI 人群中位居第 5 位（4.7%），最常见的是抗结核药物（31.3%）。抗肿瘤相关 DILI 的高危因素包括宿主因素、药物因素及环境因素。药物耐受性较差的老年人、儿童及女性，肝转移者及合并其他肝脏基础疾病者［如乙型肝炎病毒（hepatitis B virus, HBV）或丙型肝炎病毒（hepatitis C virus, HCV）感染、自身免疫性肝病和糖尿病的患者］更易出现 DILI。药物的化学性质及相互作用、中药种植及制作过程中的污染也可造成 DILI。另外，既往有吸烟与酗酒史者更易出现 DILI。

二、发病机制

DILI 的发病机制尚未充分阐明，往往是多种机制先后或共同作用的结果，通常可分为药物的直接肝毒性和特异质性肝毒性。药物的直接肝毒性的机制包括细胞膜损伤和钙平衡破坏、胆汁淤积和胆小管损伤、线粒体损伤和代谢异常。细胞色素 P450 酶（CYP450）是参与药物 I 相代谢的主要酶系，对药物代谢有双重影响，其机制包括：①参与许多前致癌物和前毒素的代谢活化，生成亲电性强的中间产物或终产物，与细胞内的大分子物质如 DNA、RNA、蛋白质的亲核基团等相互作用，破坏细胞结构，使酶失活或异常，诱发基因突变或抑制基因表达，造成细胞损害，诱发程序性死亡或肿瘤；② CYP450 中间代谢物与多种蛋白质和 DNA 组成的复合物的抗体可引发自身免疫性肝损伤；③特异性肝毒性中，CYP450 的遗传多态性是药物代谢速率存在明显个体差异的主要原因之一，与 DILI 的发生密切相关。

三、病理

DILI 主要损伤肝细胞、胆管上皮细胞及肝窦和肝内静脉系统的血管内皮细胞。DILI 患者肝脏的病理学变化缺乏特征性，肝脏活检对确诊 DILI 意义不大，但对于鉴别诊断和预后判断有一定的临床价值。肝细胞坏死在光镜下主要表现为混浊肿胀、气球样变、巨泡或微泡性脂肪样变，小叶内或汇管区嗜酸性粒细胞、粒细胞浸润。淤胆型肝细胞浆内有胆汁颗粒潴留，且伴有毛细胆管扩张及淤胆现象。混合型则具有肝细胞型和胆汁淤积型共同的特征。

DILI 的病理分型如下。

（1）根据发病机制可分为固有型和特异型（表 2-4-7）。

表 2-4-7 药物性肝损伤分型（根据发病机制）

分型	预测性	药物剂量关系	个体差异	临床发生率
固有型	可预测	密切相关	显著	少见
特异型	不可预测	无相关性	不明显，动物实验难以复制，临床表现多样	多见

（2）根据病程可分为急性 DILI 和慢性 DILI。慢性 DILI 发生 6 个月后，血清谷丙转氨酶（glutamic-pyruvic transaminase，GPT）、谷草转氨酶（glutamic-oxaloacetic transaminase，GOT）、碱性磷酸酶（alkaline phosphatase, ALP）及总胆红素（total bilirubin, TBil）仍持续异常，或存在门静脉高压或慢性肝损伤的影像学和组织学证据。

（3）根据受损靶细胞可分为肝细胞型、胆汁淤积型和混合型。（表 2-4-8）

表 2-4-8 药物性肝损伤分型（根据受损靶细胞）

肝损伤类型	R=（GPT/ULN）:（ALP/ULN）
肝细胞型	R≥5
胆汁淤积型	R≤2
混合型	2<R<5

注：GPT 和 ALP 达不到上述标准时，则称为肝生化检查异常。

四、导致肝损伤的抗肿瘤药物（表 2-4-9）

表 2-4-9 导致肝损伤的抗肿瘤药物

肝损伤的类型	主要的抗肿瘤药物
肝细胞型	卡莫司汀、吉西他滨、紫杉醇、顺铂、大剂量甲氨蝶呤、伊马替尼、更生霉素
胆汁淤积型	卡培他滨、吡柔比星、伊立替康、氟尿嘧啶、索拉非尼
混合型	厄洛替尼、阿糖胞苷、多西他赛、紫杉醇、奥沙利铂

（一）细胞毒性药物及小分子靶向药

异环磷酰胺、阿霉素、紫杉醇、顺铂、吉西他滨、伊马替尼、卡莫司汀及大剂量甲氨蝶呤等引起的药物性肝损伤常见于肝细胞型损害。系统化疗药物的肝细胞直接毒性能导致剂量相关性肝坏死。

胆汁淤积型药物性肝损伤是一种门脉周围的炎性反应，是药物干扰膜 ATP 酶活性而对肝内小胆管产生直接毒性作用所致。常见化疗药物包括氟尿嘧啶、卡培他滨、伊立替康、吡柔比星、索拉非尼等。

厄洛替尼、多西他赛、奥沙利铂、阿糖胞苷等药物则可引起以上两种药物性肝损伤的病理生理学改变均具备的混合型抗肿瘤化疗相关性药物性肝损伤。

（二）HBV 再激活

HBV 再激活是指非活动性乙肝表面抗原（hepatitis B surface antigen, HBsAg）携带者或 HBV 感染恢复期患者在抗肿瘤治疗中 HBV 脱氧核糖核酸（deoxyribo nucleic acid, DNA）升高 10 倍以上或绝对值达 10^9 拷贝 /ml。

可诱发 HBV 再激活的抗肿瘤药物包括细胞毒性药物（蒽环类药物和皮质类固醇）和抗 B、T 细胞单抗（利妥昔单抗、阿仑单抗）。使用抗 CD20 单抗治疗恶性淋巴瘤患者极易发生与 HBV 再激活相关的肝衰竭和死亡。美国国立综合癌症网络（NCCN）指南指出，所有接受利妥昔单抗治疗的恶性淋巴瘤患者，治疗前必须检查乙肝五项，HBsAg 和乙型肝炎核心抗体（hepatitis B core antibody, HBcAb），任何一项为阳性的患者都需要接受病毒载量聚合酶链式反应（polymerase chain reaction, PCR）的定量检测。

（三）免疫检查点抑制剂（ICI）

ICI 可阻断 T 细胞负性调控信号并解除免疫抑制，增强 T 细胞抗肿瘤效应的同时，也可能异常增强自身免疫反应，导致免疫耐受失衡，累积到正常组织时表现出自身免疫样的炎性反应，称为免疫相关不良反应（immune-related adverse events, irAE）。累积到肝脏时，则出现 ICI 治疗相关的肝炎，简称免疫性肝炎。

免疫性肝炎大多出现在伊匹木单抗初始治疗后的 8～12 周。通常情况下，肝炎患者无明显的临床症状，仅伴随 GPT、GOT 及总胆固醇 Tb 等指标的升高。程序性死亡蛋白 -1（programmed death-1, PD-1）抑制剂引起免疫相关性肝炎的概率比细胞毒性 T 淋巴细胞抗原 -4（CTLA-4）抑制剂低（3.7%～10%），且肝炎的严重程度更低。同样，相对于单独使用伊匹木单抗或纳武利尤单抗，联合使用时引起患者出现肝炎的概率显著升高，约为 15%。

五、临床表现

急性 DILI 通常无特异性表现，其潜伏期差异很大，短至一至数日，长达数月。慢性 DILI 发生率较低。肝功能异常多发生在停药后的 3 个月内。多数患者无明显症状，病程呈自限性。部分患者可有乏力、食欲缺乏、厌油、上腹部不适及黄疸等消化道症状。少数患者可有发热、皮疹、嗜酸性粒细胞增多，甚至关节酸痛等过敏表现，还可能伴有其他肝外器官损伤的表现。病情严重者可出现 ALF 或亚急性肝衰竭（sub acute liver failure, SALF）。

六、实验室与影像学检查

（一）实验室检查

血清 GPT、ALP、γ- 谷氨酰转肽酶（γ-glutamyltransferase, γ-GT）和总胆红素（TBil）等改变是目前判断是否有肝损伤和诊断 DILI 的主要实验室指标。

1. **谷丙转氨酶（GPT）** 是严重 DILI 的敏感信号，比谷草转氨酶（GOT）的特异性强。

2. **谷草转氨酶（GOT）** 敏感性和特异性较 GPT 低，是 GPT 的补充指标。GPT/GOT 值可用于排除肝外干扰因素。

3. **碱性磷酸酶（ALP）** 对重症 DILI 有特异性指示作用。因恶性肿瘤、妊娠、骨病也会导致 ALP 升高，故需与 GPT 及 GOT 联合应用。

4. **γ- 谷氨酰转肽酶（γ–GT）** 通常与 ALP 变化一致，发生骨病时可出现 ALP 升高而 γ-GT 正常的情况。

5. **总胆红素（TBil）/ 结合胆红素** 需要排除血细胞溶血、胆红素结合功能障碍等能引起胆红素升高的情况，再将 TBil 作为肝损伤的指标。TBil 也是反映 DILI 预后和分型的重要指标。

（二）影像学检查

超声、CT 或 MRI 等常规影像学检查，以及必要的逆行胰胆管造影对鉴别胆汁淤积型 DILI 与胆道病变或胰胆管恶性肿瘤等有重要价值。

七、诊断

DILI 的临床诊断目前仍为排他性诊断，应结合用药史、临床特征和肝脏生化指标动态改变的特点、药物再刺激反应、其他肝损伤病因的排除等进行综合分析。肝穿刺活检病理为非特异性表现，不能作为诊断依据，但有助于鉴别诊断。

DILI 的诊断标准可归纳为以下 4 点。

1. **时序关系** 用药与 DILI 血清学指标改变出现的时间是否存在时序关系。绝大多数肝损伤出现在用药后 5~90 天。

2. **既往报道** 既往是否有该药导致肝损伤的相关报道。

3. **其他因素** 排除其他原因或混杂因素导致的肝损伤，如饮酒、肝炎或其他肝病史。

4. **再激发** 若患者既往有相同用药史，此次用药肝酶升高 2 倍以上可作为诊断依据。

八、鉴别诊断

DILI 临床表型复杂，几乎涵盖目前已知的所有肝损伤表型。排除其他肝病对 DILI 的诊断有重要意义。因此，需要通过病史、症状、体征和病程特点、病原学检查、生化指标、影像学乃至病理组织学检查等与以下疾病相鉴别。

1. **原发性胆汁性肝硬化（primary biliary cirrhosis, PBC）** 是一种慢性肝内胆汁淤积性疾病，血清抗线粒体抗体（antimitochon-drial antibody, AMA）是诊断 PBC 的特异性指标。

2. **自身免疫性肝炎（Autoimmune hepatitis, AIH）** 是由异常自身免疫反应介导的肝脏实质性病变，多发于女性，以免疫球蛋白 G（immunoglobulin G, IgG）升高、血清自身抗体阳性、对免疫抑制剂应答为特点。

3. **代谢性 / 遗传性疾病** α_1 抗胰蛋白酶（α_1-antitrypsin, α_1-AT）缺乏症是由 α_1-AT 基因突变引发的常染色体隐性遗传病，特征是血清中 α_1-AT 水平降低。

4. **肝豆状核变性** 是一种常染色体隐性遗传病，以铜代谢障碍引起肝硬化为特点，实验室诊断中血铜、尿铜、血浆铜蓝蛋白降低。

九、治疗

（一）基本原则

及时停用可疑肝损伤药物，尽量避免再次使用可疑或同类药物；充分权衡停药引起的原发病进展和继续用药导致的肝损伤加重的风险；根据 DILI 的临床类型选用适当的药物治疗；及时治疗肝脏基础疾病，如乙肝等；急性肝衰竭（ALF）/ 亚急性肝衰竭（SALF）等重症患者必要时可考虑紧急肝移植。

（二）停药时机

美国食品药品监督管理局（FDA）于 2013 年制定了药物临床试验中出现 DILI 的停药原则。出现下列情况之一应考虑停用肝损伤药物：①血清 GPT 或 GOT>8ULN（正常上限）；② GPT 或 GOT>5ULN，持续 2 周；③ GPT 或 GOT>3ULN，且 TBil>2ULN 或 INR>1.5；④ GPT 或 GOT>3ULN，伴有逐渐加重的疲劳、恶心、呕吐、右上腹疼痛或压痛、发热、皮疹和（或）嗜酸性粒细胞增多（>5%）

（三）保肝药

保肝药是指具有改善肝功能、促进肝细胞再生和（或）增强肝解毒功能等作用的药物。临床上常用的保肝药物有以下五大类。

1. **抗炎保肝类药物**　以复方甘草酸苷为代表的甘草酸制剂，此类药物具有抗炎活性强、肝脏靶向性高、起效速度快、不良反应小及应用范围广等特点，可使血清氨基转移酶升高，减轻肝脏的病理损害。同时还有类似糖皮质激素的非特异性抗炎作用，可显著改善肝功能。长期使用可改善肝脏纤维化，提高肝脏储备功能，也适用于伴有谷丙转氨酶升高的急、慢性病毒性肝炎的治疗。

2. **解毒类药物**　代表药物有谷胱甘肽。谷胱甘肽可影响肝细胞代谢过程，减轻组织损伤，促进修复，促进有毒物质的转化与排泄，灭活激素等；对多型肝损伤均有疗效，安全性相对较高。

3. **肝细胞膜修复保护剂**　多烯磷脂酰胆碱可进入肝细胞并与肝细胞膜和细胞器膜相结合，增加膜的完整性、稳定性和流动性，使受损肝功能和酶的活性恢复正常。此类药物可用于各种类型肝炎、黄疸的治疗。

4. **抗氧化类药物**　代表药物主要为水飞蓟素类和双环醇，适用于多种毒物引起的各类型肝损伤，在临床中对于降低 GPT 具有良好效果。这类药物可增加肝细胞的蛋白质合成，抵抗细胞凋亡，清除氧自由基，抵抗脂质过氧化，抑制肝炎性因子生成及肝星状细胞激活，抗纤维化效果好。

5. **利胆类药物**　代表药物有腺苷蛋氨酸和熊脱氧胆酸。腺苷蛋氨酸适用于胆汁代谢障碍及淤胆型肝损伤，退黄作用显著，安全性高。熊脱氧胆酸可促进内源性胆汁酸的代谢，抑制其重吸收，增加胆汁的分泌及排出。

（四）免疫性肝炎

ICI 引起的免疫相关不良反应（irAE）主要是免疫系统过度地选择性激活。因此，针对肿瘤 ICI 引起的 irAE，以类固醇干预的免疫抑制治疗为主。大多数 irAE 对类固醇敏感，6～12 周即可被有效控制。当 irAE 对类固醇不敏感时，使用免疫调节剂或免疫抑制因子［如英夫利昔单抗、抗肿瘤坏死因子 -α（tumor necrosis factor α, TNF-α）拮抗剂、硫唑嘌呤等］治疗可能有效。

（秦宝东　何　夕）

参考文献

[1]　中国抗癌协会癌症康复与姑息治疗专业委员会 . 肿瘤药物相关性肝损伤防治专家共识 (2014) 简介 . 中华医学

信息导报，2014,29(23):14.

[2] 于乐成，茅益民，陈成伟．药物性肝损伤诊治指南．临床肝胆病杂志，2015,31(11):1752-1769.

[3] NCCN. NCCN 肿瘤学临床实践指南．非霍奇金淋巴瘤 2020.v.1.https://www.nccn.org/professionals/physician_gls/default.aspx[2020-12-15].

[4] 汪婷婷，罗琴，袁向亮，等．肿瘤免疫检查点抑制剂的临床不良反应及处理策略．肿瘤，2018,38(2):164-172.

[5] 王宇明，于乐成．肝脏炎症及其防治专家共识．中国实用内科杂志，2014,22(2):152-162.

[6] 刘俊平，宁会彬，李宽，等．以肝功能衰竭为首要临床表现的恶性肿瘤肝脏浸润的临床特点分析：单中心 9 例回顾性研究．中华肝脏病杂志，2016,24(9):687-691.

[7] Polson J, Lee WM. American Association for the Study of Liver Disease. AASLD position paper: the management of acute liver failure. Hepatology, 2005,41(5):1179-1197.

[8] Ostapowicz G, Fontana RJ, Schiødt FV, et al. Results of a prospective study of acute liver failure at 17 tertiary care centers in the United States. Ann Intern Med, 2002,137(12):947-954.

[9] Petronijevic M, Ilic K. Associations of gender and age with the reporting of drug-induced hepatic failure: data from the VigiBase ™ . J Clin Pharmacol, 2013,53(4):435-443.

[10] Zhou Y, Yang L, Liao Z, et al. Epidemiology of drug-induced liver injury in China: a systematic analysis of the Chinese literature including 21,789 patients. Eur J Gastroenterol Hepatol, 2013,25(7):825-829.

[11] Field KM, Dow C, Michael M. Part I: Liver function in oncology: biochemistry and beyond. Lancet Oncol, 2008,9(11):1092-1101.

[12] Hamid O, Robert C, Daud A, et al. Safety and tumor responses with lambrolizumab (anti-PD-1) in melanoma. N Engl J Med, 2013,369(2):134-144.

[13] Hodi FS, Chesney J, Pavlick AC, et al. Combined nivolumab and ipilimumab versus ipilimumab alone in patients with advanced melanoma: 2-year overall survival outcomes in a multicentre, randomised, controlled, phase 2 trial. Lancet Oncol, 2016,17(11):1558-1568.

[14] Chalasani NP, Hayashi PH, Bonkovsky HL, et al. ACG Clinical Guideline: the diagnosis and management of idiosyncratic drug-induced liver injury. Am J Gastroenterol, 2014,109(7):950-966.

[15] Rowbotham D, Wendon J, Williams R. Acute liver failure secondary to hepatic infiltration: a single centre experience of 18 cases. Gut, 1998,42(4):576-580.

[16] Rich NE, Sanders C, Hughes RS, et al. Malignant infiltration of the liver presenting as acute liver failure. Clin Gastroenterol Hepatol, 2015,13(5):1025-1028.

[17] Mishima S, Nozaki Y, Mikami S, et al. Diffuse Liver Metastasis of Small-Cell Lung Cancer Presenting as Acute Liver Failure and Diagnosed by Transjugular Liver Biopsy: A Rare Case in Whom Nodular Lesions Were Detected by Enhanced CT Examination. Case Rep Gastroenterol, 2015,9(1):81-87.

第五章

循环系统

第一节　静脉血栓栓塞症

静脉血栓栓塞症（venous thromboembolism, VTE）是指静脉管腔内血栓栓子形成，包括深静脉血栓形成（deep venous thrombosis, DVT）、浅静脉血栓形成（superficial vein thrombosis, SVT）及其他部位（如门静脉、肠系膜静脉血管）的血栓形成等。其中，DVT 特指深静脉管腔内血栓形成，包括颅内静脉、颈内静脉、锁骨下静脉、肱静脉、腋静脉、胫前静脉、胫后静脉、腘静脉、股静脉、髂静脉等。肺血栓栓塞症（pulmonary thromboembolism, PTE）是来自静脉系统或右心的血栓脱落，造成肺动脉或其分支阻塞所致的疾病，以肺循环和呼吸功能障碍为主要临床和病理生理学特征。DVT 及 PTE 是同一疾病过程在不同阶段、不同部位的 2 种表现形式。

VTE 是肿瘤常见的并发症，发生率为 4%～20%，为一般人群的 4～8 倍。肿瘤患者合并VTE，不仅会增加手术、化疗等抗肿瘤治疗的难度、复杂性，而且会降低患者生活质量、增加死亡风险、缩短生存时间，是肿瘤患者仅次于癌症的第二大死因。在所有 VTE 患者中，肿瘤患者约占 20%。因此，恶性肿瘤合并 VTE 的风险评估及预防、及时诊断、规范治疗等均至关重要。本节将讨论恶性肿瘤患者 VTE 的治疗，包括深静脉血栓和肺血栓栓塞症的治疗。

一、病因和危险因素

肿瘤相关性 VTE 的血栓形成机制至今尚不完全明确，目前仍主要以德国病理学家 Rudolf Virchow 提出的血栓 3 要素（包括血流淤滞、血管损伤和高凝状态）作为解释的依据：肿瘤患者长期卧床、制动时间延长导致血流淤滞；肿瘤浸润、手术损伤或留置中心静脉导管直接损伤血管内皮；肿瘤细胞释放半胱氨酸蛋白酶、组织因子及黏蛋白促凝血物质等促凝物，抑制血浆纤溶酶活性，肿瘤细胞直接与血小板等血细胞相互作用造成血液高凝状态。

按照患者本身、肿瘤及治疗 3 部分将肿瘤相关性 VTE 的危险因素总结如下。

1. **患者相关危险因素**　女性、高龄、肥胖（体重指数 ≥ 35 kg/m²）、长期卧床、吸烟、既往曾发生 VTE，以及合并心房颤动、心脏瓣膜病或糖尿病等是肿瘤患者发生 VTE 的高危因素。在治疗前，血小板计数或白细胞计数较正常值升高、血红蛋白 <100 g/L 等也是化疗患者发生 VTE 的危险因素。

2. **肿瘤相关因素**　VTE 的发生率与原发肿瘤部位、肿瘤分期、分化程度等相关。VTE 发生率较高的肿瘤包括胰腺癌、胃癌、肺癌、妇科肿瘤、头部肿瘤及血液系统肿瘤等，VTE 发生率较低的肿瘤包括乳腺癌、黑色素瘤等。肿瘤分期越晚、分化程度越低，发生 VTE 的风险越高。

3. **治疗相关因素**　手术或有创伤性操作会增加 VTE 的发生风险，这与血管内皮的机械性损伤、术后制动及使用止血药物等相关。放射治疗可能损伤血管内皮，诱导血管内皮细胞增生及纤维化，促进局部凝血，加重 VTE 的风险。化疗患者 VTE 的相对危险度为一般肿瘤患者的 6 ~ 8 倍。细胞毒性化疗药物可以促进或加重血栓形成，其作用机制为：①肿瘤细胞死亡后可释放促凝物质和炎症细胞因子；②化疗药物引起血管内皮损伤，启动内皮促凝机制；③化疗药物可降低抗凝物质功能，如蛋白 C、S 缺乏，抗凝血酶减少等。合并使用贝伐珠单抗、沙利度胺、来那度胺、重组人血管内皮抑制素等抗血管生成药物的患者，以及应用促红细胞生成素、激素及输血等也会增加患者 VTE 的发生风险。

二、发生机制

恶性肿瘤通过多种机制破坏了机体的凝血、抗凝、纤溶系统的平衡，诱导机体的高凝状态和血栓前变化，并促进癌肿本身的生长和转移，从而形成一个恶性循环。内皮细胞、单核细胞和肿瘤细胞本身都能表达一种组织因子（tissue factor, TF），TF 是分子量约 47 kD 的跨膜糖蛋白，其基本功能是激活凝血级联反应，在诱发机体高凝状态中起重要作用。恶性肿瘤细胞通过释放携带 TF 的促凝微粒进入血液循环，激发恶性肿瘤患者 VTE 的发生，其机制是通过与凝血因子 Ⅶ 结合形成 TF-Ⅶa 复合物，激活凝血因子 Ⅸ 和 Ⅹ，启动内源性和外源性凝血系统。肿瘤细胞产生和释放的肿瘤坏死因子 -α（tumor necrosis factor-α, TNF-α）和白细胞介素（interleukin, IL）-1β 也可诱导内皮细胞、单核细胞、巨噬细胞表达 TF，并参与形成肿瘤的易栓状态及肿瘤的生长和转移。癌细胞还能够异常表达与凝血有关的几种物质，如癌细胞产生的半胱氨酸蛋白酶是一种分子量为 68 kD 的促凝物质，直接活化凝血因子 Ⅹ 为凝血因子 Ⅹa，以促进凝血酶的生成和血栓的形成，并有利于血栓形成过程中的血小板黏附。另外，血小板糖蛋白 Ⅱb/ Ⅲa 受体的异常表达与血小板活化和黏附有关，并对血栓有促进和稳定的作用。

三、临床表现

约 95% 的 VTE 为无症状性，即不表现出典型的症状或体征，也因此不易被临床医生发现。而症状性 VTE 往往症状明显且特异度高。症状性 DVT 最常见于单侧下肢静脉血栓形成，其中腘静脉以上部位的近端 DVT 发生血栓脱落是导致 PTE 的主要来源。

（一）典型 DVT 的临床表现

1. **肢体肿胀与疼痛** 主要原因为血栓堵塞深静脉管腔造成远端血液回流障碍、静脉淤血扩张，同时血栓刺激静脉造成强炎性反应。大多数疼痛为胀痛，疼痛的范围与血栓所在静脉位置相关，抬高患肢可以减轻疼痛。

2. **浅静脉怒张** 深静脉管腔被堵塞造成远端静脉血液回流障碍，使浅静脉呈代偿性怒张。

3. **全身反应** 主要表现为不同程度的体温升高、脉搏加快等。

（二）典型 PTE 的临床表现

1. **呼吸困难** 最常见，往往无明显诱因且起病急骤。严重的呼吸困难可表现为静息位喘憋、端坐位喘憋、血氧饱和度下降等。

2. **胸痛** 当深呼吸或咳嗽时胸痛加剧，提示有小的周围肺血管栓塞；当胸骨后出现非对称性压榨感，并向肩胛和颈部放射的剧烈疼痛，须警惕有大血管栓塞造成的肺动脉急性扩张和冠状动脉缺血。

3. **咯血** 多在 PTE 后 24 小时内发生，一般量不多，色鲜红，数日后可变成暗红色。

4. **晕厥** 肺动脉主干或主要分支急性栓塞导致心排血量急剧降低，可造成缺血缺氧性脑病。

四、辅助检查

（一）血浆 D- 二聚体测定

血浆 D- 二聚体（D-dimer）是交联蛋白的降解产物，是继发性纤溶亢进的分子标志物。手术、肿瘤本身及感染等多种因素均可导致 D- 二聚体升高，故 D- 二聚体高于正常值也不一定存在 VTE。但 D- 二聚体水平 <500 μg/ml 时，可基本除外 PTE，其阴性预测率 >95%。

（二）多普勒超声检查及血管加压试验

多普勒超声具有无创、安全、操作简单、可重复等优势，是目前临床最常用诊断 DVT 的方法。采用静脉加压试验有助于进一步诊断 DVT。DVT 特异性的多普勒超声表现如下。①静脉腔内强弱不等的实性回声部分或全部占据血管腔；②探头加压，静脉管腔不变瘪或者部分变瘪；③彩色多普勒显示血液充盈缺损，部分病例仅在挤压远端肢体后，才可见细小血流通过。

（三）静脉造影检查

静脉造影检查可准确显示血栓的部位、大小、范围、堵塞的程度及侧支循环建立的情况，为确诊 DVT 的"金标准"，但它费用相对较高，存在创伤、接触辐射、并发感染等风险，且严重的肾功能不全者和对含碘对比剂过敏者禁用。因此，目前主要用于超声诊断不能明确，或者超声检查阴性但临床仍高度怀疑 VTE 的患者，以及静脉插管溶栓治疗前的患者。

（四）CT 肺动脉造影

CT 肺动脉造影（CT pulmonary angiography，CTPA）是诊断中心肺动脉 PTE 的主要手段。近年来，随着 64 层螺旋 CT 及多源 CT 的普遍应用，CTPA 对亚段动脉及以上水平的 PTE 也具有很好的显影性，诊断 PTE 的灵敏度为 83%，特异度为 96%。PTE 的直接征象为肺动脉内的低密度充盈缺损部分或完全包围在不透光的血流之间（轨道征），或者出现完全充盈缺损，远端血管不显影；间接征象包括肺野有楔形密度增高影，可见条带状的高密度区或盘状肺不张。但在老年患者中常由于肾功能受损而限制了 CTPA 的应用。

（五）肺动脉造影

肺动脉造影为 PTE 诊断的"金标准"。PTE 的直接征象有肺血管内造影剂充盈缺损，伴有或不伴有轨道征的血流阻断；间接征象有肺动脉造影剂流动缓慢、局部低灌注、静脉回流延迟等。如缺乏 PTE 的直接征象，则不能诊断 PTE。肺动脉造影是一种有创性检查，发生致命性或严重并发症的可能性分别为 0.1% 和 15%。如果其他检查无法确诊 PTE，则可进行肺动脉造影。

（六）PTE 的其他检查

1. **血气分析**　发生 PTE 时会造成肺泡通气与血流灌注比值失调或过度通气，因此，如果肺通气 / 灌注扫描结果正常，则基本上能够排除 PTE。血气分析可提示结果正常或低氧血症、高二氧化碳血症，严重时也可能出现二氧化碳潴留。

2. **X 线检查**　典型的胸部 X 线可表现为一侧胸腔积液，或部分肺不张。

3. **心电图**　心电图异常较为常见，但缺乏特异性。最常见的改变是 $V_1 \sim V_2$ 导联的 T 波倒置和 ST 段压低，比较有意义的改变是 I 导联的 S 波变深，以及 III 导联出现深的 Q 波和倒置的 T 波。

五、治疗

肿瘤相关性 VTE 的治疗包括一般治疗、抗凝治疗、溶栓治疗、手术及介入治疗等。

（一）一般治疗

严格卧床休息，吸氧，若喘憋严重可采取半坐位或端坐位。诊断或怀疑 DVT 的患者应抬高患肢以利于静脉回流，同时禁忌患肢局部按摩或挤压，避免血栓脱落。对于 PTE 患者应监测心率、血压、血氧饱和度等生命体征。

（二）抗凝治疗

肿瘤患者急性 VTE 的治疗适应证和禁忌证与非肿瘤患者相同。治疗的目标是在尽量降低出血风险的情况下防止 VTE 复发、延伸和栓塞。然而，肿瘤患者的 VTE 复发率高于一般情况且抗凝治疗时的出血风险更高，因此其 VTE 治疗更为复杂。

总体而言，用于肿瘤患者和非肿瘤患者的初始（立即）抗凝和长期抗凝方案都相似。目前初始抗凝药首先推荐低分子量肝素（low molecular weight heparin, LMWH），其次是普通肝素（unfractionated heparin, UFH）；长期抗凝药包括 LMWH、维生素 K 拮抗剂（vitamin K antagonist, VKA），以及直接口服抗凝药（direct oral anticoagulant, DOAC）如利伐沙班、阿哌沙班、依度沙班、达比加群酯。

当肿瘤患者出现急性 VTE 时，需要将立即抗凝（最多 5～10 天）作为初始治疗。如果患者肾功能正常（肌酐清除率 >30 ml/min），则 LMWH 优于 UFH。一项纳入了 15 项随机对照临床试验的荟萃分析显示，与采用 UFH 作为 VTE 的初始治疗相比，LMWH 组患者 3 个月时的死亡率略有下降（RR 0.66; 95%CI 0.4～1.1），且出血风险并未增加。目前数据不足以支持常规使用磺达肝癸钠或新型口服抗凝药（直接凝血酶和 Xa 因子抑制剂）作为肿瘤患者急性 VTE 的初始治疗。对于伴有肾功能障碍的患者和预计会需要停止或逆转抗凝作用的患者，优选 UFH。应用 UFH 时应监测凝血酶原国际标准化比值（international normalization ratio, INR）来调整剂量。

如果存在抗凝禁忌证，通常应避免 VTE 抗凝治疗。肿瘤患者抗凝治疗禁忌证包括：①近期中枢神经系统出血、颅内或脊髓有高危出血病灶；②活动性出血（大出血），如 24 小时输血量超过 2 U；③慢性的、有临床意义的可测量的出血超过 48 小时；④血小板计数 $<50 \times 10^9/L$；⑤合并尿毒症、再生障碍性贫血等相关的血小板严重功能障碍；⑥近期进行出血风险很高的大手术；⑦有凝血障碍的基础疾病；⑧凝血因子异常，如Ⅷ因子缺乏及严重肝病；⑨凝血酶原时间或活化部分凝血活酶时间延长；⑩行腰麻或腰椎穿刺术；⑪高危跌倒（头部创伤）等。其中前

两种情况为绝对禁忌证，其他为相对禁忌证。当绝对禁忌抗凝治疗时，可植入下腔静脉（inferior vena cava, IVC）滤器。

发生急性 VTE 的肿瘤患者如果出血风险低，且没有出现有临床意义的抗凝并发症（如出血、血小板减少），抗凝时间应至少为 3~6 个月。根据一般人群的数据外推，我们对肿瘤人群中被怀疑的无症状肺栓塞患者或 DVT 患者给予同样的治疗（即治疗 3~6 个月）。合并 PTE 的肿瘤患者，抗凝治疗疗程应在 12 个月以上。对于活动性肿瘤或持续高危的患者，应考虑无限期抗凝治疗。LMWH 传统上是肿瘤患者长期治疗的优选抗凝药；然而，一项随机试验研究显示，在 LMWH 初始治疗后使用一种口服 Xa 因子抑制剂（依度沙班）可获得较好的结果。随机试验和事后分析表明 LMWH 或依度沙班治疗后的 VTE 发生率相当，所以我们建议使用这两种药物中的任一种进行长期抗凝；由于 LMWH 的使用率较高且其对降低复发性 VTE 发生率的效果更好，所以 LMWH 优于华法林。

可使用 VKA（口服）或除依度沙班外的 DOAC（利伐沙班、阿哌沙班、达比加群酯）进行抗凝治疗，特别适合不愿接受注射治疗的患者；应根据患者的具体情况选择口服药物。例如，对于肾功能不全患者（如肌酐清除率 <30 ml/min），应避免使用 LMWH 和 DOAC，而优选华法林。

（三）溶栓治疗

2016 年美国国立综合癌症网络（NCCN）指南中指出，肿瘤 VTE 患者溶栓治疗的绝对禁忌证有：出血性卒中或不明原因的卒中病史；颅内肿瘤；近 3 个月内曾出现缺血性卒中；近 3 周内曾发生严重创伤、严重手术或头部创伤；血小板计数 $<10 \times 10^9/L$；活动性出血；出血体质。

溶栓治疗的指征如下：急性近端 DVT 危及肢体或生命；有症状的髂 – 股静脉血栓形成；超过 2 个肺叶血管的 PTE 或 PTE 危及生命；缺血风险高的肠系膜静脉血栓形成。

溶栓的时间窗一般为出现症状的 2 周内，常用药物为尿激酶、链激酶及重组组织型纤溶酶原激活剂（recombinant tissue plasminogen activator, rt-PA）。用法与剂量：尿激酶，负荷量为 4400 U/kg，静脉滴注 10 分钟，继以 2200 U/（kg·h）持续静脉滴注 12 小时；链激酶，负荷量为 25 万 U，静脉滴注 30 分钟，继以 10 万 U/h 持续静脉滴注 24 小时，治疗前应予以地塞米松或苯海拉明以预防过敏反应；rt-PA，50~100 mg，静脉滴注 2 小时。

（四）手术及介入治疗

对于已经确诊 DVT 的肿瘤患者，若存在抗凝禁忌证，置入滤网可有效降低 PTE 的发生，但其他手术方式（包括血栓切除术、静脉成形术、静脉旁路术和胸廓出口综合征减压术）的应用也非常有限。介入治疗主要包括支架植入术、经导管取栓术、血栓吸除术、血栓旋切术和球囊成形术等，应用较少。

六、预防

应用 Khorana 评分（表 2-5-1）及 Wells 评分（表 2-5-2）等评估工具，对肿瘤患者进行个体化的 VTE 风险评估，根据不同的评分结果提出抗凝建议。

表 2-5-1　Khorana 血栓风险评估评分量表

患者特征	分值（分）
原发灶风险极高：胃、胰腺	2
原发灶风险高：肺、淋巴瘤、妇科肿瘤、膀胱、睾丸	1
PLT ≥ 350×10^9/L	1
HGB<10 g/dl 或使用促红细胞生成素	1
WBC>11×10^9/L	1
BMI ≥ 35 kg/m^2	1

注：PLT—血小板；HGB—血红蛋白；WBC—白细胞；BMI—身体质量指数。低风险 0 分；中风险 1~2 分；高风险 ≥ 3 分。

表 2-5-2　Wells 评分量表

易发因素、症状和体征	分值（分）
近期卧床 >3 天，或 12 周内需要进行全身麻醉或局部麻醉的大手术	1
瘫痪、不完全瘫痪或近期下肢石膏固定	1
肿瘤	1
沿深静脉走行的局部疼痛	1
整个下肢肿胀	1
与无症状侧相比，小腿水肿范围 >3 cm（胫骨粗隆下 10 cm）	1
局限于有症状下肢的可压凹陷性水肿	1
可做出非 VTE 的其他诊断	−2

注：VTE—静脉血栓栓塞症。低度危险 ≤ 0 分；中度危险 1~2 分；高度危险 ≥ 3 分；<2 分为不可能发生 VTE；≥ 2 分为可能发生 VTE。

（一）常用的预防方式

目前最常用的预防方式包括机械性预防和药物预防。

1. 机械性预防　主要针对住院的肿瘤患者应用静脉加压装置（venous compression device, VCD）进行机械性预防，但首先应该除外机械性预防的禁忌证［如已确诊的急性 DVT、急性下肢浅静脉血栓形成（SVT）、外周动脉疾病、开放性伤口、充血性心力衰竭等］。应用 VCD 不存在相关的出血风险，但是佩戴此装置可能干扰患者日常活动。此外，分级加压弹力袜作为一种机械性预防方法，也可与 VCD 联合使用。

2. 药物预防　相关指南建议，住院或门诊肿瘤患者根据 VTE 评估结果酌情、规范应用预防性抗凝治疗，但应该密切随访出血等风险。目前推荐的预防性抗凝药物是 LMWH，用量一般为 2000～5000 U，每日 1 次，或 2000～2500 U，每日 2 次，皮下注射。

（二）不同患者的 VTE 预防要求

1. 肿瘤手术患者　中国 VTE 预防与治疗指南（2019 版）建议，对 VTE 风险较高的外科肿瘤手术患者行抗凝治疗，以防止血栓事件。VTE 风险较高的外科肿瘤患者的特征包括：行消化道恶性肿瘤手术、有 VTE 病史、麻醉时间 ≥ 2 小时、晚期疾病、围术期卧床休息几天或更长时间、年龄 ≥ 60 岁等。外科手术后进行 4 周的预防性抗凝治疗可减少 50% 以上血栓事件。预防 VTE 的方法首选抗凝药物预防，机械性预防不能作为单独的方法使用，仅用于存在抗凝药物禁忌时使用。预防性抗凝治疗的时间控制：应从术前 2～12 小时开始药物预防，至术后至少持续 7～10 天；而对于开腹手术和腹腔镜手术后的患者应延长抗凝时间至 4 周，可进一步减少 VTE 的发生风险。

2. 住院化疗患者　所有住院化疗的肿瘤患者均存在 VTE 的高危风险。因此，2019 年美国国立综合癌症网络（NCCN）指南推荐这部分患者进行预防性抗凝治疗。但除美国之外的指南中的住院患者主要包括行动不便、需要卧床及病情已经较严重或处于急性期的患者，这与中国的普通住院患者的情况可能存在一定差异。中国的预防方法同样包括药物预防和机械性预防，其中机械性预防的适应证为存在抗凝禁忌、且无机械性预防禁忌证者。

3. 门诊放化疗患者　能够正常行动仅需要在门诊进行放化疗的肿瘤患者，是否需要进行 VTE 的一级预防仍存在争议，也是目前研究的热点。大量针对不同肿瘤类型患者的随机对照临床试验正在研究中，关键在于如何识别存在 VTE 高危风险的肿瘤患者，并且需要对患者预防性抗凝治疗的获益和出血风险进行充分评估。针对 VTE 高危风险的患者应进行预防性抗凝治疗，而低风险患者无须进行常规的预防性抗凝治疗。但是哪些患者属于 VTE 高危人群尚无统一标准，目前国际比较认可的是 Khorana 血栓风险评估模型，Khorana 评分 ≥ 3 分的患者被认为是 VTE 的高危风险人群，应考虑进行 VTE 的一级预防。目前，近期的两项关于 CAVTE 一级预防的大规模随机对照研究，分别从不同的角度探讨门诊癌症患者的血栓预防。其中 CASSINI 研究显示，对于血栓高风险的门诊癌症患者（Khorana 风险评分 ≥ 2 分），服用利伐沙班 10 mg (qd)，与安慰剂相比能显著减少 VTE 和 VTE 相关死亡的发生（2.6% vs 6.4%，HR 0.40，95%CI 0.2～0.8，P=0.007）；同时不增加大出血事件（2.0% vs 1.0%，HR 1.96，95%CI 0.59～6.49，P=0.265）。基于 CASSINI 研究，最新的美国临床肿瘤学会（ASCO）肿瘤血栓指南和国际血栓与止血学会（ISTH）指南均指出，对起始化疗、Khorana 风险评分 ≥ 2 分、无药物间相互作用且无出血高风险（如胃肠道肿瘤）的门诊肿瘤患者，在起始化疗时可应用利伐沙班作为血栓一级预防药物。另一项 AVERT 研究显示，阿哌沙班与安慰剂相比明显降低了门诊化疗患者的 VTE 发生风险（4.2% vs 10.2%，$P<0.001$）。因为缺乏 6 个月以上的随访数据支持，门诊化疗患者接受预防性抗凝治疗的时间目前尚无定论。如果时间过长，可能导致出血风险及医疗费用的增加。因此，如何优化抗凝治疗时间也是未来研究的重要方向。

4. **导管相关血栓患者** 深静脉置管（中心静脉置管）是肿瘤患者治疗中常见的操作，其主要目的是为反复输液的患者建立良好的输液通路，以及防止化疗药物导致静脉炎的发生。但是多项研究表明导管的置入导致静脉血栓的发生风险增加，即深静脉置管是肿瘤患者发生 VTE 的重要危险因素，因此预防导管相关的 VTE 也是临床特别关注的问题。既往大部分研究显示华法林和低分子肝素在预防导管相关 VTE 方面均无明显优势，但近年也有研究显示华法林和低分子肝素能够降低症状性导管相关 VTE 的发生风险。但因为目前研究结果尚存在争议，而且导管相关 VTE 的总体发生率并不高，有研究报道症状性 VTE 的发生率约为 4.5%，所以目前包括 NCCN 指南在内的多项指南并不推荐常规进行预防性抗凝治疗。目前，针对上述情况能够采取的一些预防措施主要集中在导管相关操作，如导管应尽量从右侧置入、插入到颈静脉内、导管远端应位于上腔静脉和右心房的连接处等。对于确实需要中心静脉导管的患者，建议首选置入式输液港。同样，未来的研究方向在于找到导管相关 VTE 的关键危险因素，选择更有针对性的预防策略。

七、随访

对正在进行抗凝治疗的患者应经常重新评估风险／获益比，要考虑患者的总体临床状况，包括生存质量和预期寿命。

抗凝药物治疗癌症患者的 VTE 虽然有效，但也伴随着较高的并发症发生率（由出血和经抗凝治疗仍出现 VTE 复发造成）。对于风险特别高的患者，在抗凝治疗中需要密切观察是否出现这些并发症，以便在 VTE 复发或发现出血时调整治疗策略（如改用其他药物、减少剂量或停止治疗）。

此外，对于置入了 IVC 滤器的患者或未接受治疗的患者，还需要针对复发性或进展性 DVT 进行临床评估，以预测发生肺栓塞（可能为终点事件）的可能性。通过随访可获得预后信息，便于患者及医护人员做出知情决策。

（吕　静　董银英）

参考文献

[1] 中国临床肿瘤学会肿瘤与血栓专家委员会 . 肿瘤相关静脉血栓栓塞症预防与治疗指南（2019 版）. 中国肿瘤临床 ,2019,46(13):653-660.

[2] 马旭 , 王丹 , 韩森 . 肿瘤患者静脉血栓栓塞症的一级预防及研究进展 . 中国肿瘤临床 ,2020,47(6):309-313.

[3] 司马蕾 , 刘巍 . 肿瘤姑息支持治疗教程 . 北京 : 高等教育出版社 ,2017.

[4] Akl EA, Kahale L, Sperati F, et al. Low molecular weight heparin versus unfractionated heparin for perioperative thromboprophylaxis in patients with cancer. Cochrane Database Syst Rev, 2014,(6):CD009447.

[5] Akl EA, Terrenato I, Barba M, et al. Low-molecular-weight heparin vs unfractionated heparin for perioperative thromboprophylaxis in patients with cancer: a systematic review and meta-analysis. Arch Intern Med, 2008,168(12):1261-1269.

[6] Guo Q, Huang B, Zhao J, et al. Perioperative Pharmacological Thromboprophylaxis in Patients With Cancer: A Systematic Review and Meta-analysis. Ann Surg, 2017,265(6):1087-1093.

[7] Pariser JJ, Pearce SM, Anderson BB, et al. Extended Duration Enoxaparin Decreases the Rate of Venous Thromboembolic Events after Radical Cystectomy Compared to Inpatient Only Subcutaneous Heparin. J Urol, 2017,197(2):302-307.

[8] Carrier M, Altman AD, Blais N, et al. Extended thromboprophylaxis with low-molecular weight heparin (LMWH) following abdominopelvic cancer surgery. Am J Surg, 2019,218(3):537-550.

[9] Khorana AA, Francis CW, Culakova E, et al. Thromboembolism in hospitalized neutropenic cancer patients. J Clin Oncol, 2006,24(3):484-490.

[10] Peris M, Jiménez D, Maestre A, et al. Outcome during and after anticoagulant therapy in cancer patients with incidentally found pulmonary embolism. Eur Respir J, 2016,48(5):1360-1368.

[11] Lee AY, Levine MN, Baker RI, et al. Low-molecular-weight heparin versus a coumarin for the prevention of recurrent venous thromboembolism in patients with cancer. N Engl J Med, 2003,349(2):146-153.

[12] Lee AYY, Kamphuisen PW, Meyer G, et al. Tinzaparin vs Warfarin for Treatment of Acute Venous Thromboembolism in Patients With Active Cancer: A Randomized Clinical Trial. JAMA, 2015,314(7):677-686.

[13] Hakoum MB, Kahale LA, Tsolakian IG, et al. Anticoagulation for the initial treatment of venous thromboembolism in people with cancer. Cochrane Database Syst Rev, 2018,1(1):CD006649.

[14] Lyman GH, Khorana AA, Kuderer NM, et al. Venous thromboembolism prophylaxis and treatment in patients with cancer: American Society of Clinical Oncology clinical practice guideline update. J Clin Oncol, 2013,31(17):2189-2204.

[15] NCCN. NCCN clinical practice guidelines in Oncology:Cancer-Associated Venous Thromboembolic Disease（2019. V1）https://www.nccn.org/professionals/physician_gls/pdf/vte.pdf[2020-12-29].

第二节　上腔静脉综合征

上腔静脉综合征（superior vena cava syndrome, SVCS）是指上腔静脉或其周围的病变引起上腔静脉不同程度的狭窄或闭塞，导致经上腔静脉回流到右心房的血液部分或完全受阻所引起的临床症候群。恶性肿瘤引起的 SVCS 约占 90%，超过 50% 的患者在肿瘤被确诊前已出现症状，且 90% 的 SVCS 有典型的临床症状。肿瘤并发 SVCS 的预计中位生存期约 6 个月，但不同病理类型肿瘤的预后仍存在显著差异。肿瘤患者出现 SVCS 往往提示病程晚、病情重、预后差，须及时诊治。

一、病因和发病机制

上腔静脉位于上纵隔右前方，长 6~8 cm，是由左、右无名静脉汇合而成的一条粗而短的静脉干。收纳来自头、颈、上肢、胸壁的静脉血并回流至右心房。上腔静脉被右主支气管、右肺动脉、主动脉、头臂动脉、胸腺及许多淋巴结所包绕，因其壁较薄，内部血流压力低，容易被周围占位组织压迫；或上腔静脉内的癌栓或血栓形成阻塞了血管腔，均可导致上腔静脉支配的区域及脏器组织淤血、水肿和缺氧。上腔静脉长时间受压或阻塞，会导致严重的呼吸循环系统和神经系统并发症。

肿瘤相关性 SVCS 最常见于胸腔内肿瘤，主要为肺癌，其次为非霍奇金淋巴瘤、纵隔转移性肿瘤、纵隔原发恶性肿瘤等。右侧肺癌因肺组织更邻近上纵隔，向纵隔淋巴结引流途径短，滤过淋巴液少，所以肿瘤更容易转移至纵隔淋巴结并引起 SVCS。

二、临床表现

1. **静脉回流障碍**　上腔静脉支配区域（如面颈部、上肢、胸背部）出现非凹陷性水肿，颈静脉怒张，胸壁静脉曲张且血流方向向下。皮肤及口唇发绀伴呼吸困难，常伴有头晕、头涨、头痛，平卧位或弯腰时加重，上半身直立后可缓解。上肢血压显著高于下肢。

2. **压迫症状**　肿瘤压迫气管、食管可相应出现咳嗽及呼吸困难、进食不畅。如果肿瘤压迫交感神经可导致霍纳综合征，即颈交感神经麻痹综合征，临床表现为瞳孔缩小、上睑下垂、眼裂狭小、眼球内陷及患侧面部无汗等。肿瘤侵犯喉返神经可导致同侧声带麻痹，出现声音嘶哑。

三、辅助检查

1. **胸部 X 线检查** 表现为纵隔增宽、上纵隔占位，75%～80% 在右侧，部分患者可见胸腔积液。

2. **多普勒超声** 主要用于确认是否为血栓原因引起的上腔静脉堵塞及其堵塞程度。

3. **胸部 CT 及 MRI** 主要显示上腔静脉受阻的具体部位及侧支循环情况，同时显示胸腔内结构，明确肿瘤情况。其中 MRI 对上腔静脉内癌栓的诊断具有较大意义。

4. **上腔静脉造影** 主要显示上腔静脉梗阻的部位，以及远心端、近心端情况，但上腔静脉造影为有创性检查，且有辐射及感染风险，不推荐常规使用。

四、治疗

对于肿瘤相关性 SVCS 患者，争取在治疗前获取病理标本，但不需病理确诊肿瘤后才开始治疗，而是在针对肿瘤病因治疗之前或同时积极对症治疗以尽快缓解症状。治疗包括一般治疗、抗凝治疗、放疗、化疗、介入治疗、综合治疗和外科治疗。

1. **一般治疗** 取半坐位或高枕卧位、低盐饮食、吸氧、严格禁止上肢输液，限制液体及钠盐摄入量，适当应用呋塞米或 20% 甘露醇利尿，减少心排血量和静脉压力；适当使用镇静或镇痛药有助于缓解焦虑及不适；对于严重的呼吸困难或颅内压增高者，可短期应用糖皮质激素等抑制炎性反应，从而减轻压迫及水肿；若肿瘤造成气道梗阻，必要时行气管插管或气管切开。

2. **抗凝治疗** SVCS 常伴有血栓形成，应该使用血栓形成风险评估工具进行评估，对于高危患者排除抗凝禁忌证后预防性使用抗凝治疗。目前常用药物为低分子量肝素、华法林及新型口服抗凝药。需要注意的是，抗凝治疗可能造成出血、血小板减少等不良反应。

3. **放疗** 对大多数恶性肿瘤所致的 SVCS 有效，70%～90% 的患者症状可得到缓解，病情危急时可作为首选治疗方法，特别适合化疗后复发或对化疗不敏感的肿瘤，如非小细胞肺癌。放疗开始时局部水肿加重，可联合使用糖皮质激素和利尿剂。若同时存在上腔静脉血栓形成，放疗效果可能不佳。

4. **化疗** 对于小细胞肺癌、生殖细胞肿瘤及恶性淋巴瘤等对化疗敏感的肿瘤，可首选全身化疗，之后再酌情放疗，以避免放疗初期暂时性水肿导致的病情一过性加重。化疗应首选作用快的细胞周期非特异性药物，剂量应偏大，建议同时给予糖皮质激素。

5. **介入治疗** 随着介入放射学的进展，支架植入术等介入治疗的出现为肿瘤相关性 SVCS 提供了一种全新的治疗方法，尤其适用于恶性肿瘤侵犯范围广或有远处转移，以及静脉受压或血管内血栓阻塞严重造成生命危险、化疗或放疗无效的肿瘤患者。支架分为临时性支架或永久性支架，因肿瘤相关性 SVCS 患者绝大部分为晚期患者，预计生存期有限，往往选择永久性支架在体内终生保留。有学者建议把支架作为早期 SVCS 治疗的一线方案。

6. 综合治疗 临床可采用介入治疗 + 放疗 + 化疗等综合治疗方案治疗肺癌并发上腔静脉综合征患者。支气管动脉是肺癌患者血供的主要来源，介入治疗经动脉直接注入化疗药物能够提升疗效；放射治疗将病变范围合理覆盖起来，最大限度地提升靶区剂量及减轻正常器官损伤程度；化疗能够有效避免患者放疗引发的癌栓机化，减少血管堵塞的发生。以上综合治疗方案能够有效改善患者临床症状，提升治疗疗效及延长生存期。相关医学研究表明，将肺癌并发上腔静脉综合征患者随机分为观察组（综合治疗方案）与对照组（常规化疗方案），结果发现观察组的有效缓解率（87.5%）显著高于对照组（60.0%），6 个月、1 年、2 年、3 年生存率均显著高于对照组，且两组不良反应发生率比较无显著差异。结果提示临床综合治疗方案比常规化疗方案的治疗效果好且不增加不良反应。另有研究结果表明，综合治疗组患者的总缓解率 ［86.7%（26/30）］ 显著高于常规化疗组 ［60.0%（18/30）］（$P<0.05$）。与上述相关医学研究结果一致，说明对肺癌并发上腔静脉综合征患者实施综合治疗较常规化疗更能有效提升患者的总缓解率；综合治疗组患者的 6 个月、1 年、2 年、3 年生存率为 96.7%（29/30）、83.3%（25/30）、66.7%（20/30）、53.3%（16/30），均显著高于常规化疗组 ［80.0%（24/30）、63.3%（19/30）、46.7%（14/30）、33.3%（10/30）］（$P<0.05$），也与上述研究结果一致。

7. 外科治疗 主要适用于胸骨后甲状腺肿、主动脉瘤等良性疾病所造成的 SVCS。恶性肿瘤侵犯或压迫上腔静脉导致症状严重，且肿瘤无远处转移、切除后预期可延长生存时间者，可考虑原发肿瘤与上腔静脉一同切除，同时视上腔静脉的缺损范围予以自体血管补片或人造血管修补，缺损较大时需要建立旁路转流。具体手术方式如下。

（1）*旁路移植术*：使聚集在上肢、头颈处的血液经旁路回流到心脏，以此缓解症状。具体的手术方法有：大隐静脉 – 颈内（外）静脉转流术、颈内静脉 – 右心耳 / 右心房旁路移植术、奇静脉 – 上腔静脉及右心耳或下腔静脉旁路移植术等。对于那些无法耐受切除重建，以及预后不良的上腔静脉综合征患者，这些手术方法都适用。

（2）*上腔静脉重建术*：近几年来，国外有越来越多的学者对根治性肺癌切除 + 受累上腔静脉切除 + 人造血管重建术的应用效果进行研究，并取得较好的治疗效果。Magnan 等研究提示，对 10 例肺癌合并上腔静脉综合征患者采用上腔静脉切除 + 人造血管重建术，其 1 年、2 年及 5 年生存率分别是 70%、25% 和 12.5%。如何选择重建方式，要考虑上腔静脉（SVC）管壁受侵的范围及程度。通常情况下，若 SVC 受侵低于 1/3 周径，或可以使用自体心包片或聚四氟乙烯（PTFE）人工补片加以修复得到良好效果的，可选择上腔静脉壁部分切除 + 重建术进行治疗；若 SVC 管壁受侵已超出了周径的 1/3，或肿瘤已经侵入到上腔静脉腔中且形成瘤栓，或受到转移肿大淋巴结的影响难以将血栓从上腔静脉上实现彻底剥离的，建议使用上腔静脉切除＋重建术。血管重建可选择自体血管、组织（心包、大隐静脉等）及带螺纹支撑的人造血管等。据周清华等报道，对 65 例局部晚期肺癌患者行上腔静脉切除重建术，术后患者 5 年生存率为 29.67%，说明上腔静脉重建能明显提高患者生存率。彭忠民等认为，为了规避脑水肿的发生风险，在手术治疗的同时可借助一些举措来减少甚至避免上腔静脉阻断。如尽量使用那些长度适合、粗细适宜的膨体 PTFE 人造血管，使用无创伤滑线做持续性的外翻缝合处理等。这些举措不仅有利于确保吻合口的平整程度和严密程度，而且也是规避血管栓塞或出血发生的有力手段。由肺癌造成的上腔静脉综合征的外科治疗使部分患者生存质量得到提高，生存时间延长。但手术创伤大、时间长，术后并发症多于单纯肿瘤切除手术，术后存在抗凝、血栓等问题。规范化治疗，严格掌握手术适应证，辅以化疗、放疗及介入等综合治疗，将能取得更好的治疗效果。

（吕　静　董银英）

参考文献

[1] 汪忠镐，谷涌泉，汪秀杰，等 . 上腔静脉综合征的外科治疗（附 47 例分析）. 中华胸心血管外科杂志，1998,2:19-21.

[2] 彭忠民，陈景寒，孟龙，等 . 35 例肺癌累及上腔静脉患者的外科治疗 . 中国胸心血管外科临床杂志，2009,16(1):27-30.

[3] 周清华，刘伦旭，刘斌，等 . 肺切除合并心脏大血管切除重建治疗局部晚期肺癌 . 中国肺癌杂志，2001,6:403-406.

[4] 梁超，洪志鹏 . 胸部肿瘤引起上腔静脉综合征的治疗及进展 . 中华肺部疾病杂志（电子版），2011,4(2):143-147.

[5] 程宇峰 . 肺癌所致上腔静脉综合征的外科治疗进展 . 心血管外科杂志（电子版），2017,6(2):180.

[6] Ampil FL, Caldito G. Patient-provider delays in superior vena caval obstruction of lung cancer and outcomes. Am J Hosp Palliat Care, 2014,31(4):441-443.

[7] Zhang X, Li X, Meng M, et al. Vascular spinal cord obstruction associated with superior vena cava syndrome: A case report and literature review. Medicine (Baltimore), 2017,96(51):e9196.

[8] Galetta D, Spaggiari L. Early and Long-Term Results of Tracheal Sleeve Pneumonectomy for Lung Cancer After Induction Therapy. Ann Thorac Surg, 2018,105(4):1017-1023.

[9] Magnan PE, Thomas P, Giudicelli R, et al. Surgical reconstruction of the superior vena cava. Cardiovasc Surg, 1994,2(5):598-604.

[10] Wisselink W, Money SR, Becker MO, et al. Comparison of operative reconstruction and percutaneous balloon dilatation for central venous obstruction. Am J Surg, 1993,166(2):200-204.

[11] Jeanfaivre T, Pégis JD, Enon B, et al. Surgical vein reconstruction in patients with tumor invasiveness of the superior caval system. Retrospective study of 7 cases. J Chir (Paris), 1996,133(2):61-64.

第三节　心包积液

恶性心包积液（malignant pericardial effusion, MPCE）是指由恶性肿瘤引起的心包腔液体的过度积聚，是晚期恶性肿瘤常见的并发症，发生率约 10%，确诊依据为心包积液细胞学或组织学检查发现肿瘤细胞。恶性心包积液原发于心脏和心包的肿瘤很少，绝大多数为转移瘤引起，对患者的生活质量和生存期均有显著的不利影响，往往预示着预后不良。如不能及时而有效地处理，将导致心脏压塞和患者短期内死亡。

一、病因和发病机制

心包由壁层和脏层组成，两层之间为心包腔，正常情况下心包腔内含 10 ~ 50 ml 液体，起到润滑作用。正常的心包容量较心脏容量大 10% ~ 20%，心包腔内压力低于大气压及心房压和心室舒张压。当心包腔内积液不断增多或急剧增多到一定程度时，心包内压力上升可出现心脏压塞，导致心室舒张及充盈受限、心排血量减少。同时，心包内压力升高影响血液回流至右心，导致肺循环阻力和体循环阻力均升高。

肿瘤相关性心包积液的病因主要由肿瘤血运转移所致，部分患者因胸腔内肿瘤直接侵犯，原发于心脏和心包的肿瘤很少。人体任何部位原发的恶性肿瘤都可能转移到心包，其中以肺癌、乳腺癌、恶性淋巴瘤和白血病最为常见，其他如胃肠道肿瘤、肉瘤、黑色素瘤、甲状腺癌、胸腺肿瘤、肾癌和子宫颈癌等也可发生。心脏和心包原发肿瘤多为间皮瘤，也可能是良性纤维间皮瘤、恶性纤维肉瘤、黑色素瘤等。但是并非肿瘤相关性心包积液均为 MPCE，如纵隔淋巴瘤、胸腺瘤常出现无症状的、暂时性的心包积液，其病因为淋巴回流障碍；胸部放疗也可出现心脏损伤，表现为放射性心包炎等。

心脏压塞的产生是由于心包腔内积液的不断增多使得心包内压力升高，达到一定程度后心室舒张功能受限，心搏出量下降，导致心排血量减少及肺循环阻力和体循环阻力均升高，血流动力学变慢；临床表现为呼吸困难、心音低钝、遥远及奇脉，严重影响患者的生活质量和生存期。如果不能及时进行治疗，则很可能会导致死亡。

恶性心包积液的产生是由于肿瘤细胞弥散性播散在心包腔表面并增殖，阻塞心包血管和淋巴管，引起心包本身分泌积液和（或）重吸收能力受损所致。恶性心包积液的产生机制比较复杂，目前已知的机制未能完全阐明恶性心包积液的形成原因。近年来的研究表明，血管内皮生长因子（VEGF）和基质金属蛋白酶（MMPs）等在恶性心包积液的形成、发展过程中发挥了重要作用。VEGF 是一种高度特异性的促血管内皮细胞生长因子，具有促进血管通透性增加、血管内皮细胞迁移、增殖和血管形成等作用。多项研究表明，肿瘤细胞浸润或转移至心包腔后，引起局部 VEGF 水平升高，促使肿瘤新生血管生成和血管通透性增加，造成红细胞和大分子量蛋白质容易从血管渗出，因此恶性心包积液多为血性积液。在肿瘤患者的血清和心包积液中，VEGF 水平均升高，这可以作为良性、恶性心包积液鉴别诊断的参考指标，且 VEGF 水平与肿瘤预后不良密切相关。MMPs 是一种存在于细胞外的蛋白水解酶，在多种肿瘤中过度表达，其参与细胞外基质的降解，减少肿瘤间的黏附，引起肿瘤的侵袭、转移和新生血管生成，增加肿瘤和浆膜血管的通透性，参与恶性心包积液的形成。Ⅳ型胶原酶（MMP-2 和 MMP-9）与肿瘤侵袭、转移的关系非常密切，与 VEGF 之间可互相上调基因表达和促进活化。研究表明，与良性心包积液相比，恶性心包积液中 MMPs 的含量显著升高。因此，VEGF 和 MMPs 与恶性心包积液的发生和发展有密切的联系，参与了恶性心包积液的发病机制，故针对 MMPs、VEGF 的靶向治疗可减少恶性心包积液的产生，应是控制恶性心包积液潜在的有效策略之一。

二、临床表现

肿瘤相关性心包积液的临床表现主要取决于积液产生的速度及积液量。

1. **常见症状**　胸骨后或心前区疼痛、呼吸困难、乏力、咳嗽、心悸等。当积液快速产生或积液量达到一定程度时，则可导致心脏压塞，表现为端坐呼吸、心悸、血压下降、少尿及意识障碍等。同时，大量心包积液可能压迫邻近的脏器（如气管），产生呼吸困难、喘憋等相应的症状，当患者采取前倾坐位时，相应的压迫症状可在一定程度上得到缓解。

2. **典型体征**　心包摩擦音是急性放射性心包炎渗出早期常见的典型体征，在胸骨左缘第 3～4 肋间及胸骨下区和剑突附近较清晰。当心包积液持续增加后，心包摩擦音逐渐消失。当心包积液量 >300 ml 时，可出现心尖冲动减弱、心浊音界向两侧扩大和心音低钝而遥远。心脏压塞患者会出现血压下降、颈静脉怒张及肝颈静脉反流征阳性、奇脉、肝大、下肢水肿等体征。

三、辅助检查

1. **胸部 X 线检查**　绝大多数患者心缘正常轮廓消失，心影扩大呈烧瓶状，肺癌患者常可见患侧肋膈角消失。

2. **心电图检查**　病变局限或渗出量少时，心电图改变多不明显。早期表现为 ST 段弓背向下抬高、T 波高尖，一般持续 2 天至 2 周；之后出现 T 波减低、变平，QRS 波低电压。如伴有心律失常，多为窦性心动过速、快速型房性心律失常。

3. **心脏超声检查** 心包腔内液性暗区提示心包积液，部分患者可见不规则肿块突入心包。超声检查对于心包积液的诊断敏感性及特异性均高。

4. **心包积液穿刺细胞学检查** MPCE 患者的心包积液常呈血性，均可检测到癌细胞。少数患者的心包积液穿刺细胞学检测未见肿瘤细胞，在临床诊断中，必要时可考虑经前胸切开做心包活检术。

5. **磁共振检查** 能清晰显示心包积液量和分布范围。对于因肿瘤侵犯心包而出现的血性渗出，渗液常呈中、高信号。

四、治疗

恶性心包积液的治疗既取决于积液量的多少，也取决于临床症状的轻重。急性产生者，心包积液量虽然较少（<250 ml），但临床症状可能很重；而积液产生速度较慢者，量虽较大（>500 ml），其症状仍可能相对较轻。对于无症状或者症状轻微的患者，尤其是对化疗敏感的肿瘤患者，如白血病、恶性淋巴瘤、小细胞肺癌及乳腺癌等引起的恶性心包积液患者，可以先进行有效的全身治疗，暂不做局部处理；但对于症状明显，严重影响生活质量的患者，应使用利尿剂、积极联合局部治疗以缓解病情，然后再进行全身抗肿瘤治疗。

（一）一般治疗

一般治疗包括减少心脏输出，如卧床休息；吸氧；控制输液量、利尿等。

（二）心包穿刺

对于急性渗出的心包积液，在超声心动图引导下行心包穿刺术可立即减轻心脏压塞症状。但心包穿刺有较高的致命并发症，主要为心律失常、心室穿孔和气胸等，发生率约为22%。因此，在穿刺和抽液过程中，心电图监护是非常必要的。并且，单纯心包穿刺抽液常易复发心包积液，据文献统计，约70%患者需要进一步治疗，主要包括外科手术治疗和化疗。心包穿刺的适应证包括患者出现面色发绀、呼吸困难、休克及神志丧失，或出现奇脉，或外周血压降低 >20 mmHg，或外周静脉压 >13 mmHg。

尽管通过心包穿刺抽液能有效缓解症状并改善血流动力学，但 60% 以上的患者会出现心包积液再积聚。心包积液量大时，单纯心包穿刺术（即未置管持续引流）后复发率较高。因此，对于确诊的恶性心包积液，初始处理应结合预防复发的措施。一项关于恶性心包积液经皮干预措施的系统评价纳入了 31 项非随机研究的数据，结果显示，除了单纯心包穿刺术以外的其他所有干预措施均与复发率的降低相关。据报道，持续导管引流的并发症发生率比较高，可达

7%~17%，并发症包括心包炎性胸痛、导管堵塞、感染、发热、气胸、心室穿孔和心搏骤停。一项关于 116 例大量心包积液患者的预后随访分析显示，在平均随访的 28 个月内，46% 的患者死于基础疾病相关并发症，未发现与心包疾病直接相关性死亡；在需要进行心包穿刺术的患者中，恶性心包积液患者的预后不佳，首次心包穿刺引流术后的 6 个月内病死率高达 80.3%，其中以肺癌最高（84.4%），其次为淋巴瘤（83.3%）和消化系统肿瘤（80.0%）。需要多次行心包穿刺术的复发性心包积液多见于肺癌患者。

（三）外科手术治疗

外科手术治疗包括心包开窗或心包切除，或从剑突下经皮穿刺置管做持续引流。采用何种手术方式，应根据患者的一般状况、病期、肿瘤类型和预期生存时间决定。前壁心包开窗可立即缓解心脏压塞，并发症 <2%。根治性心包切除术是指切除上至大动脉根部、下至横膈，前界为双侧膈神经，后至左膈神经和左肺静脉。

（四）化疗

对于化疗敏感的肿瘤，如未分化小细胞肺癌、非霍奇金淋巴瘤等，给予全身有效化疗可能抑制心包积液的产生。Martino 等报道了在心包腔内注入塞替派取得较好的疗效。心包积液引流后第 1、3、5 天分别注入塞替派 5 mg，结果 33 例患者中仅 3 例出现心包积液的复发，占 9.1%，患者中位生存时间为 115 天，而乳腺癌患者为 272 天。心包腔内注射塞替派未出现明显不良反应。

Tomkowski 等采取 3 种方法对肺癌引起的恶性心包积液进行顺铂的心包腔内注入：顺铂 10 mg 加生理盐水 20 ml，连续 5 天注入心包腔内（3 例）；顺铂 20 mg 加生理盐水 40 ml，连续 5 天注入心包腔内（1 例）；顺铂 50 mg 加生理盐水 100 ml 一次性直接注入心包腔内（6 例）。结果显示，93.5% 的患者的心包积液得到控制，8 例患者生存时间 <30 天，而 3 例 >30 天，后者中位生存时间为 102.5 天。在不良反应方面，7 例（15.2%）发生心房纤维化，5 例（10.9%）发生心室纤维化。

硬化剂也可在心包腔内注入。例如，米诺环素 10 mg/kg 或四环素 500~1000 mg 加入生理盐水中行心包腔内注入，或博来霉素 20 mg，1~2 次心包腔内注入。博来霉素对心脏的不良反应（特别是疼痛）较四环素轻。据报道，心包腔内注入以上药物并不会引起心包的严重纤维化，也不会引起心包增厚。心包腔内注入免疫调节剂可能有一定作用，包括干扰素、白细胞介素 -2 和卡介苗等，但疗效不确定。

（五）抗血管生成药物治疗

新近研究结果提示，恶性心包积液的发生机制可能是由于肿瘤细胞转移播散至心包腔表面，阻塞其血管和淋巴管，引起心包本身分泌和（或）重吸收心包积液的功能受损，同时局部VEGF、MMPs 水平升高，促使肿瘤新生血管大量生成及血管通透性增加，导致红细胞和大分子量蛋白质容易从血管渗出，进而引起心包积液。因此，针对 VEGF、MMPs 等为靶点的抗血管靶向治疗可能会成为治疗恶性心包积液的新的有效策略。贝伐珠单抗（bevacizumab）是一种重组人源化免疫球蛋白 G1 单克隆抗体，可以特异性结合 VEGF-A，阻断 VEGF-A/VEGF-2 信号通路，发挥抑制肿瘤血管生成和降低血管通透性的作用。目前有关贝伐珠单抗应用于恶性心包积液的文献较少。Chen 等报道了心包内输注贝伐珠单抗（100 mg 或 200 mg）联合全身抗肿瘤治疗恶性心包积液 7 例，有效率达 71.43%（5/7），完全缓解率达 42.86%（3/7），2 例出现恶心和呕吐，1 例出现与贝伐珠单抗治疗相关的轻度蛋白尿，1 例出现双下肢血栓形成，通过抗凝治疗缓解。恩度是我国学者罗永章等自主研发出的新型重组人血管内皮抑制素，与天然的内皮抑制素相比，其生物活性增加、性质更稳定且半衰期更长。在临床上恩度已经广泛用于治疗多种恶性肿瘤，其对调控肿瘤血管生成和通透性的 VEGF、MMPs 及其他多个重要信号通路均有明确的抑制作用，可通过多个环节发挥抗血管及抗淋巴管生成的作用，重塑脉管结构以减少血管渗漏，高效抑制浆膜腔积液的产生，具有坚实的理论基础。动物模型的研究表明，浆膜腔内直接给予恩度可以抑制腔内肿瘤的生长并能有效防止恶性积液的形成和再发，且恩度与化疗药物具有协同作用。自 2006 年，开始临床应用以来，国内学者采用恩度单药或联合铂类药物心包腔内灌注治疗恶性心包积液疗效显著，耐受性好。总体来看，在心包腔内给予恩度单药治疗恶性心包积液的有效率在 88% 以上，完全缓解率为 48%~95%，且无明显的不良反应。仅有朱彦军等报道了局部注药后 3 例患者出现轻度胃肠道反应（发生率为 1.5%），2 例患者出现发热（发生率为 1.0%），3 例患者出现轻度疼痛（发生率为 1.5%）。李晓敏采用恩度心包腔内灌注联合全身化疗治疗大量恶性心包积液患者 7 例（原发性非小细胞肺癌 4 例、乳腺癌 3 例），心包积液完全缓解率达 100%，同时心脏压塞症状消失，一般情况明显改善，无明显不良反应。恩度联合铂类药物（顺铂、卡铂和洛铂）心包腔内给药的有效率高达 93% 以上，保持 75% 以上的完全缓解率，患者生活质量的改善与有效率呈正相关，其不良反应除化疗药物引起的轻度消化道反应和骨髓抑制外，其中 3 项研究报道发生了轻度的心脏不良反应：无明显心肌缺血症状的轻度 ST-T 段改变（3.2%）、心肌酶轻度升高（5.7%）和 2 例心律失常（1.9%），经支持对症治疗后均获得缓解。以上结果显示，采用恩度单药或联合化疗药物心包腔内给药治疗恶性心包积液具有高效低毒的特点，单药即可获得 88% 以上的有效率；而与铂类药物联合腔内给药后，有效率进一步提高，心包积液完全缓解率甚至可达 100% 且并未增加不良反应，但对于既往有心脏病史的患者仍需要关注恩度的不良反应。

（六）放疗

有文献报道，对放疗敏感的肿瘤如小细胞肺癌、淋巴瘤、白血病等，在心包积液引流后做心前区放疗，可获得 50% 的局部控制率，常规照射 25～30 Gy（每日每次 1.5～2.0 Gy）。对特别敏感的肿瘤，则可适当减少照射的总量。

以上治疗方法各有一定的疗效和副作用，适用于临床的不同阶段，只有根据不同的疾病阶段选择适当的治疗手段开展个体化治疗，同时需要全面考虑患者的心血管和其他方面的健康状况及恶性肿瘤的预后，才能提高治疗的有效率，以期延长患者的生存期。

（吕　静　董银英）

参考文献

[1] 司马蕾，刘巍. 肿瘤姑息支持治疗教程. 北京：高等教育出版社，2017.

[2] 魏蕾，秦叔逵. 重组人血管内皮抑制素治疗恶性心包积液的研究进展. 临床肿瘤学杂志，2019,24(8):748-756.

[3] Song JM , Shim TS , Choi SW , et al. Diagnosis of tuberculous pericardial effusion by t cell-based assays on peripheral blood and pericardial fluid mononuclear cells. Journal of the American College of Cardiology, 2012, 59(13):e1589.

[4] Nanjo S, Yamazaki J, Tsubuku M, et al. Primary idiopathic chylopericardium: report of two cases. Ann Nucl Med, 2004,18(6):537-539.

[5] Mazzotta G , Morais JA , Oto A , et al. Guidelines on the diagnosis and management of pericardial diseases. European Heart Journal, 2004, 25(7):587-610.

[6] Imazio M, Bobbio M, Cecchi E, et al. Colchicine in addition to conventional therapy for acute pericarditis: results of the COlchicine for acute PEricarditis (COPE) trial. Circulation, 2005,112(13):2012-2016.

[7] Imazio M, Demichelis B, Parrini I, et al. Day-hospital treatment of acute pericarditis: a management program for outpatient therapy. J Am Coll Cardiol, 2004,43(6):1042-1046.

[8] Imazio M, Belli R, Brucato A, et al. Efficacy and safety of colchicine for treatment of multiple recurrences of pericarditis (CORP-2): a multicentre, double-blind, placebo-controlled, randomised trial. Lancet, 2014,383(9936):2232-2237.

[9] Imazio M, Trinchero R, Brucato A, et al. COlchicine for the Prevention of the Post-pericardiotomy Syndrome (COPPS): a multicentre, randomized, double-blind, placebo-controlled trial. Eur Heart J, 2010,31(22):2749-2754.

[10] Imazio M, Brucato A, Ferrazzi P, et al. Colchicine for prevention of postpericardiotomy syndrome and postoperative atrial fibrillation: the COPPS-2 randomized clinical trial. JAMA, 2014,312(10):1016-1023.

[11] Mayosi BM, Ntsekhe M, Bosch J, et al. Prednisolone and Mycobacterium indicus pranii in tuberculous pericarditis. N Engl J Med, 2014,371(12):1121-1130.

[12] Imazio M, Brucato A, Cumetti D, et al. Corticosteroids for recurrent pericarditis: high versus low doses: a nonrandomized observation. Circulation, 2008,118(6):667-671.

[13] Ristić AD, Imazio M, Adler Y, et al. Triage strategy for urgent management of cardiac tamponade: a position statement of the European Society of Cardiology Working Group on Myocardial and Pericardial Diseases. Eur Heart J, 2014,35(34):2279-2284.

[14] Hemnes AR, Gaine SP, Wiener CM. Poor outcomes associated with drainage of pericardial effusions in patients with pulmonary arterial hypertension. South Med J, 2008,101(5):490-494.

第四节　淋巴水肿

恶性肿瘤细胞进入淋巴管及淋巴结并在其内增殖时会堵塞淋巴管；当对肿瘤组织进行手术切除或放射治疗时，则不可避免地破坏了术区或照射范围内淋巴管的相互融合。以上情形均可造成淋巴管功能不全，引起淋巴 – 血液循环障碍并导致液体积聚于组织间隙，从而发生淋巴水肿（lymphedema）。

一、发病机制

正常情况下，人体皮下组织间隙中广泛分布着大量毛细淋巴管，其组成的毛细淋巴管网通透性较大，将组织间液中不易透过毛细血管的蛋白质、细菌、肿瘤细胞等大分子物质吸收并汇入更高级别的具有瓣膜的深、浅两组的淋巴管和淋巴结。浅淋巴管位于浅筋膜内，与浅静脉伴行；深淋巴管位于肌肉、关节、滑膜的深部，多与深部的血管、神经等伴行。这两组淋巴管相互独立运行，但在部分区域相互汇合，形成 9 条淋巴干，最终汇总成 2 条淋巴导管进入血液循环，整个淋巴液的汇总是单向的。

上肢淋巴水肿可在乳腺癌切除术后数年至 30 年内发生。下肢淋巴水肿在妇科肿瘤、前列腺癌、淋巴瘤或恶性黑色素瘤中广泛发生。淋巴水肿发生后将对该区域血管造成压力，静脉血流量较生理状态增加 20%~30%，这将加重局部血液循环的压力；且随着病情的进展，组织间液中的蛋白质会变质、机化，形成组织无菌性炎症和组织纤维化；皮下组织的纤维化会破坏淋巴管及相应静脉管的管壁，致使其弹性下降，组织通透性下降，进一步阻碍组织间液的吸收；淋巴管内淋巴液的回流更加不畅，最终加重局部组织水肿。

淋巴水肿的发病机制及相关危险因素目前尚不完全明确。一般认为外科手术、区域放疗、肥胖，特别是体重指数（BMI）>35 kg/m^2 都是淋巴水肿的危险因素。究其原因，手术特别是腋窝淋巴结清扫可能切除过多的淋巴管或者引流上肢的淋巴结，从而引起回流受阻并导致水肿。相关文献报道，乳腺手术中腋窝淋巴结清扫术后相关淋巴水肿的发生率可高达 57%，前哨淋巴结活检或许因为手术范围明显缩小，可明显降低淋巴水肿的发生概率，但也并非完全没有淋巴水肿，最近 2 年的数据研究提示，淋巴水肿总的发生率仍高达 10%~30%。区域放疗可能引起局部静脉闭塞、淋巴管水肿或组织纤维化、硬化，从而导致淋巴回流不畅；也可能引起上肢淋巴水肿。肥胖患者可能需要更多的血液与淋巴液循环，但这会增加淋巴回流的负荷，从而造成相对性回流障碍，引起水肿。Goffman 等则认为，肥胖者或许由于易发生脂肪坏死，因此增加了伤口愈合不良或感染的概率，从而加重了淋巴水肿。另外，糖尿病患者容易发生水钠潴留，可引起血管内液增多和组织间液增多，淋巴回流负荷增加，从而可能导致水肿。关于化疗，目前争议较大，尚无定论。近年来还有学者提出淋巴泵功能衰竭假说。该假说的理论是淋巴水肿患者先天的淋巴泵功能不足，而淋巴结清除又增加了淋巴泵的后负荷，长期超负荷引起淋巴泵功能失代偿，导致淋巴水肿。基于淋巴泵功能衰竭假说的基础，Bates 等提出组织间隙压力失调假说：淋巴泵出现功能衰竭时，组织间液的流速降低，毛细血管内皮细胞对水分的渗透性增加，大量水分从毛细血管滤出，导致了淋巴液的生成增加。

二、临床表现

1. **早期表现**　肿瘤淋巴水肿早期表现并不明显，其首发症状可能是因为组织间液中丰富的蛋白质易发生反复的感染，也可能是因为皮肤肿胀或绷紧。当上肢水肿时，患者很难再佩戴以前的戒指、手镯和手表；下肢水肿则表现为穿鞋困难、下肢或足部瘙痒或出现柔软的凹陷性水肿。患处皮肤大多外观正常，抬高患肢后上述症状即可减轻，甚至消退。

2. **中期表现**　随着病程的发生，患者会因组织水肿而出现皮肤和皮下组织增生，皮肤褶皱加深，皮肤增厚、变硬、粗糙，并可有棘刺和疣状突起，外观似大象皮肤。

3. **晚期表现**　晚期患肢肿大明显，表面角化粗糙，呈非凹陷性象皮肿。少数可出现皮肤裂开、溃疡或疣状赘生物。故肿瘤相关淋巴水肿的早期即可影响患者参与日常生活和工作的积极性或兴趣，中晚期则对患者的生活工作能力产生直接影响。

三、危险因素与诊断评估

（一）危险因素

腋窝淋巴结清扫的程度、未接受前哨淋巴结活检术、肥胖、手术切除范围、淋巴引流区域（腋窝、腹股沟、盆腔或锁骨上区）的放疗、手术切口感染或延迟愈合、肿瘤导致的淋巴结转移或淋巴管受压均与淋巴水肿的发生存在正相关。

（二）诊断评估

1. 上肢周径测量法　乳腺癌术后的上肢水肿基本采用上肢周径测量法，该法将乳腺癌术后上肢淋巴水肿分为 3 级。

（1）轻度水肿：乳腺癌术后短期内即出现上肢水肿样改变；患侧上肢的周径较健侧略粗，多在 3 cm 以下；水肿范围多限于上臂近端。

（2）中度水肿：水肿的范围扩大，影响包括前臂和手背的整个上肢；患侧上肢的周径比健侧更为粗大，为 3~6 cm。

（3）重度水肿：患侧上肢的周径比健侧明显增粗，多在 6 cm 及以上；皮肤硬韧，水肿范围波及患者整个上肢和肩关节，肢体活动严重受限。

2. 国际淋巴学会（International Society of Lymphology, ISL）制定的水肿判断标准　该标准将淋巴水肿分为 4 级。

（1）0 级：属急性期水肿。患肢水肿症状不明显，但肢体可表现出沉重紧缩及乏力，此级水肿临床上可逆；体征主要为患肢周径增加 0~1 cm 或组织间液体积增加 0~80 ml；指压后无凹痕。

（2）Ⅰ级：属亚急性期水肿。临床表现为凹陷性水肿，抬高肢体时水肿可消退，临床上可逆；体征为患肢周径比健侧增加 1~2 cm，或体积增加 80~120 ml；指压后出现轻度凹陷。

（3）Ⅱ级：临床上不可逆，属早期或慢性期水肿，肢体皮肤增厚、变硬，多为凹陷性水肿；体征主要为患肢周径增加 2~4 cm，体积增加 120~200 ml。

（4）Ⅲ级：在临床上呈现不可逆性，为慢性水肿反复发作；肢体出现巨大皱褶伴象皮肿样改变；体征为患肢周径增加 >4 cm，肢体体积增加 >200 ml，无凹陷性水肿。

3. 国际淋巴学协会（ISL）淋巴水肿分期　该标准根据临床表现的分期如下。① 0/ⅠA 期：亚临床期，淋巴系统已受损害，但水肿不明显；②Ⅰ期（轻度）：凹陷性水肿，肢体抬高后水肿可完全消退，尚无纤维化样皮肤改变；③Ⅱ期（中度）：多为凹陷性水肿，抬高肢体水肿仅可部分消退，有中度组织纤维化改变；④Ⅲ期（重度）：象皮肿样皮肤变化，呈非凹陷性水肿，出现严重纤维化和脂肪组织肥大。

四、治疗

淋巴水肿以预防为主，包括手术中恰当操作，减少不必要的淋巴管损伤和淋巴结清扫；术后避免穿着限制循环的衣物；适当控制钠盐的摄入；患侧避免负重及测量血压或注射等。而早期开展患侧肢体功能锻炼和合理的运动是目前公认的有效的预防和治疗手段。因此，NCCN 指南建议肿瘤患者保持健康的生活方式，2015 年的 NCCN 乳腺癌专家会就乳腺癌治疗后随访特别提到了乳腺癌相关淋巴水肿，专家组将"指导、监测并进行淋巴水肿治疗"作为标准化术后随访的一部分内容。恰当的有氧运动不会加重淋巴水肿，反而可以增加肩关节的运动范围，这些有氧运动主要包括瑜伽和游泳。淋巴水肿的治疗原则包括：早期发现、适量运动、避免皮肤破溃、避免感染与组织炎症、抬高患肢及避免患肢淤血。目前针对乳腺癌术后上肢淋巴水肿常用的治疗方法包括：物理治疗、药物治疗及手术治疗。

（一）物理治疗

对恶性肿瘤术后肢体轻度的淋巴水肿疗效显著。临床应用较广泛的物理治疗方法如下。

1. **被动抬高患肢**　但不能压迫上肢，垫枕要以柔软为主。

2. **中医按摩**　可加速淋巴回流，应注意手法和力度，要以手法娴熟、经验丰富的医生为主，不适当的剧烈按摩反而会加重症状。

3. **弹力袖套加压包扎**　目的是减少术区组织弹性摩擦，促进淋巴液在瓣膜丰富的淋巴管内回流。

4. **充气压缩装置**　原理类似按摩方法，不足之处是常引发疼痛和神经压迫。

5. **激光和微波治疗**　原理为减少纤维化，刺激巨噬细胞和免疫系统，进而动员淋巴管发挥作用等。

（二）药物治疗

1. **利尿剂**　螺内酯：每日 40 ~ 120 mg，分 2 ~ 4 次服用，至少连服 5 日。根据病情变化进行剂量调整。托拉塞米：一般初始剂量为 5 mg 或 10 mg（qd），如果效果不满意，可增至 20 mg，每日最大剂量为 20 mg；若合并肾疾病所致的水肿，初始剂量为 20 mg（qd），可根据病情需要增至 100 mg（qd）。利尿剂的缺点是作用有限，且存在低血钾、血容量减少、增加血栓形成等风险，故其在除美国外其他国家尚缺乏应用指征。

2. **华法林等香豆素类药物**　具有水解蛋白的功能，能水解淤积在淋巴管及组织中的蛋白质，使用时应密切关注该类药物对肝功能的影响。

3. **中药**　中医治疗淋巴水肿有一定疗效，常用中医疗法，包括中药、针灸、拔罐及穴位治疗等，均有治疗淋巴水肿的相关报道。根据发病机制及临床表现，淋巴水肿可归属于中医学"水肿""脉痹"等范畴。中医学认为，正气亏虚，水湿蕴结，脾虚湿蕴是乳腺癌术后患侧上肢水肿的主要发病机制，因此治疗原则为益气除痹、活血通络、健脾利湿。常用方剂有黄芪桂枝五物汤、四妙勇安汤、血府逐瘀汤等。但由于中医辨证分型不同、所用方剂各异、缺乏严格的对照，因此在应用和推广方面仍有一定的局限性。

（三）手术治疗

手术适应证：部分恶性肿瘤术后患肢水肿经非手术治疗无效的患者。

1. **传统术式** 包括去除皮下脂肪和纤维组织、深浅淋巴管吻合术等，此类手术方法对晚期顽固性上肢淋巴水肿患者有一定效果，但手术创伤大、瘢痕明显、术后伤口愈合差，部分患者难以接受，可伴发淋巴瘘等，临床应用较少。

2. **负压抽吸术** 通过移除患肢多余的脂肪而减轻水肿的方法。这一技术使皮下脂肪组织及聚集的淋巴液大部分被吸出，患肢水肿明显减轻，外形得到明显改善，术后皮下组织形成纤维瘢痕化，可有效预防淋巴水肿的复发。术后需要严格穿戴弹力衣以保护患肢，穿戴时间长达 1 年，防止术后淋巴水肿复发。

3. **重建手术** 淋巴水肿患者通过外科手术重建淋巴管的解剖结构，恢复正常的淋巴运输系统，治愈淋巴水肿。手术可分为直接重建手术和间接重建手术。直接重建手术：淋巴管静脉吻合术，淋巴管 – 淋巴管旁路手术，淋巴管静脉 – 淋巴管旁路，淋巴 – 淋巴管部分重建术。间接重建手术：游离淋巴结移植术及游离皮瓣移植术，将带有淋巴结及其附属动静脉的组织从供区移植到受区时需要对皮瓣的动静脉进行显微吻合术。

（吕　静　董银英）

参考文献

[1] 孔颖，杨翀 . 乳腺癌相关淋巴水肿诊治进展 . 浙江中西医结合杂志，2020,30(2):168-170.

[2] 唐镔镔，张喜平，戴金锋 . 乳腺癌术后上肢淋巴水肿的防治策略研究进展 . 中华全科医师杂志，2017, 16(2):159-162.

[3] 朱永军，马文辉 . 中药内服外敷治疗乳腺癌术后上肢淋巴水肿的临床效果观察 . 中国医药，2016,11(10):1502-1504.

[4] 何向明，邹德宏 . 乳腺癌上肢淋巴水肿治疗进展 . 中国肿瘤，2017,26(3):210-213.

[5] Shaitelman SF, Cromwell KD, Rasmussen JC, et al. Recent progress in the treatment and prevention of cancer-related lymphedema. CA Cancer J Clin, 2015,65(1):55-81.

[6] Miller CL, Specht MC, Skolny MN, et al. Risk of lymphedema after mastectomy: potential benefit of applying ACOSOG Z0011 protocol to mastectomy patients. Breast Cancer Res Treat, 2014,144(1):71-77.

[7] Goffman TE, Laronga C, Wilson L, et al. Lymphedema of the arm and breast in irradiated breast cancer patients: risks in an era of dramatically changing axillary surgery. Breast J, 2004,10(5):405-411.

[8] Rebegea L, Firescu D, Dumitru M, et al. The incidence and risk factors for occurrence of arm lymphedema after treatment of breast cancer. Chirurgia (Bucur), 2015,110(1):33-37.

[9]　Bates DO. An interstitial hypothesis for breast cancer related lymphoedema. Pathophysiology, 2010,17(4):289-294.

[10]　Johansson K, Hayes S, Speck RM, et al. Water-based exercise for patients with chronic arm lymphedema: a randomized controlled pilot trial. Am J Phys Med Rehabil, 2013,92(4):312-319.

[11]　Zhu H, Li J, Peng Z, et al. Effectiveness of acupuncture for breast cancer related lymphedema: protocol for a single-blind, sham-controlled, randomized, multicenter trial. BMC Complement Altern Med, 2017,17(1):467.

第五节　心力衰竭

心力衰竭（heart failure, HF）是各种心脏结构或功能性疾病导致心室充盈和（或）射血功能受损，心排血量不能满足机体组织代谢需要，临床上出现以肺循环和（或）体循环淤血，器官、组织血液灌注不足等表现的一组综合征，主要表现为呼吸困难、体力活动受限和体液潴留。心功能不全（cardiac insufficiency）或心功能障碍理论上是一个更广泛的概念，伴有临床症状的心功能不全称之为心力衰竭（简称心衰）。

随着肿瘤治疗方法的发展，全球肿瘤生存者数量持续增长，出现肿瘤治疗相关心血管不良反应的患者数量也显著增长。肿瘤治疗相关的心血管损害可累及心脏和血管的结构及功能，导致冠状动脉疾病、心肌病、心包积液、心包炎、心脏瓣膜病、心律失常、高血压、肺动脉高压、血栓栓塞性疾病、外周血管病和卒中等，其中部分患者会表现为心功能不全乃至心力衰竭，成为抗肿瘤治疗最常见和最严重的心肌损伤表现，显著影响肿瘤患者预后。

一、常见病因

（一）蒽环类药物

蒽环类药物是引起心衰最常见的化疗药物之一，可能会导致不可逆的心脏损伤，影响预后。与阿霉素慢性心脏毒性最相关的因素是累积剂量：阿霉素累积剂量达 400 mg/m^2 时，充血性心衰的发生率为 5%，且更高的剂量会导致心衰风险呈指数升高，当累积剂量为 550 mg/m^2 时，充血性心衰的发生率为 26%，700 mg/m^2 时可达 48%。另外，患者对阿霉素心脏毒性的易感性有相当大的差异，很多患者接受标准剂量的蒽环类药物时无长期并发症，但有些患者最早可能在第 1 次用药之后即发生心脏并发症。

（二）其他传统化疗药物

其他传统化疗药物包括环磷酰胺、顺铂、异环磷酰胺、紫杉醇和多烯紫杉醇等。环磷酰胺的心脏毒性相对少见，主要发生于骨髓移植前使用剂量≥ 140 mg/kg 时。典型的心脏毒性在用药数天内发生，风险因素包括总的静脉用药剂量过大、老年人、合用其他化疗药物和纵隔放疗。使用含铂类的化疗药物时需要静脉扩容，以避免铂类化疗药物的相关毒性，但容量负荷增加常引起患者发生心衰。紫杉醇、多烯紫杉醇常用于乳腺癌患者，常与蒽环类、环磷酰胺或曲妥珠单抗组成联合治疗方案，增加了心衰的发生率。

（三）靶向治疗药物

靶向治疗可在化疗基础上进一步提高抗肿瘤药物疗效，如人表皮生长因子受体 2（HER2）抗体（如曲妥珠单抗、帕妥株单抗）或酪氨酸激酶抑制剂（拉帕替尼）可改善 HER2 阳性乳腺癌患者的预后。但前瞻性研究结果也表明，乳腺癌辅助治疗相关心功能不全的发生率为 7%～34%，心衰的发生率为 0～4%。当使用曲妥珠单抗和抗代谢药物及烷化剂联合治疗胃癌时，心功能不全和心衰的发生率分别为 5% 和 <1%。同时使用或先用蒽环类药物后用曲妥珠单抗会增加心脏毒性发生率。

血管内皮生长因子（VEGF）抑制剂（如贝伐单抗）可引起可逆或不可逆性的心脏毒性，尤其是与其他化疗药物联合使用时。在一项纳入大样本量的临床试验中，在化疗后使用贝伐珠单抗，2% 的患者出现左心室功能不全，1% 的患者出现心衰（心功能Ⅲ级或Ⅳ级）。VEGF 受体酪氨酸激酶抑制剂舒尼替尼、阿昔替尼和帕唑帕尼等引起 3%～15% 的患者出现心功能不全，1%～10% 的患者出现症状性心衰。

（四）免疫治疗药物

免疫治疗近年来取得突破性进展，可有效延长部分晚期肿瘤患者的生存期，但同时也带来一种新出现的心血管不良反应——免疫抑制剂相关心肌炎；其可能的机制是免疫治疗导致 T 细胞过度激活，除抗肿瘤作用外，还可浸润心肌细胞并诱发心肌炎。近期研究显示，在 20 594 例应用免疫检查点抑制剂的肿瘤患者中，程序性死亡蛋白 -1（programmed death-1, PD-1）抗体和细胞毒性 T 淋巴细胞相关抗原 -4（CTLA-4）抗体治疗虽可显著改善临床结局，但 0.09% 的患者出现了严重的致死性心肌炎，当两种药物联合应用时更加严重。此类免疫介导的心肌炎，其临床特征具有发生时间早、症状呈非特异性及爆发性进展的特点，尽管发生率较低，但预后差，因此临床治疗中仍应将预防此类事件的发生列为最高优先级。

（五）放疗

纵隔及胸部肿瘤放疗时心脏受到不同剂量的放射线照射，可引起心包炎、心脏压塞、心肌纤维化、冠状动脉疾病及心脏传导系统损伤，统称为放射性心脏损伤（radiation heart damage）。放

疗引起明显心肌纤维化的发生率为 50%~60%，平均放射剂量为 42 Gy，出现症状的平均时间约
3 年。其基本机制为营养心肌的各级血管受到损伤，尤其是毛细血管损伤；放疗也可引起内皮细
胞损害。放射性心脏损伤发生的危险因素包括总放射剂量 >35~40 Gy、分次放射剂量 >2 Gy/d、
心脏照射容积大、照射技术及防护技术差、同时应用化疗药物尤其是蒽环类药物、合并其他的心
脏病危险因素（如肥胖、吸烟、酗酒、家族史、高脂血症、糖尿病等）。在 1820 例幼年时期患
肿瘤的成年患者中，中位（生存期）距肿瘤诊断时间为 23 年，其中只接受放疗的患者中 22.0%
存在左心室舒张功能不全，27.4% 患者的运动能力降低（6 分钟步行试验距离少于 490 m），收缩
功能不全则出现在同时进行放疗和蒽环类药物化疗的患者中。此外，放疗性瓣膜病和冠状动脉病
变同时存在时，可加重心力衰竭。

二、临床表现

（一）左心衰竭

左心衰竭主要表现为肺循环静脉淤血和心排血量降低。

1. **症状** 呼吸困难、喘憋，严重时犹如哮喘发作。有的患者会有咳嗽与咯血、疲劳、乏
力、头痛、心悸。

2. **体征** 双肺底可闻及湿啰音，随着病情加重可遍及全肺。伴有心脏扩大、心率增快、心
尖区闻及舒张期奔马律。肺动脉区第二心音亢进。

（二）右心衰竭

单纯右心衰竭较少见，主要表现为体循环静脉淤血。

1. **症状** 肝大或足部水肿，颈静脉怒张。

2. **体征** 水肿是右心衰竭的典型体征，首先发生在身体下垂部位。伴有肝大、肝颈静脉反
流征阳性。心脏体征为右心室和（或）右心房肥大，可闻及右心室舒张期奔马律。

（三）全心衰竭

同时具有左心衰竭和右心衰竭的临床表现。

三、辅助检查

（一）心脏生物标志物

生物标志物操作简便，且具有精确性、可重复性和灵敏度高等优点，在肿瘤治疗相关心衰

的监测中应用广泛。心脏生物标志物包括肌钙蛋白（troponin I, TnI）、高敏 TnI、脑钠肽（brain natriuretic peptide, BNP）或 N 末端脑钠肽前体等，可用于发现早期的心肌损伤。心脏生物标志物升高提示药物相关心脏毒性的风险增加。有研究表明，对接受大剂量联合化疗的患者，新出现的 TnI 升高有助于识别出现不良事件的左心室功能不全患者和从血管紧张素转化酶抑制剂（angiotensin converting enzyme inhibitors, ACEI）治疗中获益的患者。对使用曲妥珠单抗，尤其是以往曾用过蒽环类药物的患者，TnI 升高可以识别发生心功能不全的患者和经抗心衰治疗后不易恢复的患者。在免疫或靶向治疗中尚缺乏大规模临床研究的证据。

（二）心电图

可出现静息心动过速和传导阻滞等各种心律失常及 ST-T 段改变，上述改变可为一过性的。可协助判断发现左心室、右心室肥大和心肌缺血情况及有无心律失常。

（三）心脏核素显像

使用多门控核素显像可评估左心室功能，其准确性和重复性好，但有辐射，且只能提供有限的关于心腔结构和血流动力学的额外信息。

（四）超声心动图

超声心动图是肿瘤治疗前、中、后监测患者心力衰竭的首选无创方法。肿瘤治疗相关性心功能不全被定义为左室射血分数（left ventricular ejection fraction, LVEF）降低 10% 以上或低于正常范围的下限。LVEF 下降可分为症状性、无症状性及可逆性。发现 LVEF 开始下降后 2~3 周应再次复查超声心动图，以明确左心室功能是否恢复或不可逆。

（五）心脏磁共振成像

心脏磁共振成像是评价心脏结构及功能的重要方法，能够对心肌功能和心肌组织特征进行全面评估，包括心肌病变、水肿、弥漫性和局灶性纤维化等。在其他影像学检查结果模棱两可或结果矛盾时，心脏磁共振成像有助于评估左、右心室功能，也可用于评估心包是否受累，尤其在行胸部放疗时。钆延迟显像可提示心肌瘢痕或纤维化，对左心室功能不全的化疗患者有预后价值。心脏磁共振成像的局限性在于费用较高，且对无法长时间屏气、不能接受较长检查时间、有金属植入物的患者存在限制。值得注意的是，蒽环类化疗药物引起的心肌弥漫性纤维化不能通过钆延迟显像来评估。

四、诊断及鉴别诊断

(一)诊断

心力衰竭的诊断标准如下。

1. **症状** 呼吸困难、劳动能力下降、液体潴留。

2. **体征** 体/肺循环淤血征、心脏扩大、心脏杂音、奔马律、心动过速、心律失常等。

心力衰竭应具备表 2-5-3 中的 2 项主要标准或 1 项主要标准和 2 项次要标准。

表 2-5-3 心力衰竭 Framingham 诊断标准

主要标准	主要或次要标准	次要标准
夜间阵发性呼吸困难或端坐呼吸 颈静脉怒张 肺部啰音 心脏增大 急性肺水肿 舒张期奔马律 静脉压增高（>16 cmH$_2$O） 肝颈静脉反流征阳性	治疗 5 天内体重下降 ≥ 4.5 kg	踝部水肿 夜间咳嗽 肝大 胸腔积液 肺活量比最大值降低 1/3 心动过速（心率 >120 次/分） 劳力性呼吸困难

(二)鉴别诊断

1. **鉴别支气管哮喘发作与心源性哮喘** 两者依靠病史、临床表现进行鉴别，心源性哮喘咳粉红色泡沫痰，支气管哮喘一般无此表现。

2. **急性呼吸窘迫综合征** 患者也有肺水肿的表现，但呼吸困难发作呈渐进性，在严重感染、应激状态、多发性创伤情况下 X 线呈双肺弥漫性改变，俗称"大白肺"。

五、肿瘤患者心力衰竭的管理策略

(一)高危人群的筛查与治疗

在开始抗肿瘤治疗之前，需要全面筛查患者是否有导致心脏毒性的基线危险因素，包括心血管病危险因素和肿瘤特异性危险因素两大类：前者为适用于所有人群的高危因素，包括年龄、早发心血管疾病家族史、高血压、糖尿病、高脂血症、吸烟等；后者则与肿瘤治疗相关，如高剂量蒽环类药物治疗史（如多柔比星 ≥ 250 mg/m^2，表柔比星 ≥ 600 mg/m^2）、心脏区域高剂量放射治疗史（≥ 30 Gy）、蒽环类和抗 HER2 药物序贯治疗、蒽环类药物联合放疗等。

建议患者纠正心血管疾病风险，治疗原发病及原有的左心室功能不全和代谢综合征。有研究表明，在肿瘤化疗前进行运动训练，可降低化疗相关心脏事件。

进行治疗决策时，需要平衡抗肿瘤治疗疗效及其可能导致的急 / 慢性心脏毒性的利害关系。如果有替代药物，则尽量避免或减少使用有潜在心脏毒性的药物。对于有放疗指征的患者，应使用新型放疗技术减少心脏的辐射暴露以降低心力衰竭的发生风险。

某些非心力衰竭治疗方法可用于预防肿瘤治疗引起的心脏毒性，如针对蒽环类引起的心脏毒性可选用右丙亚胺保护心脏、以阿霉素脂质体替代普通剂型等。但一级预防药物的应用尚无大规模临床研究证据支持。一项研究纳入了 114 例接受大剂量蒽环类药物治疗后 TnI 迅速升高的患者，随机给予依那普利或安慰剂治疗，12 个月后对照组中 43% 的患者 LVEF 显著降低，而依那普利组无明显降低。提示预防性使用 ACEI 可能成为高危患者的治疗选择。

（二）无症状性心衰的治疗

当患者无心力衰竭症状或体征，但检查发现 LVEF 下降（较治疗前基线下降 >10% 或绝对值 <50%）或出现左心室肥厚等结构改变时，就应停用抗肿瘤治疗药物，并尽早启动指南建议的抗心衰治疗药物，且预后与启动抗心衰治疗的时机密切相关。研究显示，在化疗结束后 2 个月内接受抗心力衰竭治疗的患者中，64% 患者的左室射血分数（LVEF）可完全恢复正常；但如果 6 个月后才开始治疗，则没有 LVEF 完全恢复的患者。因此，推荐早期使用 ACEI 和（或）β 受体阻滞剂治疗，且联合治疗可能比单一药物治疗更有效。但对于 LVEF 完全恢复正常的患者，心力衰竭治疗是否应当长期应用目前尚无研究证据。

（三）症状性心衰的管理

当患者出现心衰相关症状和体征时，应当组织多学科讨论以明确进一步治疗的风险和获益，以指导后续治疗计划。

既往观点认为，肿瘤治疗引起的症状性心衰对常规心衰药物治疗的反应较差，并且与不良预后相关。然而近期研究表明，如肿瘤患者接受规范的 ACEI/ARB 和（或）β 受体阻滞剂治疗，住院期间死亡率与非肿瘤心衰患者相比并无差异。

主要的抗心衰药物包括 ACEI、血管紧张素 II 受体拮抗剂（ARB）、血管紧张素受体脑啡肽酶抑制剂、醛固酮受体拮抗剂、β 受体阻滞剂及特异性 If 通道抑制剂伊伐布雷定。在心功能不全早期应用 ACEI 或 β 受体阻滞剂的疗效更好，联合治疗较单独用药更有效。

通常的综合治疗策略如下。

1. **一般治疗**　限制水、钠摄入，积极控制感染及快速心律失常，纠正水、电解质与酸碱平衡紊乱、贫血等诱发因素。

2. **急诊处理**

（1）体位：适当抬高床头，采取患者感到舒适的体位，以降低静脉回流。

（2）持续吸氧及心电监测：监测生命体征及血氧饱和度的变化。

（3）利尿剂：是治疗心力衰竭的基础药物，适用于现在有体液潴留或者以往有过体液潴留的所有心衰患者。应用利尿剂治疗心衰的原则是：从小剂量开始，根据需要逐步增加剂量，重症患者可静脉给药。

（4）血管扩张剂：用于扩张动、静脉，降低心脏前、后负荷。主要分为以下 3 类。

1）扩张静脉：硝酸酯类。如硝酸甘油 5 mg 溶于 5% 葡萄糖 500 ml，开始剂量为 5 μg/min，最好用输液泵恒速输入。用于降低血压或治疗心力衰竭时，可每 3～5 分钟增加 5 μg/min，如在 20 μg/min 时仍无效则可以 10 μg/min 递增，最大剂量为 2000 μg/min。患者对本药的个体差异很大，静脉滴注无固定适合剂量，应根据个体的血压、心率和其他血流动力学参数来调整用量。

2）扩张动脉：ACEI、肼屈嗪、钙通道阻滞剂等。一项开放标签的单中心研究纳入 114 例 TnI 升高的接受阿霉素治疗的肿瘤患者，他们分别接受 ACEI 20 mg/d 及安慰剂治疗。结果显示应用 ACEI 治疗的患者的心脏事件的发生率较低。对接受阿霉素治疗的 201 例 LVEF ≤ 45% 的化疗相关性心肌病患者给予卡维地洛和依那普利，其中 42% 患者的 LVEF 改善程度 ≥ 50%（有效），13% 患者的 LVEF 改善程度 ≥ 10% 但 LVEF 仍 <50%（部分有效），45% 患者的 LVEF 改善程度 <10% 且 LVEF 仍 <50%（无效），有效患者的累积心脏事件的发生率低于部分有效及无效患者。

3）扩张动、静脉：硝普钠、哌唑嗪等。采取硝普钠避光静脉滴注或静脉泵入时，起始剂量为 0.5 μg/（kg·min），根据治疗反应以 0.5 μg/（kg·min）递增，逐渐调整剂量，常用剂量为 3 μg/（kg·min），极量为 10 μg/（kg·min）。注意用药过程中可能引起低血压的情况。

（5）硫酸吗啡注射液：5～10 mg 皮下或静脉注射，可起到降低心脏前、后负荷，降低周围血管阻力的作用，但对高龄、昏迷、低血压的患者要慎重。

（6）毛花苷 C：适用于无近期心肌梗死的患者。速度饱和量：第 1 次给予 0.4～0.8 mg，以后每 2～4 小时再给予 0.2～0.4 mg，总量为 1.0～1.6 mg。应用毛花苷 C 时注意血钾水平。

（7）多巴酚丁胺：具有正性肌力作用，用药前应先补充血容量。治疗时间和给药速度按患者的治疗效应调整：主要依据为患者的心率、血压、尿量及是否出现异位搏动等情况。如有可能，应监测中心静脉压、前负荷、后负荷及心排血量。具体用法：将多巴酚丁胺加于 5% 葡萄糖或 0.9% 氯化钠溶液中稀释后，以 2.5～10 μg/（kg·min）的速度给药，给药剂量低于 15 μg/（kg·min）时，心率和外周血管阻力基本无变化；个别患者的给药剂量可超过

15 μg/（kg·min），但要注意过大剂量仍然有可能加速心率并产生心律失常。

（8）非药物治疗：对于心力衰竭终末期患者，应综合评估心脏移植、心室辅助装置和姑息治疗等方案。其中，植入心脏再同步化治疗（cardiac resynchronization therapy, CRT）或植入式心脏复律除颤器（implantable cardioverter defibrillator, ICD）在化疗相关心力衰竭人群中可起积极作用。一项纳入了 18 例蒽环类药物所致心力衰竭患者的研究表明，植入 CRT 装置后 LVEF 和心力衰竭症状得到改善，与非缺血性心肌病患者预后相似。而心室辅助装置（ventricular assist device, VAD）的使用则可能导致对右心室的更大循环需求和更高的死亡率。

（四）常用抗肿瘤治疗的血管毒性防治措施

1. **蒽环类药物** 对应用高剂量阿霉素方案和有基线高危因素的患者，在阿霉素累积剂量达到 240 mg/m² 时应尽早评估心脏功能。在有基线高危因素和每一个含阿霉素的化疗周期前患者均应测量心脏生物标志物（TnI、TnT 或利钠肽），这将有助于识别心脏毒性高危患者，使患者获益于心脏毒性的预防措施。此外，可使用心脏毒性发生率低的药物，如去甲氧基柔红霉素、表阿霉素等。

2. **抗 HER2（如曲妥珠单抗）治疗** 乳腺癌患者在使用曲妥珠单抗靶向治疗前，常使用蒽环类药物。在抗 HER2 治疗期间或结束时每 3 个月进行 1 次心脏监测。在辅助性曲妥珠单抗治疗期间，每 3 个月进行 1 次斑点追踪超声心动图检查和心脏生物标志物（Tn）检测，以便早期检出 LVEF 的降低。因曲妥珠单抗引起左心室功能不全的时间差异大，如患者存在基线高危因素，每个化疗周期前都应检测 TnI。

3. **VEGF 治疗** 不同 VEGF 抑制剂引起心功能不全的时间不同，从用药后早期至用药后几个月均可出现。在有基线高危因素患者中，在使用靶向分子治疗开始的 2~4 周应进行早期随访。一项观察性研究采用每 2~3 个月检测 1 次 Tn、N 末端脑钠肽前体和超声心动图的方法来评估心脏毒性的发生情况，结果显示，VEGF 治疗肾细胞癌的心脏毒性发生率为 33%。

总之，随着肿瘤患者生存期的延长，认识和关注肿瘤治疗相关的心脏毒性变得越来越重要。肿瘤患者合并心脏病高危因素，或合并心脏疾病，或应用具有潜在心脏毒性的抗肿瘤药物，均需要开展个体化的危险分层。使用超声心动图检查和生物标志物检测等手段可早期发现肿瘤治疗相关性心功能不全，及时调整甚至停止抗肿瘤治疗，并给予标准的抗心衰药物治疗，尽可能逆转部分患者的心功能不全，改善患者预后。

（吕　静　董银英）

参考文献

[1] 方理刚. 肿瘤治疗相关性心力衰竭. 临床内科杂志, 2018,35(6):365-369.

[2] 司马蕾, 刘巍. 肿瘤姑息支持治疗教程. 北京：高等教育出版社, 2017.

[3] Ewer MS, Lippman SM. Type II chemotherapy-related cardiac dysfunction: time to recognize a new entity. J Clin Oncol, 2005,23(13):2900-2902.

[4] Plana JC, Galderisi M, Barac A, et al. Expert consensus for multimodality imaging evaluation of adult patients during and after cancer therapy: a report from the American Society of Echocardiography and the European Association of Cardiovascular Imaging. J Am Soc Echocardiogr, 2014,27(9):911-939.

[5] Oeffinger KC, Mertens AC, Sklar CA, et al. Chronic health conditions in adult survivors of childhood cancer. N Engl J Med, 2006,355(15):1572-1582.

[6] Swain SM, Whaley FS, Ewer MS. Congestive heart failure in patients treated with doxorubicin. Cancer, 2003,97(11):2869-2879.

[7] Dazzi H, Kaufmann K, Follath F. Anthracycline-induced acute cardiotoxicity in adults treated for leukaemia. Analysis of the clinico-pathological aspects of documented acute anthracycline-induced cardiotoxicity in patients treated for acute leukaemia at the University Hospital of Zürich, Switzerland, between 1990 and 1996. Ann Oncol, 2001,12(7):963-966.

[8] Steinherz LJ, Steinherz PG, Tan CT, et al. Cardiac toxicity 4 to 20 years after completing anthracycline therapy. JAMA, 1991,266(12):1672-1677.

[9] Swain SM, Whaley FS, Ewer MS. Congestive heart failure in patients treated with doxorubicin: a retrospective analysis of three trials. Cancer, 2003,97(11):2869-2879.

[10] Cardinale D, Colombo A, Bacchiani G, et al. Early detection of anthracycline cardiotoxicity and improvement with heart failure therapy. Circulation, 2015,131(22):1981-1988.

[11] Braverman AC, Antin JH, Plappert MT, et al. Cyclophosphamide cardiotoxicity in bone marrow transplantation: a prospective evaluation of new dosing regimens. J Clin Oncol, 1991,9(7):1215-1223.

[12] Shah MA. Update on metastatic gastric and esophageal cancers. J Clin Oncol, 2015,33(16):1760-1769.

[13] Bowles EJ, Wellman R, Feigelson HS, et al. Risk of heart failure in breast cancer patients after anthracycline and trastuzumab treatment: a retrospective cohort study. J Natl Cancer Inst, 2012,104(17):1293-1305.

[14] Cote GM, Sawyer DB, Chabner BA. ERBB2 inhibition and heart failure. N Engl J Med, 2012,367(22):2150-2153.

[15] Ewer MS, Lippman SM. Type II chemotherapy-related cardiac dysfunction: time to recognize a new entity. J Clin Oncol, 2005,23(13):2900-2902.

[16] Suter TM, Procter M, van Veldhuisen DJ, et al. Trastuzumab-associated cardiac adverse effects in the herceptin adjuvant trial. J Clin Oncol, 2007,25(25):3859-3865.

[17] Cameron D, Brown J, Dent R, et al. Adjuvant bevacizumab-containing therapy in triple-negative breast cancer (BEATRICE): primary results of a randomised, phase 3 trial. Lancet Oncol, 2013,14(10):933-942.

[18] Motzer RJ, Hutson TE, Cella D, et al. Pazopanib versus sunitinib in metastatic renal-cell carcinoma. N Engl J Med, 2013,369(8):722-731.

[19] Motzer RJ, Escudier B, Tomczak P, et al. Axitinib versus sorafenib as second-line treatment for advanced renal cell carcinoma: overall survival analysis and updated results from a randomised phase 3 trial. Lancet Oncol, 2013,14(6):552-562.

[20] Steingart RM, Bakris GL, Chen HX, et al. Management of cardiac toxicity in patients receiving vascular endothelial growth factor signaling pathway inhibitors. Am Heart J, 2012,163(2):156-163.

[21] Willis MS, Patterson C. Proteotoxicity and cardiac dysfunction–Alzheimer's disease of the heart? N Engl J Med, 2013,368(5):455-464.

[22] Armstrong GT, Joshi VM, Ness KK, et al. Comprehensive Echocardiographic Detection of Treatment-Related Cardiac Dysfunction in Adult Survivors of Childhood Cancer: Results From the St. Jude Lifetime Cohort Study. J Am Coll Cardiol, 2015,65(23):2511-2522.

[23] Johnson DB, Balko JM, Compton ML, et al. Fulminant Myocarditis with Combination Immune Checkpoint Blockade. N Engl J Med, 2016,375(18):1749-1755.

[24] Weber J, Mandala M, Del Vecchio M, et al. Adjuvant Nivolumab versus Ipilimumab in Resected Stage III or IV Melanoma. N Engl J Med, 2017,377(19):1824-1835.

血液系统

在恶性肿瘤的发展及接受抗肿瘤治疗的过程中，血液系统相关问题非常常见，包括贫血、中性粒细胞减少症和血小板减少症等问题。贫血本身并非一种疾病，而是代表不同原因或疾病引起的一系列临床表现。

第一节 贫血

贫血（anemia）是指人体外周血红细胞总容量减少，低于正常范围下限的一种常见的疾病。我国血液病学家对贫血的诊断标准为：在海平面地区，成年男性血红蛋白（Hb）<120 g/L，成年女性（非妊娠）Hb<110 g/L，孕妇 Hb<100 g/L，达到相关标准即可诊断为贫血。肿瘤相关性贫血（cancer related anemia, CRA）是指肿瘤患者在其疾病的发展过程中及治疗过程中发生的贫血，是肿瘤患者生活质量降低的一个重要原因。

一、病因及分类

肿瘤相关性贫血的产生可以由多种因素引起，包括抗肿瘤治疗相关不良反应，如化疗、放疗等；肿瘤本身因素，如肿瘤性失血、溶血、骨髓侵犯及骨髓纤维化等抑制造血系统。贫血可以按照细胞形态学分类，也可以按照贫血发病机制分类，还可以按照贫血严重程度分类。

（一）按照细胞形态学分类

即按照平均红细胞体积（mean corpuscular volume, MCV）分类（表 2-6-1）。

表 2-6-1　贫血的细胞学分类

类型	MCV（fl）	MCHC（%）	常见原因
大细胞性贫血	>100	32～35	常见于叶酸和（或）维生素 B_{12} 缺乏导致的巨幼细胞贫血、某些溶血性贫血、肝病或内分泌疾病引起的贫血、骨髓增生异常综合征等
正细胞性贫血	80～100	32～35	常见于再生障碍性贫血、急性失血性贫血、肝肾疾病引起的贫血、某些溶血性贫血、骨髓转移癌引起的贫血、化疗后贫血
小细胞性贫血	<100	<32	常见于缺铁性贫血、地中海贫血、铁粒幼细胞贫血，以及某些慢性病贫血

注：MCV—平均红细胞体积；MCHC—平均红细胞血红蛋白浓度。

（二）按照贫血发病机制分类

1. 红细胞生成减少

（1）造血原料缺乏：缺铁导致血红蛋白合成减少，缺乏叶酸、维生素 B_{12} 导致 DNA 合成减少进而引起贫血。造血原料缺乏的原因：晚期肿瘤患者进食困难、营养成分摄取减少导致造血原料缺乏，进而造成贫血；造血原料主要在胃肠道吸收，胃肠道恶性肿瘤会导致铁、叶酸、维生素 B_{12} 吸收障碍；部分肿瘤患者合并慢性失血，导致铁缺乏。肿瘤属于消耗性疾病，患者食欲缺乏等均可造成营养不良。

（2）骨髓造血功能障碍：贫血在造血系统恶性疾病（如白血病）中最常见，还可以见于再生障碍性贫血、各种恶性肿瘤骨髓浸润及内分泌异常等。

（3）肿瘤相关性炎症因素：恶性肿瘤患者机体释放大量炎性细胞因子，如肿瘤坏死因子、白细胞介素 -1、γ- 干扰素等，这些细胞因子不仅抑制促红细胞生成素（erythropoietin, EPO）的生成，还抑制储存铁的释放和红系祖细胞的增殖，并导致铁调素升高，造血系统对贫血反应迟钝，最终造成慢性病贫血。

2. 红细胞破坏过多

红细胞本身缺陷和（或）外在因素导致其寿命缩短、破坏过多，超过骨髓代偿功能导致的贫血，即为溶血性贫血。淋巴系统恶性肿瘤（如淋巴瘤、巨球蛋白血症）容易合并溶血性贫血，以温抗体型自身免疫性溶血性贫血最常见，也可有冷抗体型。

3. 失血

（1）消化道或阴道等部位慢性小量的出血引起造血原料，尤其是铁的缺乏产生贫血。

（2）肿瘤，尤其是消化道肿瘤或肝硬化食管胃底静脉曲张破裂导致的消化道大出血，以及妇科肿瘤引起的阴道流血均可引起急性失血性贫血。

（三）按照贫血严重程度分级

在我国，根据贫血的严重程度进行分级见表 2-6-2。

表 2-6-2　贫血严重程度的分级

严重程度	轻度	中度	重度	极重度
血红蛋白浓度	>90 g/L	60~90 g/L	30~59 g/L	<30 g/L

二、临床表现

肿瘤相关性贫血的临床表现取决于贫血的严重程度、起病的时间、年龄、伴随疾病等；与贫血发生的速度、血容量下降程度、血液携氧能力下降程度，以及循环系统、呼吸系统等对贫血的代偿和耐受能力等均有关。最常见的症状为全身乏力，肿瘤晚期患者也可以无贫血相关症状。

1. **一般症状**　疲乏、活动力下降是肿瘤相关性贫血最常见和最早出现的症状。

2. **皮肤黏膜**　皮肤黏膜、甲床苍白是贫血最常见的体征，苍白的程度除受贫血严重程度影响外，还与患者的皮肤色泽等因素有关。铁缺乏还明显影响上皮细胞的快速修复，导致皮肤干燥、粗糙，头发干枯、脆弱，逐渐脱发，出现凹甲（即匙状甲）。

3. **神经系统症状**　主要表现为头痛、眩晕、失眠、多梦、精神萎靡、耳鸣、眼花、记忆力减退、注意力不集中；严重时可以出现黑矇、晕厥、意识障碍。

4. **呼吸系统**　轻度贫血，由于机体有一定的代偿能力和适应能力，平静时呼吸次数可不增加，活动后机体处于缺氧和高二氧化碳状态，使呼吸中枢受到刺激，进而引起呼吸加快、加深。重度贫血时，即使平静状态也可能有气短，甚至端坐呼吸。

5. **循环系统**　肿瘤导致急性失血性贫血时，循环系统主要表现为对低血容量的反应，如外周血管收缩、心率加快、心悸、直立性低血压等。患者发生非失血性贫血时，由于血容量不低，故循环系统主要表现为心脏对组织缺氧的反应。轻度贫血仅表现为活动后心悸及心率加快，中度、重度贫血无论何种状态均表现为心悸及心率加快。长期贫血，心脏超负荷工作且供血不足，可导致心脏结构异常甚至心功能不全。

6. **消化系统**　肿瘤相关性贫血可引起消化系统结构及功能的改变，如消化腺分泌减少甚至腺体萎缩，导致消化功能减退、消化不良，出现腹部胀满、食欲缺乏、恶心、大便次数和性状的改变等。

7. **生殖系统** 贫血导致性激素分泌减少可出现性欲减退，女性月经周期紊乱，月经量增多、减少或闭经。

8. **其他** 严重贫血因基础代谢率增高会导致低热，贫血患者的伤口愈合也会变得缓慢，严重贫血的患者还会出现下肢水肿。

三、辅助检查

1. **血常规检查** 网织红细胞增多提示红骨髓细胞生成加速，见于失血性贫血、溶血性贫血和某些治疗有效的贫血，网织红细胞减少则表明红骨髓细胞造血功能低下，如再生障碍性贫血等。外周血细胞涂片可提示红细胞形态和结构异常，以及是否伴有白细胞计数、血小板形态及数量改变，如泪滴状红细胞增多见于骨髓纤维化。

2. **骨髓细胞学检查** 是进行贫血类型判定和病因诊断的重要手段，可了解骨髓增生程度、各系细胞的比例和形态及有无特殊细胞（如肿瘤细胞），有时还需要做骨髓活检。

3. **贫血病因学诊断** 除了网织红细胞计数、外周血细胞涂片和骨髓细胞学检查是贫血诊断时最基本的血液学检查外，尚需要完善部分非血液学检查，如尿常规、粪常规、体液、血液生化、血清叶酸及维生素 B_{12} 水平的测定，以及 X 线、内镜、CT 等其他检查。

四、诊断标准

国内诊断标准：在海平面地区，成年男性 Hb<120 g/L，红细胞计数 <4.0 × 10^{12}/L；成年女性 Hb<110 g/L，红细胞计数 <3.5 × 10^{12}/L；孕妇 Hb<100 g/L 时诊断为贫血。国外以 1972 年 WHO 制定的诊断标准为准则，即在海平面地区，成年男性 Hb<130 g/L，成年女性 Hb<120 g/L，孕妇 Hb<110 g/L。国外也有以血细胞比容（hematocrit, HCT）为标准的，即成年男性 HCT<40%、成年女性 HCT<35% 时可诊断为贫血。

五、治疗

（一）输血

输血，即输注红细胞，是治疗肿瘤相关性贫血（CRA）的常用方式。在决定是否给患者输血时，应考虑患者年龄、贫血程度、血容量和心、肺功能等状况。当 Hb<60 g/L 或临床急需纠正缺氧状态时，或恶性肿瘤发生大出血（消化道出血、肺出血、肿瘤出血）性休克后需要快速输血以抢救生命时，可考虑输血治疗。

输血的主要优点：可以迅速升高血红蛋白浓度，迅速改善患者缺氧症状，尤其是对促红细胞生成素（EPO）治疗无效或还没有起效的患者。输血的缺点：输血相关过敏反应、急性溶血反应、同种异体免疫反应、急性肺水肿及输血相关病毒感染等；此外，因红细胞寿命有限，患者需要反复输注，可能因此导致铁过载，进一步导致多器官功能损害。对于输血频繁的患者，尤其是慢性血液病患者，应定期监测铁蛋白，必要时给予铁螯合剂。

目前，临床上通常使用红细胞悬液（packed red blood cells, PRBC）、去白红细胞悬液（leukocyte-reduced red blood cells, LRBC）。对于自身免疫性溶血性贫血或某些特殊患者可输注洗涤红细胞（washed red blood cells, WRBC）。

（二）针对贫血患者发病机制的治疗

1. **合并缺铁性贫血患者** 首选口服制剂，餐后服用。同时进食谷类、乳类和茶会抑制铁的吸收；鱼肉及维生素 C 可增加铁的吸收。口服铁剂的参考剂量：琥珀酸亚铁每日 300 ~ 400 mg，每日 2 次或 3 次；硫酸亚铁 0.3 g，每日 3 次；右旋糖酐铁 50 mg，每日 2 次或 3 次等，服用至铁蛋白正常后 4 个月左右。对于口服不能耐受或无效的患者可采用静脉补铁，常用右旋糖酐铁，首次使用 0.5 ml 作为实验剂量，1 小时后无过敏反应可给予足量治疗。根据公式计算注射用铁的总需要量，以防止过量或不足，公式 =（需达到的血红蛋白浓度 − 患者的血红蛋白浓度）× 0.33 × 患者体重（kg）。近年来，新一代铁剂陆续应用于临床，其中第三代静脉铁剂异麦芽糖酐铁，由于其创新的矩阵式结构，使得碳水化合物可以更为紧密地结合铁原子，分子稳定性更好，游离铁释放更少，比蔗糖铁低 9 倍，比羧基麦芽糖铁低 7 倍，安全性得到进一步提升；足量补铁对于缺铁性贫血的治疗至关重要，但受住院周转率、门诊输液便利性等因素的影响，导致缺铁性贫血的患者无法坚持多次静脉输注铁剂，不能达到足量补铁，影响临床结局。异麦芽糖酐铁能够实现单次 1000 mg 或以上（剂量上限为 20 mg/kg）的大剂量输注，且无须进行小剂量过敏试验。足量补铁与多次静脉输注蔗糖铁比较，可以使血红蛋白提升更快、更显著，也减轻了患者疲乏等症状，使患者的生活质量得到提高，从而减少了患者往返医院的频率，提升了患者的治疗依从性。对于手术患者来说，异麦芽糖酐铁可以减少围手术期异体输血的需求，降低术后贫血的发生率，缩短患者住院时间，降低术后感染的风险。

2. **巨幼细胞贫血患者** 积极治疗原发病，因药物引起的贫血及时停药。积极补充缺乏的营养素：口服叶酸 5 ~ 10 mg，每日 3 次；如果同时合并维生素 B_{12} 缺乏，可以口服维生素 B_{12}（甲钴胺）250 mg，每日 3 次，或腺苷钴胺 500 mg，每日 3 次。一般口服即可，贫血纠正后一般无须给予维持剂量。对于胃次全切除术术后或存在抗内因子抗体的患者，需要肌内注射维生素 B_{12}，贫血纠正后需要继续每 1 ~ 2 个月肌内注射 1 次，给予维持剂量。

3. **合并免疫性溶血性贫血患者** 可给予免疫抑制剂治疗。常用免疫抑制剂包括糖皮质激素、环孢素等，也可用免疫球蛋白冲击疗法或血浆置换法、脾切除术等。冷抗体型自身免疫性溶血性贫血的患者还需要注意保暖。

（三）促红细胞生成素（EPO）疗法

EPO 是治疗晚期肿瘤患者贫血的主要手段之一。肿瘤相关炎性因子的大量释放导致铁调素升高，由于癌症患者对内源性 EPO 反应不足，因此推荐姑息治疗的恶性肿瘤（包括实体肿瘤和造血系统恶性肿瘤）患者使用 EPO 进行治疗，治疗的主要目标是减少输血、提高患者生活质量。使用 EPO 治疗化疗相关性贫血的 Hb 初始值 ≤ 100 g/L，目标值为 $110 \sim 120$ g/L；如果超过 120 g/L，则需要根据患者的个体情况减少 EPO 剂量或者停止使用 EPO。EPO 的参考剂量为 1 万 ~ 2 万 U，皮下注射，每周 3 次或隔日 1 次。使用 EPO 需要注意其不良反应。在应用 EPO 的过程中有 30% ~ 50% 患者出现高血压或原有高血压加重，对于合并高血压的患者，用药期间应监测血压。随着血细胞比容和血液黏度的增高，EPO 容易引起肿瘤患者形成血栓，必要时可使用低分子量肝素进行预防。

（余慧青　曹皓阳）

参考文献

[1] 李莉娟，张连生 . 缺铁性贫血规范化诊治的若干问题 [J]. 中华医学杂志，2021,101(40):3266-3270.

[2] Garbowski MW, Bansal S, Porter JB, et al. Intravenous iron preparations transiently generate non-transferrin-bound iron from two proposed pathways[J]. Haematologica，2021，106(11):2885-2896.

[3] Derman R, Roman E, Modiano MR, et al. A randomized trial of iron isomaltoside versus iron sucrose in patients with iron deficiency anemia[J]. Am J Hematol，2017，92(3):286-291.

[4] Birgegård G, Henry D, Glaspy J, et al. A Randomized Noninferiority Trial of Intravenous Iron Isomaltoside versus Oral Iron Sulfate in Patients with Nonmyeloid Malignancies and Anemia Receiving Chemotherapy: The PROFOUND Trial. Pharmacotherapy，2016，36(4):402-414.

[5] Ng O, Keeler B, Simpson JA, et al. Feasibility of Intravenous Iron Isomaltoside to Improve Anemia and Quality of Life During Palliative Chemotherapy for Esophagogastric Adenocarcinoma. Nutr Cancer，2018，70(7):1106-1117.

第二节　中性粒细胞减少症

中性粒细胞减少症（neutropenia）是指成人中性粒细胞绝对计数持续 $<2.0 \times 10^9$/L，年龄 $\geq$

10 岁者 $<1.8 \times 10^9/L$，<10 岁者 $<1.5 \times 10^9/L$。中性粒细胞绝对计数 $<0.5 \times 10^9/L$ 称为粒细胞缺乏症（agranulocytosis）。晚期肿瘤患者发生中性粒细胞减少是与诸多因素相关的。晚期肿瘤患者肿瘤负荷较大，肿瘤消耗了大量人体摄入的营养素，患者常表现为营养不良，进而影响骨髓的增殖功能。肿瘤患者体内免疫系统功能减退，易发生中性粒细胞的减少与缺乏。肿瘤患者所用的各种药物也是导致中性粒细胞减少的一个常见原因。

一、病因和发病机制

病因主要包括骨髓损伤、骨髓浸润、成熟障碍等引起的中性粒细胞生成减少、破坏或消耗过多（免疫性或非免疫性因素），中性粒细胞分布异常。

（一）恶性肿瘤相关疾病

1. **血液系统恶性肿瘤**　常以血细胞减少为表现。

2. **其他器官的肿瘤转移至骨髓**　既可以抑制骨髓中正常造血干细胞的增殖，也可以导致血细胞的减少，如乳腺癌、前列腺癌、黑色素瘤、神经母细胞瘤、肺癌、肾上腺恶性肿瘤等侵犯骨髓。

（二）肿瘤放化疗的不良反应

1. **化疗对骨髓的抑制**　化疗药物中的烷化剂（如环磷酰胺、氮芥等）的主要成分为烷化基团，烷化基团可以与核蛋白结合，导致细胞破坏；抗代谢药物（如甲氨蝶呤、吉西他滨等）可干扰核酸的正常代谢，阻断核酸合成。

2. **放疗对骨髓的抑制**　放射性电离辐射产生的离子和自由基使细胞 DNA 及 RNA 链断裂，碱基损伤，从而加重了细胞突变、损伤和死亡等。

（三）其他

1. **肿瘤患者对症支持治疗药物所致**　如解热镇痛药、镇静药、抗生素、抗癫痫药、降血糖药、降压药、免疫调节剂、利尿剂等。多与药物的种类有关，而与剂量无关。

2. **生理功能紊乱**

（1）营养因素缺乏：如叶酸、维生素 B_{12} 等缺乏。

（2）中性粒细胞分布异常：如脾大，中性粒细胞滞留于脾，导致外周血中假性中性粒细胞减少。

（3）中性粒细胞的消耗增多：如严重感染时中性粒细胞在血液或外周部位消耗增多。

（4）中性粒细胞的破坏增多：如免疫性因素致中性粒细胞破坏。

二、临床表现

轻微的白细胞计数减少，中性粒细胞吞噬防御功能基本正常，患者通常无明显不适；中至重度粒细胞减少，患者除了易疲倦、乏力、头晕、食欲缺乏等非特异性症状，主要表现为感染。当白细胞计数减少至 $<1.0 \times 10^9/L$，特别是中性粒细胞 $<0.5 \times 10^9/L$ 且持续 5 天以上时，患者发生严重细菌、真菌或病毒感染的机会大大增加，可达到 90%，且往往病情危重，甚至导致死亡，应及时积极处理。不同类型化疗药物出现骨髓抑制的程度、持续时间及骨髓功能恢复的时间均有不同。

三、辅助检查

（一）常规检查

1. **血常规检查**　白细胞计数减少，中性粒细胞减少，淋巴细胞百分比相对增加。
2. **骨髓检查**　可了解中性粒细胞的增殖及成熟情况，了解骨髓有无肿瘤细胞。骨髓涂片因中性粒细胞减少原因不同，骨髓象各异。

（二）中性粒细胞特异性抗体测定

抗体测定包括白细胞聚集反应、免疫荧光中性粒细胞胞浆抗体测定法，以判断是否存在抗中性粒细胞胞浆抗体。

（三）肾上腺素试验

肾上腺素可促使边缘池的中性粒细胞进入循环池，从而鉴别假性中性粒细胞减少症。

四、诊断

成人中性粒细胞持续 $<2.0 \times 10^9/L$，即可诊断为中性粒细胞减少症。病因学诊断需要首先了解病史，是否接触某些化疗物质、放射性物质及服药史；既往有无多次中性粒细胞减少的发作，以及规律性，以便考虑有无周期性中性粒细胞减少；怀疑为结缔组织病时应检测抗核抗体、双链 DNA 补体等自身免疫指标。

1979 年的 WHO 不良反应评价标准是评价抗肿瘤药物的经典标准，在我国应用十分广泛，见表 2-6-3。与造血系统恶性肿瘤不同，对于实体肿瘤来说，在治疗过程中要尽量避免出现 Ⅲ～Ⅳ度中性粒细胞减少。Ⅳ度中性粒细胞减少易导致患者死亡等严重不良反应，如果一旦出现 Ⅳ度中性粒细胞减少，则需要适当调整化疗剂量。

表 2-6-3 WHO 抗肿瘤药物不良反应评价标准（节选）—中性粒细胞减少症

级别	中性粒细胞数量
0 度	$\geqslant 2.0 \times 10^9/L$
Ⅰ度	$(1.5 \sim 1.9) \times 10^9/L$
Ⅱ度	$(1.0 \sim 1.4) \times 10^9/L$
Ⅲ度	$(0.5 \sim 0.9) \times 10^9/L$
Ⅳ度	$<0.5 \times 10^9/L$

五、治疗

在治疗之前，首先要对患者的一般状况、肝功能和肾功能等进行综合评估，制订合理的治疗方案，必要时采取预防性措施以减少感染的发生。对于非血液系统恶性肿瘤，在治疗期间，每周进行 1~2 次血常规检查，通常白细胞计数 $<3.5 \times 10^9/L$，血小板计数 $<80.0 \times 10^9/L$，不宜使用骨髓抑制的化疗药物。

（一）病因治疗

对可疑的非化疗药物或其他致病因素，应立即停止接触。继发性减少者应积极治疗原发病，急性白血病、自身免疫性疾病、感染等经过治疗病情缓解或控制后，中性粒细胞可以恢复正常。脾功能亢进者根据患者身体情况酌情考虑行脾切除术。

（二）防治感染

1. **Ⅰ~Ⅲ度中性粒细胞减少者** 应避免出入公共场所，并注意保持皮肤和口腔卫生，去除慢性感染病灶。

2. **Ⅳ度中性粒细胞缺乏者** 应急诊收入院治疗，采取无菌隔离措施，防止交叉感染。

3. **中性粒细胞缺乏** 会增加侵袭性感染的发生风险，在中性粒细胞缺乏的情况下，患者不能产生强有力的炎性反应，可能仅表现为发热等非特异性表现。在致病菌尚未明确之前，可经验性应用覆盖革兰阴性菌和革兰阳性菌的广谱抗生素治疗，重症患者推荐选择 β- 内酰胺类中的碳青霉烯类，如比阿培南等药物。比阿培南作为新一代碳青霉烯类抗生素，对多种革兰阴性菌、革兰阳性菌及厌氧菌有广谱的抗菌活性，可以考虑作为中性粒细胞缺乏伴发热的经验性选择药物。来自意大利的多中心前瞻性队列研究报道了在血液恶性肿瘤合并血液病感染的患者中，革兰阳性菌占比 46.6%，革兰阴性菌占比 52.8%，以大肠杆菌为主。中国多中心、前瞻性研究表明，在中性粒细胞缺乏伴发热的患者中，革兰阴性菌占比 44.54%，革兰阳性菌占比 37.99%，大肠杆菌、肺炎克雷伯菌是最常见的革兰阴性致病菌。比阿培南对大肠杆菌及克雷伯菌属的抗菌活性高,针对大肠杆菌,比阿培南的最小抑菌浓度 MIC90 为 0.25 mg/L,针对克雷伯菌属,MIC90 为 1 mg/L。中国一项多中心回顾研究共纳入 1090 例血液病感染患者,中性粒细胞减少伴发热病例为 980 例,占89.9%。予以比阿培南单药或与其他抗生素联合用药,比阿培南单次剂量为 0.3 ~ 0.6 g,每 6 ~ 8 小时 1 次,比阿培南单药治疗者 399 例(36.61%),与其他抗生素联合用药者 691 例(63.39%),联合用药包括万古霉素、替考拉宁、氟康唑等,研究表明,应用比阿培南单药或联合用药的有效率为 73.44%,轻度感染组(2±3)天退热,中度感染组(3±3)天退热,重度感染组(4±3)天退热,不良反应少见或轻微。日本报道了比阿培南治疗血液肿瘤患者中性粒细胞缺乏伴发热的一项多中心研究,比阿培南的综合有效率为 67.9%,67.3% 和 75.9% 患者的发热症状分别在 3 天和 5 天内退热,即使在高风险中性粒细胞缺乏伴发热的患者中依然有 61.7% 的有效率。一项 68 例成人住院患者的药代动力学 / 药效学(PK/PD)研究中,使用比阿培南 0.3 g 或 0.6 g 静脉滴注 0.25 ~ 2.0 小时,结果显示,比阿培南 40% 血药浓度高于 MIC 的时间(T>MIC),其达标率(PTA)随着剂量增加和给药次数的增加而提高,300 mg 每 12 小时 1 次 <300 mg 每 8 小时 1 次 < 600 mg 每 12 小时 1 次 <600 mg 每 8 小时 1 次;相同剂量时,延长滴注时间至 3 小时,T>MIC 的达标率更高。

4. **合并感染者**　应行血、尿、痰及感染病灶分泌物的细菌培养和药敏试验及影像学检查,以明确感染类型和部位。在病原体尚未明确之前,可经验性应用覆盖革兰阴性菌和革兰阳性菌的广谱抗生素进行治疗,待病原体和药敏结果出来后再调整用药。若使用抗生素治疗 3 ~ 5 天无效,可加用抗真菌治疗;病毒感染可加用抗病毒药物。静脉用免疫球蛋白有助于重症感染的治疗。

(三)升白细胞治疗

1. **口服促白细胞生成药物**　地榆升白片 2 ~ 4 片,每日 3 次;利血生片 20 mg,每日 3 次;生物素 10 mg,每日 3 次。

2. **集落刺激因子(colony stimulating factor, CSF)**　主要作用包括:①刺激骨髓中性粒细胞集落形成单位(granuloid colony forming unit, CFU-G)向成熟中性粒细胞分化、增殖;②促进成熟中性粒细胞向外周血释放;③激活成熟中性粒细胞功能、延长其寿命;④刺激骨髓造血干细胞向外周血释放。粒细胞 – 巨噬细胞集落刺激因子(granulocyte-macrophage colony stimulating factor, GM-CSF)主要作用于骨髓造血干细胞分化的较早阶段,促进粒细胞系统和单核巨噬细胞系统的细胞增殖,使外周血粒细胞和单核细胞的数量都有明显增加。目前临床应用的集落刺激因子包括每日使用的 G-CSF 或 GM-CSF,以及每周期化疗使用一次的聚乙二醇 G-CSF。白细胞计数 <2.0 × 10^9/L 或中性粒细胞 <0.5 × 10^9/L,应给予 G-CSF 2 ~ 5 μg/(kg·d)或 GM-CSF 3 ~

10 μg/（kg·d）治疗，当白细胞计数正常可停药。聚乙二醇化重组人粒细胞刺激因子（PEG-rhGCSF）是重组人粒细胞集落刺激因子（rhG-CSF）的长效剂型，每个化疗周期给药 1 次，一般于化疗结束后 24~48 小时给药，剂量为每次 6 mg（体重 <45 kg 者，以 100 μg/kg 给药）。

注意：G-CSF 或 GM-CSF 只能在一个周期的化疗药物用药结束后使用。如果在化疗开始前或化疗过程中应用 G-CSF 或 GM-CSF，经 G-CSF 或 GM-CSF 刺激后增加的中性粒细胞很快会被化疗药物破坏，非但不能减轻化疗药物对骨髓造血功能的抑制，还会加重其对骨髓储备功能的损伤，增加重度骨髓抑制的风险。

（四）必要时可输注中性粒细胞

中性粒细胞半衰期较短，为 6~8 小时，因此，输注中性粒细胞在临床上可操作性不强。

（余慧青　曹皓阳）

第三节　血小板减少症

血小板减少症（thrombocytopenia）是指外周血中血小板数量减少（采用血小板直接计数法，低于 $100 \times 10^9/L$）的现象，血小板计数低于正常，晚期肿瘤合并血小板减少症较常见于血液系统疾病患者，但也可见于其他实体瘤患者。

一、病因和发病机制

血小板减少症的病因包括血小板生成减少、破坏增加和分布异常。恶性肿瘤合并血小板减少症往往是多种因素综合作用的结果。

（一）血小板生成减少

1. **造血原料缺乏**　叶酸、维生素 B_{12} 缺乏可导致细胞核酸代谢障碍，血小板生成减少。

2. **理化因素造成血小板生成减少**　化疗、放疗、严重感染等抑制巨核细胞增殖造成血小板减少。肿瘤化疗所致血小板减少与大剂量化疗及反复化疗明显相关，通常在化疗后 3~14 天出现。肿瘤患者接受放疗，尤其是大范围照射扁骨、骨髓、脾及大面积放疗时，造血系统受影响也会导致全血细胞减少，如白细胞和血小板的减少。

3. **肿瘤细胞抑制正常造血**　实体瘤（如前列腺癌、肺癌和乳腺癌及淋巴瘤等）可浸润骨髓造成骨髓转移癌。白血病或骨髓纤维化患者会由于白血病细胞或纤维组织增殖抑制正常造血，造成血小板减少。

4. 造血干细胞发育不良或减少 骨髓增生异常综合征由于细胞过度甲基化，细胞凋亡增加，细胞寿命缩短，骨髓巨核细胞呈病态造血，表现为全血细胞减少。

（二）血小板破坏增多

1. 非免疫性 严重败血症造成血小板破坏增加，出现血小板减少。晚期肿瘤患者合并弥散性血管内凝血导致血小板消耗增加，血小板进行性下降。

2. 免疫性 淋巴系统肿瘤、特发性血小板减少性紫癜及结缔组织病均可因免疫性破坏导致血小板减少。

（三）分布异常

脾功能亢进患者由于脾明显增大，血小板被脾潴留，而外周血表现为血小板减少。

二、临床表现

血小板减少时部分患者有头晕、乏力等非特异性症状。通常情况下，当血小板计数 $<50 \times 10^9/L$ 时，即存在皮肤、黏膜出血风险，主要表现为皮肤瘀点、瘀斑，或穿刺损伤时不易止血。血小板进一步下降可能引起皮肤紫癜及黏膜出血，表现为鼻出血、牙龈出血、结膜出血等；还可以出现血便、血尿、咯血。当血小板计数 $<20 \times 10^9/L$ 时，患者有自发性出血的可能；血小板 $<10 \times 10^9/L$ 时可出现严重自发出血，如出现内脏器官出血和脑出血等，危及生命。早期发现血小板减少时，密切监测和积极干预至关重要。在血小板减少症中出血风险持续存在，可因重要脏器出血导致患者死亡。

三、辅助检查

（一）血常规检查

血常规提示血小板计数减少（ $<100 \times 10^9/L$ ）。

（二）出凝血及血小板功能和血小板抗体检查

凝血功能正常，出血时间延长；束臂试验阳性。血小板功能一般正常。必要时可行血小板抗体检查。

（三）骨髓穿刺检查

骨髓穿刺显示骨髓巨核细胞数量减少；对于恶性肿瘤骨转移引起血小板生成减少者，骨髓穿刺显示转移癌细胞。

四、诊断

外周血血小板计数低于 $100 \times 10^9/L$ 即可确诊。血小板减少症的分级标准见表 2-6-4。

表 2-6-4　血小板减少症的分级标准

分级	血小板计数
轻度	$（50 \sim 99）\times 10^9/L$
中度	$（30 \sim 49）\times 10^9/L$
重度	$（10 \sim 29）\times 10^9/L$
极重度	$<10 \times 10^9/L$

五、治疗

（一）一般治疗

出血严重者应注意休息。血小板计数低于 $20 \times 10^9/L$ 者，严格卧床，避免外伤。酌情使用收缩血管、增加毛细血管致密度、改善毛细血管通透性的药物（如曲克芦丁、垂体后叶素及糖皮质激素等）；促凝血药物维生素 K；抗纤溶药物氨基己酸；促进止血因子释放药物去氨加压素等。局部使用止血药物，如凝血酶、医用明胶海绵等。

（二）药物治疗

对于与肿瘤相关的血小板减少，应仔细分析引起血小板减少的原因，寻找药物、感染等可逆转的病因，根据病因选择治疗方法，如积极治疗感染、识别可能引起血小板减少的药物。

1. **咖啡酸片**　口服 $0.1 \sim 0.3$ g，每日 3 次，14 天为 1 个疗程。

2. **对于免疫性血小板减少**　免疫抑制药如糖皮质激素或环孢素都有效，一般首选糖皮质激素治疗，治疗期间注意血糖、血压及补钙情况。

（三）重组人血小板生成素（rhTPO） 和重组人白细胞介素 -11（rhIL-11）

1. rhTPO 是调节巨核细胞和血小板生成的最重要的细胞因子。促血小板生成素（thrombopoietin, TPO）与分布于巨核细胞及其祖细胞表面的受体结合，特异性刺激巨核 – 红系祖细胞增殖、分化，进而促进各阶段巨核细胞成熟和血小板生成。rhTPO 的用法用量：化疗结束后 6 ~ 24 小时皮下注射，剂量为 300 U/（kg·d），每日 1 次，一般隔日检查一次血常规，直至血小板计数 $>50 \times 10^9/L$ 时停药。rhTPO 可分别与重组人粒细胞集落刺激因子（rhG-CSF）或重组人促红细胞生成素（rhEPO）合并应用。

2. rhIL-11 可以刺激造血祖细胞（巨核细胞、粒细胞 – 巨噬细胞、红系细胞）的成熟分化，具有促进造血等作用。RhIL-11 治疗实体瘤化疗所致血小板减少症，对于不符合血小板输注指征的血小板减少患者，血小板计数为（25 ~ 75）$\times 10^9/L$ 时应用 rhIL-11。rhIL-11 的参考用法用量：25 ~ 50 μg/kg，皮下注射，每日 1 次，至少连用 7 ~ 10 天，监测血常规，及时停用血小板。rhIL-11 主要通过肾排泄，肾功能受损患者须减量使用；严重肾功能受损、肌酐清除率 <30 ml/min 者需要减少剂量至 25 μg/kg。停药指征：血小板计数 $\geqslant 100 \times 10^9/L$ 或血小板较用药前升高 $50 \times 10^9/L$。

（四）输注血小板

输注血小板能够有效降低大出血的发生率和死亡率，是对严重血小板减少症最快、最有效的治疗方法。输注血小板的建议见表 2-6-5。

表 2-6-5　输注血小板的建议

血小板计数	建议
$>50 \times 10^9/L$	一般不需要输注血小板
（20 ~ 50）$\times 10^9/L$	临床根据出血情况决定是否输注血小板
$<20 \times 10^9/L$	输注血小板（同时考虑使用止血药物）

（余慧青　曹皓阳）

第四节　血小板增多症

血小板增多症（thromobocytosis）是指外周血血小板计数超出正常阈值。血小板升高可发生于多种恶性肿瘤。肿瘤相关血小板增多症是一种副肿瘤综合征，分为原发性血小板增多症和反应性血小板增多症两类。原发性血小板增多症是一种病因未明的克隆性骨髓增殖性疾病，其特征为血小板持久性明显增多，血小板计数常 >1000×10^9/L，伴有反复自发性出血倾向，如皮肤黏膜出血，血栓形成及脾大等。反应性血小板增多症是由其他疾病或药物引起的血小板增多，一般为暂时性的轻至中度增加，血小板计数为（400~800）×10^9/L，如果原发病治疗有效、诱发因素被祛除，血小板可逐渐恢复正常。血小板增多与肿瘤的转移、浸润关系密切。肿瘤相关血小板增多症所致的静脉血栓形成和动脉血管事件已经成为晚期肿瘤患者的第二大死亡诱因，干预这一病理过程可使患者获益。

一、病因和发病机制

肿瘤相关血小板增多症的机制十分复杂，目前认为其本质为血小板反应性增生，而非血小板寿命的延长或破坏的减少，血小板功能也无明显缺陷，相关机制如下。

（一）血小板生成素（TPO）异常增多

恶性肿瘤可产生多种细胞因子，如肿瘤坏死因子、白细胞介素-1（IL-1）、白细胞介素-6（IL-6）等，它们可以诱导 TPO 的产生；骨髓、脾等在某些因素作用下过度产生 TPO，血浆游离 TPO 浓度升高，刺激粒细胞 – 巨噬细胞产生集落刺激因子，骨髓巨核细胞系可显著增生、分化增强，血小板增多。

（二）代偿作用

恶性肿瘤是一种消耗性疾病，常引起各种慢性失血和血小板破坏，导致血小板代偿性增多。

（三）激活凝血系统

恶性肿瘤细胞可以激活花生四烯酸代谢途径以产生血小板激活物，如血栓烷 A_2，作用于组织因子而激活凝血系统产生凝血酶，产生并释放细胞自溶素 β 样蛋白酶，进而导致血小板增多。

二、临床表现

乳腺癌、肺癌、胃癌、食管癌、肾癌、结直肠癌、恶性胸膜间皮瘤、口腔鳞状细胞癌及生殖细胞肿瘤等常合并血小板增多，其中生殖细胞肿瘤中血小板增多的发生率最高。肿瘤相关血小板增多症与肿瘤分期密切相关，中晚期患者血小板增多率显著高于早期患者。

（一）一般症状

临床上合并血小板增多症的肿瘤患者多数没有不适症状，或仅有轻微疲劳、乏力症状及脾大体征，大部分患者通过血液检查发现异常。

（二）血栓栓塞

血栓栓塞是血小板增多症的主要症状，可以是动脉血栓，也可以是静脉血栓，不同栓塞部位可有相应的临床表现。下肢深静脉血栓形成患者可有患肢麻木、水肿、疼痛等不适，肺栓塞可有呼吸困难、气促、胸痛、晕厥、烦躁等症状，脾及肠系膜血管栓塞可致腹痛、呕吐，脑栓塞可有烦躁、意识丧失、偏瘫等临床表现。

（三）异常出血

血小板异常增高（$>1000 \times 10^9/L$）时，因血小板功能异常，可存在鼻出血、牙龈出血、皮肤黏膜瘀斑等。

三、辅助检查

（一）血常规检查

血常规提示血小板计数增多（$>300 \times 10^9/L$）。

（二）骨髓穿刺检查

骨髓穿刺显示骨髓巨核细胞和血小板增多；对于恶性肿瘤骨转移引起血小板生成减少者，骨髓穿刺显示转移癌细胞。

（三）*JAK2 V617F* 基因检查

此检查可鉴别原发性血小板增多症。

四、诊断

肿瘤相关血小板增多症是一种副肿瘤综合征，当血常规提示血小板计数 $>300 \times 10^9/L$，并排除原发性血小板增多症及非肿瘤因素引起的反应性血小板增多症时，即可确诊。

五、治疗

（一）一般治疗

（1）对于无症状的血小板轻至中度增多的患者，可不做处理。

（2）查明肿瘤患者出现血小板增多的原因，对因治疗。合并感染时行抗感染治疗，出血时则积极治疗出血，通常消除病因后血小板可逐渐恢复正常。

（二）抗血小板药

1. **阿司匹林** 目前国际上主张使用小剂量阿司匹林预防血小板增多症性血栓性疾病，阿司匹林 50～100 mg/d 小剂量使用可较好地避免不良反应的发生。

2. **肝素、双嘧达莫等其他抗血小板聚集药物** 对于临床症状较轻的患者，可以使用这些药物。这些药物可以作为不适合阿司匹林治疗患者的替代选择，或者与阿司匹林联合使用。

（三）骨髓抑制药物

羟基脲 0.5～2.0 g/d 具有明显的抑制血小板生成的作用，不良反应小，可作为有合并症或高度血小板增多的患者的首选用药。骨髓抑制药物能够抑制骨髓，开始使用药物时应监测白细胞（1～2 次/周），直至血象稳定后给予维持剂量。同时酌情配合使用抗血小板药物，有条件者可做血小板单采。

（四）干扰素

干扰素起始剂量为 300 万 U/d，注意其流感样不良反应。

（余慧青　曹皓阳）

第五节　弥散性血管内凝血

弥散性血管内凝血（disseminated intravascular coagulation, DIC）是在多种疾病基础上，凝血及纤溶系统被激活，导致全身微血栓形成，凝血因子大量消耗并继发纤溶亢进，引起全身出血及微循环衰竭的临床综合征。DIC 是凝血过程激活后凝血系统成分消耗的结果，存在出血和血栓形成等问题。DIC通常发生于未受控制的恶性肿瘤、败血症或化疗之后，预后极差。例如，慢性DIC可能发生于患有前列腺癌、其他肿瘤或血液系统恶性肿瘤的患者。

一、病因、发病机制及病理生理

（一）病因

1. **恶性肿瘤** 恶性肿瘤是诱发DIC的主要原因之一，常见于急性早幼粒细胞白血病、淋巴瘤、前列腺癌、胰腺癌及其他实体瘤，肿瘤诱发的DIC占DIC患者的24%~34%。

2. **严重感染** 严重的细菌（革兰阴性菌和革兰阳性菌，如大肠杆菌和金黄色葡萄球菌等）、病毒、立克次体等感染可以诱发DIC。

3. **手术及创伤** 富含组织因子的器官，如脑、前列腺、胰腺及子宫等，可因手术及创伤等释放组织因子，诱发DIC。

4. **抗肿瘤治疗** 放化疗等抗肿瘤治疗、非化疗药物因素均可以诱发DIC。

5. **其他原因** 高血压、肺心病、胰腺炎等疾病，以及血型不合的输血等。

（二）发病机制

研究表明，恶性肿瘤细胞和受损伤组织异常表达及释放组织因子，由炎症等导致的单核细胞、血管内皮生长因子过度表达及释放，是DIC最重要的始动机制。凝血酶与纤溶酶的形成是DIC发生过程中导致血管内微血栓、凝血因子减少及纤溶亢进的两个关键机制。炎症和凝血系统相互作用，炎性因子加重凝血异常，而凝血异常又可加剧炎性反应，形成恶性循环。

1. **组织损伤** 肿瘤溶解综合征、严重感染、大型手术等因素导致组织因子或组织因子类物质释放入血，激活外源性凝血系统。

2. **血管内皮损伤** 感染、炎症及变态反应、缺氧等引起血管内皮损伤，导致组织因子的释放，启动外源或内源性凝血系统。

3. **血小板损伤** 药物、缺氧及各种炎性反应等可导致血小板损伤，诱发血小板聚集及释放反应，通过多种途径激活凝血。

4. **纤溶系统激活** 上述致病因素也可同时通过直接或间接方式激活纤溶系统，致凝血-纤溶平衡进一步失调。

（三）病理生理

1. **凝血功能异常** ①高凝期：为DIC的早期改变，表现为高凝状态。②消耗性低凝期：出血倾向，凝血酶原时间（prothrombin time, PT）显著延长，血小板及多种凝血因子水平低下。此期持续时间较长，常构成 DIC 的主要临床特点及实验检查指标异常。③继发性纤溶亢进期：多出现在 DIC 后期，但也可出现在凝血系统激活的同时，甚至成为某些 DIC 的主要病理过程。

2. 微血栓形成　是 DIC 的基本和特异性病理变化，主要为纤维蛋白血栓及纤维蛋白－血小板血栓。其发生部位广泛，多见于肺、肾、脑、肝、心、肾上腺、胃肠道及皮肤、黏膜等部位。

3. 微循环障碍　毛细血管微血栓形成、血容量减少、血管舒缩功能失调、心功能受损等因素造成微循环障碍。

二、临床表现

DIC 的临床表现可因原发病、DIC 的分期不同而有较大差异。

（1）原发病的临床表现。

（2）出血倾向：首先为自发性、多发性出血，多见于皮肤、黏膜、伤口及穿刺部位，可遍及全身；其次为某些内脏出血，如咯血、呕血、尿血、便血、阴道出血，严重者可发生颅内出血。

（3）微血管栓塞：微血管栓塞分布广泛，可为浅层栓塞，表现为皮肤发绀，口腔、消化道、肛门等部位易发生黏膜损伤；栓塞更常发生于深部器官，多见于肾、肺、脑等脏器，可表现为急性肾衰竭、呼吸衰竭、意识障碍及颅内高压综合征等。

（4）休克或微循环衰竭：为一过性或持续性血压下降，表现为肢体湿冷、少尿、呼吸困难、发绀及神志改变等，早期即出现肾、肺、大脑等器官功能不全。休克程度与出血量常不成比例。顽固性休克是 DIC 病情严重、预后不良的征兆。

（5）微血管病性溶血性贫血：表现为进行性贫血，贫血程度与出血量不成比例，偶见皮肤、巩膜黄染。

三、辅助检查

检查结果详见诊断部分。

（1）实验室检查：血常规、凝血功能、生化等检查。

（2）原发疾病有关的检查。

四、诊断

（一）国内诊断标准

1. 临床表现　①存在易引起 DIC 的基础疾病，如恶性肿瘤、高血压等。②有下列临床表现：多发性出血倾向；不易用原发病解释的微循环衰竭或休克；多发性微血管栓塞的症状、体征，如皮肤、皮下、黏膜栓塞性坏死及早期出现的肺、肾、脑等脏器功能衰竭。

2. **实验室检查指标** 同时有下列 3 项以上异常：①血小板计数 <100×10^9/L 或进行性下降，肝病、白血病患者血小板计数 <50×10^9/L。②血浆纤维蛋白原（FIB）含量 <1.5 g/L 或进行性下降或 >4 g/L；白血病及其他恶性肿瘤患者 FDP<1.8 g/L，肝病患者 FDP<1.0 g/L。③ 3P 试验阳性或血浆 FDP>20 mg/L，白血病、肝病患者 FDP>60 mg/L，或 D-二聚体水平升高或阳性。④凝血活酶时间缩短或延长 3 秒以上（肝病延长 5 秒以上），或活化部分凝血活酶时间（APTT）缩短或延长 10 秒以上。

（二）鉴别诊断

需与原发性纤维蛋白溶解症等疾病相鉴别（表 2-6-6）。

表 2-6-6　DIC 与原发性纤维蛋白溶解症的鉴别

鉴别要点	DIC	原发性纤维蛋白溶解症
病因或基础疾病	种类繁多	多为手术、产科意外
微循环衰竭	多见	少见
微血管栓塞	多见	罕见
微血管病性溶血性贫血	多见	罕见
血小板计数	降低	正常
血小板活化产物	增高	正常
D- 二聚体	增高或阳性	正常或阴性
红细胞形态	破碎或畸形	正常

五、治疗

1. **祛除诱因** 控制感染，纠正缺氧、缺血及酸中毒等。

2. **治疗基础疾病** 治疗恶性肿瘤、高血压等。

3. **抗凝治疗** 一般认为，DIC 的抗凝治疗应在处理基础疾病的前提下，与补充凝血因子同步进行。抗凝治疗是终止 DIC 病理过程、减轻器官损伤及重建凝血 – 抗凝平衡的重要措施。

（1）普通肝素治疗：急性 DIC 10 000 ~ 30 000 U/d，一般 12 500 U/d，每 6 小时用量不超过 5000 U，静脉滴注，根据病情可连续使用 3 ~ 5 天。

（2）低分子量肝素：与肝素钠相比，出血并发症较少，半衰期较长，生物利用度较高。其抑制 FXa 的作用较强，较少引起血小板减少。常用剂量为 75～150 U AXa（抗活化因子 X 国际单位）/（kg^2·d），一次或分两次皮下注射，根据病情连用 3～5 天。

1）肝素使用指征：① DIC 早期（高凝期）；②血小板及凝血因子呈进行性下降，微血管栓塞表现（如器官功能衰竭）明显的患者；③在消耗性低凝期病因短期内不能去除者，在补充凝血因子情况下使用。

2）下列情况禁用肝素：①近期有结核病所致的大咯血或活动性消化性溃疡所致的大量出血；②手术后或损伤创面未经良好止血者；③ DIC 晚期，患者有多种凝血因子缺乏及明显纤溶亢进。

普通肝素最常用的监测指标为活化部分凝血活酶时间（activated partial thromboplastin time, APTT）。据报道，应用小剂量肝素（5000～10 000 U/24 h），可以不做监测。应用 10 000 U/24 h 者，APTT 可延长至正常值的 1.5～1.7 倍，也不至于引起出血并发症。但是在应用中等剂量（10 000～20 000 U/24 h）和大剂量（20 000～30 000 U/24 h）肝素时，必须做监测试验，使 APTT 较正常对照延长 1.5～2.5 倍。这既可以取得最佳抗凝疗效，又无严重的出血风险。如用凝血时间作为肝素使用的血液学监测指标，不宜超过 30 分钟。普通肝素过量时可用鱼精蛋白中和，鱼精蛋白 1 mg 可中和普通肝素 100 U。低分子量肝素在常规剂量下无须严格的血液学监测。

（3）其他抗凝及抗血小板药物：血小板及凝血因子。

4. 补充　适用于有明显血小板或凝血因子减少证据和已进行病因及抗凝治疗，DIC 未能得到良好控制者。

（1）纤维蛋白原：首次剂量为 2.0～4.0 g，静脉滴注。24 小时内给予 8.0～12.0 g，可使血浆纤维蛋白原升至 1.0 g/L。纤维蛋白原半衰期较长，一般每 3 天用药 1 次。

（2）新鲜冰冻血浆等血液制品：每次 10～15 ml/kg，需肝素化。

（3）血小板悬液：未出血的患者血小板计数低于 20×10^9/L，或者存在活动性出血且血小板计数 $<50 \times 10^9$/L 的 DIC 患者，需紧急输注血小板悬液。

（4）凝血酶原复合物：偶在严重肝病合并 DIC 时考虑应用。

5. 抗纤溶药物　如氨基己酸（EACA）、对氨甲苯酸（PAMBA）等，一般宜与抗凝剂同时应用。适用于 DIC 的基础病因及诱发因素已经祛除或控制，并有明显纤溶亢进的患者。继发性纤溶亢进症已成为患者迟发性出血主要或唯一原因。

6. 溶栓疗法　由于 DIC 主要形成微血管栓塞，且多伴有纤溶亢进，因此原则上不适合溶栓疗法（可使用尿激酶）。

7. 糖皮质激素　不作常规应用，但在下列情况下可予以考虑：①基础疾病需糖皮质激素治疗者；②感染中毒性休克合并 DIC，已经有效抗感染治疗者；③并发肾上腺皮质功能不全者。

8. **山莨菪碱** 有助于改善微循环及纠正休克，DIC 早期、中期可酌情应用，每次 10 ~ 20 mg，静脉滴注，每日 2 ~ 3 次。

（余慧青　曹皓阳）

参考文献

[1] （澳大利亚）治疗指南有限公司 . 治疗指南：姑息治疗分册 . 3 版 . 张春霞，译 . 北京：化学工业出版社，2006.

[2] 司马蕾，刘巍 . 肿瘤姑息支持治疗教程 . 北京：高等教育出版社，2017.

[3] 葛均波，徐永健，王辰 . 内科学 . 9 版 . 北京：人民卫生出版社，2018.

[4] 石远凯，孙燕 . 临床肿瘤内科手册 . 6 版 . 北京：人民卫生出版社，2015.

[5] Pei G, Yin W, Zhang Y, et al. Efficacy and safety of biapenem in treatment of infectious disease: a meta-analysis of randomized controlled trials. Journal of Chemotherapy, 2014, 28(1):28-36.

[6] Ann M Berger, John L Shuster, Jamie H, et al. Principles and Practice of Palliative Care and Supportive Oncology. fourth Edition. Philadelphia: LIPPINCOTT WILLIAMS & WILKINS, 2013.

第七章

精神和神经系统

第一节　恶性肿瘤脑转移相关症状

　　恶性肿瘤脑转移的发生率为 10%～30%，其中 2/3 的患者迟早会出现临床症状，约 1/4 的患者死亡时颅内有转移灶。非小细胞肺癌脑转移的发生率为 20%～40%，乳腺癌脑转移的发生率为 10%～20%，黑色素瘤脑转移的发生率为 12%～20%。脑转移最常见的症状是颅内高压导致的头痛、恶心和呕吐，其他症状包括局灶性神经系统体征、精神改变、癫痫发作、共济失调、感觉异常和语言障碍等。常见症状的发生率为：头痛（35%～50%），恶心和呕吐（30%～40%），虚弱（35%～40%），癫痫（15%～20%），眩晕（15%～20%），共济失调（15%～20%），失语（15%～20%）。脑转移的检查一般选择磁共振成像（magnetic resonance imaging, MRI）。治疗则取决于患者的一般情况、肿瘤本身及脑转移的部位，包括从单纯控制症状到手术治疗、放疗和化疗这些更积极的治疗。例如，对于病情发生变化，癌症全身广泛转移、体力状态很差且无有效治疗选择的患者，以对症治疗及最佳支持治疗为主；对于一般情况较好者，可以考虑放疗、手术、化疗等治疗；对于敏感基因突变者，选择分子靶向治疗。

一、颅内高压

颅内高压即颅内压增高，可以导致头痛、恶心和呕吐、头昏、癫痫发作、视物模糊等。

（一）病因

病因包括恶性肿瘤脑内转移灶、出血、静脉压力增高、脑脊液循环障碍等导致的颅内压力增高；转移灶周围的脑组织由于局部机械性压迫或血供不足，产生缺血、水肿、坏死，甚至出血；

较大转移灶常有中心坏死、囊性变。

（二）临床表现

1. **头痛** 多位于病变侧，呈局限性涨痛或跳痛，程度轻重不一。起初常在清晨发作，可在起床轻度活动后逐渐缓解或消失，随疾病进展可出现弥漫持续性疼痛。

2. **恶心和呕吐** 多在头痛之后出现。由于颅内压增高刺激延髓中枢，从而引起恶心、急剧呕吐，部分患者可呈喷射状呕吐。

3. **精神、神经异常** 颅内高压如果合并颅内病灶出血、周围水肿明显，则位于大脑前部的肿瘤可破坏大脑额叶，可引起兴奋、躁动、抑郁、遗忘、虚构等精神异常表现，表现形式多样。

4. **脑疝** 依据发生部位分为小脑幕切迹疝、枕骨大孔疝、大脑镰下疝。临床表现为剧烈头痛及频繁呕吐；意识改变，表现为嗜睡、浅昏迷甚至昏迷；瞳孔改变，表现为两侧瞳孔大小不等，对光反应稍迟钝，甚至出现直接及间接对光反应消失；运动障碍，表现为肢体的自主活动减少或消失，去大脑强直；生命体征，表现为血压、脉搏、呼吸、体温的改变，体温可高达 41 ℃以上，也可低至 35 ℃以下，最后因呼吸停止、血压下降、心脏停搏而死亡。

（三）辅助检查

1. **计算机断层扫描（computed tomography, CT）检查** 对疑有颅内高压，尤其是脑疝患者应迅速做出临床评估，及时做脑 CT 检查。因磁共振成像（MRI）检查耗时较长，检查过程中可能发生意外，故颅内高压急诊检查不推荐 MRI。

2. **实验室检查** 血常规、电解质等实验室检查。

3. **脑脊液检查** 对明确为恶性肿瘤脑转移引起的颅内高压者，急性期不推荐行脑脊液检查。

（四）诊断

1. **病史** 在实体瘤的诊治过程中，进行细致的神经系统检查，根据原发恶性肿瘤的病史、临床症状、体征及相关辅助检查等发现颅内占位性病灶。

2. **症状** 出现颅内高压的临床表现，如头痛、恶心和呕吐等。

3. **辅助检查** 急诊 CT 检查可进一步明确诊断。

（五）治疗

常用糖皮质激素治疗和渗透疗法，如联合甘露醇、甘油果糖、呋塞米、地塞米松等药物，可使脑组织脱水，降低颅内压；对合并癫痫的患者可选择丙戊酸钠等药物治疗。

1. **地塞米松（dexamethasone）**　地塞米松的抗感染作用可以减轻炎性渗出、水肿，减轻毛细血管扩张，从而降低颅内压。成人的用药方法包括：地塞米松片，0.75 ~ 3 mg 口服，每日 2 ~ 4 次；地塞米松注射液 5 ~ 10 mg，每日 1 ~ 2 次，肌内注射或加入 5% 葡萄糖溶液 100 ml 中静脉滴注。地塞米松为皮质类固醇激素，不良反应与疗程、剂量、用法及给药途径等关系密切。常见的不良反应有继发感染、消化道溃疡或穿孔、骨质疏松及股骨头坏死、代谢紊乱、精神症状、停药综合征、皮质醇增多症等。

2. **甘露醇（mannitol）**　静脉注射甘露醇后可使血液渗透压迅速升高，使脑组织和脑脊液的部分水分进入血液，进而使脑组织脱水，起到降低颅内压的作用。成人一次使用量为 125 ml，快速静脉滴注，根据病情需要每 6 ~ 12 小时可给予 1 次。甘露醇的不良反应包括头痛、视物模糊、眩晕、畏寒、过敏、肾损害、水及电解质紊乱、高渗性昏迷等。

3. **甘油果糖注射液（glycerol and fructose injection）**　为高渗制剂，可通过高渗性脱水，使脑水分含量减少，降低颅内压；起效较缓，持续时间较长。成人通常一次为 250 ~ 500 ml，每日 1 次或每 12 小时 1 次静脉滴注。不良反应少见，偶有瘙痒、皮疹、头痛、恶心、口渴、乳酸性酸中毒等。

4. **呋塞米（furosemide）**　为袢利尿剂代表药物，主要通过抑制肾小管肾髓袢厚壁段对 NaCl 的主动重吸收，使渗透压梯度差降低，肾小管浓缩功能下降，从而导致水排泄增多；呋塞米还抑制前列腺素分解酶的活性，使前列腺素 E 含量升高，从而扩张肾血管，降低肾血管阻力，使肾血流量尤其是肾皮质深部血流量增加，实现利尿作用，从而缓解颅内压的增高。用法和用量：口服、肌内注射或静脉滴注均可，成人剂量及用法视病情而定；每次 20 mg，隔日 1 次，必要时也可每日 1 ~ 2 次，病情严重者每日剂量可增至 120 mg。由于长期（7 ~ 10 天）用药后利尿作用消失，因此需要长期应用者宜采取间歇疗法：给药 1 ~ 3 天，停药 2 ~ 4 天。常见不良反应为水电解质紊乱、视物模糊、黄视症、食欲缺乏、恶心、呕吐、肝功能损害等。

5. **分子靶向治疗**　近 10 余年的研究证实，对有敏感基因突变的脑转移癌患者行分子靶向治疗取得了一定疗效，如吉非替尼对 EGFR 受体阳性的非小细胞肺癌脑转移瘤的治疗；AZD9291 对 T790M 耐药性突变的非小细胞肺癌脑转移瘤的治疗；曲妥珠单抗及拉帕替尼对 HER-2 阳性乳腺癌脑转移瘤的治疗等。根据基因检测结果，这些分子靶向药物可酌情用于颅内高压的患者。

二、癫痫

癫痫（epilepsy）是大脑神经元突发性异常放电导致短暂的大脑功能障碍的一种慢性疾病。癫痫发作分为部分性 / 局灶性发作、全面性发作、不能分类的发作，临床可表现为发作性运动、感觉、自主神经、意识及精神等不同障碍。

（一）病因和发病机制

遗传、脑转移瘤或原发脑肿瘤、颅内出血、颅内感染等因素可以引起癫痫。癫痫的发病机制非常复杂。中枢神经系统兴奋与抑制间的不平衡所导致的癫痫发作，主要与离子通道、神经递质及神经胶质细胞的改变有关。

1. **神经递质异常** 癫痫样放电与神经递质关系极为密切，正常情况下兴奋性与抑制性神经递质保持平衡状态，神经元膜稳定。兴奋性神经递质过多或抑制性神经递质过少都能使兴奋与抑制间失衡，使膜不稳定并产生癫痫样放电。

2. **神经胶质细胞异常** 神经元微环境的电解质平衡是维持神经元正常兴奋性的基础。神经胶质细胞对维持神经元的生存环境起着重要的作用。当星形胶质细胞对谷氨酸或 γ- 氨基丁酸的摄取能力发生改变时可导致癫痫发作。

3. **离子通道功能异常** 离子通道是体内可兴奋性组织兴奋性调节的基础，离子通道编码基因的突变可影响其功能，从而导致某些遗传性疾病的发生；其中钠离子、钾离子、钙离子通道与癫痫相关性的研究较为明确。

（二）临床表现

由于异常放电的起始部位和传递方式不同，癫痫发作的临床表现复杂多样，表现为突然意识丧失、倒地、头后仰、肢体强直、膈肌痉挛、面色发绀、瞳孔散大、呼吸暂停，全身肌肉有节律性地抽搐，常咬破舌头、口吐白沫，可伴有大小便失禁等。以下简要介绍几种临床分类。

1. **肌阵挛发作** 临床较常见，是肌肉突发的快速短促的收缩，表现为类似于躯体或者肢体电击样抖动，有时可连续数次，多出现于觉醒后。可为全身动作，也可为局部动作。但并不是所有的肌阵挛都是癫痫发作。

2. **失神发作** 典型的临床表现为突然发生和突然结束，动作中止，凝视，叫之不应，但基本不伴有或伴有轻微的运动症状。通常持续 5~20 秒，罕见超过 1 分钟者。

3. **失张力发作** 由于双侧部分或者全身肌肉张力突然丧失，导致不能维持原有的姿势，出现突然跌倒、肢体下坠等表现，发作时间相对较短，持续数秒至 10 余秒，发作持续时间短者多不伴有明显的意识障碍。

4. **单纯部分性发作** 发作时意识清楚，持续数秒至 20 余秒，很少超过 1 分钟。根据放电起源和累及的部位不同，单纯部分性发作可分为 4 型：部分运动性发作、部分感觉性发作、自主神经性发作和精神性发作。

5. **复杂部分性发作** 发作时伴有不同程度的意识障碍。表现为突然动作停止，两眼发直，叫之不应，不跌倒，发作过后不能回忆。复杂部分性发作大多起源于颞叶内侧或者边缘系统，但也可起源于额叶。

6. **全面强直 – 阵挛发作**　可见于任何类型的癫痫和癫痫综合征，以突发意识丧失和全身强直和抽搐为特征。典型的全面强直 – 阵挛发作过程可分为强直期、阵挛期和发作后期。一次发作持续时间一般小于 5 分钟，常伴有舌咬伤、尿失禁等，易造成窒息等伤害。

7. **强直发作**　表现为全身或者双侧肌肉的强烈持续的收缩，肌肉僵直，肢体和躯体固定在一定的紧张姿势，如轴性的躯体背伸或者前屈。常持续数秒至数十秒，但是一般不超过 1 分钟。强直发作多见于有弥漫性器质性脑损害的癫痫患者，一般为病情严重的标志。

（三）辅助检查

1. **头部磁共振成像（MRI）**　与 CT 相比具有更佳的软组织分辨率、多平面和多方位成像及无 X 线辐射等优点，且较 CT 更易于早期发现脑转移瘤，对于中枢神经系统组织的检查可以得到非常清晰的图像（图 2-7-1）。MRI 增强扫描后造影剂进入病变内部，根据影像学特点可以区分颅内病变是小的梗死灶还是转移性肿瘤。

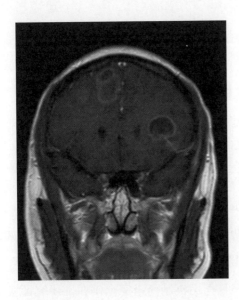

图 2-7-1　肺癌脑转移。T1WI 增强扫描显示右侧额叶、双侧颞叶多发类圆形肿块，呈明显环状强化，周围水肿不明显

2. **计算机断层扫描（CT）**　增强 CT 检查是目前诊断脑转移瘤较为可靠的手段，为不具备头部 MRI 检查条件的患者诊断是否存在脑转移灶的鉴别手段。脑转移灶在 CT 平扫时的典型表现为孤立的类圆形团块，多数为等密度或略低密度，注射造影剂增强扫描可使病灶更加清晰。但是颅脑 CT 检查结果存在约 10% 的假阳性率，对 <0.5 cm 的病灶和幕下转移瘤的显示不充分，可出现漏诊。因此，必要时需要重复行 CT 检查或进一步行 MRI 检查。

3. **脑电图**　脑电图是诊断癫痫最重要的辅助检查方法。癫痫患者的脑电图主要表现为异常的波形，包括尖波、棘波、尖慢波、棘慢波和多棘波等。如患者在非发作期，记录可能出现阴性结果，有一定概率可以检测到异常波形，而发作期可以记录到确切的癫痫波。

4. **实验室检查**　行电解质、血常规、脑脊液等实验室检查以进一步了解病情。

（四）诊断

1. 确定是否为癫痫

（1）详细询问患者本人及其亲属、陪护等目击者，尽可能获取详细而完整的发作史。这是准确诊断癫痫的关键。

（2）对于恶性肿瘤患者，详细询问既往有无遗传性癫痫病史。

（3）经头颅 MRI 或 CT 检查了解有无脑转移灶，判断是否为脑部疾病诱发癫痫。

（4）脑电图检查是诊断癫痫发作和癫痫的最重要的手段，并且有助于癫痫发作和癫痫的分类。临床怀疑癫痫的病例均应进行脑电图检查。

2. 癫痫发作的类型　主要依据详细的病史资料、规范化的脑电图检查等进行判断。

（五）治疗

1. 癫痫发作的一般处理　仔细观察发作前有无某些预兆，家属或陪护帮助患者进行一些防止受伤的措施非常重要。

（1）将患者头部和身体侧放，同时可垫些薄软的东西在头下，让患者慢慢复原。

（2）及时清理口中分泌物或呕吐物，解开患者领带及腰带等保持呼吸道通畅。避免人群围观，保持空气通畅。

（3）保护好患者以免受伤，特别是保护好头部和口腔，避免舌咬伤。

（4）移开患者周围的刀具、暖水瓶等危险物品，以免碰伤或烫伤患者。

2. 一般药物治疗　控制癫痫发作可以提高患者生活质量，患者在自己家里时，如果家属或陪护能够使用药物治疗癫痫，可以明显减少家庭烦恼。

丙戊酸钠（sodium valproate）为抗癫痫药，其作用机制尚未完全阐明，研究证实丙戊酸钠增加 γ- 氨基丁酸（GABA）的合成和减少 GABA 的降解，从而升高抑制性神经递质 GABA 的浓度，降低神经元的兴奋性而抑制癫痫发作。成人参考用量：起始剂量为 5 ~ 10 mg/kg，口服，1 周后递增，直至能控制癫痫发作为止。每日最大剂量按患者体重不超过 30 mg/kg 或每日 1.8 ~ 2.4 g。常见不良反应为消化道症状、嗜睡、眩晕、共济失调、轻微震颤、血小板计数减少等。

3. 癫痫发作的药物治疗　以下方法任选其一。

（1）氯硝西泮：口服，初始量，每日 0.75 ~ 1.0 mg，分 2 ~ 3 次服用，以后逐渐增加；维持量，每日 4～8 mg，分 2～3 次服用。肌内注射，每次 1～2 mg，每日 2～4 mg。静脉注射，每次 1～4 mg。癫痫持续状态未能控制者，20 分钟后可重复原剂量 2 次。

（2）劳拉西泮：癫痫持续状态者，1～4 mg 静脉或皮下注射，缓慢静脉推注。

（3）咪达唑仑：2.5～5 mg，皮下注射或舌下给药。

（4）苯妥英：15～20 mg/kg，静脉注射，速度不超过 50 mg/min。

4. 抗肿瘤治疗 脑转移引起的癫痫，可开展针对脑转移灶的抗肿瘤治疗，如局部放疗、手术、化疗、分子靶向治疗等。

三、意识障碍

意识障碍（disturbance of consciousness）是指人对周围环境及自身状态的识别和觉察能力出现障碍。多由高级神经中枢功能障碍引起，可表现为嗜睡、意识模糊、昏睡和谵妄，严重的意识障碍为昏迷。

（一）病因和发病机制

1. 病因 颅内转移的肿瘤细胞引起神经细胞或轴索损害。

2. 发病机制 脑缺血、缺氧、葡萄糖供给不足、酶代谢异常等因素可以引起脑细胞代谢紊乱，导致网状结构功能损害和脑活动功能减退，从而产生意识障碍。

（二）临床表现

意识障碍依据其严重程度可有以下不同的临床表现。

1. 嗜睡 是一种病理性倦睡，患者陷入持续的睡眠状态，可被唤醒，并能正确回答和做出各种反应，但当刺激去除后很快又再入睡，是最轻的意识障碍。

2. 意识模糊 患者能保持简单的精神活动，但对时间、地点、人物的定向能力发生障碍。意识模糊是比嗜睡严重的一种意识障碍，是意识水平的轻度下降。

3. 昏睡 患者处于熟睡状态，不易唤醒。在压迫患者眼眶、摇动患者身体等强烈刺激下可被唤醒，醒时答话含糊或答非所问，且很快又再入睡。昏睡是接近于人事不省的意识状态。

4. 谵妄 是一种以兴奋性增高为主的高级神经中枢急性活动失调状态。临床上表现为意识模糊、定向力丧失、感觉错乱、躁动不安、言语杂乱等。有些患者可发展为昏迷状态。

5. 昏迷 表现为意识持续中断或完全丧失，在压迫患者眼眶、摇动患者身体等强烈刺激下也不能被唤醒。昏迷是严重的意识障碍，按其程度可分为 3 个阶段。

（1）轻度昏迷：角膜反射、瞳孔对光反射、眼球运动、吞咽反射等可存在。但意识大部分丧失，无自主运动，对声、光刺激无反应，对疼痛刺激出现痛苦的表情或肢体退缩等防御反射。

（2）中度昏迷：角膜反射减弱、瞳孔对光反射迟钝、眼球无转动。对周围事物及各种刺激均无反应，对于剧烈刺激可出现防御反射。

（3）深度昏迷：深、浅反射均消失。全身肌肉松弛，对各种刺激全无反应。

（三）治疗

（1）吸氧等最佳对症支持治疗。

（2）针对原发疾病的治疗。

（余慧青　陈梦婷）

第二节　脊髓压迫症

脊髓压迫症（spinal compression）是指由具有占位性特征的脊髓或椎管内病变引起的脊髓、脊神经根及其供应血管不同程度受压的脊髓功能障碍性疾病。脊髓压迫症是晚期肿瘤常见的中枢神经系统急症，是脊柱转移性肿瘤最严重的并发症。约 10% 的肿瘤急诊患者首先表现为脊髓压迫，可出现疼痛、肢体麻木、烧灼或针刺感等神经功能障碍，严重者可发生截瘫。脊髓压迫症常见于原发性或转移性肿瘤压迫脊髓，可导致神经系统功能受损，转移性脊柱肿瘤远较原发性脊柱肿瘤常见。脊髓压迫症 95% 发生在髓外，其中 70% 发生在胸段，20% 发生在腰段，10% 发生在颈段。脊髓受压后的变化与受压速度及持续时间、部位、范围、性质等有关。随着病情发展，脊髓、脊神经根及其供应血管受压程度日趋严重，一旦超过代偿能力，就会出现脊髓半切、横贯性损害及椎管阻塞，引起受压平面以下的肢体运动、感觉、反射、括约肌功能及皮肤营养功能障碍，严重影响患者的生活质量。

一、病因和发病机制

（一）常见病因

恶性肿瘤引起脊髓压迫症最常见的病因依次为乳腺癌、肺癌、淋巴瘤、前列腺癌、甲状腺癌、胃肠道肿瘤、妇科肿瘤和黑色素瘤导致的脊柱转移，肿瘤对脊髓或脊神经根直接压迫导致神经功能障碍，以及脊髓压缩引起截瘫。

（二）发病机制

肿瘤转移至脊髓的途径包括：肿瘤转移至脊柱，突入椎管内；肿瘤经血液循环或淋巴引流直接进入椎管；肿瘤转移至椎旁引起椎间隙狭窄，椎间盘突出进入椎管。最常见的脊髓压迫是由于椎体或椎弓根的膨胀或压缩所致，椎体破坏后形成压缩性骨折。转移瘤生长并侵犯周围软组织，引起椎静脉系统压力增高、局部血管闭塞、血液淤滞，造成脊髓血供障碍，导致脊髓麻痹。椎管内肿瘤的侵犯多由于肿瘤通过破坏的骨皮质直接侵犯硬膜外隙所致。脊髓梗死主要是由于脊柱广泛受累或肿瘤在椎间孔内压迫脊髓、脊神经根供应血管所致。

二、临床表现

不同肿瘤发生硬膜外转移的部位有所不同，乳腺癌和肺癌多造成胸段脊髓压迫，胃肠道肿瘤往往转移至腰骶部。

1. **疼痛** 脊髓压迫症患者最先出现的症状通常是疼痛，90% 以上的患者有疼痛症状，疼痛部位与脊髓受压部位基本一致，部分患者以背部疼痛为首发症状。临床表现为轻重不一的疼痛，开始为一侧，呈间歇性；随着肿瘤的生长可发展为双侧或持续性疼痛。用力、变换体位或躺卧位等任何引起脊神经根受牵拉的情况均可诱发或加重疼痛。

2. **感觉障碍** 多起始于肢体远端，并呈上行性，表现为束带状及针刺样疼痛、烧灼感、怕凉、肢体麻木等。

3. **严重者出现布朗 – 塞卡综合征** 即病损平面以下同侧肢体上运动神经元瘫痪、深感觉消失，精细触觉障碍，血管舒缩功能障碍，对侧肢体痛温觉消失，双侧触觉保留的临床综合征，主要发生于颈椎。

4. **出现自主功能障碍** 包括尿潴留、尿失禁、排便障碍、性功能障碍等，提示晚期和预后不良。

三、辅助检查

1. **MRI** 具有定位准、无创伤、速度快、不易漏检、反映疾病进展等优点，是脊髓压迫症最常用的诊断方法。增强 MRI 可及时发现硬膜内外及髓内外和软脊膜疾病，可清晰显示受累椎骨、软组织肿块及脊髓受压的节段、范围和程度等。

2. **CT** 可以显示椎骨受累情况，以及发现骨髓压迫，对于不能行 MRI 检查的患者可行 CT 检查了解病情。

3. **骨扫描** 也能很好地显示椎骨病变情况。

4. **脊髓造影** 是硬膜外病变引起的脊髓压迫症的标准诊断和定位方法，随着 MRI 等检查的应用，此方法目前已经较少用于肿瘤所致的脊髓压迫。

四、诊断

1. **病史**　有脊髓压迫症导致的各种临床表现，并合并有恶性肿瘤。

2. **MRI、CT、骨扫描等**　可明确椎体管或椎旁肿瘤性病变压迫脊髓（图 2-7-2）。

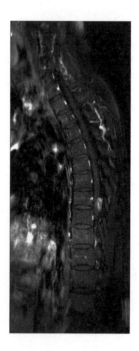

图 2-7-2　椎管内占位。T1WI 脂肪抑制序列矢状面显示，第 7~8 胸椎间隙水平椎管内髓外硬膜下占位，明显强化，邻近脊髓受压

五、治疗

脊髓压迫症的治疗目的是恢复和保留正常神经功能，控制局部肿瘤，保持脊柱稳定，缓解疼痛。由于大多数晚期肿瘤患者不可能治愈，姑息治疗显得非常重要。选择治疗方案时，在了解各种治疗方法的适应证和不良反应的基础上，需要综合以下因素：患者的一般情况，原发肿瘤的生物学特性，脊髓压迫平面及神经障碍程度，症状及病情的发展速度，肿瘤对放疗或化疗的敏感性，以及能否采取手术治疗等。

（一）药物治疗

1. **缓解肿瘤症状的药物**　包括类固醇激素和镇痛药。类固醇激素可以减轻脊髓水肿，在治疗脊柱转移瘤引发的疼痛和急性期的脊髓神经病变方面有着重要作用。地塞米松能迅速显著地改善运动功能，减轻患者的疼痛和控制神经系统症状的进一步恶化。建议除淋巴瘤患者外，对已出现症状的脊髓压迫症，应立即静脉快速给予地塞米松 10 mg，然后每 6 小时再静脉给予 4 mg。在放疗、外科治疗后应逐渐减量，以避免出现地塞米松引起的感染、消化道溃疡等严重不良反应。

2. **双膦酸盐类（bisphosphonates）药物**　是人工合成的、与骨细胞具有高度亲和力的焦磷酸盐类似物。它的作用机制包括抑制破骨细胞对骨小梁的破坏和溶解、阻止骨肿瘤诱发的骨溶解和骨吸收等。根据不同制剂的具体要求定期给予双膦酸盐类药物治疗，需要注意唑来膦酸引发的下颌骨坏死等不良反应。

3. **化疗**　总的来说，化疗对脊髓压迫症的疗效不如放疗和手术治疗。但对化疗敏感的肿瘤，如淋巴瘤、生殖细胞肿瘤、神经细胞肿瘤及神经母细胞瘤等可及时选用化疗。在放疗或手术治疗的同时，可考虑合并使用化疗。

（二）放疗

放疗适用于对放疗敏感的肿瘤，是通过减少肿瘤细胞的负荷达到缓解肿瘤对神经结构的压迫、防止神经损害进行性加重、缓解疼痛和防止局部复发的目的，放疗是硬膜外病变引起的脊髓压迫症最常用且最有效的治疗方法。

1. **普通放疗**　放疗时，照射的边界往往大于病变区域，以弥补患者微动时产生的偏移。由于放疗也会影响邻近组织（包括脊髓），因此在选择放疗剂量时必须保证正常组织能够暴露在放射线之下。对于预后较好患者，传统放疗的总照射剂量为 25～40 Gy，分 8～10 次进行；对于预后较差的患者，通常推荐一次性给予 8 Gy 的单剂量短程放疗。

2. **立体定向放射外科（stereotactic radiosurgery, SRS）和调强适形放疗**　两者均是让放射线更加精准地作用于病变部位，减少射线对正常组织的影响。调强适形放疗可以使多束射线精确定位到病变节段（图 2-7-3）。SRS 可以作为脊髓压迫症的一种主要的独立治疗方式，对肉瘤、黑色素瘤、肾细胞癌、非小细胞肺癌和结肠癌等对传统放疗不敏感的肿瘤具有显著优势。SRS 可以一次治疗 1 个或 2 个脊柱节段，局部总剂量一般在 8～18 Gy，对大范围多节段病变，高能定位照射目前仍不适宜。

不适合手术治疗的脊髓压迫症患者应在 24 小时内接受放疗。放疗会导致伤口感染和不愈合，接受手术为首选治疗方案的脊髓压迫症患者，术前不应接受放疗，放疗应该被安排在术后伤口彻底愈合后进行。在放疗早期需要进行激素治疗，以减轻脊髓压迫症的症状。

（三）外科治疗

手术可迅速解除脊髓压迫，术后神经功能可以有明显改善，甚至可以缓解术前大小便失禁和瘫痪症状，约有 9% 的手术死亡率。手术往往不能切除全部肿瘤，术后大多数患者仍然需要放疗。

手术适应证：不明组织学诊断；顽固性疼痛；放疗无效的肿瘤；放疗后复发或恶化的部位；

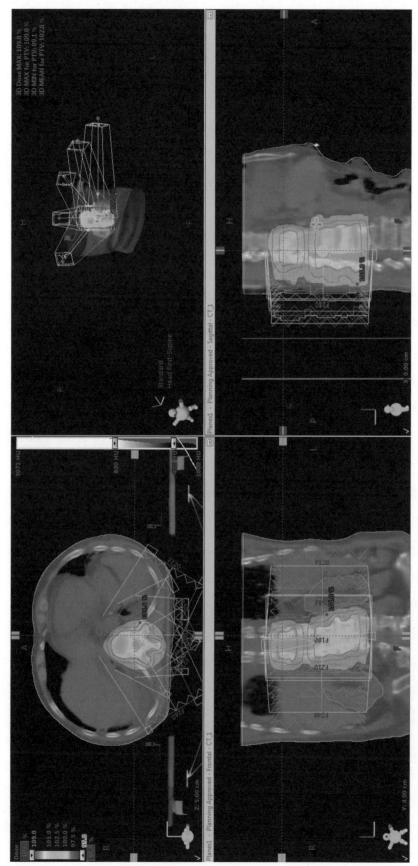

图 2-7-3　调强适形放疗。精确定位到脊髓病变节段，局部高剂量治疗，最大限度地保护邻近正常组织

被肿瘤侵犯后，椎骨塌陷或不稳定，可以考虑手术治疗以切除病灶并重建脊髓；椎骨发生病理性骨折，椎管中骨碎片导致的脊髓压迫。

（1）普通术式：可以选择后路椎板切除内固定术、全脊椎整块切除术、椎体切除术等。

（2）微创技术：可以选择内镜脊柱手术、微创减压术、经皮脊柱内固定术、椎体强化术、射频消融和冷冻治疗等。

（余慧青　陈梦婷）

第三节　睡眠障碍

睡眠障碍（dyssomnia）是指睡眠数量、质量、时间或节律的紊乱，严重影响生活质量。睡眠障碍很少单独发生，多伴随着疲劳、焦虑和抑郁等症状，至少 50% 的肿瘤患者可出现睡眠障碍，以失眠为主要表现。失眠是影响日间功能的一种主观体验，是指尽管有合适的睡眠机会和睡眠环境，但患者依然对睡眠时间和（或）质量感到不满足。主要症状表现为入睡困难（入睡潜伏期超过 30 分钟）、睡眠维持障碍（整夜觉醒次数 ≥ 2 次）、早醒、睡眠质量下降和总睡眠时间减少（通常少于 6.5 小时），同时伴有日间功能障碍。

一、病因和发病机制

恶性肿瘤相关性睡眠障碍的发病机制与激素水平紊乱、神经递质改变和机体的免疫炎性反应相关。肿瘤患者白天卧床时间太久，睡眠觉醒节律紊乱、缺乏活动、营养不良、睡前服用咖啡因类饮料等不良的睡眠卫生和生活习惯可以导致睡眠障碍。导致睡眠障碍的病因可分为易感因素、促成因素。

1. **易感因素**　包括性别、年龄和先前的睡眠史。患者的性格特征、教育程度及社会支持等也是影响肿瘤患者睡眠的重要因素。失眠在女性及老年患者中发生率更高。

2. **促成因素**　包括肿瘤因素、心理因素、环境因素、治疗因素等。

（1）肿瘤因素：肿瘤本身引起的各种躯体不适是导致患者睡眠质量改变的最重要、最直接的因素之一。①疼痛是最常见的睡眠障碍的原因之一，肿瘤患者的各种类型的疼痛均可导致睡眠障碍。超过半数的癌痛患者同时出现中至重度睡眠障碍。②肿瘤本身引起的不适也会导致睡眠障碍，如肿瘤相关乏力、肺癌所致的呼吸困难、消化道肿瘤所致的腹胀、泌尿系统肿瘤导致的尿频等。越到晚期，患者的躯体症状越重，睡眠质量就越差。

（2）心理因素：睡眠障碍常常和焦虑、抑郁合并存在。由肿瘤确诊所致的心理创伤可引起精神障碍，从而影响睡眠，持续性的睡眠障碍又可加重焦虑、抑郁，形成恶性循环。例如，在宁静的夜晚出现恐惧心理，害怕自己早上会醒不过来导致失眠。

（3）环境因素：各种原因导致的睡眠环境改变，如住院环境等，都可能导致睡眠障碍。

（4）治疗因素：睡眠障碍在手术治疗的患者中发生率高达 45%，在化疗患者中约为 35%，在放疗患者中约为 39%。术前焦虑导致的失眠较常见；化疗药物如吉西他滨、伊立替康等所致的睡眠障碍以嗜睡为主；而替莫唑胺及内分泌治疗药物、地塞米松等所致的睡眠障碍以失眠为主；放疗可能破坏头颈部肿瘤患者的下丘脑，影响下丘脑激素的分泌，容易导致睡眠障碍。

二、临床表现

睡眠障碍包括失眠、睡眠相关性运动障碍、睡眠过多、睡眠相关性呼吸障碍等，但以失眠为主要表现。失眠是一种主观体验，不应单纯依靠睡眠时间来判断是否存在失眠。

三、失眠的评估

睡眠障碍以失眠为主，失眠往往引起患者白天不同程度的疲劳，因而躯体困乏、精神萎靡、注意力减退、思考困难、反应迟钝。肿瘤患者对睡眠障碍产生的越来越多的恐惧和对其所致后果的过分担心，使患者常常陷入一种恶性循环，久治不愈。目前，多数理论认为肿瘤相关性失眠与抑郁、疼痛、疲劳和心理压力等因素相关，约 31% 的肿瘤患者存在失眠。失眠的临床评估包括病史采集、睡眠日记的评估、量表评估和客观评估等手段。病史采集包括具体的睡眠情况、用药史及可能存在的物质依赖情况，进行体格检查和精神 – 心理状态评估；对于每一例患者都应仔细进行病史采集。推荐患者或家人记录睡眠日记。下面介绍辅助失眠诊断与鉴别诊断的自评与他评量表：失眠严重程度指数（insomnia severity index）量表和匹兹堡睡眠质量指数（Pittsburgh sleep quality index, PSQI）量表。

（一）失眠的评估

根据《中国成人失眠诊断与治疗指南》（2017 版），失眠时需要筛查以下内容，其中前面 7 项为必要评估项目，第 8 项为建议评估项目。

（1）恶性肿瘤患者有明确的躯体疾病，还要排查是否存在其他各种类型的躯体疾病，以及皮肤瘙痒和慢性疼痛等一般状况。

（2）通过问诊明确患者是否存在心境障碍、焦虑障碍、记忆障碍及其他精神障碍。

（3）回顾药物或物质应用史，特别是抗抑郁药、中枢兴奋性药物、镇痛药、镇静药、茶碱类药、类固醇及酒精等精神活性物质滥用史。

（4）回顾过去 2 ~ 4 周的总体睡眠状况，包括入睡潜伏期（上床开始睡觉到入睡的时间）、睡眠中觉醒次数、持续时间和总睡眠时间。需要注意在询问上述参数时应取用平均估计值，不宜将单夜的睡眠状况和体验作为诊断依据。

（5）进行睡眠质量评估（匹兹堡睡眠质量指数等量表工具）。

（6）通过问诊或借助于量表工具对日间功能进行评估，排除其他损害日间功能的疾病。

（7）针对日间思睡患者进行 Epworth 嗜睡量表（ESS）评估，结合问诊筛查睡眠呼吸紊乱及其他睡眠障碍。

（8）如有可能，在首次系统评估前最好记录睡眠日记。

（二）睡眠质量评估

借助匹兹堡睡眠质量指数（PSQI）量表（表 2-7-1）工具对睡眠质量进行评估。首次系统评估前最好由家人协助完成为期 2 周的睡眠日记，内容包括：每日上床时间，估计睡眠潜伏期，夜间觉醒次数及每次觉醒的时间，记录从上床开始到起床之间的总卧床时间，根据早晨觉醒时间估计实际睡眠时间，计算睡眠效率（即实际睡眠时间 / 总卧床时间 ×100%），夜间异常症状（异常呼吸、行为和运动等），日间精力与社会功能受影响的程度，午休情况，日间用药情况和自我体验。

表 2-7-1　匹兹堡睡眠质量指数（PSQI）量表

下面一些问题是关于您最近 1 个月的睡眠情况，请选择或填写最符合您近 1 个月实际情况的答案
1. 近 1 个月，晚上上床睡觉通常是 ＿＿＿ 点钟
2. 近 1 个月，早上起床通常是 ＿＿＿ 点钟
3. 近 1 个月，从上床到入睡通常需要 ＿＿＿ 分钟
4. 近 1 个月，每夜通常实际睡眠 ＿＿＿ 小时（不等于卧床时间）
5. 近 1 个月，因下列情况影响睡眠而烦恼（在每个问题中选择 1 个最适合您的答案）
（1）入睡困难（30 分钟内不能入睡）：①无；②<1 次 / 周；③1 ~ 2 次 / 周；④≥ 3 次 / 周
（2）夜间易醒或早醒：①无；②<1 次 / 周；③1 ~ 2 次 / 周；④≥ 3 次 / 周
（3）夜间去厕所：①无；②<1 次 / 周；③1 ~ 2 次 / 周；④≥ 3 次 / 周
（4）呼吸不畅：①无；②<1 次 / 周；③1 ~ 2 次 / 周；④≥ 3 次 / 周
（5）咳嗽或鼾声高：①无；②<1 次 / 周；③1 ~ 2 次 / 周；④≥ 3 次 / 周
（6）感觉冷：①无；②<1 次 / 周；③1 ~ 2 次 / 周；④≥ 3 次 / 周
（7）感觉热：①无；②<1 次 / 周；③1 ~ 2 次 / 周；④≥ 3 次 / 周
（8）做噩梦：①无；②<1 次 / 周；③1 ~ 2 次 / 周；④≥ 3 次 / 周
（9）疼痛不适：①无；②<1 次 / 周；③1 ~ 2 次 / 周；④≥ 3 次 / 周
（10）其他影响睡眠的事情：①无；②<1 次 / 周；③1 ~ 2 次 / 周；④≥ 3 次 / 周
如有，请说明：

续表

下面一些问题是关于您最近 1 个月的睡眠情况，请选择或填写最符合您近 1 个月实际情况的答案

6. 近 1 个月，总的来说，您认为自己的睡眠质量：①很好；②较好；③较差；④很差

7. 近 1 个月，您用药物催眠的情况：①无；② <1 次 / 周；③ 1~2 次 / 周；④ ≥ 3 次 / 周

8. 近 1 个月，您常感到困倦的情况：①无；② <1 次 / 周；③ 1~2 次 / 周；④ ≥ 3 次 / 周

9. 近 1 个月，您做事情精力不足的情况：①没有；②偶尔有；③有时有；④经常有

注：总分越高，表示睡眠质量越差。

四、失眠的诊断

1. 慢性失眠的诊断标准 必须同时符合（1）~（6）项标准。

（1）存在以下一种或者多种睡眠异常症状（患者自述或陪护者观察到）：入睡困难，睡眠维持困难，比期望的起床时间更早醒来，在适当的时间不愿意上床睡觉。

（2）存在以下一种或者多种与失眠相关的日间症状（患者自述或陪护者观察到）：①疲劳或全身不适感；②注意力不集中或记忆障碍；③社交、家庭、职业或学业等功能损害；④情绪易烦躁或易激动；⑤日间思睡；⑥行为问题（如多动、冲动或攻击性）；⑦精力和体力下降；⑧易发生错误与事故；⑨过度关注睡眠问题或对睡眠质量不满意。

（3）睡眠异常症状和失眠相关的日间症状不能单纯用没有合适的睡眠时间或不恰当的睡眠环境来解释。

（4）睡眠异常症状和失眠相关的日间症状至少每周出现 3 次。

（5）睡眠异常症状和失眠相关的日间症状持续至少 3 个月。

（6）睡眠和觉醒困难不能被其他类型的睡眠障碍更好地解释。

2. 短期失眠的诊断标准 符合慢性失眠诊断的第（1）（2）（3）（6）条标准，且病程不足 3 个月和（或）相关症状出现的频率未达到每周 3 次。

五、治疗

在缓解潜在的引起睡眠障碍的各种因素的基础上进一步改善患者的睡眠状况是肿瘤相关性睡眠障碍的治疗目标。由于引起睡眠障碍的原因是多方面的，不仅要处理睡眠障碍本身，还应当同时解决导致失眠的各种原因，以及由失眠引起的各种后果。联合药物及非药物治疗方法不仅对睡眠障碍起积极作用，还可以改善患者的整体健康和生活质量。

（一）一般治疗

如患者存在疼痛、恶心、呕吐及精神障碍等症状时，可给予镇痛、止吐、抗焦虑及抗抑郁等

积极对症治疗。

（二）失眠的药物治疗

若肿瘤患者引起睡眠障碍的病因（如头痛等）已得到缓解，而睡眠障碍仍持续存在时，可以应用镇静催眠药。治疗失眠的常用药物以苯二氮䓬类（如氯硝西泮和咪达唑仑）和非苯二氮䓬类（如唑吡坦、扎来普隆）为主。

1. **苯二氮䓬类（benzodiazepine）** 属于 1,4- 苯二氮䓬的衍生物，可增加脑内 5- 羟色胺水平，并增强 γ- 氨基丁酸（GABA）的作用。GABA 可抑制去甲肾上腺素能神经元增加焦虑反应的作用。苯二氮䓬类反复短期应用可避免耐药性和依赖性，不推荐长期大剂量使用。

2. **米氮平（mirtazapine）** 是一种有着特殊受体结合谱的抗抑郁药，适用于伴有抑郁症状的失眠患者。该药通过阻断 5-HT_2 受体达到抗焦虑的作用而诱导睡眠，不良反应是可引起骨髓功能的抑制，放化疗患者使用时需要谨慎。

3. **曲唑酮（trazodone）** 属于 5- 羟色胺拮抗剂 / 再摄取抑制剂（SARI），可拮抗突触后 H_1 受体和 α_1 受体，是一种具有镇静催眠作用的抗抑郁药。曲唑酮降低组胺和去甲肾上腺素的促觉醒作用，并通过拮抗 GABA 能中间神经元上的 5-$HT_{2A/2C}$ 受体，在一定程度上提高 GABA 能效应，促进睡眠尤其是增加慢波睡眠。临床上，曲唑酮被广泛用于失眠及伴发抑郁和焦虑的患者。国内开展的一项随机对照研究结果显示，小剂量的曲唑酮（初始剂量为 50 mg/d，3 天后加量至 100 mg/d 并维持）用于伴有焦虑、抑郁和睡眠障碍的妇科恶性肿瘤患者，治疗 4 周后曲唑酮相较于氯硝西泮能够较快改善患者的焦虑、抑郁及睡眠状况（总睡眠时间延长，睡眠潜伏期缩短，觉醒次数减少），且不良反应更轻。此外，还有研究发现，12.5～50 mg/d 的曲唑酮用于治疗处于癌症进展期且对标准镇静催眠药物反应不佳的失眠患者后，50% 的患者失眠症状得到改善，另外 4 名经历梦魇的患者中有 2 名得到了改善。

4. **镇静催眠药** 表 2-7-2 为肿瘤患者常用的镇静催眠药。

表 2-7-2　肿瘤患者常用的镇静催眠药

药物	起始剂量（mg）	每日最大用药总量（mg）
阿普唑仑	0.4	4
佐匹克隆	3.75～7.5	7.5
氯硝西泮	1	20
艾司唑仑	1	2
地西泮	2.5	20

续表

药物	起始剂量（mg）	每日最大用药总量（mg）
劳拉西泮	1～2	5
奥沙西泮	7.5	30
咪达唑仑	7.5	15

（三）失眠的非药物治疗

主要有睡眠限制、认知疗法、放松训练等。具体措施包括限制白天睡眠时间和每日规律睡眠，消除患者对睡眠障碍的错误认识，进行肌肉放松、冥想、瑜伽等练习。

（余慧青　陈梦婷）

第四节　谵妄

谵妄（delirium）是指一组短暂的、通常可以恢复的、以认知功能损害和意识水平下降为特征的综合征。谵妄多急性发作，持续时间可为数小时至数日，又称急性脑病综合征。肿瘤患者谵妄的发生率约为 20%，在肿瘤患者生命的最后数周内，谵妄的发生率可达 85%。

一、病因和发病机制

（一）病因

发生谵妄的原因可以是癌症对于中枢神经系统的直接影响，也可以是其他相关疾病、并发症或治疗因素对中枢神经系统的间接影响。

1. **直接和肿瘤本身有关**　原发性颅内肿瘤、脑转移肿瘤。

2. **和肿瘤本身无关**　弥散性血管内凝血、硬膜下血肿、缺氧、电解质紊乱、感染／败血症。

3. **和药物相关**　类固醇激素、抗焦虑药、抗抑郁药、抗惊厥药、阿片类药物、苯二氮䓬类药物、抗胆碱类药物、止吐药等。

（二）发病机制

1. **代谢异常及脑部缺血**　低氧血症、低血糖及代谢紊乱可直接导致神经元损伤，从而可能导致神经元能量缺乏，影响神经递质的产生，影响通过神经网的神经冲动的传导，这些传导对注意力及认知功能来说非常重要，能够影响注意力及认知功能，从而引发谵妄。

2. **神经递质改变**　谵妄的发生与多种神经递质的功能改变有关，和多巴胺和乙酰胆碱关系最为密切，多巴胺功能亢进是谵妄发生的一个重要因素，多巴胺通过影响乙酰胆碱的释放，参与谵妄的发病；其他神经递质还包括 γ- 氨基丁酸、去甲肾上腺素、5- 羟色胺、内啡肽等。肿瘤本身或部分抗肿瘤药物改变患者神经递质水平及功能，进而引起谵妄。

3. **炎性反应**　肿瘤患者可以存在非感染性或感染性炎症，肿瘤产生的炎性细胞因子，如肿瘤坏死因子 -α、白细胞介素 -1、白细胞介素 -6 和干扰素等可能影响乙酰胆碱、多巴胺、去甲肾上腺素和 5- 羟色胺的合成或释放，而这些物质可能会改变神经元的功能及直接损伤神经系统并导致大脑中的炎性反应，引起谵妄。

二、临床表现

谵妄典型的临床表现为意识障碍、注意力不集中、思维不连贯、感知觉障碍、记忆力障碍，有昼轻夜重的特点。

1. **意识障碍**　是谵妄最为标志性的症状，其特点是对周围环境的认知障碍，包括对时间、人物、地点的定向力障碍，注意力不集中，记忆力下降。

2. **精神运动障碍**　可以是精神运动性兴奋：如激越行为，表现为大喊大叫、攻击冲动等不协调性兴奋，甚至出现冲动伤人、自伤等；也可表现为精神运动性抑制：如嗜睡、痴呆、少语或退缩行为。根据精神运动障碍的表现不同，谵妄通常被分为兴奋型、淡漠型和混合型。

3. **睡眠觉醒节律紊乱**　表现为睡眠减少；睡眠倒错，即白天嗜睡、夜间失眠，甚至彻夜不睡；很多患者在夜间失眠时出现躁动不安的临床表现。

三、谵妄常用的评估量表

专业人士可以借助一些量表评估患者认知受损的情况等，如记忆谵妄评估量表（memorial delirium assessment scale, MDAS）是专门量化谵妄症状严重程度的量表，该量表整合了对认知的评估和对行为症状的评估，可每天重复检测，以掌握短期内症状变化情况，为治疗提供依据。MDAS 包括 10 个条目：意识水平、定向力障碍、短时记忆、数字广度、注意力、思维瓦解、感知觉异常、妄想、精神运动性兴奋和睡眠觉醒节律紊乱，总分范围为 0 ~ 30 分，推荐的划界值是 13 分。

四、诊断

当肿瘤患者出现急性躁动不安伴有认知障碍等谵妄的临床表现时，都应当考虑谵妄的诊断。

谵妄需要与焦虑和抑郁相鉴别，焦虑、抑郁者一般不存在意识障碍，其记忆完整，且症状不像谵妄那样可以通过准确治疗而在短期内好转。

五、治疗

（一）非药物治疗

安慰患者，让患者所熟知的人参与照护，营造一个安宁、熟悉的环境，可给予适当的音乐。

（二）药物治疗

目标在于减轻狂躁和幻觉，减轻患者的痛苦。

1. **氟哌啶醇（haloperidol）** 是一种强力多巴胺阻滞剂，常见的不良反应包括锥体外系不良反应、迟发性运动障碍、心律失常、急性肌张力障碍等。因该药可能会延长 Q-T 间期，用药期间应定期监测心电图。

氟哌啶醇的参考用法：初始剂量为 0.5 ~ 1.0 mg，口服或皮下注射，根据需要逐渐增加剂量，一般每日最大剂量为 10 mg。一般给予 0.5 ~ 3.0 mg 便能够有效控制躁动、妄想、恐惧等症状。

2. **氯丙嗪（chlorpromazine）** 为中枢多巴胺受体拮抗药，具有多种药理活性。在低剂量时可控制谵妄症状，改善认知功能。不良反应包括抗胆碱能作用、直立性低血压、静坐不能、心脏反应等。

氯丙嗪的参考用法：25 ~ 50 mg，肌内或静脉滴注，必要时每日给药 2 ~ 3 次。

3. **奥氮平（olanzapine）** 作用机制尚不清楚，可能是通过对多巴胺和 5- 羟色胺 2（5-HT_2）起拮抗作用。在控制肿瘤患者的谵妄过程中使用得较多，但对淡漠型谵妄效果差。镇静作用较强，耐受性好于氟哌啶醇，其最常见的不良反应是直立性低血压、口干、困倦、躁动及外周水肿。

奥氮平的参考用法：起始剂量为 2.5 mg/d，口服，可酌情加量至 5 mg/d。

4. **利培酮（risperidone）** 与 5-HT_2 受体和多巴胺 D_2 受体有很高的亲和力，是新一代的抗精神病药物。有口服液、片剂、针剂等多剂型可供选择。利培酮不用于兴奋型患者。比口服氟哌啶醇不良反应少，主要的不良反应为锥体外系反应。

利培酮的参考用法：起始剂量为 0.5 mg/d，平均治疗剂量为 1.0 ~ 2.0 mg/d，加量时需要谨慎，因为其不良反应与剂量强度有关。

（余慧青　陈梦婷）

第五节　情绪障碍（抑郁、焦虑等）

人类的精神活动是极其复杂、相互联系又相互制约的过程，是人的大脑功能的体现。异常的大脑结构和功能可能引起异常的精神活动与行为表现，即情绪障碍。目前临床上多数精神活动异常的确切病因和病理机制尚不清楚，但研究发现，引起大脑结构和功能异常的原因有脑部占位性病变引起的脑结构和功能的异常、遗传因素、治疗因素、应激性生活事件等。难以用现有的辅助检查、器械检查发现特异性的异常指标。异常的精神活动通过人的外显行为，如言语、书写、表情、动作等表现出来，被称为精神症状。判断某种精神活动是正常范围还是病态，主要从以下几方面进行对比和分析。①纵向比较：与患者过去的一贯表现相比，是否有明显的精神状态改变。②横向比较：与大多数正常人的精神状态进行比较时差别是否明显；③结合肿瘤患者的心理背景、当时的处境进行具体的分析和判断。情绪障碍有很多种，本节主要介绍抑郁、焦虑和自杀。

一、抑郁

抑郁（depression）的核心症状包括情绪低落、兴趣缺乏、快感缺失，可伴有躯体症状、自杀观念或行为等，是以显著而持久的情绪低落为特征的综合征。精神疾病、躯体疾病及某些社会心理因素（如失恋、亲人离世）等可出现抑郁症状。抑郁和焦虑被认为是情绪障碍的两个不同方面的症状，常常同时出现，两者在不同阶段的症状比例有所不同。内科患者抑郁和焦虑的出现有明显的相关性，焦虑患者中84%伴有抑郁，抑郁患者中79%伴有焦虑。15%的晚期肿瘤患者会发生抑郁。

（一）病因和发病机制

1. 病因

（1）心理因素：肿瘤本身及抗肿瘤治疗所带来的心理上和社交上的不良影响。

（2）遗传因素：家系、双生子、寄养子的研究均提示其发生与遗传有关。但尚不能确定具体什么基因的异常与抑郁有关。

（3）其他因素：①脑部占位效应，脑部原发肿瘤或转移灶的占位效应引起的大脑功能异常；②药物因素，如过度镇静、皮质类固醇激素对情绪的影响；③高钙血症等因素。

2. 发病机制

（1）比较公认的关于抑郁的神经生化假说是单胺类神经递质假说，即脑内5-羟色胺（5-HT）、去甲肾上腺素（NE）功能活动降低导致抑郁。

（2）其他被认为与抑郁有关的神经递质还有谷氨酸、P物质等。

神经内分泌系统会调节与睡眠、食欲、性欲、快感体验有关的重要激素，并有助于机体对外界紧张性刺激做出反应。研究发现，抑郁者的下丘脑-垂体-肾上腺轴（HPA轴）多处于持续兴奋状态，分泌的过量激素对单胺类递质受体起抑制作用，引发抑郁。

（二）临床表现

1. **情绪低落**　患者感到一种深切的悲伤，唉声叹气，痛苦难熬，愁眉苦脸，自称"活着没意思"等，有度日如年、生不如死之感。

2. **自责自罪**　患者对自己以前的轻微过失或错误感到深深地自责，认为自己犯了严重的过错，甚至认为是罪孽深重。

3. **快感缺失**　不能从平日的活动中获得乐趣，体会不到生活的快乐。即使是看书、看电视也心不在焉，毫无乐趣可言。

4. **兴趣缺乏**　患者对以前喜欢的活动兴趣明显减退甚至丧失。例如，以前喜欢逛街，现在不愿出门、对购物不感兴趣。

5. **思维迟缓**　自感脑子变笨了，表现为反应迟钝，思维联想速度缓慢，交流困难，思考问题困难，主动言语减少。

6. **运动性迟滞或激越**　运动性迟滞，即活动减少，动作缓慢，无精打采，严重者呈木僵或亚木僵状态。表现为木僵的患者，其意识是清楚的；激越者表现为烦躁不安、紧张，难以控制自己，甚至出现攻击行为。

7. **自杀观念或行为**　患者感到生活没有意思，而死是一种解脱，出现自杀观念。有的患者有自杀计划和行动。

8. **躯体症状**　包括睡眠障碍、性欲减退、躯体疼痛、疲惫乏力、食欲缺乏、便秘、自主神经功能失调等症状。患者可表现为身体各部位的疼痛不适，如头痛、胃肠不适、腹痛、胸痛、背部疼痛等，但相应的辅助检查没有发现可以解释上述躯体不适的器官或组织的病变。

9. **其他精神症状**　部分患者可出现幻觉、妄想等其他精神病性症状，如怀疑别人议论他，听到别人嘲弄或谴责的声音，坚信自己犯有某种罪行（罪恶妄想）等。

（三）诊断

抑郁的诊断主要应根据病史、临床症状、病程及体格检查和实验室检查。精神检查的方法主要是面谈和观察。医生应以一种开放的、客观的、以患者为中心的方式与患者进行沟通，并积极探索患者的顾虑和感受来作为常规评估的一部分。

对于晚期肿瘤患者而言，抑郁的评估可变得复杂。临床访谈和病史是评价的主体。有多种评估方法和工具可用，但这些应该作为临床访谈的辅助，而不能替代临床访谈。抑郁症状的评估需要专业医生根据患者的情绪和反应，依据有关焦虑和抑郁量表评估患者情绪状态的各个方面。评估需要了解患者目前症状的完整历史，以及这些症状的持续时间和对当前身体功能的影响。对任何一名抑郁症患者，都应仔细评估和监测其自杀的风险。终末期患者的悲伤与抑郁的对比见表 2-7-3。

表 2-7-3　终末期患者的悲伤与抑郁的对比

特征	抑郁症	适度的悲伤（适应性反应）
心理痛苦的范围	心理痛苦是普遍的，可影响到生活的所有或许多方面	心理痛苦是对特定丧失的反应，但没有影响生活的所有方面
症状病程	持续不断存在	呈波动性，随着时间的推移常常减轻
自我价值	无价值感，觉得人生没有价值，过度地无助	自我价值不受影响，但是可能会有无助感
心境	持久的抑郁，压抑的情感	悲伤，烦躁不安
内疚	过度或不适当的内疚感	对特定的事情或行为感到遗憾和内疚
兴趣和乐趣	兴趣和乐趣显著减少（快感缺乏）	生活能力降低，活动减少，而兴趣和乐趣未受影响
希望	持续和普遍的绝望，以消极的情绪对待未来	发作性的或部分希望丧失，随着时间而改变，对未来有积极的态度
自杀观念	一心寻死的观念	被动的一闪而过的死亡渴望

（四）治疗

请精神科专科医生会诊，全面评估导致抑郁症状的因素，诊断并治疗抑郁症，防止自杀等不良事件。

1. **心理治疗**　是指临床医生通过言语或非言语沟通，建立起良好的医患关系，应用有关心理学和医学的专业知识，引导和帮助患者改变行为习惯、认知应对方式等。常用的心理治疗方法包括支持性心理治疗、认知行为治疗、人际治疗、婚姻和家庭治疗、精神动力学治疗等，其中认知行为治疗对抑郁发作的疗效已经得到公认。尽管缺乏研究，在姑息治疗中可以用的其他治疗方法有集体治疗、夫妻或者家庭治疗、意向引导及正念疗法。

2. **药物治疗**　是中至重度以上抑郁发作的主要治疗方式。目前用于抗抑郁的药物主要包括精神兴奋剂、选择性 5- 羟色胺再摄取抑制剂和三环类抗抑郁药等（表 2-7-4）。

表 2-7-4　常见抗抑郁药的类型及其代表药物和作用

抗抑郁药的类型及代表药物	作用	评价
精神兴奋剂：哌甲酯、右旋安非他命等	对年老体弱者耐受性好，会导致心脏病患者出现呼吸困难，偶发谵妄或耐药性增加	24~48 小时起效，可减少疲乏症状，提高大部分患者的认知、食欲和精力
选择性 5- 羟色胺再摄取抑制剂：氟西汀、艾司西酞普兰等	失眠、激动、性功能障碍、胃肠道反应	2~4 周起效，为一线药物，药物相互作用更少，不良反应更少
三环类抗抑郁药：阿米替林、丙米嗪等	镇静，抗胆碱能不良反应，心血管毒性反应，低血压，治疗指数狭窄，过量具有高致死性	2~4 周起效，为主流治疗药物，如果患者耐受性良好，则对于慢性疼痛、失眠、抑郁和焦虑有效

二、焦虑

焦虑（anxiety）是指在缺乏相应的客观因素的情况下，患者表现为顾虑重重、紧张恐惧，以致搓手顿足，似有大祸临头，惶惶不可终日，伴有心悸、出汗、手抖、尿频等自主神经功能紊乱的症状。焦虑是一种常见的情绪体验，其特点是出现恐惧、忧虑、害怕的感觉，常伴有明显的生理变化，目前尚难给它一个非常确切的定义。当人们预感到可能出现不利情景时，如患有恶性肿瘤、难以完成的工作任务、重要的考试等，会产生担忧、紧张、不安、恐惧、不愉快的综合性情绪体验，即为焦虑。严重的急性焦虑发作，被称为惊恐障碍，患者可体验到濒死感、失控感，伴有呼吸困难、心跳加快等自主神经功能紊乱症状，一般发作持续几分钟至十几分钟。

焦虑可见于很多心理或精神障碍，如焦虑症、抑郁症、睡眠障碍、精神分裂症、应激相关障碍、酒精或药物滥用及躯体疾病伴发的心理障碍等。焦虑是人在进化过程中形成的一种适应性反应，这种适应性反应是正常的焦虑反应。正常的焦虑和病理性焦虑之间存在的差异见表 2-7-5。

表 2-7-5　正常的焦虑和病理性焦虑的区别

项目	正常的焦虑	病理性焦虑
所担心的问题	真实存在	不存在或者不太可能会发生
紧张和恐惧感	与面临的真实的威胁一致	与可能发生的危害不成比例
威胁消失之后	恐惧反应会减弱或消失	担忧仍然会继续存在，且可能会对未来产生预期性的焦虑

（一）病因和发病机制

1. 病因

（1）心理因素：认知理论认为焦虑患者的思维在有意识和无意识的水平上都关注威胁，以负性自动思维的方式对环境做出反应，进而导致焦虑。行为主义理论认为焦虑是对某些环境刺激的恐惧，从而形成一种条件反射。心理动力学理论认为焦虑源于内在的心理冲突，个体无法找到表达本我冲动的健康途径，并且害怕表露这些冲动，进而导致焦虑。

（2）遗传因素：不少研究显示遗传因素在焦虑症的发生中起一定的作用。回顾性的家系研究发现惊恐障碍者的一级亲属中约 10% 患有惊恐障碍，而无惊恐障碍者的亲属中仅约 2% 患有该障碍。

（3）其他因素：使用育亨宾后出现焦虑、惊恐发作等。

2. 发病机制

（1）与焦虑有关的中枢神经递质：包括去甲肾上腺素（NE）、5- 羟色胺（5-HT）、γ- 氨基丁酸（GABA）等。中脑导水管周围灰质、杏仁核等区域的 5-HT 系统功能活动的改变会增强焦虑。有理论认为，焦虑症患者可能存在 GABA 或 GABA 受体不足，以致脑部多个区域的过度活跃，尤其是涉及对危险和威胁做出情绪、生理、行为反应的边缘系统；过度、持续的神经元活动使人处于慢性、弥散的焦虑状态。

（2）蓝斑区域的去甲肾上腺素功能失调：很多研究发现惊恐障碍患者存在脑内蓝斑区域的去甲肾上腺素功能失调。对灵长类动物蓝斑区域进行电刺激可以引起类似惊恐的反应，而当其蓝斑区域被损毁后，即使动物处于危险之中也没有任何恐惧感。抑制中枢去甲肾上腺素作用的药物可以治疗焦虑症。

（二）临床表现

1. 精神方面

（1）过度担心：是焦虑症的核心特点。①浮动性焦虑，患者不能明确意识到他担心的对象或内容，只是提心吊胆、惶恐不安。②预期性焦虑，患者表现为对未来可能发生、难以预料的某种危险或不幸事件的担心程度与现实不相称。

（2）患者对外界刺激敏感：警觉性增高，易激动，注意力难于集中，难以入睡，睡觉时易被惊醒。

（3）惊恐障碍：患者表现为突然的、强烈的恐惧，感觉死亡将至。

2. 行为方面

（1）患者表现为肌紧张、搓手顿足、运动性不安、不能静坐、来回走动。

（2）肌紧张患者可表现为主观上的一组或多组肌肉不舒服的紧张感，严重时可感到肌肉酸痛，甚至出现肢体震颤。

（3）惊恐障碍患者常因为担心再次发作而产生回避行为，如不敢单独出门、害怕人多热闹的场所等。

3. **自主神经功能紊乱**　焦虑表现为胸闷气短、心悸、出汗、口干、皮肤潮红或苍白、尿意频繁、便秘或腹泻等，出现月经紊乱、阳痿或早泄。惊恐发作时还可以表现为呼吸困难或窒息感、濒死感等。

（三）诊断

诊断主要根据病史、家族史、临床症状、病程及体格检查、量表测查和实验室辅助检查，由精神科专科医生做出诊断。

（四）治疗

在精神科专科医生指导下治疗。

1. **心理治疗**　是指临床医生通过言语或非言语沟通，建立起良好的医患关系，应用有关心理学和医学的专业知识，引导和帮助患者改变行为习惯、认知应对方式等。心理治疗还包括适合焦虑症患者的放松疗法等。药物治疗是治标，心理治疗是治本，两者缺一不可。

2. **药物治疗**　常见抗焦虑药物的类型及其代表药物和作用见表 2-7-6。

表 2-7-6　常见抗焦虑药物的类型及其代表药物和作用

抗焦虑药物的类型及其代表药物	作用	评价
苯二氮䓬类药物（又称安定类药物）：劳拉西泮、阿普唑仑等	当苯二氮䓬类药物占据苯二氮䓬受体时，则 γ- 氨基丁酸（GABA）更容易打开 Cl⁻ 通道，减少中枢内某些重要神经元的放电，引起中枢神经系统的抑制作用	多在 30～60 分钟起效，抗焦虑效果肯定；适合治疗伴有抑郁症的焦虑患者
抗抑郁药：帕罗西汀、艾司西酞普兰等	机体神经 – 内分泌系统紊乱、神经递质失衡，而抗抑郁药可使失衡的神经递质趋向正常，从而使焦虑症状消失；不良反应轻微而短暂	服用 1～3 周后方可显效，用药时间足够长才可巩固疗效

三、自杀

自杀（suicide）是指个体在复杂心理活动作用下，蓄意或自愿采取各种手段结束自己性命的危险行为。自杀是一种复杂的社会现象。对于晚期肿瘤患者，未能控制的症状、抑郁、经济负担和缺乏支持等提高了自杀风险。应仔细评估患者与肿瘤有关的未能控制的症状、影响患者痛苦程度的因素，并寻找能够缓解身体、情绪或精神痛苦的机会，同时根据需要给予充分、合适的抗抑郁治疗，则有可能降低自杀风险。

临床医生及陪护者应仔细挖掘、发现患者的感受和意图，并关注产生这些感受的内在原因，仔细评估自杀风险。

（1）了解肿瘤患者未能控制的症状，如存在不受控制的疼痛、肺癌患者的呼吸困难等。

（2）存在自杀未遂的个人史或家族史。

（3）存在任何精神病症状，如幻觉、妄想，这是一个高风险因素。

（4）存在抑郁、焦虑或惊恐情绪，以及激动情绪。

（5）存在任何认知问题，如谵妄。

（6）与患者进行探讨，让患者表达自己的感受和需要，包括：无价值感和负罪感、感觉自己是别人过度的负担、对继续生活没有任何目的感（无助感）、孤独感及缺乏社会和家庭的帮助。

（7）了解患者的死亡计划、死亡意图的程度、关于主动结束生命的愿望。

姑息治疗为患者及陪护者提供了一系列有效的支持，如心理疏导等，这些支持可能会减少患者的无助感和成为别人负担的感觉。临床工作中应注意对抑郁症患者的严重程度进行临床评估，尤其是对自杀的可能性进行评估，建议请精神科专科医生会诊。

（余慧青　陈梦婷）

参考文献

[1] （澳大利亚）治疗指南有限公司.治疗指南：姑息治疗分册.3版.张春霞，译.北京：化学工业出版社，2006.

[2] 司马蕾，刘巍.肿瘤姑息支持治疗教程.北京：高等教育出版社，2017.

[3] 季加孚，刘巍，李萍萍，等.姑息医学的艺术与科学.长沙：中南大学出版社，2016.

[4] 石远凯，孙燕.临床肿瘤内科手册.6版.北京：人民卫生出版社，2015.

[5] 万学红，卢雪峰.诊断学.9版.北京：人民卫生出版社，2018.

[6] 王赞，李雁鹏. 曲唑酮治疗失眠及其相关抑郁、焦虑的专家共识. 神经疾病与精神卫生，2019,19(1):96-101.

[7] Gary H Lyman, Jeffrey Crawford. Cancer Supportive Care: Advances in Therapeutic Strategies. New York: informa healthcare, 2008.

[8] Ann M Berger, John L Shuster, Jamie H, et al. Principles and Practice of Palliative Care and Supportive Oncology. fourth Edition. Philadelphia: LIPPINCOTT WILLIAMS & WILKINS, 2013.

[9] Stahl SM. Mechanism of action of trazodone: a multifunctional drug. CNS Spectr, 2009, 14: 536-546.

[10] Schieber K, Niecke A, Geiser F, et al. The course of cancer-related insomnia: don't expect it to disappear after cancer treatment. Sleep Med, 2019,58:107-113.

[11] Davis MP, Khoshknabi D, Walsh D, et al. Insomnia in patients with advanced cancer. Am J Hosp Palliat Care, 2014,31(4):365-373.

[12] Akman T, Yavuzsen T, Sevgen Z, et al. Evaluation of sleep disorders in cancer patients based on Pittsburgh Sleep Quality Index. Eur J Cancer Care (Engl), 2015,24(4):553-559.

第八章

泌尿系统

晚期肿瘤患者，如果肿瘤邻近泌尿系统（包括妇科恶性肿瘤、消化道肿瘤、腹膜后恶性肿瘤等）或本身是泌尿系统恶性肿瘤，或者合并糖尿病、高血压等基础疾病，常常出现泌尿系统有关症状，如尿潴留、尿失禁、尿路梗阻，甚至肾衰竭。

第一节　尿潴留

尿潴留（urine retention）是指排尿困难发展到一定程度从而引起膀胱内充满尿液不能正常排出。排尿困难是指排尿时须增加腹压才能排出尿液，病情严重时增加腹压也不能将膀胱内的尿液排出体外，即为尿潴留；可以由肿瘤直接侵犯膀胱或泌尿系结石阻塞尿道口所致，分为急性尿潴留和慢性尿潴留 2 类。肿瘤患者中尿潴留很常见，常常导致患者不适和痛苦。

一、病因和发病机制

引起尿潴留的病因有很多，主要分为阻塞性和功能性两类。

（一）阻塞性即机械性梗阻

1. **膀胱颈部病变**　膀胱颈部被肿瘤、血块、结石、异物阻塞，膀胱颈部因子宫肌瘤、卵巢囊肿等压迫，膀胱颈部因炎症、获得性狭窄等器质性狭窄等使尿液排出受阻。

2. **后尿道疾病**　因前列腺癌、前列腺肥大、前列腺急性炎症、出血等压迫尿道；后尿道本身的炎症、肿瘤、水肿、结石、异物等。

3. 前尿道疾病 见于前尿道肿瘤、结石、狭窄、异物等。

（二）功能性即动力性梗阻

1. 神经受损 中枢神经受损，膀胱的压力感受不能上传，从而导致尿潴留。外周神经如支配内括约肌的盆神经、支配膀胱逼尿肌的腹下神经和支配外括约肌的阴部神经，可因下腹部手术，特别是肛门、直肠、子宫等盆腔手术或麻醉而受损，从而造成暂时或永久性排尿障碍。

2. 膀胱平滑肌和括约肌病变 膀胱逼尿肌和尿道括约肌协同失调，膀胱收缩时，膀胱内括约肌和尿道外括约肌不开放，甚至反射性收缩，使排尿困难。出现糖尿病时，能量代谢障碍使膀胱肌球蛋白降低，肌膜表面 cAMP 含量下降，肌球蛋白轻链激酶磷酸化和脱磷酸障碍，平滑肌收缩乏力。

3. 精神因素 排尿反射直接受意识支配，主观过度控制排尿可导致尿潴留。例如，病房男女同室，排尿怕暴露隐私，故不愿意排尿；一般情况差、大手术后需要绝对卧床的患者，因不习惯床上排尿而控制尿液的排出时间；下腹部手术（如肛门直肠手术）的患者，排尿时有可能产生疼痛而拒绝排尿，时间过久则出现排尿困难，进而出现尿潴留。

（三）药物因素

引起尿潴留的常见药物有三环类抗抑郁药、噻嗪类利尿剂、阿片类镇痛药；使用某些促使平滑肌松弛的药物，如阿托品、东莨菪碱等可使膀胱收缩无力，诱发尿潴留；此外，一些镇咳药中含有 α 受体激动剂成分，也可导致尿潴留。

二、临床表现

1. 急性尿潴留 发病突然，也可表现为既往有过亚急性症状，当前急性加重；表现为膀胱内充满尿液不能排出，尿等待、尿不畅、尿不尽、晨起尿频和夜尿增多。

2. 慢性尿潴留 通常发病缓慢且隐匿，易误诊为尿失禁。常有尿不尽感，多表现为排尿不畅、尿频、夜间遗尿，有时伴有尿失禁。少数患者虽无明显慢性尿潴留梗阻症状，但往往已有明显的上尿路扩张、肾积水，甚至出现尿毒症症状，如身体虚弱、贫血、呼吸有尿臭味、食欲缺乏、恶心、呕吐、贫血、血清肌酐和尿素氮升高等。

三、辅助检查

膀胱尿道镜和膀胱镜、膀胱 B 超、膀胱 X 线等检查均可明确诊断尿潴留，同时有助于查明尿潴留的原因。

四、诊断与鉴别诊断

1. 急性尿潴留的诊断标准

（1）症状：严重的下腹部疼痛，强烈的排尿欲。焦虑易怒可能是晚期肿瘤患者或感觉障碍患者的唯一症状。

（2）体征：膀胱扩张及充盈，触诊时产生疼痛，叩诊呈浊音。

（3）有症状的情况下由导尿管导出的尿量 >500 ml。辅助检查可支持诊断。

2. 慢性尿潴留的诊断标准

（1）症状：尿后滴沥，膀胱扩大、无张力性膀胱多见于低压力性慢性尿潴留。

（2）体征：膀胱叩诊呈浊音，可能会延伸至脐上。

（3）排尿后仍有较多残余尿，一般 >300 ml。辅助检查可支持诊断。

3. 肿瘤性尿潴留　需要和尿路结石、前列腺增生性排尿困难、低钾血症性排尿困难、无尿等疾病相鉴别。

五、治疗

（一）导尿术或膀胱穿刺造口

1. 急性尿潴留　治疗原则是消除病因，恢复排尿。如病因不明或梗阻一时难以解除，应先做导尿或耻骨上膀胱造口以引流膀胱内尿液，解除病痛，然后做进一步检查以明确病因。使用导尿管或膀胱穿刺造口引流尿液时应间歇、缓慢地放出尿液，每次 500～800 ml，避免快速排空膀胱，否则膀胱内压骤然降低会引起膀胱内大量出血。①导尿术：若经耻骨上膀胱区热敷或针刺等治疗仍不能排尿，可行导尿术。尿潴留短时间不能恢复者，应留置导尿管持续导尿。对于泌尿系统肿瘤终末期患者，留置导尿管有利于护理。②膀胱穿刺造口：导尿管应位于前正中线、耻骨联合上两横指处，同时远离瘢痕。急性尿潴留不能插入导尿管或导尿困难时，只适合短期使用；但尿潴留病因无法解除，需长期永久引流尿液者，由泌尿科医生定期更换合适的引流管。

2. 慢性尿潴留　根据病情，治疗原发病，解除梗阻。应对膀胱肿瘤做相应处理。若由机械性梗阻病变引起，有上尿路扩张肾积水时，应先行膀胱尿液引流；前列腺增生症患者可行前列腺摘除术，不能耐受前列腺摘除术者可行耻骨上膀胱造口术；对膀胱颈部梗阻者应行经尿道膀胱颈部电切术或膀胱颈成形术；对尿道狭窄者，可行尿道扩张术或经膀胱尿道镜窥视下冷刀内切开术；对神经源性膀胱和膀胱逼尿肌收缩无力者可先用药物治疗，若无效，则行膀胱造口术。如由动力性梗阻引起，多数患者需要留置导尿，定期更换留置导尿管；上尿路积水严重者，可做耻骨上膀胱造口术或肾造口等尿流改道术。

（二）药物治疗

急性尿潴留时，因病情紧急，尿液引流是首选。在患者拒绝导尿或不适合导尿的情况下，药物治疗仅作为辅助治疗。根据急性尿潴留的发生机制，目前能用于治疗尿潴留的药物主要包括松弛尿道括约肌的 α 受体阻滞剂类药物和增强膀胱逼尿肌收缩的拟副交感神经药物，如阿夫唑嗪缓释片、多沙唑嗪、坦索罗辛等。使用药物的过程中应注意眩晕、直立性低血压、恶心、呕吐等不良反应。酚苄明可用于麻醉术后或产后所致的急性尿潴留，也可用于前列腺增生和逼尿肌反射低下所致的急性尿潴留，静脉或肌内注射此药物时应注意有心搏骤停的可能。

（三）其他治疗措施

1. **针灸疗法** 针灸对解除术后麻醉所致逼尿肌收缩乏力的急性尿潴留有一定治疗效果。针刺部位可取合谷、三阴交、足三里等穴位，也可以采用新斯的明进行穴位注射。

2. **开塞露** 开塞露可直接刺激直肠壁，通过神经反射引起排便，与此同时引起膀胱逼尿肌强力收缩，括约肌松弛，膈肌及腹直肌收缩，腹内压和膀胱内压增高，从而导致排尿。

（王恩文　余慧青）

第二节　尿失禁

尿失禁（incontinence of urine）是由于膀胱括约肌损伤或神经功能障碍导致排尿自控能力下降或丧失，使尿液不自主地流出。以女性及老年人多见，给肿瘤患者带来心理、身体、性生活方面的影响。

一、病因和发病机制

（一）病因及分类

1. **病因** 手术等创伤、先天性疾病、各种原因引起的神经源性膀胱。

2. **按病程分类** 暂时性尿失禁，见于药物反应、抑郁症、尿路感染、急性精神错乱性疾病等；长期性尿失禁，见于脑卒中、痴呆、骨盆外伤损伤尿道括约肌、骨髓炎和慢性前列腺增生。

（二）发病机制

1. 尿道括约肌受损 膀胱颈部（由交感神经控制的尿道平滑肌）是制止尿液外流的主要部位。肿瘤直接浸润或外科手术、糖尿病等均伴有尿道括约肌受损，根据受损的轻重可引起不同程度的尿失禁。

2. 逼尿肌无反射 该类患者的逼尿肌收缩力及尿道闭合压力（即尿道阻力）都有不同程度的降低，逼尿肌不能完全主动地将尿液排出，排尿须依靠增加腹压。当膀胱残余尿量过多、尿道阻力很低时可有压力性尿失禁；尿潴留时可发生充溢性尿失禁。

3. 逼尿肌反射亢进 脑桥上中枢神经对排尿反射主要起抑制作用，一般不伴有逼尿肌、外括约肌协同失调；糖尿病等引起骶髓周围神经病变，也有出现逼尿肌反射亢进的现象，这可能与其病变的多灶性有关。

4. 逼尿肌外括约肌协同失调 一类是由上运动神经元病变引起尿道外括约肌突然发生无抑制性松弛而导致尿失禁；另一类是在逼尿肌收缩过程中尿道外括约肌出现持续性痉挛而导致尿潴留，随后引起充溢性尿失禁。

5. 神经因素 中枢神经系统损伤引起神经源性膀胱，包括脑转移或者意识障碍等；骶神经丛损伤或马尾神经受压使膀胱失去神经支配。

二、临床表现

尿液不受主观控制而自尿道口处点滴溢出或流出。尿失禁可分为轻度、中度、重度。轻度：仅在咳嗽、打喷嚏、抬重物时出现尿溢出。中度：在走路、站立、轻度用力时出现尿失禁。重度：无论直立或卧位时都可发生尿失禁。根据症状表现形式和持续时间可分为以下4类。

1. 急迫性溢尿 由部分上运动神经元病变或急性膀胱炎等强烈的局部刺激引起，逼尿肌强烈收缩时发生尿失禁。患者尿意感强烈，有迫不及待的排尿感，尿液自动流出，多伴有尿频、尿急等膀胱刺激症状和下腹部胀痛。

2. 持续性溢尿 常见于女性膀胱阴道瘘、手术等引起的膀胱颈部和尿道括约肌的损伤。尿道阻力完全丧失，尿液不能储存在膀胱中并从膀胱中连续流出，膀胱呈空虚状态。

3. 间歇性溢尿 膀胱过度充盈而造成尿液不断溢出，下尿路较严重的机械性（如前列腺增生）或功能性梗阻引起慢性尿潴留，当膀胱内压上升到一定程度并超过尿道阻力时，尿液不断地自尿道滴出。

4. 压力性溢尿 主要见于咳嗽等腹压增加、老年女性患者。表现为当腹压增加时（如咳嗽、打喷嚏、上楼梯或跑步时）即有尿液自尿道流出。

三、辅助检查及尿失禁的评估

（一）辅助检查

1. **常规检查**　尿常规、尿培养、血生化、血清前列腺特异性抗原等检查。

2. **泌尿系统检查**　尿流动力学检查，泌尿系统超声检查（包括膀胱残余尿量测定），肾、输尿管及膀胱平片（kidney ureter bladder position, KUB position），静脉尿路造影（intravenous urography, IVU），输尿管镜，膀胱镜，泌尿系统 CT 或 MRI。

3. **特殊患者的选择性检查**　病原学检查：疑有泌尿系统或生殖系统炎症者应进行尿液、前列腺、尿道及阴道分泌物的病原学检查。细胞学检查：疑有尿路上皮肿瘤者应进行尿细胞学检查。

（二）尿失禁的评估

可参照国际尿失禁问卷进行相应评估，分值越高，尿失禁症状越明显。表 2-8-1 将被用于调查尿失禁的发生率和尿失禁对患者的影响程度。

表 2-8-1　国际尿失禁咨询委员会尿失禁问卷简表（ICI-Q-SF）

仔细回想你近 4 周来的症状，尽可能回答以下问题。

1. 你的出生日期：□□□□年 □□ 月 □□ 日
2. 性别（在空格内打√）男 □　　女 □

3. 你漏尿的次数?（在空格内打√）
从来不漏尿□ 0
1 周大约漏尿 1 次或经常不到 1 次□ 1
1 周漏尿 2 次或 3 次□ 2
每天大约漏尿 1 次□ 3
1 天漏尿数次□ 4
一直漏尿□ 5

4. 我们想知道你认为自己漏尿的量是多少? 在通常情况下，你的漏尿量是多少?（不管你是否使用了防护用品） （在空格内打√）
不漏尿□ 0
少量漏尿□ 2
中等量漏尿□ 4
大量漏尿□ 6

5. 总体上看，漏尿对你的日常生活影响程度如何？

请在 0（表示没有影响）~ 10（表示有很大影响）之间的某个数字上画圈

　　　　　　　　0　1　2　3　4　5　6　7　8　9　10

没有影响　　　　　　　　　　　　　　有很大影响

ICI-Q-SF 评分（把第 3、4、5 个问题的分数相加）：

---

6. 什么时候发生漏尿？

（请在与你情况相符的那些空格内打√）

从不漏尿□

未能到达厕所就会有尿液漏出□

在咳嗽或打喷嚏时漏尿□

在睡着时漏尿□

在活动或体育运动时漏尿□

在小便完和穿好衣服时漏尿□

在没有明显理由的情况下漏尿□

在所有时间内都漏尿□

四、诊断

1. **询问病史**　仔细询问病史（含手术史），确定尿失禁的症状。

2. **体格检查**　腹部加压时观察是否从尿道漏尿，检查膀胱容量及不同体位、体力活动时尿失禁的情况。

3. **参考量表**　参考量表的评估结果。

4. **辅助检查**　以尿流动力学检查等辅助检查作为依据。

五、治疗

尿失禁分为非手术治疗及手术治疗，晚期肿瘤患者的姑息治疗以非手术治疗为主，例如，压力性尿失禁可采用失禁垫。

（一）非手术治疗

1. **锻炼盆底肌**　目的是正确地收缩盆底肌以增加其收缩强度和持久力，从而增强膀胱逼尿肌和尿道外括约肌，达到改善尿控的效果。这种训练一般至少坚持 1 ~ 2 个月才开始有效果。

2. **药物治疗**

（1）抗胆碱药物：奥昔布宁 2.5 ~ 5 mg，bid；托特罗定 2 mg，bid，与奥昔布宁有同样的效果。此类药物对于反射性尿失禁和急迫性尿失禁可起到一定作用，在临床上的应用因其不良反应而受到限制。

（2）5-羟色胺和去甲肾上腺素再摄取抑制剂：丙米嗪 25 mg，qn；阿米替林 25～50 mg，qn。

3. 锻炼盆底肌和药物治疗无效者可采取导尿　对于晚期肿瘤患者，可能需要长期甚至永久性导尿。

4. 针灸疗法　针刺中极、关元、足三里、三阴交等穴位，也可提升盆底肌的张力，从而改善膀胱功能。

（二）手术治疗

轻度尿失禁的患者可采用非手术治疗，而中、重度患者及非手术治疗效果不佳的患者可采取手术治疗。如果尿道局部没有肿瘤侵犯，可以置入支持性假体或在尿道口放置尿道夹（女性）或阴茎夹。晚期肿瘤患者存在的尿失禁往往是由于神经源性膀胱所致，因此手术治疗不适用。

（王恩文　余慧青）

第三节　血尿

血尿（hematuria）包括镜下血尿和肉眼血尿。镜下血尿尿色正常，需要经显微镜检查方能确定；肉眼血尿是指尿呈洗肉水色或血色，肉眼即可见的血尿。血尿是泌尿系统疾病最常见的症状之一，98% 的血尿由泌尿系统疾病引起，2% 的血尿由全身性疾病或泌尿系统邻近器官病变所致。尿路出血在肿瘤患者中较为常见，尤其是泌尿系统晚期肿瘤患者。

一、病因

1. 泌尿系统疾病　如泌尿系统恶性肿瘤、泌尿系统结石、尿路感染等。

2. 全身性疾病　血液系统疾病：白血病、再生障碍性贫血、血小板减少症、DIC 等；感染性疾病：败血症等；心血管疾病：急进性高血压、慢性心力衰竭、肾动脉栓塞等；恶性肿瘤免疫治疗引起的免疫性肾损害、溶血等免疫反应等。

3. 尿路邻近器官疾病　如子宫颈癌、直肠癌和结肠癌、急慢性前列腺炎、精囊炎、急性盆腔炎或脓肿等。

4. 药品对尿路的损害　如化疗药物环磷酰胺引起的出血性膀胱炎；肝素等抗凝剂过量也可

出现血尿。

二、临床表现

1. **肉眼血尿**　除镜下血尿颜色正常外，肉眼血尿根据出血量多少而呈不同颜色。尿呈淡红色像洗肉水样，提示每升尿含血量超过 1 ml，出血严重时尿可呈血液状。膀胱或前列腺出血时尿色鲜红，有时有血凝块；肾出血时，尿与血混合均匀，尿呈暗红色。但红色尿不一定是血尿。服用某些药物（如大黄、利福平、氨基比林）或进食某些红色蔬菜也可排红色尿，但镜检无红细胞。

2. **镜下血尿**　尿颜色正常，但显微镜检查可确定血尿，并可判断是肾性或肾后性血尿。如镜下红细胞形态单一，与外周血近似，提示血尿来源于肾后；镜下红细胞大小不一、形态多样，提示肾小球肾炎。

3. **分段尿异常**　三杯试验：用 3 个清洁的玻璃杯分别留取起始段、中段和终末段尿。3 段尿均呈红色（即全程血尿），提示血尿来自肾脏或输尿管；起始段血尿提示病变在尿道；终末段血尿提示出血部位在膀胱颈部、三角区或后尿道的前列腺和精囊腺。

4. **症状性血尿**　血尿患者伴有全身或局部症状，以泌尿系统症状为主。如伴有肾区钝痛或绞痛，膀胱和尿道病变则常有尿频、尿急和排尿困难。

5. **无症状性血尿**　早期膀胱癌或肾结核患者既无泌尿道症状也无全身症状，仅表现为无症状性血尿。

三、辅助检查

（1）血常规、尿常规、血生化、凝血等检查。

（2）泌尿系统超声检查，肾、输尿管及膀胱平片（KUB position），静脉尿路造影（IVU），输尿管镜，膀胱镜，泌尿系统 CT 或 MRI。

（3）疑有尿路上皮肿瘤者进行尿细胞学检查。

（4）患有尿路邻近器官疾病者可行子宫颈、直肠和结肠等部位的 CT 或 MRI 检查。

四、诊断

（1）仔细询问病史，如泌尿系统恶性肿瘤或尿路邻近器官肿瘤病史；观察有无肉眼血尿等症状。

（2）依据尿常规、凝血、泌尿系统或尿路邻近器官 CT 或 MRI 等辅助检查可诊断。

五、治疗

（一）病因治疗

积极治疗原发病，如改善 DIC、治疗尿路邻近器官恶性肿瘤等。

（二）止血治疗

1. **氨甲环酸** 0.5 ~ 1.5 g，口服，bid 或 tid。
2. **非那雄胺** 如果怀疑前列腺窝出血，考虑使用非那雄胺 5 mg，每日 1 次。

（三）持续冲洗膀胱

如果血尿严重，生理盐水持续冲洗膀胱可止血，膀胱填塞时需要反复冲洗膀胱，会产生持续性疼痛，需要镇痛治疗。因尿路出血可能导致血块填塞 / 膀胱填塞，故止血治疗的同时仍有必要考虑连续冲洗，直至出血症状得到控制。

（四）美司那（2- 巯乙基磺酸钠）

常用于预防化疗药物异环磷酰胺和环磷酰胺导致的出血性膀胱炎合并严重血尿。

（五）经动脉导管栓塞术

经动脉导管栓塞术（transcatheter arterial embolization, TAE）是进展性盆腔肿瘤出现难治性血尿时的可行替代治疗，初步反应率超过 80%，总体上超过一半的病例获得永久性血尿控制。

（六）姑息性放射疗法

对于膀胱癌患者，姑息性放射疗法（radiation therapy, RT）有助于控制出血、疼痛及梗阻等相关症状。在恶性肿瘤患者的生命终末期，若经过慎重考虑之后患者不能接受膀胱灌注、经尿道肿瘤切除术或姑息性膀胱切除术，则可考虑 RT。

（七）姑息性膀胱切除术联合尿流改道术

这是最后的治疗手段，仅适用于患者体质状况良好且所有其他方法失败或不可行的情况。

（王恩文　余慧青）

第四节　尿路梗阻

尿路梗阻（urinary tract obstruction）即泌尿系梗阻。尿液经过肾盏、肾盂、输尿管、膀胱和尿道排出，尿路通畅方能维持泌尿系统的正常功能。尿路梗阻时，尿液不能排出，引起梗阻近侧端积水、严重的输尿管积水和肾积水，可因肾实质损害而导致肾衰竭。尿路梗阻可由泌尿系统内在病变或外在压迫引起。

一、上尿路梗阻

（一）病因和发病机制

1. **病因**　普通人群的梗阻病因通常为良性疾病，如结石导致的输尿管梗阻等，但晚期肿瘤患者的梗阻多为恶性疾病所致。进展性盆腔恶性肿瘤或腹膜后淋巴结肿块产生的管壁外在压迫可以导致输尿管梗阻。

2. **发病机制**　梗阻的原因可能为（子宫颈、膀胱、前列腺或结直肠）肿瘤引发的输尿管壁浸润，或腹膜后原发性或转移性新生物或瘢痕、粘连产生的外在压迫，以及放疗或化疗导致的输尿管腔狭窄。梗阻也可能由腹膜后肿块或恶性淋巴结包绕输尿管所致。尿路梗阻可能进展至肾功能不全，表现为尿毒症、电解质失衡，甚至发生危及生命的尿路感染。

（二）临床表现

尿路感染（urinary tract infection, UTI）可能为初始表现，尤其在高龄患者中更多见，长时间尿路梗阻可出现肾盂、肾盏扩张，肾实质萎缩等肾积水症状。大多数情况下，尿路梗阻的临床表现为渐进性的不明确、非特异性症状，如腰部钝痛或不适、饱胀感，甚至嗜睡。

（三）辅助检查

（1）尿常规、尿培养、血常规、电解质、肾功能等检查。

（2）行泌尿系统检查，如泌尿系统超声检查，肾、输尿管及膀胱平片，泌尿系统CT或MRI等。

（3）对于尿路邻近器官疾病　子宫颈、直肠和结肠及腹膜等部位的CT或MRI检查。

（四）诊断

（1）仔细询问病史，如泌尿系统恶性肿瘤或尿路邻近器官肿瘤及腹膜后肿瘤病史；观察有无尿路梗阻的症状。

（2）依据泌尿系统超声、泌尿系统或尿路邻近器官 CT 或 MRI 等辅助检查进行诊断。

（五）治疗

1. **病因治疗**　积极治疗原发病，积极治疗泌尿系统肿瘤、尿路邻近器官恶性肿瘤及腹膜后肿瘤等。

2. **解除上尿路受压与维持输尿管的通畅**　解除上尿路受压的方法包括经皮肾造瘘术（percutaneous nephrostomy, PCN）、逆行支架植入术及开放性尿流改道术。随着微创外科的发展，大量技术被引入输尿管梗阻的治疗中，包括内镜下输尿管内切开术、腹膜后及经腹腔镜下输尿管皮肤造口术、输尿管内支架植入术等。

（1）若膀胱因前列腺恶性肿瘤或膀胱恶性肿瘤而明显受侵犯，寻找输尿管开口及支架植入常常不能成功，经皮肾造瘘术则为更恰当的选择。

（2）子宫颈癌、前列腺癌或结直肠癌导致输尿管远端梗阻的一线治疗为肾造瘘管植入或联合逆行支架植入术。

（3）对于恶性肿瘤腹膜广泛转移引起的尿路梗阻及复杂梗阻病例，经皮肾造瘘术为首选治疗。

PCN 具有较高的技术成功率，但其远期并发症的发生率较高。与输尿管内支架植入患者相比，PCN 患者的生活质量更低。

二、下尿路梗阻 - 膀胱出口梗阻

（一）**病因和发病机制**

膀胱出口梗阻（bladder outlet obstruction, BOO）的病因可以是功能性因素也可以是解剖学因素。引发下尿路症状的原因可能主要为梗阻或刺激或梗阻与刺激共同所致。前列腺癌或膀胱癌的治疗，如体外照射或近距离放疗等治疗的并发症可引起梗阻。

（二）**临床表现**

梗阻症状包括尿等待、不完全膀胱排空感、尿流减少及尿后滴沥。刺激症状则包括尿急、尿频、偶尔排尿困难及夜尿，也可能完全无症状，或以尿潴留或上尿路梗阻为首发症状。

（三）辅助检查

（1）前列腺特异性抗原（PSA）、尿常规、尿培养、血常规、电解质、肾功能等检查。

（2）泌尿系统检查　前列腺超声，肾、输尿管及膀胱平片，前列腺 MRI 检查等。

（四）诊断

（1）仔细询问病史，如前列腺癌病史，有无尿路梗阻的症状。

（2）依据 PSA、前列腺超声、前列腺 MRI 等辅助检查可进行诊断。

（五）治疗

1. **药物治疗**　适用于无梗阻性因素所致的下尿路梗阻。

前列腺癌或膀胱癌因为放疗等导致的并发症无梗阻性因素者，可予以抗胆碱能药物，如托特罗定、达非那新、索菲那新、奥昔布宁、非索罗定或曲司氯铵，并可同时联合 α 受体阻滞剂治疗。注意这些药物可能发生尿潴留的风险。

2. **非药物治疗**　适用于前列腺癌等梗阻性因素所致的下尿路梗阻。

（1）前列腺电切术：晚期前列腺癌患者常常发生下尿路梗阻。前列腺癌患者接受初始药物治疗后平均 2 年左右需要行通道性经尿道前列腺电切术（TURP）以解除梗阻症状。

（2）微创手术及尿道支架：行通道性 TURP 时，仅切除转移性或局部进展性前列腺癌患者的梗阻前列腺组织而非切至前列腺包膜，旨在获得排尿症状的缓解，是合并梗阻性下尿路症状的尿潴留患者最常见的外科治疗方法。

（3）激光技术：前列腺绿激光气化术（PVP）及绿激光前列腺切除术不仅安全有效，而且可缓解症状。

（4）支架植入术：支架植入术对治疗前列腺癌根治术或放疗后的膀胱颈部挛缩或尿道狭窄也具有重要作用，将支架植入前列腺尿道以缓解症状。前列腺支架分为永久性与暂时性两大类。但需要注意的是，支架植入术有较高的并发症发生率，如支架移位、结痂和尿失禁等。

（5）间歇性或长期导尿：间歇性清洁导尿（clean intermittent catheterization, CIC）在清洁（非无菌）条件下完成即可。尿潴留患者应当接受间歇性清洁导尿，相比留置导尿，该方法具有更低的尿路感染风险，且患者在大部分时间不需要原位保留尿管。

长期导尿的指征包括：不适合外科手术的膀胱出口梗阻患者不置入导尿管则无法排尿，并且患者不能行间歇性导尿；神经功能障碍或治疗所致慢性尿潴留、不能行间歇性导尿者；疲惫、瘫痪或昏迷患者，患者合并皮肤破裂和感染性压疮；难治性尿失禁病例，所有其他方法均证实无效，而导尿可改善患者生活质量；充分讨论可能的风险后患者仍坚持长期导尿。

（王恩文　余慧青）

第五节　肾衰竭

晚期肿瘤患者合并肾衰竭的原因有很多，包括药物因素、心血管疾病及内分泌系统疾病、免疫因素、机体内环境等。肾衰竭分为急性肾衰竭和慢性肾衰竭。

一、急性肾衰竭

急性肾衰竭（acute renal failure, ARF）是由各种原因引起的肾功能在短时间内（几小时至几周）突然下降而出现的氮质废物滞留和尿量减少综合征。主要表现为血肌酐（Cr）和尿素氮（BUN）升高、水电解质和酸碱平衡紊乱，以及全身各系统并发症。常伴有少尿（<400 ml/d）但也可以无少尿表现。

（一）病因和发病机制

狭义的 ARF 是指急性肾小管坏死。广义的 ARF 可分为肾前性、肾性和肾后性 3 类。肾前性 ARF 的常见病因包括血容量减少（如各种原因的液体丢失和出血）、有效循环血容量减少和肾内血流动力学改变等。肾性 ARF 有肾实质损伤，常见的是肾缺血或肾毒性物质（化疗药物、抗菌药物、造影剂等）损伤肾小管上皮细胞。肾后性 ARF 的特征是急性尿路梗阻，梗阻可发生在肾盂至尿道的任一位置。这里主要以急性肾小管坏死为代表进行叙述。

（二）临床表现

1. **急性肾小管坏死（ATN）**　是肾性 ARF 最常见的类型，通常按其病因分为缺血性和肾毒性。临床病程可分为 3 期。

（1）起始期：此期患者常遭受一些已知 ATN 的病因，如低血压、缺血、肾毒性损害等，但尚未发生明显的肾实质损伤。

（2）维持期：又称少尿期，一般为 7～14 天，但也可短至几天，长至 4～6 周。许多患者可出现少尿（<400 ml/d）。但也有些患者尿量在 400 ml/d 以上，称为非少尿型 ARF。①全身症状：出现食欲缺乏、恶心、呕吐等消化系统症状；出现呼吸困难、咳嗽、憋气、胸痛等呼吸系统症

状；出现高血压、心力衰竭、肺水肿、心律失常等循环系统表现；出现意识障碍、躁动、谵妄、抽搐、昏迷等神经系统症状；可有出血倾向及轻度贫血等血液系统症状。②出现感染，感染是ARF常见而严重的并发症。③出现水、电解质和酸碱平衡紊乱，可表现为代谢性酸中毒、高钾血症。④合并多个脏器功能衰竭，此类患者的病死率可高达70%。

（3）恢复期：肾小管细胞再生、修复，肾小管完全恢复。肾小球滤过率逐渐恢复正常或接近正常范围。少尿型患者开始排尿，可有多尿表现。

2. 肾前性急性 ARF　多由循环系统有效循环血容量不足等因素引起，除了少尿等临床表现，尚有急性大量出血、大量体液丢失等临床表现。

3. 肾后性急性 ARF　多由尿路梗阻等因素所致，具有急性尿路梗阻的临床表现。

（三）辅助检查

1. 血液检查

（1）血常规：轻度贫血或极重度贫血。

（2）肾功能：血肌酐和尿素氮进行性上升，血肌酐平均每日增加 ≥ 44.2 μmol/L。

（3）电解质：血清钾浓度升高，常大于 5.5 mmol/L。血清钠浓度正常或偏低。血钙降低，血磷升高。

（4）血气分析：血液 pH 常低于 7.35，碳酸氢根离子浓度多低于 20 ml/L。

2. 尿液检查　注意尿液指标检查须在输液、使用利尿剂和高渗药物前进行，否则会影响结果。

尿常规：尿蛋白（± ~ +），常以小分子蛋白为主。尿沉渣检查可见肾小管上皮细胞、上皮细胞管型和颗粒管型及少许红细胞、白细胞等；尿比重降低且较固定，多在 1.015 以下；尿钠含量增高，多在 20 ~ 60 mmol/L。

3. 影像学检查　尿路超声显像对排除尿路梗阻很有帮助。必要时行 CT 等检查以显示是否存在与压力相关的扩张，如有足够的理由怀疑病变由梗阻所致，可做逆行性或下行性肾盂造影。CT 血管造影、MRI 或放射性核素检查对检查血管有无阻塞有帮助，但要明确诊断仍需要行肾血管造影。

4. 肾活检　肾活检结果可确定急性肾小球肾炎、系统性血管炎、新月体性肾小球肾炎及急性过敏性肾小管间质性肾炎等肾疾病，是重要的诊断手段。肾活检在晚期肾肿瘤患者中使用较少。

（四）诊断

1. 根据原发病因　肾功能急速进行性减退，结合相应临床表现和实验室检查，对急性肾小管坏死性肾衰竭一般不难做出诊断。急性肾衰竭一般是基于血肌酐的绝对值或相对值的变化诊断的，如血肌酐的绝对值每日平均增加 ≥ 44.2 μmol/L，或在 24 ~ 72 小时内血肌酐的相对值增加 25% ~ 100%。

2. 根据大出血、大量体液丢失等病因 结合尿常规及肾功能检查，可做出肾前性急性肾衰竭的诊断。

3. 有结石、肿瘤或前列腺肥大病史 突发完全无尿或间歇性无尿，肾绞痛，腹胀或下腹部疼痛；肾区叩击痛阳性；如膀胱出口梗阻，则膀胱区因积尿而膨胀，叩诊呈浊音提示存在尿路梗阻的可能。超声显像和 X 线检查、逆行肾盂造影等可帮助诊断肾后性急性肾衰竭。

（五）治疗

1. 纠正可逆的病因 对于各种严重外伤、心力衰竭、急性失血等都应进行相关治疗，如输血，等渗盐水扩容，处理血容量不足、休克和感染等。停用影响肾灌注或肾毒性的药物。

2. 维持体液平衡 每日补液量应为显性失液量加上非显性失液量减去内生水量，每日大致的进液量，可按前一日尿量加 500 ml 计算。

3. 补充营养 尽可能减少钠、钾、氯的摄入量，禁食的患者需要静脉补充必需氨基酸及葡萄糖。每日所需能量应为每千克体重 147 kJ（35 kcal），主要由碳水化合物和脂肪供应；蛋白质的摄入量应限制为 0.8 g/（kg·d）。

4. 治疗高钾血症 血钾超过 6.5 mmol/L，心电图表现为 QRS 波增宽等明显的变化时，应予以紧急处理，包括：①钙剂（10% 葡萄糖酸钙 10 ~ 20 ml）稀释后静脉缓慢注射（5 分钟）；② 50% 葡萄糖溶液 50 ~ 100 ml 加普通胰岛素 6 ~ 12 U 缓慢静脉注射，可促进糖原合成，使钾离子向细胞内移动；③ 11.2% 乳酸钠或 5% 碳酸氢钠 100 ~ 200 ml 静脉滴注，以纠正酸中毒并同时促进钾离子向细胞内流动；④口服离子交换（降钾）树脂（15 ~ 30 g，每日 3 次）。

以上措施均无效，或者为高分解代谢型急性肾小管坏死的高钾血症患者，透析是最有效的治疗。

5. 治疗代谢性酸中毒 应及时治疗，当 HCO_3^- 低于 15 mmol/L 时，可选用 5% 碳酸氢钠 100 ~ 250 ml 静脉滴注。对于严重酸中毒患者，应立即开始透析。

6. 透析疗法 透析治疗指征：明显的尿毒症综合征，如心包炎和严重脑病、高钾血症、严重代谢性酸中毒、容量负荷过重对利尿剂治疗无效者。透析的优点是：清除尿毒症毒素，对容量负荷过重者可清除体内过多的水分，纠正高钾血症和代谢性酸中毒以稳定机体的内环境等。ARF 的透析治疗可选择腹膜透析（peritoneal dialysis, PD）、间歇性血液透析（intermittent hemodialysis, IHD）或连续性肾脏替代治疗（continuous renal replacement therapy, CRRT）。

7. **多尿的治疗**　多尿开始时，由于肾小球滤过率尚未恢复，肾小管的浓缩功能仍较差，治疗时仍应维持水、电解质和酸碱平衡，控制氮质血症和防止各种并发症。已施行透析的患者，仍应继续透析，并逐渐减少透析频率直至停止透析。

二、慢性肾衰竭

慢性肾衰竭（chronic renal failure, CRF）是指慢性肾疾病（chronic kidney disease, CKD）引起的肾小球滤过率（glomerular filtration rate, GFR）下降及与此相关的代谢紊乱和临床症状组成的综合征。慢性肾疾病是指各种原因引起的慢性肾结构和功能障碍 ≥ 3 个月，伴有或不伴有 GFR 下降；或不明原因的 GFR 下降（GFR<60 ml/min） ≥ 3 个月。慢性肾疾病贯穿 CRF 的整个过程。

（一）病因和发病机制

1. **病因**　肾衰竭由慢性肾疾病引起，慢性肾疾病的病因主要包括糖尿病肾病、高血压肾小动脉硬化、原发性与继发性肾小球肾炎、肾小管间质病变（慢性肾盂肾炎、梗阻性肾病、药物性肾病等）、肾血管病变等。

2. **发病机制**

（1）慢性肾衰竭的发病机制：①慢性肾衰竭时残余肾小球出现高灌注和高滤过状态是导致肾小球硬化和残余肾单位功能进一步下降的重要原因；②慢性肾衰竭时残余肾小管高代谢状况是肾小管萎缩、肾间质纤维化和肾单位进行性损害的重要原因之一；③肾组织上皮细胞在生长因子或炎性因子的诱导下转变为肌成纤维细胞，在肾间质纤维化、局灶节段性或球性肾小球硬化过程中起重要作用。

（2）尿毒症的发病机制：尿毒症的症状及体内各系统损害的原因主要与尿毒症毒素（uremic toxins）的毒性作用有关，同时也与多种体液因子或营养素的缺乏有关。

（二）临床表现

在慢性肾疾病和慢性肾衰竭的不同阶段，临床表现各不相同。患者可以无任何症状，或仅有乏力、腰酸、夜尿增多等轻度不适；少数患者可有食欲缺乏、代谢性酸中毒及轻度贫血；严重者出现急性心衰、严重的高钾血症、中枢神经系统障碍、消化道出血等，甚至危及生命。

1. **水电解质代谢紊乱**　慢性肾衰竭时，常出现各种酸碱平衡失调和各种电解质代谢紊乱，在这类代谢紊乱中，以代谢性酸中毒和水钠代谢紊乱最为常见。

（1）代谢性酸中毒：在部分轻至中度慢性肾衰竭（GFR>25 ml/min，或 Scr<350 μmol/L）患者中，肾衰竭时的代谢产物（如磷酸、硫酸等酸性物质）因肾的排泄障碍而潴留，可发生高氯血

症性高阴离子间隙型代谢性酸中毒，即尿毒症代谢性酸中毒。

（2）水钠代谢紊乱：主要表现为水钠潴留，有时也可表现为低血容量和低钠血症，常表现为不同程度的皮下水肿和（或）体腔积液，此时易出现血压升高、左心功能不全和脑水肿。低血容量主要表现为低血压和脱水。

（3）钾代谢紊乱：当 GFR 降至 20~25 ml/min 或更低时，肾排钾能力逐渐下降，此时易出现高钾血症，严重的高钾血症（血清钾 >6.5 mmol/L）需要及时治疗。有时由于钾摄入不足、胃肠道丢失过多、应用排钾利尿剂等因素，也可出现低钾血症。

（4）钙磷代谢紊乱：主要表现为钙缺乏和磷过多。钙缺乏主要与钙摄入不足、活性维生素 D 缺乏、高磷血症、代谢性酸中毒等多种因素有关，钙明显缺乏时可出现低钙血症。

（5）镁代谢紊乱：当 GFR<20 ml/min 时，由于肾排镁减少，常有轻度高镁血症，患者常无任何症状。

2. 蛋白质、糖类、脂肪和维生素的代谢紊乱　一般表现为蛋白质代谢产物蓄积（氮质血症），也可有血清白蛋白水平下降、血浆和组织必需氨基酸水平下降等表现。糖代谢异常主要表现为糖耐量减低。慢性肾衰竭患者中高脂血症相当常见，多为轻至中度的高甘油三酯血症。维生素代谢紊乱相当常见，如血清维生素 A 水平增高、维生素 B_6 及叶酸缺失等，常与饮食摄入不足或某些酶活性下降有关。

3. 其他系统表现　心血管系统：心血管病变是慢性肾疾病患者的主要并发症之一和最常见的死因；临床表现为高血压和左心室肥厚、心力衰竭、尿毒症性心肌病。呼吸系统：体液过多或酸中毒时均可出现气短、气促，严重酸中毒可致呼吸深长；体液过多、心功能不全可引起肺水肿或胸腔积液。胃肠道症状：主要表现为食欲缺乏、恶心、呕吐、口腔有尿味，消化道出血也较为常见。血液系统：主要表现为肾性贫血和出血倾向。神经肌肉系统：早期症状可有疲乏、失眠、注意力不集中等，其后会出现性格改变、抑郁、记忆力减退、判断力降低；尿毒症时常有反应淡漠、谵妄、惊厥、幻觉、昏迷、精神异常等；周围神经病变也很常见。内分泌系统：主要表现为肾脏本身内分泌功能紊乱，如 1,25- 二羟维生素 D_3、红细胞生成素不足和肾内肾素 – 血管紧张素 Ⅱ 过多；下丘脑与垂体内分泌功能紊乱，如泌乳素、促黑素细胞激素、促黄体生成激素等水平增高；外周内分泌腺功能紊乱，大部分患者有继发性甲状旁腺功能亢进症（血甲状旁腺激素升高），部分患者（大约 1/4）有轻度甲状腺素水平降低等。骨骼病变：肾性骨营养不良相当常见，如骨软化症（见于低转运性骨病）及骨质疏松症。

（三）辅助检查

（1）血常规、肾功能、电解质、动脉血气分析等实验室检查。

（2）肾 CT 等影像学检查。

（3）心脏彩色多普勒超声、肺部 CT 等其他系统检查。

（4）肾活检，但在明确诊断为晚期肿瘤患者中谨慎使用。

（四）慢性肾衰竭的诊断

仔细询问病史和查体，并及时做必要的实验室检查，以尽早明确诊断，防止误诊。要重视肾功能的检查，也要重视血电解质、矿物质（K、Na、Cl、Ca、P 等）、动脉血气分析、各类相关影像学等检查，并注意与肾前性氮质血症、急性肾衰竭相鉴别。

（五）治疗

1. **重视询问病史、查体和肾功能检查**　努力做到早诊断、早治疗。对已有的肾疾病或可能引起肾损害的疾病（如糖尿病、高血压等）进行及时有效的治疗，及时控制血压，阻断或抑制肾单位损害的各种途径，防止慢性肾衰竭的发生。

2. **饮食及营养治疗**

（1）限制蛋白饮食：摄入量一般为（0.6~0.8）g/（kg·d），以满足基本的生理需要。动物蛋白与植物蛋白（包括大豆蛋白）应保持 1:1 的比例。低蛋白饮食能够减少含氮代谢物产生，减轻低蛋白血症，减少并发症，甚至能延缓疾病进展。

（2）低磷饮食：磷摄入量一般应小于 600~800 mg/d；对严重高磷血症患者，还应同时给予磷结合剂。

（3）在低蛋白饮食（0.4~0.6）g/（kg·d）的基础上，可同时补充适量［0.1~0.2 g/（kg·d）］的必需氨基酸等，此时患者饮食中动物蛋白与植物蛋白的比例可不加限制。无论应用何种饮食治疗方案，患者都必须摄入足量能量，每日至少给予能量 125.6 kJ/kg（30 kcal/kg），一般为 125.6~146.5 kJ/kg［30~35 kcal/（kg·d）］，以使低蛋白饮食的氮得到充分的利用，减少蛋白质分解和体内蛋白质的消耗。

3. **严格控制血糖**　使糖尿病患者糖化血红蛋白（HbA1c）<7%，空腹血糖控制在 5.0~7.2 mmol/L，睡前血糖控制在 6.1~8.3 mmol/L，可延缓患者 CRF 进展。

4. **血管紧张素转化酶抑制剂（ACEI）和血管紧张素 II 受体拮抗剂（ARB）**　ACEI 和 ARB 主要通过扩张出球小动脉实现降压、减低高滤过和减轻蛋白尿的作用，同时也有抗氧化、减轻肾小球基底膜损害等作用。血肌酐 >256 μmol/L、明显血容量不足者慎用。

5. **控制蛋白尿**　若将蛋白尿控制在 <0.5 g/24 h 或明显减轻微量白蛋白尿，则可改善患者长期预后，延缓 CRF 病程进展和提高患者生存率。

6. **其他治疗** 纠正酸中毒和水电解质紊乱，积极纠正贫血、减少尿毒症毒素蓄积，应用他汀类降脂药、戒烟等。

7. **肾替代治疗** 血液透析（简称血透）和腹膜透析（简称腹透）的疗效相近，但各有其优缺点，在临床应用上可互为补充。但透析疗法仅可部分替代肾的排泄功能（对小分子溶质的清除率仅相当于正常肾脏的 10%～15%），而不能代替其内分泌和代谢功能。当慢性肾衰竭患者 GFR 为 6～10 ml/min（Scr>707 μmol/L）并有明显尿毒症临床表现，经治疗不能缓解时，则应进行透析治疗。对糖尿病肾病，可适当提前（GFR 为 10～15 ml/min）安排透析。

（王恩文　佘慧青）

参考文献

[1] （澳大利亚）治疗指南有限公司. 治疗指南：姑息治疗分册. 3 版. 张春霞译. 北京：化学工业出版社，2019.

[2] 司马蕾，刘巍. 肿瘤姑息支持治疗教程. 北京：高等教育出版社，2017.

[3] 季加孚，刘巍，李萍萍，等. 姑息医学的艺术与科学. 长沙：中南大学出版社，2016.

[4] 葛均波，徐永健，王辰. 内科学. 9 版. 北京：人民卫生出版社，2018.

[5] 万学红，卢雪峰. 诊断学. 9 版. 北京：人民卫生出版社，2019.

[6] Ann M. Berger, John L. Shuster, Jamie H, et al. Principles and Practice of Palliative Care and Supportive Oncology. fourth Edition. Philadelphia: LIPPINCOTT WILLIAMS & WILKINS, 2013.

第九章

其他常见症状

恶性肿瘤是全身性疾病，是慢性病。晚期恶性肿瘤患者常常表现出非原发肿瘤直接相关的临床症状，如副肿瘤综合征、发热、营养不良和水肿等。

第一节　副肿瘤综合征

副肿瘤综合征（paraneoplastic syndromes, PNS）是指由肿瘤产生的生物活性物质所引起的、与原发肿瘤或转移灶无直接关系的各种症状和体征。肿瘤产物（包括异位激素）异常的免疫反应（如交叉免疫、自身免疫和免疫复合物沉着等）或其他不明原因可引起内分泌系统、神经系统、消化系统、造血系统、骨关节系统、肾脏及皮肤等系统发生病变，从而出现相应的临床表现。副肿瘤综合征可累及全身多个器官，但主要表现为累及神经系统和内分泌系统。约 10% 的肿瘤患者初诊时表现出副肿瘤综合征，50% 左右的患者随着病情发展出现副肿瘤综合征，其中肺癌的PNS 发生率为 10%～20%。副肿瘤综合征临床表现复杂且难以界定，表现为急性、亚急性或慢性病程，可以发生在发现肿瘤之前、之后或与肿瘤同时发生。

一、病因和发病机制

（1）肿瘤本身产生一些具有生物活性的蛋白质或多肽，包括多肽类激素及其前体，如甲状旁腺激素（PTH）、促肾上腺皮质激素（ACTH）、促性腺激素等；胰岛素样肽类物质；生长因子、白细胞介素、细胞因子、免疫球蛋白和酶等。这些物质通过血液循环作用于靶器官，引起各种症状和体征；它们还可以通过自分泌或旁分泌的方式产生某些直接损害神经系统的物质。肿瘤产生的激素样物质可引起高钙血症、无力及行为异常；异位 ACTH 可造成皮质醇增多症和行为异常等。

（2）某些肿瘤细胞释放的活性激素产物或产生的异位激素具有竞争性抑制正常激素的作用。

（3）肿瘤导致全身性或潜在的自身免疫反应。例如，肿瘤细胞表达和神经组织相同或相似的抗原介导的免疫应答，不仅抑制了肿瘤细胞的生长，而且产生抗神经元抗体，导致自身交叉免疫反应。

（4）肿瘤血管丰富，正常组织基底膜被破坏后，大量抗原物质进入血液循环，出现毒性作用或导致正常生理功能紊乱。

由于类癌综合征和胃泌素瘤与肿瘤的关系已经明确，目前已经不再归入副肿瘤综合征的范畴。

二、临床表现

部分患者的副肿瘤综合征症状出现于肿瘤之前，可在数年后才发现原发性肿瘤，约有 20% 的患者即使尸检也查不到原发肿瘤，这可能是由于患者的免疫应答成功地抑制了肿瘤的生长及转移。副肿瘤综合征根据受损部位不同表现为不同的临床症状和体征（表 2-9-1）。

（一）内分泌系统副肿瘤综合征

肿瘤代谢可引起机体内分泌代谢障碍，涉及的器官和系统广泛，包含皮肤、泌尿系统、骨关节、血液系统等多方面，导致内分泌系统副肿瘤综合征。内分泌紊乱可涉及机体多种激素，如异位促肾上腺皮质激素（adreno-cortico-tropic-hormone, ACTH）导致皮质醇增多症、异位黑色素细胞刺激素异常导致黑棘皮病、异位抗利尿激素引起低钠血症、异位促红细胞生成素引起红细胞升高、异位甲状旁腺激素异常引起高钙血症、异位促性腺激素引起男性乳房发育、异位降钙素引起低钙血症、异位生长激素导致杵状指或骨关节病、异位胰岛素及类似物引起低血糖、异位胰高血糖素导致高血糖等。胰岛细胞瘤、肝癌等易引发低血糖，肾癌易引发红细胞增多症，肺癌、类癌、神经母细胞瘤、嗜铬细胞瘤等可引起皮质醇增多症等。

（二）神经系统副肿瘤综合征

通常为亚急性起病，可累及神经系统所有部位。表现为肿瘤非直接侵犯中枢神经系统、周围神经、肌肉或神经肌肉接头处，产生病变，出现亚急性小脑变性、副肿瘤性脑脊髓炎、进行性多灶性脑白质病、重症肌无力等。发病率最高的为肺癌，其次为乳腺癌。脑脊髓炎多发生于小细胞肺癌，进行性多灶性脑白质病多见于白血病、非霍奇金淋巴瘤、霍奇金淋巴瘤，重症肌无力多发生于胸腺瘤，亚急性感觉性神经病常见于肺癌等。

（三）皮肤副肿瘤综合征

黑棘皮病由异位黑色素细胞刺激素异常引起，与肿瘤分泌生长因子激活皮肤中胰岛素样生长因子有关。白癜风则与粒细胞－巨噬细胞集落刺激因子、白细胞介素－6或肿瘤坏死因子－α有关。带状疱疹主要由水痘－带状疱疹病毒引起，肿瘤患者化疗后抵抗力下降，易于感染或激发体内潜伏的水痘－带状疱疹病毒。瘙痒与肿瘤产生的组胺、癌胚抗原等生物活性物质的释放刺激感觉神经有关，也与肿瘤释放炎症介质有关。

（四）自身免疫性副肿瘤综合征

本病患者表现为风湿性副肿瘤综合征，出现关节炎、皮肌炎、系统性红斑狼疮、副肿瘤性骨关节病等。90%以上的肺癌与胸膜间皮瘤患者可以出现肥大性骨关节病；胸腺瘤、肺癌、胃癌、子宫癌患者可发生皮肌炎；肺癌、淋巴瘤、乳腺癌及生殖系统肿瘤患者可并发系统性红斑狼疮等。

（五）血液系统副肿瘤综合征

某些肿瘤细胞（如肝癌细胞、肾癌细胞）可产生促红细胞生成素，出现红细胞增多症。骨髓侵犯、多发性骨髓瘤导致促红细胞生成素生成减少和自身免疫性溶血，进而引起贫血。某些肿瘤可产生粒细胞集落刺激因子，出现白细胞增多症。血小板流经肿瘤内膜时的非正常损耗可导致高凝状态；肿瘤因子激活内源性、外源性凝血，产生高凝状态等。

（六）泌尿系统副肿瘤综合征

本病主要包括膜性肾小球肾炎、膜增生性肾小球肾炎等。膜性肾小球肾炎占60%~70%，其中原发肿瘤以肺癌和消化道肿瘤最多见。在淋巴瘤、白血病、黑色素瘤等肿瘤中可以出现膜增生性肾小球肾炎，临床表现为急性肾炎、肾病综合征、肾功能不全等。

表 2-9-1　常见的副肿瘤综合征

病症	常见的肿瘤	主要特点
高钙血症	骨髓瘤、肺癌、乳腺癌、肾癌、头颈部鳞状细胞癌	意识模糊、脱水、恶心、呕吐，见于10%的晚期癌症住院患者
肿瘤坏死因子释放所引起的恶病质	多种肿瘤	体重降低与消瘦
抗利尿激素分泌失调综合征（SIADH）	小细胞肺癌、类癌	意识模糊、低钠血症

续表

病症	常见的肿瘤	主要特点
高血栓形成倾向	胰腺癌、支气管腺癌、前列腺癌	深静脉血栓形成、游走性血栓性静脉炎、肺栓塞、弥散性血管内凝血
肥大性肺性骨关节病	肺癌	杵状指、骨膜炎
皮质醇增多症	小细胞肺癌、类癌、神经嵴起源肿瘤	虚弱和肌肉萎缩、葡萄糖不耐受、水肿

三、诊断

诊断主要依据患者的临床表现及相关辅助检查，必须要确定该综合征与肿瘤无直接关系。副肿瘤综合征诊断困难，在发现原发肿瘤前易于误诊。与副肿瘤综合征相关的抗体、肿瘤和临床综合征见表 2-9-2。

表 2-9-2　与副肿瘤综合征相关的抗体、肿瘤和临床综合征

抗体	肿瘤	临床综合征
Hu	小细胞肺癌	感觉神经病
Tr	淋巴瘤	亚急性小脑变性
Yo	卵巢癌、乳腺癌	亚急性小脑变性
CV2（CRMP5）	小细胞肺癌 胸腺瘤	感觉神经病 亚急性小脑变性
Ri	乳腺癌	亚急性小脑变性
AMPAR	肺癌、乳腺癌、胸腺瘤	边缘性脑炎
VCKC	小细胞肺癌或者无肿瘤	边缘性脑炎 神经性肌强直
PNMA2（Ma2）	生殖细胞肿瘤	边缘性脑炎 脑干炎
GABA 受体	小细胞肺癌	脑炎伴严重癫痫
NMDA 受体	畸胎瘤或者无肿瘤	边缘性脑炎

四、治疗

目前尚无特效疗法。

（一）治疗原发肿瘤

通过抗肿瘤治疗来清除抗原来源和抑制免疫应答反应：手术、放疗、化疗、分子靶向治疗等。

（二）免疫抑制

对于某些患者有益，如重症肌无力患者，通过血浆置换或静脉给予免疫球蛋白，短期内可以有效抑制免疫应答和改善神经系统症状。

（三）针对副肿瘤综合征症状的各种对症治疗

如果患者存在低钾血症，应口服或静脉补充钾盐。如果存在高钙血症，要积极补液，必要时选用双磷酸盐。

低血糖时静脉补充葡萄糖，必要时应用胰高血糖素，高血糖要积极控制好血糖，选用胰岛素治疗。如果存在不适当的抗利尿激素分泌失调综合征，要补充钠，也要限制水，同时积极寻找病灶，进行对因治疗。

高钙血症

高钙血症（hypercalcemia）是常见且危及生命的副肿瘤综合征，属于肿瘤代谢急症范畴。高钙血症的病因有很多，而恶性肿瘤是引起高钙血症最常见的原因，发生率为 5%～20%。高钙血症最常见的实体瘤为乳腺癌和非小细胞肺癌（尤其是鳞癌），发生率为 45%，其次为肾癌、肝癌和胆管癌；血液系统肿瘤好发于多发性骨髓瘤，发生率为 60%。高钙血症常见于肿瘤伴有骨转移的患者；当肿瘤并发高血钙但无骨转移时称为体液性高钙血症综合征，发生率为 15%～20%。

一、病因和发病机制

（一）病因

在肿瘤患者中，肿瘤是引起高钙血症的主要原因。不论肿瘤引发的骨破坏是否存在，肿瘤转移或肿瘤细胞分泌的各种相关因子是高钙血症发病的主要因素。

（二）发病机制

1. 与骨转移有关的因素——细胞因子（cytokines） 肿瘤骨转移伴破骨性骨溶解是导致高钙血症最常见的发病机制。肿瘤转移至骨组织后局部以旁分泌的形式产生大量细胞因子，包括转移生长因子 α（TGF-α）、转移生长因子 β（TGF-β），白细胞介素 -1（IL-1）、白细胞介素 -2（IL-2）等。这些因子激活破骨细胞的活性介质，具有增强破骨细胞的骨吸收作用。它们通过刺激破骨细胞，使骨吸收增加和血钙升高，这是高钙血症的局部因素。

2. **与骨转移无关的因素——甲状旁腺激素相关蛋白**（parathyroid hormone related protein, PTHrP） 约 80% 的肿瘤相关性高钙血症也可由原发肿瘤释放某些体液因子及相关产物引起。PTHrP 与甲状旁腺激素相似，作用于破骨细胞和肾，引起血钙升高。肺鳞癌、肾癌、卵巢癌等恶性肿瘤分泌甲状旁腺激素相关蛋白引起血钙升高。PTHrP 还可以激活一系列细胞内信号通路，调节肿瘤细胞与破骨细胞间的作用，发挥诱导破骨细胞分化、活化破骨细胞的作用。这是高钙血症的全身性因素。

3. **前列腺素**（prostaglandins） 血液中前列腺素，特别是前列腺素 E 系列，可以引起肿瘤相关的高钙血症。

不同种类的细胞因子可能与 PTHrP 共同作用于骨的微环境，这些因素导致高钙血症局部因素与全身性因素不能截然分开。

二、临床表现

高钙血症可出现多种器官系统功能失调，容易与中枢神经系统转移症状、晚期肿瘤患者的肾衰竭症状或药物不良反应相混淆。高钙血症的临床表现除了与血钙升高的水平有关，还与血钙升高的速度有关。如果不及时处理高钙血症，可能会出现肾衰竭、昏迷，甚至死亡。

1. **全身症状** 脱水、烦渴、体重减轻、皮肤瘙痒。

2. **神经肌肉系统症状** 疲劳、嗜睡、抑郁，进而出现迟钝和昏迷。

3. **消化系统症状** 早期出现恶心、呕吐、厌食及腹痛，晚期可发生便秘和肠梗阻。

4. **心血管系统症状** 心动过缓、心率减慢，急性高钙血症还可引起高血压。

5. **泌尿系统症状** 早期表现为烦渴、多尿。可见肾小管功能受损，进一步发展可引起肾小球受损，肾小球滤过率降低；可出现肾小管酸中毒，甚至肾衰竭。慢性高钙血症可出现代谢性碱中毒、氮质血症等。

三、辅助检查

1. **血清结合钙和血浆游离钙水平测定** 血清钙浓度高于正常值（2.75 mmol/L），同时伴血清氯水平降低（<102 mmol/L），血清磷和重碳酸盐水平增高或正常，碱性磷酸酶增高。由于临床上的钙测量值为游离钙和结合钙的总和，故建议直接测量血浆游离钙（离子钙），以排除结合钙（与血清蛋白结合）的影响，可更真实地反映体内血钙浓度，避免因肿瘤患者血清蛋白过低引起误诊。

2. **PTH 测定** 有助于鉴别非肿瘤性高钙血症。

3. **心电图检查**　P-R 间期缩短及 Q-T 间期缩短。血清钙浓度高于 4 mmol/L（1.6mg/L）时，T 波增宽，Q-T 间期延长，ST 段压低。

4. **其他检测**　血清蛋白、磷、肌酐、尿钙等。

四、诊断与鉴别诊断

患者有恶性肿瘤基础疾病，出现上述临床表现及体征，实验室监测血清钙浓度高于正常值（2.75 mmol/L），排除其他原因引起的高钙血症。根据血清钙水平，高钙血症分为轻度：2.75 ~ 3.0 mmol/L；中度：3.1 ~ 3.4 mmol/L；重度：>3.4 mmol/L（>3.75 mmol/L 时为高钙危象）。

需要与原发性甲状旁腺功能亢进症相鉴别。

五、治疗

病因治疗是最基本的治疗。当患者出现症状或血清钙大于 3.25 mmol/L 时，应视为内科急症，需要紧急处理，避免危及生命。

（一）一般措施

1. **水化、利尿**　输注足量生理盐水能恢复血容量，增加肾小球滤过率，并抑制近端肾小管对钙的重吸收。同时使用袢利尿剂，以增加钙的排泄、进一步阻断对钙的重吸收。水化期间应注意水、电解质代谢平衡。

2. **停用抑制钙排泄药物**　如噻嗪类利尿剂。

3. **减少钙的摄入**　停用补钙药物。

（二）减少骨吸收的药物

1. **双膦酸盐类药物**　可抑制破骨细胞介导的骨吸收，掺入骨基质，直接干扰骨吸收过程，不良反应轻微，肾功能不全者应慎用。目前在临床常用的药物有伊班膦酸钠、帕米膦酸二钠及唑来膦酸。唑来膦酸为第 3 代双膦酸盐类药物，具有更强的效价强度，一般每次使用 4 ~ 8 mg，静脉滴注 15 ~ 30 分钟，3 ~ 4 周重复使用 1 次。

2. **降钙素（calcitonin）**　主要通过抑制骨吸收和增加肾对钙的清除，使血钙降低，能迅速改善高血钙且不良反应少，但作用短暂；当其他措施无效时，该药有效。每次使用 100 ~ 200 U，皮下或肌内注射，每 8 ~ 12 小时使用 1 次。

3. **糖皮质激素（泼尼松、地塞米松、氢化可的松）**　可加强降钙素的作用，增加尿酸排泄，减少肠道对钙的吸收。糖皮质激素主要用于多发性骨髓瘤、乳腺癌、淋巴瘤等。一般采用泼尼松

$1 \sim 2$ mg/（kg·d）或其他制剂。

抗利尿激素分泌失常综合征

抗利尿激素分泌失调综合征（syndrome of inappropriate secretion of antidiuretic hormone, SIADH）是指各种原因所致抗利尿激素分泌过多，导致体液潴留、稀释性低钠血症及尿钠增多。一般无水肿的临床表现。

一、病因和发病机制

抗利尿激素分泌失调综合征的常见病因为恶性肿瘤、呼吸系统及神经系统疾病、药物因素等。多种原因导致抗利尿激素分泌增多或持续分泌，导致体液潴留、稀释性低钠血症及尿钠增多，为正常容量性低钠血症。

二、临床表现

临床症状的轻重与抗利尿激素分泌量有关，并取决于水负荷的程度。血浆渗透压常低于275 mOsm/（kg·H_2O）。轻度的抗利尿激素异常分泌综合征可能很少有症状。当血钠浓度 <120 mmol/L 时，出现软弱无力、嗜睡、食欲缺乏、恶心、呕吐，甚至出现精神症状；当血钠浓度 <110 mmol/L 时，出现肌力减退、腱反射减弱或消失、惊厥、昏迷，可导致死亡。在小细胞肺癌中，约15%的患者出现上述症状。

三、辅助检查

（1）血钠检查。
（2）血浆渗透压、尿常规、肾功能检查。
（3）肾上腺皮质功能检查。

四、诊断

临床表现类似其他疾病的症状，如厌食、恶心、呕吐、头痛、意识模糊、肌肉无力和痉挛等。诊断比较困难。

当血钠浓度低于120 mmol/L 时，会导致意识模糊、癫痫发作和昏迷，注意与神经系统疾病相鉴别。低钠血症也可能由心力衰竭、肝衰竭、肾病综合征、高血糖症或利尿剂治疗所引起。

五、治疗

对于无症状的抗利尿激素分泌失常综合征患者，不需要任何特别的治疗。

（一）病因治疗

治疗恶性肿瘤；由药物引起的，立即停药。

（二）对症治疗

1. **一般治疗**　采用高钠、高蛋白饮食；严格限制液体的摄入，摄入量应低于预估的不感蒸发量及尿排出量，通常每 24 小时约摄入 500 ml 液体。

2. **采用高渗盐水纠正低钠血症**　只有在难治的、症状明显的情况下，才使用此方法。可静脉输注 3% 的高渗氯化钠溶液，滴速为每小时 1～2 ml/kg，每 2～4 小时检测 1 次血钠，24 小时血钠浓度不超过 10～12 mmol/L。当血钠浓度恢复至 120 mmol/L 左右且病情改善时，可停止输注 3% 的高渗氯化钠溶液。

3. **氟氢可的松**　50～200 μg，口服，每日 1 次。该药促进钠的重吸收，促进远端肾小管更多地排出钾。

（三）抗利尿激素受体拮抗剂

托伐普坦片可选择性拮抗位于肾集合管细胞的基底侧膜的 II 型 AVP 受体，调节集合管对水的通透性，提高血钠浓度，增加肾清除水分的能力。

厌食和恶病质综合征

厌食和恶病质（anorexia and cachexia）综合征是发生在肿瘤患者中的一种以体重下降、组织消耗及体力下降为主要表现的综合征。厌食和恶病质综合征更为精确的定义为：体重下降超过 10%、能量摄入少于 1500 kcal/d，白蛋白 <32 g/L 和 C 反应蛋白（C reactive protein, CRP）>10 mg/L 等，与生活质量（quality of life, QOL）降低密切相关。厌食和恶病质综合征会影响日常活动，增加症状负荷，缩短生存期。

一、病因和发病机制

恶病质的发生常常伴随营养不良，诊断困难。肌肉减少症、厌食、炎症反应、胰岛素抵抗及肌肉蛋白质的分解增加等，往往与恶病质有关。肿瘤恶病质是一种多因素作用的综合征，以进行性发展的骨骼肌量减少为特征，常规营养支持无法完全逆转，并出现进行性功能障碍。肿瘤恶病质的一个重要特征是对常规治疗没有反应或反应欠佳，疾病进程往往不能逆转。肿瘤恶病质的发生常常和机体潜在疾病、营养素摄入减少、机体分解代谢增强、全身炎症反应及肿瘤自身分泌的细胞因子等有关。其发生途径有：来自肿瘤细胞的促恶病质及促炎性细胞因子，宿主的全身性炎症反应及广泛存在的代谢改变（静息能量消耗、蛋白质、脂肪及碳水化合物的代谢改变），这是肿瘤带来的原发改变还是机体对肿瘤的反应，暂未得到充分阐明。

尽管恶病质的准确发病机制仍不十分清楚，但是有许多因素可影响恶病质的发生与发展。

二、临床表现

早饱、味觉障碍导致肿瘤患者进食快感消失，从而引发进食减少。恶病质的症状有早饱、恶心、呕吐、消化不良、便秘、疼痛、抑郁等。80% 的上消化道肿瘤患者和 60% 的肺癌患者会出现恶病质，约 20% 的肿瘤患者死于恶病质而非原发肿瘤本身。恶病质可引起血小板和白细胞增多，导致血栓、卒中和肺栓塞；恶病质可引起心肌萎缩，使患者死于心力衰竭；恶病质可导致呼吸肌（包括膈肌）受损，引发呼吸衰竭；恶病质引发的内分泌异常，特别是性腺功能减退，可导致肌肉萎缩的加速、跌倒、骨折和残疾。

三、辅助检查

（一）白蛋白和 C 反应蛋白

白蛋白和 CRP 被用于定义恶病质和作为预后的预测因子，但他们都不是恶病质的特异性标志物。形成低蛋白血症的原因并非仅仅由于白蛋白合成减少，而是由于炎症导致白蛋白从毛细血管渗出到组织间隙。

（二）甲状旁腺激素相关蛋白

甲状旁腺激素相关蛋白（parathyroid hormone related protein, PTHrP）升高也可能是肿瘤相关的高钙血症引起的，并可反映全身性的炎症。

四、诊断

体重下降超过 10%、进食少于 1500 kcal/d，白蛋白 <32 g/L 和 CRP>10 mg/L，生活质量明显降低，日常活动受到影响。

五、治疗

（一）营养支持治疗

（1）口服营养素可以增加能量的摄入。

（2）使用静脉高能营养制剂，包括各类脂肪乳、支链氨基酸、多不饱和氨基酸、水溶性或脂溶性维生素、电解质等。

（二）药物治疗

1. **食欲刺激剂**　通过使用皮质类固醇和孕激素类药物，可以在短期刺激食欲、缓解症状以及增加体重。
2. **胃动力药物**　多潘立酮和甲氧氯普胺可促进消化道正常蠕动，改善食欲。
3. **代谢调节药**　多不饱和脂肪酸等。

（王恩文　余慧青）

第二节　肿瘤溶解综合征

肿瘤溶解综合征（tumor lysis syndrome, TLS）是指由于大量肿瘤细胞的迅速死亡、细胞内代谢产物（尿酸、胞内离子等）的快速释放超过了肾脏的排泄能力，使代谢产物蓄积而导致高尿酸血症、高钾血症、低钙血症和高磷血症等代谢紊乱，最终发生急性少尿性肾衰竭。TLS 最常见于肿瘤全身化疗、快速分裂的髓性增殖性病变和淋巴增殖性病变，如高度恶性淋巴瘤和急性白血病。

一、与肿瘤溶解综合征相关的疾病

（1）抗肿瘤治疗：化疗、放疗、靶向治疗等可发生肿瘤溶解综合征。

（2）造血系统疾病：高度恶性淋巴瘤、急性白血病、骨髓瘤等可发生肿瘤溶解综合征。

（3）实体肿瘤：生殖细胞肿瘤、乳腺癌、卵巢癌、肺癌、甲状腺癌、转移性黑色素瘤等可发生肿瘤溶解综合征。

二、诊断

肿瘤溶解综合征常常无症状，部分患者有嗜睡、虚弱、恶心、呕吐、尿液混浊、关节不适等症状。实验室检查的异常结果包括：高尿酸血症、高钾血症、低钙血症和高磷血症。本病主要通过病史和结合实验室检查做出诊断。

三、治疗

（1）根据发生肿瘤溶解综合征的危险程度：在抗肿瘤治疗前给予静脉输液、黄嘌呤氧化酶抑制剂、碳酸氢钠片和袢利尿剂等，同时监测电解质和尿 pH。推荐每天静脉补液 2～3 L，尿量维持在 100 ml/h。

（2）低危患者的处理：①仔细观察临床症状和体征；②监测尿酸、血磷、血钙、尿 pH。

（3）高危患者的处理：①监测尿酸、血磷、血钙、尿 pH，每 6 小时左右监测 1 次；②口服或静脉注射别嘌醇 200～400 mg/（$m^2 \cdot d$），口服的最大剂量为 800 mg/d，静脉注射的最大剂量为 600 mg/d；③静脉补液 2～3 L/（$m^2 \cdot d$），必要时快速水化（输液 200～250 ml/h）；④维持尿 pH 在 7.0～7.5；⑤高磷患者避免过度碱化尿液；⑥酌情给予袢利尿剂。

（4）高尿酸血症：①在化疗前 24～48 小时开始使用别嘌醇，成人 200～300 mg/d' 口服，qd；②乙酰唑胺 5 mg/d，口服，bid 或 tid。

（5）高磷血症 / 低钙血症：①氢氧化铝可延缓磷酸盐被肠道吸收，成人每次 500～1800 mg，每天 3～6 次；②醋酸钙与食物中的磷酸形成不溶性磷酸钙，再由粪便排出体外。

（6）高钾血症：治疗方法详见本章的电解质紊乱与酸碱失衡部分。

（王恩文　余慧青）

第三节　发热（高热与低热）

发热（fever）是指机体在致热原作用下，或因各种原因引起体温调节中枢的功能障碍时，体温升高超出正常范围。肿瘤性发热是指肿瘤患者出现与恶性肿瘤相关的非感染性发热，2/3 的肿瘤患者病程中出现发热，发热发生于肿瘤进展期。肿瘤性发热以低热为主，常常不高于 38 ℃。晚期肿瘤患者可以合并感染症状，可以出现感染性发热和高热症状。

一、病因和发生机制

体温受体温调节中枢调控。神经、体液因素使产热和散热过程呈动态平衡，使体温保持在相对恒定的范围内。正常情况下，体温一般为 36~37 ℃（腋测法）。正常体温受机体内、外因素的影响稍有波动，但一般波动范围不超过 1 ℃；下午体温较早晨稍高，剧烈运动、劳动或进餐后体温也可略升高，高温环境下体温也可稍升高。正常体温在不同个体之间略有差异，老年人因基础代谢率偏低，体温相对低于青壮年。由于各种原因导致产热增加或散热减少时，则出现发热。

（一）病因

肿瘤患者的发热分为感染性发热与非感染性发热两大类。

1. 感染性发热（infective fever）　恶性肿瘤患者易于发生细菌、病毒、支原体等病原体感染，可以是局部或全身感染，无论是急性、亚急性或慢性感染均可引起发热。

2. 非感染性发热（noninfective fever）　主要有下列两类病因。

（1）肿瘤性低热。①肿瘤细胞产生内源性致热原，引起免疫反应而发热；或肿瘤细胞浸润、刺激下丘脑体温调节中枢而引起发热。②肿瘤迅速生长，使局部组织血供不足、缺氧，引起肿瘤细胞坏死并释放肿瘤坏死因子（tumor necrosis factor, TNF），导致机体发热。③肿瘤组织内具有分泌作用的细胞合成前列腺素 E_2，触发环氧酶 2（cyclooxygenase 2, COX_2）的调节和表达，从而导致体温升高。④放化疗等抗肿瘤治疗引起肿瘤细胞的大量破坏和 TNF 的释放，导致机体发热。⑤某些抗肿瘤的生物制剂（如肿瘤疫苗、白细胞介素 -2、TNF、干扰素、集落刺激因子等）可引起发热。

（2）非肿瘤性发热。①血栓及栓塞性疾病：肿瘤患者易于发生栓塞性疾病，如肺栓塞、深静脉血栓等，通常称为吸收热。②内分泌代谢性疾病：副肿瘤综合征，甲状腺功能亢进症、甲状腺炎、痛风和重度脱水等。③物理及化学性损害：如大手术后、放疗后、内出血等。④变态反应性疾病：如药物热、溶血反应等。⑤自主神经功能紊乱：自主神经功能紊乱影响正常的体温调节过程，使产热大于散热，体温升高，多为低热，常伴有自主神经功能紊乱的其他表现，属于功能性发热范畴。

（二）发生机制

正常情况下，人体的产热和散热过程保持动态平衡，由于各种原因导致产热增加或散热减少时，则出现发热。

1. 非致热原性发热常见于以下几种情况

（1）体温调节中枢直接受损：如肿瘤脑转移的直接侵犯、肿瘤脑转移灶出血、颅脑外伤或手术、体温调节中枢局部炎症等。

（2）引起产热过多的疾病：如恶性肿瘤所致癫痫持续状态、甲状腺功能亢进症（可由副肿瘤综合征引起）等。

（3）引起散热减少的疾病：如心力衰竭、广泛性皮肤病变等。

2. 致热原性发热的致热原包括内源性致热原和外源性致热原两大类

（1）内源性致热原（endogenous pyrogen）：又称白细胞致热原，包括肿瘤相关性细胞因子，如白细胞介素 -1（IL-1）、肿瘤坏死因子和干扰素等。一方面，内源性致热原通过血脑屏障直接作用于体温调节中枢的体温调定点，使调定点上升，通过垂体内分泌因素使代谢增高或通过运动神经使骨骼肌阵缩（寒战），从而使产热增多；另一方面，内源性致热原可通过交感神经使皮肤血管及竖毛肌收缩，导致排汗停止，散热减少。这一综合调节作用使产热大于散热，体温升高，引起发热。

（2）外源性致热原（exogenous pyrogen）：外源性致热原多为大分子物质，不能通过血脑屏障直接作用于体温调节中枢，而是通过激活中性粒细胞、嗜酸性粒细胞和单核–巨噬细胞系统使其产生并释放内源性致热原，通过内源性致热原引起发热。外源性致热原种类较多，包括：①各种病原微生物及其产物，如细菌及细菌毒素、病毒、真菌等；②多糖体成分及多核苷酸、淋巴细胞激活因子等；③炎性渗出物及无菌性坏死组织；④某些类固醇物质，如肾上腺皮质激素的代谢产物原胆烷醇酮等；⑤抗原抗体复合物。

二、临床表现

（一）根据体温状况进行分类

低热：37.3 ~ 38 ℃；中等度热：38.1 ~ 39 ℃；高热：39.1 ~ 41 ℃；超高热：41 ℃以上。肿瘤性发热多为低热，感染性发热或体温中枢异常所致发热可以是高热，甚至是超高热。

（二）发热的临床过程及表现

1. 体温上升期 该期产热大于散热，体温上升。常有疲乏无力、畏寒或寒战、肌肉酸痛、皮肤苍白等现象。皮肤散热减少刺激皮肤的冷觉感受器并传至中枢引起畏寒。中枢发出的冲动再经运动神经传至运动终板，引起骨骼肌不随意的周期性收缩，发生寒战及竖毛肌收缩，使产热增加。

2. 高热期　是指体温上升达峰值之后保持一定时间，持续时间因病因不同而有差异。

3. 体温下降期　此期产热相对减少，散热大于产热。表现为出汗多，皮肤潮湿。由于病因的消除，致热原的作用逐渐减弱或消失，体温调节中枢的体温调定点逐渐降至正常水平，使体温降至正常水平。

（三）肿瘤性发热

肿瘤性发热患者的体温多在 37.5~38.5 ℃，部分患者自觉发热而体温并不升高，呈间歇性发作，热程短或长，长者可达数月或更久。以低热为主，多为下午或夜间发生；发热时全身症状可不明显。外周血白细胞计数及中性粒细胞比值多正常。抗感染治疗常无效，对解热镇痛药反应较好。

三、辅助检查

肿瘤相关性低热无特别异常的实验室检查结果，实验室检查可用来鉴别不同疾病引起的发热。

（1）针对原发肿瘤进行的相关检查，如针对结直肠癌、肺癌、淋巴瘤、胃癌、肝癌相应的血清肿瘤标志物等进行检测。

（2）血常规白细胞计数高于 $12 \times 10^9/L$ 或低于 $0.5 \times 10^9/L$ 时，可行血培养。

（3）进行四唑氮蓝试验（nitroblue tetrazolium test, NBT），中性粒细胞在杀菌过程中能量消耗增加，代谢中所脱的氢还原氮蓝回唑成为蓝黑色的点状或块状物，沉积于粒细胞胞质中，根据细胞内沉积颗粒判断阳性率。NBT 主要用于区别细菌和病毒感染。如为病毒感染时，虽有发热，但 NBT 仍正常；细菌、真菌感染时，NBT 阳性细胞增加。如因细菌感染而发热，NBT 值升高；但如因体内非特异性反应而发热，则 NBT 值保持正常。

（4）C 反应蛋白（CRP）和红细胞沉降率等非特异性炎症标志物可能是区别肿瘤性发热和感染性发热的潜在标志物。CRP 阳性提示有细菌性感染及风湿热，阴性多为病毒感染。

（5）大便检查。

（6）必要时行骨髓穿刺或细菌培养等检查。

四、诊断

1. 肿瘤性发热　肿瘤性发热是一个排除性诊断，即对肿瘤患者的发热进行详细评估，排除器质性疾病后才能诊断。肿瘤性发热诊断标准参考如下。

（1）每天至少有一次体温高于 37.8 ℃。

（2）发热持续 2 周以上。

（3）体格检查、实验室检查（血、尿、大便甚至骨髓培养）、影像学检查均缺乏感染的证据。

（4）不存在变态反应的发病机制，如不存在药物过敏、输液反应、放疗或化疗反应。

（5）经恰当的、经验性抗感染治疗 7 天以上仍无效者。

（6）经非甾体抗炎药治疗后发热症状减轻者。

2. **非肿瘤性发热**　分为感染性发热与非感染性发热，根据相关症状、体征、病史、辅助检查做出诊断。

五、治疗

（一）肿瘤性发热

1. **部分肿瘤性低热患者**　针对发热本身进行治疗，无须特殊治疗。

2. **病因治疗**　最有效的治疗是针对原发肿瘤的抗肿瘤治疗，如对淋巴瘤患者采取有效的化疗、放疗等手段可使发热消退。

3. **对症治疗**　可采用物理降温，常用的方法有酒精擦浴、温水擦浴、冰袋降温等。晚期肿瘤患者体质状况差，不能承受积极的抗肿瘤治疗，对症治疗尤为重要。

4. **药物治疗**

（1）非甾体抗炎药：可有效缓解肿瘤性低热，常用药物包括萘普生、阿司匹林、吲哚美辛、布洛芬、双氯芬酸钠、塞来昔布等。长期使用时，需要注意胃炎、消化道出血，尤其是血小板减少等副作用。必要时重新评估发热原因，以排除感染和其他原因的发热。

（2）激素类药物：泼尼松、地塞米松等，主要是通过抑制体温调节中枢对致热原的反应，减少致热原的释放并降低体温。长期使用时，需要警惕皮质类固醇激素的消化道出血、继发性感染、骨质疏松等副作用。

（3）中药：中医治疗的优势在于不良反应小和作用持久，且停药后体温回升率低，可避免非甾体抗炎药及激素类药物引起的消化道损伤等不良反应。

（二）非肿瘤性发热

1. **感染性发热**　按照病原学进行有针对性的抗感染治疗及对症治疗。

2. **非感染性发热**　按照非感染性发热病因，具体实施治疗。

（王恩文　余慧青）

第四节　水肿

水肿（edema）是指人体组织间隙中积聚的过多液体使组织肿胀。水肿可分为全身性水肿与局部性水肿，体腔内液积聚过多称为积液，如腹腔积液、胸腔积液、心包积液。当液体在组织间隙呈弥漫性分布时呈全身性水肿，常为凹陷性水肿；液体积聚在局部组织间隙时呈局部性水肿。一般情况下，水肿不包括内脏器官局部的水肿，如脑水肿、肺水肿等。

一、病因和发生机制

（一）病因

正常情况下，血管内液体不断地从毛细血管小动脉端滤出至组织间隙并成为组织液，组织液又不断地从毛细血管小静脉端返回血管内，由于两者保持动态平衡，因此组织间隙无过多液体积聚。保持体液平衡的因素有：①毛细血管内静水压；②血浆胶体渗透压；③组织间隙机械压力；④组织液胶体渗透压。当这些平衡因素发生障碍，出现组织间液的生成大于回吸收时，即可产生水肿。

（二）发生机制

1. 毛细血管血流动力学改变　毛细血管通透性增强、毛细血管内静水压增加、组织液胶体渗透压增高、组织间隙机械压力降低、血浆胶体渗透压降低。

2. 水钠潴留

（1）肾小管对钠和水的重吸收增加：①抗利尿激素分泌增加；②肾小球滤过分数增加；③醛固酮分泌增加。

（2）肾小球滤过功能降低：①肾小球滤膜通透性降低；②肾小球有效滤过压下降；③肾小球滤过面积减少；④球 – 管平衡失调。

3. 静脉、淋巴回流障碍　多产生局部性水肿。

二、临床表现

各种原因导致体液平衡因素失衡即可引起水肿。

（一）全身性水肿

晚期肿瘤患者往往合并营养不良、多器官功能不全等，可以出现全身性水肿。

1. **营养不良性水肿（nutritional edema）**　由于恶性肿瘤本身的慢性消耗性、进食减少、肠道肿瘤术后导致吸收减少等因素，患者长期营养缺乏、蛋白丢失或维生素缺乏，产生水肿。皮下脂肪减少导致组织松弛、组织压降低，体液潴留加重。营养不良性水肿的特点是水肿发生前常有体重减轻的表现，水肿常从足部开始逐渐蔓延至全身。

2. **药物所致水肿**　肿瘤患者常常使用各种药物，如抗肿瘤药物、镇痛药物等。药物过敏、药物性肾脏损害、药物所致内分泌紊乱等均可引起水肿，水肿的原因为水钠潴留。

3. **心源性水肿**　主要由右心衰竭所致；发生机制包括有效循环血量减少，肾血流量减少，继发性醛固酮增多引起水钠潴留及静脉淤血，毛细血管内静水压增高，组织液回吸收减少；表现为对称性、凹陷性水肿，见图 2-9-1。

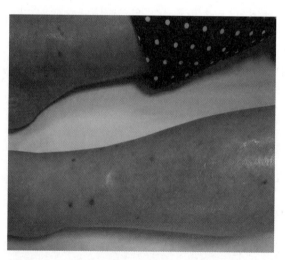

图 2-9-1　心源性水肿。可见双下肢对称性、凹陷性水肿

4. **肾源性水肿**　水钠潴留是肾源性水肿的基本机制。临床表现为疾病早期晨间起床时有眼睑与颜面水肿，以后很快发展为全身水肿。常有尿常规改变、高血压及肾功能损害的表现。发生机制主要是由多种因素引起肾排泄钠、水减少，导致水钠潴留、细胞外液增多，引起水肿。

5. **副肿瘤综合征及内分泌代谢疾病性水肿**　皮质醇增多症：出现面部及下肢轻度水肿，其原因是肾上腺皮质激素分泌过多，引起水钠潴留。原发性醛固酮增多症：可出现下肢及面部轻度水肿，其主要原因为醛固酮及去氧皮质酮分泌过多导致水钠潴留。

（二）局部性水肿

1. **静脉回流障碍性水肿**　见于上腔静脉阻塞综合征、下腔静脉阻塞综合征、静脉血栓等。

2. **炎症性水肿**　肿瘤患者合并蜂窝织炎、痈肿、痈、丹毒等。

3. **淋巴回流障碍性水肿**　如乳腺癌患者经腋窝淋巴结清扫后出现上肢肿胀，足部黑色素瘤患者经腹股沟淋巴结清扫后出现下肢肿胀。

（三）伴随症状

1. **营养不良性水肿**　可伴有消瘦、体重减轻、肝肿大，或因为水肿出现体重增加。

2. **上腔静脉综合征**　往往伴有呼吸困难与发绀。

3. **甲状腺功能减退症**　可伴有心跳缓慢、血压偏低。

4. **肾源性水肿**　可伴有重度蛋白尿，轻度蛋白尿也可见于心源性水肿。

三、辅助检查

（1）白蛋白检查，肝、肾功能检查。

（2）血常规、CRP 等检查。

（3）甲状腺激素、皮质类固醇激素等测定。

（4）心电图、心脏彩色多普勒超声、心功能检查。

四、治疗

（一）病因治疗

1. **营养不良者**　肠内、肠外补充营养素。

2. **由肿瘤引起的上腔静脉综合征**　采用有效的抗肿瘤治疗以缓解局部压迫症状。

3. **药物性水肿**　停用致水肿的药物。

4. **心源性水肿及肾源性水肿**　分别针对心源性水肿及肾源性水肿进行治疗。

5. **内分泌代谢性水肿**　使用有关激素等进行治疗。

6. **感染性水肿**　积极抗感染治疗。

（二）对症治疗

（1）酌情限制盐的摄入。

（2）给予利尿剂治疗，监测电解质。

（3）对于营养不良性水肿，适当输注人血白蛋白以增加胶体渗透压并减轻水肿。

（4）使用热敷等物理疗法治疗术后慢性淋巴水肿。

（王恩文　余慧青）

第五节　骨转移

骨转移（bone metastasis）是恶性肿瘤常见的并发症，可引起疼痛、病理性骨折、高钙血症、脊髓压迫、关节功能障碍等一系列骨相关事件（skeletal-related events, SREs），严重影响晚期肿瘤患者的生活质量，甚至影响预后。随着抗肿瘤综合治疗技术的提高，患者生存期延长，骨转移和骨相关事件的发生也不断增多。

骨转移的常见部位为脊柱、骨盆、肋骨、颅骨、膝关节、踝关节及跟骨等，其中脊柱是最常见的转移部位（约50%）。骨转移多见于前列腺癌、乳腺癌、肺癌，其转移的发生率分别为：前列腺癌65%~75%、乳腺癌约70%、肺癌30%~40%。骨转移按病变特征可分为3类：溶骨性、成骨性及混合性，大多以溶骨型为主。肺癌骨转移、乳腺癌骨转移以溶骨性为主，前列腺癌骨转移则以成骨性为主。

一、病因和发病机制

（一）骨转移

（1）癌细胞的骨转移分为4个阶段：相互关联、黏附、破骨活化和骨吸收。原发肿瘤细胞侵入周围组织并进入血液系统和（或）淋巴系统，到达并停留于中轴骨的红骨髓。在骨髓内的血管壁停留后，肿瘤细胞再透过内皮细胞穿出血管，继而增殖于血管外，转移病灶内血运建立，形成骨转移病灶。破骨细胞活性增强，形成溶骨性破坏，容易造成病理性骨折；当受到严重破坏的椎体侵犯脊髓时，可造成脊髓压迫甚至截瘫。

（2）恶性肿瘤胸椎、腰椎比颈椎转移更常见，且胸腰椎常常同时受累。脊椎的静脉丛压力低，血液供应丰富，无静脉瓣的椎静脉与胸腔静脉、腹腔静脉相互连通，当胸腹部压力突然增加时，肿瘤细胞更容易转移至胸腰椎。

（3）高钙血症肿瘤周围骨质吸收，造成血钙水平增高。

（二）疼痛

（1）肿瘤侵犯骨膜、神经、软组织，骨膜上丰富的感觉神经末梢受压后被破坏，产生剧烈疼痛。

（2）局部骨转移灶未得到有效治疗，感觉神经末梢长期受到剧烈疼痛的刺激，周围神经系统和中枢神经系统处于致敏状态，导致疼痛信号不断放大，产生神经病理性疼痛。

（3）肿瘤细胞分泌的前列腺素、白细胞介素 -2 等疼痛介质引起疼痛。

（4）肿瘤组织局部缺血、缺氧的酸性环境，加重疼痛。

二、临床表现

1. **疼痛**　往往是恶性肿瘤骨转移的首发症状。疼痛位置固定，多呈持续性，也可呈间断性；疼痛性质多为酸困不适、酸痛、钝痛，少数为胀痛、锐痛、牵涉痛；以夜间痛为主，安静时加重。肿瘤侵犯或压迫神经可出现复杂的疼痛综合征及神经病理性疼痛。椎体转移可出现背痛，疼痛可放射至胸壁。疼痛影响患者的情绪，表现为抑郁、焦虑等症状。

2. **其他症状**　患者以病理性骨折及脊髓压迫为首发症状；深部的骨转移瘤以功能障碍及疼痛为主要症状；浅表部位的骨转移瘤，肿块可以与疼痛同时出现。

三、辅助检查

（1）原发肿瘤的病理学等检查。

（2）血钙检查。

（3）骨转移有关的血清学检查。①反映成骨性代谢水平的血清标志物：碱性磷酸酶（ALP）、骨特异性碱性磷酸酶（BALP）、Ⅰ型前胶原 N 末端前肽（PINP）。②反映溶骨性代谢水平的血清标志物：Ⅰ型胶原羧基末端肽（CTx-Ⅰ）、Ⅰ型胶原 N 末端肽（NTX）、骨唾液蛋白等。

（4）骨转移灶的检查。①X 线检查：敏感性低，只能观察有症状的局部情况，有可能遗漏隐匿的病灶。只有骨质中明显脱钙（骨破坏 40%～50%）时才能发现病灶。②单光子发射计算机断层扫描显像（single photon-emission computed tomography, SPECT）：为目前筛查骨转移的主要方法。病变早期即发生改变，通过一次骨扫描，可以同时发现不同部位的多个转移病灶，且敏感性高。③CT：常作为 SPECT 阳性结果的确诊性检查，可清晰地显示骨质结构有无破坏、破坏程度及类型。④MRI：可以冠状位、矢状位、横断位等多角度清晰显示骨髓及软组织的解剖结构，且其灵敏度和特异性较高，可以观察椎间盘破坏、神经根受压及有无椎管内占位等。（图 2-9-2）。

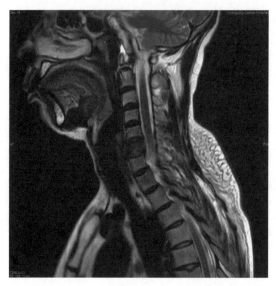

图 2-9-2　肺癌骨转移。T2WI 矢状位显示第 6 颈椎椎体骨质信号异常减低，骨皮质欠连续，后方椎体受压

（5）正电子发射断层显像（positron emission tomography, PET）。PET 应用葡萄糖类似物 ^{18}F-FDG 作为显像剂，恶性程度高的病灶葡萄糖代谢率高，局部放射性摄取增高，良性或恶性程度低的病灶葡萄糖代谢率低，局部放射性摄取降低，可利用肿瘤组织与正常组织在代谢上的差异做出诊断。PET 能够更早地显示骨髓微转移灶，可以对其他部位的转移灶进行检测，并且指导临床确定治疗方案，但价格昂贵。

（6）骨的活组织检查等。

四、治疗

骨转移患者的治疗以姑息治疗为主，包括药物治疗（含化疗、靶向治疗）、放疗（体外放射治疗、核素内放射治疗）、手术治疗等。

（一）药物治疗

1. 双膦酸盐类药物　双膦酸盐药物包括第一代双膦酸盐（如依替膦酸二钠、氯膦酸二钠）、第二代双膦酸盐（帕米膦酸二钠）和第三代双膦酸盐（如伊班膦酸钠、唑来膦酸等），其中第三代双膦酸盐较第一代双膦酸盐的体外作用强 1000~100 000 倍。

目前临床常用唑来膦酸治疗骨转移，每次 4 mg，滴注时间不少于 30 分钟，每 3~4 周给药 1 次。

双膦酸盐的作用机制：抑制破骨细胞的活性，从而诱导破骨细胞凋亡，抑制骨吸收；抑制破骨细胞在骨质破坏、吸收部位的聚集；抑制破骨细胞的成熟；抑制肿瘤细胞播散、浸润和附着于骨质。双膦酸盐类药物有较好的耐受性，主要不良反应为流感样症状，如骨痛、发热、疲乏、寒战和全身肌痛等；出现低钙血症、肾功能损害和颌骨坏死等。

2. 镇痛药物

（1）非甾体抗炎药：常用药物包括布洛芬、双氯芬酸、对乙酰氨基酚、吲哚美辛、塞来昔布等。此类药物的镇痛作用具有"封顶效应"，长期应用可引起胃肠道出血、心脏毒性和肝肾损害等，应密切关注。

（2）阿片类药物：中至重度疼痛的首选药物。常用的长效阿片类药物包括：吗啡缓释片、羟考酮缓释片、芬太尼透皮贴剂等，临床上分为即释制剂和控释制剂。

3. 化疗药物　根据原发肿瘤特点选择有效的化疗方案。

4. 靶向药物　根据原发肿瘤特点选择有效的分子靶向药物。

（二）放射治疗

1. 体外放射治疗　骨转移姑息性放疗首选体外放射治疗。体外放射治疗的适应证包括：①承重部位的肺癌骨转移的姑息性放疗，如脊柱、股骨等处的转移灶；②有疼痛的肺癌骨转移灶，体外放射治疗能缓解疼痛、恢复功能；③承重骨存在骨转移，虽无疼痛表现，但影像学检查显示有明显骨质破坏。

体外放射治疗常用剂量、分割方法：单次照射（存在顽固性疼痛、已经发生或即将发生病理性骨折，推荐照射剂量为每次 8~10 Gy）；每次 3 Gy，共 10 次；每次 4 Gy，共 6 次；根据具体情况，可以制定其他剂量及分割方法。

2. 核素内放射治疗　核素内放射治疗通过核素导向让放射源直接作用于瘤体中，使放射剂量均匀有效、持续照射肿瘤细胞，且极少损伤正常组织。内照射技术具有全身多靶点同时治疗、镇痛作用时间长、不受活动影响、不良反应相对较小、方法简便经济等优点。核素内放射治疗可应用于全身转移引起的骨转移痛，起到广泛、持久地缓解疼痛的作用。需要注意核素内放射治疗可导致全血细胞减少。

3. 手术治疗　手术多采取以提高患者生活质量为目的的姑息手术方式，以缓解疼痛、减轻脊髓神经压迫和避免脊柱骨折为原则。预期生存期小于 12 个月的患者可选择减压固定手术；而预期生存期小于 3 个月的患者，则不建议手术治疗。

（王恩文　余慧青）

第六节　电解质紊乱与酸碱失衡

正常人体的电解质、酸碱度、体液容量和渗透压等保持相对恒定，当恶性肿瘤副肿瘤综合征、肾脏受损等疾病和感染等因素引起机体内外环境发生改变时，机体失代偿将引起体液的代谢紊乱，造成电解质紊乱与酸碱失衡，严重时危及生命。

一、电解质紊乱

（一）低钠血症

低钠血症是指血清钠 <135 mmol/L 的一种病理生理状态，体内总钠量可降低、增高或正常。

1. 病因及发生机制

（1）体内总钠量减少的低钠血症：①引起肾外钠丢失的病因：呕吐、腹泻致胃肠道丢失，胸腔积液、腹腔积液等致第三腔隙体液潴留，胰腺炎及胰腺造瘘和胆瘘等；②引起肾内钠丢失的病因：盐皮质激素缺乏使肾小管重吸收钠减少，利尿剂和脱水剂的使用；尿路梗阻解除后早期、肾小管间质性肾炎、急性肾损伤等泌尿系统有关疾病。

（2）总体钠正常的低钠血症：①皮质醇减少促进抗利尿激素（ADH）分泌，引起水排泄减少；②药物引起的低钠血症，其机制是增加 ADH 释放或增强 ADH 的作用；③甲状腺功能减退时，心排血量和肾小球滤过率降低，一方面心排血量和肾小球滤过率下降引起尿量减少，另一方面有效血容量降低并通过压力感受器的效应刺激 ADH 释放。

（3）总体钠增加的低钠血症：这类低钠血症的患者虽然有总体钠增多的情况，但由于体内有水潴留，故血钠降低。

2. 临床表现　根据血钠下降的速度不同，低钠血症的临床表现也各异。轻者可以没有临床表现，其余患者表现为软弱乏力、恶心、呕吐、头痛、嗜睡、精神症状等，也可以出现水肿症状。血钠降至 125 mmol/L 以下时症状明显，主要为头痛、嗜睡、肌肉痛性痉挛、神经精神症状和可逆性共济失调等；易并发脑水肿，若脑水肿进一步加重，可出现脑疝、呼吸衰竭，甚至死亡。

3. 辅助检查

（1）血浆渗透压、电解质、血常规、尿常规、肾功能、pH 等。血清钠 <135 mmol/L；尿比重低，尿钠减少；红细胞、血红蛋白、血尿素氮均增高，血尿素氮 / 肌酐（单位均为 mg/dl）比

值 >20 : 1（正常 10 : 1）。

（2）心电图检查。

（3）必要时急诊做脑 CT 等检查。

4. **诊断**　低钠血症是指血清钠 <135 mmol/L。

（1）估计细胞外液容量状况：体液绝对或相对不足导致低容量性低钠血症。病史中有胃肠道液体丢失、大量出汗等提示钠经肾外丢失；尿钠 >20 mmol/L，有应用利尿剂病史、肾上腺皮质功能减退者则可确定钠经肾外丢失。皮肤弹性差、血压偏低或下降，血尿素氮、肌酐轻度上升等均支持该诊断。

（2）确定是否真正缺钠：若渗透压正常，则可能为严重的高脂血症或少见的异常高蛋白血症所致的假性低钠血症，渗透压增高则为高渗性低钠血症。

5. **治疗**　总的治疗措施包括：病因治疗、纠正低钠血症、对症治疗。低钠血症的具体治疗应根据病因、发生的急慢程度、类型、伴随症状等采取不同处理方法。治疗过程中避免不适当的脱水、利尿、鼻饲高蛋白饮食等。

（1）一般治疗记录：24 小时出入液体量，监测电解质、渗透压、血 pH 等指标的变化。

（2）积极治疗原发病：如抗肿瘤治疗、改善患者营养状况、治疗肾和心血管系统疾病，以及纠正酸碱失衡等。

（3）急性低钠血症：是指在 48 小时内发生的低钠血症，血清钠 <110 ~ 115 mmol/L，伴有明显的中枢神经系统症状。应迅速治疗，否则会引发脑水肿，甚至死亡。

治疗目标：在 4 ~ 6 小时将血钠升高至 10 mmol/L 或升高至 120 ~ 125 mmol/L（24 小时血钠升高不超过 10 ~ 12 mmol/L）。静脉输注 3% 的氯化钠溶液，滴速为每小时 1 ~ 2 ml/kg，每 2 ~ 4 小时检测 1 次血钠。当血钠恢复至 120 mmol/L 左右且病情改善时，停止输注 3% 的氯化钠溶液。

（二）高钠血症

高钠血症是指血清钠 >145 mmol/L，机体总钠量可增高、正常或减少。最常见的是血液浓缩所致的浓缩性高钠血症，较少见的是肾排钠减少所致的潴留性高钠血症。

1. **病因和发病机制**

（1）浓缩性高钠血症：即高渗性失水，最常见，水分丢失过多，体内总钠量减少，而细胞内和血清内钠浓度增高，见于单纯性失水或失水 > 失钠时。

（2）潴钠性高钠血症：较少见。主要因肾排泄钠减少和（或）钠的摄入量过多所致，如右心衰竭、急性肾衰竭和慢性肾衰竭、肝硬化腹腔积液、皮质醇增多症、原发性醛固酮增多症、补碱过多等。

2. **临床表现** 高钠血症主要引起神经症状，病情轻重与血钠升高的速度和程度有关。

（1）慢性高钠血症：症状较轻，初期症状可不明显，严重时主要表现为烦躁或淡漠、肌张力增高、深腱反射亢进、抽搐或惊厥等。

（2）急性高钠血症：起病急骤，主要表现为淡漠、嗜睡、进行性肌肉张力增加、颤抖、运动失调、惊厥、癫痫发作、昏迷，甚至死亡。

3. **辅助检查**

（1）血清钠、氯升高，两者上升的程度一致；血浆晶体渗透压常升高；红细胞计数、血红蛋白、血浆蛋白及血细胞比容基本正常或轻度下降；红细胞体积缩小，平均红细胞血红蛋白浓度升高。

（2）尿钠浓度一般升高，内分泌紊乱者尿钠浓度多降低；尿氯浓度与尿钠浓度的变化一致。

（3）必要时急诊做脑 CT 检查。

4. **诊断** 根据病史、临床表现和实验室检查做出诊断。

5. **治疗** 纠正高钠血症不能操之过急。补液过快和过快降低高渗状态可能引发脑水肿、神经损害、惊厥等，甚至导致死亡。

（1）积极治疗原发病：限制钠的摄入，防止钠输入过多。

（2）早期补足水分：纠正高渗状态，酌情补充电解质。

（3）浓缩性高钠血症：主要治疗为补充水分。

（4）潴留性高钠血症：在鼓励多饮水或使用 5% 葡萄糖液稀释疗法的同时可使用排钠性利尿剂。氢氯噻嗪可缓解特发性高钠血症的症状。患者多有细胞外容量增高的症状，应严密监护心肺功能，防止输液过快、过多，以免导致肺水肿。上述方法未见效且病情加重者，可考虑应用 8% 的葡萄糖溶液做透析，将体内过多的钠通过透析排出体外。

（三）低钾血症

低钾血症（hypokalemia）是指血清钾 <3.5 mmol/L 的一种病理生理状态。造成低钾血症的主要原因是钾的摄入过少、钾的排出太多、钾的分布异常，均会造成血浆中的钾水平下降。

1. **病因、分类和发病机制**

（1）缺钾性低钾血症：体内总钾量、细胞内的钾和血清钾浓度降低。常见于以下情况：①摄入钾不足：持续 2 周以上禁食、少食，每日钾的摄入量小于 3 g；②排出钾过多：主要经胃肠或肾丢失过多的钾；③其他原因所致的失钾：如大量放腹腔积液、腹膜透析、不适当的血液透析等。

（2）转移性低钾血症：体内总钾量正常，钾从细胞外转移至细胞内，细胞内钾增多，血清钾浓度降低。常见于以下情况：①使用大量葡萄糖液，同时使用 / 不使用胰岛素时；②代谢性或呼吸性碱中毒或酸中毒的恢复期，一般血 pH 每升高 0.1，血钾约下降 0.7 mmol/L；③急性应激状态，如颅脑外伤、心肺复苏后、震颤性谵妄、急性缺血性心脏病等可致肾上腺素分泌增多，促进钾进入细胞内；④使用叶酸、维生素 B_{12} 治疗贫血；⑤反复输入冷存洗涤过的红细胞，因冷存过程中可丢失钾 50% 左右，进入人体后细胞外的钾迅速进入细胞内；⑥低温疗法使钾进入细胞内。

（3）稀释性低钾血症：机体总钾量和细胞内钾正常，细胞外液水潴留致血钾浓度相对降低，多见于水过多和水中毒，或过多、过快补液而未及时补钾时。

2. 临床表现 取决于低钾血症发生的速度、程度和细胞内外钾浓度异常的轻重。慢性轻型低钾血症的症状轻或无症状，而迅速发生的重型低钾血症往往症状很重，甚至导致死亡。

（1）缺钾性低钾血症：①消化系统的表现包括厌食、腹胀、恶心、呕吐、肠蠕动减弱或消失、肠麻痹、便秘等，严重者出现肠黏膜下组织水肿；②血清钾 <3.0 mmol/L 时可出现疲乏、软弱、乏力，血清钾 <2.5 mmoI/L 时可出现全身性肌无力、肢体软瘫、腱反射减弱或消失，甚至出现膈肌及呼吸肌麻痹、呼吸困难、吞咽困难、窒息，这些都是骨骼肌的表现；③循环系统表现：在早期时心肌应激性增强，心动过速，可有房性、室性期前收缩；严重者呈低钾性心肌病、心肌坏死、心肌纤维化；血钾降至 3.5 mmol/L 时，心电图显示为 T 波宽而低，Q-T 间期延长，出现 U 波；重者 T 波倒置，ST 段下移，出现多源性期前收缩或室性心动过速；更严重者可因心室扑动、心室颤动、心脏骤停或休克而猝死；④神经系统表现：萎靡不振、定向力障碍、反应迟钝、嗜睡或昏迷，可伴有麻木、疼痛等感觉障碍，病程较长者常伴肌纤维溶解、坏死、萎缩和神经功能退变等；⑤泌尿系统表现：长期或严重失钾可导致肾小管上皮细胞变性坏死，尿浓缩功能下降时可出现口渴多饮和夜尿多，出现蛋白尿和管型尿等；⑥酸碱平衡紊乱：出现代谢性碱中毒、细胞内酸中毒及反常性酸性尿。

（2）转移性低钾血症：又称周期性瘫痪，此类患者不常见。

（3）稀释性低钾血症：主要见于水过多或水中毒时。

3. 诊断 除了反复发作的周期性瘫痪是转移性低钾血症的重要特点外，其他类型的低钾血症均缺乏特异的症状和体征。根据病史、血清钾的测定，结合特异的心电图表现（如低 T 波、Q-T 间期延长和 U 波）可做出诊断。

4. 治疗 积极治疗原发病，给予富含钾的食物，对缺钾性低钾血症者及时补钾。

（1）补钾量。

1）轻度缺钾：血清钾 3.0 ~ 3.5 mmol/L，可补充钾 100 mmol（相当于氯化钾 8g）。

2）中度缺钾：血清钾 2.5 ~ 3.0 mmol/L，可补充钾 300 mmol（相当于氯化钾 24g）。

3）重度缺钾：血清钾 2.0 ~ 2.5 mmol/L，可补充钾 500 mmol（相当于氯化钾 40g）。

一般每日补钾量不超过 200 mmol（相当于 15 g 氯化钾）。

（2）补钾种类：最好是饮食补钾，其次是药物补钾。药物补钾方法如下。

1）氯化钾：含钾 13~14 mmol/g，最常用。

2）醋酸钾：含钾约 10 mmol/g。

3）枸橼酸钾：含钾约 9 mmol/g，醋酸钾和枸橼酸钾适用于伴高氯血症者（如肾小管性酸中毒）的治疗。

4）L-门冬氨酸钾镁溶液：含钾 3 mmol/10 ml，镁 3.5 mmol/10 ml，门冬氨酸和镁有助于钾进入细胞内。

（3）补钾方法。

1）补钾途径：轻者鼓励进食富含钾的食物。口服补钾以氯化钾为首选；为减少胃肠道反应，宜将 10% 氯化钾溶液稀释于果汁或牛奶中餐后服用。或口服氯化钾控释片。严重病例需要静脉滴注补钾。

2）补钾速度：一般静脉补钾的速度以每小时 20~40 mmol 为宜，不能超过 50~60 mmol/h。

3）补钾浓度：如以常规静脉滴注法补钾，静注液体以含钾 20~40 mmol/L 或氯化钾 1.5~3.0 g/L 为宜。对需要限制补液量和（或）不能口服补钾的严重低钾患者，可采用精确的静脉微量输注泵以较高浓度的含钾液体行深静脉穿刺或插管微量匀速输注。

（4）注意事项：①补钾时必须检查肾功能和尿量，每日尿量 >700 ml，每小时 >30 ml 则补钾安全；②对每小时输注较高浓度钾溶液的患者，应该进行持续的心脏监护和每小时血钾的测定，避免严重高钾血症导致心脏停搏；③难治性低钾血症需要注意纠正碱中毒和低镁血症；④细胞内外的钾平衡时间约为 15 小时或更久，钾进入细胞内的时间较为缓慢，输注中和输注后应注意严密观察，防止发生一过性高钾血症；⑤补钾后可加重原有的低钙血症并出现手足搐搦，应及时补给钙剂。

（王恩文　余慧青）

第七节　营养不良及恶病质

营养不良是恶性肿瘤患者常见的并发症，40% 的肿瘤患者体重下降超过 10%，20%~50% 的肿瘤患者死于营养不良或恶病质，而非肿瘤本身。严重的营养不良造成患者生活质量下降、器官功能障碍和并发症增加，可进一步发展为恶病质。恶病质又称为恶液质，患者表现为极度消瘦（形如骷髅）、无力、完全卧床、生活不能自理、贫血、全身衰竭等综合征。

一、营养不良

营养不良（malnutrition）是指由于蛋白质、能量或其他营养素缺乏而导致的一种营养状态，对机体组成、机体功能、临床预后有不良的影响；包括营养摄入不足、吸收不良或丢失过多而导致的营养不足的状态。

（一）营养不良的发病机制及其对肿瘤患者的影响

肿瘤患者的营养状况与肿瘤类型、部位、大小和分期等密切相关，肿瘤患者营养不良的发生主要与以下因素有关。

1. 肿瘤相关疾病因素

（1）肿瘤细胞具有无限增殖的能力：肿瘤细胞与人体正常细胞争夺营养物质，使细胞消耗大量能量。

（2）患肿瘤相关疾病后出现生理应激状态：出现代谢异常，包括全身葡萄糖更新加快、胰岛素抵抗及肌肉蛋白合成下降等导致营养状况逐渐恶化，机体出现营养不良。

（3）肿瘤分泌大量细胞因子：如 IL-1 和 TNF 等促进中枢神经系统的神经传递素的分泌，同时还可激活葡萄糖敏感的神经元，从而起到抑制患者食欲的作用。

（4）肿瘤的代谢产物进入血液循环：引起患者产生味觉异常、厌食，进而造成营养物质摄入减少，肿瘤性发热导致消耗增多。

2. 肿瘤相关治疗因素　化疗药物的恶心、呕吐等胃肠道反应，导致进食减少；放疗、化疗等抗肿瘤治疗在治疗肿瘤时对增殖较快的消化道黏膜上皮细胞也有一定的杀伤作用，引起黏膜溃疡，食物不易被吸收；手术本身对患者的刺激、创伤及麻醉、术后疼痛等可造成患者进食量减少，消化道肿瘤影响患者消化与吸收功能，引起患者营养不良。

3. 心理因素　对肿瘤疾病本身及经济问题产生的抑郁、焦虑、无望感等心理因素和负性情绪常使患者食欲下降，进而促进营养不良的发生。

（二）对肿瘤患者的影响

营养不良降低了患者的生活质量，影响了抗肿瘤治疗的实施和效果，增加了医疗费用，甚至中断或终止了抗肿瘤治疗，最终影响患者的生存与预后。营养不良对肿瘤患者的影响包括心理、生理及细胞 3 个层面。

1. 心理层面　营养不良可使患者出现疲劳、无望感、冷漠、焦虑、厌食，延缓疾病的康复。

2. 生理层面　营养不良导致脂肪丢失、呼吸肌和心肌等肌肉丢失，导致内脏器官发生萎缩。

3. 细胞层面 营养不良降低了机体对病原微生物的防御能力，增加了感染风险，导致术后伤口愈合延迟或愈合不良。

（三）营养风险筛查与营养状况评估

对存在营养不良或有营养不良风险的肿瘤患者，进行合理的营养支持治疗是非常重要的。首先要做的是准确地评估患者的营养状况，其次是进行初步筛查，然后结合临床对患者进行详细的综合评估。

1. 营养风险筛查 临床上常用的有营养风险筛查量表 2002（nutritional risk screening 2002, NRS 2002）、患者参与的主观全面评定（patient-generated subjective global assessment, PG-SGA）量表、主观全面评估（subjective global assessment, SGA）量表、通用型营养不良筛查工具（malnutrition universal screening tool, MUST）、微型营养评估（mini nutritional assessment，MNA）。营养风险筛查量表 2002（NRS 2002）是目前循证医学中依据最充分的营养风险筛查工具，2005 年中华医学会肠外与肠内营养学分会将其推荐为对中国住院患者进行营养风险筛查的工具。NRS 2002（表 2-9-3）的优点是简便易行，具有很好的适应性，在中国住院患者中的适用性达 99.5%。美国营养师协会推荐将患者主观整体评估量表（PG-SGA）（表 2-9-4）作为肿瘤患者营养筛选的首选方法。PG-SGA 的优点在于将患者的主观感受和医生的评价有机地结合起来并进行总体评分。

表 2-9-3 营养风险筛查量表 2002（NRS 2002）

表 2-9-3-1 营养受损评分　　　　　　　　　　　　小结：＿＿＿分

项目	是	否	评分	评分标准
BMI（kg/m²）				<18.5（3分） 若严重胸腔积液、腹腔积液、水肿得不到准确 BMI 值时，用白蛋白替代（白蛋白 <30 g/L，3分）
在最近 3 个月内是否有体重减轻？				体重下降 >5% 是在：①3 个月内（1分）；②2 个月内（2分）；③1 个月内（3分）
在最近 1 周内是否有膳食摄入减少？				较从前减少：①25%～50%（1分）；②50%～75%（2分）；③75%～100%（3分）

注：小结得分取表中 1 个最高值；以上项目均不符合评分标准者，小结得分为 0 分。

表 2-9-3-2 疾病严重程度评分 小结：____ 分

NRS 2002 列出了有文献支持的疾病诊断		否	是	评分
营养需要量轻度增加	髋骨折，慢性疾病有急性发作或有并发症，肝硬化，COPD，血液透析，糖尿病			1
营养需要量中度增加	腹部大手术，脑卒中，严重肺炎，血液恶性肿瘤			2
营养需要量重度增加	颅脑损伤，骨髓移植，ICU 住院患者（APACHE>10 分）			3

注：对于符合明确诊断者，则无须评价表 2-9-3-3。

表 2-9-3-3 对于不符合明确诊断者，请参考本表标准，依照调查者的理解进行分析

疾病程度严重	否	是	评分
轻度慢性疾病患者因出现并发症而住院治疗。患者虚弱但不需要卧床。蛋白质需要量略有增加，但可以通过口服等方式进行弥补			1
中度患者需要卧床，如果是大手术后，蛋白质需要量相应增加，但大多数人仍可以通过人工营养得到恢复			2
重度患者在加强病房中靠机械通气支持，蛋白质需要量增加且不能被肠外或肠内营养支持所弥补，但是通过肠外或肠内营养支持可使蛋白质分解和氮丢失明显减少			3

注：小结得分取表中相应的评分值；若以上项目均不符合患者的疾病营养需要量，则小结得分为 0 分。

（1）年龄评分的评分标准：年龄 < 70 岁（0 分）；年龄 >70 岁（1 分）。

（2）营养风险总评分：营养状态受损评分＋疾病严重程度评分＋年龄评分。营养风险总评分的结果判断如下。

1）营养风险总评分≥ 3 分：患者有营养风险，可制订一般性营养支持计划。

2）营养风险总评分 < 3 分：每 2 周进行 1 次营养风险筛查。

表 2-9-4 患者主观整体评估量表（PG-SGA）

表 2-9-4-1 体重丢失的评分

1 个月内体重丢失	分数	6 个月内体重丢失
10% 或更多	4	20% 或更多
5% ~ 9.9%	3	10% ~ 19.9%
3% ~ 4.9%	2	6% ~ 9.9%
2% ~ 2.9%	1	2% ~ 5.9%
0 ~ 1.9%	0	0 ~ 1.9%

注：评分使用 1 个月内体重丢失数据，若无此数据则使用 6 个月内体重丢失数据。若过去 2 周内有体重丢失，则额外增加 1 分。

表 2-9-4-2　疾病和年龄的评分标准

分类	分数
恶性肿瘤	1
AIDS	1
肺源性或心源性恶病质	1
压疮、开放性伤口或瘘	1
创伤	1
年龄 ≥ 65 岁	1

表 2-9-4-3　代谢应激状态的评分

应激状态	无（0分）	轻度（1分）	中度（2分）	重度（3分）
发热	无	37.2 ~ 38.2 ℃	38.3 ~ 38.8 ℃	≥ 38.8 ℃
发热持续时间	无	<72 小时	72 小时	>72 小时
糖皮质激素用量（泼尼松/天）	无	<10 mg 或相当剂量的其他激素/天	10 ~ 30 mg 泼尼松或相当剂量的其他激素/天	>30 mg 泼尼松或相当剂量的其他激素/天

表 2-9-4-4　体格检查

项目	无消耗：0	轻度消耗：1+	中度消耗：2+	重度消耗：3+
脂肪				
眼窝脂肪垫	0	1+	2+	3+
三头肌皮褶厚度	0	1+	2+	3+
肋下脂肪	0	1+	2+	3+
肌肉				
颞肌	0	1+	2+	3+
肩背部	0	1+	2+	3+
胸腹部	0	1+	2+	3+
四肢	0	1+	2+	3+
体液				
踝部水肿	0	1+	2+	3+
骶部水肿	0	1+	2+	3+
腹腔积液	0	1+	2+	3+
总体消耗的主观评估	0	1	2	3

表 2-9-4-5　PG-SGA 整体评估分级

项目	A 级 营养良好	B 级 中度营养不良或可疑 营养不良	C 级 严重营养不良
体重	无丢失或近期增加	1 个月内丢失 5%（或 6 个月内丢失 10%）或不稳定或不增加	1 个月内体重丢失 >5%（或 6 个月内体重丢失 >10%）或不稳定或不增加
营养摄入	无不足或近期明显改善	摄入减少	严重摄入不足
影响营养的症状	无或近期明显改善，摄入充分	存在影响营养的症状	存在影响营养的症状
功能	无功能减退或近期明显改善	中度功能减退或近期加重	严重功能减退或近期明显加重
体格检查	无消耗或慢性消耗，但近期有临床改善	轻至中度皮下脂肪和肌肉消耗	明显的营养不良体征，如严重的皮下组织消耗、水肿

结果判断：① 0～1 分，此时无须干预，常规定期进行营养状况评分；② 2～3 分，营养师、护士或临床医生对患者及其家属进行教育指导，并针对症状和实验室检查进行恰当的药物干预；③ 4～8 分，需要营养干预及针对症状的治疗手段；④ ≥ 9 分，迫切需要改善症状的治疗措施和恰当的营养支持。

2. 营养状况评估　营养筛查后，有营养风险的患者还要经过综合判断以明确是否需要接受营养支持治疗。评价指标主要包括病史、体格检查、实验室检查、机体测量等多项指标。

（1）病史：肿瘤疾病史、既往疾病史、膳食调查、药物史、经济状况等因素会影响患者对营养治疗的接受程度。

（2）体格检查：观察皮肤和口腔黏膜、脂肪组织、肌肉组织消耗程度、头发和指甲的质量、水肿、腹腔积液等，有助于评价能量和蛋白质缺乏的严重程度。

（3）机体测量：体重、上臂围、肱三头肌皮褶厚度、上臂肌围等。

（4）实验室检查：包括血浆蛋白、血尿素、肌酐、CRP 及免疫功能等非特异性的参考指标。

（四）治疗

营养不良在恶性肿瘤患者中普遍存在，因此，营养治疗应该成为肿瘤治疗的基础措施和常规手段。但预计生存期不足 3 个月的终末期患者往往伴随着较严重的恶病质，恶病质患者中单纯的营养治疗既不能保证机体体重不丧失，也不能提高患者的生存期，过度的营养治疗反而会加重患者的代谢负担，影响其生活质量。因此，在行姑息支持治疗的终末期肿瘤患者中，尤其要注意营养支持治疗的具体实施。这里主要讲的是非终末期肿瘤患者的营养治疗。肿瘤营养治疗一般包括肠内营养（enteral nutrition, EN）、肠外营养（parenteral nutrition, PN）及免疫营养等方法。

1. **肠内营养** 是经胃肠道提供人体营养代谢需要的营养物质，以补充饮食摄入不足或替代经口饮食，是胃肠道有功能患者的首选治疗。

（1）大分子聚合物：自制均浆膳：将豆浆、牛奶、鱼、肉、蔬菜等食物研碎加水而成，为自然食物；大分子聚合物制剂：含有蛋白质、糖类、脂肪、维生素、无机盐类和水。

（2）要素饮食：是一种化学精制食物，含有全部人体所需的易于消化和吸收的营养成分，包含游离氨基酸、单糖、主要脂肪酸、维生素、无机盐类和微量元素。

（3）特殊配方制剂：高支链氨基酸配方、必需氨基酸配方和组件配方。

2. **肠外营养** 是从静脉内供给营养，可作为手术前后及危重患者的营养支持，全部营养从肠外供给称全胃肠外营养。

（1）**肠外营养静脉输入途径**：①经外周静脉的肠外营养途径。优点：简便易行，可避免中心静脉置管相关并发症（机械性损伤、感染），容易在早期发现静脉炎。缺点：输液渗透压不能过高，需要反复穿刺，易发生静脉炎。不宜长期使用。②经外周静脉置入中心静脉导管（peripherally inserted central catheter, PICC）的肠外营养途径。适用于肠外营养超过 2 周、营养液渗透压高于 1200 mOsm/L 者。置管途径：经颈内静脉、锁骨下静脉或上肢的外周静脉达上腔静脉。经外周静脉置入中心静脉导管：贵要静脉较头静脉宽、易置入插管，可避免气胸等严重并发症，但增加了血栓性静脉炎和插管错位发生率及操作难度。③经中心静脉置管皮下埋置导管输液。

（2）**肠外营养的成分**：为适应营养治疗的需求，应对特殊患者提供特殊营养基质，以提高患者免疫功能、改善肠屏障功能、提高机体抗氧化能力。根据患者的营养需求及代谢能力，制定营养制剂的组成。特殊营养制剂的组成如下。①氨基酸制剂：包括精氨酸、谷氨酰胺双肽和牛磺酸等。②脂肪乳剂：包括结构脂肪乳剂、长链和中链脂肪乳剂及富含 ω-3 脂肪酸的脂肪乳剂等。③脂溶性维生素、水溶性维生素、微量元素等。④糖类、水、电解质。

2. **促食欲药物** 对于能经口进食并且食欲差的患者，给予促进食欲药物，如甲地孕酮、沙利度胺等，增加晚期肿瘤患者的食欲及进食量，改善营养指标。

二、恶病质

恶病质（cachexia）又称恶液质，是指体重不断减轻及肌肉逐渐耗损的代谢异常症候群。恶病质专家共识包括：体重下降超过 5%、BMI<20 kg/m^2、体重下降超过 2% 和（或）有记录的骨骼肌减少高于普通人群标准。

（一）病因和发病机制

多由恶性肿瘤和其他严重慢性消耗性疾病引起。致病因素通过各种途径使机体代谢发生改变，导致体内氧化过程减弱、氧化不全产物堆积，营养物质不能被充分利用。肿瘤伴发的恶病质最为常见，称为肿瘤恶病质。

（二）临床表现及诊断

（1）有慢性消耗性疾病：如恶性肿瘤病史，伴有食欲缺乏（食欲下降，食量比健康时减少1/3）、乏力等症状。

（2）营养状况：①无节食条件下，6个月内体重下降 >5%；②BMI<18.5 kg/m^2 和同时伴有体重下降 >2%；③四肢骨骼肌量指数符合肌肉减少症标准（男性 <7.26 kg/m^2，女性 <5.45 kg/m^2）及同时伴有体重下降 >2%。

（3）血液检查：非特异性指标。

1）总蛋白 <55 g/L，白蛋白 <35 g/L，前白蛋白 <250 mg/L。

2）CRP 升高。

（三）治疗

（1）间接治疗为抗肿瘤治疗，从根本上改善恶病质。

（2）肠内或肠外营养都不能逆转恶病质，也不能逆转低蛋白血症。

（3）甲地孕酮、沙利度胺等可改善食欲。

（4）非甾体抗炎药不仅仅用来治疗肿瘤相关的疼痛，也用来减少恶病质症状和肌肉丢失。

（王恩文　余慧青）

第八节　性功能障碍

性功能障碍（sexual dysfunction）是性行为和性感觉的障碍，常表现为性心理和生理反应的异常或者缺失，是多种不同症状的总称。肿瘤患者因为心理及生理原因出现程度不同的性功能障碍。改善患者的性功能障碍，可以提高肿瘤患者的生活质量。

一、临床表现

男性症状主要包括性欲减弱或消失、阳痿、早泄、不射精、遗精等；女性主要表现为性欲障碍、性交障碍、性高潮障碍。

二、辅助检查

（1）一般检查：可能需要进行血常规、尿常规、内分泌激素、精液、前列腺液、白带、子宫颈液等检查。

（2）影像学检查：可能需要彩色多普勒超声检查生殖器情况。考虑中枢神经系统病变时，行脑部 CT 或 MRI 检查。

（3）特殊检查：男性可能需要进行视听性性刺激测试、夜间阴茎勃起监测、阴茎血流动力学检测等；女性可能需要进行女性生殖道血流、阴道 pH、阴道顺应性及女性生殖器官震动感觉阈值检查等。

三、诊断

详细询问患者病史、相应临床表现和检查结果，必要时请专科医生会诊做出诊断。

四、治疗

治疗性功能障碍患者时需要采取综合方法。

（1）对肿瘤患者要积极治疗原发肿瘤。

（2）药物引起者停用药物。

（3）在专科医师指导下进行药物治疗。

1）勃起功能障碍：首选西地那非、伐地那非、他达拉非等。

2）早泄：可选用选择性 5- 羟色胺再摄取抑制剂。口服左旋多巴、麻黄素等有促进射精的作用。

3）伴有焦虑情绪或抑郁症等心理疾病：进行相应的药物治疗，三环类抗抑郁药是治疗因抑郁导致性功能障碍的首选药物。

4）雌激素替代治疗：雌激素可增加阴蒂的敏感性和性欲，减轻性交疼痛。

（4）物理治疗：电动按摩器可以促进男性射精。使用振荡器、阴茎模型可增加对女性的刺激。

（5）中医治疗：中药治疗和针灸治疗对性功能障碍有一定的效果，可辨证施治。

（王恩文　余慧青）

参考文献

[1] （澳大利亚）治疗指南有限公司 . 治疗指南：姑息治疗分册 . 3 版 . 张春霞译 . 北京：化学工业出版社，2006.

[2] 司马蕾，刘巍 . 肿瘤姑息支持治疗教程 . 北京：高等教育出版社，2017.

[3] 石远凯，孙燕 . 临床肿瘤内科手册 . 6 版 . 北京：人民卫生出版社，2015.

[4] 葛均波，徐永健，王辰 . 内科学 . 9 版 . 北京：人民卫生出版社，2018.

[5] 万学红，卢雪峰 . 诊断学 . 9 版 . 北京：人民卫生出版社，2019.

[6] Gary H Lyman, Jeffrey Crawford. Cancer Supportive Care: Advances in Therapeutic Strategies. New York: Informa healthcare, 2008.

[7] Monica S Krishnan, Margarita Racsa, Hsiang Hsuan. Handbook of Supportive and Palliative Radiation Oncology. Salt Lake City: Academic Press, 2017.

[8] Ann M. Berger, John L. Shuster, Jamie H, et al. Principles and Practice of Palliative Care and Supportive Oncology. fourth Edition. Philadelphia: LIPPINCOTT WILLIAMS & WILKINS, 2013.

第三篇

肿瘤治疗所致常见症状及控制

第一章 ○

放疗损伤与支持治疗

第一节 放射性口干燥症

一、引言

放疗在头颈部肿瘤治疗中起着重要的作用，它既可以单一使用，也可以与化疗、手术配合使用。在头颈部放疗中，由于唾液腺和口腔黏膜通常与肿瘤毗邻，所以很容易发生放射性口干燥症。

放射性口干燥症是头颈部放疗期间或放疗后最常见、最明显的并发症，它是由于放疗损伤唾液腺所致。约 70% 头颈部放疗的患者会出现唾液分泌减少，唾液量、浓度和 pH 发生明显变化。由于唾液的质和量的变化，患者易患口腔和牙齿疾病，从而严重影响患者生活质量。放疗后口腔干燥症可能持续 6 个月至数年。

二、病理生理变化

唾液对于维持人体健康至关重要。由于具有缓冲和补充矿物质的特性，唾液在消化、清洁、口腔黏膜水化及对牙齿的保护方面都显示出重要作用。此外，唾液具有抗细菌、真菌和病毒的特性，可以控制口腔菌群的组成，保护机体免受外在有害因素的影响。在唾液中，99% 以上的成分为水和电解质，蛋白质成分包括免疫球蛋白、消化酶（如淀粉酶和脂肪酶）、抗细菌和真菌的酶及黏蛋白。唾液分泌受自主神经控制，主要受副交感神经控制。唾液腺是口腔分泌唾液的外分泌腺，包括大、小两种唾液腺。3 对大唾液腺包括腮腺、下颌下腺和舌下腺，它们分泌 90% 的唾液。小唾液腺散布于口腔黏膜内（如唇腺、颊腺、腭腺、舌腺）。一个健康的成人 24 小时最多可分泌 1.5 L 唾液。与大多数头颈部肿瘤相比，唾液腺位置更表浅，因此射线必须穿过唾液腺才能有效治疗肿瘤。射线造成唾液腺细胞的损伤、丢失，导致唾液的质和量发生变化。

放疗产生的组织损伤导致的主要问题之一就是唾液流速的减小。造成腺体组织严重功能障碍的照射剂量必须 >52 Gy。低于这个剂量时，放疗损伤一般是暂时和可逆的。头颈部肿瘤患者接受的放疗剂量通常为 50 ~ 70 Gy，这常常会导致放射性口干燥症的发生。

放疗还可引起唾液电解质水平改变，钠、氯、钙和镁的浓度增加，而钾仅受到轻微影响。接受照射患者的腮腺唾液中的碳酸氢盐浓度降低，唾液的缓冲能力也下降。此外，患者唾液变得黏稠，在冲洗后，可将牙菌斑的 pH 从约 7.0 降低至 5.0，而牙菌斑恢复到中性 pH 的过程缓慢。牙菌斑中酸性 pH 的持续时间与颊腺唾液量的减少密切相关，在静息状态下，紧邻牙齿表面的颊腺分泌的唾液比其他部位分泌的唾液对牙菌斑的影响更大。

此外，放疗可导致非免疫和免疫抗菌系统改变。免疫蛋白（如分泌型免疫球蛋白 A）、溶菌酶和乳铁蛋白的浓度增加，血清和非唾液成分增多。然而，唾液流速的下降大于免疫蛋白和溶菌酶的增加，导致显著的免疫蛋白缺乏。口腔清除能力、唾液的免疫机制和缓冲能力发生变化，使口腔菌群存在更多致酸、致龋微生物。变形链球菌、乳酸杆菌和念珠菌是放疗患者牙菌斑中最常见的细菌。

三、临床表现

头颈部放疗的口腔后遗症是放射线对唾液腺、口腔黏膜、骨骼、牙齿、咀嚼肌和颞下颌关节造成的不良后果。这些不良后果的发生和严重程度取决于照射剂量、被照射组织的体积、分割剂量和射线类型。

口干燥症患者的主诉是口腔干燥及口腔干燥所致的口腔不适和口腔功能障碍。唾液减少可导致口腔软组织的变化、口腔菌群改变及龋齿和牙周疾病。此外黏膜改变如炎症、萎缩和溃疡也很常见。组织脆弱、缺乏润滑等因素导致患者对义齿的耐受性差。口腔菌群改变导致龋齿和口腔念珠菌感染风险增加。患者还可能出现吞咽模式的改变，食物从嘴到咽的推送过程变慢。

唾液腺功能障碍也可能影响患者整体健康。口腔症状可改变患者对食物的选择，甚至导致营养不良。唾液量的减少和食管 pH 的降低可导致胃食管反流性疾病。夜里醒来多饮后的多尿会影响患者睡眠。多饮和多尿还可能导致情绪紧张。伴随某些疾病的患者还可能因液体摄入量过多而面临风险。

四、评估

（一）临床上常通过问卷来评估口干燥症和唾液分泌不足

Fox 等开发了口干燥症严重程度的问卷表，可用于预测唾液分泌是否不足。随后，Thomson 等创建了 11 项汇总评分的口干燥症清单，用于评估慢性口干燥症患者的严重程度。Van der Putten 等将口腔干燥症清单缩减为 5 个项目。Eisbruch 等通过 3 个主观等级量表评估口干燥症等级。Pai 等提出了 8 项视觉模拟评分法进行评估（表 3-1-1）。

表 3-1-1　口干燥症评估问卷

作者	问题 / 陈述	答复 / 评分
Fox 等	1）口腔中的唾液量似乎太少、太多，还是没有注意到？	是 / 否
	2）吞咽有困难吗？	
	3）进食时你感到口干吗？	
	4）你是否需要喝液体以帮助吞咽干的食物？	
Thomson 等	1）我感到口干	从不 =1 几乎没有 =2 偶尔 =3 经常 =4 很多时候 =5
	2）我很难吃干的食物	
	3）我晚上需要起床喝水	
	4）进食时我感到口干	
	5）我需要喝液体以帮助吞咽食物	
	6）我会通过吸吮糖果或棒棒糖以缓解口干	
	7）我吞咽某些食物有困难	
	8）我的面部皮肤感觉干燥	
	9）我的眼睛感觉干燥	
	10）我的嘴唇感觉干燥	
	11）我的鼻腔感觉干燥	
Van der Putten 等	1）进食时我感到口干	从来没有 =1 有时 =2 持续 =3
	2）我感到口干	
	3）我很难吃干的食物	
	4）我难以吞咽某些食物	
	5）我的嘴唇感觉干燥	
Eisbruch 等	主观等级 1 = 无不适	不适用
	主观等级 2 = 干燥，需要用液体帮助吞咽	
	主观等级 3= 干燥导致饮食改变或干扰睡眠、说话或其他活动	

续表

作者	问题 / 陈述	答复 / 评分
Pai 等	1）评估由于干燥而造成的说话困难	100 mm 水平尺
	2）评估由于干燥而造成的吞咽困难	
	3）评估你口腔中的唾液量	
	4）评估你的口腔干燥度	
	5）评估你的喉咙干燥度	
	6）评估你的嘴唇干燥度	
	7）评估你的舌头干燥度	
	8）评估你的口渴程度	

（二）唾液流速测定

大多数唾液流速测定的方法都易于执行而且所需时间很少。唾液流速测定通常在通宵禁食后或饭后 2 小时进行，至少持续 5 分钟。患者取坐直体位，然后评估未刺激时的整体唾液流速。患者被要求不断将唾液从下唇排入有刻度的容器中，持续 15 分钟（排液方法）。也可将预先称重的棉卷放在大唾液腺管口处，收集唾液后再称重。此外，还可使用放在口腔底部带刻度的吸水条进行收集（分别记录 1、2、3 分钟的读数）。其他未刺激时的整体唾液流速的评估方法还包括：吐痰法和抽吸法。测量刺激时的唾液流速的方法包括咀嚼无味的胶基或石蜡（1~2 g）1 分钟或将 2% 的柠檬酸置于舌头两侧 30 秒，然后在量筒中收集唾液 5 分钟并进行测量。此外，也可以针对一个大唾液腺或小唾液腺进行唾液流速测定（刺激和非刺激）。腮腺唾液的收集通常是使用吸引装置，将杯（Lashley 杯或 Carlson-Crittenden 杯）放置在腮腺导管上进行唾液的收集和测量。颌下腺和舌下腺唾液流速可以通过套管插入术收集和测定。小唾液腺流速可以用微量吸管和吸收性滤纸进行收集和测定。

五、治疗

口腔干燥症的治疗策略是减轻患者的症状和（或）增加唾液流速。最简便的方法是适当补水，增大夜间湿度，避免刺激性的洁牙剂和硬质食品。治疗药物包括黏膜润滑剂，唾液替代品和唾液刺激物。

（一）全身性唾液刺激药物

毛果芸香碱和西维美林是最常用的两种全身性胆碱能唾液刺激药物，其疗效取决于患者残留多少功能性腺组织。毛果芸香碱是一种天然生物碱，具有 β- 肾上腺素作用的拟副交感神经作用，可激活胆碱能受体。西维美林是乙酰胆碱类似物，可以与外分泌腺的毒蕈碱型乙酰胆碱受体（特别是存在于唾液腺和泪腺上皮中的 M1 和 M3 亚型）结合，可刺激分泌腺分泌唾液和汗液等。毛果芸香碱通常每次 3 mg，西维美林每次 30 mg，两者均每日 3 次，至少持续用药 3 个月。毛果芸香碱和西维美林的不良反应包括多汗、皮肤血管扩张、恶心、呕吐、腹泻、持续性呃逆、支气管收缩、低血压、心动过缓、尿频和视力问题。应注意的是未控制的哮喘或慢性肺病患者及 β-肾上腺素受体阻滞剂使用者是相对禁用者。活动性胃溃疡或未控制的高血压患者也应慎用。毛果芸香碱不适用于患有窄角型青光眼和虹膜炎的患者。

苗三硫是一种催产素，可以改善口腔干燥症患者的口腔症状，增加唾液流速，但需要更多的研究来证明它的疗效。育亨宾也被用于口腔干燥症患者的治疗，它是一种 α_2 肾上腺素受体拮抗剂，可增加外周胆碱能活性。

（二）口腔局部用药

口腔局部用药是口腔干燥症的常用治疗方法。无糖口香糖或含木糖醇或山梨醇的糖果可以刺激唾液流速，减少口腔黏膜摩擦。此外，建议每日使用漱口水和唾液替代品，尽管它们不会刺激唾液的产生。市面上销售的这类产品有多种剂型，包括溶液、喷雾剂、凝胶剂和含片。这类产品通常含有增加黏度的成分，例如羧甲基纤维素、羟丙基甲基纤维素、羟乙基纤维素、聚甲基丙烯酸甘油酯及矿物质（钙、磷和氟）。超饱和磷酸钙溶液是一种由独立包装的磷酸盐（口腔含漱液 A）和钙盐水溶液（口腔含漱液 B）组成的口腔含漱液，使用时将等体积的两种溶液混匀，即可生成超饱和磷酸钙溶液，适用于暂时或持久性口干、咽喉干涩（唾液分泌减少、口腔干燥）等症状。口腔含漱液可辅助口腔护理，用于预防和治疗由放疗或大剂量化疗引起的口腔黏膜炎。对于放射性口干燥症，英国肿瘤口腔黏膜病专家组（United Kingdom Oral Mucositis in Cancer Care, UKOMiC）肿瘤及姑息治疗口腔护理指南推荐超饱和磷酸钙溶液。NCCN 头颈部肿瘤临床实践指南推荐用超饱和磷酸钙溶液（4 ~ 10 次 / 天）改善口干和预防龋齿。

（三）其他

针灸也被认为是缓解放射性口干燥症的一种很好的替代疗法。顺势疗法如橄榄油、芦荟凝胶和菜籽油喷雾剂，可能对口干燥症也有效。中医的清热降火、养阴生津法同样被证实可以促进唾液分泌，改善放疗后口干等症状。口腔电刺激也可以增加唾液流量。放疗设备的改进和放疗技术的提高及细胞保护剂氨磷汀的运用也可能使患者受益。

（四）健康宣传教育

鼓励患者喝水，咀嚼无糖型口香糖，使用加湿器，减少或停止饮酒、喝咖啡、吸烟、喝含糖饮料和吃糖果。保持破裂的黏膜区域湿润。定期看牙医（每年至少 2 次），使用牙线和氟化物牙膏。及时提供适当的治疗将有助于患者的心理健康，减少焦虑和沮丧，维持更好的生活质量和幸福感。

（苏丽玉 林榕波）

参考文献

[1] 程皖琴，郑斯明，苏勇，等. 鼻咽癌适形调强放疗中涎腺功能的全面保护. 中国肿瘤临床，2014,41(21):1389-1393.

[2] 肖敏伟，王雨，王晓东. 中药治疗头颈部肿瘤放疗后口干症的疗效观察. 中华中医药杂志，2010,25(2):300-301.

[3] Talha B, Swarnkar SA. Xerostomia. StatPearls [Internet]. Treasure Island (FL): StatPearls Publishing, 2020.

[4] Villa A, Connell CL, Abati S. Diagnosis and management of xerostomia and hyposalivation. Ther Clin Risk Manag, 2015,11:45-51.

[5] Plemons JM, Al-Hashimi I, Marek CL, et al. Managing xerostomia and salivary gland hypofunction: executive summary of a report from the American Dental Association Council on Scientific Affairs. J Am Dent Assoc, 2014,145(8):867-873.

[6] Ma SJ, Rivers CI, Serra LM, et al. Long-term outcomes of interventions for radiation-induced xerostomia: A review. World J Clin Oncol, 2019, 10(1):1-13.

[7] Wolff A, Fox PC, Porter S, et al. Established and novel approaches for the management of hyposalivation and xerostomia. Curr Pharm Des, 2012,18(34):5515-5521.

[8] Guchelaar HJ, Vermes A, Meerwaldt JH. Radiation-induced xerostomia: pathophysiology, clinical course and supportive treatment. Support Care Cancer, 1997,5(4):281-288.

[9] Senn HJ. Orphan topics in supportive care: how about xerostomia?. Support Care Cancer, 1997,5(4):261-262.

[10] Saleh J, Figueiredo MA, Cherubini K, et al. Salivary hypofunction: an update on aetiology, diagnosis and therapeutics. Arch Oral Biol, 2015,60(2):242-255.

[11] Buglione M, Cavagnini R, Di Rosario F, et al. Oral toxicity management in head and neck cancer patients treated with chemotherapy and radiation: Xerostomia and trismus (Part 2). Literature review and consensus statement. Crit Rev Oncol Hematol, 2016,102:47-54.

[12] Fox PC, Busch KA, Baum BJ. Subjective reports of xerostomia and objective measures of salivary gland performance. J Am Dent Assoc, 1987,115(4):581-584.

[13] Thomson WM, Chalmers JM, Spencer AJ, et al. The Xerostomia Inventory: a multi-item approach to measuring dry mouth. Community Dent Health, 1999,16(1):12-17.

[14] van der Putten GJ, Brand HS, Schols JM, et al. The diagnostic suitability of a xerostomia questionnaire and the association between xerostomia, hyposalivation and medication use in a group of nursing home residents. Clin Oral Investig, 2011,15(2):185-192.

[15] Eisbruch A, Rhodus N, Rosenthal D, et al. How should we measure and report radiotherapy-induced xerostomia?. Semin Radiat Oncol, 2003,13(3):226-234.

[16] Pai S, Ghezzi EM, Ship JA. Development of a Visual Analogue Scale questionnaire for subjective assessment of salivary dysfunction. Oral Surg Oral Med Oral Pathol Oral Radiol Endod, 2001,91(3):311-316.

[17] UK Oral Management in Cancer Care Group. Oral Care guidance and support in cancer and palliative care Third Edition. [2020-12-3]. http://www.ukomic.co.uk/guidance.html.

[18] NCCN. NCCN Clinical Practice Guidelines in Oncology (NCCN Guidelines®) Head and Neck Cancers. [2020-12-3]. https://www.nccn.org/guidelines/guidelines-detail?category=1&id=1437.

第二节　放射性肠炎

一、引言

随着综合治疗的发展，放疗在胃肠道和盆腔恶性肿瘤中的应用越来越广泛，然而放疗过程会引起放射性肠炎。放射性肠炎可以表现为急性发病，也可以表现为慢性发病。慢性放射性肠炎通常在治疗后 3 个月至 30 年内出现。

二、发病机制及病理生理

受到照射后，正常组织会产生离子，这些离子与细胞内的水分子结合形成自由基，从而导致 DNA 断裂和细胞死亡。照射可以激活转化生长因子 β 基因，刺激胶原和纤维连接蛋白基因并促进纤维化。组织的快速增殖增加了其对照射的敏感性，最典型的病理改变是小肠上皮纤维化和小血管闭塞性内膜炎，并且细胞死亡后可观察到细胞膜的破坏。与结肠和直肠相比，小肠上皮细胞更具有放射敏感性；研究表明，存在于直肠的 B 淋巴细胞 / 白血病 -2（B cell lymphocytes/leukemia-2）基因是导致这种差别的原因。

1. **急性放射性肠炎的组织病理学表现**　一过性黏膜萎缩，黏膜下水肿，炎症，固有层白细胞和浆细胞浸润。此外，还可观察到有丝分裂停滞、核碎裂及隐窝和深层上皮细胞的溶解。如果黏膜下损伤不明显，上皮细胞会再生，一系列变化会消退。相反，严重的黏膜下改变会导致黏膜损伤、溃疡和绒毛糜烂。

2. **慢性放射性肠炎的组织病理学表现**　肠壁小血管闭塞性内膜炎是慢性放射性肠炎的特征。可观察到黏膜下的组织发生淋巴萎缩、淋巴管扩张和纤维化。进行性血管硬化导致覆盖组织的慢性缺血，最终导致黏膜萎缩。瘢痕组织取代黏膜下组织，肠壁血管进一步减少和挛缩，最终导致管腔狭窄。慢性黏膜溃疡可导致瘘管形成和出血。

3. **放射性肠炎的风险因素**　与治疗相关的危险因素包括放射剂量和分割计划、治疗视野大小和受照射肠道体积，而受照射肠道体积是照射引起肠道毒性的关键性决定因素。与患者相关的危险因素包括既往实施的腹部手术，因为手术时要将肠管固定在放疗区域内。其他与患者相关的危险因素包括高血压、糖尿病和动脉疾病，这些疾病应在放疗开始前就得到控制。吸烟是放射治疗相关并发症的独立危险因素，应大力提倡戒烟。体重指数（body mass index, BMI）的数值超过 30 则可能是保护性因素。炎症性肠病既往被认为是腹部放疗的相对禁忌证，因为其诱发副作用的风险更大。然而，由于最近的研究并没有观察到相关风险，因此研究认为炎症性肠病不应该成为放射治疗的禁忌证。此外，某些遗传因素（如遗传性 DNA 修复缺陷）也可增加患者对放射性肠炎的易感性。

三、临床表现

临床表现根据发病部位不同而略有差异，小肠病变主要以消化吸收不良为主，可发生间歇性腹痛、脂肪泻、消瘦、乏力、贫血等。结肠病变主要表现为腹泻、便血，直肠病变主要表现为黏液便、里急后重和大便变细等。如果出现腹痛、排便排气减少，提示肠道狭窄、肠梗阻可能。若形成瘘管，可出现直肠阴道瘘、直肠小肠瘘等相关症状，严重的还可形成穿孔、腹腔或盆腔脓肿、感染性休克等。急性放射性肠炎的大多数症状在放射治疗停止后的几周内就会消失。严重的急性放射性肠炎很少见，常伴有大量便血或肠穿孔。慢性放射性肠炎则是一种缓慢但持续的疾病，可能在治疗后几个月甚至几十年内出现，治疗极具挑战性。

四、评估

肠道钡剂检查时可见造影剂快速通过肠道。肠道钡剂检查还可用于确定肠道狭窄的位置、范围和性质。窦道和瘘管则表现为不同区域的钡剂聚集。计算机断层扫描（CT）和磁共振成像（MRI）可观察到常规影像学未发现的改变，鉴别不完全肠梗阻与完全性肠梗阻，明确梗阻部位。此外，还可识别恶性肿瘤。正电子发射断层显像（PET）也主要用于恶性肿瘤的鉴别诊断。胶囊内镜不被推荐，因为可能导致狭窄区域堵塞，造成完全性肠梗阻。当需要明确诊断或治疗出血时，内镜检查应谨慎进行，并尽量减少肠道充气。虽然目前已尝试用许多评分系统评估放射性肠炎症状的严重程度，但没有一种系统是成功的。

五、预防和治疗

（一）预防

1. 放射性肠炎预防的物理策略　改变患者体位、压迫下腹壁和使用腹板。膀胱充盈似乎也有保护作用。研究显示，如果患者在放射治疗期间保持良好的膀胱充盈，那么放射性肠炎的发生率更低。放疗体位和稳定的膀胱容量是放射治疗期间保持治疗剂量准确性的重要因素。此外，也可考虑外科预防技术，如网状吊带术、肠段移位术和放射防护假体放置技术。

2. **放射性肠炎预防的内科策略** 柳氮磺胺吡啶在最初研究中显示出对放射性肠炎的保护作用。但是，最近一项随机、双盲、安慰剂对照研究发现，接受柳氮磺胺吡啶治疗的患者有更严重的腹泻。氨磷汀是一种放射保护剂，通过清除自由基和稳定 DNA 来保护细胞。给标准剂量放射治疗的直肠癌患者静脉注射氨磷汀 340 mg/m² 被证明可以降低放射性直肠炎的发生率；氨磷汀还被用于直肠内泡沫灌肠，但结果与静脉注射并不一致。硫糖铝作为黏膜保护剂，通过口服和灌肠可预防放射性肠炎。谷氨酰胺是肠道黏膜细胞代谢必需的营养物质，动物研究显示它可以保护肠道黏膜免受放疗损伤，但多项随机对照研究并没有发现谷氨酰胺可以预防急性或慢性放射性肠炎的发生。益生菌对放射性肠炎的影响已经在许多研究中进行了检验，并且显示出不同的益处。在一项对近 500 例患者进行的双盲、安慰剂对照研究中，10 年随访结果显示接受益生菌 VSL ＃3（一种含有 8 种活乳酸菌和双歧杆菌菌株的益生菌）治疗可降低盆腔放射治疗后腹泻的发生率。研究还发现，鼻肠管、口服、结肠镜 3 种菌群移植途径的疗效未见明显差异。但接受益生菌 VSL 安全性仍需要进行全面测试，可进行大型、设计良好的双盲随机对照研究。回顾性非随机队列研究显示他汀类药物和血管紧张素转换酶抑制剂可明显减轻盆腔根治性放疗期间急性胃肠道症状。在动物研究中发现褪黑素可通过降低氧化应激和增加抗氧化酶来有效抵抗放疗引起的肠道损伤，但仍需要进行临床研究。

限制乳糖饮食既往被报道可用于治疗某些放疗引起的腹泻。但在最近分析的 22 篇有关营养干预在盆腔放疗导致的急性胃肠道毒性反应疗效方面的综述中，尚无足够的高级别证据证实低脂或改良的脂肪饮食、低纤维或高纤维饮食、低乳糖饮食、益生菌和要素膳的营养干预可以改善急性放射性肠炎。

（二）治疗

1. **相关症状的内科处理** 充足补液。止泻首选洛哌丁胺，如果症状不能控制，奥曲肽 100 μg 每日 2 次皮下注射也被证实有效。消胆胺也可减少腹泻的频率。患者出现呕吐时应给予止吐治疗。硫糖铝灌肠剂可用于减少慢性放射性肠炎导致的出血。柳氮磺胺吡啶（口服和灌肠）可减轻放射性肠炎导致的腹部绞痛、腹泻和里急后重等症状。肠梗阻时可行胃肠减压。甾体类药物的运用对改善症状也有帮助。

2. **止血处理** 内镜氩离子凝固术是控制慢性放射性肠炎黏膜出血的首选内镜技术。与激光或加热探头疗法相比，内镜氩离子凝固术穿透深度有限，因此穿孔风险较低。内镜氩离子凝固术与其他治疗方法联合时，85%～90% 患者的出血症状可得到成功控制。掺钕钇铝石榴石

（Nd:YAG）激光器也已被用于止血，但疗效不如内镜氩离子凝固术。一些证据表明使用射频消融治疗慢性放射性肠炎是有效的、安全的，但长期随访数据有限。福尔马林局部治疗可有效地控制出血，而且价格低廉。福尔马林的使用方法如下。①通过直肠镜将 400 ml 4% 的福尔马林溶液分次注入直肠，每次福尔马林与直肠黏膜保持 30 秒的接触，在两次使用之间进行大量的生理盐水冲洗。每次灌洗后检查直肠黏膜是否止血。这种方法可用于黏膜表面的弥漫性出血。②将福尔马林浸泡的纱布直接应用于局部出血的区域。由于存在穿孔的风险，不建议使用未经稀释的福尔马林直接进行直肠滴注。裂隙的形成是福尔马林治疗常见的并发症，应用以上两种方法时，必须注意保护肛周皮肤。

3. **外科手术**　除非是急诊手术，否则都应进行包括肠道钡餐检查在内的术前影像学评估。复发或原发性恶性肿瘤的影像学和内镜检查与放射性肠炎的表现是不一样的。放射诱导的狭窄较长，肠管向狭窄处逐渐变细，出现黏膜水肿、斑点。而恶性狭窄与健康肠组织的黏膜和肠壁形态有明显区别。通过内镜可获得组织学标本以进行良性、恶性狭窄的鉴别诊断。

手术治疗可用于难治性和有严重并发症的患者，如梗阻、穿孔、瘘管或出血等。手术方案应依据患者的体能状况、术前病变情况、最佳手术技术的可行性及术中情况进行个体化制订。

如果发生复杂的小肠放射性损伤，最好进行手术切除，并行一期吻合术，如果担心吻合口愈合不良，可行近端肠造瘘术，必要时也可行短路手术，将损害肠段分离或旷置。梗阻是最常见的慢性并发症，75% ~ 80% 的患者接受手术治疗的原因是梗阻。狭窄段较长或较多的患者可行短路手术。此外，虽然可选择狭窄成型术，但是这种手术存在较高的肠瘘风险。瘘管手术需要切除病变的小肠，直至健康肠管边缘，并行一期吻合术。虚弱不适合手术切除的患者，可行近端结肠造瘘术或局部瘘管修补术。不推荐粘连的松解术，因为可增加腹膜炎、脓毒症和瘘管形成的风险。对于盆腔肠管紧密粘连的肠梗阻，最佳选择是短路粘连狭窄的肠段。穿孔时应切除相关肠段，同时将吻合口处至少一根肠管（通常是横结肠或脾曲结肠）置于照射野之外。在放射性肠炎病变肠段内进行吻合术时，由于受照射组织愈合不良，因此会导致近 50% 的吻合口破裂。如果怀疑吻合口的愈合能力，最好先进行造瘘术。如果出血很少，可行手术干预；如果大量出血且保守治疗无效，可手术切除受累肠段。

放射性肠炎的长期并发症包括出血性直肠炎、直肠阴道瘘和直肠狭窄。大多数出血性直肠炎可以通过保守治疗缓解。直肠黏膜顽固性出血的患者可行直肠切除术，并行一期吻合术。如果很难进行一期吻合，则可行结肠造瘘术。有文献报道，在不进行切除的情况下，可在出血区域直接行近端造瘘术。然而，因为病变的直肠仍在原位，这种方法很少能控制出血。直肠阴道瘘和直肠狭窄最佳的手术方式是切除瘘管和受影响的肠段，然后行一期结直肠吻合术。

（赵　坤　林榕波）

参考文献

[1] 李宁，田宏亮，陈启仪，等．菌群移植治疗肠道疾病 2010 例疗效分析．中华胃肠外科杂志，2019,22(9):861-868.

[2] Stacey R, Green JT. Radiation-induced small bowel disease: latest developments and clinical guidance. Ther Adv Chronic Dis, 2014,5(1):15-29.

[3] Anwar M, Ahmad S, Akhtar R, et al. Antioxidant Supplementation: A Linchpin in Radiation-Induced Enteritis. Technol Cancer Res Treat, 2017,16(6):676-691.

[4] Kumagai T, Rahman F, Smith AM. The Microbiome and Radiation Induced-Bowel Injury: Evidence for Potential Mechanistic Role in Disease Pathogenesis. Nutrients, 2018,10(10):1405.

[5] Abdul Waheed, Rawish Fatima, Muhammad Aziz. Radiation Enteritis. Radiation Enteritis-Stat Pearls-NCBI Bookshelf. Last Update: June 19, 2019.

[6] Waheed A, Fatima R, Aziz M. Radiation Enteritis. 2019. StatPearls [Internet]. Treasure Island (FL): StatPearls Publishing, 2020. http://www.ncbi.nlm.nih.gov/books/NBK526032/.

[7] Weiner J, Schwartz D, Martinez M, et al. Long-term results on the efficacy of argon plasma coagulation for patients with chronic radiation proctitis after conventionally fractionated, dose-escalated radiation therapy for prostate cancer. Pract Radiat Oncol, 2017,7(1):e35-e42.

[8] Siow SL, Mahendran HA, Seo CJ. Complication and remission rates after endoscopic argon plasma coagulation in the treatment of haemorrhagic radiation proctitis. Int J Colorectal Dis, 2017,32(1):131-134.

[9] Montes de Oca Megías E, Morera Pérez M, Noa Pedroso G, et al. Short and long term response to argon plasma therapy for hemorrhagic radiation proctitis. Rev Esp Enferm Dig, 2019,111(11):852-857.

[10] McCarty TR, Garg R, Rustagi T. Efficacy and safety of radiofrequency ablation for treatment of chronic radiation proctitis: A systematic review and meta-analysis. J Gastroenterol Hepatol, 2019,34(9):1479-1485.

[11] Kasibhatla M, Clough RW, Montana GS, et al. Predictors of severe gastrointestinal toxicity after external beam radiotherapy and interstitial brachytherapy for advanced or recurrent gynecologic malignancies. Int J Radiat Oncol Biol Phys, 2006,65(2):398-403.

[12] Hale MF. Radiation enteritis: from diagnosis to management. Curr Opin Gastroenterol, 2020,36(3):208-214.

[13] Bandanatham S, Gururajachar JM, Somashekar MK. Compliance with bladder protocol during concurrent chemoradiation for cancer of the cervix and its impact on enteritis: A prospective observational study. Rep Pract Oncol Radiother, 2018,23(2):69-74.

[14] The Royal College of Radiologists, Institiute of Physics and Engineering in Medicine, The Society and College of Radiographers. On Target: Ensuring Geometric Accuracy in Radiotherapy, 2008. www.rcr.ac.uk/.

[15] Miller RC, Petereit DG, Sloan JA, et al. N08C9 (Alliance): a phase 3 randomized study of sulfasalazine versus placebo in the prevention of acute diarrhea in patients receiving pelvic radiation therapy. Int J Radiat Oncol Biol Phys, 2016,95(4):1168-1174.

[16] Tas S, Ozkul F, Arik MK, et al. The effect of amifostine on bacterial translocation after radiation induced acute enteritis. Acta Cir Bras, 2016,31(3):156-160.

[17] Pironi L, Steiger E, Brandt C, et al. Home parenteral nutrition provision modalities for chronic intestinal failure in adult patients: An international survey. Clin Nutr, 2020, 39:585-591.

[18] Sampath S, Schultheiss TE, Hitchcock YJ, et al. Preoperative versus postoperative radiotherapy in soft-tissue sarcoma: multi-institutional analysis of 821 patients. Int J Radiat Oncol Biol Phys, 2011,81(2):498-505.

[19] Vidal-Casariego A, Calleja-Fernández A, de Urbina-González JJ, et al. Efficacy of glutamine in the prevention of acute radiation enteritis: a randomized controlled trial. JPEN J Parenter Enteral Nutr, 2014,38(2):205-213.

[20] Garcia-Peris P, Velasco C, Hernandez M, et al. Effect of inulin and fructo-oligosaccharide on the prevention of acute radiation enteritis in patients with gynecological cancer and impact on quality-of-life: a randomized, double-blind, placebo-controlled trial. Eur J Clin Nutr, 2016,70(2):170-174.

[21] Polese L, Marini L, Rizzato R, et al. Endoscopic diode laser therapy for chronic radiation proctitis. Lasers Med Sci, 2018,33(1):35-39.

第三节　放射性肺损伤

一、引言

肺是放疗中度敏感器官，在肺部肿瘤及其他邻近肺组织肿瘤（如乳腺癌、食管癌、胸腺瘤、恶性淋巴瘤或其他邻近胸部的恶性肿瘤）的放射治疗中，正常肺组织往往会受到一定剂量（大于肺组织发生生物效应的阈值）的照射，造成不同程度的放射性损伤。放射性肺损伤是胸部放射治疗的剂量限制性因素，影响着后续治疗及患者的生存质量。

二、发病机制及病理生理

放射性肺损伤被分为急性损伤阶段（放射性肺炎）及随后的慢性损伤阶段（放射性肺纤维化）。尽管这2个阶段是相互依存的，但在时间上它们可以进行清楚地区分。放射性肺炎在放射治疗后6个月内发生（通常在12周内发生），而放射性肺纤维化则在放射治疗后1年发生。病变首先出现分子水平上的变化，逐渐发展为组织病理学的异常。大多数患者不会发展成为有临床意义的放射性肺纤维化。肺纤维化被认为是不可逆的放射性肺损伤的最终结果。

放射性肺损伤的病理生理机制存在2种不同的阐述，即经典机制与散发机制。经典机制认为照射野内肺组织被照射后，毛细血管通透性增加，导致肺水肿。受损的肺细胞释放的细胞因子（如肿瘤坏死因子α）将炎症细胞吸引到肺泡和肺间质中，诱发急性期放射性肺炎。急性期的损伤似乎呈照射剂量依赖性，剂量越高，肺炎越严重。放射性肺纤维化是源于对放射性肺炎的病理性修复。巨噬细胞和其他肺细胞释放的细胞因子、生长因子和活性氧可刺激成纤维细胞产生胶原蛋白，导致肺弹性降低和瘢痕形成。转化生长因子β在刺激胶原合成方面起着重要作用。

经典机制并不能解释所有的问题。例如，如果肺部对照射存在剂量依赖性效应，为什么放射性肺损伤的发生和发作不可预测？在许多情况下，呼吸困难或肺损伤严重程度与照射剂量或所照射的肺体积不成比例。同时也不清楚为什么大多数患者的症状能完全缓解而不发展为肺纤维化。

散发机制被用来解释经典机制无法解释的问题。散发性放射性肺损伤机制类似于过敏性肺炎。单侧肺接受照射后，双侧肺出现以 CD4$^+$T 细胞为主的淋巴细胞增多。散发性放射性肺损伤临床较少见，占所有放射性肺损伤的 10% 左右，患者常表现出严重的呼吸困难和（或）照射野外的影像学改变。

尽管大多数接受胸腔照射的患者都有发生放射性肺损伤的风险，但有多种因素可以改变发生放射性肺损伤的风险程度（表 3-1-2）。

表 3-1-2　放射性肺损伤的风险因素

放疗风险因素
肺接受放疗剂量≥ 20 Gy 体积比（V20）≥ 30%
肺接受放疗剂量≥ 5 Gy 体积比（V5）≥ 65%
肺平均剂量 >20 Gy
肺接受放疗剂量 >5 Gy 的绝对体积（AVS5）>500 ml
目标病灶位置在下肺
疾病风险因素
难治或复发疾病（淋巴瘤）
锁骨上野（乳腺癌）
巨块病灶
化疗
再放疗
宿主风险因素
年龄≥ 50 岁
自身免疫性疾病
间质性肺部疾病
既往或目前吸烟者
慢性阻塞性肺疾病（COPD）

三、临床表现

多数放射性肺损伤患者无症状或症状轻微，仅有 20% 左右的患者会出现明显的临床症状，其临床症状并没有特异性。

放射性肺损伤最常见的症状是呼吸困难和干咳。小于 10% 的患者可出现低热，罕见咯血。体检时患者可以表现正常。随着疾病进展，可出现肺实变、胸膜摩擦音或异常呼吸音。叩诊浊音提示胸腔积液，但通常量很少，不引起症状，而且量不随着时间变化，这可以与恶性胸腔积液进行区分。有临床症状的放射性肺纤维化通常发生在放射治疗后数月至数年，表现为进行性呼吸困难并伴有肺瘢痕形成。气促和发绀是疾病晚期的表现。如果肺损伤的范围很大，可出现慢性肺功能不全，导致肺动脉高压，并最终发展为肺心病。

放射性肺损伤需要与感染、肿瘤、慢性阻塞性肺疾病（chronic obstructive pulmonary disease, COPD）、化疗药物导致的肺炎、肺部疾病复发和心脏疾病相鉴别。如果患者在放疗完成后数周或数月出现相应症状，应首先考虑放射性肺损伤。

四、评估

（一）影像学表现

1. **胸部 X 线检查**　在放射性肺损伤潜伏期，胸部 X 线检查可以表现正常。当照射野内照射剂量 >40 Gy 时，可出现肺部毛玻璃样阴影，部分患者在照射野外也会出现相应变化。当发展为放射性肺纤维化时，可见照射野内肺体积减少、瘢痕形成和实变。

2. **计算机断层扫描（CT）**　胸部 CT 的敏感性优于胸部 X 线检查，现已被广泛运用在放射性肺损伤的诊断上。胸部 CT 可显示早期的均匀毛玻璃样改变、随后的实变病灶的斑片影，以及发展为肺纤维化而出现的线性瘢痕和实变萎缩；与胸部 X 线检查的表现一样，阴影通常在放射野内，但有时也可出现在放射野外。

3. **正电子发射断层显像（PET）**　可通过评估病变的代谢活性鉴别肿瘤的复发或进展情况。

4. **肺功能检查**　肺功能检查可用于与其他肺部疾病（如 COPD）的鉴别诊断。放射性肺损伤主要引起限制性肺功能障碍，即肺容量、顺应性、用力肺活量和扩散能力的降低。

5. **支气管镜检查**　支气管镜下支气管肺泡灌洗检查可发现白细胞和原发性 CD4$^+$ 淋巴细胞增多等非特异性改变。

6. **肺组织活检**　临床上很少用肺组织活检来确定放射性肺损伤的诊断。然而，对放射性肺炎进行肺活检时，可见急性炎症改变和中性粒细胞浸润。一旦发生纤维化，可表现为间质增厚、成纤维细胞增生。

（二）肺损伤严重程度分级

临床上通常使用放射治疗肿瘤学组（Radiation Therapy Oncology Group，RTOG）放射毒性分级系统和不良事件通用术语标准（Common Terminology Criteria for Adverse Events，CTCAE）对患者肺损伤的严重程度进行分级（表 3-1-3）。

表 3-1-3　肺损伤严重程度分级

标准	疾病	1级	2级	3级	4级	5级
CTCAE5.0	肺炎	无症状；仅在临床或诊断中所见；无须治疗	有症状；需要治疗；影响借助于工具的日常生活活动	重度症状；影响自理性日常生活活动；需要吸氧	危及生命的呼吸障碍；需要紧急治疗（如气管切开或插管）	死亡
CTCAE5.0	肺纤维化	放射性肺纤维化小于25%并伴有缺氧	存在肺动脉高压证据；放射性肺纤维化为25%～50%并伴有缺氧	重度缺氧；存在右心衰竭证据；放射性肺纤维化大于50%～75%	危及生命（如血流动力学或肺部并发症），用插管辅助通气，放射性肺纤维化大于75%且伴有重度蜂窝样改变	死亡
RTOG	急性反应	轻咳；用力时呼吸困难	持续性咳嗽；需麻醉性镇咳药；轻微用力时呼吸困难	严重咳嗽，麻醉性镇咳药无效；安静时呼吸困难；间断吸氧、激素治疗	持续吸氧、辅助通气	死亡
RTOG	晚期反应	轻咳，轻微的放射学变化	严重咳嗽、低热；中度症状的肺纤维化或肺炎放射学的改变	重度症状的肺纤维化肺炎的放射学检查显示致密影	持续吸氧、辅助通气	死亡

五、预防和治疗

（一）放射性肺损伤的预防

前瞻性随机对照临床试验已证实氨磷汀和己酮可可碱可以减少放射性肺损伤的发生率。氨磷汀是一种自由基清除剂，但由于存在低血压和严重恶心的不良反应（尤其是静脉给药），患者的耐受性差。皮下使用氨磷汀可减少低血压的发生，但恶心问题仍存在。己酮可可碱可抑制促炎因子，如肿瘤坏死因子α和白三烯，单用或联合生育酚被证实可有效预防放射性肺损伤的发生。

一些药物或许能预防或治疗放射性肺纤维化，但尚未在前瞻性随机对照临床试验中证实。在临床前研究中，血管紧张素转换酶抑制剂被证明可减少照射大鼠的肺纤维化，秋水仙碱和干扰素γ可以抑制胶原蛋白的合成，或许能预防或减缓肺纤维化。其他药物还包括多靶点酪氨酸激酶抑制剂尼达尼布及下调前胶原和生长因子的吡非尼酮。

（二）放射性肺损伤的治疗

对于症状轻微的放射性肺损伤，可以进行观察。对于症状明显的放射性肺炎，在排除肺部感染后，可全身使用糖皮质激素治疗。例如，泼尼松 1 mg/(kg·d)，2～4 周，然后进行 6～12 周的缓慢减量。对于经糖皮质激素治疗缓解后又复发的患者，可尝试硫唑嘌呤和环孢霉素。

放射性肺纤维化的机制与放射性肺炎不同，不一定源自炎症。因此，糖皮质激素和其他抗炎药对放射性肺纤维化无效，应避免使用以减少不良反应。放射性肺纤维化目前尚无确实有效的治疗，主要通过吸氧等对症支持治疗来缓解症状。

（赵　坤　林榕波）

参考文献

[1] 王绿化，傅小龙，陈明，等 . 放射性肺损伤的诊断及治疗 . 中华放射肿瘤学杂志，2015,24(1):4-9.

[2] 李晔雄 . 肿瘤放射治疗学 . 5 版 . 北京：中国协和医科大学出版社，2018.

[3] Rades D, Glatzel E, Werner EM, et al. Prevalence and Characteristics of Symptomatic Pneumonitis After Radiotherapy of Patients With Locally Advanced Lung Cancer. Anticancer Res, 2019,39(12):6909-6913.

[4] Yamaguchi S, Ohguri T, Ide S, et al. Stereotactic body radiotherapy for lung tumors in patients with subclinical interstitial lung disease: the potential risk of extensive radiation pneumonitis. Lung Cancer, 2013,82(2):260-265.

[5] Vinogradskiy Y, Tucker SL, Liao Z, et al. Investigation of the relationship between gross tumor volume location and pneumonitis rates using a large clinical database of non-small-cell lung cancer patients. Int J Radiat Oncol Biol Phys, 2012,82(5):1650-1658.

[6] Sanuki N, Ono A, Komatsu E, et al. Association of computed tomography-detected pulmonary interstitial changes with severe radiation pneumonitis for patients treated with thoracic radiotherapy. J Radiat Res, 2012,53(1):110-116.

[7] Bledsoe TJ, Nath SK, Decker RH. Radiation Pneumonitis. Clin Chest Med, 2017,38(2):201-208.

[8] Palma DA, Senan S, Tsujino K, et al. Predicting radiation pneumonitis after chemoradiation therapy for lung cancer: an international individual patient data meta-analysis. Int J Radiat Oncol Biol Phys, 2013,85(2):444-450.

[9] Palma DA, Senan S, Rodrigues G. Cisplatin and Etoposide Versus Carboplatin and Paclitaxel With Concurrent Radiation for Stage III Non-Small-Cell Lung Cancer: Is There an Impact on Radiation Pneumonitis Rates?. J Clin Oncol, 2015,33(26):2927.

[10] Wang L, Wu S, Ou G, et al. Randomized phase II study of concurrent cisplatin/etoposide or paclitaxel/carboplatin and thoracic radiotherapy in patients with stage III non-small cell lung cancer. Lung Cancer, 2012,77(1):89-96.

[11] Dang J, Li G, Zang S, et al. Risk and predictors for early radiation pneumonitis in patients with stage III non-small cell lung cancer treated with concurrent or sequential chemoradiotherapy. Radiat Oncol, 2014,9:172.

[12] Arrieta O, Gallardo-Rincón D, Villarreal-Garza C, et al. High frequency of radiation pneumonitis in patients with

locally advanced non-small cell lung cancer treated with concurrent radiotherapy and gemcitabine after induction with gemcitabine and carboplatin. J Thorac Oncol, 2009,4(7):845-852.

[13] Zhuang H, Yuan Z, Chang JY, et al. Radiation pneumonitis in patients with non--small-cell lung cancer treated with erlotinib concurrent with thoracic radiotherapy. J Thorac Oncol, 2014,9(6):882-885.

[14] Hanania AN, Mainwaring W, Ghebre YT, et al. Radiation-Induced Lung Injury: Assessment and Management. Chest, 2019,156(1):150-162.

[15] Hotchkin, D., Radiation-Induced Lung Injury. Decision Support in Medicine, 2017. https://www.pulmonologyadvisor.com/home/decision-support-in-medicine/pulmonary-medicine/radiation-induced-lung-injury/.

[16] HHS,U.S. Department of Health and Human Services . Common Terminology Criteria for Adverse Events (CTCAE) v5.0 . https://ctep.cancer.gov/protocolDevelopment/electronic_applications/ctc.htm.

[17] Cox JD, Stetz J, Pajak TF. Toxicity criteria of the Radiation Therapy Oncology Group (RTOG) and the European Organization for Research and Treatment of Cancer (EORTC). Int J Radiat Oncol Biol Phys, 1995,31(5):1341-1346.

第四节　放射性皮炎

一、引言

放射治疗是癌症治疗的重要组成部分，约 70% 的癌症患者在疾病治疗过程中需要接受放射治疗。而在接受放射治疗的患者中，95% 的患者会出现不同程度的皮肤损伤。放射性皮炎会影响患者的生活质量。严重者，可导致治疗中断或延迟，从而影响治疗效果。

二、发病机制及风险因素

放射性皮炎包括急性放射性皮炎和慢性放射性皮炎。急性放射性皮炎通常发生在放射治疗后 90 天之内，而慢性放射性皮炎通常发生在放射治疗后 90 天之后。

（一）急性放射性皮炎

急性放射性皮炎的发病机制包括直接照射损伤和炎症级联反应。放射线使照射部位皮肤中的水分子解离，生成活性氧，产生大量自由基，造成细胞核和线粒体 DNA 双链不可逆性断裂及炎性反应，致使表皮和真皮内细胞损伤。在表皮内，当基底角质形成细胞的正常增殖和分化受损时，可导致表皮自我更新能力受损，从而破坏其形成的物理屏障。而在真皮中，毛囊和皮脂腺对照射敏感，低剂量的放疗即可导致脱发、皮肤干燥等急性皮肤反应，真皮内的微血管损伤也会对这一过程起到促进作用。照射引起的炎性反应也是放射性皮炎发生的重要机制，早期炎性反应主要由促炎性细胞因子、趋化因子、酪氨酸激酶受体和黏附分子等引起。肥大细胞脱颗粒和组胺释放也进一步增强了免疫反应，加重急性反应。此外，形成基底角质细胞的破坏可影响伤口的愈合。

（二）慢性放射性皮炎

转化生长因子-β在慢性放射性皮炎的发生及发展中起着重要作用。转化生长因子-β是一种调节蛋白，可控制多种细胞的增殖和分化、伤口愈合和细胞外基质成分的合成。它可激活成纤维细胞，成纤维细胞在晚期放射诱导纤维化中起关键作用。此外，干细胞损伤可能是慢性放射性皮炎的另一发生机制。毛细血管扩张可能与受损细胞的微血管急性损伤、血小板衍生生长因子和成纤维细胞生长因子的产生有关。照射部位白细胞浸润也可能导致周围正常组织坏死、萎缩和纤维化。

（三）影响放射性皮炎的风险因素

放射性皮炎的发生和症状严重程度受多种因素影响（表3-1-4）。在肉瘤、皮肤癌、乳腺癌、头颈癌、外阴癌和肛门鳞状细胞癌中，由于这些肿瘤距皮肤近，常出现严重的放射性皮炎。患者营养不良、吸烟、肥胖、皮肤褶皱、患有血管或结缔组织疾病及遗传因素（如遗传性DNA修复缺陷）也可增加放射性皮炎的发生风险和严重程度。

表 3-1-4　影响放射性皮炎的相关因素

照射目标与皮肤的距离
照射部位
射线种类和能量
照射剂量、分割剂量和照射时间
受照射皮肤的体积、面积
同步化疗或靶向治疗

三、临床表现

（一）急性放射性皮炎

放疗后数小时内出现短暂的轻度红斑，这可能是由于皮肤受照射后毛细血管扩张所致。但是，持续性色素沉着或红斑通常要等到放射治疗后2～4周才会发生。在放疗早期，毛囊和皮脂腺会受到影响，导致皮肤干燥和脱发。随着红斑的发展，可出现类似晒伤的反应，并伴有水肿、瘙痒、压痛和灼热感。在放疗3～6周，照射累积剂量超过20 Gy，会出现干性脱屑，表现为皮肤瘙痒和剥落。随着照射剂量增加至30 Gy以上，患者可出现湿性脱皮，表现为皮肤柔软、发红，浆液渗出，出血结痂和大疱形成。由于皮肤屏障被破坏，因此易合并感染、形成溃疡和表皮坏死。该阶段的患者通常非常痛苦，对接触性伤害的敏感性增加，尤其是在容易产生摩擦的弯曲部位。如果脱皮严重，可能需要中断治疗。

（二）慢性放射性皮炎

急性放射性皮炎消退后，色素减退或色素沉着可持续存在或发展。某些皮肤结构（如皮脂腺、毛囊和指甲）可能会持续缺失，皮肤质地也会发生变化，表皮和真皮变薄或萎缩。有些患者可形成硬结和真皮增厚。皮肤毛细血管扩张，血管损伤可导致组织缺氧，易发生皮肤溃疡和（或）慢性伤口。放疗诱发的纤维化可影响美观，导致淋巴水肿、皮肤收缩、持续色素沉着和关节固定。放疗还可以诱发硬斑病和第二恶性肿瘤（如皮肤基底细胞癌、鳞状细胞癌及血管肉瘤等）。

（三）放疗回忆反应

放疗回忆反应是局限于既往照射部位的急性炎性反应，由放疗药物或其他药物引起，发生率约 8%，在放疗后数周至数年发生。病情可在停药后 1~2 周消失，患者可从局部应用皮质类固醇中获益。

四、皮肤损伤严重程度分级评估

临床上通常使用放射治疗肿瘤学组（Radiation Therapy Oncology Group, RTOG）/欧洲癌症研究与治疗组织（European Organisation for Research and Treatment of Cancer, EORTC）放射毒性分级系统和不良事件通用术语标准（Common Terminology Criteria for Adverse Events, CTCAE）对患者皮肤损伤的严重程度进行分级（表 3-1-5）。CTCAE 分级系统主要针对急性皮肤损伤，而 RTOG/EORTC 分级系统则对急性和慢性皮肤损伤均进行了分级。

表 3-1-5　皮肤损伤严重程度分级

项目	毒性	0 级	1 级	2 级	3 级	4 级	5 级
CTCAE5.0	急性	—	轻度红斑或干燥性脱屑	中至重度红斑；片状湿性脱皮，多局限在皱纹和褶皱处，中度水肿	片状湿性脱屑不局限于皱纹和褶皱；由轻伤或摩擦引起的出血	危及生命，皮肤坏死或真皮层溃疡；从受损部位发生出血；需要移植皮肤	死亡

续表

项目	毒性	0 级	1 级	2 级	3 级	4 级	5 级
RTOG/EORTC 急性放射损伤分级标准	急性	无变化	滤泡样暗红色斑 / 脱发 / 干性脱皮 / 出汗减少	触痛性或鲜红色的色斑，片状湿性脱皮，中度水肿	皮肤褶皱以外部位的融合的湿性脱皮，凹陷性水肿	溃疡，出血，坏死	直接死于急性放射反应
RTOG/EORTC 晚期放射损伤分级标准	慢性	无变化	轻度萎缩，色素沉着，少许脱发	片状萎缩，中度毛细血管扩张，完全脱发	明显萎缩，显著的毛细血管扩张	溃疡	直接死于放疗晚期反应

五、预防和治疗

近年来，放疗技术的进步很大程度地减轻了肿瘤放射治疗导致的皮肤损伤。然而，关于药物或非药物、局部或非局部预防和治疗放射性皮炎的前瞻性随机研究数据仍很有限，很难形成以强力证据为基础的临床实践指南。下文是临床常用的处理放射性皮炎的预防和治疗策略。

（一）改变生活方式

建议穿宽松、吸汗的衣服，尽量减少放疗野内皮肤的摩擦。避免照射野皮肤受日光直射，必要时穿着由高紫外线防护系数材料制成的衣服。避免放疗野内的皮肤受到冷热刺激，避免对放疗野内皮肤使用化妆品或其他刺激性的产品。在放疗野内剃胡须时应谨慎，应使用电动剃须刀，防止伤害皮肤。传统观念不建议患者清洗放疗野皮肤，但近年来的研究认为皮肤清洗可以减轻皮肤毒性反应。加之允许患者维持其正常的卫生习惯具有重要的社会心理益处，现在通常建议患者每天用温水和 pH 中性或非碱性的肥皂进行轻柔的皮肤清洗。除臭剂或止汗剂的使用曾经被担心会增加传递到皮肤的辐射量。但是，研究表明正常的局部用药并不会明显产生这种效应。

（二）局部治疗

皮质类固醇具有抗炎特性，也被用于预防放射性皮炎。研究显示局部预防性使用糠酸莫米松可减少红斑和湿性脱皮，改善患者瘙痒感，提升患者的舒适感。建议每次放疗后，在放疗野皮肤上涂敷 0.1% 糠酸莫米松或 0.1% 氢化可的松乳膏等外用皮质类固醇药物，每日 1～2 次。β-谷甾醇为植物甾醇类成分，同样具有清除自由基和抗氧化的作用。一项前瞻性随机研究对比了 β-谷甾醇软膏和三乙醇胺乳剂，结果显示 β-谷甾醇软膏在放疗期间对放射性皮炎的发生率和严重程度并没有改善，但是可以减轻严重的瘙痒和疼痛。

橄榄油具有抗氧化和抗炎作用，前瞻性随机研究显示橄榄油和氢氧化钙乳液可以降低急性放射性皮炎的严重程度，改善患者生活质量。另一项前瞻性随机研究发现局部使用阿伐他汀可以显著减轻放疗期间患者的皮肤瘙痒、水肿和疼痛。其他受关注的局部治疗药物还包括芦荟、三乙醇胺、透明质酸化合物、硫糖铝或金盏花等。但与最佳支持治疗相比，这些药物在疗效方面的数据有限或相互矛盾。

盐水浸泡皮肤敏感区域或脱皮处可以清洁和舒缓皮肤。会阴部皮肤反应可使用坐浴和会阴冲洗。敷料（如水胶体敷料、水凝胶敷料、软硅胶敷料和银基敷料/软膏）可以减少伤口的接触性或机械性损伤，促进愈合。对于高感染风险或继发皮肤感染的患者，可局部经验性使用抗菌药物（如磺胺嘧啶银），必要时完善细菌药敏检测。

若出现全层皮肤坏死或溃疡，需要中断放疗，必要时采用外科清创、全厚皮片移植、肌皮瓣或带蒂皮瓣移植治疗。放疗导致的纤维化通常很难处理，处理方法包括物理疗法、伤口护理和疼痛管理等。

（三）全身治疗

口服塞来昔布虽然无法减轻急性放射性皮炎，但可以减轻放疗期间患者的瘙痒和疼痛，改善患者的生活质量。己酮可可碱联合（或不联合）维生素 E 被用于治疗放射性皮肤纤维化，但研究结果并不一致。

（苏丽玉　林榕波）

参考文献

[1] 徐敏，李建彬，田世禹．放射性皮炎的防治研究现状．中华肿瘤防治杂志，2007,17:1354-1357.

[2] 欧丹，王孝深，胡超苏．放射性皮炎预防与治疗研究进展．中华放射肿瘤学杂志，2019,28(2):151-154.

[3] De Langhe S, Mulliez T, Veldeman L, et al. Factors modifying the risk for developing acute skin toxicity after whole-breast intensity modulated radiotherapy. BMC Cancer, 2014,14(711):1-9.

[4] McQuestion M. Evidence-based skin care management in radiation therapy: clinical update. Semin Oncol Nurs, 2011,27(2),e1-e17.

[5] Barnett GC, West CM, Dunning AM, et al. Normal tissue reactions to radiotherapy: towards tailoring treatment dose by genotype. Nat Rev Cancer, 2009,9(2):134-142.

[6] Hegedus F, Mathew LM, Schwartz RA. Radiation dermatitis: an overview. Int J Dermatol, 2017,56(9):909-914.

[7] Singh M, Alavi A, Wong R, et al. Radiodermatitis: A Review of Our Current Understanding. Am J Clin Dermatol, 2016,17(3):277-292.

[8] Denham JW, Hauer-Jensen M. The radiotherapeutic injury—a complex 'wound'. Radiother Oncol, 2002,63(2):129-145.

[9] Amber KT, Shiman MI, Badiavas EV.The use of antioxidants in radiotherapy-induced skin toxicity. Integrative cancer therapies, 2014,13(1): 38-45.

[10] Cox JD, Stetz J, Pajak TF. Toxicity criteria of the Radiation Therapy Oncology Group (RTOG) and the European Organization for Research and Treatment of Cancer (EORTC). Int J Radiat Oncol Biol Phys, 1995,31(5):1341-1346.

[11] Ghasemi A, Danesh B, Yazdani-Charati J, et al. Randomized Double-blind Placebo-controlled Trial of Celecoxib for the Prevention of Skin Toxicity in Patients Receiving Radiation Therapy for Breast Cancer. Antiinflamm Antiallergy Agents Med Chem, 2018,17(1):57-67.

[12] Jaschke W, Schmuth M, Trianni A, et al. Radiation-Induced Skin Injuries to Patients: What the Interventional Radiologist Needs to Know. Cardiovasc Intervent Radiol, 2017,40(8):1131-1140.

[13] Kumar S, Juresic E, Barton M, et al. Management of skin toxicity during radiation therapy: a review of the evidence. J Med Imaging Radiat Oncol, 2010,54(3):264-279.

[14] Chitapanarux I, Tovanabutra N, Chiewchanvit S, et al. Emulsion of Olive Oil and Calcium Hydroxide for the Prevention of Radiation Dermatitis in Hypofractionation Post-Mastectomy Radiotherapy: A Randomized Controlled Trial. Breast Care (Basel), 2019,14(6):394-400.

[15] Ho AY, Olm-Shipman M, Zhang Z, et al. A Randomized Trial of Mometasone Furoate 0.1% to Reduce High Grade Acute Radiation Dermatitis in Breast Cancer Patients Receiving Postmastectomy Radiation. Int J Radiat Oncol Biol Phys, 2018,101:325-333.

[16] Ghasemi A, Ghashghai Z, Akbari J, et al. Topical atorvastatin 1% for prevention of skin toxicity in patients receiving radiation therapy for breast cancer: a randomized, double-blind, placebo-controlled trial. Eur J Clin Pharmacol, 2019,75(2):171-178.

[17] Geara FB, Eid T, Zouain N, et al. Randomized, Prospective, Open-label Phase III Trial Comparing Mebo Ointment With Biafine Cream for the Management of Acute Dermatitis During Radiotherapy for Breast Cancer. Am J Clin Oncol, 2018,41 (12):1257-1262.

第五节　放射性神经损伤

一、引言

放射治疗可对任何部位的中枢或周围神经系统造成严重损伤。本节将根据受影响的解剖部位阐述放射性神经损伤；以放射性脑损伤作为阐述重点，再阐述其他部位损伤与放射性脑损伤的异同点。

二、放射性脑损伤

放射治疗是原发或转移性脑肿瘤的主要治疗手段之一。放疗不可避免地会损伤正常脑组织，出现相应的神经症状，这些症状可持续数月至数年。放射性脑损伤是脑肿瘤放疗常见的严重并发症。

（一）发病机制

根据发病开始的时间，放射性脑损伤可分为急性脑损伤、早迟发性脑损伤和晚迟发性脑损伤。急性脑损伤通常在放疗后数日至数周发生。早迟发性脑损伤通常在放疗后 1~6 个月发生，可能与暂时性脱髓鞘性病变有关。尽管这两种早期损伤都可能导致严重反应，但发生率低，常可逆，可自行消退。相反，晚迟发性脑损伤通常在放疗后 6 个月后发生，发生率更高，持续且不可逆。放射性脑损伤的发病机制尚未完全清楚。影响放射性脑损伤的最直接因素是照射总剂量、分割剂量和化疗。

1. **迟发性放射性脑损伤的血管损伤假说**　血管损伤假说认为脑血管损伤导致缺血，继发白质坏死。大量研究观察到放疗引起的血管结构变化，包括血管壁增厚、血管扩张和内皮细胞核增大。内皮细胞核的数量、血管密度和血管长度的减少与放疗的时间和剂量有关。但矛盾的是，在没有血管变化的情况下也有放射性脑白质坏死的报道。

2. **放射性脑损伤的胶质细胞损伤假说**

（1）少突细胞：少突细胞是髓鞘形成的必需物质。产生成熟少突细胞的关键细胞是少突细胞 2 型星形细胞（O-2A）祖细胞。放疗可诱导 O-2A 祖细胞丢失，导致少突细胞缺失，最终出现脱髓鞘性病变和白质坏死。有报道指出，在单次剂量 ≥ 3 Gy 或总剂量 ≥ 4.5 Gy 照射后，24 小时内小鼠少突细胞数量可出现下降。但在每周 2 次、共 4 周、总剂量 40 Gy 的照射下，12 个月后出现认知障碍的小鼠并未见髓鞘轴突数量、髓鞘厚度和髓鞘轴突横截面积的变化。因此，少突细胞减少与早期暂时性的脱髓鞘性病变一致，但与迟发性白质坏死相矛盾。

（2）星形细胞：星形细胞不仅具有支持作用，还具有调节突触传递和分泌神经营养因子、保护内皮细胞和神经元免受氧化损伤、参与功能性血脑屏障的产生的作用。大脑受损时，激活的星形细胞会分泌大量促炎性介质，如环氧合酶 2 和细胞间黏附分子 1，分解血脑屏障，协助白细胞进入大脑。然而，这些主要与急性（24 小时）和早迟发性脑损伤（4~5 个月）有关。星形细胞在晚迟发性脑损伤中的确切作用仍不清楚，它们可能通过与脑血管和其他脑实质相互作用而起作用。

（3）小胶质细胞：在无损伤大脑中，小胶质细胞起到监测微环境、维持体内稳态的作用。大脑受损，小胶质细胞被激活、增殖，活性氧、细胞因子和趋化因子产生增加，并介导了神经炎症。虽然激活的小胶质细胞可吞噬死亡细胞，但持续激活也可导致大脑的慢性炎症状态。激活小胶质细胞也可导致海马神经细胞生成减少，认知功能下降。抗炎药（如雷米普利和吲哚美辛）可减少海马皮质和（或）边缘皮层中激活的小胶质细胞数量，预防认知功能障碍。抗炎药 L-158、L-809 虽然也可以预防认知功能障碍，但对激活的小胶质细胞却没有影响。因此，激活的小胶质细胞在放射性脑损伤中的确切作用也仍然不明确。

（4）*神经元*：放疗可损伤神经元，引起海马细胞激活，产生突触效率 / 尖峰，神经元基因表达发生变化。从而影响突触的可塑性和认知功能。但这些可在成熟神经元数目、髓鞘轴突数目、髓鞘厚度和（或）髓鞘轴突横截面积没有变化的情况下出现。因此，神经元自身细胞和分子细微变化，或神经元与星形细胞之间的细微变化在晚迟发性脑损伤中的作用尚未确定。

3. 多种细胞动态相互作用假说　由于与血管损伤或胶质细胞损伤相关的单个细胞或组织并不能完全解释晚迟发性放射性脑损伤，因此大多数人认为它是血管内皮细胞、少突细胞、星形细胞、小胶质细胞和神经元多种细胞动态相互作用的结果。

（二）临床表现

放疗结束至出现放射性脑损伤症状的间隔时间可以从 0～32 年。急性脑损伤继发于脑水肿和血脑屏障破坏，表现为疲劳、头晕和颅内压升高。发生早迟发性脑损伤的部分原因是暂时性脱髓鞘性病变，可表现为兴奋性提高、食欲缺乏、头晕、嗜睡、学习记忆力减退、易怒和乏力等症状。晚迟发性脑损伤最常见、最严重的并发症是认知功能障碍，表现为言语记忆、空间记忆、注意力、新问题解决能力和执行能力的下降。患者常伴有负面情绪，包括抑郁、焦虑和症状躯体化。随着损伤的进展，还可以出现木僵、幻觉和妄想等。舌咽神经、迷走神经、副神经和舌下神经受到影响，可表现为舌肌萎缩、吞咽困难、发声困难和消化不良。耳蜗前庭神经有时也可受累，主要症状是眩晕、耳鸣和疼痛，最终可发展为不可逆性听力丧失。视神经损伤很罕见，通常表现为照射后一侧或两侧突然出现无痛性不可逆的视力丧失。

（三）评估

1. 影像学评估

（1）计算机断层扫描（CT）：早期可无异常表现。典型表现为照射野内均匀低密度区，边界不清。晚期损伤可见脑室扩大，囊性病变伴中心液化坏死，出现圆形或椭圆形边界光滑的低密度区。

（2）磁共振成像（MRI）：早期最常见的表现为水肿，晚期表现包括脑萎缩、白质坏死、脑软化、含铁血黄素沉积、血脑屏障破坏等。T1WI 低信号，T2WI 高信号。在有明显占位性效应时，CT 和 MRI 对放射性脑损伤与肿瘤复发、转移的鉴别有一定困难。

（3）磁共振波谱（MRS）：磁共振波谱可无创性检测脑病变区化学物质代谢浓度的改变，在出现不可逆转病理形态改变之前就可对放射性脑损伤做出早期诊断。

（4）正电子发射断层显像（PET）：氟代脱氧葡萄糖（fluorodeoxyglucose, FDG）摄取率在坏死区较低，而在肿瘤复发区较高，可用于晚迟发性脑损伤的放射性坏死和肿瘤复发的鉴别诊断。

2. **常用认知障碍评估工具** 整体认知功能：简易精神状态检查（minimental state examination, MMSE）；记忆功能：霍普金斯词语学习测验（Hopkins verbal learning test, HVLT）或听觉语言学习测验（auditory-verbal learning test, AVLT）；执行功能：控制性口头词汇联想（controlled oral word association, COWA）或连线测试（trail making test, TMT）；持续注意力和信息处理速度：步态听觉连续加法测试（paced auditory serial addition test, PASAT）。

（四）预防和治疗

1. **预防放射性脑损伤的潜在策略** 脑肾素 - 血管紧张素系统参与血脑屏障、压力、记忆和认知的调节。临床前模型显示肾素 - 血管紧张素系统阻滞剂雷米普利、L-158、L-809 在调节放射诱发的脑损伤中具有活性。多奈哌齐是一种乙酰胆碱酯酶抑制剂，通过延迟突触间隙中乙酰胆碱的分解来增强胆碱能神经传递，从而改善放射性认知障碍。慢性炎症与放疗诱导的晚迟发性脑损伤的发生和发展有关。过氧化物酶体增殖物激活受体（peroxisome proliferator-activated receptor, PPAR）α、β（δ）和γ是配体激活转录因子核激素受体超家族的成员。PPAR 激活存在抗增殖和抗炎作用。动物模型已证明 PPAR 激动剂吡格列酮和非诺贝特可显著减少放疗诱导的认知障碍。海马中的 N- 甲基 -D- 天冬氨酸（N-methyl-D-aspartic acid, NMDA）受体可被谷氨酸激活，在学习和记忆中发挥作用。放疗会过度激活 NMDA 受体，导致神经元兴奋性死亡。美金刚胺是一种非竞争性的 NMDA 受体拮抗剂。在Ⅲ期研究 RTOG0614 中证实了美金刚胺在放射性脑损伤中具有一定疗效。海马颗粒下区的神经干细胞易受辐射损伤，造成记忆功能损害。海马回避全脑放疗在Ⅲ期研究 NRG-CC001 中显示出对认知功能的更好保存。

2. **放射性脑损伤的对症治疗** 糖皮质激素是最主要的治疗手段，可以减轻神经症状，改善预后。建议以常规剂量维持治疗 3 个月以上。颅高压患者可使用甘露醇和白蛋白等脱水。如果保守治疗不能改善症状或体征，需考虑尽早手术治疗。癫痫患者可根据发作的形式选择不同的抗癫痫药。当焦虑和抑郁为主要症状时，首选 5- 羟色胺再摄取抑制剂和心理疗法。

3. **放射性脑坏死的治疗** 无症状放射性脑坏死通常无须干预。当出现症状时可使用糖皮质激素迅速改善症状。如果缓解不佳可考虑加用血管内皮生长因子抑制剂贝伐单抗或激光间质热疗。如果治疗仍无效，可能需要手术治疗。

三、放射性脊髓损伤

放射性脊髓损伤可表现为早迟发性损伤或晚迟发性损伤。发病机制与脑损伤类似。早迟发性损伤临床表现为从颈部到四肢的暂时性、电击样感觉异常或麻木，颈部屈曲时加剧（Lhermitte征）。损伤通常在放疗后 3~4 个月出现，可自发消退。影像学检查通常没有改变。晚迟发性损伤通常在放疗后 1~2 年发生，临床表现主要为腿部麻木或感觉迟钝，其次为麻木、无力和括约肌功能障碍，脊髓功能障碍的最高水平应在照射野上界之内。疼痛通常不是主诉。大多数患者的神经功能在数周到数月内逐渐丧失，50% 以上的患者会出现下肢或四肢瘫痪，这个过程通常不可逆。迟发性损伤的照射剂量为 57~61 Gy，发生率为 5%，分割剂量为 1.8~2.0 Gy/d。MRI常显示受照射的脊髓增大和 T2 加权像的异常信号强度。严重放射性脊髓损伤的治疗选择非常有限。有些患者对皮质类固醇表现出稳定或部分改善。

四、放射性臂丛神经损伤

最常见的与放射性臂丛神经损伤相关的肿瘤为乳腺癌，其次为肺癌和淋巴瘤。放射性臂丛神经损伤很少出现轻微、可逆的放射反应，常见的是迟发性、渐进性的放射反应。放射性臂丛神经损伤通常与臂丛神经干和神经干周围广泛纤维化及脱髓鞘病变、轴突丢失有关。微血管损伤可能也参与其中。迟发性损伤通常发生在放疗后 2~4 年，迟发性损伤临床表现为手臂、手指麻木和感觉异常。约 2/3 患者的运动和感觉功能在几年内会逐渐恶化到残疾水平。其余患者在 1~3 年后症状可停止发展。迟发性损伤的临床表现应与臂丛转移区分。臂丛转移通常合并霍纳综合征和（或）早期严重疼痛。每日 2 Gy 分割剂量和 56 Gy 的照射总量是臂丛神经耐受的安全阈值。50%~70% 的臂丛损伤在针极肌电图测试中存在肌纤维颤搐，臂丛转移则很少出现肌纤维颤搐。CT、MRI 或 FDG-PET 也可区分放射性损伤和转移。目前放射性臂丛神经损伤的治疗疗效总体并不十分令人满意。神经松解术，如神经外膜鞘切开和瘢痕组织切除，可明显缓解部分患者的疼痛。神经松解术对缓解运动或感觉功能下降疗效有限。20%~50% 的患者在术后还会出现感觉或运动功能的显著恶化。脊髓背根入髓区病变化学性交感神经切除术也可能长期缓解疼痛。

五、放射性腰骶丛/马尾神经损伤

放射性腰骶丛/马尾神经损伤最常发生在骨盆肿瘤、睾丸肿瘤或肿瘤侵犯主动脉旁淋巴结的治疗中。损伤很少出现轻微、可逆的放射反应。迟发性严重神经丛损伤通常在放疗后 5 年出现。临床表现为不对称的双侧下肢无力，可涉及由 L2～S1 神经支配的任何肌肉，但最常为 L5～S1，伴有肌肉萎缩、震颤和肌牵张反射丧失。约 1/2 患者后期出现疼痛，但通常不严重。约 1/3 患者早期出现显著的麻木感或感觉异常。通常无明显与放疗相关的膀胱或肠道症状。病程通常可缓慢进展，持续几个月到几年。少数患者的病程在进展一段时间后会出现稳定。约 60% 患者的针极肌电图测试存在肌纤维颤搐。CT、MRI 或 FDG-PET 可用于区分放射性损伤与转移。目前尚无令人满意的治疗。

（苏丽玉　林榕波）

参考文献

[1] 王行富，张声，叶郁红，等.脑肿瘤放射性治疗后迟发型脑损伤的临床病理学特征.中华病理学杂志，2012,41(04): 224-228.

[2] 黄越，陈乃耀，赵雪聪，等.氧化应激参与放射性脑损伤的研究进展.神经解剖学杂志，2019,02:221-224.

[3] 张军霞，王颖毅，王敏，等.MR 动态磁敏感对比增强灌注技术在胶质瘤复发和放射性脑损伤鉴别诊断中的价值.南京医科大学学报（自然科学版），2018,01:20-24.

[4] Greene-Schloesser D, Robbins ME, Peiffer AM, et al. Radiation-induced brain injury: A review. Front Oncol, 2012,2:73.

[5] Levin VA, Bidaut L, Hou P, et al. Randomized double-blind placebo-controlled trial of bevacizumab therapy for radiation necrosis of the central nervous system. Int J Radiat Oncol Biol Phys, 2011,79(5):1487-1495.

[6] Dropcho EJ. Neurotoxicity of radiation therapy. Neurol Clin, 2010,28(1):217-234.

[7] Schierle C, Winograd JM. Radiation-induced brachial plexopathy: review. Complication without a cure, J Reconstr Microsurg, 2004,20(2):149-152.

[8] Gosk J, Rutowski R, Reichert P, et al. Radiation-induced brachial plexus neuropathy-aetiopathogenesis, risk factors, differential diagnostics, symptoms and treatment. Folia Neuropathol, 2007,45(1):26-30.

[9] Barkhof F, Koeller KK. Demyelinating Diseases of the CNS (Brain and Spine). 2020 Feb 15. In: Hodler J, Kubik-Huch RA, von Schulthess GK, editors. Diseases of the Brain, Head and Neck, Spine 2020-2023: Diagnostic Imaging [Internet]. Cham (CH): Springer; 2020. Chapter 13,165-176. Available from http://www.ncbi.nlm.nih.gov/books/NBK554329/.

[10] Tofilon PJ, Fike JR. The radioresponse of the central nervous system: a dynamic process. Radiat Res, 2000,153(4):357-370.

[11] Pradat PF, Delanian S. Late radiation injury to peripheral nerves. Handb Clin Neurol, 2013,115:743-758.

[12] Delanian S, Lefaix JL, Pradat PF. Radiation-induced neuropathy in cancer survivors. Radiother Oncol, 2012,105(3):273-282.

[13] McDuff SG, Taich ZJ, Lawson JD, et al. Neurocognitive assessment following whole brain radiation therapy and radiosurgery for patients with cerebral metastases. J Neurol Neurosurg Psychiatry, 2013,84(12):1384-1391.

[14] Loganadane G, Dhermain F, Louvel G, et al. Brain Radiation Necrosis: Current Management With a Focus on Non-small Cell Lung Cancer Patients. Front Oncol, 2018,8:336.

第六节　其他损伤

一、引言

放射治疗是恶性肿瘤的主要治疗手段之一，约70%的癌症患者需要放射治疗。近年来随着放疗技术的发展，肿瘤周围正常组织在放疗中得到了较好的保护，但是在临床上为了更好地控制肿瘤，有时会因为放疗剂量过大而损伤周围正常组织。本章节承接前面的章节，对其他重要脏器的放射性损伤进行简要阐述。

二、放射性食管损伤

食管鳞状上皮对放射线比较敏感，胸部恶性肿瘤放射治疗可能诱发放射性食管损伤。严重的放射性食管损伤可影响放疗进程，并显著影响患者的长期生存和生活质量。

（一）发病机制及病理生理

放射性食管损伤可分为急性放射性食管损伤和晚期放射性食管损伤。急性放射性食管损伤发生在放射治疗后3个月内。放射线使食管组织中的水分子大量分解成自由基，自由基可攻击细胞膜的脂肪酸、蛋白质和核酸，引起膜流动性降低、通透性增高、线粒体肿胀、溶酶体破坏及溶酶体酶的释放，导致局灶性基底上皮细胞坏死、上皮肿胀、固有层和黏膜下层糜烂、充血和水肿。晚期放射性食管损伤发生在放射治疗后3个月后。血管、结缔组织发生迟发性改变，食管组织纤维化，局部瘢痕形成，食管黏膜萎缩。食管神经受损，导致运动障碍。管壁僵硬，管腔狭窄，发生不可逆的变化。较少出现溃疡、瘘管或穿孔。

（二）临床表现

临床表现为吞咽困难、吞咽疼痛、持续性胸骨后疼痛，症状通常出现于开始放疗后的2~3周。严重者可出现胸部剧痛，并向背部放射，伴有呛咳、呼吸困难、恶心、呕吐等症状。偶有食管穿孔、食管气管瘘及食管主动脉瘘的发生。瘘早期表现为剧烈胸背部疼痛、发热和白细胞计数升高，上消化道钡餐造影可见穿孔征象。若合并细菌或真菌感染，可出现发热、畏冷等感染征象。如果水分和营养摄入不足，则可导致恶病质或肾衰竭。

（三）评估

上消化道钡餐造影可评估食管狭窄或蠕动功能障碍。胸部和腹部计算机断层扫描（CT）可用于评估瘘管和狭窄的特征。食管镜可评估溃疡。

放射治疗肿瘤学组（Radiation Therapy Oncology Group, RTOG）放射毒性分级系统和不良事件通用术语标准（Common Terminology Criteria for Adverse Events, CTCAE）可评估患者食管损伤的严重程度。

（四）预防和治疗

氨磷汀具有抗氧化、中和自由基的作用。前瞻性随机研究证实氨磷汀具有放射防护作用。谷氨酰胺和非甾体抗炎药在研究中未被证实有效。

放射性食管损伤的治疗主要是支持治疗，应补充足够的水分和营养。应食用柔软、清淡的食物，避免刺激性食物，如酒精、辛辣食物及极热或极冷食物。营养支持包括肠内外营养和静脉补液、纠正电解质。患者常需要局部或全身镇痛治疗。由于鹅口疮的风险增加，可行预防性抗真菌治疗。如果食管狭窄，则可考虑行食管扩张术或支架植入术。

三、放射性心脏损伤

胸部、纵隔、乳腺等部位的放射治疗可引起心包疾病、缺血性心脏病、瓣膜疾病、传导系统疾病、自主神经系统改变和心肌病，这些统称为放射性心脏损伤。

（一）发病机制及病理生理

放射性心脏损伤以急性和慢性损伤共同存在为特点。放射线对心脏造成直接损伤，激发炎性反应，继发纤维化，导致心肌细胞功能障碍、血管内皮细胞功能障碍和心包功能障碍。

心包变化的特征是心包微血管内皮细胞的破裂，缺血反复发作导致纤维化并形成纤维状渗出物，最终被成纤维细胞和胶原蛋白替代。放疗后心内膜的变化在冠状血管中最为明显，其中毛细血管网的超微结构变化导致毛细血管/心肌细胞比例下降及心外膜血管损伤，导致转化生长因子β上调、血栓形成及核因子 κB 激活，从而导致持续性炎性反应。单核细胞和巨噬细胞向炎症部位聚集，血栓形成造成血管阻塞，加速了动脉粥样硬化。血管内皮细胞的损伤导致单核细胞迁移到内膜，脂蛋白被吞噬，在没有动脉粥样硬化的情况下形成脂纹。高脂血症等风险因素可缩短动脉粥样硬化的发展时间。心肌变化包括由于心肌毛细血管的内皮细胞变性引起的心肌纤维化。心肌损伤合并内皮损伤，可导致胶原蛋白在毛细血管腔内沉积、血管狭窄和心肌供血减少，从而形成供血减少和心肌纤维化的恶性循环。

心脏瓣膜和传导系统也会遭到放射损伤。初期由于瓣膜的物理回缩，可表现为反流性瓣膜疾病，随后由于纤维化增厚、钙化和瓣膜回缩而表现为狭窄性疾病。放疗引起的变化可影响迷走神经 / 颈动脉窦，改变压力感受器的反射，导致基础心率升高和心律异常。此外，在放疗诱发心肌损伤后，β- 肾上腺素能受体的浓度会代偿性增加，交感神经刺激增加，出现自主神经功能障碍。放疗后弥漫性纤维化可导致传导途径改变，同时伴有窦房结纤维化，可导致节律改变，最终可发展为完全性心脏传导阻滞。

（二）临床表现和治疗

1. **心包疾病**　急性心包炎很罕见，可在放疗期间或放疗后立即发生。表现为胸痛，中性粒细胞计数和红细胞沉降率等炎症标志物升高。心电图可显示心包炎的典型表现。治疗方法为使用非甾体抗炎药和秋水仙碱。如果治疗有效，则无须停止放疗。在非甾体抗炎药无效的情况下才使用类固醇，因为经类固醇治疗后疾病容易复发。急性心包炎患者发展为慢性心包炎的风险很高，应密切随访。

慢性心包炎在放疗后数月至数年出现，可表现为大量心包积液，甚至心脏压塞；临床表现为呼吸困难、胸痛、心音遥远、低血压和颈静脉扩张。大多数心包积液是自限性的，心脏压塞的患者需要紧急行心包穿刺术。

缩窄性心包炎是任何心脏炎性病变的长期后遗症。患者可出现顽固性心力衰竭。治疗时可考虑切除壁层心包。

2. **冠状动脉疾病**　放疗诱发的冠状动脉疾病的临床表现多变，包括胸痛、呼吸困难、心力衰竭、晕厥甚至猝死。治疗原则与普通人群的治疗原则相似。但是，如果需要行冠状动脉搭桥术，则有可能因受到放疗影响无法使用内乳动脉移植物。血管支架和血管旁路的再狭窄率也更高。压力测试可发现无症状患者。

3. **瓣膜性心脏病**　瓣膜性心脏病通常在放疗后数年出现。大多数为轻至中度患者，只需要密切随访。严重患者应进行手术干预。

4. **心肌病和充血性心力衰竭**　高剂量的照射可导致心肌纤维化，并发展为收缩期充血性心力衰竭。衰竭的心肌激活肾素 – 血管紧张素 – 醛固酮系统，交感神经过度活化导致心室重构，从而进一步加重心力衰竭症状。临床表现与积液性慢性心包炎相似，但引流或心包剥脱并不能缓解症状。

5. **传导系统**　在急性期，大多数患者有非特异性的心电图变化。少数患者可在放疗后多年出现完全性心脏传导阻滞，其中部分患者可能需要永久起搏器。

四、放射性膀胱炎

子宫、直肠、肛管、前列腺等盆腔肿瘤接受放疗时，膀胱受到的放射性损伤称为放射性膀胱炎。50%~60%的患者在盆腔照射3~4周或更短的时间内，就会出现放射性膀胱炎，并可长期存在。

临床多表现为突发性、无痛性肉眼血尿，逐渐发展为持续或反复、难以控制的肉眼血尿。多伴发尿频、尿急、尿痛。严重者可出现双下肢凹陷性水肿。部分患者有明显的下腹坠胀痛。血凝块阻塞尿道时可出现排尿困难，甚至发生急性尿潴留。若大量出血，则可导致膀胱填塞，甚至导致失血性休克。偶有尿道阴道瘘、膀胱阴道瘘、膀胱直肠瘘等并发症。

目前放射性膀胱炎尚无公认的治疗方法，防止膀胱受照射剂量高于膀胱组织的耐受量是预防放射性膀胱炎的基础。必要时可进行填塞以保护膀胱。

五、放射性肝损伤

放射性肝损伤是肝癌放疗的常见并发症，通常在放疗后2~8周发生。临床表现无特异性，疲劳和右上腹疼痛是最常见的症状。常伴有大量腹腔积液和肝大，黄疸很少见。可出现严重的血小板减少症，这是由于肝静脉阻塞导致门静脉高压并引起脾功能亢进所致。

在典型的放射性肝损伤中，碱性磷酸酶升高会超过正常水平的2倍以上，但转氨酶、胆红素和血氨则维持在正常水平。腹腔积液穿刺术可用于排除诊断。肝活检有助于确定放射性肝损伤的诊断。

目前尚无明确的治疗方法可以预防或改变放射性肝损伤的自然病程。治疗主要是针对症状的控制，如利尿、纠正凝血异常和类固醇减少肝淤血等。腹腔积液患者可行腹腔穿刺术。

六、放射性阴道损伤

阴道内壁由鳞状上皮、结缔组织固有层、纵向肌纤维和弹性纤维组成。鳞状上皮的放射敏感性很强。早期阴道损伤的特征是急性上皮剥脱伴内皮损伤，可导致血栓形成、水肿和平滑肌坏死。延迟性损伤涉及严重的纤维化，肌肉和血管消失，导致阴道狭窄和溃疡。放射性阴道损伤的临床表现为阴道出血、干燥、狭窄、缩短、溃疡、坏死，严重者可发生直肠阴道瘘和膀胱阴道瘘。

放射性阴道损伤最主要的治疗是预防阴道狭窄或缩短，策略是鼓励性交或使用阴道扩张器。雌激素乳膏或全身性雌激素可帮助细胞再生并增加阴道弹性。早期干预是必要的，因为一旦发生缩短和狭窄，则很难扭转。

（苏丽玉　林榕波）

参考文献

[1] 王冰，曲明江，刘士新.放射性食管炎的研究进展.中华放射肿瘤学杂志，2014,23(6):552-554.

[2] 王军，武亚晶.放射性心脏损伤研究进展——临床篇.中华放射肿瘤学杂志，2019, 28(3): 161-167.

[3] 王军，武亚晶.放射性心脏损伤研究进展——基础篇.中华放射肿瘤学杂志，2019,28(10): 721-727.

[4] 赵增虎，刘静，雒书鹏，等.放射性肝损伤相关因素研究进展.中西医结合肝病杂志，2017,4:249-251.

[5] 张恺铄，刘孜，汪涛，等.阴道放射性损伤研究进展.中华放射肿瘤学杂志 2019,28(1):69-73.

[6] Antunes C, Sharma A. Esophagitis. 2020. In: StatPearls [Internet]. Treasure Island (FL): StatPearls Publishing, 2020.

[7] Baker S, Fairchild A. Radiation-induced esophagitis in lung cancer. Lung Cancer (Auckl), 2016,7:119-127.

[8] West K, Schneider M, Wright C, et al. Radiation-induced oesophagitis in breast cancer: Factors influencing onset and severity for patients receiving supraclavicular nodal irradiation. J Med Imaging Radiat Oncol, 2020,64(1):113-119.

[9] Adebahr S, Schimek-Jasch T, Nestle U, et al. Oesophagus side effects related to the treatment of oesophageal cancer or radiotherapy of other thoracic malignancies. Best Pract Res Clin Gastroenterol, 2016,30(4):565-580.

[10] Menezes KM, Wang H, Hada M, et al. Radiation Matters of the Heart: A Mini Review. Front Cardiovasc Med, 2018,5:83.

[11] Eldabaje R, Le DL, Huang W, et al. Radiation-associated Cardiac Injury. Anticancer Res, 2015,35(5):2487-2492.

[12] Desai MY, Jellis CL, Kotecha R, et al. Radiation-Associated Cardiac Disease: A Practical Approach to Diagnosis and Management. JACC Cardiovasc Imaging, 2018,11(8):1132-1149.

[13] Taunk NK, Haffty BG, Kostis JB, et al. Radiation-induced heart disease: pathologic abnormalities and putative mechanisms. Front Oncol, 2015,5:39.

[14] Wang H, Wei J, Zheng Q, et al. Radiation-induced heart disease: a review of classification, mechanism and prevention. Int J Biol Sci, 2019,15(10):2128-2138.

[15] Browne C, Davis NF, Mac Craith E, et al. A Narrative Review on the Pathophysiology and Management for Radiation Cystitis. Adv Urol, 2015, 346812:1-7.

[16] Pascoe C, Duncan C, Lamb BW, et al. Current management of radiation cystitis: a review and practical guide to clinical management. BJU Int, 2019,123(4):585-594.

[17] Horan N, Cooper JS. Radiation Cystitis And Hyperbaric Management. 2020. In: StatPearls [Internet]. Treasure Island (FL): StatPearls Publishing, 2020.

[18] Rajaganapathy BR, Jayabalan N, Tyagi P, et al. Advances in Therapeutic Development for Radiation Cystitis. Low Urin Tract Symptoms, 2014,6(1):1-10.

[19] Koay EJ, Owen D, Das P. Radiation-Induced Liver Disease and Modern Radiotherapy. Semin Radiat Oncol, 2018,28(4):321-331

[20] Bloomer SA, Brown KE. Iron-Induced Liver Injury: A Critical Reappraisal. Int J Mol Sci, 2019,20(9): 2132.

[21] Kim J, Jung Y. Radiation-induced liver disease: current understanding and future perspectives. Exp Mol Med, 2017,49(7):e359.

[22] Kirchheiner K, Fidarova E, Nout RA, et al. Radiation-induced morphological changes in the vagina. Strahlenther Onkol, 2012,188(11):1010-1017.

[23] Bakker RM, Mens JW, de Groot HE, et al. A nurse-led sexual rehabilitation intervention after radiotherapy for gynecological cancer. Support Care Cancer, 2017,25(3):729-737.

[24] Miles T, Johnson N. Vaginal dilator therapy for women receiving pelvic radiotherapy. Cochrane Database Syst Rev, 2014(9):CD007291.

第二章 ○

化疗、免疫治疗及靶向药物治疗相关不良反应与支持治疗

第一节 心脏毒性

欧洲肿瘤内科学会（European Society for Medical Oncology, ESMO）对抗肿瘤药物引起的心脏毒性的定义为具有下面的一项或多项表现，但不包含药物使用早期发生的亚临床的心血管损伤：①左室射血分数（left ventricular ejective fraction, LVEF）降低的心肌病，表现为整体功能降低或室间隔运动明显减弱；②出现充血性心力衰竭相关的症状；③有充血性心力衰竭相关的体征，如第三心音奔马律和（或）心动过速；④ LVEF 较基线值降低至少 5%，同时绝对值 <55%，伴有充血性心力衰竭的症状或体征；或 LVEF 降低至少 10%，同时绝对值 <55%，不伴有相关症状或体征。

根据发病时间，肿瘤治疗相关的心脏毒性可分为急性、亚急性或慢性。急性毒性在用药期间发生，持续时间短，多为非特异性心电图改变；亚急性毒性常发生在治疗 1~2 个疗程后，包括心包炎、心肌缺血、心力衰竭（heart failure, HF）等；慢性毒性多发生在治疗 6~8 个月后，表现为心肌病、高血压、心律失常和慢性心力衰竭（chronic heart failure, CHF）等。

根据病理改变和临床表现，心脏毒性可分为两大类：Ⅰ型和Ⅱ型。Ⅰ型心脏毒性常伴有不可逆的心肌损伤，多见于传统化疗药物，如蒽环类；Ⅱ型心脏毒性常导致心肌收缩力的暂时性丧失，多数为可逆的，停止治疗后可恢复；最初的报道指出，Ⅱ型心脏毒性出现于曲妥珠单抗治疗后，近期研究发现一些新型靶向药物治疗后也可出现Ⅱ型心脏毒性。

目前临床上主要根据美国纽约心脏病协会（New York Heart Association, NYHA）关于心脏状

态的分类评估标准或美国不良事件评定标准进行心脏毒性分级的评定。

一、化疗的心脏毒性

（一）蒽环类

蒽环类化疗药物被广泛地应用于多种实体瘤及血液系统肿瘤的治疗，包括阿霉素、表阿霉素、米托蒽醌等，蒽环类药物可直接影响心肌组织，并造成不可逆、永久性的心肌损伤，且呈剂量依赖性。新型蒽环类化疗药物 – 脂质体剂型降低了其心脏毒性的发生率和病死率，但仍无法避免心脏损害。

蒽环类化疗药物诱导心脏毒性的机制主要包括：蒽环类药物进入机体被心肌细胞吸收后集聚于线粒体中，转变成活性氧类，自噬心肌细胞，导致其凋亡和坏死；蒽环类药物与拓扑异构酶Ⅱ相结合形成的复合物，可裂解心肌细胞 DNA 双链，引起心肌细胞凋亡；蒽环类药物还可以通过抑制神经调节蛋白生长因子信号通路、腺苷酸活化蛋白激酶信号通路等多种机制诱导心肌损伤。

蒽环类化疗药物引发心脏毒性的临床特征：蒽环类药物引起的急性心脏毒性的发生率约为 11%，轻者表现为心电图异常，严重者可出现心肌炎、心包炎或者 HF，最常见的异常心电图表现是窦性心动过速，此外还包括 Q-T 间期延长、ST-T 段改变等；慢性心脏毒性发生率约为 1.7%，慢性心脏毒性常导致左心室收缩力降低；迟发性心脏毒性是由慢性心脏毒性演变而来的，早期因代偿性改变可不出现临床症状，晚期则可失代偿发生充血性心力衰竭。

（二）氟尿嘧啶类

氟尿嘧啶类化疗药物引起心脏毒性的危害仅次于蒽环类药物；主要包括注射用 5-氟尿嘧啶、卡培他滨、替加氟等。

氟尿嘧啶类药物相关性心脏毒性的发生机制主要涉及以下几方面：①冠状动脉痉挛；②自身免疫介导的心肌损伤；③血管内皮损伤；④血栓形成；⑤代谢产物堆积等。

氟尿嘧啶类化疗药物引发心脏毒性的主要临床表现为心肌缺血、胸痛、心绞痛、无症状性心电图变化（ST 段改变、T 波异常），上述表现多出现于用药第 1 周期的 72 小时内，较少伴有心肌酶谱异常；高危因素包括冠状动脉病史、持续输注、联合使用顺铂等。

（三）其他化疗药物

抗微管类药物导致心脏毒性的主要表现为心律失常和心肌缺血，大多数无症状且具有自限性，具体机制尚不明确。对于没有心脏疾病史的患者，使用紫杉醇是可以耐受并且安全的；若合并心脏病的患者使用紫杉醇治疗时，应该高度警惕有加重心脏毒性的可能。

烷化剂类的环磷酰胺所致 LVEF 降低常发生于用药 3 周内，且单次大剂量（≥ 150 mg/kg）给药时的发生风险更高。烷化剂类药物致心脏毒性的发生与其累积剂量无关。

铂类药物中的顺铂更容易引发血栓，要注意顺铂使用过程中通常需要水化，大量液体的输入也可增加患者的心脏负荷从而诱发心功能不全。

二、靶向治疗的心脏毒性

靶向治疗药物的副作用较传统的细胞毒性药物有明显的不同，其所致心脏毒性多为可逆损伤，多数可在及时干预后部分或完全缓解。

（一）抗 Her-2 靶向药物

人表皮生长因子受体 2（Human Epidermal growth factor receptor-2/-3, Her-2/Her-3）是一种由原癌基因 *ErbB2* 编码的分子量 185KD 的跨膜糖蛋白，是重要的治疗靶点。Her-2 受体可通过抑制心肌细胞凋亡、减少活性氧（reactive oxygen species, ROS）释放等机制维持心肌细胞正常功能，并可通过磷脂酰肌醇 -3 激酶 / 蛋白激酶 B（phosphatidylinositol 3-kinase/protein kinase B, PI3K/PKB）通路增强心肌收缩力。

曲妥珠单抗是人源性抗 Her-2 单克隆抗体，是目前报道的分子靶向药物中心脏毒性较大的药物。曲妥珠单抗的心脏毒性多表现为症状性 CHF 和（或）亚临床无症状性 LVEF 下降。高危因素包括年龄 >50 岁、吸烟、肥胖、合并基础心脏疾病或高血压、基线 LVEF ≤ 50% ~ 55%、既往接受过蒽环类化疗等。

帕妥珠单抗主要通过作用于 Her-2 胞外配体 Ⅱ 阻断人表皮生长因子受体 2/ 人表皮生长因子受体 3（human epidermal growth factor Receptor-3, Her-3）同源或异源二聚体形成来发挥作用，作为新型靶向联合方案，曲妥珠单抗、帕妥珠单抗双抗抗 Her-2 治疗或联合细胞毒性化疗药物的心脏安全性较好，但目前研究数据仍较少。

拉帕替尼是一种口服可逆性酪氨酸激酶抑制剂（tyrosine kinase inhibitor, TKI）。目前研究数据显示拉帕替尼单药和联合治疗在乳腺癌患者中具有良好的心脏安全性。

（二）抗 VEGF 靶向药物

VEGF 在成人心血管系统中发挥血管保护作用，可抑制血管平滑肌细胞增殖并促进内皮细胞存活。

贝伐珠单抗的心脏毒性主要表现为高血压（hypertension, HTN）、CHF 和血栓形成，极少数病例可出现心肌梗死；其中，HTN 是最常见的心血管毒性，临床研究报道的发生率为 4%～35%；HTN 可发生在治疗的任何阶段，中位出现时间为 4.6～6.0 个月，并呈剂量相关性。

血管内皮生长因子 – 酪氨酸激酶抑制剂（vascular endothelial growth factor-tyrosine kinase inhibitors, VEGF-TKI）也是抗血管生成治疗的重要部分，代表性药物为舒尼替尼、索拉非尼；该类药物的心脏毒性多表现为 HTN、颅内出血和 CHF，少见 Q-T 间期延长等；在临床试验研究中，安罗替尼作为 3 线方案治疗非小细胞肺癌，约一半患者出现高血压（55%），3～4 级高血压发生率为 10%。

（三）抗 EGFR、AKL 靶向药物

以厄洛替尼、吉非替尼为代表的小分子 TKI 为晚期非小细胞癌（non-small cell lung cancer, NSCLC）带来极大的临床获益。有关表皮生长 – 因子受体酪氨酸激酶抑制剂（EGFR-TKIs）心脏毒性的报道较少。有报道使用厄洛替尼可能与心肌梗死的发生有关，与吉西他滨联合应用时血管事件风险更高，包括心肌梗死（2%）、脑血管事件（3%）和深静脉血栓（4%）；如发生 Q-T 间期延长则需要格外警惕，且多呈剂量依赖性。间变性淋巴瘤激酶（anaplastic lymphoma kinase, ALK）抑制剂的心血管毒性发生率较低，多表现为 Q-T 间期延长和水肿，极少导致静脉血栓等血管毒性。

三、免疫治疗的心脏毒性

过去几十年来，肿瘤免疫疗法取得了突飞猛进的发展，肿瘤免疫治疗是通过各种手段激发和增强机体的免疫功能，最终通过机体自身的免疫系统来实现控制和杀灭肿瘤细胞目的的治疗策略，其中疗效最显著的是细胞毒性 T 淋巴细胞抗原 -4（CTLA-4）及程序性死亡蛋白 -1（programmed death-1,PD-1）两类免疫检查点抑制剂（immune checkpoint inhibitors, ICI）。虽然 ICI 导致的心肌炎、心包炎和心功能不全的心脏毒性发病比例不足 1%，但由于其具有早期发病、非特异性症状和暴发性进展等特性，它被认为是最威胁患者生命的毒副作用之一；与单一用药治疗相比，抗 CTLA-4 与抗 PD-1 联合治疗的患者心血管毒性发生率更高。

临床特点：免疫相关心血管毒性的临床症状多样，可表现为轻度非特异性症状，如乏力和虚弱，也可出现典型的心脏疾病相关症状，如呼吸困难、胸痛、肺水肿、双下肢水肿、心律失常、急性心力衰竭等，此外其他不典型症状还包括肌痛、晕厥等。

四、心脏毒性的监测和支持治疗

欧洲心脏病学会（European Society of Cardiology, ESC）、美国临床肿瘤学会（American

Society of Clnical Oncology, ASCO)、加拿大心血管学会（Canadian Cardiovascular Society, CCS）、美国肿瘤免疫治疗学会（Society for Immunotherapy of Cancer, SITC）的临床实践指南均推荐了抗肿瘤药物致心脏毒性的防治意见，大体包含以下 4 个要点：①抗肿瘤治疗前，需要识别和评估抗肿瘤药物致心脏毒性的高风险人群；②抗肿瘤治疗前，需要提供高风险人群心脏毒性的预防和保护性综合策略；③抗肿瘤治疗期间，应进行心脏毒性的监测和评估，并提供患者出现心脏毒性后的治疗措施；④抗肿瘤治疗完成后，应继续进行心脏毒性的监测和评估。

（1）积极有效地监测患者的心脏功能可使心脏毒性的发生率和程度降到最低。监测心脏毒性的方法有很多，包括心电图、超声心动图、心内膜心肌活检、生化标记物等（表 3-2-1）。

表 3-2-1　常见心脏毒性监测方法

方法	优点	缺点
超声心动图	显示心脏形态和功能；患者不需要接触电离辐射；组织多普勒对监测心脏收缩和舒张功能更敏感	LVEF 检测费时，操作重复性差；LVEF 对监测早期的临床前心脏病变不敏感；LVEF 受前后负荷影响
放射性核素心室显像术（multiple uptake gated acquisition scan, MUGAS）	能很好地评估射血分数；可评估局部室壁的运动和舒张功能	侵入性的接触辐射，影响其重复性；低空间分辨率；不能显示瓣膜功能；LVEF 对监测早期的临床前心脏病变不敏感
负荷超声心动图	可检测出静息状态下隐藏的心脏异常	非常规应用
生化标志物	肌钙蛋白是监测心肌损伤的高特异性和敏感性的标记物；是潜在的有效的筛查工具	关于临床价值的数据比较有限
磁共振成像（MRI）	评估心肌功能与损伤的有价值的工具	价格因素限制其应用
计算机断层扫描（CT）	图像质量与 MRI 相似	高辐射剂量，应用受限
心内膜心肌活检	提供心脏毒性的组织学证据	有创伤；需要专家操作并解释结果；只能检测小样本的心肌组织；不适合在中国进行

（2）防治策略：减少蒽环类药物心脏毒性的策略：右丙亚胺是目前唯一可以有效地预防蒽环类药物所致心脏毒性的药物，应在第 1 次使用蒽环类药物前就联合使用右丙亚胺；蒽环类药物的慢性及迟发性心脏毒性与其累积剂量相关，因此限制蒽环类药物的累积剂量可以降低其心脏毒性的发生率（表 3-2-2）。使用脂质体蒽环类药物有可能减少蒽环类药物心脏毒性的发生率。CCS 指南推荐，蒽环类药物治疗期间或治疗后出现无症状的 LVEF 降低（LVEF 较基线降低 >10% 且

LVEF 绝对值 <53%）或 HF，可参考 HF 标准治疗措施制订治疗方案，主要包括 3 类药物：血管紧张素转化酶（angiotensin-converting enzyme, ACE）抑制剂、血管紧张素受体拮抗剂（angiotensin receptor blocker, ARB）和 β 受体阻滞剂。

24 小时动态心电图可对使用氟尿嘧啶类药物的患者进行全程监测，更容易发现患者早期、非持续性心电改变，必要时行冠状动脉造影检查，避免严重心脏毒性的发生；心肌保护药物（如曲美他嗪）、硝酸盐类和（或）钙离子通道阻滞剂可能有一定的防治作用。

表 3-2-2　蒽环类药物的最大累积剂量

蒽环类药物和蒽醌类药物	最大累积剂量
阿霉素（ADM）	550 mg/m^2（放射治疗或合并用药时，<350～400 mg/m^2）
表阿霉素（EPI）	900～1000 mg/m^2（用过 ADM 者，<800 mg/m^2）
吡喃阿霉素（THP）	950 mg/m^2
柔红霉素（DNR）	550 mg/m^2
去甲氧柔红霉素（IDA）	290 mg/m^2
阿克拉霉素（ACM）	2000 mg（用过 ADM 者，<800 mg）
米托蒽醌（MIT）	160 mg/m^2（用过 ADM 等药物者，<120 mg/m^2）

在曲妥珠单抗治疗前及治疗期间应密切监测 LVEF，出现下列情况时，应停止曲妥珠单抗治疗至少 4 周，并每 4 周检测 1 次 LVEF。

1）LVEF 较治疗前绝对数值下降≥ 16%。

2）LVEF 低于该检测中心正常范围并且 LVEF 较治疗前绝对数值下降≥ 10%。

3）4～8 周 LVEF 回升至正常范围或 LVEF 较治疗前绝对数值下降≤ 15%，可恢复使用曲妥珠单抗。

LVEF 持续下降（>8 周），或者 3 次以上因心肌病而停止曲妥珠单抗治疗，应永久停止使用曲妥珠单抗。

ESC 指南推荐曲妥珠单抗的心脏保护剂为血管紧张素转化酶抑制剂 / 血管紧张素 Ⅱ 受体拮抗剂（angiotensin-converting enzyme inhibitor/angiotensin receptor blocker, ACEI/ARB）、β 受体阻滞剂或他汀类药物。

血管生长抑制剂致心脏毒性的防治策略强调对患者血压的控制，目标管理与普通高血压人群的血压控制策略相同，需要将血压控制在 140/90 mmHg 以下，所用药物包括血管紧张素转化酶抑制剂 / 血管紧张素 Ⅱ 受体阻滞剂（ACEI/ARB）、钙离子通道阻滞剂、β 受体阻滞剂和利尿剂等。

ICI 治疗期间出现心脏不适的患者需要接受胸部影像学检查和心电图检查，以排除肺栓塞、肺炎或肺水肿等其他疾病的可能。

ICI 心血管毒性的分级（分级标准参见 CTCAE 5.0）和管理策略如下。

1）1 级：轻度一过性反应，不必中断输液，无须干预。如果在治疗期间有明显变化，推荐基线心电图检查和心脏标志物检测，轻度异常者需在治疗期间严密观测。

2）2 级：需暂时中断免疫治疗或继续治疗，对症处理（如通过静脉途径给予抗组胺药、非甾体抗炎药、麻醉药），24 小时内预防性用药；需要控制该部分患者的心脏疾病，并主动干预心脏疾病危险因素。

3）3 级：延迟处理（如不必快速对症进行处置，或者暂时停止输液）；初始处理后症状再发；住院治疗处理后症状未能完全缓解。脑钠肽 >500 pg/ml，肌钙蛋白 >99% 标准值，发现新的异常心电图改变（Q-T 间期延长、新的传导阻滞、ST-T 波改变）时，建议暂停免疫治疗；如果达到一段时间的稳定并且没有发现确切的心脏毒性，可以在严密监测下再次使用 ICI；如果证实存在心脏损伤或失代偿，应暂停使用 ICI，直至心脏疾病病情稳定；如果怀疑心肌炎，考虑使用糖皮质激素。

4）4 级：危及生命，需要紧急处理。必须永久停用 ICI。如果诊断出心肌炎，考虑使用高剂量糖皮质激素，直至等级降至小于 1 级以后，在 4～5 周逐渐减量。在严重难治的病例中，加用免疫抑制药物，给予支持治疗，包括针对心力衰竭的治疗。

对于存在心脏基础疾病的患者，不能因为潜在的心脏免疫相关不良反应（immune-related Adverse Events, irAEs）就拒绝进行 ICI 治疗，但是应高度警惕。心脏 irAEs 具有非特异性，而且有潜在恶化的风险，致死率高。因此，临床医生必须高度警惕心脏 irAEs 的发生，尽早转专科治疗非常重要。

（3）完成抗肿瘤治疗后，仍需要监测心脏毒性并进行评估。ASCO 指南推荐，若患者抗肿瘤治疗期间出现左室舒张末期内径（left ventricular diameter, LVD）的症状及体征，则治疗后应监测心肌标志物水平并行超声心动图检查等；对于无症状的 LVD 高风险患者，抗肿瘤治疗结束后 6～12 个月，应行超声心电图检查。

参考文献

[1] Vejpongsa P, Yeh ET. Prevention of anthracycline-induced cardiotoxicity: challenges and opportunities. J Am Coll Cardiol, 2014,64(9):938-945.

[2] Zhang S, Liu X, Bawa-Khalfe T, et al. Identification of the molecular basis of doxorubicin-induced cardiotoxicity. Nat Med, 2012,18(11):1639-1642.

[3] Sara JD, Kaur J, Khodadadi R, et al. 5-fluorouracil and cardiotoxicity: a review. Ther Adv Med Oncol, 2018,10:1-18.

[4] Lestuzzi C, Vaccher E, Talamini R, et al. Effort myocardial ischemia during chemotherapy with 5-fluorouracil: an underestimated risk. Ann Oncol, 2014,25(5):1059-1064.

[5] Han B, Li K, Zhao Y, et al. Anlotinib as a third-line therapy in patients with refractory advanced non-small-cell lung cancer: a multicentre, randomized phase II trial (ALTER0302). Br J Cancer, 2018,118(5):654-661.

[6] Virani SA, Dent S, Brezden-Masley C, et al. Canadian Cardiovascular Society Guidelines for Evaluation and Management of Cardiovascular Complications of Cancer Therapy. Can J Cardiol, 2016,32(7):831-841.

[7] Heinzerling L, Ott PA, Hodi FS, et al. Cardiotoxicity associated with CTLA4 and PD1 blocking immunotherapy. J Immunother Cancer, 2016,4:50.

[8] Armenian SH, Lacchetti C, Lenihan D. Prevention and Monitoring of Cardiac Dysfunction in Survivors of Adult Cancers: American Society of Clinical Oncology Clinical Practice Guideline Summary. J Oncol Pract, 2017,13(4):270-275.

（王　群　刘　勇）

第二节　骨髓抑制

血液里的红细胞和白细胞都源于骨髓中的干细胞。血液的血细胞寿命短，为了及时补充，作为血细胞前体的干细胞必须快速分裂。骨髓抑制是指骨髓中的血细胞前体活性下降。大多数化疗药物均可引起不同程度的骨髓抑制，部分靶向治疗药物也可引起骨髓抑制，使周围血细胞数量减少。免疫检查点抑制剂［如程序性死亡蛋白-1/程序性死亡蛋白配体1（programmed death-1/ programmed death ligand-1, PD-1/PD-L1）抑制剂及细胞毒性T淋巴细胞抗原-4（CTLA-4）抑制剂］导致的骨髓抑制相对较轻。

血细胞由多种成分组成，每一种成分都对人体起着不可缺少的作用，任何一种成分的减少都使机体产生相应的不良反应，甚至危及生命，因此临床上针对骨髓抑制的处理尤为重要。

一、化疗所致骨髓抑制的处理策略

（一）化疗所致骨髓抑制的发病机制

化疗药物针对的是生长活跃的细胞。除恶性肿瘤细胞外，骨髓造血干细胞、消化道黏膜、皮肤及其附属器、子宫内膜和卵巢等器官或组织的细胞更新也较快，这是化疗药物导致相应不良反应的组织学基础。

化疗药物作用于生长活跃的骨髓造血干细胞的细胞膜或染色体结构，使细胞染色体的复制和产物的合成、降解或释放、离子调控及细胞有丝分裂等过程发生紊乱，导致细胞代谢障碍，杀伤增殖活跃的骨髓多能干细胞。一般情况下，毒性强弱与化疗药物剂量和用药时间有关。

化疗药物在机体内也可引起异常免疫反应，使各系列血细胞及前体细胞破坏，此种反应与药物的剂量无关。

另外，有些化疗药物（如门冬酰胺酶）可抑制肝各种蛋白质的合成，导致凝血因子减少时有出血倾向，抗凝血因子减少时将促进血栓形成。

（二）化疗所致骨髓抑制的临床表现

骨髓抑制通常发生在化疗后，粒细胞平均生存时间最短，为 6~8 小时，因此骨髓抑制常最先表现为白细胞下降；血小板平均生存时间为 5~7 天，其下降出现得较晚；而红细胞平均生存时间为 120 天，受化疗影响出现下降的时间更晚。多数化疗药物所致的骨髓抑制，通常见于化疗后 1~3 周，持续 2~4 周便逐渐恢复，并以白细胞下降为主，可伴有血小板下降，少数药物（如吉西他滨、卡铂等）则以血小板下降为主。在化疗后可通过检测血常规了解白细胞、血小板等数量的变化，以判断是否发生了骨髓抑制（表 3-2-3）。

1. **粒细胞减少/粒细胞缺乏** 是最常见的化疗所致骨髓抑制表现，部分患者可主诉乏力、困倦。如未合并感染，则往往无特殊表现，一旦合并感染，则依据感染部位不同，可出现相应的症状和体征。粒细胞缺乏症极易发生感染，需要立即应急处理。由细胞毒性药物引起的粒细胞减少，可预期采取控制用量、用药时间及给予粒细胞集落刺激因子（granulocyte colony stimulating factor，G-CSF）等预防手段。如是药物通过免疫机制诱发所致的，粒细胞减少/粒细胞缺乏大多为个体特异体质决定，无法预防。

2. **血小板减少** 依血小板减少的程度而异，部分患者毫无症状，出血严重程度差别极大，轻者仅表现皮肤出血点和瘀斑，重者可发生致命性出血（如颅内出血等）。

3. **贫血** 贫血的临床表现受血液、循环、呼吸等系统的代偿和耐受能力的影响。神经系统：头晕、耳鸣、头痛、失眠、多梦、记忆减退、注意力不集中等，这些是贫血导致神经组织损害常见的症状。皮肤黏膜：苍白是贫血时皮肤黏膜的主要表现；粗糙、缺少光泽甚至形成溃疡是贫血时皮肤黏膜的另一类表现。发生溶血性贫血可引起皮肤黏膜黄染。呼吸系统：轻度贫血无明显表现，仅活动后引起呼吸加快、加深并伴有心悸、心率加快。贫血越重，活动量越大，症状越明显。重度贫血时，即使平静状态也可能出现气短甚至端坐呼吸。长期贫血，心脏超负荷工作且供氧不足，会导致贫血性心脏病，此时不仅有心率变化，还可有心律失常和心功能不全。消化系统：贫血时消化腺分泌减少甚至腺体萎缩，进而导致消化功能减低、消化不良，出现腹部胀满、食欲降低、大便规律和形状改变等。长期慢性溶血可合并胆道结石和脾大。

4. **全血细胞减少**　当化疗药物引起全血细胞减少时，可出现上述临床表现的不同组合。

5. **凝血障碍**　当以凝血因子减少为主时，临床表现为出血，出血部位不同可出现不同临床表现。当以抗凝血因子减少为主时，可因栓塞部位不同出现不同的表现。

表 3-2-3　WHO 血液学毒性分级标准

指标	0 级	1 级	2 级	3 级	4 级
血红蛋白（g/L）	>110	95～109	80～94	65～79	<65
白细胞（×10^9/L）	≥ 4.0	3.0～3.9	2.0～2.9	1.0～1.9	<1.0
粒细胞（×10^9/L）	≥ 2.0	1.5～1.9	1.0～1.4	0.5～0.9	<0.5
血小板（×10^9/L）	≥ 100	75～99	50～74	25～49	<25

（三）化疗所致骨髓抑制的处理策略

1. **粒细胞减少 / 粒细胞缺乏**　①应用促白细胞生成药，如重组人粒细胞集落刺激因子（recombinant human granulocyte colony stimulating factor, rhG-CSF）。需要严格掌握应用指征、应用剂量及停药指征。对于Ⅰ度粒细胞减少，原则上不用 G-CSF；对于Ⅱ度粒细胞减少，是否应用 G-CSF 基于两点：查病史，即检查患者是否有Ⅲ度以上骨髓抑制的病史，如果有，则需使用；观现状，即明确患者目前处于化疗后的时间，如果化疗后很快出现Ⅱ度骨髓抑制（2 周以内），尤其是患者有Ⅲ度以上粒细胞减少病史，最好使用 G-CSF，如果患者是在化疗 2 周以后出现Ⅱ度粒细胞减少，而此前没有Ⅲ度以上骨髓抑制的病史，则可以密切观察，暂时不用 G-CSF。对于Ⅲ度和Ⅳ度粒细胞减少，必须使用 G-CSF。通常自化疗结束后 48 小时开始使用。应在中性粒细胞绝对值连续 2 次大于 10×10^9/L 后停药。然而临床上很多患者由于反复化疗，连续 2 次中性粒细胞绝对值大于上述标准比较困难，故当白细胞总数 2 次超过 10×10^9/L 时也可考虑停药。对于预防性用药，应在下次化疗前 48 小时停用。②对于粒细胞缺乏患者，应隔离在单人病房，条件允许时住进无菌层流病房，做好消毒和隔离，包括口腔、肛门、外阴等易感部位的局部清洗。③粒细胞输注：仅适用于粒细胞数量持续处在极低水平并伴有严重感染。④合并感染时使用抗生素。⑤全身支持治疗。

2. **血小板减少**　血小板轻度减少、无出血表现者可不做处理；血小板严重减少伴出血者应输注足够剂量的单采血小板，也可同时应用促血小板生成药物。常用的促血小板生成药物有重组人促血小板生成素、注射用重组人白细胞介素 -11 等。重组人促血小板生成素（thrombopoietin,

TPO）是特异性的巨核细胞生长因子，作用于血小板生成阶段的多个环节，能减少单采血小板的输入量和缩短血小板降低的持续时间。注射用重组人白细胞介素 -11 可直接刺激骨髓造血干细胞和巨核祖细胞的增殖，诱导巨核细胞的成熟分化，增加体内血小板的生成，从而提高血液血小板计数。对血小板减少患者而言，护理与药物同等重要，应注意以下几点。①减少活动，防止受伤，必要时绝对卧床。②避免增加腹压的动作，注意通便和镇咳。③减少黏膜损伤的机会：进软食，禁止掏鼻、挖耳等行为。④鼻出血的处理：如果是前鼻腔，可采取压迫止血，如果是后鼻腔，则需要请耳鼻喉科会诊，进行填塞。⑤颅内出血的观察：注意患者神志、感觉和运动的变化，以及呼吸节律的变化。

3. **贫血** 依据贫血程度及临床症状可采取观察、吸氧、输注红细胞制剂等不同处理。也可根据贫血原因给予相应处理，如发生免疫性溶血性贫血时可给予糖皮质激素治疗。输血是治疗贫血最直接、有效的方法，输血的整体目标是治疗或预防血液携氧能力的不足，以改善机体组织的供氧情况，肿瘤患者红细胞输注的适应证见图 3-2-1。促红细胞生成治疗为目前治疗肿瘤患者化疗相关贫血的重要方法。重组人促红细胞生成素（erythropoietin, EPO）为一种在肾内生成的细胞因子，其在临床上的广泛应用已被证实能改善贫血症状和降低肿瘤化疗患者对红细胞的输注需要。中国肿瘤化疗相关贫血诊治专家共识（2019 年版）推荐了 EPO 的具体使用方法和参考剂量，见图 3-2-2。

4. **凝血障碍** 出血时补充缺乏的凝血成分；有栓塞表现时可酌情给予抗凝治疗。

二、分子靶向治疗所致骨髓抑制的处理策略

靶向治疗的血液毒性轻微，常被临床医生忽视。骨髓抑制包括中性粒细胞减少、淋巴细胞减少、血小板减少和贫血。

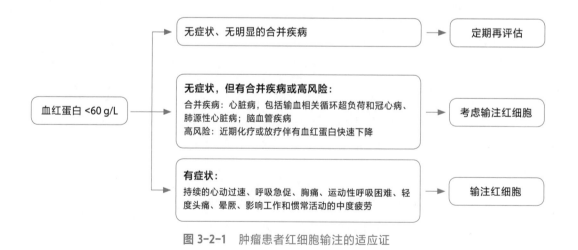

图 3-2-1　肿瘤患者红细胞输注的适应证

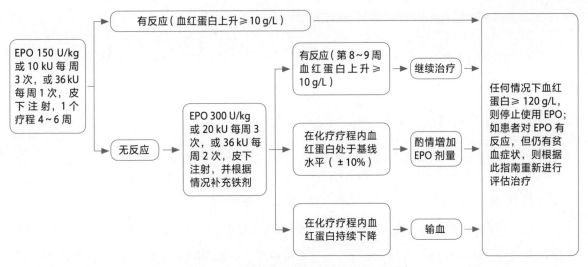

图 3-2-2 EPO 的具体使用方法和参考剂量

（一）靶向治疗所致骨髓抑制的发病机制

目前研究最广泛、最成熟的表皮生长因子酪氨酸激酶抑制剂，如吉非替尼、厄洛替尼、拉帕替尼等，几乎无骨髓抑制作用。而多靶点酪氨酸激酶抑制剂，如伊马替尼、索拉非尼等，主要不良反应有骨髓抑制作用，表现为白细胞、血小板和血红蛋白减少。由于造血细胞表面并没有CD20（cluster of differentiation 20, CD20）抗原表达，理论上利妥昔单抗不会直接导致骨髓抑制。但在治疗期间，1.3% 的患者出现了严重的血小板降低，1.9% 的患者出现了严重的中性粒细胞降低，1.0% 的患者出现了严重的贫血。利妥昔单抗骨髓抑制作用可能是由于造血细胞与利妥昔单抗 – 抗原复合物发生了免疫反应而引起的。因此，对于已有骨髓抑制的患者和联合其他化疗方案的患者，在利妥昔单抗治疗期间仍要保持谨慎。

（二）分子靶向治疗所致骨髓抑制的临床表现

具体表现参见化疗后骨髓抑制。

多靶点酪氨酸激酶抑制剂（multi-target tyrosine kinase inhibitors, MTKIs）中，舒尼替尼的血液毒性发生率相对较高。贝伐珠单抗联合舒尼替尼可引起微血管病性溶血性贫血。在索拉非尼治疗过程中出现粒细胞 $\leq 1.5 \times 10^9/L$ 的患者的疗效优于粒细胞 $\geq 1.5 \times 10^9/L$ 的患者，出现血小板计数 $\leq 75 \times 10^9/L$ 患者的疗效优于血小板计数 $>75 \times 10^9/L$ 的患者，因此在索拉非尼治疗过程中出现的粒细胞减少和血小板减少是索拉非尼疗效的预测因子。贝伐珠单抗联合舒尼替尼可引起微血管病性溶血性贫血。

（三）分子靶向治疗所致骨髓抑制的处理策略

既往进行过骨髓抑制治疗（包括放疗和化疗）的患者在用此类药物时应谨慎，要密切监测血常规变化。大多数毒性反应为 1~2 级且可逆，通常不需要间歇性治疗或减量治疗。具体处理措施参见化疗后骨髓抑制。

三、免疫检查点抑制剂所致骨髓抑制

免疫相关的血液系统毒性并不多见。CheckMate078 研究显示，在纳武利尤单抗（nivolumab）相关血液系统毒性中贫血发生率约为 4%，白细胞减少发生率约为 3%，中性粒细胞减少约为 2%，而 3~4 级的毒性均小于 1%。卡瑞利珠单抗的 I 期临床研究显示，贫血发生率为 11%，其中 3~4 级的毒性 2%，白细胞减少发生率为 12%，血小板减少发生率为 1%，无 3~4 级免疫相关不良事件。由于肿瘤及其并发症、其他抗肿瘤治疗均可导致血细胞减少，因此在诊断免疫相关的血液系统毒性时应排除这些因素。目前，针对免疫相关的血液系统毒性的最佳治疗方案尚不明确，因此建议及时请血液科会诊，协助诊治。

（晋　鑫　刘　勇）

参考文献

[1] 中国抗癌协会肿瘤临床化疗专业委员会，中国抗癌协会肿瘤支持治疗专业委员会. 中国肿瘤化疗相关贫血诊治专家共识（2019 年版）. 中国肿瘤临床，2019,17:869-875.

[2] 史艳侠，邢镨元，张俊，等. 中国肿瘤化疗相关性血小板减少症专家诊疗共识（2019 版）. 中国肿瘤临床，2019,18:923-929.

[3] 中国临床肿瘤学会指南工作委员会. 中国临床肿瘤学会（CSCO）免疫检查点抑制剂相关的毒性管理指南. 北京：人民卫生出版社，2019, 486-489.

[4] Lu H, Zhu S, Qian L, et al. Activated expression of the chemokine Mig after chemotherapy contributes to chemotherapy-induced bone marrow suppression and lethal toxicity. Blood, 2012,119(21):4868-4877.

[5] Hu W, Sung T, Jessen BA, et al. Mechanistic Investigation of Bone Marrow Suppression Associated with Palbociclib and its Differentiation from Cytotoxic Chemotherapies. Clin Cancer Res, 2016,22(8):2000-2008.

[6] Wu YL, Lu S, Cheng Y, et al. Nivolumab Versus Docetaxel in a Predominantly Chinese Patient Population With Previously Treated Advanced NSCLC: CheckMate 078 Randomized Phase III Clinical Trial. J Thorac Oncol, 2019,14(5):867-875.

[7] Horn L, Spigel DR, Vokes EE, et al. Nivolumab Versus Docetaxel in Previously Treated Patients With Advanced

Non-Small-Cell Lung Cancer: Two-Year Outcomes From Two Randomized, Open-Label, Phase III Trials (CheckMate 017 and CheckMate 057). J Clin Oncol, 2017,35(35):3924-3933.

第三节　肝毒性

肝脏是体内以代谢功能为主的器官，主要起到去氧化、储存肝糖原、合成分泌性蛋白等作用。肝脏是人体消化系统中最大的消化腺，也是尿素合成的主要器官，又是新陈代谢的重要器官。同时，肝脏也是药物体内代谢的主要场所。药物尤其是口服药物，经消化道吸收后，通过酶的作用，由脂溶性药物转变为极性强的水溶性化合物，然后再从胆汁或尿排出体外。有的药物则不被转换成极性化合物，在肝脏中直接裂解或灭活。在进行抗肿瘤治疗中，化疗药物、靶向药物及免疫制剂均可能对肝脏产生不同程度的影响，严重的可导致死亡，因此临床上针对抗肿瘤药物引起肝毒性的处理尤为重要。

一、化疗所致肝毒性

（一）化疗所致肝毒性的发病机制

化疗药物及其代谢产物可引起肝细胞损伤、变性、甚至引起坏死及胆汁淤积等改变。抗肿瘤药物所致的肝损伤可分为急性和慢性两种。急性肝损伤较为常见，由抗肿瘤药物或其代谢产物的直接作用所致，通常表现为一过性转氨酶升高，或血清胆红素升高（黄疸）。在化疗期间和化疗后1个月内均可发生，以化疗后1周内多见，发生时可有实验室检验指标异常，但近一半病例无明显临床症状，容易被忽视。慢性肝损伤，如肝纤维化、脂肪性病变、肉芽肿形成、嗜酸性粒细胞浸润等，多由长期用药引起。另外，要特别注意的是，我国属于乙型肝炎病毒（hepatitis B virus, HBV）感染的高发国家，对于病毒性肝炎患者，应用抗肿瘤药物时更需注意。即使在治疗前肝功能完全正常的病例，也可因抗肿瘤药物的使用而导致HBV的激活和增殖，并可导致肝炎病情加重。

（二）化疗所致肝毒性的临床表现

抗肿瘤药物引起的肝损伤在出现临床症状前多数有潜伏期，时间视药物的种类和剂量、个体差异及健康状况、肝代谢能力、有无过敏体质等因素而定。潜伏期与给药途径有关，一般来讲，静脉给药较口服给药的潜伏期短。临床表现差异很大，绝大多数患者没有感到不适，但轻重不等的化验室酶学异常相当多见。临床症状可因肝损伤的类型和程度不同而异。以肝细胞损伤为主时，表现类似病毒性肝炎，有食欲缺乏、乏力、恶心、轻度黄疸，肝轻度肿大伴有触痛和叩击痛。严重者可出现重症肝炎样表现，发生出血倾向、腹腔积液、肝性脑病。对症处理后需较长时间才能恢复。单纯性淤胆型患者起病较为隐匿，常无前驱症状或仅有转氨酶升高，停药后很快消失，通常无发热、皮疹或嗜酸性粒细胞增多。伴有炎症的淤胆型患者则呈淤胆型肝炎表现，常有发热、畏寒、恶心、腹痛和皮疹等前驱症状，随后出现茶色尿、黄疸、瘙痒、粪色浅和肝大伴压痛等。长期应用对肝损伤较大的化疗药物，可引起慢性肝病，症状与慢性肝炎、肝脂肪变、肝纤维化和肝硬化等的症状相似。

具体的肝损伤严重程度分级，可参见美国国家癌症研究所（National Cancer Institute, NCI）开发的癌症治疗评估项目中的肝毒性分级系统（表 3-2-4），该系统被称为不良事件的常见毒性标准。在该系统中，各分级用于评估肝损伤的严重性，其值表示正常范围上限（upper limit of normal, ULN）的倍数。

表 3-2-4　药物性肝损伤严重程度的分级

药物性肝损伤严重程度的分级：CTCAE 4.0					
指标	0 级	1 级	2 级	3 级	4 级
谷丙转氨酶（glutamic-pyruvic trans-aminase, GPT）	正常值	>1.0 ~ 2.5	>2.5 ~ 5.0	>5.0 ~ 20	>20
谷草转氨酶（glutamic-oxaloacetlc transaminase, GOT）	正常值	>1.0 ~ 2.5	>2.5 ~ 5.0	>5.0 ~ 20	>20
碱性磷酸酶	正常值	>1.0 ~ 2.5	>2.5 ~ 5.0	>5.0 ~ 20	>20
谷氨酰转肽酶（γ-Glutamyl Trans-peptadase, GGT）	正常值	>1.0 ~ 2.5	>2.5 ~ 5.0	>5.0 ~ 20	>20
胆红素	正常值	>1.0 ~ 1.5	>1.5 ~ 3.0	>3.0 ~ 10	>10

说明：各分级对应数值表示正常范围上限（ULN）的倍数。

注：0 级—没有损伤；1 级—轻度损伤；2 级—中度损伤；3 级—严重损伤；4 级—危及生命或失能。

（三）化疗所致肝毒性的处理策略

要降低抗肿瘤药物所致肝损伤的发生率，应注意：化疗前全面了解患者有无传染性肝炎等肝病史，对肝功能状况进行全面评估，正确选择化疗药物及剂量；化疗期间应严密监测肝功能，同时给予保护肝的药物，以减轻抗肿瘤药物对肝的损害；在肝损伤发生后，应停用致病药物、加强支持治疗，如卧床休息，密切监测肝功能指标等。

对于抗肿瘤药物导致肝损伤者，出现黄疸时预后较差；出现急性肝衰竭、未接受移植者，死亡率在 80% 以上。因此，在临床上应用抗肿瘤药物时，应警惕药物性肝损伤的可能，其判断的总体原则为，具备下述条件者应于 1 周后复查：GPT>2～3 倍 ULN 或碱性磷酸酶（alkaline phosphatase, ALP）>1.25 倍 ULN 或总胆红素（total bilirubin, TBil）>1.5 倍 ULN；出现下述情况时停药：GPT>3～5 倍 ULN 或 ALP>1.5 倍 ULN 或 TBil>2 倍 ULN。一旦出现化疗药物引起的肝损伤，应停药或减量，并根据肝损伤的程度决定下一步的治疗策略。大多数患者的肝功能在停药后可恢复正常。对化疗药物引起的肝损伤目前尚缺乏特异性药物，可考虑应用保肝类药物。目前保肝类药物种类繁多，根据其作用机制可分为以下几类：①抑制较强的免疫应答和控制各种炎性反应过程，在多个环节上减轻炎症损害，如甘草酸二铵、甘草酸单铵、甘草酸镁、甘草酸苷；②能够结合体内代谢产物和外源性化学物质，增强肝解毒功能，如谷氨酸钠、精氨酸、甘草酸单铵、谷胱甘肽、硫普罗宁、苯巴比妥、熊去氧胆酸、白蛋白、青霉胺；③提供肝细胞膜性结构成分，以利于肝细胞修复，如甘草酸二铵、甘草酸单铵、甘草酸镁、多烯磷脂酰胆碱、维生素 E；④针对细胞凋亡机制发挥作用以减轻凋亡发生，如甘草酸镁；⑤各种刺激因子促进肝脏细胞再生和修复，如甲硫氨酸维 B_1、白蛋白、联苯双酯、促肝细胞因子；⑥提供肝细胞代谢所需要的能量物质以减轻肝负担，如门冬氨酸鸟氨酸、甲硫氨酸维 B_1；⑦补充肝合成代谢物质以部分替代肝功能，如门冬氨酸鸟氨酸、甲硫氨酸维 B_1、白蛋白；⑧改善肝微循环，纠正肝缺血、缺氧状态，以利于肝细胞的修复和功能发挥，如肌苷、甘草酸镁；⑨以血浆和白蛋白为主的机械人工肝疗法，既是一种替代疗法，也是一种保肝疗法。

二、分子靶向治疗所致肝毒性

近年来，靶向药物因为靶点准确、高效发挥抗肿瘤作用而被广泛推广和使用，已经成为治疗恶性肿瘤的主要手段之一，但随着靶向药物不断用于临床，它的不良反应也逐渐显现出来，并受到关注。如今，靶向药物引起的肝毒性也不容忽视。

（一）靶向药物治疗所致肝毒性的发生机制

多数研究表明，分子靶向抗肿瘤药物所引起的肝损伤机制主要包括非免疫机制及免疫机制两种。非免疫机制是指某些分子靶向抗肿瘤药物经过肝 P450 酶系代谢产生自由基等毒性产物，与蛋白质和核酸等大分子共价结合或造成脂质过氧化，直接引起肝细胞膜、细胞器膜损伤，导致肝细胞坏死和凋亡。而免疫机制则是分子靶向抗肿瘤药物或其活性代谢产物作为半抗原时引起的变态反应，形成抗原 - 抗体复合体，作用 T 淋巴细胞，导致免疫反应，造成肝细胞损伤。后者常可导致暴发性肝衰竭。但是肝毒性发生的具体分子生物学机制目前尚不十分清楚，因此亟须深化对分子靶向药物肝毒性发生及发展关键信号通路和毒性分子靶点的认识，以期研发出能够针对毒性机制的保护药物，在不影响药物疗效的情况下，减少患者肝损伤的发生。

（二）靶向药物治疗所致肝毒性的临床表现

多数靶向药物在肝内代谢，肝毒性的具体表现包括胆红素升高、转氨酶升高、肝炎等。临床患者会出现乏力，食欲缺乏、厌油、肝部胀痛及上腹部不适等症状，少许患者还会有皮肤黄染、发热、皮肤瘙痒、关节酸痛等表现。有研究显示，甲磺酸伊马替尼在最初治疗的 3 个月内，就可能发生肝损伤。目前，有因严重肝损伤导致死亡的病例报道。厄洛替尼可经肝代谢和胆道分泌，在治疗过程中也易发生肝损伤。

（三）靶向药物治疗所致肝毒性的处理及策略

首先，在患者使用靶向药物之前，应对患者肝功能状态进行评估，如果患者本身具有肝脏基础疾病，在选择靶向药物方面尽量避免肝毒性较大的靶向药物。在患者使用靶向药物过程中，进行肝功能监测，若转氨酶高于正常值上限 5 倍，应先中断靶向药物的治疗，待转氨酶恢复正常时可继续治疗，但应减低剂量，若转氨酶值高于正常值 5 倍时，应终止靶向治疗。具体治疗参照化疗所致肝毒性的处理及策略。

三、免疫检查点抑制剂所致肝毒性

免疫检查点抑制剂（immune checkpoint inhibitors，ICI）是当今备受瞩目的新兴肿瘤治疗方式，不同于以往其他治疗方式，靶向机体免疫系统而非肿瘤细胞，但在应用的过程中也会发生免疫相关不良反应（irAEs）。

（一）免疫检查点抑制剂所致肝毒性的发病机制

免疫治疗的作用机制不同于传统化疗和靶向药物，治疗时间长，不良反应拖尾效应长，因此毒副反应的发生机制和相关表现有其独特性。简而言之，免疫治疗相关不良反应主要是免疫功能过度或者不恰当地增强所导致的，病理学主要表现为活动性小叶性肝炎和不同部位的静脉周围炎症浸润；其次为胆管损伤的表现。研究显示应用抗 CTLA-4 单克隆抗体相关的组织学变化显示为肉芽肿性肝炎，包括有纤维环的肉芽肿和中心静脉内皮炎。与应用抗 PD-1/PD-L1 单克隆抗体有关的组织学变化则以小叶性肝炎为特征。需要注意的是，有时需要与自身免疫性肝炎（autoimmune hepatitis，AIH）鉴别。

（二）免疫检查点抑制剂所致肝毒性的临床表现

ICI 相关肝毒性较少见，总发生率为 5%~10%，3 级以上的发生率为 1%~2%。当联合用药（PD-1 单抗与抗 CTLA-4 单抗）治疗时，3~4 级发生率显著增加。主要表现为谷丙转氨酶（GPT）和（或）谷草转氨酶（GOT）升高，伴有或不伴有胆红素升高。一般无特征性的临床表现，有时伴有发热、疲乏、食欲缺乏、早饱等非特异性症状，胆红素升高时可出现皮肤、巩膜黄染、茶色尿等。ICI 相关肝毒性可发生于首次用药后任意时间，最常出现在首次用药后 6~14 周。ICI 相关肝毒性的诊断需要排除活动性病毒性肝炎、其他疾病导致的肝损伤（如脂肪肝、酒精肝等）、其他药物导致的肝损伤、自身免疫性肝炎、肝脏原发肿瘤或肝转移瘤等。免疫抑制剂所致的肝毒性分级治疗［中国临床肿瘤学会（CSCO）免疫检查点抑制剂相关的毒性管理指南（2019 年版）］见表 3-2-5。

表 3-2-5　免疫抑制剂所致的肝毒性分级治疗

分级	描述	Ⅰ级推荐	Ⅱ级推荐	Ⅲ级推荐
G1	GOT 或 GPT<3 倍正常范围上限（ULN）总胆红素 <1.5 倍 ULN	继续 ICI 治疗	每周监测 1 次肝功能 如肝功能稳定，适当减少监测频率	无
G2	GOT 或 GPT 为 3~5 倍 ULN 总胆红素为 1.5~3 倍 ULN	暂停 ICI 治疗 0.5~1.0 mg/kg 泼尼松口服，如肝功能好转，慢慢减量，总疗程至少 4 周 泼尼松剂量减少至 ≤10 mg/d，且肝毒性 ≤1 级，可重新进行 ICI 治疗	每 3 天监测肝功能 1 次	可选择肝活检
G3	GOT 或 GPT 为 5~20 倍 ULN 总胆红素为 3~10 倍 ULN	G4：建议永久停用 ICI 治疗，静脉使用甲基泼尼松龙，1~2 mg/kg，待肝毒性降至 2 级后，可等效改换口服的泼尼松并继续缓慢减量，总疗程至少为 4 周 3 天后如肝功能无好转，考虑加用麦考酚酸酯（50~1000 mg，2 次/日）不推荐使用英夫利昔单抗	G3：建议停用 ICI，泼尼松剂量减至 ≤10 mg/d，待肝毒性 ≤1 级后，可重新进行 ICI 治疗	无
G4	GOT 或 GPT>20 倍 ULN 总胆红素 >10 倍 ULN		每 1~2 天检测肝功能 1 次，如麦考酚酸酯效果仍不佳，可加用他克莫司 请肝病专家会诊 进行肝 CT 或超声检查 考虑行肝活检	无

注：上述证据级别全部为 2A 类证据。

（三）免疫检查点抑制剂所致肝毒性的处理及策略

总体而言，irAEs 较传统化疗的不良反应轻微，通常是 1~2 级，早期识别并恰当处理后，患者可继续接受 ICI 治疗。具体而言，对 2 级以下转氨酶或胆红素升高的患者，暂停 ICI 治疗，每 3 天复查肝功能 1 次，同时对需要鉴别的几种疾病（如病毒性肝炎、自身免疫性肝炎等）进行相关化验检查，并询问有无肝损伤药物的应用史及饮酒史等。若转氨酶或胆红素的升高时间超过 2 周，应给予皮质类固醇激素治疗，如甲泼尼龙 1 mg/(kg·d)，同时观察转氨酶或胆红素的变化情况；若转氨酶或胆红素较之前下降，可逐渐减少皮质类固醇激素的用量，患者肝功能正常后仍可继续给予 ICI 治疗。若转氨酶或胆红素持续升高至 3 级以上，应停用 ICI 治疗，将皮质类固醇激素剂量增加至 2 mg/(kg·d)，并加用麦考酚吗乙酯（mycophenolate mofetil, MMF）1000 mg，每日 2 次。由于英夫利昔单抗有潜在的肝毒性，不推荐将其用于 ICI 相关性肝炎的治疗。对于难治性病例，可考虑行肝穿刺活检以协助诊断及治疗。

肝细胞癌合并病毒性肝炎者，如携带 HBV 或丙型肝炎病毒（hepatitis C virus, HCV）的患者使用 ICI，在全程管理病毒性肝炎的前提下，ICI 相关肝毒性是可控的，疗效与未感染者无显著差别，故 HBV/HCV 感染者可以安全使用 ICI。对于合并 HBV 感染的患者，需在乙肝病毒脱氧核糖核酸（hepatitis B virus deoxyribonucleic acid, HBV-DNA）低于 2000 U/ml 后再开始 ICI 治疗（临床试验中常常要低于 500 U/ml）。定期监测 HBV-DNA 和 HBV 表面抗原和抗体；对于合并 HCV 感染者，无须在 ICI 治疗的同时接受直接抗病毒药物（direct-acting antiviral agents, DAAs）或干扰素抗病毒治疗，但仍需要定期监测丙肝病毒脱氧核糖核酸（hepatitis C virus ribonucleic acid, HCV-RNA）水平。

（刘　勇）

<hr>

参考文献

[1] Chalasani NP, Hayashi PH, Bonkovsky HL, et al. ACG Clinical Guideline: the diagnosis and management of idiosyncratic drug-induced liver injury. Am J Gastroenterol, 2014,109(7):950-966.

[2] Hao K, Yu Y, He C, et al. RUCAM scale-based diagnosis, clinical features and prognosis of 140 cases of drug-induced liver injury. Zhonghua Gan Zang Bing Za Zhi, 2014,22(12):938-941.

[3] Du K, Williams CD, McGill MR, et al. The gap junction inhibitor 2-aminoethoxy-diphenyl-borate protects against

acetaminophen hepatotoxicity by inhibiting cytochrome P450 enzymes and c-jun N-terminal kinase activation. Toxicol Appl Pharmacol, 2013,273(3):484-491.

[4] Ikeda T. Idiosyncratic drug hepatotoxicity: strategy for prevention and proposed mechanism. Curr Med Chem, 2015,22(4):528-537.

[5] Valecha GK, Vennepureddy A, Ibrahim U, et al. Anti-PD-1/PD-L1 antibodies in non-small cell lung cancer: the era of immunotherapy. Expert Rev Anticancer Ther, 2017,17(1):47-59.

[6] Hahn AW, Gill DM, Agarwal N, et al. PD-1 checkpoint inhibition: Toxicities and management. Urol Oncol, 2017,35(12):701-707.

[7] Spain L, Diem S, Larkin J. Management of toxicities of immune checkpoint inhibitors. Cancer Treat Rev, 2016,44:51-60.

[8] Weber JS, Postow M, Lao CD, et al. Management of Adverse Events Following Treatment With Anti-Programmed Death-1 Agents. Oncologist, 2016,21(10):1230-1240.

第四节　肺纤维化

肺纤维化是放化疗治疗肺癌最为常见的毒副作用之一，是以肺间质弥漫性渗出、浸润和纤维化为主要病变的疾病，其基本形成过程包含肺组织的炎性损伤、炎症细胞的移动、炎症介质的释放、损伤的调整及结构修复停滞等引发的纤维化及瘢痕形成，病变部位涉及肺间质、肺泡上皮细胞和肺血管。其病理学的特点为肺泡上皮细胞损伤和增殖、基底膜剥蚀、肺实变和成纤维细胞病变，最后患者出现进行性呼吸困难、咳嗽、呼吸生理功能受限及气体交换障碍等症状。抗肿瘤治疗导致的肺炎可能源自损伤、反应、修复等机体组织的正常愈合反应，该过程涉及多种靶细胞，如Ⅱ型肺泡上皮细胞、成纤维细胞、毛细血管内皮细胞及肺泡巨噬细胞等。其中，Ⅱ型肺泡上皮细胞及毛细血管内皮细胞的损伤可能导致肺组织中的各个血管通透性改变，进而导致肺泡换气功能受损。肺泡巨噬细胞受刺激后会产生多种炎性细胞因子，如白细胞介素-1（interleukin-1, IL-1）、白细胞介素-6（interleukin-6, IL-6）、肿瘤坏死因子（tumor necrosis factor, TNF）等，它们可以募集并活化多种炎性细胞，启动炎性反应。更重要的是，此过程产生的转化生长因子-β（transforming growth factor-β, TGF-β）等介质会继续引发IL-1、IL-6、单核细胞趋化因子（monocyte chemoattractant protein, MCP）等其他细胞因子的激活，产生细胞因子的瀑布级联效应。除此以外，成纤维细胞本身受到刺激后也会产生一系列的变化，进一步导致局部炎性反应加重，纤维蛋白沉积增加。在导致肺组织纤维化的所有细胞生长因子中，TGF-β是目前被国内外学者公认的与肺纤维化的发生和发展关系最密切的介导因子。一般认为，TGF-β在正常组织的损伤修复和纤维瘢痕的形成中有重要作用。TGF-β的分泌能刺激成纤维细胞基因活化，抑制胞外基质降解，同时促进胞外基质，如胶原等的合成。

肺纤维化是一种慢性疾病，目前肺纤维化的治疗主要包括药物治疗及非药物治疗两部分。

一、药物治疗

（一）吡非尼酮

吡非尼酮（pirfenidone）是一种具有抗纤维化、抗炎作用的小分子化合物，具有抑制成纤维细胞增殖、减少细胞和组织纤维化，以及改善肺功能下降的作用。CAPACITY 和 ASCEND 两项临床研究数据表明吡非尼酮具有良好的耐受性，可降低肺纤维化患者的疾病进展，改善肺功能。Noble 等对吡非尼酮治疗肺纤维化患者的Ⅲ期临床试验数据进行评估分析，1247 例患者被随机分配到口服吡非尼酮组（2403 mg/d）或安慰剂组，1 年后发现，口服吡非尼酮可使用力肺活量（forced vital capacity, FVC）下降 10% 以上或使患者的死亡率降低至 43.8%，同时也可提高无进展生存期和 6 分钟步行距离（6-min walking distance, 6MWD），并改善呼吸困难。虽然胃肠道和皮肤相关的不良反应在吡非尼酮组较常见，但其很少导致停药。

（二）尼达尼布

尼达尼布（nintedanib）是一种有效的小分子酪氨酸激酶抑制剂，可靶向作用于血小板来源生长因子受体（platelet derived growth factor, PDGF）、成纤维细胞生长因子受体（fibroblast growth factor receptors, FGFR）和血管内皮生长因子受体（vascular endothelial growth factor receptor, VEGFR），通过竞争性结合这些受体的 ATP 结合位点，从而干扰肺纤维化患者肺成纤维细胞的增殖、迁移和分化，对肺纤维化具有较好的临床治疗效果。一项开放、延续试验 INPULSIS-ON 的中期分析结果证实了尼达尼布的有效性和安全性，结果显示尼达尼布可长效延缓肺纤维化患者的病情进展，并且药物不良反应可控。分析结果显示，对于曾接受抗酸剂、糖皮质激素等常规治疗的患者，尼达尼布的使用仍具有持续的获益，表现为 FVC 的年均下降值降低。

（三）西地那非

西地那非（sildenafil）是磷酸二酯酶 5 抑制剂，可降低肺动脉阻力，改善肺循环血流动力学指标，抑制肺动脉内皮细胞及平滑肌细胞向间质细胞转化，具有抗收缩、抗重塑作用。研究人员进行了双盲随机安慰剂对照试验，将 180 例肺纤维化患者随机分为口服西地那非组和对照组（1∶1）。在口服西地那非组，89 例患者中有 9 例在 6 分钟步行距离测试中增加了 20% 以上的距离，对照组为 91 例中有 6 例出现了同样结果，无显著差异；在冠脉氧合、一氧化碳交换能力、降低呼吸困难程度和改善生活质量方面，口服西地那非组与对照组有显著差异。严重的不良反应发生情况在两个组中相似。

（四）N-乙酰半胱氨酸

N-乙酰半胱氨酸（N-acetylcysteine）不仅具有强烈的黏液溶解作用，而且可发挥抗氧化作用，可以保护细胞形态和功能的完整性。N-乙酰半胱氨酸通过一个能与亲电子的氧化基团直接发生作用的自由巯基发挥直接抗氧化作用。此外，该药的分子结构使它易于透过细胞膜。在细胞内，N-乙酰半胱氨酸脱去乙酰基，形成L-半胱氨酸，这是一种合成谷胱甘肽的必需氨基酸。谷胱甘肽是细胞内重要的抗氧化剂，在肺上皮细胞内液中的浓度比血浆高100倍，但间质性肺炎、肺间质纤维化患者的谷胱甘肽含量则明显降低。在临床试验中，雾化吸入谷胱甘肽可暂时性提高肺组织中的谷胱甘肽含量，对改善氧化和抵抗氧化失衡有一定作用，并且可以抑制TNF-α、IL-1等细胞因子的产生，因而对肺泡上皮具有保护作用，减慢了间质性肺炎、肺间质纤维化的进程。

（五）二甲双胍

二甲双胍（metformin）是一种双胍类抗糖尿病药物，Sato等利用TGF-β诱导的肺成纤维细胞向肌成纤维细胞分化的体外模型和博来霉素诱导的小鼠肺纤维化模型来研究二甲双胍的抗纤维化作用，研究表明，二甲双胍介导的AMP活化蛋白激酶（AMP-activated protei, AMPK）的激活可抑制TGF-β诱导的尼克酰胺腺嘌呤二核苷酸磷酸氧化酶4（NADPH oxidase 4, NOX4）的表达，进而抑制肌成纤维细胞中TGF-β诱导的肌成纤维细胞分化，NOX4是TGF-β诱导ROS产生的关键因子，NOX4介导的ROS的产生对于TGF-β诱导的SMAD（Sma-and Mad-related protein，SMAD）磷酸化和肌成纤维细胞分化至关重要；二甲双胍还可显著抑制博来霉素诱导的小鼠肺纤维化；以上结果表明，二甲双胍可作为一种有前景的治疗肺纤维化的抗纤维化药物。

（六）糖皮质激素

糖皮质激素（glucocorticoid）是机体应激反应中最重要的调节激素。在原发性肺成纤维细胞和内皮细胞中，糖皮质激素通过肺部TGF-β信号传导来影响成纤维细胞。有研究发现，糖皮质激素联合其他多种药物治疗稳定期的肺纤维化能获得良好的效果，钟春蕾等对N-乙酰半胱氨酸、大环内酯类联合糖皮质激素治疗肺纤维化进行了研究，试验组患者口服泼尼松片或等效的糖皮质激素药物，同时口服罗红霉素片300 mg/d或阿奇霉素分散片0.25 g/d，以及N-乙酰半胱氨酸片1200 mg/d。对照组患者仅口服相同剂量的泼尼松或其他等效剂量的糖皮质激素。结果表明，试验组能明显降低肺纤维化患者呼吸困难指数，提高生活质量评分，且较对照组有更高的痊愈率和有效率。

（七）沙利度胺

沙利度胺（thalidomide）是一种具有免疫调节作用的小分子，目前被批准用于治疗红斑麻风病的并发症和多发性骨髓瘤，以及皮肤性疾病（如贝赫切特综合征、红斑狼疮和移植物抗宿主病）。目前已有研究显示，沙利度胺可改善肺纤维化患者的咳嗽和呼吸相关的生活质量。Celgene公司资助了一项在美国进行的、为期 24 周的随机对照临床试验，试验招募了 98 名肺纤维化患者，结果显示：沙利度胺治疗组的咳嗽生活质量问卷的评分显著改善；沙利度胺也显著提高了咳嗽直观模拟标度尺评分；沙利度胺治疗组与安慰剂组相比，圣乔治呼吸问卷总分及症状部分和对日常生活影响部分的得分均有所改善。

（八）靶向药物

近年来的多项试验显示，在肺纤维化发病机制中有多个起关键作用的因子。

（1）pamrevlumab（FG-3019）是结缔组织生长因子（connective tissue growth factor, CTGF）的单克隆抗体，PRAISE 是观察 FG-3019 对肺纤维化患者肺功能影响的 Ⅱ 期临床研究。以第12、24、36、48 周时的 FVC 的变化作为衡量标准。通过定量高分辨 CT 评估肺纤维化程度，结果表明，FG-3019 相对于安慰剂减慢了肺纤维化进展，治疗组在 24 周时肺纤维化体积为 24.8 ml，而安慰剂组为 86.4 ml，$P<0.01$。48 周时，pamrevlumab 治疗组患者的纤维化程度达到了75.4 ml，而安慰剂组患者的纤维化程度超过了治疗组患者的 2 倍，达 151.5 ml，$P<0.01$。治疗组FVC 下降速率也减缓，患者有轻度不良事件，说明 FG-3019 具有良好的安全性和耐受性。

（2）autotaxin inhibitor（自毒素抑制剂，GLPG1690）由 Galapagos 研发，在随机、双盲、安慰剂对照的 Ⅱ 期临床试验（FLORA 研究）中效果显著，经 12 周治疗后，GLPG1690 组患者的FVC 得到明显提升（增加了 8 ml），达到临床终点。相比之下，安慰剂组患者的 FVC 较基线水平减少了 87 ml。这也是第 1 个试验性治疗肺纤维化有效的自毒素抑制剂。

二、非药物治疗

（一）肺康复训练

肺康复训练对肺纤维化的治疗有重要作用，肺康复训练包括有氧训练、强度和柔韧性训练及心理支持等，有一些康复方案还包括呼吸肌训练或呼吸练习。首先，大多数肺纤维化患者的通气模式是异常的，其标志性的临床症状是运动反应中动脉血氧分压和动脉血氧饱和度下降，主要与肺换气功能异常、氧气扩散受限和低混合静脉氧含量有关。其次，肺纤维化的另一个主要特征是运动不耐受，与严重的职业性呼吸困难、疲劳及生活质量不佳有关。肺纤维化患者的峰值摄氧量（VO_2max）和6MWD呈明显降低；经运动训练干预后，肺纤维化患者的运动耐受时间、最高工作效率、6MWD、增量穿梭行走测试距离均显著增高。然而，虽然研究证明了肺纤维化患者进行运动训练的优点，但仍需要进一步研究康复训练治疗肺纤维化的基本机制和最佳方案变量等问题。

（二）肺移植

肺移植是一个既定的慢性肺疾病的治疗选择。对44例行单肺移植的肺纤维化患者进行回顾性研究发现，移植后第1个月，肺纤维化患者肺功能指标：FVC和第一秒用力呼气量（forced expiratory volume in first second，FEV-1）平均增长12%；移植1年后，肺功能仍持续改善。Schaffer等对4134例进行肺移植的肺纤维化患者进行分析（2010例单肺移植和2124例双肺移植），发现双肺移植比单肺移植具有更高的移植生存率（65.2个月 vs 50.4个月）。但肺移植仍存在许多缺点，包括捐助机构的供应有限，永远存在感染和排斥的风险，以及终身需要免疫抑制剂治疗。

（曹成松　刘　勇）

参考文献

[1] 郭长升，石磊，唐家宏，等.中药干预放射性肺损伤研究概述.中国药师，2013,06:910-913.

[2] 曾鸣，范贤明.成纤维细胞、肌成纤维细胞与肺纤维化.国外医学（内科学分册），2006,11:485-488.

[3] 官键，刘来昱，李启生，等.TGF-β在放射性肺损伤大鼠肺组织中的表达及意义.重庆医学，2012,10:964-965.

[4] 李毅，谢新权.西地那非治疗高海拔地区儿童先天性心脏病并发重度肺动脉高压的临床研究.现代药物与临床，2015,07:837-840.

[5] 马显军，李水霞，张毅.大剂量N-乙酰半胱氨酸治疗肺间质纤维化疗效观察.疾病监测与控制，2015,12:861-862.

[6] 钟春蕾，张志强.糖皮质激素联合N-乙酰半胱氨酸、大环内酯类治疗特发性肺纤维化.实用医学杂志，2017,03:501-502.

[7] B Moore B, Lawson WE, Oury TD, et al. Animal models of fibrotic lung disease. Am J Respir Cell Mol Biol, 2013,49(2):167-179.

[8] Ong CL, Palma D, Verbakel WF, et al. Treatment of large stage I-II lung tumors using stereotactic body radiotherapy (SBRT): planning considerations and early toxicity. Radiother Oncol, 2010,97(3):431-436.

[9] Wang Y, Zhao X, Huojia M, et al. Transforming growth factor-β3 promotes facial nerve injury repair in rabbits. Exp Ther Med, 2016,11(3):703-708.

[10] Ding Q, Subramanian I, Luckhardt TR, et al. Focal adhesion kinase signaling determines the fate of lung epithelial cells in response to TGF-β. Am J Physiol Lung Cell Mol Physiol, 2017,312(6):L926-L935.

[11] Zhang SJ, Song XY, He M, et al. Effect of TGF-β1/SDF-1/CXCR4 signal on BM-MSCs homing in rat heart of ischemia/perfusion injury. Eur Rev Med Pharmacol Sci, 2016,20(5):899-905.

[12] Noble PW, Albera C, Bradford WZ, et al. Pirfenidone in patients with idiopathic pulmonary fibrosis (CAPACITY): two randomised trials. Lancet, 2011,377(9779):1760-1769.

[13] King TE Jr, Bradford WZ, Castro-Bernardini S, et al. A phase 3 trial of pirfenidone in patients with idiopathic pulmonary fibrosis. N Engl J Med, 2014,370(22):2083-2092.

[14] Noble PW, Albera C, Bradford WZ, et al. Pirfenidone for idiopathic pulmonary fibrosis: analysis of pooled data from three multinational phase 3 trials. Eur Respir J, 2016,47(1):243-253.

[15] Bonella F, Stowasser S, Wollin L. Idiopathic pulmonary fibrosis: current treatment options and critical appraisal of nintedanib. Drug Des Devel Ther, 2015,9:6407-6419.

[16] Corte T, Bonella F, Crestani B, et al. Safety, tolerability and appropriate use of nintedanib in idiopathic pulmonary fibrosis. Respir Res, 2015,16:116.

[17] Milara J, Escrivá J, Ortiz JL, et al. Vascular effects of sildenafil in patients with pulmonary fibrosis and pulmonary hypertension: an ex vivo/in vitro study. Eur Respir J, 2016,47(6):1737-1749.

[18] Zisman DA, Schwarz M, Anstrom KJ, et al. A controlled trial of sildenafil in advanced idiopathic pulmonary fibrosis. N Engl J Med, 2010,363(7):620-628.

[19] Sato N, Takasaka N, Yoshida M, et al. Metformin attenuates lung fibrosis development via NOX4 suppression. Respir Res, 2016,17(1):107.

[20] Schwartze JT, Becker S, Sakkas E, et al. Glucocorticoids recruit Tgfbr3 and Smad1 to shift transforming growth factor-β signaling from the Tgfbr1/Smad2/3 axis to the Acvrl1/Smad1 axis in lung fibroblasts. J Biol Chem, 2014,289(6):3262-3275.

[21] Horton MR, Santopietro V, Mathew L, et al. Thalidomide for the treatment of cough in idiopathic pulmonary fibrosis: a randomized trial. Ann Intern Med, 2012,157(6):398-406.

[22] Raghu G, Scholand MB, de Andrade J, et al. FG-3019 anti-connective tissue growth factor monoclonal antibody: results of an open-label clinical trial in idiopathic pulmonary fibrosis. Eur Respir J, 2016,47(5):1481-1491.

[23] Vainshelboim B. Exercise training in idiopathic pulmonary fibrosis: is it of benefit? Breathe (Sheff), 2016,12(2):130-138.

[24] Arizono S, Taniguchi H, Sakamoto K, et al. Endurance time is the most responsive exercise measurement in idiopathic pulmonary fibrosis. Respir Care, 2014,59(7):1108-1115.

[25] Rubin AS, Nascimento DZ, Sanchez L, et al. Functional improvement in patients with idiopathic pulmonary fibrosis undergoing single lung transplantation. J Bras Pneumol, 2015,41(4):299-304.

[26] Schaffer JM, Singh SK, Reitz BA, et al. Single-vs double-lung transplantation in patients with chronic obstructive pulmonary disease and idiopathic pulmonary fibrosis since the implementation of lung allocation based on medical need. JAMA, 2015,313(9):936-948.

第五节　皮肤毒性

化疗、分子靶向药物所引起的全身皮肤毒性多种多样，常见的皮肤毒性反应包括毛囊皮脂腺炎（丘疹脓疱性皮疹或痤疮样皮疹、毛囊炎）、皮肤屏障功能改变（光敏、色素沉着、皮肤干燥、瘙痒、皲裂、手足综合征等）和皮肤附件病变（甲沟炎、多毛症、毛发或睫毛卷曲且变细及易断等）。皮肤毒性绝大多数可逆，停药后可恢复。临床上最常见、最值得关注的是皮疹和手足综合征。手足综合征（hand-foot syndrome, HFS）又称为掌跖感觉丧失性红斑综合征（palmar-planter erythrodysesthesia syndrome, PPES），临床主要表现为指/趾的热、痛、红斑性肿胀，严重者可发展至脱屑、溃疡和剧烈疼痛，影响日常生活。与化疗药物引起的手足综合征相比，靶向药物引起的手足皮肤反应（hand-foot skin reaction, HFSR）具有手指或足趾弯曲部分皮肤角化、周围包绕红斑的特征，而 HFSR 以对称性麻木、红斑和水肿为特征。

　　免疫检查点抑制剂引起的最常见的皮肤不良事件是皮疹、瘙痒和白癜风，已报道的免疫药物导致的其他更少见的皮肤不良事件包括斑秃、口腔炎、皮肤干燥症和光敏感。也有报道称出现了银屑病的加重现象，以及在既往无皮肤病史的患者中发生了银屑病样或苔藓样皮肤反应。

一、化疗和靶向治疗引起皮肤毒性的发生率及发生机制

　　几乎所有的化疗药物或多或少都会产生过敏反应，化疗药物引起的局部皮肤过敏反应表现为皮肤瘙痒、荨麻疹、皮丘疹，严重者可发生剥脱性皮炎。有些药物过敏反应的发生率在 5% 以上。L-门冬酰胺酶、紫杉烷类、丙卡巴肼、表鬼臼毒素等药物的过敏反应发生率很高。

　　靶向药物导致的痤疮样皮疹是最常见的皮肤不良反应，发生率为 41.4%～79.7%，其中大部分为 1～2 级轻度皮疹，严重的 3～4 级皮疹只占 5%～20%。皮疹主要分布在面部、下背部、颈部和耳后等，大部分皮疹的发生时间在用药后 1 周出现，3～5 周达到最严重程度，而停药 4 周内皮疹基本消失，也可自发性缓解。西妥昔单抗、厄洛替尼和吉非替尼的皮疹发生率最高，一项Ⅲ期临床研究的结果显示，西妥昔单抗的皮疹发生率为 90%，其中 3～4 级毒性占 4.8%；厄洛替尼为 75%，其中 3～4 级毒性占 4.8%；吉非替尼为 47%，其中 3～4 级毒性占 4.2%。

　　最常引起手足综合征的化疗药物有卡培他滨、阿霉素、脂质体阿霉素、阿糖胞苷、多西紫杉醇、长春瑞滨、吉西他滨等。引起手足皮肤毒性反应的靶向药物有：索拉非尼、伊马替尼、厄洛替尼、阿帕替尼等。索拉非尼和舒尼替尼的手足皮肤毒性的发生率为 3.8%～13.8%，其中索拉非尼的 3～4 级手足皮肤毒性的发生率为 6%。手足皮肤毒性一般出现于治疗开始的第 2～4 周，并且随着治疗时间的延长，手足皮肤毒性的严重程度也会逐渐减轻。

　　靶向药物产生皮肤毒性的发生机制不是十分清楚，一般认为是基于机制的靶内毒性。

　　表皮生长因子受体（epidermal growth factor receptor, EGFR）在表皮中起着重要作用，可以刺激表皮细胞生长，抑制其分化，帮助细胞抵抗紫外线相关损伤，抑制炎症并加速创面愈合。使

用表皮生长因子受体酪氨酸激酶抑制剂（EGFR-TKIs）后，EGFR 信号传导通路受抑制，最先出现的皮肤病理改变为 T 淋巴细胞在毛囊漏斗部浸润，随后出现浅表毛囊周围炎、毛囊口角化、化脓性毛囊炎或表皮棘层松解伴稀疏的中性粒细胞浸润。

免疫组化研究发现，在正常皮肤组织中，EGFR 磷酸化在基底层及基底上层高表达，丝裂原活化蛋白激酶在基底层高表达。EGFR-TKIs 可抑制基底角质化细胞的 EGFR 磷酸化，并减少丝裂原活化蛋白激酶的表达，从而导致角质化细胞的生长抑制、提前分化和异常迁移。体外研究显示，以上改变可同时伴有炎症细胞趋化诱导物的释放，从而诱导白细胞聚集，进而释放蛋白酶类物质，导致角质化细胞凋亡，大量凋亡细胞蓄积于真皮层下，进一步导致皮肤损伤，目前认为这一过程是导致皮肤毒性，尤其是皮疹的主要原因。

力学效应学假说认为：多激酶抑制剂可同时抑制血管内皮生长因子受体（vascular endothelial growth factor receptor, VEGFR）和血小板源性生长因子，使毛细血管受损，当手足部位遭受直接的压力（如行走、洗手或其他日常活动）时，受损血管再次遭受压力等机械性损伤，从而出现伴随炎症和水疱的手足皮肤反应。此外，索拉非尼和舒尼替尼对外分泌腺受体的直接影响也与手足皮肤反应的发生有关。

二、免疫检查点抑制剂引起的皮肤毒性的发生率

在免疫检查点抗细胞毒性 T 淋巴细胞抗原 -4（CTLA-4）和程序性死亡蛋白-1（programmed death-1, PD-1）的单抗抑制剂中，皮肤不良事件是最常见的不良事件，发生率分别为：伊匹单抗（ipilimumab）为 43%~45%，纳武利尤单抗（nivolumab）和派姆单抗（pembrolizumab）为 34%。这些不良事件经常在治疗的早期出现。但是严重的皮肤不良事件较为罕见，且通常不需要停止治疗或减少药量。最常见的皮肤不良事件是皮疹、瘙痒和白癜风。皮疹在接受 ipilimumab、抗 PD-1 单抗和联用 ipilimumab 及 nivolumab 中的发生率分别为 24%、15% 和 40%。但是，3~4 级的皮疹很少见：在单用 ipilimumab 或抗 PD-1 治疗时，发生率 <3%；联合用药时，发生率 <5%。瘙痒在 ipilimumab、抗 PD-1 单抗和联用 ipilimumab 及 nivolumab 中的发生率分别为 25%~35%、13%~20% 和 33%，3~4 级瘙痒的发生率 <2.5%。白癜风在抗 PD-1 单抗和药物联用时的发生率约为 8%，在 ipilimumab 单药治疗中的发生率极少有报道。

国内学者报道了 PD-1 抑制剂 SHR-1210（camrelizumab）单药治疗导致的反应性皮肤毛细血管增生症（cutaneous capillary endothelial proliferation, CCEP）的情况，发生率为 77.1%，形态学表现大致可分为"红痣型""珍珠型""桑葚型""斑片型"和"瘤样型" 5 种，以"红痣型"和"珍珠型"最为多见。SHR-1210（camrelizumab）联合化疗或阿帕替尼能够降低 CCEP 的发生率。

三、皮肤毒性与治疗疗效的关系

虽然皮疹对患者影响很大，但有临床研究发现皮疹可能是预测治疗疗效的重要标志，尤其在 EGFR-TKIs 治疗中皮疹与治疗疗效密切相关。一组厄洛替尼治疗 5 例晚期非小细胞肺癌的 II 期临床研究显示，0 级皮疹患者的中位生存期为 1.5 个月，1 级和 2～3 级皮疹患者的中位生存期则分别为 8.5 个月和 19.6 个月（$P<0.05$）。随后的两项 III 期临床试验［即 BR.21 试验（厄洛替尼治疗含铂方案失败的晚期 NSCLC）和 PA.3 试验（厄洛替尼联合吉西他滨一线治疗胰腺癌）］进一步证实皮疹与总生存期（overall survival, OS）的密切相关性。

在接受抗 PD-1 单抗治疗的黑色素瘤患者中，一种免疫相关的皮肤不良事件——白癜风似乎与较好的临床疗效有关。在一项小型前瞻性研究中，经 pembrolizumab 治疗后有 25% 的患者出现了白癜风。该研究中，白癜风的发生率和药物疗效明显相关。但除了恶性黑色素瘤以外，皮肤毒性与 ICI 治疗其他实体瘤的疗效之间的关系尚不明确。

四、皮肤毒性的诊断

当患者出现了皮肤不良事件，首先需要排除皮肤疾病的其他原因，比如感染。之后，应通过以下方式评估皮肤不良事件的严重程度：对皮肤（包括黏膜）进行全面仔细的检查，评估一般状况（发热、淋巴结肿大等），必要时进行血细胞计数、肝肾功能检查。这能够排除皮肤病急症的可能，如伴嗜酸性粒细胞增多和系统症状的药疹、急性发热性中性粒细胞增多性皮肤病、Stevens-Johnson 综合征或中毒性表皮坏死松解症。出现上述致命情况时，应该永久停用药物，并立即收住院，由皮肤科医师或专业的皮肤团队立即开始对症治疗。

通常使用不良事件通用术语标准（Common Terminology Criteria for Adverse Events，CTCAE）来评估皮肤的严重程度。在该标准中，对皮肤和皮下组织疾病所包含的常见皮肤毒性均有分级。对于斑丘疹、手足综合征及 Stevens-Johnson 综合征的严重程度分级见表 3-2-6。

表 3-2-6　斑丘疹、手足综合征及 Stevens-Johnson 综合征的严重程度分级

不良事件	1 级	2 级	3 级	4 级	5 级
斑丘疹	斑丘疹覆盖小于 10% 的体表面积（BSA），伴有 / 不伴有症状（瘙痒、发热、紧缩感）	斑丘疹覆盖10%～30% 的 BSA，伴有 / 不伴有症状（瘙痒、发热、紧缩感），影响工具性日常生活活动；皮疹覆盖大于 30% 的 BSA，伴有 / 不伴有轻微症状	斑丘疹和脓疱的覆盖大于30% BSA，伴有中至重度症状	无	无

不良事件	1级	2级	3级	4级	5级
手足综合征	轻微的皮肤改变或皮炎（红斑、水肿、角化过度）	痛性皮肤改变（剥落、水疱、出血、肿胀、角化过度）影响工具性日常生活活动	重度皮肤改变（剥落、水泡、出血、水肿、角化过度）伴剧烈疼痛，严重影响自理性日常生活	无	无
Stevens-Johnson综合征	无	无	脱皮小于10% BSA，伴有红斑、紫癜、表皮脱落和黏膜脱落	脱皮涉及10%~30% BSA，伴有红斑、紫癜、表皮脱落和黏膜脱落	死亡

五、处理措施

（一）皮疹的处理

对于靶向药物引起的皮肤反应，主要应注重预防措施及提前告知患者相关知识，嘱患者减少日晒时间，注意避光。因为小分子酪氨酸激酶抑制剂所致的皮疹大多属于光敏性皮疹，可导致暴露于日光部分的皮疹更严重。每天应注意保持身体清洁及干燥部位皮肤湿润。避免接触碱性和刺激性强的洗漱用品，沐浴后涂抹温和的润肤露或维生素E软膏，从而预防皮肤干燥。各种指南均推荐使用防晒霜作为EGFR-TKIs引起的皮肤毒性的预防措施之一，一般建议使用SPF>18的广谱防晒用品。

对于轻度毒性，患者一般不需要任何形式的处理措施；对于瘙痒者，可局部使用复方醋酸地塞米松乳膏（皮炎平）、氢化可的松乳膏（1%或2.5%）等；对皮肤干燥伴瘙痒者，也可用薄酚甘油洗剂（每日2次）或苯海拉明软膏涂抹瘙痒局部。2周后再次评估，若情况恶化或无明显改善则按中度毒性处理。

对于中度毒性，局部使用氢化可的松乳膏（2.5%）或红霉素软膏，并口服氯雷他定（阿司咪唑）。对皮肤干燥伴瘙痒者，可用苯海拉明软膏或复方苯甲酸软膏涂抹瘙痒局部。有自觉症状者应尽早口服米诺环素（美满霉素100 mg，每日2次）。2周后再次评估，若情况恶化或无明显改善，则按重度毒性处理。

对于重度毒性，干预措施基本同中度毒性，但药物剂量可适当增加。若合并感染，则选择合适的抗生素进行治疗，如用莫匹罗星软膏（百多邦）、环丙沙星软膏（达维邦）外涂，若症状无缓解，则给予米诺环素或头孢呋辛（250 mg，每日2次）口服。若2~4周后不良反应仍未充分缓解，则考虑暂停用药或减少使用靶向药物或中止治疗。

对于免疫治疗引起的皮肤反应，欧洲肿瘤内科学会（European Society for Medical Oncology, ESMO）和美国国立综合癌症网络（National Comprehensive Cancer Network, NCCN）发布的临床实践指南都沿用了 CTCAE 对于斑丘疹的分级，但是美国临床肿瘤学会（American Society of Clnical Oncology, ASCO）却未局限于斑丘疹的分级，而是根据受累的体表面积、伴随症状的严重程度和对治疗的反应性将皮肤不良事件分为 4 级。其中 4 级包括重叠感染的丘疹脓疱性皮疹，Stevens-Johnson 综合征，中毒性表皮坏死松解症和覆盖 >30%BSA 且需要收入重症监护病房治疗的大疱性皮肤病。各级皮肤不良事件的处理原则如下。

对于皮疹和（或）瘙痒等 1 级皮肤不良事件，免疫药物可以继续使用。对症局部使用润肤剂，口服抗组胺药和（或）局部使用弱效皮质类固醇激素。

对于 2 级皮肤不良事件，可以继续使用免疫药物，但是需要每周检查皮肤不良事件是否有好转。如果不见好转，停用免疫药物，直至皮肤不良事件降至 1 级。对症治疗包括局部使用润肤剂，口服抗组胺药，局部使用中强效皮质类固醇激素。

对于 3 级皮肤不良事件，须立即停止使用免疫药物，直至皮肤不良事件降至 1 级。治疗方法包括局部使用润肤剂，口服抗组胺药及强效皮质类固醇激素。根据症状的严重程度，还可以考虑全身性的应用皮质类固醇激素（0.5 ~ 1.0 mg/kg）。

对于 4 级皮肤不良事件，须停止使用免疫药物，嘱患者尽快入院并接受治疗。治疗方法包括静脉注射（甲基）泼尼松龙 1 ~ 2 mg/kg，而后随着毒性反应的减轻逐渐减量。

（二）手足综合征的处理

手足综合征的处理包括：支持治疗、药物治疗及调整靶向药物治疗剂量。支持治疗包括穿戴厚手套 / 袜子，避免穿狭窄鞋靴和过度摩擦，避免皮肤过冷或过热、受压和摩擦；给予预防性的足疗；冷敷受损部位，收缩末梢血管，减少药物暴露，暂时缓解疼痛。若经上述处理后患者症状仍未减轻，此时应遵医嘱给予药物减量，并给予维生素 B_6、维生素 E、糖皮质激素等治疗。疼痛剧烈时适当应用镇静、镇痛药，使用前须评估肾功能和出凝血时间。红斑水疱等急性损伤愈合后，须应用抗角化药物，如 40% 尿素软膏、0.1% 他扎罗汀软膏和 5% 氟尿嘧啶软膏等。应根据药物说明书对化疗药物、靶向药物的剂量进行调整。

（赵晴晴 刘 勇）

参考文献

[1] 王锋，秦叔逵，方维佳，等. 抗 PD-1 单抗 SHR-1210 治疗原发性肝癌引发皮肤毛细血管增生症的临床病理报告. 临床肿瘤学杂志，2017,12:1066-1072.

[2] 中国临床肿瘤学会指南工作委员会. 中国临床肿瘤学会（CSCO）免疫检查点抑制剂相关的毒性管理指南. 北京：人民卫生出版社，2019:48-60.

[3] Chu D, Lacouture ME, Fillos T, et al. Risk of hand-foot skin reaction with sorafenib: a systematic review and meta-analysis. Acta Oncol, 2008,47(2):176-186.

[4] Clark JW, Eder JP, Ryan D, et al. Safety and pharmacokinetics of the dual action Raf kinase and vascular endothelial growth factor receptor inhibitor, BAY 43-9006, in patients with advanced, refractory solid tumors. Clin Cancer Res, 2005,11(15):5472-5480.

[5] Fox LP. Pathology and management of dermatologic toxicities associated with anti-EGFR therapy. Oncology (Williston Park), 2006,20(Suppl 2):26-34.

[6] Pérez-Soler R, Chachoua A, Hammond LA, et al. Determinants of tumor response and survival with erlotinib in patients with non–small-cell lung cancer. J Clin Oncol, 2004,22(16):3238-3247.

[7] Hodi FS, O'Day SJ, McDermott DF, et al. Improved survival with ipilimumab in patients with metastatic melanoma. N Engl J Med, 2010,363(8):711-723.

[8] Peuvrel L, Bachmeyer C, Reguiai Z, et al. Semiology of skin toxicity associated with epidermal growth factor receptor (EGFR) inhibitors. Support Care Cancer, 2012,20(5):909-921.

[9] Brahmer JR, Lacchetti C, Schneider BJ, et al. Management of Immune-Related Adverse Events in Patients Treated With Immune Checkpoint Inhibitor Therapy: American Society of Clinical Oncology Clinical Practice Guideline. J Clin Oncol, 2018,36(17):1714-1768.

[10] Haanen JBAG, Carbonnel F, Robert C, et al. Management of toxicities from immunotherapy: ESMO Clinical Practice Guidelines for diagnosis, treatment and follow-up. Ann Oncol, 2017,28(Suppl 4):iv119-iv142.

[11] Robert C,Schachter J,Long GV, et al. Pembrolizumab versus ipilimumab in advanced melanoma. N Engl J Med, 2015,372(26):2521-2532.

第六节　神经毒性

一、化疗药物相关神经毒性

化疗药物所致神经毒性是临床常见的不良反应，它成为限制化疗药物使用剂量、影响疗效的主要因素，同时可能损害患者的心理、生理健康，降低生活质量。化疗药物引起的神经毒性主要包括周围神经系统毒性、中枢神经系统毒性和感受器毒性三方面。周围神经系统毒性包括末梢神经、脑神经和自主神经的损害，主要表现为手指、足趾的对称性麻木或疼痛等症状，还可出现感觉减退、感觉异常，部分患者可合并出现肌肉痉挛、肌无力、肌痛甚至瘫痪。中枢神经系统毒性多表现为中枢神经受损和小脑受损，有不同程度的脑膜刺激症状，以及脑白质病、记忆力下降和痴呆等症状。感受器毒性表现为视觉、听觉、嗅觉、味觉系统及平衡觉系统的毒性。化疗引起的神经毒性主要与患者年龄、合并症（如糖尿病）、肝功能损害、化疗药物种类、化疗药物总剂量、给药间隔时间及给药途径相关；其次，联合放疗时可增加神经毒性发生率；此外，化疗引起的神经毒性还与患者性别、肿瘤类型、代谢异常情况及烟酒嗜好等有关。化疗所致神经毒性的发生机制目前为止尚不十分清楚，目前研究提示可能与氧化应激、炎性反应及凋亡、离子通道的变化、背根神经元损伤、神经生长因子分泌异常等相关。临床中常见的引起神经毒性的化疗药物如下。

（一）铂类化疗药物

1. **顺铂**　顺铂具有明显的耳毒性作用，其耳毒性与剂量累积呈正相关。听力损伤在老年患者中更为明显，往往表现为可逆性，但如果用药剂量过大，常出现永久性的听力损伤。顺铂还可引起轻至中重度、以感觉为主的外周神经病变，其早期症状为痛性感觉异常和麻木。随着剂量增加，振动觉丧失、共济失调甚至感觉缺失等症状逐步出现。

2. **奥沙利铂**　奥沙利铂的神经毒性分为急性和慢性。急性神经毒性表现为在静脉滴注的最初几个小时内，患者出现手足麻木和疼痛、肢体远端或口周感觉异常或缺失，这种毒性遇冷诱发或加重，通常在几小时或几天内缓解，多与静脉滴注速度有关。慢性神经毒性与累积剂量相关，主要表现为外周神经感觉功能障碍，如肢端感觉异常，进而发展为共济失调或功能损伤。一般在初次治疗 6 个月后出现，通常也是可逆的。

（二）长春碱类化疗药物

长春碱类化疗药物包括长春新碱、长春花碱、长春地辛和长春瑞滨，其中最常出现神经毒性的是长春新碱。长春新碱的神经毒性以自主神经病变、感觉运动神经病变为主，具有累积性和剂量依赖性；表现为由指（趾）尖开始向心性发展的麻木或麻刺感，伴有深腱反射的减弱或消失，严重时可致肌无力，尤其是远端手足肌无力。长春新碱累积剂量 30～50 mg 时需要停药。神经症状在停药后可缓慢恢复，中位持续时间为 3 个月。长春花碱和长春瑞滨的神经毒性发生率相对较低，常见症状包括感觉异常和深腱反射损伤，一般停药后可逆。

（三）紫杉醇类化疗药物

紫杉醇的神经毒性主要表现为感觉神经病变，如感觉异常、麻木、麻刺感、灼烧痛、机械及冷刺激痛、深腱反射、振动觉和本体感觉消失等，大多数痛觉神经病变发生在用药后 24～72 小时，最初出现在双足（趾），严重时可呈"袜套样"改变。关节痛和肌肉痛常出现在紫杉醇滴注后的第1~2天，1周内可自行消失。紫杉醇也可导致自主神经病变，包括麻痹性肠梗阻、心律失常和直立性低血压。运动神经病变较少见，主要表现为趾长伸肌无力。当紫杉醇的累积剂量达1400 mg/m^{2}或单剂量大于200 mg/m^{2}时，可导致严重神经毒性的发生。紫杉醇的神经症状在停药后可能持续数月甚至数年。多西他赛的外周神经毒性发生率较低，症状与紫杉醇相似，但一般较轻，可在停药后自行恢复。多西他赛的神经毒性也与累积剂量密切相关，当累积剂量达600 mg/m^{2}时运动神经损伤的发生率明显升高。

化疗药物相关神经毒性的治疗方法如下。

一般治疗及护理方法主要包括：①延长化疗药物静脉滴注时间（2~4小时）；②改变输液途径，改外周静脉置管为中心静脉置管；③适时调整化疗药物用药剂量；④注意保暖，避免接触冷刺激；⑤健康宣教，嘱患者睡觉时用枕头垫高上、下肢，促进肢体静脉回流，嘱患者勿搔抓局部皮肤及撕去脱屑，避免涂擦刺激性药油及乙醇、碘酒等。

神经毒性的临床治疗偏重于预防性治疗，尽量在化疗前和化疗期间预防性给药，从而降低神经毒性的发生率或严重程度，而对症治疗性用药的临床报道较少，且疗效甚微。预防性治疗的目的是降低神经毒性的发生率或严重程度。目前临床研究使用较多的药物有氨磷汀、还原型谷胱甘肽、维生素类、核苷酸类、钙镁合剂、促红细胞生成素、谷氨酰胺、乙酰左旋肉碱、5-羟色胺去甲肾上腺素再摄取抑制剂（文拉法辛）、重组人白血病抑制因子等。对症治疗的目的主要以减轻疼痛及麻木等症状为主，治疗药物主要包括2类：三环类抗抑郁药（主要有阿米替林、去甲替林和地昔帕明）及抗惊厥药（主要有加巴喷丁、卡马西平、普瑞巴林、丙戊酸、α-硫辛酸、拉莫三嗪）。

二、分子靶向药物相关神经毒性

有些靶向药物的长期应用可导致神经系统不良反应，虽然并不常见，但若是发生时处理不当，可使患者留下神经系统后遗症甚至导致死亡，故应当引起足够的重视。分子靶向药物相关神经毒性的发生率低，3级以上的不良反应非常罕见，目前文献大多以个案形式报道。如西妥昔单抗引起的肢端麻木；利妥昔单抗导致的头麻木、恐慌感；吉非替尼引起的精神错乱。可逆性后脑白质脑病综合征（reversible posterior leukoencephalopathy syndrome, RPLS）是血管内皮生长因子（vascular endothelial growth factor, VEGF）抑制剂的一种少见（<1%）且十分严重的不良反应。最早见于贝伐珠单抗的报告，发生率约为0.1%，此后在阿帕替尼的临床应用中也有报道。RPLS临床表现各异，包括头痛、意识障碍、视觉障碍或癫痫发作等，体格检查可出现视野偏盲，腱反射亢进等，影像学表现为脑白质区有广泛的血管源性水肿，多位于顶叶或枕叶。治疗时应先消除病因，再对症处理，一旦经影像学确诊发现RPLS，应立即停药，再给予降压等对症处理，一般会

在数天内好转，此病预后良好。利妥昔单抗可引发进行性多灶性白质脑病（progressive multifocal leukoencephalopathy, PML），这是一种亚急性脱髓鞘脑病，多发生于免疫力低下的患者，表现为亚急性或慢性起病、渐进性同向偏盲、精神异常和运动障碍，其致死率高，大部分患者在发病后3～6个月内死亡；其发病机制可能与 B 细胞缺乏后的免疫缺陷状态有关。PML 的确诊依赖于脑活检病理学检查，因此及时的组织活检是诊断的关键。PML 的发病率虽然较低，但由于其病情进展迅速，且目前尚无可靠的预防措施及有效的治疗方法，患者预后往往极差。在利妥昔单抗的治疗过程中，如果患者出现神经症状，应考虑请神经科医师会诊，并进行相关检查。对于确诊为 PML 的患者，应停止使用利妥昔单抗，同时采取积极的抗病毒治疗，以尽早重建机体免疫系统。

三、免疫治疗相关神经毒性

免疫治疗相关神经毒性并不常见，接受抗细胞毒性 T 淋巴细胞抗原 -4（CTLA-4）抑制剂治疗的患者的发生率为 3.8%，接受程序性死亡蛋白 -1（programmed death-1, PD-1）抑制剂治疗的患者的发生率为 6.1%，接受两者联合治疗的患者的发生率为 12%。大多数免疫治疗相关神经毒性为 1～2 级的非特异性症状，3～4 级及以上神经毒性的发生率低于 1%，中位发生时间为 6 周。3～4 级神经毒性一旦发生则可能非常严重，甚至威胁生命，（免疫治疗相关神经毒性）包括重症肌无力（表 3-2-7）、吉兰－巴雷综合征（表 3-2-8）、无菌性脑膜炎（表 3-2-9）、脑炎（表 3-2-10）及横贯性脊髓炎（表 3-2-11）等，其临床表现大多数为非特异性表现，如头晕、头痛、味觉障碍、感觉障碍和周围神经病变，而特异性表现为吉兰－巴雷综合征、过敏性神经病和肌无力等。诊断免疫治疗相关神经毒性时需要排除其他病因导致的中枢和周围神经系统症状，如肿瘤进展、中枢神经系统转移、感染、糖尿病神经病变或维生素 B_{12} 缺乏等，因此需要详细询问病史、全面检测神经系统、进行脑磁共振、脑脊液检查，如有必要可行活检明确诊断。患者发生免疫治疗相关神经毒性时，建议尽早请神经内科会诊，必要时转科治疗。目前尚不存在针对免疫治疗相关神经毒性的标准治疗方法，大多数患者出现神经系统副作用时，停止免疫治疗，并开始使用激素，可明显改善神经系统症状。

表 3-2-7　重症肌无力（myasthenia gravis, MG）

分级	描述	Ⅰ级推荐	Ⅱ级推荐	Ⅲ级推荐
G1	无	无	无	无

分级	描述	I 级推荐	II 级推荐	III 级推荐
G2	MG 严重程度评分为 1~2 级，症状影响日常生活活动	暂停免疫检查点抑制剂（immune checkpoint inhibitors, ICI）；溴吡斯的明，每次 30 mg，3 次/日，可逐渐将剂量增加到每次 120 mg，4 次/日，可以给予泼尼松 1.0~1.5 mg/（kg·d），口服	无	无
G3~G4	G3~G4 MG 严重程度评分为 3~4 级，生活不能自理，日常生活需要帮助	永久停用 ICI；住院治疗，并请神经内科会诊；甲泼尼龙起始量为 1~2 mg/（kg·d），根据病情调整剂量；避免使用可能加重肌无力的药物	免疫球蛋白 0.4 g/（kg·d）或者血浆置换，连续 5 天，注意肺功能、神经系统症状	无

表 3-2-8　吉兰-巴雷综合征

分级	描述	I 级推荐	II 级推荐	III 级推荐
G1	无	无	无	
G2	中度，影响工具性日常生活活动能力（instrumental activities of daily living scale, IADL）	永久停用 ICI；住院治疗，在 ICU 进行监护，密切监测神经系统症状和呼吸功能；请神经内科会诊；免疫球蛋白 0.4 g/（kg·d），或者血浆置换，连续 5 天；对疼痛患者，给予非阿片类药物治疗疼痛	试验性应用甲泼尼龙，2~4 mg/（kg·d），随后逐渐缓慢减量；甲泼尼龙，1 g/d，连续 5 天，与免疫球蛋白或血浆置换联合应用	无
G3	重度，自我护理能力受限，需要帮助			
G4	危及生命，需要紧急治疗			

表 3-2-9　无菌性脑膜炎

分级	描述	I 级推荐	II 级推荐	III 级推荐
G1	轻度，无脑神经症状，不影响患者 IADL	暂停 ICI；泼尼松 0.5~1.0 mg/（kg·d）	在脑脊液结果明确以前，经验性给予抗病毒（静脉给予阿昔洛韦）及抗生素治疗	
G2	中度，影响患者 IADL	暂停 ICI；甲泼尼龙 1 mg/（kg·d）；请神经内科会诊		无
G3	重度，生活不能自理，日常生活需要帮助	永久停用 ICI；甲泼尼龙，1 mg/（kg·d）；请神经内科会诊		
G4	危及生命，需要紧急治疗			

表 3-2-10　脑炎

分级	描述	Ⅰ级推荐	Ⅱ级推荐	Ⅲ级推荐
G1	轻度，无脑神经症状，不影响患者 IADL	暂停 ICI；甲泼尼龙 1~2 mg/（kg·d）	在脑脊液结果明确以前，给予经验性抗病毒（静脉给予阿昔洛韦）及抗生素治疗	无
G2	中度，影响患者 IADL			
G3	重度，生活不能自理，日常生活需要帮助	永久停用 ICI；请神经内科会诊；给予甲泼尼龙 1~2 mg/（kg·d）；如果症状严重或者出现寡克隆带，给予甲基泼尼松龙 1 g/d，连续 3~5 天，同时给予免疫球蛋白 0.4 g/（kg·d），连续 5 天；如果病情进展或出现自身免疫性脑病，则给予利妥昔单抗或者血浆置换		
G4	危及生命，需要紧急治疗			

表 3-2-11　横贯性脊髓炎

分级	描述	Ⅰ级推荐	Ⅱ级推荐	Ⅲ级推荐
G1	轻度，无脑神经症状，不影响患者 IADL	永久停用 ICI；请神经内科会诊，给予甲泼尼龙 2 mg/（kg·d），根据病情，可给予高剂量甲泼尼龙 1 g/d，连续 3~5 天	给予免疫球蛋白 0.4 g/（kg·d），连续 5 天，或者血浆置换	无
G2	中度，影响患者 IADL			
G3	重度，生活不能自理，日常生活需要帮助			
G4	危及生命，需要紧急治疗			

　　G2 重度肌无力经糖皮质激素治疗缓解后，可以重启 ICI 治疗；G1~G2 周围神经病变已消退至 ≤ G1，或患者孤立的疼痛感觉神经病变控制良好，可以重启 ICI 治疗；轻至中度无菌性脑膜炎在症状全部消退时，可以重启 ICI 治疗；出现 G3~G4 重症肌无力，永不考虑重启 ICI 治疗；出现任何级别的吉兰-巴雷综合征或横贯性脊髓炎，永不考虑重启 ICI 治疗；出现 G2~G4 脑炎，永不考虑重启 ICI 治疗。

（王　燕　刘　勇）

参考文献

[1] 於得红，汪雪玲，陈聿名，等.顺铂耳毒性机制及抗氧化药物局部应用的预防作用.中华耳科学杂志，2018,02:145-149.

[2] 周锋，李泽松.奥沙利铂所致神经毒性及其防治研究进展.中国医药科学，2019,22:31-35.

[3] 任晓娟，王玲，张辉，等.长春新碱所致神经毒性机制的研究进展.中国小儿血液与肿瘤杂志，2019,04:217-222.

[4] 韩滨，李正翔.紫杉醇致外周神经毒性的研究现状与进展.中国新药与临床杂志，2018,07:375-379.

[5] 吴兵，李雪.阿帕替尼致延迟性高血压并发可逆性后脑白质脑病综合征1例.临床合理用药杂志，2017,22:129.

[6] Al-Tawfiq J A , Banda R W , Daabil R A , et al. Progressive multifocal leukoencephalopathy (PML) in a patient with lymphoma treated with rituximab: A case report and literature review. Journal of Infection and Public Health,2015,8(5):493-497.

[7] Cuzzubbo S, Javeri F, Tissier M, et al. Neurological adverse events associated with immune checkpoint inhibitors: Review of the literature. Eur J Cancer, 2017,73:1-8.

[8] Spain L, Walls G, Julve M , et al. Neurotoxicity from immune-checkpoint inhibition in the treatment of melanoma: a single centre experience and review of the literature. Ann Oncol, 2017,28(2):377-385.

[9] Cuzzubbo S, Javeri F, Tissier M, et al. Neurological adverse events associated with immune checkpoint inhibitors: Review of the literature. Eur J Cancer, 2017,73:1-8.

[10] Fellner A, Makranz C, Lotem M , et al. Neurologic complications of immune checkpoint inhibitors. J Neurooncol, 2018,137(3):601-609.

第七节　其他毒性

除上述介绍的化疗、免疫治疗及靶向药物治疗常见的相关不良反应之外，还有一些发生率相对较低但同样会给患者带来严重危害的不良反应。

一、肾脏毒性

抗肿瘤治疗带来的肾毒副作用虽相对罕见，但仍存在严重甚至致命的风险。其中最主要的风险包括铂类化疗药物的肾毒性和免疫检查点抑制剂相关肾脏不良事件。

铂类化疗药物的肾毒性主要是指顺铂的剂量限制性毒性，无论是急性肾毒性还是慢性肾毒性均与顺铂的作用有关。水化可以有效减少顺铂引起的急性肾衰竭。一般而言，当顺铂剂量大于 50 mg/m² 时即需要水化，否则可能会引起不可逆的肾损害。许多学者对不同的水化方案进行了研究：生理盐水、高张生理盐水、加甘露醇和呋塞米等，这些水化方案均能有效降低顺铂引起的肾毒性，但目前对于顺铂的水化仍尚无统一的标准方案。水化的目的是要保证患者有足够的尿量，要求顺铂治疗后至少 6 小时内的尿量为 100~200 ml/h。因此总体来说，水化方案需要结合患者具体情况：肾功能水平、化疗前的血容量、患者是否对盐负荷有禁忌（如失代偿性心脏疾病、全身性水肿等）及患者对口服补液的依从性等。

经免疫检查点抑制剂（immune–checkpoint inhibitors，ICI）治疗后的急性肾小管间质性肾炎是最常见的肾脏不良事件。临床上以肾小管间质性损伤为主，单纯的肾病综合征并不常见。此类患者血清肌酐升高的发生率接近 100%，部分患者会伴有尿白细胞增多、血尿、血嗜酸粒细胞增多及继发性高血压等，少数患者还会出现低钠、低钾或者低钙血症，其中低钙血症可能与继发性甲状旁腺功能减退相关，但需要在更大剂量的 ICI 治疗中进行进一步证实。

尿常规及尿沉渣、24 小时尿蛋白定量和血清肌酐成为初筛最重要的指标。根据尿蛋白和肌酐水平，可以做出更合理的临床决策。与其他肾小球疾病类似，建议将尿蛋白大于 3.5 g/24h 或反复尿蛋白为 1~3.5 g/24 h 作为肾活检指征。建议在使用 PD-1 抑制剂后 3~6 个月开始监测肾功能，而 CTLA-4 抑制剂的肾功能监测要更早一些，建议在用药早期（小于 3 个月）开始监测。

治疗原则主要包括停用相关药物、应用糖皮质激素及必要的肾脏替代治疗。除 ICI 外，许多个案还报道了质子泵抑制剂和非甾体抗炎药的应用有可能导致急性肾小管间质性肾炎，必要时需要停药观察。其他可能引起肾毒性的传统类药物，如氨基糖苷类和造影剂，也应在急性期尽量避免使用。如肾活检确诊了急性肾小管间质性肾炎，并且合并严重的肾功能损伤，应该考虑永久性停药。其他病因引起的肾功能损伤或肾功能损伤较轻的情况，可以根据病情需要重启治疗。激素治疗的最佳剂量及疗程暂无明确证据，可以部分参照传统急性肾小管间质性肾炎的治疗方案。现有证据表明，在应用泼尼松治疗时，起始剂量为 0.5~2.0 mg/kg，然后在随后的 1~2 个月减量使用，多数病例均反应良好。如果病情相对严重甚至迁延不愈，也可以考虑适度增加激素量及延长疗程。其他免疫抑制药物（如霉酚酸酯和抗肿瘤坏死因子 -α 等）虽已逐步应用于临床，但仍需要更多证据支持。此外，即使病情有所缓解，也同样建议在治疗后的 1~3 个月期间继续每周监测血清肌酐的水平。

二、口腔黏膜炎

抗肿瘤药物在治疗过程中也可引起药物相关性口腔黏膜炎，不同药物所致的口腔黏膜炎及其发生率和严重程度存在一定的差异。其中，除了部分传统化疗药物之外，以表皮生长因子受体酪氨酸激酶抑制剂（EGFR-TKIs）为代表的靶向药物也常可引起口腔黏膜炎。

化疗药物引起的口腔黏膜炎在化疗开始后 1 周就可出现，而靶向药物引起的口腔黏膜炎常在用药开始后第 13～19 天才出现。患者的口腔黏膜会出现红斑、水肿、糜烂，进而形成点状或片状溃疡，可能波及上下唇、舌、双颊、口底黏膜等，黏膜溃疡表面出现伪膜、渗血，可引起疼痛、吞咽困难和味觉异常等。鉴于国人口腔卫生健康状况并不乐观，龋病、牙周炎及口腔黏膜病的发病率仍较高，建议在使用可能引起口腔黏膜炎的药物之前，应当接受口腔健康相关教育指导，从而降低口腔黏膜炎的相关发生率。口腔健康教育内容包括：指导肿瘤患者完成日常个性化口腔卫生护理，包括口腔保健品（牙刷、牙膏、牙线、牙缝刷、冲牙器）的选择和使用，如发现患者口腔存在严重感染病灶则应适度进行干预。如能及时发现并干预 1 级和 2 级的口腔黏膜炎，并适时、适度地缓解症状，可以有效防止口腔黏膜炎发展成 3 级或 3 级以上。

口腔黏膜炎的临床处理目的和原则为：控制疼痛，覆盖溃疡面，促进其尽早愈合；保持口腔清洁，减少多重感染可能；阻止口腔黏膜炎发展为 3 级或 4 级；多学科合作治疗口腔黏膜炎引起的相关溃疡出血、口腔内多重感染、营养不良、脱水及电解质紊乱等并发症。在治疗前和治疗中，肿瘤专科医生、口腔科医生和营养师应充分沟通和协作，医护人员应指导患者自用药开始，每日自行完成口腔检查和口腔清洁，保证每日摄入均衡的营养及水分，禁用烟酒，禁用含有乙醇成分的含漱液，唇部干燥时可使用无刺激油膏；如有不适，及时与口腔医生进行沟通。需要重点注意的是，如出现 3 级以上反应，应与治疗医生沟通是否进行靶向药物的减量，并请临床营养师制定个性化的膳食策略，摄入流食或者半流食，防止出现呛咳，如严重疼痛影响到患者的生活质量，可给予镇痛药物和抗焦虑药物，如吗啡、芬太尼、多虑平等；合并口腔真菌感染的患者可口服制霉菌素片，合并单纯疱疹病毒感染引起的口角炎的患者可使用阿昔洛韦乳膏等，如口腔黏膜出现大范围病毒感染性损伤，可以口服阿昔洛韦或伐昔洛韦。待口腔黏膜炎经治疗后恢复至 2 级及以下时，可与治疗医生沟通是否重新使用靶向药物。

三、消化道不良反应

抗肿瘤药物所致的消化道不良反应发生率高，其中主要是由于化疗药物所致，化疗相关消化道反应已被广泛研究和深入了解，故本节不作赘述，本节主要探讨目前比较前沿的免疫治疗相关性消化道不良反应。

免疫治疗相关性消化道不良反应最常见的表现是腹泻，其他表现还可能包括恶心、呕吐、腹痛、便血、发热、体重下降等。免疫治疗相关性消化道不良反应可能同时伴有多种肠道外受累的表现，如关节痛、皮肤损害、内分泌异常、心包炎、肝炎、肾炎、胰腺炎等。实验室检查可见 C 反应蛋白明显升高、贫血、低白蛋白血症等，少数患者还可出现自身免疫性抗体（如抗中性粒细胞胞浆抗体等）阳性。内镜下多表现为左半结肠受累，包括黏膜充血、血管纹理消失、糜烂和溃疡等，病变可呈弥漫性分布，也可呈不连续分布。组织学特点常常表现为急性损伤（中性粒细胞、嗜酸性粒细胞浸润），呈局灶性或弥漫性，可伴有隐窝脓肿。有些患者还可表现出组织学上的慢性炎症，如隐窝结构紊乱、基底部浆细胞增多，甚至出现肉芽肿等表现。

免疫治疗相关性消化道不良反应的处理原则是：尽早识别、及时治疗、快速升级、改善预后。应当根据腹泻的次数进行严重程度的分级，并给予分层治疗。糖皮质激素是治疗中至重度消化道 irAEs 的主要方式，如果中度患者治疗有效，则可在 2~4 周减停激素；对于重度患者可在 4~8 周减停激素。如果激素治疗的效果不佳，则需要及时调整激素剂量或剂型，必要时可以快速升级至英夫利昔单抗或维多珠单抗。有研究显示，与激素长期治疗比较，短期激素联合英夫利昔单抗治疗消化道 irAEs 合并各种感染能显著降低风险。对于激素、英夫利昔单抗、维多珠单抗均无效的难治性消化道 irAEs，有病例报道显示肠道菌群移植治疗可能有效。

四、风湿性毒副作用

对没有基础风湿性疾病的患者而言，既往的传统抗肿瘤治疗基本不会出现风湿系统毒副作用，但是随着 ICI 的广泛应用，风湿系统毒副作用也越来越被重视。对大部分风湿性疾病而言，其主要发病机制为免疫系统的异常激活导致自身抗体的产生或机体炎性反应增强。以类风湿关节炎（rheumatoid arthritis, RA）为例，尽管在患者滑膜组织浸润的 T 细胞中有 PD-1 的表达增加，但整个 PD-1 通路在 RA 患者中是下调的，提示 PD-1 通路在 RA 的发病过程中占有一定的地位；而 CTLA 通路同样在 RA 的发病过程中发挥重要作用，目前已在国外上市的治疗 RA 的药物阿巴西普就是由 CTLA-4 和人免疫球蛋白 1（IgG1）Fc 段组成的融合蛋白。

风湿方面的 irAEs 主要可以分为两类，第一类是患者使用 ICI 之后出现的新发骨关节肌肉症状或结缔组织病，第二类是在患有风湿性疾病或结缔组织病的患者使用 ICI 后出现原有疾病再发或加重的情况。前者主要包括风湿性多肌痛（polymyalgia rheumatica, PMR）、巨细胞动脉炎（giant cell arteritis, GCA）、炎性关节炎（inflammatory arthritis, IA）和炎性肌病（inflammatory myopathy, IM），后者主要是基础风湿病的复发或加重。

对于 ICI 相关的关节问题，如若症状轻微，可优先考虑应用 NSAIDs 治疗，若 NSAIDs 药物无效，则考虑予以小剂量糖皮质激素（相当于每日口服泼尼松 10~20 mg）；如若出现中等程度的关节炎，则需要考虑每日口服泼尼松大于 20 mg，并考虑联合应用改善病情的抗风湿药物；对于严重患者，必要时进一步加大激素剂量，若患者对激素有依赖性，则考虑应用生物制剂（如肿瘤坏死因子抑制剂）治疗。

对于 ICI 相关的肌肉问题，如若患者仅表现为肌痛，则可以继续免疫检查点抑制剂治疗，但同时要密切监测肌酶水平，疼痛方面可予以对症治疗。如果出现了肌酶的轻至中度升高，但并无明显肌痛、肌无力症状，通常在停止免疫治疗之后患者的肌酶水平会逐渐下降。而对于出现中至重度肌炎的患者，需要进一步完善肌电图、肌肉磁共振等相关检查，必要时还需要行肌肉活检，并建议筛查肌炎相关抗体，以排除常规炎性肌病。治疗方面，建议加用糖皮质激素治疗，根据患者肌肉受累的严重程度，泼尼松的初始剂量为 0.5～1.0 mg/(kg·d)；而对于出现心肌受累或其他可能危及生命的严重状况的患者，必要时考虑应用糖皮质激素冲击疗法，并可同时尝试联合应用人免疫球蛋白。对于激素依赖型患者，则可考虑联合应用免疫抑制剂。

对于既往已有风湿病的患者，在使用 ICI 之后疾病复发或加重者，首先应建议患者暂停使用免疫检查点抑制剂。风湿病方面的治疗可参考传统风湿病的治疗原则，根据患者的脏器受累严重程度决定激素及免疫抑制剂的用量。

（于　洋　刘　勇）

参考文献

[1] Perazella MA, Shirali AC. Nephrotoxicity of Cancer Immunotherapies: Past, Present and Future. J Am Soc Nephrol, 2018,29(8):2039-2052.

[2] Wanchoo R, Karam S, Uppal NN, et al. Adverse Renal Effects of Immune Checkpoint Inhibitors: A Narrative Review. Am J Nephrol, 2017,45(2):160-169.

[3] Izzedine H, Gueutin V, Gharbi C, et al. Kidney injuries related to ipilimumab. Invest New Drugs, 2014,32(4):769-773.

[4] Marthey L, Mateus C, Mussini C, et al. Cancer Immunotherapy with Anti-CTLA-4 Monoclonal Antibodies Induces an Inflammatory Bowel Disease. J Crohns Colitis, 2016,10(4):1-7.

[5] Wang Y, Abu-Sbeih H, Mao E, et al. Immune-checkpoint inhibitor-induced diarrhea and colitis in patients with advanced malignancies: retrospective review at MD Anderson. J Immunother Cancer, 2018,6(37):1-13.

[6] Blair HA, Deeks ED. Abatacept: A Review in Rheumatoid Arthritis. Drugs, 2017,77(11):1221-1233.

[7] Lidar M, Giat E, Garelick D, et al. Rheumatic manifestations among cancer patients treated with immune checkpoint inhibitors. Autoimmun Rev, 2018,17(3):284-289.

[8] Liewluck T, Kao JC, Mauermann ML. PD-1 Inhibitor-associated Myopathies: Emerging Immune-mediated Myopathies. J Immunother, 2018,41(4):208-211.

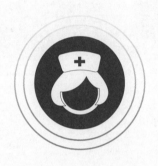

第四篇

肿瘤支持护理

第一章 ○

概 论

　　随着临床肿瘤学的日益加速发展，肿瘤护理模式也在不断更新，目前肿瘤护理已经成为一门独立专科护理学科，涵盖了肿瘤的预防、护理、康复等多方面内容。1975 年，美国率先成立肿瘤护士协会，随后英国、瑞士的肿瘤护士协会也相继成立，这在全世界范围内推动了肿瘤护理的发展。1984 年 8 月，国际肿瘤护士协会（International Society of Nurses in Cancer Care, ISNCC）于英国伦敦成立。1987 年，我国中华护理学会外科护理专业委员会成立肿瘤护理专业组；1990年，中国肿瘤护理专业委员会成为国际肿瘤护士协会团体成员；2006 年，中山大学、香港大学、香港玛丽医院举办了肿瘤专科护理研究生课程进修班。我国的肿瘤护理学科正在快速发展。

　　肿瘤支持护理主要包括：①积极宣传肿瘤预防知识，引导人们建立健康生活方式，识别肿瘤的早期危险信号，开展肿瘤普查；②为肿瘤患者提供系统的护理和有效的症状管理，预防和减轻化疗、放疗等治疗所致的不良反应；③为患者提供治疗后的整体康复，包括身体功能的康复和心理适应；④在患者治疗和康复过程中提供连续关怀和照护，重视心理、社会、文化、精神因素对患者的影响，调动可利用的社会资源、激发心理潜能，提高肿瘤患者的生活质量；⑤为肿瘤患者家属提供有力的支持。肿瘤科护士在肿瘤的治疗和管理中发挥了基础性的作用，在各个方面都会直接影响到肿瘤患者的预后。

　　肿瘤症状管理是肿瘤支持护理工作的重点。循证医学的发展给肿瘤支持护理带来了机遇和挑战，特别是肿瘤症状管理护理实践。各个肿瘤专业学会编制的临床实践指南日益增多，这为肿瘤疾病的诊疗、康复、护理提供了有力指导。美国国立综合癌症网络（National Comprehensive Cancer Network，NCCN）每 3 年进行肿瘤诊疗及护理指南的更新。许多国家还针对不同级别的医疗机构和不同特点的患者制定了更加专业、细致的护理实践标准。美国肿瘤护理学会（ONS）根据循证医学成果和专家经验编制了一系列肿瘤患者护理指南，肿瘤患者护理指南对如何评估患者各种不良反应、患者症状和护理成效进行了阐述，同时还设计了针对各种症状的科学护理流程，为肿瘤患者临床护理提供了指导。但是，不同国家和地区的肿瘤支持护理的实际情况往往存在差异，为了构建符合我国肿瘤支持护理临床实践和学科发展所需要的指南和规范，中国抗癌协会肿瘤护理专业委员会制定了《中国癌症症状管理实践指南》。由肿瘤护理专家主导，在相关学科专家共同参与下，截止到 2020 年 10 月，《中国癌症症状管理实践指南》已正式发布了皮肤反应、厌食和口腔黏膜炎 3 部分内容，这一系列内容从肿瘤支持护理角度出发，它们在临床上的推广必将使我国肿瘤患者症状管理走向规范化。

美国 2018 年更新的第 4 版《国家共识项目优质姑息治疗临床实践指南》强调，推行姑息治疗是所有临床医生和临床学科的责任，姑息治疗的护理包括初级护理和肿瘤专科护理。肿瘤支持护理往往需要将初级护理和肿瘤专科护理进行全面融合。肿瘤患者的舒适照护主要包括促进患者清洁、舒适、安全等方面的措施，如洗浴、卧位、转运等，是安宁疗护的基础护理部分，也是生命末期肿瘤患者的重要护理内容；肿瘤症状管理主要针对存在相关症状的特定肿瘤患者，对患者进行有针对性的肿瘤专科治疗和护理，对肿瘤患者，尤其是早期肿瘤患者，肿瘤症状管理是肿瘤治疗中非常重要的一部分。有效的肿瘤支持护理应包含症状管理和舒适照护等方面的内容。

肿瘤护理学科的发展对肿瘤专科护理人员的培养提出了更高的要求，要求肿瘤专科护士不仅要具备初级护理水平，也要具备专科护理水平。初级护理水平是指护士从事该领域工作所必备的基本知识和技能；专科护理水平指经验丰富的护士参加高一层级的培训，具备专科护理知识和技能。肿瘤护理人员要紧跟肿瘤学科的最新动态，找到肿瘤护理临床实践中存在的问题，不断地将循证医学研究成果应用到肿瘤护理中。

2017 年，我国国家卫生和计划生育委员会发布《安宁疗护实践指南（试行）》，此指南以肿瘤临终患者和家属为中心，以多学科协作模式为指导，主要内容包括疼痛及其他症状的控制，舒适照护，心理、精神及社会支持等。多学科协作的肿瘤治疗模式为肿瘤支持护理开辟了全新的思路，拓展了肿瘤支持护理工作的深度和广度，护理人员的角色也因此变得更为丰富和复杂，肿瘤专科护理人员应适应不断拓宽的职责范围，在症状管理、延续护理、健康宣教、康复管理等多方面起到应有的作用。随着肿瘤筛查的不断普及和肿瘤治疗水平的提高，以及患者生存情况的逐渐改善，肿瘤支持护理作为肿瘤综合治疗的一部分，将为患者和照护者提供更有力的支持，最终改善肿瘤护理成效，提高肿瘤患者和照护者的生活质量。

（闫　荣　林雨婷）

参考文献

[1] 胡雁，陆箴琦．肿瘤护理学．上海：上海科学技术出版社，2012:1-10.

[2] 胡雁．对肿瘤护理发展趋势的思考．上海护理，2017,17(1):5-8.

[3] 谢志辉．针对肿瘤护理发展管理现状分析及对策．中国社区医师，2019, 35(25):150-151.

[4] 张方圆，沈傲梅，马婷婷，等．中国癌症症状管理实践指南计划书．护理研究，2018, 32(1):8-12.

[5] 张方圆，沈傲梅，郭凤丽，等．中国癌症症状管理实践指南——厌食．护理研究，2019, 33(15):2549-2556.

[6] 张方圆，吕苏梅，杨玄，等．中国癌症症状管理实践指南——皮肤反应．护士进修杂志，2019, 34(22):2017-2024.

[7] 中国抗癌协会肿瘤护理专业委员会．中国癌症症状管理实践指南——口腔黏膜炎．护士进修杂志，2020,35(20):1871-1878.

[8] 陆宇晗．我国安宁疗护的现状及发展方向．中华护理杂志，2017,52(6):659-664.

[9] 国家卫生健康委员会．关于安宁疗护中心基本标准，管理规范及安宁疗护实践指南的解读.[2017-02-09].

[10] 国家卫生计生委办公厅关于印发安宁疗护实践指南（试行）的通知．国卫办医发〔2017〕5号．国家卫生计生委办公厅．2017.

[11] Brenda Nevidjon，卢美玲．肿瘤护理的循证实践．护士进修杂志，2017, 32(14):1249-1252.

[12] Ferrell B. National Consensus Project Clinical Practice Guidelines for Quality Palliative Care: Implications for Oncology Nursing. Asia Pac J Oncol Nurs, 2019,6(2):151-153.

[13] Cooley ME, Ginex P, Galioto M, et al. Update on the Role of Research in the Oncology Nursing Society. Oncol Nurs Forum, 2019,46(1):11-14.

[14] Betty R Ferrell, Martha L Twaddle, Amy Melnick, et al. National Consensus Project Clinical Practice Guidelines for Quality Palliative Care, 4th edition. J Palliat Med, 2018,21(12):1684-1689.

[15] National Comprehensive Cancer Network (NCCN). NCCN Clinical Practice Guideline in Oncology-Palliative Care (version 1.2020).https://www.nccn.org/.

[16] Ferris FD, Bruera E, Cherny N, et al. Palliative cancer care a decade later: accomplishments, the need, next steps from the American Society of Clinical Oncology. J Clin Oncol, 2009, 27(18):3052-3058.

肿瘤支持护理要点

第一节　心理护理与社会支持

　　肿瘤晚期患者面对短暂的生存期、有限的治疗方案、高额的医疗费用、复杂的家庭关系及巨大的身心痛苦，往往会产生多种负面情绪，如焦虑、恐惧、抑郁、愤怒、厌世、怨恨等，不良情绪的产生会导致患者治疗配合度差、厌食、失眠，甚至出现过激行为，严重影响患者生活质量。国内外肿瘤相关指南、共识明确指出，对于肿瘤晚期患者，除了采取必要的放化疗治疗外，还需要进行积极的心理疏导和心理干预，应以患者为中心，充分尊重患者的生存意义、价值、权利和需求。每一位肿瘤专科护士都应该认识到肿瘤患者的心理状态问题，了解患者对心理护理和社会支持的迫切需求，认识到肿瘤患者的心理护理和社会支持是肿瘤支持护理不可或缺的组成部分，这也是目前我国安宁疗护"以患者为中心"的价值体现。

　　心理护理与社会支持的要点包括：①了解患者的家庭状况，评估患者的心理状态，增进与患者的沟通与交流，注意观察患者言行举止，进而了解患者心理状态；②对肿瘤患者可能产生的消极情绪具有充分的认知，对患者表示同情、理解，进行适当安慰；③观察患者病情变化，及时对症处理，与患者保持真诚的关系，积极沟通、耐心倾听、细致观察、态度和蔼；④指导患者调整呼吸、放松身心、控制情绪，鼓励患者积极面对疾病；⑤护理操作动作轻柔，技术娴熟，促进和谐护患关系；⑥合理提供病情信息，对病情做保护性解释；⑦进行医学常识和健康知识的宣教，促使患者心理和行为向健康方向转化；⑧倾听患者及其家属诉求，耐心解答诊疗和护理服务过程中的疑问；⑨告知患者家属避免用言语刺激患者，多给予患者家庭支持，保护患者情绪，为患者树立信心；同时鼓励患者家属参与护理干预，共同调节患者心理状态，使患者保持良好心理状态，积极配合治疗；⑩积极引入社会志愿工作者、心理治疗师等人士，指导患者通过正确的方式发泄不良情绪，并及时疏导患者抑郁感、焦虑感、孤独感和被抛弃感等情绪，帮助患者调整心理状态；⑪病房内温度控制在22 ℃左右，湿度保持在60%，可采用鲜花、绿植、画作等布置病房，建立良好的医疗环境，改善患者心境。

（徐 娟 丁 敏）

第二节 癌因性疲乏的支持护理

癌因性疲乏（cancer related fatigue, CRF）是一种关于躯体、情感或认知方面的疲乏感或疲惫感，这种疲乏感与机体近期的活动量不符，与癌症或者癌症治疗有关，普遍存在于正在接受抗肿瘤治疗的患者中，使其生活质量受到严重而持久的影响。为使临床医护人员能够更好地了解和掌握癌因性疲乏的筛查、干预和评估，2000年，美国国立癌症综合网络（NCCN）发表了第1版《癌因性疲乏临床实践指南》，并定期更新。2016年，我国肿瘤临床医学专家和循证护理专家根据我国实际情况，构建第1版《成人癌因性疲乏护理指南》。临床护理人员根据指南的推荐意见，结合工作单位的临床实际，运用自身的专业判断，综合患者本人的意愿，开展了癌因性疲乏的护理，提高了患者的生活质量。

癌因性疲乏的支持护理要点如下。①医护人员可教会患者自行评估癌因性疲乏，教会患者使用疲乏视觉模拟评分法（visual analogue fatigue scale）：采用0～10数字等级评分尺（0分代表没有疲乏，10分代表能想象的最疲乏），1～3分为轻度疲乏，4～6分为中度疲乏，7～9分为重度疲乏。②医护人员应该在患者就诊时对其进行癌因性疲乏症状筛查，并对患者报告的发生癌因性疲乏的危险因素进行评估和确认。③对患者进行健康教育，采用个体化的健康教育方案，如节力措施、放松训练等。④适当采用运动疗法，为患者提供运动疗法相关的纸质宣传资料，积极评价患者的运动情况，提高患者运动依从性。⑤物理疗法（如太极拳、局部艾灸、按摩等）可缓解患者的癌因性疲乏。⑥可采用音乐疗法（如传统的五音疗法）缓解肿瘤患者的疲乏感。⑦应及时对症处理癌症本身或癌症治疗导致的白细胞降低、流感样症状。⑧应及时对症处理因癌症本身或癌症治疗导致的严重恶心和呕吐、水及电解质紊乱。⑨如患者出现食欲缺乏、厌食、抑郁、贫血所致的乏力等临床症状，需要及时与医生沟通，加强心理、药物干预。⑩积极协调医生、家属和护工，做好支持治疗工作，如进行营养评估、使用中药进行支持治疗等。

（徐 娟 丁 敏）

第三节　厌食的支持护理

厌食是指食欲缺乏或丧失，伴有或不伴有体重下降。80% 的晚期肿瘤患者会出现厌食。厌食的发生与下丘脑内摄食调节中枢功能受损及大脑皮质特定区域食物刺激处理中枢功能受损有关，而且，肿瘤患者体内释放的炎性因子也会增加患者厌食的发生率。研究显示，厌食是癌症患者生存率的独立影响因素。因此，改善患者厌食症状能进一步改善患者营养不良、恶病质等情况，同时能改善患者的消极心理状态，最终提高患者生活质量，改善疾病预后。2017 年，美国国立综合癌症网络（NCCN）和美国肿瘤护理学会（Oncology Nursing Society, ONS）先后发布了厌食症状管理实践指南，2019 年 8 月，由中国抗癌协会肿瘤护理专业委员会发起的《中国癌症症状管理实践指南》已正式发布了厌食板块的内容，此内容对于肿瘤专科临床护理人员的厌食支持护理具有指导意义。

厌食的护理要点：①以营养师为主导，通过医护协调和多学科管理改善肿瘤患者的食欲和生活质量。②肿瘤患者入院时常规进行营养风险筛查，NRS2002 评分≥ 3 分者，要进行营养教育、口服营养补充、肠内及肠外营养支持；NRS2002 评分< 3 分者，1 周后进行复评，并给予饮食指导和饮食调整。③了解和掌握患者的营养状况、饮食及服药情况，动态观察患者食欲变化。④让患者充分了解适当进食的重要性和必要性，鼓励患者摄取足够量的食物，尽量选择患者身体舒适的时刻进食，如接受化疗之前或两次化疗之间，并积极营造轻松愉快的进餐环境。根据患者的疾病和身体情况选择易消化吸收、高热量、高蛋白质的食物。⑤针对易饱恶心的厌食患者，用餐前可使用控制症状的药物，让患者优先食用高营养且喜爱的食物，可少食多餐，每隔 2 小时可进食少量食物，三餐勿过饱，避免食用油腻、辛辣、过甜等易引起恶心的食物；针对味觉或嗅觉异常的厌食患者，应尽量选择或准备令患者感觉色香味俱全的食物，准备富含蛋白质的食物时，应尽量去除腥味；针对黏膜发炎、口腔疼痛的厌食患者，应选择质地软嫩、易于咀嚼且细碎的食物，避免刺激性食物，并指导患者进行口腔清洁，保持口腔卫生。⑥指导患者使用蛋白粉、维生素 C 补充剂等改善患者的食欲和体重。⑦给予患者积极的心理干预，包括建立良好的护患关系，纠正患者的不良情绪；药物干预，给予患者促进胃肠道动力药物、孕激素类药物、抗抑郁药物、大麻类制剂、非甾体抗炎药等，以及有氧运动。⑧针刺疗法、拔罐疗法、穴位按压等中医疗法能改善肿瘤患者的厌食症状，尤其能改善消化道肿瘤患者的食欲和体重。

（庞增粉　孟英涛）

第四节　癌痛支持护理

1979 年，国际疼痛学会（International Association for the Study Pain, IASP）将疼痛定义为"一种与组织损伤或潜在组织损伤相关的不愉快的主观感觉和情感体验"。疼痛是肿瘤患者常见的症状之一，60%～80% 的肿瘤晚期患者中存在不同程度的疼痛，在采用多种治疗手段后，仍有 10%～20% 肿瘤患者的疼痛难以缓解。疼痛严重影响肿瘤患者的生活质量，对患者的躯体、心理精神、社会交往都会产生消极的破坏作用。1995 年，美国疼痛学会主席 James Campbell 首次提出将疼痛列为第五大生命指征，强调疼痛管理的重要性。对于晚期肿瘤患者的疼痛缓解，虽然疼痛治疗占据重要地位，但规范有效的疼痛护理也具有举足轻重的意义。在癌症疼痛的全程管理中，从疼痛筛查、评估、给药护理、非药物干预、患者教育到疼痛随访，护士均发挥着重要作用。2002 年，加拿大安大略省注册护士协会（Registered Nurses' Association of Ontario, RNAO）发布了《最佳护理实践指南：疼痛评估与管理》，并定期更新。《成人癌痛治疗指南》特别强调了疼痛筛查的重要性。2018 年，北京护理学会肿瘤专业委员会联合北京市疼痛治疗质量控制和改进中心共同发布《北京市癌症疼痛护理专家共识》，进一步规范了肿瘤患者的疼痛护理，进而充分发挥护士在癌痛控制中的作用。

疼痛支持护理要点如下。①所有肿瘤患者应当在入院 8 小时内完成疼痛评估，对于有疼痛症状的患者，应进行连续评估和记录，且疼痛程度越强，评估频率越高；当疼痛被控制后，连续 3 天内基础疼痛强度 NRS 评分不超过 3 分时，可停止疼痛的评估和记录。②首次评估癌痛患者时，需要进行全面评估，详细了解肿瘤患者疼痛的病因、性质、部位、时间、加重或减轻因素、治疗情况、重要器官功能、心理精神状态、疼痛对功能活动的影响、家庭及社会支持。如疼痛部位或性质发生改变，要再次进行全面评估。③针对不同患者选择适合的疼痛评估工具，对于具有交流能力的患者采用主观疼痛评估工具（如疼痛数字分级法），对于无法交流的患者采用客观疼痛评估工具（如面容表情疼痛评分量表）。④疼痛治疗需要根据疼痛的程度、性质选择不同的镇痛药物。轻度疼痛（1～3 分）选用非甾体抗炎药；中度疼痛（4～6 分）选用弱阿片类药物或强阿片类药物，并可合用非甾体抗炎药；重度疼痛（7～10 分）选用强阿片类药物，并可合用非甾体抗炎药、抗抑郁药、抗惊厥药等。⑤使用镇痛药物前，要了解其作用、给药途径、剂量、适应证和禁忌证，及时记录用药情况及镇痛效果。⑥按时给药，维持患者有效血药浓度；当患者出现暴发痛时，应及时给药；如使用透皮贴剂，则选择平坦、不易松脱的部位，每 72 小时更换贴剂，并更换粘贴部位，不可将透皮贴剂剪开使用。⑦及时预防、发现镇痛药物带来的不良反应，非甾体抗炎药最常见的不良反应为消化道损伤；阿片类药物常见的不良反应包括便秘、恶心、呕吐、皮肤瘙痒、尿潴留等，尤其应该注意神经系统的变化，如意识障碍（嗜睡、过度镇静等）或呼吸抑制（呼吸频率每分钟小于 8 次、针尖样瞳孔、嗜睡和昏迷等），及时发现异常情况，必要时使用纳洛酮。⑧必要时进行疼痛控制的随访。⑨对患者进行健康宣教，包括正确认识癌痛，掌握自评方法，鼓励患者主动表达疼痛感受、解释药物的作用和不良反应，消除患者对用药成瘾的顾虑，提高其治疗依从性。⑩护士应掌握适当的非药物护理措施（如放松训练、热敷、按摩、转移和分散注意力等），辅助患者进行镇痛治疗。⑪ 患者出院后，应对其疼痛的缓解情况、镇痛药物的服用情况和药物不良反应等进行随访。

（王雅莉　邵珠美）

第五节　自控镇痛泵的支持护理

肿瘤晚期患者使用吗啡等阿片类药物无极量限制，医生会根据患者病情需要和耐受情况决定药物剂量，持续的吗啡泵入可维持恒定的血药浓度，避免波峰、波谷的出现，吗啡镇痛效果稳定，可方便、及时、有效地调整药物剂量。晚期肿瘤患者疼痛发生率高，往往需要应用大剂量的阿片类药物，频繁调整口服药物或临时应用补救药物会使患者的心理负担加重。因此，自控镇痛（PCA）泵技术在晚期癌痛患者中的应用越来越普遍，不仅实现了"按需镇痛"，还使终末期患者的生活舒适度更高。自控镇痛泵技术采取了硬膜外、鞘内、皮下或静脉持续泵入途径，泵内为阿片类药物和 0.9% 的生理盐水溶液，肿瘤患者可根据自身疼痛程度进行自控镇痛。在应用 PCA 过程中，患者可能会出现低血压、恶心、呕吐、导管脱出、皮肤瘙痒、低体温等并发症，这就要求肿瘤专科护士熟练掌握 PCA 护理规范，及时、正确地处理可能发生的相关不良事件。2016年，美国疼痛学会发布了术后疼痛管理指南，其中包括自控镇痛泵的支持护理管理方案。我国目前尚缺乏自控镇痛泵护理指南或共识，但相关的文献却很多，可以看出，我国已经在探索符合肿瘤患者特点的 PCA 泵技术的护理规范和标准。

自控镇痛泵的支持护理要点如下。①全面、准确、持续地评估患者的疼痛情况、镇痛方案，以及患者的疼痛缓解情况。②向患者、家属和护工详细介绍应用镇痛泵的目的和镇痛泵的使用方法，告知患者镇痛药的成分、作用及配合治疗的基本常识，消除患者对麻药成瘾的顾虑，帮助患者保持良好心态，使患者积极配合治疗。③了解镇痛药物的相关不良反应，在使用自控镇痛泵期间应加强巡视、记录，注意患者的生命体征、意识情况及恶心和呕吐等不良反应的发生情况，并针对不良反应给予患者相应的指导与护理。④掌握自控镇痛泵的配置、连接、给药与撤除等多个环节的步骤，定时巡视 PCA 泵是否正常工作。⑤妥善固定 PCA 泵，防止患者翻身时导管脱落、扭折或管路内发生感染，注意观察穿刺部位是否出现渗液、红肿或化脓，每日对穿刺部位进行消毒，更换敷贴，警惕穿刺部位感染。⑥加强患者的心理干预，为患者提供个性化的心理指导，鼓励患者积极使用镇痛泵，减少疼痛带来的痛苦。⑦帮助患者建立家庭支持系统，建立患者自信心，使患者积极配合治疗。

（王雅莉　邵珠美）

第六节　失眠的支持护理

失眠是指尽管有合适的睡眠机会和睡眠环境，患者依然对睡眠时间和（或）睡眠质量感到不满足。失眠是一种影响日间社会功能的主观体验。与肿瘤和肿瘤治疗相关的失眠称为肿瘤相关性失眠（cancer-related insomnia, CRI），CRI 在肿瘤患者中比较常见，发病率为 19%～63%，尤其见于肺癌、乳腺癌、头颈部肿瘤的患者。临床主要表现为入睡困难（入睡潜伏期超过 30 分钟）、睡眠维持障碍（整夜觉醒次数 ≥ 2 次）、早醒、睡眠质量下降和总睡眠时间减少，同时伴有日间功能障碍。长期失眠不仅可以导致疲劳，而且会导致患者情绪、心理、认知、躯体等方面的问题，同时对陪护者、家属的生活质量也产生负面影响。对于肿瘤患者，失眠的病因可能涉及多个方面，如年龄、作息习惯、疼痛、疲乏、肿瘤侵袭导致的激素水平变化、各种治疗因素等。治疗失眠患者时，不仅需要医生从治疗手段上加以适当干预，也需要护士的个性化护理，从而全方位改善患者睡眠质量。2012 年，加拿大社会心理肿瘤学协会（Canadian Association of Psychosocial Oncology，CAPO）发布了出版了关于肿瘤患者睡眠障碍的预防、筛查、评估和治疗实践指南；2019 年 NCCN 最新版肿瘤患者的生存指南持续更新了睡眠障碍治疗指南，2020 年 2 月 NCCN

在老年肿瘤治疗实践指南中将失眠作为独立章节来重点阐述。在我国，2017 年由中华医学会神经病学分会睡眠障碍学组发布了适合我国实际情况的《中国成人失眠诊断与治疗指南》，2019 年中国香港发布了中医临床实践指南《癌症姑息治疗——疼痛、便秘和失眠》。由此可见，肿瘤相关性失眠的诊治和护理是肿瘤患者提高生活质量必不可少的组成部分。

失眠支持的护理要点如下。①加强失眠患者的筛查：美国国立卫生研究院（National Institutes of Health，NIH）推荐使用 2 个询问患者的睡眠问题：a. 你是否有平均每周 3 个或者 3 个以上以上夜晚的睡眠问题？b. 这些睡眠问题是否对你白天的状态产生了负面影响？如果 2 个问题都是肯定的，要进一步进行量表评估。使用最广泛的是已被国内专家验证信度和效度的匹兹堡睡眠质量指数（Pittsburgh sleep quality index，PSQI）量表，也可以使用阿森斯失眠量表（Athens insomnia scale，AIS），但其评价深度相对不足。②针对失眠患者精神心理压力，护理干预采取心理疏导：心理干预是治疗肿瘤患者失眠的基础措施。采取不同的健康教育方式，给予心理支持，帮助患者接受疾病的事实，解决其思想顾虑，帮助患者树立战胜疾病的信心。③对失眠患者进行睡眠卫生教育：对患者进行睡眠健康教育可以提高其睡眠行为的管理能力，从而减少不良的睡眠习惯，提高患者整体睡眠质量。a.睡前 4~6 小时避免接触咖啡、浓茶或烟草等兴奋性物质；b.睡前不要饮酒，特别是不能利用酒精帮助入睡；c.每日规律安排适度的体育锻炼，睡前 3~4 小时避免剧烈运动；d.睡前不宜暴饮暴食或进食不易消化的食物；e.睡前 1 小时内不做容易引起精神兴奋的事情；f.保持病房环境安静，光线、温度适宜；g.作息规律。④积极发现和干预造成患者失眠的原因或诱因：如疼痛、恶心、呕吐等肿瘤及其治疗所造成的不适症状。⑤密切观察药物的不良反应：化疗药物不良反应较大，常导致患者出现睡眠障碍，而睡眠障碍又可加剧化疗的不良反应。因此，在护理工作中要加强对患者化疗不良反应的观察，选择适宜的化疗观察评估工具，对患者进行系统的、连续的观察。⑥首选非药物治疗：对于老年患者，首选非药物治疗，包括睡眠卫生教育、心理干预等，如果进行药物治疗，尤其需要注意不良反应。⑦警惕呼吸衰竭：对于合并呼吸系统疾病（如慢性阻塞性肺疾病和阻塞性睡眠呼吸暂停低通气综合征）的患者，其失眠的发病率较高，因此使用苯二氮类药物时要警惕患者出现呼吸衰竭的可能性。⑧中医护理：多项研究表明，中医护理干预可通过多方面护理干预措施改善患者的睡眠质量，满足患者对医疗服务的需求，其满意度较高。如对患者进行温针背腧穴加耳穴贴压、中药散足浴等。

（王　倩　金玉芹）

第七节　放化疗相关性口腔黏膜炎的支持护理

口腔黏膜炎（oral mucositis）是指口腔黏膜上皮组织的一类炎症性和溃疡性反应，临床主要表现为口腔黏膜的轻度感觉异常、红斑、水肿、融合性溃疡、疼痛和出血性损伤。口腔黏膜炎是肿瘤患者接受放射治疗、抗肿瘤药物治疗或造血干细胞移植治疗过程中常见的并发症。85%~100% 的头颈部肿瘤放疗患者或同时进行放化疗的患者会出现口腔黏膜炎，而且超过一半的患者程度较重。对于采用细胞毒性药物化疗的实体瘤患者，口腔黏膜炎的发病率为15%~40%。恶性血液病患者接受清髓治疗和自体造血干细胞移植后，口腔黏膜炎的发病率为85%~100%。口腔黏膜炎影响肿瘤患者的口腔功能，造成说话、进食困难，甚至出现严重疼痛，致使麻醉剂用量增加、住院时间延长等。2004 年，多国肿瘤支持治疗协会 / 国际口腔肿瘤学会 MASCC/ISOO 发表了第一个口腔黏膜炎相关的循证临床实践指南，并定期更新，最新一版发布于 2015 年。欧洲肿瘤内科学会（ESMO）也定期更新口腔黏膜炎的治疗指南，建议肿瘤患者使用口腔护理方案预防口腔黏膜炎，同时对口腔黏膜炎的预防和治疗措施做了不同级别的建议。英国癌症护理口腔黏膜炎组（UKOMiC）口腔管理指南及欧洲癌症口腔护理组（EOCC）口腔护理指南提出根据口腔黏膜炎分级进行管理，同时对口腔基础护理、口腔疼痛控制、抗感染、营养支持等方面做出了推荐。2014 年，我国循证实践方法论专家、临床护理管理专家、肿瘤专科护理管理者和口腔专科医生等共同构建了适应国内临床护理情况的癌症放化疗患者口腔黏膜炎护理循证实践方案，该方案对肿瘤患者口腔黏膜炎的护理实践和质量管理具有指导作用。2019 年 9 月，中华医学会放射肿瘤治疗学分会发布了《放射性口腔黏膜炎防治策略专家共识》，该共识弥补了国内该领域指南或规范的缺乏。2020 年 10 月中国抗癌协会肿瘤护理专业委员会发布了《中国癌症症状管理实践指南——口腔黏膜炎》，这为我国癌症患者口腔黏膜炎管理措施的构建提供了参考和依据。

放化疗相关性口腔黏膜炎的支持护理要点如下。①对于肿瘤放化疗患者，应建立标准化的口腔评估流程，选择合适的口腔黏膜炎评估工具，包括指导患者使用自我评估工具。临床常用的口腔黏膜炎分级标准有 WHO 口腔毒性量表、急性放射性黏膜炎分级标准（radiation therapy oncology group instrument, RTOG）及美国国立癌症研究院通用毒性标准（national cancer institute common toxicity criteria, NCI-CTC）；其中 WHO 分级标准偏向于进食情况的评估，RTOG 及 NCI-CTC 侧重于口腔病理 – 生理状况的评估。评估从接受相应治疗前的基线评估开始，直到口腔黏膜炎痊愈或全部放化疗疗程结束后 2~4 周为止。②进行口腔评估时保持光线良好，首次评估最好请口腔科医生进行检查，关注口腔黏膜炎的变化。③制订标准化口腔护理健康教育方案，采用"斯金纳"式健康教育模式，分步骤进行口腔黏膜炎的干预和指导，并在放疗期间全程督促患者持续执行张口功能锻炼，主要包括对张口受限和吞咽困难的功能锻炼，以防止咬合关节纤维化，预防张口和吞咽困难，锻炼咬合肌功能，防止患者由于放射性口腔黏膜炎造成张口、咬合及吞咽功能障碍，从而影响患者日后的生活质量。④增强患者营养支持，给予患者及其家属科学的营养教育。对于能经口进食的患者尽量选择口服营养补充；对于无法用口腔咀嚼和吞咽的患者，可给予鼻饲管等肠内营养补充；对于肠内营养补充不能满足需求的患者，可增加肠外营养，以达到目标需要量。⑤每日对患者进行口腔评估，观察有无红肿、红斑、溃疡、疼痛等现象；指导患者保持口腔清洁，如使用软毛牙刷、牙线、漱口水等，以及清洁义齿；指导患者每次餐后及睡前选用软毛牙刷和含氟牙膏刷牙，并勤更换牙刷；使用不含酒精的盐溶液漱口，如生理盐水与碳酸氢钠溶液或两者的混合液，出现口腔黏膜炎的患者每日给予患者口腔护理，有助于保持口腔清洁。

⑥在患者使用漱口液治疗放射性口腔黏膜炎时，要指导患者尽可能提高漱口的有效性，含漱的时间尽可能长一些，以增加漱口液与口腔黏膜的接触面。同时注意观察和拍照记录口腔炎症的变化，包括口腔黏膜颜色、溃疡的数量及大小等，并及时调整治疗和护理方案。⑦对于佩戴义齿的患者，应指导其妥善护理义齿，减少对口腔黏膜的刺激，有龋齿的患者应加强对残根的清洁处理。指导患者避免食用可能加重黏膜损伤、疼痛或不适的食物及饮料，包括过热、过酸、辛辣、粗糙的食物；戒烟戒酒。⑧对于口腔黏膜炎导致剧烈疼痛的患者，与医生沟通后给予镇痛治疗，并口服镇痛剂或利多卡因含漱；蜂蜜、锌制剂、重组人角化细胞生长因子-1、低强度激光疗法等药物能在一定程度上预防口腔黏膜炎的发生。⑨放疗前应对患者提供心理护理及健康教育，如给予相应的健康教育视频开展心理疏导、教育，使患者深入了解疾病，提高功能锻炼的配合度，以便有效减少放疗过程中并发症的出现。

（徐 娟 丁 敏）

第八节 坠积性肺炎的支持护理

坠积性肺炎属于细菌感染性疾病，多为混合感染，且以革兰阴性菌为主。大部分深部痰细菌培养为阳性。该病发病隐匿，呼吸系统表现为咳嗽、咳痰、呼吸困难，但症状多不典型，常表现为全身症状，如低热、食欲缺乏、嗜睡、意识模糊、反应迟钝等症状。部分患者可出现烦躁、心动过速、呼吸急促等表现。早期多缺乏特异性症状和体征，易被忽视，且病程较长，治疗困难，死亡率高。虽然不乏针对肿瘤患者的坠积性肺炎护理的文献报道，但比较缺乏作为单独主题出版的指南或专家共识。精心、适当的护理既可以预防或减少坠积性肺炎的发生，也可以改善坠积性肺炎患者的预后。护理的目的是减轻患者痛苦、增加人文关怀，以及减轻患者及其家属的经济负担。2018年"卧床患者常见并发症规范化护理干预模式的构建"项目组联合中华护理学会行政管理专业委员会发布《卧床患者常见并发症护理专家共识》，其中包括坠积性肺炎的护理。

专家共识指出，坠积性肺炎的支持护理要点如下。①充分评估患者病情、意识状态、合作程度、自理程度、活动情况等，了解患者呼吸系统基础疾病。②进行适当的心理护理，尽可能使患者心情愉快，思想放松，改善全身血液循环和提高免疫力。③注意口腔清洁，建议使用有消毒作用的口腔含漱恶性肿瘤支持与姑息治疗学液，每6~8小时进行1次口腔护理，从而防止细菌、真菌所导致的感染；若患者存在吞咽障碍，则护理人员需指导其开展康复训练，从而使患者的口腔卫生得以有效改善。④保持室内空气清洁、温度适宜，做好室内的清洁和消毒工作，如空气消毒、墙壁消毒等，以减少病房内的感染源，进而减少患者坠积性肺炎的发生。⑤告知患者坠积性肺炎的危害、易感因素。⑥指导患者缩唇呼吸、腹式呼吸等呼吸功能锻炼方法及有效咳嗽的方法。对于长期卧床咳痰无力的患者，定期为卧床患者翻身，采用雾化吸入、胸部叩击、体位引流、震动排痰、吸痰等措施促进排痰，保持呼吸道通畅；如需要吸痰时，注意吸痰顺序为吸气管内的痰、口腔或鼻腔内分泌物，顺序不能颠倒。⑦指导护理人员或家属正确的翻身、拍背方法。⑧在护理过程中，需要密切注意患者的病情变化，尤其是生命体征、呼吸变化、精神状态、抗感染治疗情况等，积极调整护理措施。在护理患者时，还要为患者补充充足的营养，鼓励患者多食用蛋类、瘦肉等高蛋白食物，能够提高患者的免疫力，有利于患者恢复健康。

（王　倩　金玉芹）

第九节　化疗诱导性恶心呕吐的支持护理

化疗诱导性恶心呕吐（chemotherapy-induced nausea and vomiting, CINV）是肿瘤患者常见并发症之一，发病率高达 60%。恶心、呕吐影响肿瘤患者的生活质量，严重恶心、呕吐会导致厌食、脱水、电解质紊乱、营养缺乏、食管黏膜破裂、焦虑、功能性活动受限、治疗耐受性和依从性降低等不良后果。化疗期间即使应用止吐药物，但仍有 30% 患者的恶心、呕吐仍未获得满意控制，暴发性呕吐、难治性呕吐并不少见。肿瘤专科护士规范的管理流程对 CINV 的护理至关重要。2016 年，癌症支持疗法多国学会（MASCC）联合欧洲肿瘤内科学会（ESMO）更新发布了放化疗相关性恶心呕吐及晚期肿瘤患者恶心呕吐的预防指南，文章主要涉及放化疗引起的急性和延迟性呕吐的预防及止吐药在晚期癌症中的应用等。2019 年，日本姑息医学会（Japanese Society of Palliative Medicine, JSPM）发布了癌症患者胃肠道症状的管理建议，其中包括恶心、呕吐的姑息治疗建议。2020 年 2 月，美国国立综合癌症网络（NCCN）发布了最新版止吐指南，指南尤其强调了肿瘤患者预期性呕吐、爆发性呕吐的预防和管理。我国在 CINV 的防治方面也发布了相关指南共识。2014 年，由中国抗癌协会癌症康复与姑息治疗专业委员会与中国临床肿瘤学会抗肿瘤药物安全管理专家委员会共同制定的《肿瘤治疗相关呕吐防治指南》正式发布，该指南明确对肿瘤药物治疗相关性恶心、呕吐的护理提出要求，并做出指导。研究显示，无呕吐规范化护理模式能够明显减轻患者化疗期间恶心、呕吐的发生率和严重程度，提高患者治疗依从性、住院满意度。

化疗诱导性恶心呕吐的支持护理要点如下。①对拟化疗患者进行首次评估，筛查可能出现呕吐的高危人群，如女性、50 岁以上、有晕动病或孕吐史、有阿片类用药史、存在前庭功能障碍、存在不完全性或完全性肠梗阻、肿瘤脑转移、电解质紊乱、既往有化疗引起恶心呕吐史、拟接受大剂量化疗等。②护士应了解抗肿瘤药物治疗所致不同类型的恶心、呕吐的治疗原则，按时、按需给予止吐药物，并关注止吐效果。③加强患者饮食护理，积极向患者宣传进食和增加营养的重要性；指导患者调整饮食，如少食多餐、选择容易消化、合胃口的食物，避免暴饮暴食、食用辛辣刺激性食物，避免冰冷或过热食物，饮水要少量多次等；治疗前 1~2 小时避免进食，餐后勿立即躺下。④对于预期性恶心呕吐患者，应积极予以心理干预，鼓励患者阅读、看电视或从事感兴趣的活动等，分散患者注意力，鼓励家属为患者提供精神心理支持。⑤适当运动、肌肉放松、保持睡眠等行为疗法也能改善患者恶心呕吐情况。⑥对于难治性呕吐或爆发性呕吐患者，与医生加强合作，调整药物，加强监测，警惕不良后果的产生。⑦对于使用止吐药物的患者，注意有无便秘、头痛、腹痛和腹胀、肌肉功能异常、心律失常、过度镇静等不良反应。⑧消除房间内的异味，保持室内光线和通风良好，营造温馨环境，使患者心情放松。⑨通过宣传栏、宣教视频等多种途径对患者及其家属进行 CINV 相关健康教育。⑩采用电话随访或建立微信群随访，随访时间从化疗开始至每疗程化疗结束后第 5 天。

（王雅莉　贾朝朝）

第十节　肠内营养支持护理

有 40%~80% 的恶性肿瘤患者在疾病的发生发展过程中会发生营养不良，营养治疗可以维持或改善有营养风险或营养不良肿瘤患者的营养状况，降低术后感染等并发症的发生率，提高放疗及化疗患者的耐受性和疗效。

肠内营养主要通过口服和管饲实现，管饲包括鼻胃管（nasogastric tube，NGT）、鼻肠管（nasointestinal tube，NIT）、咽造（pharyngostomy）、胃造（gastrostomy）及空肠造口（jejunostomy）等。肿瘤患者营养不良的五阶梯治疗，从下往上依次为：饮食＋营养教育、饮食＋口服营养补充（ONS）、完全肠外营养（TEN）、部分肠外营养（PPN）＋部分肠内营养（PPN）、全肠外营养（TPN），当下一阶梯不能满足 60% 目标需要量 3~5 天时，应选择上一阶梯。

中国抗癌协会肿瘤营养与支持治疗专业委员会（CSONSC）于 2015 年编写的《肿瘤恶液质营养治疗指南》中，强调了肠内营养对于恶病质患者的积极意义，同时指出要警惕误吸、肺炎、腹泻、梗阻、呕吐、电解质紊乱等不良反应。

肠内营养支持护理的要点如下。①患者在入院 24 小时内进行营养风险筛查及营养评定，并随着病情变化动态评估。营养风险筛查 2002（nutritional risk screening 2002，NRS-2002）可作为营养风险筛查工具，营养不良通用筛查工具（malnutrition universal screening tool，MUST）和营养不良筛查工具（malnutrition screening tool，MST）也是常用的肿瘤患者营养风险筛查工具。②肠内营养期间，应注意"六度"。a. 温度，维持肠内营养液温度在 37 ~ 40 ℃，必要时使用加热器加温；b. 浓度：在给予患者肠内营养的过程中，营养液浓度要由低到高；c. 速度：由慢到快，速度开始为 20 ~ 25 ml/h，3 ~ 5 天后可达 100 ml/h，1 周后可增至 125 ml/h，由营养泵控制；d. 舒适度；e. 角度：在给予患者肠内营养的过程中，要抬高患者床头 30° ~ 45°；f. 清洁度：现配现用。暂不用的置于 4 ℃冰箱中，超过 24 小时需丢弃。③肠内营养期间，应注意"六防"。a. 防误吸，患者鼻饲后半小时内仍应保持半卧位；b. 防接错，肠内营养与静脉输液同时进行时，要注意分开管路；c. 防污染；d. 防堵管，匀速输入，每 4 小时用 30 ml 温水冲管 1 次；e. 防脱管，注意管路的固定保护，防止肠内营养管路脱出；f. 防易位，输注前后注意检查管路的刻度。④特殊喂药前后用 20 ~ 30 ml 温水冲洗喂养管，将药片或药丸经研碎、溶解后注入喂养管内。⑤输注完毕后，固定喂养管。⑥观察并记录输注量以及输注中、输注后的反应。⑦长期留置鼻胃管或鼻肠管者，每天用油膏涂拭鼻腔黏膜，轻轻转动鼻胃管或鼻肠管，每日进行口腔护理，定期（或按照说明书）更换喂养管。⑧对于咽造口、胃造口、空肠造口患者，保持造口周围皮肤干燥、清洁，定期更换。⑨避免免空气输注入胃，以免引起胀气注意放置恰当的管路标识。⑩对于带管出院的患者，告知患者及其家属肠内营养注意事项。

（庞增粉　孟祥敏）

第十一节　肠外营养支持护理

肠外营养（parenteral nutrition，PN）是通过静脉途径为机体提供营养素的临床营养治疗方式。肠外营养的适应证包括不能通过肠内途径提供营养素的患者，或肠内营养无法满足能量与蛋白质目标需要量的患者。

便秘是个体对排便过程的一种主观感受，临床陆续开发应用了众多便秘相关评分量表，可以评估便秘严重程度及其对生活质量的影响，也可用于评估临床治疗效果与开展相关科学研究。目前，相关的评估工具较多，如美国国立癌症研究所常见不良事件评价标准（National Cancer Institute-Common Terminology Criteria for Adverse Events Version 5.0，NCI-CTCAE V5.0）、便秘评估量表（constipation assessment scale，CAS）、便秘患者症状自评量表（patient assessment of constipation-symptoms，PAC-SYM）、便秘严重程度评估量表（constipation severity instrument，CSI）、排粪梗阻综合征（obstructed defecation syndrome，ODS）评分系统、便秘评分系（constipation scoring system，CCS）、Knowles-Eccersley-Scott 症状评分（KESS）、患者便秘状况评估量表（patient constipation assessment scale，PAC-QOL）等，以上工具可分为他评与患者自评两种方式。

肠外营养支持护理的要点如下。①建立由医生、护士、营养师、药剂师等组成的多学科团队，共同完成肠外营养管理。②患者入院 24 小时内进行营养风险筛查及营养评定，并随着病情变化进行动态评估。③根据患者情况选择合适的肠外营养输注通路。④根据肠外营养液的性质选择合适的输注装置。⑤输注方式：重症患者推荐连续输注；使用外周静脉患者推荐间歇输注；需肠外营养超过 2 周的患者，考虑周期性输注，而非连续性输注。⑥输注速度：据患者营养需求和治疗情况确定输注速度，持续输注速度应保持在 40~150 ml/h，间歇输注速度可高达 200~300 ml/h，含有葡萄糖的肠外营养输注速度为 5~7 mg/（kg·min）；对于接受肠外营养的糖尿病患者，葡萄糖输注速度应 < 4 mg（kg·min）。⑦肠外营养液的配置：已配置好的营养液需有明确标签，标签内容包括患者病区、床号、姓名、住院号、总容量、成分、建议输注时间和有效期等；在装配和更换药品时，推荐使用条码技术验证药品，且需双人核对。⑧肠外营养液储存：营养液宜现配现用，避免阳光直射，如需存放，应置于 4 ℃冰箱内避光冷藏，并应复温后再输注。⑨肠外营养液有效期：全营养混合液（total nutrient admixture，TNA）输注时间不超过 24 小时；单独输注脂肪乳剂时间不应超过 12 小时或遵照药物说明书。⑩警惕并发症的发生：如静脉炎、导管堵塞、感染、血糖异常、脂肪乳过敏等。

（庞增粉 孟祥敏）

第十二节 便秘的支持护理

便秘指在多种致病因素作用下，结直肠、肛门的结构和功能发生改变，临床出现排便困难、排便量少、排便次数减少或排便不尽及相关不适等主要表现的一类疾病。肿瘤晚期患者发生的便秘与运动和进食量减少、化疗、长期使用阿片类药物有关。长期便秘可以继发精神心理障碍，如抑郁症、焦虑症、精神分裂症甚至自杀倾向等。2019 年美国医学会杂志 JAMA 发布《阿片类药物引起的便秘的治疗指南》。2019 年 NCCN 最新版肿瘤患者《生存指南》和 2020 年 2 月 NCCN

《老年肿瘤治疗实践指南》中均包括便秘的治疗实践，并推荐为肿瘤患者进行常规症状评估的同时，还需要监测患者是否发生便秘。今年，癌症支持疗法多国学会（MASCC）更新发布了《晚期癌症患者便秘的管理》。中华医学会消化病学分会胃肠动力学组和外科学分会结直肠肛门外科学组先后在 2007 年、2013 年制定并发布了《我国慢性便秘的诊治指南》。2010 年，中华医学会外科学分会结直肠肛门外科学组发布了《便秘外科诊治专家共识》，针对包括恶性肿瘤所致的便秘的治疗，尤其是外科治疗进行了阐述。2017 年，中华医学会老年医学分会也提出了包括恶性肿瘤所致的便秘的治疗共识。中国医师协会肛肠医师分会于 2017 年更新发布了《便秘外科诊治指南》。2019 年，中国抗癌协会肿瘤传统医学专业委员会组织部分专家制定了《阿片类药物不良反应中医诊疗专家共识》，旨在为临床医护人员提供治疗阿片类药物不良反应的规范化经验。同年，中国香港发布了《癌症姑息治疗指南》，其中包括便秘的姑息治疗。

便秘支持护理的要点如下。①评估患者排便的习惯、次数、量，粪便的颜色、性状，以及有无排便费力、便意不尽等。②了解患者心脑血管与消化系统的病情、饮食习惯、治疗和检查、用药情况。③推荐合理的膳食结构，增加纤维食物的摄入，适当增加饮水量，化疗期间应保证饮水量为 2000～3000 ml/d。④为患者提供单独隐蔽的排便环境及充裕的排便时间，如拉上围帘或用屏风遮挡，避开查房、治疗护理和就餐时间，以便消除患者的紧张情绪，保持心情舒畅，利于排便。⑤当患者选择适宜的排便姿势，在床上使用便盆排便时，除非有特别的禁忌，最好采用坐姿或抬高床头，利用重力作用增加腹内压以促进排便。若病情允许时，应让患者下床去厕所排便。对于手术患者，术前应指导患者练习床上排便。⑥指导患者按摩腹部，鼓励患者适当运动，这些对于长期卧床的老年肿瘤患者更有益处。⑦指导患者建立规律的排便习惯。⑧调整患者的精神心理状态，使其放松心情。⑨指导照护者正确使用通便药物，对于高危患者应预防性使用通便药物，但应避免滥用。⑩做好会阴及肛周皮肤的护理，评估肛周皮肤有无破溃、湿疹等，必要时涂抹皮肤保护剂。

（程方方　孟英涛）

第十三节　压疮的支持护理

压疮又称压力性溃疡、压力性损伤，是指皮肤和皮下组织的局限性损伤，通常发生在骨隆突处，一般由压力或压力联合剪切力引起。自主活动受限、长期卧床和疼痛等因素导致肿瘤晚期患者常采取被动体位，这使得局部皮肤组织长时间受压，尤其是老年、营养不良、身体衰弱者，其压疮的发生率更高。较深压疮迁延不愈，严重影响患者舒适度，容易诱发全身感染。规范的压疮护理是每一个肿瘤专科护士应该具备的能力。2009 年首次出版、每 5 年更新 1 次、2019 年为最新版本的《预防和治疗压力性损伤：快速参考指南》由全球三大顶级权威机构欧洲压疮咨询委员会（European Pressure Ulcer Advisory Panel, EPUAP）、美国压力性损伤咨询委员会（National Pressure Injury Advisory Panel, NPIAP）和泛太平洋地区压力性损伤联盟（Pan Pacific Pressure Injury Alliance, PPPIA）联合统一发布，是全球认可度最高的指南。2015 年，美国医师协会（American College of Physicians, ACP）发布了防治压疮的循证指南《压疮的风险评估和预防》。2018 年日本皮肤病协会（Japanese Dermatological Association, JDA）发布了《压疮的诊断和治疗》（第 2 版），主要目的是为临床医生在诊治压疮的过程中提供指导建议。2013 年，中华护理学会造口、伤口、失禁护理专业委员会出版了《中国压疮护理指导意见》，旨在为临床护士提供规范化压疮护理指导。2018 年"卧床患者常见并发症规范化护理干预模式的构建"项目组联合中华护理学会行政管理专业委员会发布了《卧床患者常见并发症护理专家共识》，第一部分就是压疮的护理。

　　压疮的支持护理要点如下。①对卧床患者进行压疮风险的评估，根据患者的情况可选择 Braden 量表、Norton 量表、Waterlow 量表等多种成熟的压疮风险评估工具，其中 Braden 量表在全球应用最广。②评估整体皮肤情况，如果患者使用了呼吸机面罩，应密切关注皮肤受压情况。③保持皮肤清洁、干燥，避免用力擦洗骨隆突处的皮肤。④妥善安置体位，可使用软枕、预防性敷料、减压工具等减少局部皮肤受到的压力、摩擦力和剪切力，并及时变换体位。⑤使用减压床垫或高规格泡沫床垫等全身减压工具。⑥对于已发生的压疮，应全面、系统、动态地评估并记录伤口情况，评估内容包括部位、面积和深度（有无窦道、潜行）、分期、气味、渗液量及性状、创面及其周围皮肤和疼痛等情况。⑦对于感染的伤口，要根据伤口细菌培养结果选择外用杀菌剂，如果伤口周围有脓肿形成，应配合医生切开引流，警惕出现全身感染。⑧选择合适的伤口敷料能够预防和治疗伤口感染、吸收伤口渗液、填塞伤口腔隙、减轻伤口水肿和溶解坏死组织。⑨对于深度（3 期和 4 期）感染的压疮，需要配合医生采取物理治疗或外科干预。⑩如压疮部位出现疼痛，建议使用更换频率较低的非粘性伤口敷料，积极使用非药物治疗手段，遵医嘱规范使用镇痛药物。⑪评估患者营养状态，给予肿瘤患者合适的营养支持。⑫对患者及其家属进行健康宣教，普及压疮预防知识。

（程方方　姜　凯）

第十四节 癌性伤口的支持护理

癌性伤口是肿瘤细胞皮下转移侵犯上皮组织并破坏其完整性或肿瘤细胞浸润皮肤、血液和淋巴组织导致皮肤溃疡性损伤，在肿瘤患者中并不少见，尤其常见于乳腺癌患者，临床主要表现为大量渗液、疼痛、恶臭、感染和出血。癌性伤口不易愈合，持续干扰患者生活，亟须使用规范有效的护理来减少恶性肿瘤伤口造成的影响。目前国内外临床上癌性伤口护理相关的指南共识比较少，但相关文献不难找到。2006年，美国的一篇题目为《肿瘤患者皮肤伤口评估和护理》的文献，此文献可以为临床护士处理癌性伤口提供指导。2010年，我国出版了《现代伤口与肠造口临床护理实践》，这为肿瘤伤口渗液的护理提出了指导性意见。2011年，我国卫生部联合总后卫生部出版了《临床护理实践指南》，内容包括伤口的护理，但并未针对恶性肿瘤伤口提出指导建议。

癌性伤口的支持护理要点如下。①首先对癌性伤口患者进行全面评估，包括患者病情、营养状况和心理状况；其次是伤口评估，主要评估伤口部位、大小、外观、渗液量、颜色、黏稠度、气味、周围皮肤情况和疼痛程度等，制订个体化护理计划。②给予患者人文关怀、心理支持，提高患者的舒适度、自信心和身体健康，减少孤独感，维持或改善患者的生活质量。③根据患者渗液量选择合适敷料，并根据渗液量和气味情况更换敷料，一般每天更换1次或2次，更换敷料时动作要轻柔，尽量减少对伤口的损伤，保护伤口周围皮肤，尽量保持皮肤完整。④如有必要，轻柔地清洗伤口，可使用生理盐水或其他非消毒溶液，碘伏、酒精等会阻碍伤口愈合。⑤如果存在坏死组织，要尽可能清除，尤其是伤口合并感染时的坏死组织。⑥排查是否存在其他阻碍伤口愈合的因素，如伤口边缘卷曲、窦道形成等，必要时采用外科手段。⑦如果伤口存在腔室，应该用合适的敷料填塞，敷料的选择要考虑渗液量。⑧不管伤口处是否存在腔室，都应该覆盖敷料。保湿敷料可能适用于大多数伤口，但是渗液较多的伤口可能需要可吸收敷料。⑨对患者及其家属进行癌性伤口的宣教，尤其是伤口较深的患者及其家属。

（程方方 姜 凯）

第十五节 静脉导管的支持护理

随着越来越多的肿瘤患者应用静脉输液导管，静脉导管的维护显得尤为重要，不当的护理可能造成静脉导管相关并发症，如血栓、感染等，还会导致管路寿命缩短，增加患者躯体痛苦的同时加重患者的医疗经济负担。临床常用的静脉导管主要包括外周静脉导管（peripheral venous catheter, PVC）、经外周静脉穿刺的中心静脉导管、中心静脉导管（central venous catheter, CVC）、输液港等。美国静脉输液护理学会（Infusion Nurses Society, INS）被公认为是输液护理领域的权威组织，其持续更新的《输液治疗实践标准》是很多静脉导管安全护理的指导范本，最新一版为 2021 年出版的第 8 版。2014 年，复旦大学附属肿瘤医院和复旦大学 Joanna Briggs 循证护理合作中心联合发布了《经外周静脉置入中心静脉导管（PICC）置管临床实践指南》，针对 PICC 的临床护理工作提出推荐性指导。同年，国家卫计委发布《静脉治疗护理技术操作规范》。随着该领域的发展，2019 年，中华护理学会静脉输液治疗专业委员会发布《临床静脉导管维护操作专家共识》，旨在指导护士对静脉导管进行规范的维护。由于目前国内部分医疗机构没有血管外科作为支撑，因此在发生导管相关并发症（如血栓）后缺乏处置经验，肿瘤患者发生血栓的风险较高，国际血管联盟中国分部和中国老年医学学会周围血管疾病管理分会联合发起并编制了第 1 版《输液导管相关静脉血栓形成中国专家共识》。

静脉导管的支持护理要点如下。①置入或维护导管前，需要对患者进行全面的护理评估，可参考静脉导管维护评估清单进行评估，评估包括三方面：a. 患者身体情况，如病情、意识状态、凝血功能、自我护理能力等；b. 穿刺局部情况，如有无感染、血栓、外渗/渗出等；c. 导管功能情况，如管腔内有无血液残留、管路是否脱出、移位、打折、折断、置管目的、留置时间、使用药物等。②每次使用完导管，应回抽并冲洗，以评估导管功能，并将附着在管腔内的药液、血液冲入体内，降低堵管风险。如果输注黏稠、高渗、中药制剂、抗生素等对血管刺激较大的液体，建议在输注过程中进行冲管。③一般选择 10 ml 生理盐水进行冲管，当输注药物与生理盐水不相溶时，可使用 5% 葡萄糖溶液冲管，避免使用污染的冲管液，当出现导管相关性感染时，可使用抗生素封管，但不作为常规预防使用，对于多次出现静脉通路感染的患者，可酌情预防性应用抗生素封管。④根据患者皮肤过敏情况、出汗、出血等情况，选择合适敷料，并定期更换。⑤妥善固定导管，避免影响穿刺点的观察和输液速度。⑥在敷料处注明置管日期和更换日期，以及操作者名称。⑦进行充分的健康宣教，告知患者及照护者保持穿刺部位的清洁和干燥，如敷料有卷曲、松动或敷料下有汗液、渗血应及时通知护士。⑧经输液接头进行输液或给药前，应使用消毒剂用力擦拭接头至少 15 秒。输液接头至少每 7 天更换 1 次；如接头内有血液残留、完整性受损或取下接头后，应立即更换。⑨静脉导管的维护应由经过专业培训的医护人员进行。如果出现液体流速不畅，使用 10 ml 或 10 ml 以上注射器抽吸回血，不可强行推注液体。⑩无菌透明敷料应至少每 7 天更换 1 次，如穿刺部位出现渗血、渗液等导致的敷料潮湿、卷曲、松脱或破损时应立即更换。

（王雅莉　苏　萍）

第十六节　留置导尿管的支持护理

留置导尿管是指导尿后将导尿管留在膀胱内以引流尿液的方法。很多肿瘤晚期患者需要长期留置导尿管，如导尿管护理不当，可能出现导尿管相关性尿路感染。患者留置导尿管后或拔除导尿管 48 小时内发生的泌尿系感染，统称为导尿管相关性尿路感染。国内有研究报道，导尿管相关性尿路感染在院内感染中位列第二，仅次于肺部感染。在美国卫生保健相关体系中，导尿管相关性尿路感染的发生率高达 34%。因此，在留置导尿管后，应该给予患者积极有效的护理干预，尽可能减少相关并发症的发生。

2009 年，美国感染病学会（Infectious Diseases Society of America, IDSA）在 1981 年美国 CDC 制定的《导管相关尿路感染（CAUTI）预防指南》的基础上发布了最新的《成人导尿管相关尿路感染的诊断、预防和治疗指南》。2018 年，中华护理学会医院感染管理专业委员会组织相关领域专家制定了适合我国国情的《导管相关感染防控最佳护理实践专家共识》。

留置导尿管的支持护理要点如下。①评估患者的年龄、意识状态、心理状况、自理能力、合作程度及耐受力，以及患者尿道口及会阴部的皮肤黏膜状况。②对患者及其家属进行健康宣教，包括留置导尿管的目的、护理方法及注意事项，避免导尿管受压、脱出或牵扯。③定期对导尿管进行观察，观察内容包括导尿管及尿袋的固定情况，导尿管及其引流装置的完整性、密闭性及通畅性，引流液的情况等。④尿袋的位置应低于膀胱，导尿管应有标识并注明置管日期，避免导尿管接触地面，防止逆行感染。⑤保持导尿管引流通畅，避免导尿管受压、扭曲、牵拉、堵塞等。⑥女性患者每日消毒、擦拭外阴及尿道口；男性患者消毒、擦拭尿道口、龟头及包皮，每日 1~2 次；排便后及时清洗肛门及会阴部皮肤。⑦使用个人专用收集容器及时清空集尿袋内尿液，当集尿袋内尿液达到其容量的 3/4 时，即要排放尿液，转运患者前应排空集尿袋中的尿液。⑧观察尿液的颜色、性状、量等并记录，如尿液混浊、沉淀、有结晶时，则要遵医嘱进行送检。

⑨定期更换引流装置和尿管。⑩每日评估留置导尿管的必要性，及时拔除不必要的导尿管。拔管前采用间歇式夹闭导尿管的方式锻炼患者膀胱收缩，以避免拔管后再次插管。拔管后需关注患者排尿情况。

（王 倩 苏 萍）

第十七节 肿瘤相关静脉血栓栓塞的支持护理

肿瘤患者是静脉血栓栓塞（VTE）的高危人群，肿瘤患者发生 VTE 的风险较非肿瘤患者增加 4~6 倍，严重影响肿瘤患者的预后。VTE 主要包括静脉血栓形成、浅表血栓性静脉炎和肺栓塞，VTE 的防治属于肿瘤患者支持治疗的重要组成部分。国外针对肿瘤患者 VTE 的指南共识很多，2015 年，加拿大颁布了《加拿大肿瘤患者静脉血栓栓塞管理共识推荐》。2018 年，美国血液病学会（American Society of Hematology, ASH）发布了静脉血栓栓塞管理指南，针对住院与非住院患者静脉血栓栓塞的预防共提出 19 条指导建议。NCCN 持续更新的《肿瘤相关静脉血栓栓塞性疾病》的最新版本为 2019 年第 2 版。此外，美国临床肿瘤学会（ASCO）、美国国立卫生研究院（NIH）、美国胸科医师学会（ACCP）、国际血栓与止血学会（ISTH）相继颁布多项指南和专家共识，旨在降低肿瘤患者 VTE 发生率，规范诊疗过程。2014 年，中国临床肿瘤学会（CSCO）、中国抗癌协会癌症康复与姑息治疗专业委员会（CRPC）及中华医学会血液分会白血病淋巴瘤委员会组织专家制定并更新了《中国肿瘤相关静脉血栓栓塞症的预防与治疗专家指南》，旨在指导肿瘤相关静脉血栓栓塞的临床治疗和护理。VTE 的防治基础为抗凝治疗，2019 年，中国静脉介入联盟、中国医师协会介入医师分会联合外周血管介入专业委员会基于护理循证实践发布了《抗凝剂皮下注射护理规范专家共识》，旨在使护理人员掌握正确的抗凝剂皮下注射技术，从而降低局部注射的不良反应的发生率，改善护理质量，提高患者用药依从性，保障抗凝治疗的临床效果，促进医疗安全。

肿瘤相关静脉血栓栓塞的支持护理如下。①需长期输液经静脉给药者，避免在同一部位、同一静脉反复穿刺，尤其使用刺激性药物时更要谨慎；重视患者的主诉，若患者站立后有下肢沉重、胀痛感，应警戒下肢深静脉血栓形成的可能。②对于高危患者及其家属的健康教育，术前让患者了解深静脉血栓发生的病因，提高其对深静脉血栓的认识和警戒，鼓励患者（血液呈高凝状态时）应适当服用活血化瘀中药或抗凝药物。③对于已经使用抗凝治疗的患者，要向患者告知抗凝治疗的潜在风险，如出血、过敏、注射部位皮肤出现血管炎、皮肤坏死、炎性结节、紫癜或红斑、水肿、荨麻疹或疼痛等。④注射环境应清洁、安静和安全，温度、光线要适宜；注射抗凝剂的优选部位为腹壁，消毒范围的直径≥5 cm，使注射部位皮肤处于自然待干状态，可左右腹壁轮换注射，2次注射点间距在2 cm以上。⑤给予患者人文关怀，耐心解答患者及其家属的疑问，缓解患者的焦虑情绪。对于术后患者鼓励其多饮水，以降低血液黏稠度；指导患者进食清淡、低脂、富含维生素及易消化的食物，以利于保持排便通畅和伤口恢复；对于便秘或排便困难的患者，应给予及时通便，避免由于负压增加，而影响血流动力学。⑥为减少局部皮肤刺激，推荐采用预灌式抗凝针剂，该针剂使用前不用排气。⑦注射抗凝剂时要把握进针深度，避免对皮下组织造成损伤，可使用左手拇指、示指相距5～6 cm，提捏起皮肤使之形成一凸起褶皱，于褶皱最高点快速垂直进针，无须抽回血，缓慢匀速推注药液10秒，药液推注完毕后针头停留10秒，快速拔针后不按压；但如果出现渗液，需要适当压迫，压迫力度以皮肤下陷1 cm为宜。⑧注射抗凝剂后的局部皮肤禁止按摩、热敷、理疗。⑨对于使用抗凝剂治疗的肿瘤患者，需关注其全身皮肤黏膜的出血情况、有无过敏等，对于瘀斑可进行外敷药物治疗。

（王　倩　贾朝朝）

参考文献

[1] 王春华，常小娟.临终关怀护理对晚期恶性肿瘤患者及其家属的心理疏导作用.中国肿瘤临床与康复，2015，22(12):1493-1496.

[2] 戈寒冰，李春荣.肿瘤患者心理特点及护理.国际护理学杂志，2006,25（12）:1018-1019.

[3] 宋华.心理护理干预改善住院恶性肿瘤患者心理状况的效果观察.中国保健营养，2021,31(8):135.

[4] 田利，李惠玲，陶敏，等.《成人癌因性疲乏临床护理指南》的构建研究.护理研究，2017,31(13):1564-1568.

[5] 张方圆，沈傲梅，郭凤丽，等.《中国癌症症状管理实践指南》——厌食.护理研究，2019,33(15):2549-2556.

[6] 肿瘤患者食欲评价和调节的专家共识.肿瘤代谢与营养电子杂志，2020,7(2):169-177.

[7] 王云，王兆霞，王培，等.北京市癌症疼痛护理专家共识（2018版）.中国疼痛医学杂志，2018,24(09):641-648.

[8] 徐波，陆箴琦.癌症疼痛护理指导.北京：人民卫生出版社，2017.

[9] 中华护理学会肿瘤护理专业委员会.癌痛患者护理指引专家共识（2017年版）.中国护理管理，2017,17(12):1585-1587.

[10] 陆宇晗，陈钒.肿瘤姑息护理实践指导.北京：北京大学医学出版社，2017.

[11] 中华人民共和国卫生部.癌症疼痛诊疗规范（2011年版）.中华危重症医学杂志（电子版），2012,5(1):31-38.

[12] 彭琳，刘伟伟，崔静，等.基于术后疼痛管理指南的患者自控静脉镇痛护理管理方案构建与应用.国际麻醉学与复苏杂志，2019,40(4):318-322.

[13] 丰淑范，郑怡.吗啡自控镇痛泵静脉泵入治疗晚期癌痛的疗效评估与护理.临床医药文献电子杂志，

2016,3(43):8630-8631.

[14] 中华医学会神经病学分会，中华医学会神经病学分会睡眠障碍学组．中国成人失眠诊断与治疗指南（2017版）．中华神经科杂志．2018,1(5):324-335.

[15] 顾艳荭，胡雁．癌症放化疗患者口腔黏膜炎防治策略的研究进展．护理学杂志，2013, 28(15):92-95.

[16] 顾艳荭，胡雁，桑燕，等．癌症放化疗患者口腔黏膜炎护理循证实践方案的构建．中华现代护理杂志，2014,20(29):3665-3671.

[17] 中华医学会放射肿瘤治疗学分会．放射性口腔黏膜炎防治策略专家共识（2019）．中华放射肿瘤学杂志，2019,28(9):641-647.

[18] 中国抗癌协会肿瘤护理专业委员会．中国癌症症状管理实践指南——口腔黏膜炎．护士进修杂志，2020,35(20):1871-1878.

[19] 马玉芬，成守珍，刘义兰，等．卧床患者常见并发症护理专家共识．中国护理管理，2018, 18(06):740-747.

[20] 李智慧．老年坠积性肺炎的预防及治疗．临床合理用药杂志，2009,2(04):69.

[21] 姜文奇，巴一，冯继锋，等．肿瘤药物治疗相关恶心呕吐防治中国专家共识（2019 年版）．中国医学前沿杂志（电子版），2019,11(11):16-26.

[22] 汪洋，任海玲，孙英杰，等．无呕吐规范化病房护理工作模式在肿瘤内科的应用探讨．护士进修杂志，2016,31(22):2048-2051.

[23] 于世英，印季良，秦叔逵，等．肿瘤治疗相关呕吐防治指南（2014 版）．临床肿瘤学杂志，2014,19(03):263-273.

[24] 中华医学会肠外肠内营养学分会．肿瘤患者营养支持指南．中华外科杂志，2017,55(11)：801-829.

[25] 王新颖，黎介寿．癌性恶病质的代谢改变与营养干预策略．肠外与肠内营养，2017, 24 (1):4-9.

[26] 中国抗癌协会肿瘤营养与支持治疗专业委员会．肿瘤恶液质营养治疗指南．肿瘤代谢与营养电子杂志，2015,2(3):27-31.

[27] 石汉平，肿瘤营养疗法．中国肿瘤临床，2014,1(18):1141-1145.

[28] 中华医学会消化病学分会胃肠动力学组，中华医学会外科学分会结直肠肛门外科学组．中国慢性便秘诊治指南（2013,武汉）．胃肠病学，2013,18(10):605-612.

[29] 方秀才，柯美云，罗金燕，等．中国慢性便秘的诊治指南（2007,扬州）．中华消化杂志，2007,27(9):619-622.

[30] 中华消化学会胃肠动力学组．我国慢性便秘的诊治指南．中国全科医学，2005(2):119-121.

[31] 中华医学会外科学分会结直肠肛门外科学组．便秘外科诊治专家共识．中华胃肠外科杂志，2010,13(7):546-547.

[32] 耿刚，贾立群，贾英杰，等．阿片类药物不良反应中医诊疗专家共识．中国肿瘤临床，2019,46(7):321-323.

[33] 姚小云，陈红宇，胡君娥，等．癌症患者化疗相关性便秘评估与管理最佳证据总结．护理学报，2020,27(2):48-52.

[34] 中华护理学会造口、伤口、失禁护理专业委员会．中国压疮护理指导意见．中国压疮护理指导意见委员会，2013.

[35] 王泠．2014 版国际《压疮预防和治疗：临床实践指南》解读．中国护理管理，2016, 16(5):577-580.

[36] 胡爱玲，郑美春，李伟娟．现代伤口与肠造口临床护理实践．北京：中国协和医科大学出版社，2010.

[37] 吴燕．癌性伤口护理及进展．全科护理，2014,12(22):2020-2023.

[38] 中华人民共和国卫生部，中国人民解放军总后勤部卫生部．临床护理实践指南．北京：人民卫生出版社，2011.

[39] 复旦大学循证护理中心．《经外周静脉置入中心静脉导管 (PICC) 置管临床实践指南》简介．上海护理，2019, 19(9):17.

[40] 国家卫生和计划生育委员会．静脉治疗护理技术操作规范．中国护理管理，2014,14(1):1-4.

[41] 孙红，陈利芬，郭彩霞，等．临床静脉导管维护操作专家共识．中华护理杂志，2019, 54(9):1334-1342.

[42] 傅麒宁，吴洲鹏，孙文彦，等．《输液导管相关静脉血栓形成中国专家共识》临床实践推荐．中国普外基础

与临床杂志，2020,4:412-418.

[43] 彭飞.导尿管相关尿路感染防控最佳实践——《导管相关感染防控最佳护理实践专家共识》系列解读之一.上海护理，2019,19(6):1-4.

[44] 洪涵涵，彭飞.中央导管相关血流感染防控最佳护理实践——《导管相关感染防控最佳护理实践专家共识》系列解读之二.上海护理，2019,19(12):1-5.

[45] 刘嘉寅，王玉栋，刘巍.我国肿瘤相关静脉血栓栓塞预防治疗共识.中国医学论坛报，2015-10-08.

[46] 中国临床肿瘤学会（CSCO）肿瘤与血栓专家共识委员会.肿瘤相关静脉血栓栓塞症预防与治疗中国专家指南（2015版）.中国肿瘤临床，2015,42(20):979-991.

[47] 李燕，莫伟，葛静萍.抗凝剂皮下注射护理规范专家共识.介入放射学杂志，2019, 28(8): 709-716.

[48] 中国临床肿瘤学会肿瘤与血栓专家委员会.肿瘤相关静脉血栓栓塞症预防与治疗指南（2019版）.中国肿瘤临床，2019,45(13):653-660.

[49] Roh SY, Yeom HA, Lee MA, et al. Mobility of older palliative care patients with advanced cancer: a Korean study. Eur J Oncol Nurs, 2014,18:613-618.

[50] National Comprehensive Cancer Network（NCCN）. Clinical Practice Guidelines in Oncology-Cancer-elated Fatigue (version 1. 2018). https://www.nccn.org/professionals/physician_gls/default.aspx[2020-11-12].

[51] Wei SJ. Cancer related fatigue: prevalence, assessment, and treatment strategies. Expert Rev Pharmacoecon Outcomes Res, 2011,11(4):441-446.

[52] National Comprehensive Cancer Network（NCCN）. Clinical Practice Guideline in Oncology palliative care (version 1. 2020). https://www.nccn.org/professionals/physician_gls/default.aspx[2020-11-12].

[53] Lynn A Adams, Nancy Shepard, Rose Ann Caruso,et al. Putting Evidence Into Practice: Evidence-Based Interventions to Prevent and Manage Anorexia. Clin J Oncol Nurs,2009:13 (1): 95-102.

[54] NCCN, National Comprehensive Cancer Network. NCCN clinical practice guidelines in Oncology: Adult Cancer Pain (Version3.2019). https://www.nccn.org/professionals/physician_gls/default.aspx[2020-11-12].

[55] Registered Nurses' Association of Ontario. Assessment and Management of Pain:Clinical Best Practice Guidelines （Version3.2013）.

[56] Chou R, Gordon DB, de Leon-Casasola OA, et al. Management of postoperative pain:a clinical practice guideline from the American Pain Society, the American Society of Regional Anesthesia and Pain Medicine, and the American Society of Anesthesiologists' Committee on Regional Anesthesia. J Pain, 2016,17(2):131-157.

[57] Howell D, Oliver TK, Keller-Olaman S, et al. A Pan-Canadian Practice Guideline: Prevention, Screening, Assessment and Treatment of Sleep Disturbances in Adults with Cancer. Support Care Cancer, 2013,21(10):2695-2706.

[58] Buysse DJ, Yu L, Moul DE, et al. Development and validation of patient-reported outcome measures for sleep disturbance and sleep related impairments. Sleep, 2010, 33(6): 781-792.

[59] Howell D, Keller-Olaman S, Oliver TK, et al. A Pan-Canadian Practice Guideline: Screening, Assessment and Care of Cancer-Related Fatigue in Adults with Cancer. Support Care Cancer, 2013, 21(10):2695-2706.

[60] Morin CM, Benca R. Chronic insomnia. Lancet, 2012,379 (9821), 1129-1141.

[61] National Comprehensive Cancer Network (NCCN).NCCN Clinical Practice Guidelines in Oncology: Older Adult Oncology (Version 1.2020). https://www.nccn.org/professionals/physician_gls/default.aspx[2020-11-12].

[62] National Comprehensive Cancer Network (NCCN).NCCN Clinical Practice Guidelines in Oncology: Survivorship(Version 2.2019) .National Comprehensive Cancer Network (NCCN). https://www.nccn.org/professionals/physician_gls/default.aspx[2020-11-12].

[63] Lam WC, Zhong L, Liu Y, et al. Hong Kong Chinese Medicine Clinical Practice Guideline for Cancer Palliative Care: Pain, Constipation, and Insomnia. Evid Based Complement Alternat Med, 2019,2019:1038206.

[64] Winkelman JW. CLINICAL PRACTICE. Insomnia Disorder. N Engl J Med, 2015, 373 (15): 1437-1444.

[65] Quinn B, Potting CM, Stone R, et al. Guidelines for the assessment of oral mucositis in adult chemotherapy, radiotherapy and haematopoietic stem cell transplant patients. Eur J Cancer, 2008,44(1):61-72.

[66] Keefe DM, Schubert MM, Elting LS, et al. Updated clinicalpractice guidelines for the prevention and treatment of mucositis. Cancer, 2007,109 (5):820-831.

[67] Sharon Elad, Judith E, Raber-Durlacher, et al. Basic oral care for hematology-oncology patients and hematopoietic stem cell transplantation recipients: a position paper from the joint task force of the Multinational Association of Supportive Care in Cancer/International Society of Oral. Support Care Cancer, 2015,23(1):223-236.

[68] Navari RM, Aapro M. Antiemetic prophylaxis for chemotherapy-induced nausea and vomiting. N Engl J Med, 2016,374(14):1356-1367.

[69] National Comprehensive Cancer Network (NCCN).NCCN Clinical Practice Guidelines in Oncology:Antiemesis （Version 1.2020）.https://www.nccn.org/professionals/physician_gls/default.aspx[2020-11-12].

[70] Takayuki Hisanaga, Takuya Shinjo, Kengo Imai, et al. Clinical Guidelines for Management of Gastrointestinal Symptoms in Cancer Patients: The Japanese Society of Palliative Medicine Recommendations. J Palliat Med, 2019,22 (8): 986-997.

[71] F Roila , A Molassiotis, J Herrstedt, et al. 2016 MASCC and ESMO Guideline Update for the Prevention of Chemotherapy-And Radiotherapy-Induced Nausea and Vomiting and of Nausea and Vomiting in Advanced Cancer Patients.Ann Oncol,2016, 27 (5):119-133.

[72] Ng TL, Hutton B, Clemons M. Chemotherapy-induced nausea and vomiting: time for more emphasis on nausea?. Oncologist, 2015, 20(6):576-583.

[73] Yamano T, Yoshimura M, Kobayashi M, et al. Malnutrition inrectal cancer patients receiving preoperative chemoradiotherapy is common and associated with treatment tolerability and anastomotic leakage. Int J Colorectal Dis, 2016, 31 (4):877-884.

[74] Horstman AM, Sheffield-Moore M. Nutritional/ metabolic response in older cancer patients. Nutrition, 2015, 31 (4): 605-607.

[75] Laviano A, Meguid MM, Rossi-Fanelli F. Cancer anorexia: clinical implications, pathogenesis, and therapeutic strategies. Lancet Oncol, 2003,4(11) :686-694.

[76] Bozzetti F. Nutritional support of the oncology patient. Crit RevOncol Hematol, 2013, 87 (2): 172-200.

[77] Fearon K, Strasser F, Anker SD, et al. Definition and classification of cancer cachexia: an international consensus. Lancet Oncol,2011,12(5):489-495.

[78] Davies A, Leach C, Caponero R, et al. MASCC recommendations on the management of constipation in patients with advanced cancer. Support Care Cancer, 2020,28(1):23-33.

[79] Jan Kottner , Janet Cuddigan, Keryln Carville, et al. Prevention and Treatment of Pressure Ulcers/Injuries: The Protocol for the Second Update of the International Clinical Practice Guideline 2019.J Tissue Viability, 2019, 28 (2), 51-58.

[80] Amir Qaseem, Tanveer P Mir, Melissa Starkey, et al. Risk Assessment and Prevention of Pressure Ulcers: A Clinical Practice Guideline From the American College of Physicians. Ann Intern Med,2015:162 (5), 359-369.

[81] Hiroshi Fujiwara, Zenzo Isogai, Ryokichi Irisawa, et al. Wound, Pressure Ulcer and Burn Guidelines-2: Guidelines for the Diagnosis and Treatment of Pressure Ulcers, Second Edition. J Dermatol, 2020, 47(9):929-978.

[82] Patrick McNees. Skin and Wound Assessment and Care in Oncology. Semin Oncol Nurs, 2006:22 (3), 130-143.

[83] Lisa A Gorski. The 2016 Infusion Therapy Standards of Practice. Home Healthc Now, 2017,35 (1), 10-18.

[84] Riekard CM,Marsh N,Webster J,et al. Dressings and securements for the prevention of peripheral intravenous catheter failure in adults(SAVE): a pragmatic,randomized controlled, superiority trim. Lancet, 2018,392(10145):419-

430.

[85] Kimberly M.The effectiveness of clinically indicated replacement of peripheral intravenous catheters:an evidence review with implications for clinical practice. World Evidence-Based Nuts,2015,12(4):187-198.

[86] Thomas M Hooton , Suzanne F Bradley, Diana D Cardenas, et al. Diagnosis, Prevention, and Treatment of Catheter-Associated Urinary Tract Infection in Adults: 2009 International Clinical Practice Guidelines From the Infectious Diseases Society of America. Clin Infect Dis, 2010,50(5):625-663.

[87] Holger J Schünemann , Mary Cushman, Allison E Burnett, et al. American Society of Hematology 2018 Guidelines for Management of Venous Thromboembolism: Prophylaxis for Hospitalized and Nonhospitalized Medical Patients. Blood Adv, 2018,2 (22): 3198-3225.

[88] Geerts WH, Pineo GF, Heit JA, et al. Prevention of venous thromboembolism:the seventh ACCP conference on antithrombotic and thrombolytic therapy. Chest, 2004, 126(3):338-400.

[89] Khorana AA. Venous thromboembolism prevention in cancer outpatients. J NCCN, 2013, 11(11):1431-1438.

[90] Key NS,Khorana AA, Kuderer NM, et al. Venous thromboembolism prophylaxis and treatment in patients with cancer: ASCO clinical practice guideline update. J Clin Oncol, 2019, 37:1-27.

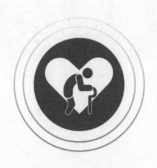

第五篇

临终关怀

第一章

临终关怀、舒缓治疗与姑息治疗

一、死亡

在这一篇里，我们会讨论一个特殊的生命现象——死亡。说它"特殊"，是出于我们对死亡的态度：在"生"的状态下，大家不太愿意谈论"死"，常常采取回避的方式去应对关于死亡的一切问题。然而，作为"生存"的对立面，"死亡"是所有生命体必须面对的自然变化过程，是自然界得以持续、更新的必要条件，其意义重大。医学的核心是善待生命，自然也就需要善待死亡。

（一）死亡的概念和意义

简言之，死亡就是生命的终结，是生存的反面。在哲学中，死亡的定义是：生命系统所有的本来维持其存活的属性的丧失且不可逆转的永久的终止。引申到医学里面就是指人体一切生命特征的丧失且永久的终止，最终变成无生命特征的人体。那"临终"呢？现代观念认为，生理性死亡是一个过程，而不仅仅是一个事件。濒临死亡时，临终者渐渐对外界的环境疏离，进入意识模糊的状态，生命迹象濒临消失，身体部分器官开始坏死，呼吸和脉搏极为微弱，需要依赖维生系统。在死亡过程中，生死分界线位置的取决因素已经不局限于生命体征的存在与否，精准地定义死亡较以前更加困难了。应该说，从出生之日起，人就开始走向死亡，这是生命的自然属性和必然结局。人的一生很长，在人生的路途中，人们却很少去思考如何应对未来的死亡。或许我们很难评判死亡对于个体的意义，但是，死亡对于生物种群和自然界一定是积极的。死亡使生命体回归到元素，元素又为新的生命体提供物质基础，这难道不是一种生命的循环吗？正是因为死亡的存在，大自然的生态链才得以循环往复，生态环境得以平衡持续。我们甚至可以说，没有死亡就没有万物的生生不息。

癌症患者死亡的特点如下。

所有人都会不可避免地走向死亡。在目前的医学水平条件下，多数癌症患者在确诊的那一刻起，就意识到自己会比其他人更快地面对死亡。那么癌症导致的死亡与衰老或其他疾病导致的死亡有什么不同之处呢？

1. **不适症状更为明显与复杂**　由于恶性肿瘤是一种全身性疾病，在疾病的终末期，恶性肿瘤侵犯和影响的器官与系统较良性疾病更为广泛，由此所带来的症状、体征往往较为严重和复杂，患者所经历的痛苦也相对较多。据统计，疼痛、疲乏和呼吸困难是癌症患者在临终前最为显著的症状：超过 80% 的癌症患者在临终前都会受到疼痛的困扰；70% 以上的癌症患者会有疲乏的症状，终末期患者就更加明显；90%～95% 的呼吸系统肿瘤患者都伴有呼吸困难，即便是其他非呼吸系统恶性肿瘤，由于转移、衰竭等因素，患者在临终前出现呼吸困难的状况也很普遍。除了上述最为常见的症状外，终末期癌症患者还会面临厌食（恶病质）、恶心、呕吐、腹痛（肠梗阻）、便秘等症状，还有部分患者伴有谵妄等神经系统症状。

2. **心理问题更为突出**　学术界早已明确恶性肿瘤是心身疾病，癌症患者往往要经历怀疑、否认、愤怒发泄、悲观抑郁、濒死绝望、接受等几个心理过程。随着肿瘤的进展和治疗的失败，在临近死亡的时候，焦躁、抑郁、恐惧、绝望等负性心理反应会变得突出，不良情绪会集中爆发，导致失眠、自闭、言行过激等不良后果，甚至出现自残和自杀行为。

3. **对家庭成员的影响更为显著**　如果把癌症患者作为第一患病主体的话，其家庭成员（尤其是至亲）就是第二患者。他们参与了癌症患者的就诊、确诊、治疗、临终等过程，所受到的打击并不亚于患者，有些甚至还超过患者本人。在癌症患者临终前及居丧期间，至亲可能会出现焦躁、愤怒、抑郁、内疚、孤独、绝望、自责、自卑、悲恸等负性心理反应，导致失眠、酗酒、脱发、厌食、疲乏、滥用药物等不良事件。因此，实施临终关怀时不仅要对癌症临终患者进行全方位照护，也需要关注到他们的家属，尽力提供系统化的支持与哀伤辅导。

（二）死亡的质量

肿瘤姑息治疗的主要目的之一在于提高患者生活质量。开展临终关怀的目的在于改善患者的死亡质量，也就是让患者获得优逝或善终。

死亡质量通常是对临终者生命终末期生活质量及死亡过程的经历、感受的综合评价。对个体而言，有质量的死亡体现在其临终时的各种需求可以被最大限度地满足。在癌症患者中，疼痛得到满意的控制，以及个人偏好得到尊重和支持往往是最大的需求。世界卫生组织用政策环境、死亡教育程度、相关药物可及性和临终关怀的普及接受程度作为评价公民死亡质量的 4 个维度。

2015 年，经济学人智库（Economist Intelligence Unit, EIU）发布了 80 个国家和地区的公民死亡质量，中国排名 71，而中国台湾和日本的排名均在前列。发展临终关怀，提高国人死亡质量刻不容缓。

儒家思想在中国传统文化中占有主导地位，其核心之一就是重生讳死，主张以最大代价挽留生命，但却很少提及如何保持生活质量和生命尊严，对于如何平静、科学地接受死亡也缺乏指导性。为了发展姑息治疗和临终关怀，我们必须做到兼容并蓄，既要提取传统文化精华，融合自然科学的观点，大力普及死亡教育，又要建立政策框架，形成有利于姑息医学、临终关怀事业发展的大环境。

二、临终关怀、舒缓治疗与姑息治疗

（一）临终关怀与姑息治疗的联系与区别

我们先来探讨几个概念。在英文文献中，"临终关怀"有不同的提法：hospice, hospice care, end-of-life care, terminal care, continuing care 等，其定义内容也没有完全统一。与此同时，"姑息治疗"一词，也有 palliative care, supportive care, comfort care 等表述。尽管目前普遍认可"姑息治疗"与"舒缓治疗（缓和治疗）"大致同义，但由于"姑息"一词在汉语中带有贬义，而"舒缓治疗"的表达方式更容易被大众接受，因此"舒缓治疗"一词得到了更多的推广。当然，其中还是存在一些细微的差异，比如姑息治疗可能包括一些不良反应较大的治疗手段（如放疗、化疗等），舒缓治疗往往不包含太过激烈的治疗方式。同样，"临终关怀"一词容易让人联想到死亡，因此便出现了"宁养""安宁疗护"等提法。

姑息治疗（palliative care）起源于临终关怀运动，最早起源于公元前 4 世纪。从上世纪 60 年代开始快速发展，目前在世界范围内已成为肿瘤防控体系的重要环节。对于那些严重威胁生命的疾病，姑息治疗是改善患者及其家属生活质量的治疗方法，通过早期及时的诊断、准确的评估及合理的防治来缓解患者的疼痛和解决其躯体、社会、心理及精神等各种问题；目的在于最大限度地提高患者的生活质量，同时延长有尊严的生命。从时程上讲，姑息治疗可以贯穿癌症治疗的各个阶段，研究显示，姑息治疗的早期介入不仅有利于提高患者的生活质量，更可显著延长生存期。

相对于姑息治疗，临终关怀有着更为明确的介入时点——在预计患者生命少于 6 个月时开始，直至丧葬期间，能够为患者本人及其家庭提供各方面照护。谈到概念上的区别，姑息治疗的内涵和外延最为广泛，手段方法最为丰富，服务患者及其家庭的时间最长；而临终关怀主要关注患者的围死亡期，时间更为具体，医疗服务比重逐渐降低，心理、社会和精神灵性上的支持逐渐增加，属于特定时期的姑息治疗。

（二）临终关怀的历史与发展

"临终关怀"一词可以追溯到中世纪的欧洲，一些修道院为濒临死亡的朝圣者、苦行者或贫民病患提供照护的场所，又被称为"hospice"。临终关怀并非舶来品，据我国古籍记载，距今2000年前的"庇护所"及后来的"普济堂""养病房"等都蕴含着类似的理念。1967年，桑德斯博士在英国伦敦创建圣克里斯多弗临终关怀院，这是真正意义上的临终关怀事业的开端。20世纪80年代以后，临终关怀运动在世界各地兴起，逐步发展为一个医学领域的亚学科。1988年，国内第一所临终关怀专业机构——天津临终关怀研究中心成立，我国临终关怀事业开始进入发展时期。随后，在李嘉诚基金会的助力下，北京、上海、成都、广州等地逐渐出现了临终关怀中心或病房。2006年，中国生命关怀协会成立，成为中国临终关怀事业发展的里程碑。

目前，几乎所有有着较大影响的全国性、地区性的肿瘤专业学术组织均设有姑息治疗和临终关怀相关的专业委员会，其中较为活跃的有中国抗癌协会癌症康复与姑息治疗专业委员会（CRPC）、中国临床肿瘤学会（CSCO）肿瘤支持与康复治疗专业委员会等。它们致力为医学专业人士、癌症患者和家庭提供专业的临终关怀指引。

（三）临终关怀的主要内容

癌症患者的临终关怀同样包括生理、心理、社会支持、灵性关怀4个维度的内容。①满足患者的生理需求：其中最重要的是控制症状，特别是镇痛。此外还需要注意缓解癌症终末期患者常常出现的疲乏、呼吸困难、失眠、便秘、厌食、营养不良等症状。除了专业的医疗护理照护以外，还应该尽力提供优质的生活照料服务和一个舒适放松的环境。②满足患者和家属的心理需求：针对癌症终末期患者心理变化5个时期（否认、愤怒、协议、忧郁、接受）中容易出现的负性心理问题（焦虑、抑郁、自闭等），开展个体化的心理疏导、文体活动，尽力满足患者的心愿和偏好，建立积极、平和的心态。③加强社会支持：利用一切可以利用的社会资源、政策和社会工作者，为癌症终末期患者和家庭提供多方面的无偿帮助。④个体化的灵性关怀：区别对待有/无信仰的患者，开展有个体化的精神层面支持，提倡"四道人生"——道爱、道谢、道歉、道别，体现人文精神和对生命的尊重。可见，临终关怀的核心理念是对生命的尊重和对人生价值的肯定，开展临终关怀服务需要综合运用医学、心理学、伦理学、哲学、社会学、法律学等诸多知识，是一个关怀照护服务的体系。

（四）我国发展临终关怀的意义和途径

目前，我国恶性肿瘤发病率和死亡率都呈上升趋势，癌症患者对于临终关怀的需求会持续增加。受到历史民俗文化的影响，特别是儒家思想的深刻影响，我国癌症患者在终末期存在过度医疗的情况，不但患者本人难以实现优逝，而且其家庭深受拖累，也造成国家公共医疗资源不合理分配。因此，大力发展临终关怀非常必要。结合我国国情，可以从以下途径促进临终关怀事业发展：①政府应做好顶层设计，合理配置资源，保障政策，逐步将临终关怀服务纳入医疗保险或社会保险。②深化生命教育、树立正确价值观；加强死亡教育，提高全民综合素质，树立正确科学的死亡观念；考虑把临终关怀相关内容纳入医学院校必修课程，从思想和教育层面为发展临终关怀提供保障。③结合国情和地情，大力建设适合当地特点的临终关怀专业机构。④医护专业人士加强临终关怀相关的继续教育，通过多种形式的教学与培训，让临终关怀从业者掌握正确科学的理念、扎实的理论基础和娴熟的临床工作技能。⑤发展公益性社会工作体系，倡导"人人为我，我为人人"，汇聚民间团体和个人的力量并将其投入到临终关怀事业中。

（朱　江）

参考文献

[1] 张晓飞，唐四元.临终关怀教育和培训研究进展.中国老年学杂志，2017,9: 2333-2336.

[2] 安宁疗护实践指南（试行）.医政医管局，2017.

[3] 田明秀.韩国癌症患者的临终关怀概述.中国医学伦理学，2019, 3:313-318.

[4] 李义庭，刘芳，付丽，柯斌铮.以人为本，推进我国临终关怀事业的发展.医学与哲学（人文社会医学版），2006,12:39-40.

[5] 王星明.法律规制视角下推进我国临终关怀事业发展的若干思考.中国卫生事业管理，2014,8:605-606+639.

[6] 邓慧芳，颜文贞.国内外临终关怀研究进展及启示.全科护理，2017, 13:1555-1558.

[7] 孙燕.重视姑息治疗是当前临床肿瘤学发展的重要趋势——写在《晚期癌症患者合并肠梗阻治疗的专家共识》2007版定稿之际.中国健康月刊，2007(5):34.

[8] 乔海霞，吴际.医务社会工作介入癌症晚期患者临终关怀的本土化路径分析——以S省肿瘤医院宁养院为例.中国社会工作，2018(34):45-51.

[9] 沈月，王益平.中国临终关怀现状与发展策略研究进展.西部医学，2016, 28(3):441-444.

[10] 王素明，王志中.灵性照顾在晚期癌症患者临终关怀中的应用.中国社会医学杂志，2018,35(1):42-45.

[11] Simpson DA, Pitorak EF. Hospice or palliative care? Am J Hosp Palliat Care, 1998,15(2):122-123.

[12] Singer PA, Bowman KW. Quality end-of-life care: A global perspective. BMC Palliat Care, 2002,1(1):4.

[13] Sepúlveda C, Marlin A, Yoshida T, et al. Palliative Care: the World Health Organization's global perspective. J Pain Symptom Manage, 2002, 24(2):91-96.

[14] WHO. Palliative care. [2018-02-15]. https://www.who.int/cancer/palliative/zh/.

[15] The 2015 quality of death index ranking palliative care across the world an economist intelligence unit study,

commissioned by the lien foundation key findings infographic.[2018-03-10]. https://www.pallnetz.ch/cm_data/2015_Quality_of_Death_Index_Infographic.pdf.

[16] Kastbom L, Milberg A, Karlsson M. A good death from the perspective of palliative cancer patients. Support Care Cancer, 2017,25(3):933-939.

[17] Kuhl D, Stanbrook MB, Hébert PC. What people want at the end of life. CMAJ. 2010,182(16):1707.

[18] Goy ER, Carter JH, Ganzini L. Needs and experiences of caregivers for family members dying with Parkinson disease. J Palliat Care, 2008, 24(2):69-75.

[19] Empeño J, Raming NT, Irwin SA, et al. The hospice caregiver support project: providing support to reduce caregiver stress. J Palliat Med, 2011,14(5):593-597.

[20] Rothenbacher, Lutz, Porzsolt, et al. Cancer Control: Knowledge into Action. WHO Guide for Effective Programmes. Palliative Care. Geneva: World Health Organization, 2007.

[21] Kao CY, Cheng SY, Chiu TY, et al. Does the awareness of terminal illness influence cancer patients' psycho-spiritual state, and their DNR signing: a survey in Taiwan. Jpn J Clin Oncol, 2013, 43(9):910-916.

[22] Lutz S. The history of hospice and palliative care. Curr Probl Cancer, 2011,35(6):304-309.

[23] Cobb M, Dowrick C, Lloyd-Williams M. What can we learn about the spiritual needs of palliative care patients from the research literature? J Pain Symptom Manage, 2012,43(6):1105-1119.

[24] Dumanovsky T, Augustin R, Rogers M, et al. The Growth of Palliative Care in U.S. Hospitals: A Status Report. J Palliat Med, 2016,19(1):8-15.

[25] Ferrell B, Wittenberg E. A review of family caregiving intervention trials in oncology. CA Cancer J Clin, 2017, 67(4):318-325.

[26] Hoerger M, Greer JA, Jackson VA, et al. Defining the Elements of Early Palliative Care That Are Associated With Patient-Reported Outcomes and the Delivery of End-of-Life Care. J Clin Oncol, 2018,36(11):1096-1102.

[27] Vanbutsele G, Pardon K, Van Belle S, et al. Effect of early and systematic integration of palliative care in patients with advanced cancer: a randomised controlled trial. Lancet Oncol, 2018,19(3):394-404.

临终阶段的护理要点

一、临终阶段护理的定义、目标

临终阶段护理是指对终末期患者及其家属提供姑息性和支持性的护理措施。

临终护理目标的设定应注重临终者的需求和愿望，提供以人为本的个性化护理，减少临终患者的痛苦，提高患者生活质量，维护临终患者的尊严，减轻临终患者家属的身心负担。

二、临终阶段患者的护理评估

（一）临终期的界定

1. **临终期的定义**　临终是临近死亡的阶段，濒死是临终的一种状态。晚期肿瘤患者的临终期是指患者所患疾病在目前医疗条件和水平下已没有治愈的希望，病情不断恶化，患者即将面临死亡。

2. **对临终患者的生存期进行较准确界定的意义**　较准确地预测晚期恶性肿瘤患者生存期能够为医护人员有效进行临终关怀教育和转诊提供依据；为患者更优质地度过临终阶段提供选择和保证，使有限的临终关怀资源能够发挥最佳效果，避免医疗资源浪费。

3. **临床上评估临终患者生存期的方式**　长期以来，临床医生根据自身经验评估肿瘤患者生存期。研究显示，这种评估结果往往过于乐观，明显长于实际生存时间。

国际上预测临终患者生存期的量表较多，如姑息功能评价量表（palliative performance scale, PPS）、姑息预后评分（palliative prognostic score, PaP）、姑息预后指数（palliative prognostic index, PPI）等。

国内对生存期的相关研究较少。周玲君等提出，可将癌症患者临终阶段的部分症状作为预期生存期的指标。毛伯根等研制了临终患者病情评估表并进行了临床试用，认为该量表具有良好的信效度。

（二）临终阶段患者的护理评估

1. **生理评估**　护理人员应结合病情进行临终患者的生理评估，如有无呼吸形态的改变、周围组织灌注受损情况、对食物失去兴趣或消化能力变差、显著的不能解释的尿量减少、意识改变、新出现的严重的虚弱、疼痛加剧等。

80% 的临终患者会出现疼痛、呼吸困难和谵妄（躁动不安、易激惹、梦魇、幻觉）等躯体症状，还可能出现的躯体症状有恶心、呕吐、焦虑、抑郁、吞咽困难、压疮、腹泻、疲乏、发热和肌阵挛。

2. **心理评估**　接近死亡时，临终患者会产生十分复杂的心理和行为反应。研究表明，灵性和情感支持是重要的终末期护理需求。护理人员应及时评估临终患者的宗教信仰、心理需求，评估患者是否存在焦虑、恐惧、悲伤、愤怒等心理问题。

在患者终末期的过程中，家属始终被焦虑、悲伤所困扰，护理人员应及时评估患者家属的心理状态。

3. **社会支持系统评估**　护理人员应重视对临终患者的社会支持情况的评估，评估临终患者的社会支持需求、经济、家庭和朋友对患者的支持情况等。

三、临终阶段患者的护理计划

（一）临终患者及家属参与护理计划的制订

当临终阶段被确诊时，应向患者及家属说明情况。在制订护理工作计划的整个过程中应考虑临终患者和家属的信仰及价值观，为患者制订个体化的护理计划。

英国国立临床规范研究所（National Institute for Clinical Excellence, NICE）发布的《婴儿、儿童及青少年临终关怀的准备与管理指南》（2016 年版）指出临终患儿及家属在决策和护理计划制订中应占据中心地位，且应该让患儿和家属知道他们在决策和护理计划制订中的重要性；要让他们知晓有多学科团队与他们共同制订决策和护理计划。

（二）制订预先护理计划并定期审查

1. **预先护理计划的意义**　预先护理计划可帮助患者及家属参与护理计划的制订，并给予他们足够时间考虑某些决定；还可以帮助他们知晓护理人员在整个临终过程中是如何进行护理的，以便为日后抉择做好准备。

2. 预先护理计划的内容制订及审查　由多学科团队与患者及家属共同商讨和制订预先照护计划。讨论时应谨慎、实事求是地告知患者目前的病情、可能的预后、预设的利弊分析等。

临终患者预先照护计划的内容主要包括：患者的一般信息、病情总结、关于临终沟通涉及的内容形式方面的知情同意、家属沟通及提供信息的方式、临终患者的遗愿清单、病情重要决定的记录、家属同意的治疗方案、讨论结果和决定的记录［去世和照护地点的选择、器官和组织捐献、危及生命事件的管理（如抢救和生命支持）、特殊愿望（如丧葬和遗体护理的方式）］等。

应与患者及家属分享预先护理计划，相应的专业人员应该知晓护理计划内容。当有新的专业人员进入临终照护团队、照护环境发生改变或患者回家时，应考虑更新护理计划，临终照护团队内所有人员应知晓更新后的护理计划。

四、临终阶段患者的护理策略

实现优质临终护理的基本要素在于团队的密切协作、有效沟通、倾听和陪伴。护士与医生、营养师、康复师、药剂师、心理治疗师、社工等应紧密合作，共同实施临终患者照护方案，帮助患者实现平静死亡。

（一）宣教，给予患者及家属信息支持

及时了解患者及家属的信息需求，可通过定期开展专题讲座或座谈会、张贴海报、发放宣教资料、举办沙龙活动等方式，传递科普知识，使照护者能快速学习居家照护的技能及有效沟通的技能。

告知家属在患者濒死过程中会出现的常见症状、终末期症状治疗给患者带来的风险和益处，以便家属在经历丧亲之痛前能做好准备。

（二）心理护理

心理护理的对象应包括临终阶段患者及家属。护理人员应重视临终前与死亡后心理护理及哀伤辅导过程的连续性。心理护理的最终目标是帮助临终患者及家属减轻他们的恐惧和痛苦，让家属能正确面对亲人的离世，让患者平静地接受死亡。

1. 死亡教育　护士应针对性地采用患者能接受的方式进行死亡教育，帮助患者正确面对死亡。同时对家属也应做好死亡教育，帮助家属减轻丧亲后的心理负担。

2. 情感宣泄　临终阶段患者及家属最需要的是情感宣泄，护士需要做的就是倾听。护士可通过多种途径使患者和家属能相互表达爱意和谢意，也可通过角色扮演、书信的方式，帮助临终

患者及家属抒发情感。

3. 心理干预　护士可联合心理治疗师给予临终患者专业的心理疗法，如认知行为疗法、正念疗法、音乐疗法、许愿干预、尊严疗法等。

4. 心理社会疗法　尊重患者的宗教信仰；邀请患者的知己和患者聊聊回忆；尽可能帮助患者完成还没有完成的心愿。对于家属，可通过成立家属减压小组，帮助家属互相倾诉压力，相互学习和分享照护患者的经验。

（三）临终症状的护理

本书此部分将对临终患者最需要解决的终末期症状管理需求（舒适、气道管理、谵妄管理）的护理要点进行梳理。需要再次强调，在临终护理过程中，向家属清晰解释将要进行的治疗和治疗程序，有助于家属更轻松地接受医护人员为患者提供的护理措施。

1. 疼痛的护理　临终患者的疼痛必须得到有效控制，以免除因此带来的躯体和心理上的痛苦，从而使临终患者安详离世。

可采取的护理措施包括：①密切监测患者疼痛，及时给予规范的药物性及非药物性镇痛治疗；②做好患者及家属的疼痛宣教，提高患者的依从性；③协助患者调整合适的体位；④做好口腔护理；⑤提供降温的护理措施，如使用冰袋等；⑥妥善固定导管、敷料。

2. 气道的护理　呼吸窘迫或呼吸困难是濒死过程中最常见的症状，患者表现出不规律的濒死呼吸、喘息费力，此时，家属通常很难看下去、会觉得很痛苦。护士需要做好安慰和解释，告知家属这种呼吸模式都是脑干活动造成，患者意识不到，不会感到痛苦。护士应帮助家属理解患者濒死过程中正常生理反应和痛苦之间的区别。

护士可遵照医嘱采取如下措施来缓解患者的呼吸短促和窒息感：①吸氧；②应用药物（吗啡、格隆溴铵片等）；③负压吸痰以清除口咽内的分泌物；④按需调整患者体位；⑤鼓励家属与患者交谈或抚触患者等。

3. 谵妄的护理　护士应及时与家属进行有效沟通，帮助家属接受患者的认知变化，减轻家属的困惑和焦虑。

可考虑的护理措施有：①判断谵妄是否由疼痛、膀胱过度充盈、粪便嵌塞、焦虑造成的，如由上述原因造成，则应采取相应的对症处理措施；②保持环境安静，灯光不宜过亮；③可播放患者最喜爱的音乐；④鼓励家属与患者交谈、抚触患者；⑤可考虑芳香疗法；⑥遵照医嘱使用抗精神病药物、苯二氮䓬类药物，告知家属药物治疗的不良反应。

4. 死亡准备、尸体护理　在濒死期的最后几小时，护士应陪伴在临终患者及家属身边并提供支持。运用抚触、温和的声音、陪伴、同理心等技能陪伴患者及家属，并为家属提供宣教。此时，应尽量减少不必要的诊疗程序、监测和检查，为患者和家属提供更多的相处时间。

患者离世后，护士需要做好尸体护理，态度严肃、认真；动作轻、稳；尊重逝者家乡风俗；通过尸体护理保持逝者良好的形象。

护士应始终陪伴家属，做好家属的哀伤辅导；耐心回答家属的咨询，如丧葬程序、医疗费用结算等，给予家属心理支持和信息支持。

五、护理人员的自我照护

照顾临终患者和家属是充满压力的工作。当人力、物质资源与临终护理的需求不匹配或缺乏管理层的支持时，护理人员可能会出现情绪健康问题，如失去自我价值、焦虑、无助、恐惧等。

1. **临终护理的教育培训** 当未接受过临终护理教育的护士被安排护理临终患者时，通常会产生被遗弃和无助的感觉。通过接受系统培训及自主学习，护士能更好地掌握临终护理的相关知识和技能，包括沟通、抚慰、支持性陪伴、倾听等；有利于护理人员减轻职业压力，从而为临终患者提供优质护理。

2. **回顾和思考** 可通过公开讨论、案例回顾、教育等方式来回顾临终护理过程中成功的部分和需要应对的难点；回顾有效的沟通技巧、可用的资源和支持；思考自己所做的护理措施是如何对悲伤的家属产生积极影响的。

3. **承认和表达情绪** 承认压力事件，感谢支持性团队的成员；承认目睹死亡带来了精神上的影响；表达面对患者死亡时的焦虑情绪及需要获得的支持。

4. **避免职业倦怠** 护理人员应每天关注自己的经历和感受。可通过度假、做自己喜欢的事、参加能让自己放松和提升自我的活动等方式，避免职业倦怠。

（符 琰 李 红）

参考文献

[1] 周玲君，沈伟，赵继军．癌症患者临终阶段症状特点及与生存期的关系．护理学杂志，2009,24(6):6-8.

[2] 毛伯根，严勤，谢懿珍，等．临终患者病情评估表的初步编制．中国医疗前沿，2009,4(19):4-6.

[3] 吴小婷，章新琼，王秋萍，等．癌症患者心理弹性干预的研究进展．中华护理杂志，2017,52(3):316-320.

[4] 张慧芝，商丽艳，黄喆．晚期肿瘤住院患者姑息护理实践．中国护理管理，2016,16(3):407-410.

[5] 魏誉民，余婷，谢凤兰，等．护士在护理临终患者中的真实体验．中华护理杂志，2007,42(4):301-304.

[6] 侯晓婷，陆宇晗，杨红，等.终末期癌症患者优逝的研究进展.中华护理杂志，2017,52(9):1134-1138.

[7] National Guideline Alliance. End of life care for infants, children and young people with life-limiting conditions: planning and management. London: National Institute for Health and Care Excellence (NICE), 2016.

[8] Maltoni M, Scarpi E, Pittureri C, et al. Prospective comparison of prognostic scores in palliative care cancer populations.Oncologist,2012,17(3):446-454.

[9] Harrop E, Morgan F, Byrne A, et al. "It still haunts me whether we did the right thing": a qualitative analysis of free text survey data on the bereavement experiences and support needs of family caregivers. BMJ Palliative Care, 2016,15(1):92.

[10] Masterson MP, Hurley KE, Zaider T, et al. Toward a model of continuous care: a necessity for caregiving partners. Palliat Support Care,2015,13:1459-1467.

[11] Becker G, Sarhatlic R, Olschewski M, et al. End-of-life care in hospital:Current practice and potientials for improvement.Journal of Pain and Symptom Management, 2007,33(6):711-719.

第三章

临终阶段的主要症状及处理

随着病情的发展，肿瘤患者逐渐进入终末期。在生命的最后阶段，由于肿瘤的破坏、浸润以及对内环境的影响，机体各个器官组织均受到损害，出现严重的损伤和功能障碍。除了焦虑、恐惧等心理压力外，肿瘤患者还将承受疼痛、呼吸困难、恶心、呕吐、感染等躯体症状的折磨，生存质量加速下降。因此，如何更好地控制临终症状是我们将要面对的巨大挑战。

第一节　处理原则

一、伦理及方法论原则

1. **以姑息及缓解症状为主**　在生命的终末期，所有治疗措施的采取都是以姑息及缓解症状为主，需要尊重患者的选择，避免过度诊疗增加患者的痛苦。

2. **重视患者的自我描述**　尊重患者及家属的权利。坚持"知情同意"原则，各种医疗措施的实施须获得患者的知情同意。

3. **全面分析及处理临终患者的各种症状**　避免局限于某一局限性症状。根据患者的全身情况及病情变化及时调整治疗措施及策略。

4. **注意合理利用卫生资源**　在尽力满足临终患者基本需求的同时，需要注意合理利用卫生资源。

二、一般原则

1. **全面评估，明确诊断**　处理症状前需要全面评估病情，判断症状出现的可能原因、加重和缓解因素及潜在的病理学机制。了解目前已采取的干预措施及患者自身的反馈及评价，以便更好地制订下一步的治疗计划。注意"个体化"原则，针对患者不同情况给予治疗。

2. **对因治疗，整体把握**　尽量从病因入手，注意对可控制、可逆转的因素予以纠正。同时关注患者全身状况，给予综合性的处理。根据患者的症状，积极对因处理。同时注意"整体化"原则，关注全身状况。

3. **简便易行，动态监测**　在处理症状的时候，首选简便、无创及痛苦小的方式，如药物尽量口服，减少药物种类，同时注意非药物治疗，如心理辅导等。在治疗过程中，需要及时进行评估及监测，根据疗效及症状的变化及时调整治疗手段。

4. **关注细节，重视沟通**　在处理症状的每一个阶段，都需要关注细节，包括药物的用法和用量、患者的医嘱遵从度、病情的细微变化等，有些细节将直接影响症状处理是否成功。同时需要及时和患者及家属沟通，聆听患者及家属的感受及意见，获得有效反馈并及时对治疗进行调整。

（郑于珠）

第二节　常见呼吸系统症状及处理

一、呼吸困难

55%～70%的晚期肿瘤患者会出现呼吸困难，在临终前5～7天，约25%的患者会出现重度呼吸困难。这种症状不仅会限制患者的日常生活及功能，还极易引发焦虑、抑郁甚至恐惧等一系列精神症状。对终末期患者来说，对症治疗是最主要的治疗。

1. **病因及评估**　原发性肺部疾病如肺癌、COPD、肺纤维化、心力衰竭等是最主要的原因；感染、胸腹腔积液、恶病质及全身衰竭导致的呼吸肌无力也可导致呼吸困难。此外，缺氧、疼痛或抑郁和焦虑等心理症状也可加重患者呼吸困难的主观感受。因此，在评估病情的时候，除全面细致的病史收集、用药史收集、体格检查及实验室检查外，结合详细的心理学评估能更加全面准确地评估患者的情况。

2. **治疗**　对终末期患者，减轻症状是最主要的目的。无论哪种病因，吸氧是最基础的治疗手段，也是一种支持性心理治疗手段。同时针对感染、哮喘、代谢紊乱、胸腔积液、腹腔积液、心力衰竭等可纠正的因素，可给予抗生素、激素、利尿剂等常规治疗。非药物的治疗手段（如改善环境、采取 45° 坐位、引导性放松、倾听、在物理师引导下训练呼吸）也十分必要。在急症时也可考虑侵入性治疗措施，如穿刺抽液、放疗等，但需要尽量减轻患者痛苦。常用药物如下。

（1）阿片类制剂：在出现呼吸困难的生命末期患者的药物治疗中起重要作用，可减少机体对缺氧的反应，降低前负荷，同时具有抗焦虑的作用。常用阿片类药物为吗啡（口服给药、静脉给药、皮下给药、直肠给药或雾化吸入），全身使用时需从低剂量开始（2.5～5.0 mg），并且缓慢增加剂量。对于无法口服的患者，可使 1/3 的剂量经直肠给药。单纯吗啡雾化可能引起气道痉挛，必要时可加入 2～4 mg 地塞米松联合使用。

（2）支气管扩张剂：吸入性或口服 β₂ 受体肾上腺素能制剂及抗胆碱能制剂可有效缓解症状，速效鼻喷剂的应用逐渐增加，应用时需要注意心脏毒性。

（3）其他：皮质类固醇激素（如口服泼尼松、地塞米松，或倍氯米松、氟替卡松雾化）可降低炎症，减轻气道梗阻，同时增进食欲，缓解呼吸困难症状。苯二氮䓬类（如地西泮、劳拉西泮等）可以起到联合增效作用。有文献报道，咪达唑仑联合阿片类药物对终末期呼吸困难患者有较好疗效。

二、咳嗽

1. **病因及评估**　气道中有分泌物及异物时，咳嗽是主要的清除方法。但若出现无效性病理咳嗽，则会影响患者生活质量。有 30%～50% 的终末期患者会出现咳嗽症状，在肺癌患者中，比例则升高至 80%。心肺疾病（如心力衰竭、哮喘、肺癌、纵隔肿瘤、气管食管瘘等）是咳嗽最常见的原因之一；胃食管反流，误吸诱发的咳嗽在终末期患者中也并不少见；特殊药物（如 ACEI、β 受体阻滞剂）可诱发咳嗽。在评估时，需要尽量找出特异性的原因以进行有针对性的治疗。

2. **治疗**　首选针对潜在病因的治疗，呼吸练习、坐位拍背等非药物手段也相当重要。咳嗽抑制剂是减轻症状的最常用药物，如右美沙芬、阿片类制剂（可待因及氢可酮）、麻醉药（苯佐那酯）、利多卡因等。同时可予以祛痰药、激素、支气管扩张剂等辅助。但需要警惕若呼吸道分泌物过多时，咳嗽抑制剂可能导致黏液潴留。

三、咯血

1. **病因**　咯血是令患者及家属最紧张和最害怕的症状之一。少量咯血一般不会危及生命，但失血量超过 200 ml/24 h 的大咯血则可能引起窒息。肿瘤、感染、心力衰竭、血液疾病等均可引起咯血；支气管肺癌、支气管扩张、重症肺炎是引起大咯血的主要原因。

2. **治疗**　首先需要排除抗凝药、NSAIDs 类药物的影响，同时予以必要的心理支持及安抚。少至中量咯血可适量使用止咳药，但需要警惕窒息。口服氨甲环酸、云南白药等也可达到一定效果。大咯血时首先评估患者预期寿命，在条件允许的情况下可行支气管镜下止血、激光等治疗。预期寿命极短的终末期患者则需要医疗团队给予全面支持，进行心理支持的同时可根据临床实际情况给予阿片类制剂、苯二氮䓬类药物及止血药物，为患者提供舒适体位，减少临终时的痛苦及焦虑。

四、临终喉音

1. **机制**　在濒临死亡的患者中，全身衰竭、局部肌肉松弛、口腔及气道分泌物增多、胃食管反流等原因可造成上呼吸道液体聚积，约 60% 左右的患者可能发出湿性呼吸音，称为"临终喉音"（death rattle）或"死亡喉鸣"，这种特殊的喉音常预示着死亡临近。这种喉音对患者本身影响不大，但可能增加其照护者的焦虑。

2. **处理**　以非药物处理为主。若患者已无意识，喉鸣并不会增加其痛苦，此时需要与患者家属进行沟通和解释，以缓解家属的情绪，避免不必要的吸痰等侵入性措施。同时可尝试改变体位，半俯卧位、侧卧位可更有利于液体排出。需要避免不必要的吸痰。若患者在喉鸣时存在呼吸困难，可考虑使用小剂量抗胆碱能药物 [如东莨菪碱（0.125 mg 舌下含服）] 以减少分泌；也可选择阿托品雾化（2 mg）或舌下含服（可使用 1% 阿托品滴眼液）；若存在肺水肿或胃食管反流，可使用小剂量呋塞米或甲氧氯普胺。若其他方式都无效时，可考虑使用格隆溴铵（0.2 mg 皮下注射）。

（郑于珠）

第三节　常见消化系统症状及处理

一、恶心和呕吐

恶心是一种胃部不适感，呕吐则为胃内容物在膈肌收缩状态下突然从口中喷出，两者通常同时发生。在终末期患者中，约有一半以上出现恶心及呕吐症状，不仅影响患者的营养吸收，更重要的是妨碍口服药物的应用及吸收，需要予以积极评估和处理。化疗所致恶心呕吐（chemotherapy induced nausea and vomiting, CINV）严重影响患者生活质量，会使患者产生负面情绪，影响其依从性，甚至患者从主观上放弃治疗。医护工作者常常低估 CINV 的实际发生率。遵循指南推荐的规范化诊疗是提高 CINV 控制率的关键。《中国临床肿瘤学会（CSCO）抗肿瘤治疗相关恶心呕吐预防和治疗指南》指出，在末次化疗后，接受 HEC 和 MEC 化疗的患者，恶心和呕吐的风险分别至少持续 3 天和 2 天，因而仍需要积极予以防护。

（一）病因及评估

终末期患者出现恶心及呕吐的原因有很多，最常见的原因包括胃肠道梗阻、动力不足；全身代谢紊乱（如尿毒症、高钙血症）、颅内占位引起的颅内高压等。需要特别关注的是药物的排查，服用某些特殊药物（如阿片类药物）、大量服用一种药物或多种药物同时使用均可能诱发恶心和呕吐症状或使症状加重。

（二）治疗

1. **消除诱因，纠正可逆因素**　诱因的去除及可逆因素的调整是根本的治疗措施。如由明确药物引发的恶心和呕吐，可考虑停用药物、降低剂量或替代治疗（无法停用药物时）；代谢紊乱引发的呕吐则需要纠正内环境；便秘诱发的梗阻性呕吐也可随着便秘症状的缓解而减轻。

2. **非药物治疗**　如改善环境，避免强烈气味刺激；少食多餐，鼓励患者进食时放松，指导其练习自主吞咽及深呼吸；建议进食后 2 小时内避免仰卧，及时进行口腔护理等。这些非药物的辅助治疗手段有时可能达到事半功倍的效果。

3. **药物治疗**　当纠正了可逆因素及予以非药物干预后仍无法达到满意的止吐效果时，止吐药物的应用也相当重要。在治疗时，需要按时及按需给予药物，必要时予以非口服途径药物。不同的止吐药物有不同的机制，常用药物如下。①作用于中枢系统：抗精神病药（奥氮平、左美丙嗪）、NK_1 受体拮抗剂（阿瑞吡坦）、5-HT$_3$ 受体拮抗剂（格拉司琼）、抗毒蕈碱类（东莨菪碱）、苯二氮䓬类（劳拉西泮）、皮质类固醇类激素（地塞米松）等。②作用于胃肠道：D_2 拮抗剂（甲氧氯普胺）、生长激素释放抑制因子类似物（奥曲肽）等。在选择药物时，可先选用甲氧氯普胺、氟哌啶醇、赛克利嗪、东莨菪碱等一阶梯药物；若效果不佳，则可考虑选用左美丙嗪、格拉司琼等强效止吐药。对于顽固性呕吐，可考虑多种药物联合使用，如左美丙嗪 +5-HT$_3$ 受体拮抗剂 / 苯二氮䓬类药物 / 地塞米松，或选择常用的 ABHR（劳拉西泮 + 苯海拉明 + 氟哌啶醇 + 甲氧氯普胺）。适时联用奥氮平可在缓解焦虑的基础上减轻患者呕吐症状。在症状减轻后，可根据具体情况调整药物剂量及种类。

小肠嗜铬细胞释放的 5-HT 是急性 CINV 主要媒介。5-HT$_3$ 受体拮抗剂可阻断 5-HT 与 5-HT$_3$ 受体结合、抑制呕吐冲动传入呕吐中枢，在临床试验中能够较好地预防急性 CINV。5-HT$_3$ 受体拮抗剂可分为两代，第一代包括昂丹司琼、多拉司琼等。2003 年第二代 5-HT$_3$ 受体拮抗剂药物帕洛诺司琼获批，一项包含多个Ⅲ期临床试验的汇集分析表明，帕洛诺司琼相较于第一代 5-HT$_3$

受体拮抗剂能有效提高患者全程 CINV 完全缓解率（51% vs 40%; P <0.000 1），安全性维持不变。帕洛诺司琼具有注射和口服两种剂型，其中口服剂型适合多种临床场景应用，获得 ASCO 和 CSCO 指南一致推荐。

NCCN、ASCO、MASCC/ESMO、CSCO 等多项止吐指南均推荐接受高致吐化疗或中致吐方案的患者接受包含 NK_1 受体拮抗剂的治疗方案。NK_1 受体拮抗剂是最新一代的化疗止吐药物，其作用机制与 $5-HT_3$ 受体拮抗剂和地塞米松不同但互补。通过进入脑部与 NK_1 受体结合，阻断 P 物质活性达到减缓恶心和呕吐的作用。其作用强度依赖于中枢神经系统穿透性及与 NK_1 受体的结合率。目前，NK_1 受体结合药物主要有阿瑞匹坦、福沙匹坦等。阿瑞匹坦是首个用于止吐的 NK_1 受体拮抗剂，阿瑞匹坦的使用剂量为化疗前 1 小时口服 125 mg（第 1 天），在第 2 和第 3 天早晨每天口服 80 mg。多项随机对照研究已经证实：在 $5-HT_3$ 受体拮抗剂联合地塞米松拮抗剂的基础上，增加阿瑞匹坦能够显著改善高致吐风险药物所致 CINV，特别在控制延迟性恶心和呕吐方面优势明显。阿瑞匹坦中国注册研究显示急性期、延迟期及全程的 CR 率分别为 79.4%、74% 和 69.6%。近期发表的阿瑞匹坦中国上市后 IV 期研究，共纳入来自 21 个中心的 1000 例实体恶性肿瘤患者，近一半的患者（455/990, 46.0%）接受了与指南一致的含阿瑞匹坦三联止吐方案，经含阿瑞匹坦三药治疗后，患者化疗后 120 小时内无呕吐及无恶心的发生率分别为 86.4% 和 69.5%。包括亚洲人群（日本人）在内的随机双盲对照临床研究显示：对于接受中度致吐风险药物治疗的患者，在 $5-HT_3$ 受体拮抗剂 + 地塞米松基础上增加 NK_1 受体拮抗剂可以提高 CINV 的控制效果。此外，一些临床研究及 Meta 分析也报道了包含口服阿瑞匹坦，$5-HT_3$ 受体拮抗剂和地塞米松的三联方案可以有效降低高致吐风险抗肿瘤药物（顺铂）多天方案导致的恶心呕吐风险。其他 NK_1RA 目前无重复给药的随机对照临床研究报道。

二、吞咽困难

终末期肿瘤患者由于疾病进展而致全身衰弱，极易出现吞咽困难。出现吞咽困难的患者发生继发性感染、梗阻、窒息的风险将进一步增高，同时会增加患者的心理恐惧感。在处理时需辨因对症。

1. **病因及评估** 肿瘤末期患者出现吞咽困难的原因主要集中于以下几方面：①肿瘤本身引起的消化道压迫梗阻，神经损伤，黏膜损伤；②放化疗、手术等引起的局部炎症或纤维化；③口腔真菌感染、干燥或痉挛；④药物（如阿片类药物、抗精神药物）不良反应或并发疾病（反流性食管炎等）。根据患者主诉的症状，大部分可识别出梗阻的部位，从而判定病因。

2. **处理** 首先需要给予积极沟通，调整患者饮食结构，以清淡、少量多餐为主。同时针对病因予以纠正：①若存在局部感染，可含漱制霉菌素、克霉唑或口服氟康唑；②消化道炎症，可考虑使用硫糖铝等保护剂及抗酸制剂；③法莫替丁等 H_2 受体阻滞剂及质子泵抑制剂兰索拉唑等对胃食管反流更有针对性；④若为肿瘤生长引起的梗阻，可使用地塞米松。在评估患者生存期及全身情况后，也可考虑安置胃造瘘、食管支架或胃管等侵入性措施。

三、便秘

1. **病因及评估** 肿瘤终末期患者便秘的最常见原因为阿片类制剂的不良反应。衰弱、进食及饮水减少、膳食纤维减少、肿瘤或手术粘连造成梗阻也是常见的原因。需要根据患者大便习惯的改变及相关检查评估便秘原因及状况。

2. **治疗** 在可能的情况下，需要首先调整可能引起便秘的药物的使用方法。同时改善饮食，增加液体摄入量。若患者已超过 3 天未大便，需要先行直肠指检，联合局部润滑剂（如开塞露）排出嵌顿的干燥粪块，必要时可予以肥皂水灌肠。在药物治疗中最常用的是大便软化剂（如多库酯钠、乳果糖、聚乙二醇）和泻药（比沙可啶、番泻叶等），通常需要将两者联合使用。值得注意的是，使用阿片类药物时需要常规予以预防性通便措施，若因肠道功能紊乱造成顽固性便秘，可酌情使用甲基纳曲酮进行拮抗。

四、腹泻

腹泻一般指排便次数增多或大便呈水样，临床上通常定义为 24 小时内有 3 次及 3 次以上不成形的大便。腹泻可造成水电解质紊乱，肛周皮肤破溃及疼痛等继发症状；频繁更换床上用品也将增加患者的心理负担。

1. **病因及评估** 泻药的过量使用是腹泻的主要原因之一；特殊化疗药物（如伊立替康）也可诱发腹泻；放疗引发的黏膜无菌性炎症导致的腹泻通常在 2 周后出现；胃肠道原发肿瘤、肠道感染、过量使用抗生素及不良饮食习惯均可导致腹泻。详细询问病史、筛查药物及联合必要的检查以评估腹泻原因，其中大便杆球比的检查尤为重要，这是判断患者是否存在菌群失调性腹泻的重要指标。

2. **治疗** 对因治疗尤为关键。首先需要停用一切可能导致腹泻的药物，改善饮食习惯。若怀疑是感染引发的，则需要酌情使用抗生素；但若怀疑存在艰难梭状芽孢杆菌性腹泻，则需要停用抗生素；吸收不良时可选用胰酶制剂。在排除肠梗阻后，可考虑使用阿托品来缓解肠道蠕动；洛哌丁胺和奥曲肽等可作为重症腹泻的药物选择。

五、食欲缺乏及消化不良

食欲缺乏/厌食是终末期患者的另一主诉，患者通常主诉"吃不下，不想吃"。同时伴有以上腹不适和胃胀为主的消化不良症状，有时可伴有反酸、烧灼感等症状。两类症状常同时出现，或互为因果。

1. **病因及评估**　胃癌、消化性溃疡、全身衰竭、胃动力下降、代谢紊乱、多种药物不良反应、焦虑和抑郁等精神因素均可引发厌食及消化不良。但约50%左右的病例无法找到明确病灶及病因。

2. **治疗**　调整食物种类及次数，尽量避免使用影响食欲及消化功能的药物（如 NSAIDs、阿片类、抗抑郁药）是治疗的基础。根据患者情况可酌情选用胃动力药、抑酸药、消除胀气的药物等。甲地孕酮（160 mg，每日 1 次）可有效改善食欲。

六、呃逆

1. **病因及评估**　膈肌痉挛是发生呃逆的主要机制，发生呃逆的原因如下。①局部刺激：如膈肌刺激、肺部感染、消化道肿瘤/溃疡。②中枢病变：如颅内肿瘤、癫痫、帕金森等。③全身性因素：代谢失衡及紊乱。④药物性因素：阿片类、苯二氮䓬类等。大部分呃逆为一过性呃逆，但偶尔会发生持续性甚至难治性呃逆（>1 个月）。呃逆对患者休息及进食产生影响。

2. **治疗**　目前缺乏有针对性的药物。非药物措施包括减少诱因，迷走刺激如舌下含糖、吞小冰块、屏气、冷敷、饮用产气饮料、对纸袋呼吸及诱导咳嗽、按摩外耳道等方法。当非药物措施无效时，可试用薄荷合剂、甲氧氯普胺、氯丙嗪或氟哌啶醇，但仅有氯丙嗪被美国 FDA 批准用于治疗呃逆。加巴喷丁（400 mg 口服，tid，共 3 天）在某些临床试验中也有一定效果，在难治性呃逆中可考虑选用。

七、肠梗阻

1. **病因及评估**　大部分晚期盆腹腔恶性肿瘤的患者在终末期会出现肠梗阻，多为肿瘤压迫或局部粘连引起；放射治疗造成的纤维化及狭窄也是导致肠梗阻的原因之一；阿片类药物、抗胆碱能药物及抗精神病药物也可导致肠梗阻。需结合患者症状及影像学检查综合评估梗阻的程度及部位，判断梗阻原因以进一步制定治疗措施。

2. **手术**　是解决肠梗阻的传统且有效的方法，但对终末期患者并不适用。减轻胃肠道负荷（减少进食、安置鼻胃管）、纠正内环境紊乱及减少消化液分泌（地塞米松、雷尼替丁）可在一定程度上缓解梗阻症状；可选择甲氧氯普胺（止吐）、东莨菪碱（解痉）、奥曲肽（减少分泌）及多库酯钠（软化粪便）等药物进一步辅助缓解梗阻症状。

八、腹腔积液

1. **病因及评估**　肿瘤终末期患者出现腹腔积液的主要原因多为肿瘤本身压迫或堵塞淋巴

管，在卵巢癌和结肠癌患者中最为常见；肝硬化、心力衰竭、肾衰竭及低蛋白血症患者出现腹腔积液的可能性也相对较大。B 超是评估腹腔积液量最简便、最常用的选择。

2. **治疗**　抗肿瘤治疗（如放化疗、靶向治疗等）控制原发疾病是最根本的治疗，但终末期患者一般无法耐受，故处理时以减轻症状为主。首先考虑非侵入性治疗手段，如酌情使用利尿剂（呋塞米 40 mg/d，螺内酯 80 mg/d），但需要密切监测血电解质，防止出现低钾血症。同时，限制钠盐摄入量（<1 g/d），控制液体摄入量（<1000 ml/d）。若药物治疗无法缓解，可根据患者全身情况考虑腹腔穿刺引流，以达到缓解症状的目的。

九、消化道出血

1. **病因及评估**　终末期患者消化道出血的原因复杂，肿瘤的直接压迫或侵犯血管造成的破裂可能引发出血；肝癌门静脉高压极易引发出血。消化道炎症、痔等也是出血的一大原因。

2. **治疗**　首先停用可能导致出血的所有药物（如激素、NSAIDs 类药物）；使用黏膜保护剂、抑酸药等。对于失血较严重的患者，可予以红细胞悬液输注补充。内镜检查及镜下止血是一种有效的检查及治疗手段，但需要根据患者全身状况进行评估，若能有效延长患者生存期及生存质量，可在征求患者意愿后选用。

十、恶病质

肿瘤终末期患者大多数会因营养不良、疾病消耗增多而出现骨骼肌丢失及体脂减少。但若在半年内体重丢失 >5%，或体重指数（BMI）<20 kg/m^2，则可诊断出现恶病质。

1. **病因及评估**　肿瘤细胞可产生一系列细胞因子，如 IL-6、TNF-α 等，可使机体处于慢性炎性反应期，并产生蛋白、脂肪及碳水化合物等异常消耗性代谢产物，使机体能量消耗增加，这也是恶病质产生的最主要原因。同时，腹泻、呕吐、厌食、出血等合并症可以进一步加重营养消耗的速度。临床评估时，需要根据患者的症状、体征等对严重程度进行综合评估。

2. **治疗**　恶病质是一种消耗性综合征，需要 MDT 多学科医疗团队参与，目前无特异性治疗药物。前期以营养支持为主，到了后期，机体对治疗应答不佳，则以心理治疗支持为主。早期可通过营养膳食进行调整，强化饮食，必要时给予肠内或肠外高营养支持以改善及增加体重。黄体酮类药物可改善食欲，传统中药也可起到辅助作用。在后期，则主要以陪伴、理解、加强心理治疗为主。

（郑于珠）

第四节 常见神经系统相关症状及处理

终末期患者出现神经系统症状相当常见，针对这类患者多采取姑息性对症治疗，病因检查因多为介入性及侵袭性，故应慎重选择。

一、头痛

1. **病因** 头痛是终末期患者最常见的神经系统症状，是颅内高压的表现之一。其原因可能来源于颅内，如颅内肿瘤压迫、颅内出血、脑脓肿等；局部肌肉痉挛、骨质疾病、精神紧张、发热或药物的不良反应也可能引发头痛症状。

2. **治疗** 主要为对因治疗，若为颅内压升高，可考虑使用皮质类固醇激素（如地塞米松）及脱水剂；口服非甾体抗炎药、阿片类药物等镇痛药也可起到良好的辅助镇痛效果；若为局部肌肉痉挛、颈椎疾病引发的头痛，可考虑使用局部针灸、理疗等措施。

二、癫痫

1. **病因及评估** 肿瘤终末期患者发生癫痫的原因通常包括：①颅内原发性/继发性肿瘤，脑膜转移瘤；②颅内感染、脑血管病变、颅内创伤；③全身代谢性紊乱；④神经病学因素，如阿尔茨海默病、卒中、原发性癫痫；⑤药物相关因素，如三环类抗抑郁药、可卡因等。在评估时需要注意个人疾病史及药物史，以及伴随症状（如运动障碍、认知障碍、偏头痛等）。

2. **治疗** 首先需要控制可逆转原因，如纠正代谢紊乱、调整口服药等。其次需要加强护理，大部分癫痫小发作可自行缓解，以防止自我伤害为主。若出现癫痫持续状态（持续发作30分钟或重复发作2次以上，发作间隔超过30分钟），可使用咪达唑仑（每次10 mg，可重复使用）肌内注射，或将地西泮（0.15 mg/kg）、劳拉西泮（0.1 mg/kg）稀释后静脉缓慢推注，同时需要注意监测，避免出现呼吸抑制。苯妥英钠、苯巴比妥（10~15 mg/kg）及加巴喷丁等也可以起到一定程度地预防作用。症状控制后，可予以抗癫痫药物控制。

三、痴呆

1. **病因及评估** 阿尔茨海默病、颅内动脉硬化或颅内肿瘤本身均可能引起痴呆症状，主要表现为精神错乱或认知损害，且通常为慢性进程，一旦出现无法逆转。有的患者在某些诱因下可发生躁动，需要及时鉴别。

2. **处理**　首先需要纠正可能的致病因素，如调整环境、控制疼痛及感染。由专业心理治疗师给予的行为治疗也相当重要，只有在其他治疗无效时才考虑药物治疗。氟哌啶醇、利培酮、奥氮平等可能会有一定效果，但受益有限。

四、惊厥

脑肿瘤患者和全身代谢紊乱，尤其是酸中毒患者常会有惊厥发作。一般惊厥发作没有预防措施，若反复发作且持续时间较长，则可考虑使用苯妥英钠、卡马西平、丙戊酸钠等药物。

五、肌阵挛及肌痉挛

1. **病因**　短暂的、不规律的肌肉不自主抽搐性运动称为肌阵挛，伴疼痛性的不自主肌肉痉挛称为肌痉挛。可能源于局部运动神经元疾病、全身代谢紊乱、药物不良反应或戒断症状，部分为特发性。

2. **治疗**　首先排除诱因，如改善全身代谢和调整药物等。局部的放松、拉伸或针灸也是有效的辅助治疗措施。在药物治疗方面，苯二氮䓬类（如咪达唑仑、氯硝西泮）对肌阵挛有一定疗效，而肌痉挛通常伴有疼痛，可辅以局部注射类固醇激素或麻醉镇痛药以缓解症状。

六、昏迷

1. **病因及评估**　颅内占位性病变或恶性肿瘤中枢神经系统侵犯、全身代谢障碍（糖尿病）、重要脏器严重疾病（肝昏迷等）、高热等均可能诱发昏迷。

2. **治疗**　若患者预期寿命长，可予以放化疗、鞘内注射等对因治疗；同时给予适当静脉补液，维持内环境酸碱及电解质平衡，对长时间昏迷患者应给予鼻饲流质饮食。加强护理，保持侧卧以防止窒息，经常翻身以防止出现压疮，保持呼吸道通畅也很重要。若出现呼吸衰竭，可使用呼吸兴奋剂，如可拉明、洛贝林、咖啡因等。如有感染征象应及时使用抗生素，必要时也可酌情使用苏醒剂，如醒脑静等。激素联合脱水剂可减轻颅内压，必要时可作为辅助治疗。

（郑于珠）

第五节　常见精神症状及处理

除了躯体症状，终末期患者的精神症状更为常见。心理状态的变化不仅仅影响患者的生存质量，也对其照护者造成很大的心理压力。抑郁、焦虑及谵妄、躁动是终末期患者最常见的精神症状，这些症状常常一同出现。可急性发病，也可慢性起病并持续数月。对这类精神症状的恰当处理也是姑息关怀中极其重要的一部分。

一、焦虑

1. 分类及病因　对未来的不确定性、恐惧及与亲人分离的恐惧往往使临终患者产生以躯体和心理症状为主的焦虑情绪。根据患者面对的焦虑事件的不同，可分为现实性焦虑（对面临的处境）和期待性焦虑（对预感的后果）；而根据焦虑发作的表现，可分为急性发作和慢性持续状态。焦虑产生的原因有很多种，可源于自我生活的变化；也可源于疾病造成的直接影响（如疼痛、呼吸困难、恶心和呕吐等）；某些药物，如抗精神病药物、激素类药物或阿片类药物等也可能造成焦虑发作。焦虑患者的表现不一，常常会出现恐惧、失眠、心悸等，有时躯体症状可掩盖心理症状，需要仔细评估和处理。

2. 治疗　分为非药物治疗与药物治疗。在非药物治疗中，首先需要缓解患者现有的躯体症状（如疼痛、恶心、呕吐等），并排除可能有诱导性的药物；其次以医护人员、心理治疗师、社会工作者等组建专业团队，根据不同患者的需求给予倾听、鼓励及沟通交流，了解患者的需求，同时可引导其进行放松训练、呼吸训练、意向引导等。若非药物治疗无效，或患者出现重度焦虑及惊恐发作，可考虑采取药物治疗。首选中长效苯二氮䓬类，如劳拉西泮（0.5～1.0 mg 口服，bid）、地西泮（2～10 mg 口服，qn）等。若出现持续惊恐或焦虑、抑郁，可考虑联合 5- 羟色胺再摄取抑制剂（SSRI）或普瑞巴林，巴比妥或吩噻嗪类药物（氟哌啶醇等）也可作为短效辅助药物。

二、抑郁

在终末期肿瘤患者中，约 40% 可能出现抑郁，其中重度抑郁约占 20%。因通常合并情绪低落、无望、悲伤及各种躯体症状（如便秘、乏力、厌食等），且有些患者会尽力隐藏这种情绪，造成抑郁症的识别相当困难。但若能有效早期识别及常规治疗，缓解率高达 80%。

1. 病因及评估　生活方式的变化及病情的影响是患者产生焦虑的最主要的两类原因。随着疾病进展，患者常常感到失去尊严、没有自我价值、被周围的人疏远，从而产生悲伤、愤怒及沮丧情绪，这种挫败感和失去掌控的感受通常最终会演变为抑郁。晚期患者常用的抗焦虑药、镇痛药和降压药有时也可导致抑郁。在评估时，需要专业心理医生对患者进行访谈，了解患者是否有持续低落、丧失生活乐趣、无价值感甚至自杀观念／行为。若无法与躯体症状鉴别，可在纠正症状后 1～2 周再次评估。

2. **治疗** 在处理患者的抑郁症状时，需要首先排除及避免明确的诱因。如停用或减量降压药物，调整阿片类及激素类药物的品种、剂量和使用方法，纠正内环境紊乱等。同时给予专业的心理治疗及抚慰。若患者预期生存 <4 周，可考虑使用精神兴奋剂（如哌醋甲酯 2.5 ~ 5.0 mg bid），快速起效后应用 SSRI（如舍曲林、米氮平）或三环类抗抑郁药（如阿米替林）辅助治疗。若患者预期生存 >4 周，可考虑以 SSRI 为主，必要时采取药物联用的方法。

三、谵妄及末期躁动

约 80% 的肿瘤终末期患者可发生谵妄。这是一种动态性认知功能障碍及急性精神异常的表现，若未予以及时控制，则可能发展为烦躁不安、情绪激动甚至意识丧失，出现令人痛苦的末期躁动。因此，出现谵妄及末期躁动时需要紧急处理，若无法控制，可考虑姑息性镇静。

1. **病因** 谵妄及末期躁动的发作往往是多器官衰竭及多种药物联合应用的综合结果，其中最常见的药物包括阿片类药物、抗惊厥类药物、利尿剂、抗胆碱能类药物及精神类药物，在多种药物联合使用（如氟西汀 + 抗惊厥药物）或突然快速减量时更为常见。在非药物因素中，各种原因导致的机体代谢失衡及内环境紊乱，包括脱水、贫血、代谢性酸中毒、感染等因素综合作用，也可能诱发谵妄。在评估时，需要注意患者的意识障碍及认知功能变化，结合患者的临床特征及实验室检查，综合评判患者状况。

2. **治疗** 首先需要消除可纠正的诱因，如脱水、贫血、低氧血症、消化道梗阻、感染等全身症状。调整药物，如由阿片类药物诱发，可考虑尝试换用不同种类或途径的镇痛药物。与患者及家属积极沟通和解释，给予专业心理支持及治疗。若以上措施均无效时，可考虑药物介入。针对不同类型患者可考虑使用抗精神病药物，氟哌啶醇及苯二氮䓬类药物可缓解激越型患者症状，在中老年患者中可考虑使用利培酮，因其毒副作用更小。氯丙嗪、苯巴比妥也常用作辅助药物共同使用。

（郑于珠）

第六节　常见皮肤黏膜症状及处理

皮肤及黏膜病变是终末期患者面临的重要问题之一，该阶段的患者自主活动显著减少，甚至呈持续卧床状态，皮肤黏膜屏障功能受损，极易发生皮肤破损、感染等症状，患者的舒适度降低，生存期受到影响。

一、压疮

在长期卧床的患者中，局部皮肤因长时间受压而缺血，最终出现溃疡，终末期患者的压疮发生率可高达 30%。若未有效进行处理，可引起继发性感染，导致严重的败血症。根据溃疡面积及深度可将压疮分为 4 期。为了避免出现压疮，需以预防为主，辅以积极的治疗。

1. 危险因素 老年患者、全身衰竭及营养不良、贫血、皮肤黏膜功能减退、激素的使用均为压疮发生的危险因素。在治疗时需要给予提前干预。

2. 预防 翻身是最好的预防，翻身的频率为每 2 小时 1 次，但需要注意患者是否合并限制频繁翻身的情况（如骨折等）。观察患者局部皮肤变化，加强皮肤清洁护理及保持湿润。可辅助使用气垫床、垫圈等改变体位，抬高足后跟、侧卧等，减少局部受压。此外，还应改善患者的全身营养状况，加强营养支持，纠正高危因素。

3. 治疗 对于压疮已经形成的患者，主要的治疗原则为保持清洁、预防感染，以最大限度地促进愈合。使用生理盐水清洁，用氧化锌、亲水胶体或泡沫敷料覆盖压疮表面，敷料更换间隔多为 3~7 天。若局部出现感染，可根据药敏试验结果选择相应的抗生素软膏或全身抗感染药物。若压疮周围形成痂壳，可观察是否有气味及渗液出现，若出现症状则需要尽快清除，同时辅以促进表皮再生的药物。

二、皮肤瘙痒

1. 病因及评估 皮肤瘙痒可能源于皮肤干燥及皮炎，但也可能与全身疾病有关，如肿瘤引发的梗阻性黄疸、类癌综合征、淋巴瘤、白血病、肾衰竭、甲状腺功能减退等；也可能起因于药物过敏、阿片类药物的不良反应等。在评估时需要仔细查体，综合实验室检查结果。

2. 治疗 首先予以积极的对因治疗，如减轻梗阻、纠正代谢功能、避免可疑药物的使用等。皮肤护理及药物缓解也非常重要。局部可使用湿巾或润肤剂，外敷氢化可的松、薄荷制剂等以缓解症状。若瘙痒症状明显，可口服抗组胺药物（如苯海拉明），静脉应用 10% 葡萄糖酸钙加以辅助。舍曲林、达那唑可辅助治疗胆汁淤积性瘙痒；加巴喷丁、舍曲林、纳曲酮对尿毒症性皮肤瘙痒也有一定功效。

三、皮肤黏膜感染

1. 病毒感染 主要包括单纯疱疹及水痘 – 带状疱疹两类。单纯疱疹病毒感染主要发生在黏膜处，如口咽、外阴及肛周，可全身使用阿昔洛韦等抗病毒制剂治疗。在局部可使用炉甘石、龙胆紫等具有收敛作用的药物。水痘 – 带状疱疹感染以发热为前驱症状，继而出现伴有瘙痒的水痘，终末期患者免疫力低下，常迅速发展为沿神经走向发病的带状疱疹，此时伴有明显的疼痛。局部皮肤可外用干扰素，全身可予以阿昔洛韦抗病毒，再配合维生素 B_{12} 营养神经、卡马西平缓解神经性疼痛，必要时可考虑封闭神经根。

2. **细菌感染** 最常见的皮肤细菌性感染包括蜂窝织炎（葡萄球菌感染），脓疱疮（β溶血性链球菌/金黄色葡萄球菌）或丹毒（β溶血性链球菌）。治疗主要包括保持局部清洁，同时根据病原学全身使用抗生素。

3. **真菌感染** 生命末期的患者因全身免疫功能低下，且合并多种全身性疾病，更容易发生真菌感染。白色念珠菌是最常见的、也是最顽固及难以处理的一种真菌，通常表现为红斑、皮屑，甚至可出现脓疱，并伴有炎性反应。治疗时可局部使用抗真菌药膏及类固醇软膏；若合并全身炎性反应，则需要口服/静脉使用氟康唑或伊曲康唑。

4. **寄生虫感染** 多表现为疥疮，瘙痒为最主要的症状。可局部使用5%苄氯菊酯霜剂，同时辅以对症止痒处理。

四、口腔黏膜症状

1. **口干** 肿瘤造成黏膜破坏，张口呼吸导致口腔黏膜脱水，抗肿瘤治疗破坏唾液腺，局部口腔感染或使用利尿剂、抗抑郁药物及阿片类药物均可导致不同程度的口干。非药物措施包括多饮水、保持口腔清洁；使用冰糖、冷饮、话梅等食物刺激唾液分泌。对于昏迷患者，可用清洁棉签蘸水湿润口腔，或使用润唇膏润唇。必要时使用唾液刺激药物（毛果芸香碱）或人工唾液。

2. **口腔黏膜感染** 病毒及真菌感染最为常见。主要与患者免疫力下降、口腔干燥及激素的使用相关。治疗时首先应清洗口腔，可使用5%碳酸氢钠漱口。念珠菌感染时局部可使用制霉菌素或克霉素，全身辅以氟康唑。若存在病毒感染，则可使用利多卡因溶液漱口，可全身使用阿昔洛韦。

（郑于珠）

第七节 泌尿系统常见症状及处理

一、尿失禁

1. **病因及评估** 对于肿瘤终末期患者，肿瘤的压迫、浸润及刺激诱发膀胱痉挛是尿失禁的主要原因之一；此外，局部肌肉功能失调、前列腺肥大、感染及某些特殊药物（如抗胆碱能制剂、抗组胺药物）也可诱发尿失禁。

2. 治疗　需要避免过多检查，首先停用可疑药物，针对感染使用抗生素。药物治疗以经验性治疗及对症治疗为主。对于膀胱功能过度活动者，可应用抗胆碱能制剂（如托特罗定）；压力性尿失禁患者可使用苯丙醇胺；充盈性尿失禁患者可予以留置导尿，但需要警惕膀胱突然排空造成的低血压。护理局部皮肤及会阴、使用成人纸尿裤及护垫、及时进行清洁等也是必要的措施。

二、尿潴留

尿潴留的主要原因为逼尿肌的衰竭及尿道的梗阻，终末期患者发生尿潴留的原因复杂，局部肿瘤压迫、神经病变、尿道狭窄及药物应用等均有可能导致或加重尿潴留症状。查体及 B 超下残余尿检测通常可辅助诊断。在治疗的过程中，需要首先排除药物因素的影响。对于预期寿命短及需要紧急解除症状的患者，可以安置导尿管；对于预期寿命长的患者，也可酌情考虑耻骨上膀胱造瘘。对于合并前列腺增生的男性患者，可使用坦索罗辛及非那雄胺。抗毒蕈碱药物（如乌拉胆碱）或抗胆碱酯酶药物（如新斯的明）可刺激膀胱收缩，促进排尿。

三、膀胱痉挛

局部肿瘤、感染、结石、留置导管等可刺激膀胱三角，可诱发膀胱痉挛症状，主要表现为耻骨上区的疼痛不适。需要针对病因进行治疗，如撤出导管、应用抗生素、排出结石等。抗胆碱能制剂（如托特罗定）和解痉药物（东莨菪碱等）可达到辅助治疗的效果，但需要警惕诱发尿潴留。濒死患者无法口服药物，可将吗啡（10 ~ 20 mg）或布比卡因（10 ml）稀释后进行膀胱内灌注，或使用阿片 / 颠茄栓剂缓解症状。

（郑于珠）

第八节　终末期患者的疼痛处理

终末期患者的疼痛处理原则主要是维持早期疼痛评估后的处理方法和使用药物，在临终阶段尽量减少调整，主要调整应该集中在给药途径的优化方面，并尽量减少药物更换造成的症状反复。

一、评估

在生命的最后阶段，患者可能因意识水平下降而无法对疼痛做出有效表现，但并不意味着疼痛减轻。此时的评估可能需要根据其面部表情、活动度等来进行。如 FLACC 评分，可根据患者面部表情（F）、腿部动作（L）、身体活动（A）、哭泣（C）、可否安慰（C）等进行打分，每项 2 分，共 10 分。在评估时，需要注意患者的疼痛是否会由于护理、搬动、翻身、触摸等诱发或加重，若有明确相关性，需要避免这类诱发动作。

二、给药途径的选择

口服仍是第一选择，但对于存在吞咽困难的患者，可考虑经肠道给药（如羟考酮栓剂）或经皮肤 / 黏膜给药（芬太尼透皮贴剂 / 颊黏膜贴剂），在使用前需要保证皮肤黏膜的完整性，避免药物迅速释放引起毒性反应。针对存活期较短、疼痛发作频繁的患者，也可考虑皮下注射或静脉用药。对于有中心静脉通路的患者及每日大剂量用药的患者，皮下 / 静脉途径是一种良好的给药方式，但需要注意呼吸抑制等毒副作用。

三、难以忍受的疼痛

在极少数时候，濒死患者可能出现无法忍受的剧痛，在所有措施都无效时，可考虑应用镇静药物，但应避免深度持续镇静。在患者症状得到缓解时，需要逐渐减轻镇静深度。一线用药包括咪达唑仑（2.5 ~ 5.0 mg）或氟哌啶醇（2.5 ~ 10.0 mg），二线用药包括左美丙嗪（每次 25 mg），苯巴比妥及普鲁泊福需要在专科医生的指导下使用。

（郑于珠）

第九节　其他常见症状及处理

一、睡眠障碍

终末期患者最常出现的睡眠障碍为失眠，主诉多为入睡困难、早醒、睡眠质量差等。

1. **原因**　失眠通常由多种因素导致，主要分为精神因素及外界因素。焦虑、抑郁、恐惧是最主要的精神因素。外界因素主要与环境、躯体症状及药物相关。噪音过大、睡眠环境舒适度较低可影响睡眠。疼痛、呼吸困难、尿频、恶心和呕吐等症状也可导致失眠。某些药物（如神经兴奋剂、利尿剂及激素类药物）的主要不良反应也以失眠为主。

2. **治疗**　主要在于潜在原因的识别及处理。停用或减少不必要的药物，调整用药时间（如利尿剂在早晨使用）以改善现有的症状。如因疼痛无法入眠，则可予以镇痛药物处理；对于明显抑郁的患者，可予以抗抑郁药物处理（阿米替林是首选）。改善睡眠环境，减少白天入睡时间。同时请专业心理医生予以认知治疗，引导患者放松情神等。若以上均无效时，可考虑睡前镇静，首选苯二氮䓬类制剂，如劳拉西泮；入睡困难者可选择舒乐安定和硝基安定；老年患者可使用水合氯醛，其安全性更高。若经济条件允许，也可选用唑吡坦。

二、乏力

1. **病因及评估**　约有 70% 的晚期肿瘤患者会以全身无力为主要症状，随着疾病的进展，症状逐渐加重且不可逆转。常见的病因如下。①与肿瘤相关：如恶病质、全身衰弱。②全身代谢紊乱：贫血、电解质紊乱等。③与治疗相关：抗肿瘤放化疗、抗抑郁药、助眠药或利尿降压药。④精神因素：焦虑、抑郁、睡眠障碍等。在评估病情时，需要询问病史和结合实验室检查。

2. **治疗**　首先需要调整可控因素，予以心理支持，鼓励患者进行活动及锻炼。加强营养或输血可在一定程度上改善乏力，但濒死患者并不能从中获益。目前尚无证据支持是否需要针对乏力给予药物治疗，因此不提倡常规给予精神兴奋剂或皮质激素。

三、深静脉血栓

1. **原因及评估**　约 50% 以上肿瘤患者存在凝血功能异常，且大多数处于高凝状态，临床上多表现为血栓形成。终末期患者因长期卧床，形成深静脉血栓的风险更高，血栓形成的部位多位于双下肢，临床上多表现为双下肢不对称性水肿，伴皮温下降及疼痛。深静脉血栓易脱落，可导致肺栓塞及脑栓塞等更严重的危及生命的后果。

2. **治疗**　抬高患肢、热敷及局部气压治疗是预防深静脉血栓的有效方法。若深静脉血栓已形成，常使用低分子肝素进行皮下注射，若患者预期寿命较长，也可考虑使用尿激酶或链激酶溶栓治疗。血栓稳定后，口服华法林或利伐沙班可起到预防作用，但需监测凝血功能。

四、水肿

1. **病因及评估**　水肿是终末期患者常见的特征性体征，主要原因包括全身衰竭、心衰、低蛋白血症、活动减少、淋巴回流受阻、体液潴留等。病情评估时需要结合实验室检查，以进行全面评估。

2. **治疗**　终末期患者的治疗以减轻症状为主。抬高患肢，加强局部皮肤的护理及保护，进行局部按摩，予以气压治疗也可在一定程度上缓解症状。行全身性处理时可考虑减少静脉液体的输入量，减轻负荷；使用小剂量安体舒通及呋塞米利尿，静脉补充蛋白以纠正低蛋白血症。但若已出现局部破溃或感染性病变（如蜂窝织炎），则需要全身应用青霉素、阿莫西林或克林霉素控制感染。

（郑于珠）

参考文献

[1] 秦叔逵，刘秀峰，马军，等. 注射用重组改构人肿瘤坏死因子治疗国人恶性胸腹腔积液的前瞻性多中心临床研究. 临床肿瘤学杂志，2016,7:577-584.

[2] 郭奇遇，石学军. 重组改构人肿瘤坏死因子对比顺铂胸腔灌注治疗恶性胸腔积液疗效与安全性的系统评价. 中国药房，2018,6:839-842.

[3] Hesketh PJ. Chemotherapy-induced nausea and vomiting. N Engl J Med, 2008,358(23):2482-2894.

[4] Liau CT, Chu NM, Liu HE, et al. Incidence of chemotherapy-induced nausea and vomiting in Taiwan: physicians' and nurses' estimation vs. patients' reported outcomes. Support Care Cancer, 2005,13(5):277-286.

[5] Molassiotis A, Aapro M, Dicato M, et al. Evaluation of risk factors predicting chemotherapy-related nausea and vomiting: results from a European prospective observational study. J Pain Symptom Manage, 2014,47(5):839-848.

[6] Coluzzi F, Mattia C. Management of chemotherapy-induced nausea and vomiting in patients receiving multiple-day highly or moderately emetogenic chemotherapy: role of transdermal granisetron. Future Oncol, 2016,12(16):1865-1876.

[7] Keating GM, Duggan ST, Curran MP. Transdermal granisetron: a guide to its use in preventing nausea and vomiting induced by chemotherapy. CNS Drugs, 2012,26(9):787-790.

[8] Tuca A. Use of granisetron transdermal system in the prevention of chemotherapy-induced nausea and vomiting: a review. Cancer Manag Res, 2009,2:1-12.

[9] Yang LQ, Sun XC, Qin SK, et al. Transdermal granisetron for the prevention of nausea and vomiting following moderately or highly emetogenic chemotherapy in Chinese patients: a randomized, double-blind, phase III study, Chin Clin Oncol, 2016,5(6):79.

[10] Howell J, Smeets J, Drenth HJ, et al. Pharmacokinetics of a granisetron transdermal system for the treatment of chemotherapy-induced nausea and vomiting. J Oncol Pharm Pract, 2009,15(4):223-231.

[11] Boccia RV, Gordan LN, Clark G, et al. Efficacy and tolerability of transdermal granisetron for the control of chemotherapy-induced nausea and vomiting associated with moderately and highly emetogenic multi-day chemotherapy: a randomized, double-blind, phase III study. Support Care Cancer, 2011,19(10):1609-1617.

[12] Hesketh PJ, Kris MG, Basch E, et al. Antiemetics: ASCO Guideline Update. J Clin Oncol, 2020,38(24):2782-2797.

[13] Qiu T, Men P, Xu X, et al. Antiemetic regimen with aprepitant in the prevention of chemotherapy-induced nausea and vomiting: An updated systematic review and meta-analysis. Medicine (Baltimore), 2020,99(33):e21559.

[14] Yang Y, Yang N, Wu L, et al. Safety and efficacy of aprepitant as mono and combination therapy for the prevention of emetogenic chemotherapy-induced nausea and vomiting: post-marketing surveillance in China. Chin Clin Oncol, 2020,9(5):68.

第四章

临终镇静

对于肿瘤终末期患者，尽管医生已尽力控制各种症状以缓解患者的痛苦，但随着疾病的发展，常常出现持续存在的多种症状，这导致已有的治疗措施无法达到更好的效果。此时，镇静成为控制这类难治性症状的有效手段。

一、定义

临终镇静，也被称为生命末期镇静、姑息性镇静，最早在 1990 年由 Rober Rnck 提出。临终镇静指为了缓解难治性症状给终末期患者带来的难以忍受的痛苦，通过有目的性的诱导及维持镇静的手段来降低患者的意识水平、缓解患者的痛苦，且并不缩短患者的生存期。在很多文献中，这类定义及名称并不统一，但综合起来均为在患者姑息治疗过程中通过使用药物来达到镇静效果，是指缓解临终患者痛苦的一系列实践。

二、分类

在具体实施临终镇静时，根据所达到的目的、采取的手段等不同，可达到不同程度及类型的镇静效果。

1. **原发性／继发性镇静**　原发性镇静通常以缓解焦虑为目的，继发性镇静是指在控制其他症状时使用了带镇静效果的药物，尽管用药剂量不同，但两者都可能使患者产生嗜睡。

2. **浅度／深度镇静**　根据患者是否存在意识划分，浅度镇静的患者一般可被唤醒。

3. **间歇性／持续性镇静**　根据镇静药物给予的次数划分。若需要反复给予镇静药物，每次持续时间较短的为间歇性镇静，一般用于快速缓解患者的顽固性症状，在镇静间歇期患者意识清醒；持续性镇静又称持续深度镇静（continuous deep sedation，CDS），镇静时间超过 3 天，此时患者一般没有自主意识。

4. 针对躯体痛苦／生存痛苦的镇静　主要区别在于分别针对身体痛苦和精神痛苦给予镇静措施，但对于生存痛苦的判定目前仍有争议。

5. 渐进性／紧急性镇静　先从低剂量开始，随后逐渐上调剂量以获得镇静效果，这种镇静称为渐进性镇静；在特定情况下，如果突然发生剧烈疼痛及大出血，则需要予以大剂量快速诱导镇静，此时称为紧急性镇静。

三、指征的评估及治疗策略的制定

是否采用姑息性镇静，最重要的指征是患者是否经受一种或一系列难治性的症状带来的无法缓解的痛苦。这里所说的难治性症状是指使用可耐受的非镇静的药物或非药物手段后仍无法控制的症状。肿瘤终末期患者最常见的难治性症状包括疼痛、呼吸困难、恶心和呕吐等躯体症状及谵妄、烦躁等精神症状。常规治疗对这类症状无效，且这类症状常叠加出现，姑息性镇静可能是有效且唯一的治疗手段。因此，约 90% 的患者在生命最后 1 周会对姑息性镇静有明确诉求。

因此，制定治疗策略的第一步为综合评估。这一步是所有治疗的前提和基础，通常需要一个由多学科医生及护理人员组成的姑息小组共同参与。首先，需要排除部分患者要求镇静的目的是避免清醒地经历死亡，这并不属于姑息性镇静的范畴。同时需要评估是否存在对患者造成干扰的可控因素或可逆因素，如便秘、尿潴留、药物不良反应、代谢紊乱等，并全面评估患者精神状态，最大限度地减少心理因素带来的干扰。其次，还需对患者的生存期做出大概评估，对于生存期超过 2 周的患者，避免采取持续镇静手段。

制定治疗策略的第二步为与患者及授权委托人进行沟通。在这个过程中，我们需要全面了解患者的需求，与其交流目前的症状及现状、镇静能达到的目的、可缓解的症状及预期效果、可能出现的风险，以及中断镇静的可能性等。了解患者及授权委托人的期待及焦虑、对生命末期的看法及愿望，整合各方面信息后制订出治疗方案。

在完成评估及沟通后，治疗小组需要制订出对应的方案。一套临终镇静治疗方案的制订需要以患者的情况、预期生命及患者的特殊愿望为基础，方案内容通常包括：目的（主要缓解哪些难治性症状）、方式（间歇性镇静、持续性镇静）、深度（意识保留程度及可逆性）、采用的药物、给药方式及剂量调整方案、辅助医疗措施（静脉营养支持、透析、心肺复苏、气管插管及呼吸机）、可能出现的紧急事件及应对措施。在制订方案的过程中及完成完整的方案后，都需要与患者及授权委托人针对方案中的各项内容及细节进行反复沟通及商议，详细记录所有信息，获得患者及其授权者的签字，并留存病历。

四、药物的使用及液体支持

大部分终末期患者由于存在多种症状，通常服用过或正在服用各类可能诱导继发性镇静作用的药物。例如，抗躁动药物氟哌啶醇、异丙嗪，抗焦虑药物氯羟安定、地西泮，镇痛药物吗啡等。因此，在选择镇静药物时需要谨慎，避免药物产生叠加效应。

选择镇静药物时，首选快速起效、半衰期短、易调节剂量、可通过非口服途径给药的药物。目前最常用的镇静药物仍为咪达唑仑，其具有抗惊厥、抗焦虑、镇静、催眠等多种作用，可与其他药物联合使用，并有特定的拮抗剂氟马西尼。其他常用的药物还包括左美丙嗪、苯巴比妥、丙泊酚等，见表5-4-1。

给予镇静药物时，需要从低剂量开始，再辅以非药物措施，如陪伴、倾听、安抚等。需要注意的是，给药的同时需要根据症状控制的程度评估效果，而非根据意识水平降低的程度评估效果。在排除其他影响因素（如尿潴留、便秘等）后，若一种药物或一定剂量无法达到好的效果，则考虑联合其他药物或提高剂量。例如，给予咪达唑仑（初始剂量为 0.5～2.5 mg/h，静脉/皮下给药）治疗后症状无缓解，可每 1～2 小时给予 1.5 mg/次的冲击剂量，并逐步叠加。但当剂量 >20 mg/h 仍无法缓解症状时，则可考虑联合左美丙嗪（初始剂量为 0.5～8.0 mg/h，冲击剂量为每次 10 mg，静脉/皮下给药）。但当左美丙嗪的剂量 >20 mg/h 仍无效时，则可采取第 3 步治疗：给予丙泊酚，初始剂量为 20 mg/h，冲击剂量为 20～40 mg，必要时可每 15 分钟增加 10 mg，直至达到最佳控制效果。

在给予临终镇静药物的同时，是否予以静脉营养支持也是一个相当重要的问题。对于接受间歇性镇静的患者，其目的为控制预期时间内的难治性症状，在镇静结束后患者可恢复意识。因此，在镇静间期需要予以适当的液体支持。而接受持续深度镇静（CDS）的患者无法自主进食，研究显示 85% 及以上的该类患者可能在 3～7 天死亡，此时给予过度的营养支持（如静脉营养支持、胃管营养支持）可能几乎没有医学价值，并且由此引发的不良反应（如水肿、分泌物增多、穿刺疼痛等）超过了临床获益。因此，通常考虑仅给予基础营养支持，并充分与患者委托人沟通，可随时停止静脉营养支持。

五、病程监测及家属关怀

在开始实施临终镇静后，需要及时完成及完善病程记录，随时评估镇静措施的有效性。主管医生每日需要观察患者 1～2 次，评估其意识水平，监测其生命体征，观察是否出现新发状况及不良反应。每周或在一定时期内与姑息团队沟通，并与患者家属讨论，根据情况判断是否进行调整。

良好的临终镇静过程同样包括对患者家属的关怀及理解，他们不仅是患者的委托人，而且也是照护者及决策者。临终镇静可缓解患者本人的痛苦，但也可能给家属造成一定的压力和痛苦。因此，需要多予以解释及安抚，在进行专业知识交流时，语言表达应尽量简洁、明了；在镇静过程中，应及时沟通进展及提供有效信息。患者家属会对临终镇静中出现的问题进行提问，如为何患者没有意识也会躁动？是否有疼痛出现？为什么会出现呃逆、出血等症状？停止输液会不会加速死亡？在针对这类疑问进行沟通时，多以安抚和解释为主，给出合理的建议，减少患者家属的心理负担，必要时可请心理辅导师给予专业的支持及辅导。同时需要准确把握最后的告别时间。

六、伦理问题

在不同国家及地区，实施临终镇静的人群、时间及手段均有所差异，甚至会面临"是否为安乐死""是否为诱导性死亡"等问题。从伦理学角度出发，我们大多数时候是在临床获益及临床风险中寻找平衡点，需要遵从"双重作用"伦理学原则，即实施临终镇静的目的、意图及采取的措施应以"道德中立、无本质错误"为原则，获益需要大于风险。临终镇静的目的仅为缓解症状，并非帮助患者自杀，并不会缩短患者的生存期或加速患者的死亡。这也是临终镇静和安乐死的本质区别。

另外，对于生存痛苦（existential distress）的患者能否采取姑息性镇静治疗仍存在争议。Henry 将影响生存质量的症状分为生理的、心理的和存在的。生存痛苦是指对生活丧失希望、对死亡充满恐惧，但仍缺乏明确定义，因此无法给予合适的治疗。需要明确的是，临终镇静目前仍针对的是难治性症状。

综上所述，临终镇静在晚期肿瘤患者治疗过程中是必不可少的，有效的镇静可良好地控制患者的难治性症状，提高晚期肿瘤患者的生存质量。但如何规范化实施临终镇静仍没有较成熟的经验及指南，不同医院均有不同的实施方式。而在我国，临终镇静仍处于起步及摸索阶段，需要进一步积累相关经验和完善法律条款。但可以明确的是，高水平全方位的姑息关怀可在极大程度上减少患者临终镇静的需求。因此，提高姑息关怀的整体水平、辅以规范的临终镇静、最大限度地提高终末期患者的生存质量、维护患者的生命尊严和建立完善的医疗模式是我们努力的目标及方向。

表 5-4-1　常用的临终镇静药物

药物	用法用量	特点
咪达唑仑	起始剂量：0.5～1.0 mg/h，静脉（IV）/皮下（SC）给药，0.5～5.0 mg 按需使用 一般有效剂量：1～20 mg/h 拮抗剂：氟马西尼	起效快，可以静脉给药或皮下给药，可与吗啡或氟哌啶醇联用 不良反应：药物耐受，持续输注后突然减量可发生戒断反应、呼吸抑制或反常激越（paradoxical agitation）

续表

药物	用法用量	特点
左美丙嗪	起始剂量为 12.5~25.0 mg，随后以 50~75 mg 持续输注 一般有效剂量：12.5 mg/8 h 或 25.0 mg/8 h，出现爆发性躁动时，每小时按需使用，或者每天以 300 mg 持续输注	起效快，对谵妄患者具有抗精神病作用，有部分镇痛作用，可以口服或胃肠外给药 不良反应：体位性低血压，反常激越，锥体外系症状，抗胆碱能作用
氯丙嗪	起始剂量：12.5 mg，静脉注射或肌内注射，每 4~12 小时给药 1 次；或 3~5 mg/h，静脉注射；或 25~100 mg，每 4~12 小时经直肠给药 1 次 一般有效剂量：37.5~150.0 mg/d（胃肠外给药），75~300 mg/d（直肠给药）	对谵妄患者有抗精神病作用，可以口服或胃肠外给药或直肠给药 不良反应：体位性低血压，反常激越，锥体外系症状，抗胆碱能作用
异丙酚	有文献报道，起始剂量为 20 mg，然后以 50~70 mg/h 持续输注	起效快，半衰期短，易于滴定
苯巴比妥	起始剂量：1~3 mg/kg 皮下注射或静脉推注，随后以 0.5 mg/（kg·h）持续输注 一般维持剂量：50~100 mg/h	起效快，抗痉挛 不良反应：在中老年患者中可出现反常兴奋、低血压、恶心、呕吐、Stevens-Johnson 综合征、血管性水肿、皮疹、粒细胞缺乏症、血小板减少症
劳拉西泮	0.5~5.0 mg 口服/静脉注射/舌下含服，每 1~2 小时按需使用	劳拉西泮是长效的苯二氮䓬类药物，可口服或舌下含服。其代谢不受肝肾功能不全的影响。因此，可作为居家临终关怀的一种较好的药物选择

（郑于珠）

参考文献

[1] 蒋建军，刘艳，李金祥，等 . 终末期姑息性镇静治疗 . 中国医刊，2005,4:39-40.

[2] 李奕，张川 . 姑息性镇静治疗癌症终末期患者的方法研究 . 中国医药指南，2012,1:54-56.

[3] Chater S, Viola R, Paterson J, et al. Sedation for intractable distress in the dying--a survey of experts. Palliat Med, 1998,12(4):255-269.

[4] Bobb B. A Review of Palliative Sedation. Nurs Clin North Am, 2016,51(3):449-457.

[5] McKinnon M, Azevedo C, Bush SH, et al. Practice and documentation of palliative sedation: a quality improvement initiative. Curr Oncol, 2014,21(2):100-103.

[6] Hardy J. Sedation in terminally ill patients. Lancet, 2000,356(9245):1866-1867.

[7] Wein S. Sedation in the imminently dying patient. Oncology (Williston Park), 2000,14(4):585-592.

[8] Stone P, Phillips C, Spruyt O, et al. A comparison of the use of sedatives in a hospital support team and in a hospice. Palliat Med, 1997,11(2):140-144.

[9] Chiu TY, Hu WY, Lue BH, et al. Sedation for refractory symptoms of terminal cancer patients in Taiwan. J Pain Symptom Manage, 2001,21(6):467-472.

[10] McIver B, Walsh D, Nelson K. The use of chlorpromazine for symptom control in dying cancer patients. J Pain Symptom Manage, 1994,9(5):341-345.

[11] Cherny NI, ESMO Guidelines Working Group. ESMO Clinical Practice Guidelines for the management of refractory symptoms at the end of life and the use of palliative sedation. Ann Oncol, 2014,25(Suppl 3):iii143-iii152.

[12] Sa SM, Valdez PA, Wu J, et al. The effects of IL-20 subfamily cytokines on reconstituted human epidermis suggest potential roles in cutaneous innate defense and pathogenic adaptive immunity in psoriasis. J Immunol, 2007,178(4):2229-2240.

[13] Henry B. A systematic literature review on the ethics of palliative sedation: an update (2016). Curr Opin Support Palliat Care, 2016,10(3):201-207.

[14] Wolk K, Witte E, Wallace E, et al. IL-22 regulates the expression of genes responsible for antimicrobial defense, cellular differentiation, and mobility in keratinocytes: a potential role in psoriasis. Eur J Immunol, 2006,36(5):1309-1323.

[15] Morita T, Chinone Y, Ikenaga M, et al. Efficacy and safety of palliative sedation therapy: a multicenter, prospective, observational study conducted on specialized palliative care units in Japan. J Pain Symptom Manage, 2005,30(4):320-328.

[16] Rietjens J, van Delden J, Onwuteaka-Philipsen B, et al. Continuous deep sedation for patients nearing death in the Netherlands: descriptive study. BMJ, 2008,336(7648):810-813.

[17] Cohen J, Bilsen J, Fischer S, et al. End-of-life decision-making in Belgium, Denmark, Sweden and Switzerland: does place of death make a difference? J Epidemiol Community Health, 2007,61(12):1062-1068.

恶性肿瘤支持与姑息治疗学

第五章

临终阶段肿瘤患者及其家属的心理

恶性肿瘤是一种严重危害人类生命健康的慢性疾病。近年来的研究表明，心理社会因素与恶性肿瘤的发生、发展及转移密切相关，尤其临终阶段的恶性肿瘤患者及家属又存在大量的临床心理问题。如今，医学模式已由单纯的生物医学模式向生理-心理-社会医学模式转变，在临终关怀过程中，除了生物、理化等因素外，心理社会因素也同样重要。因此，在对临终肿瘤患者进行支持与姑息治疗的过程中，要更加重视其心理社会支持，并采取适宜的方式对肿瘤患者及家属进行死亡教育。

一、临终肿瘤患者的心理反应

每个个体的死亡过程不同，反应也不尽相同，但在临终患者的心理研究中仍能发现具有普遍性的规律。美国心理学家库柏勒·罗斯（Kubler Ross）通过研究提出了临终患者通常经历的 5 个心理反应阶段，即否认期、愤怒期、协议期、抑郁期、接受期。临终肿瘤患者所经历的心理反应阶段与此分期类似。

（一）临终肿瘤患者心理反应分期

1. **震惊、否认期（shock, denial period）** 当个体获知自己确诊肿瘤的消息时会非常震惊，进而不知所措，甚至精神全面崩溃。心理表现包括：烦躁、紧张、焦虑，反复到各大医院进行重复检查，八方寻医求证。他们根本不接受甚至否认这一事实，怀疑医生诊断有误、仪器检测错误，有的患者则到多家医院检查，找专家咨询，以期得到相反的诊断结果。有的患者会采取到处求神问卜、寻求偏方等其他非医学的治疗方法，以期待奇迹的出现。总之，患者难以接受这一现实。对于这个时期的患者，最好不要强迫患者接受现实，应采取合适的方式、婉转的语言，适时、适当地向其渗透病情，使其逐渐了解病情真相。

2. **懊悔、愤怒期（regret, indignant period）** 当患者意识到肿瘤诊断确切无疑时，心理表现为：抱怨自己和他人，对别人吹毛求疵，在一些小事上发火。患者常常感到内疚和悔恨，怨天尤人，抱怨肿瘤为什么长在自己身上，觉得倒霉和委屈，并深思、苦想、寻找自身患病的原因，回忆以往自己工作、学习、生活的经历，埋怨自己平时不重视身体的自我保护、自己生活习惯没有规律。愤怒的本质是患者对死亡的恐惧。因此，护士应尽量为患者提供发泄机会，让患者的情绪得以表达和发泄。可应用治疗性沟通技巧，适时地倾听、沉默、触摸，以缓解患者的怒气。必要时可应用镇静药，以防止患者的破坏性行为。

3. **恐惧期（fear period）** 恐惧是个体企图摆脱已经存在的危险情景而又无力应付时产生的极度不愉快的情绪，多伴有逃避和回避行为。心理表现包括：忧心忡忡、心情紧张、坐卧不安、情感脆弱及对医护人员的言语、态度十分敏感。患者对疾病异常关注，在治疗的各个阶段，患者对不同的治疗方案都会产生不同程度的恐惧，如对手术的恐惧、对化疗的恐惧、对放疗的恐惧、对身体部位因手术缺失的恐惧。随着疼痛、疲乏等症状的减轻，恐惧会逐渐减轻。肿瘤患者中有一半以上有恐惧情绪，以老年女性和儿童患者最常见。在此时期实施个体化健康教育和心理干预尤为重要。

4. **焦虑、抑郁期（anxiety, depression period）** 焦虑是人们对一些即将来临的、可能会造成危险的事件或重大抉择产生的主观上的紧张、不愉快、强烈的苦恼和受挫的情绪和体验。抑郁是以情感低落、悲伤、失望及思维、认知功能迟缓等为主要特征的一类情感障碍和精神状态。患者在治疗过程中，当感到身体不适、疼痛难忍时，对肿瘤的恐惧感会加剧，再加上与家属间亲密关系的变化、朋友和同事的疏远，难免会产生烦恼、孤独和被遗弃感，进而出现焦虑和抑郁。对此类患者应给予鼓励和关心，解决患者的实际问题，尽量带去快乐，增加其希望感，使患者能顺利度过心理适应期。与患者交流时要选择安静的环境和舒适的体位，态度要热情、耐心细致、和蔼。

5. **幻想、适应期（fantasy, adaptation period）** 幻想指个体对所希望的未来事物的想象过程。个体遇到挫折或难以解决的问题时，便会脱离实际，想入非非，把自己放到想象的世界中，企图以虚构的方式应付挫折，适应环境的改变。患者经过治疗后，体验到疾病给身心带来的痛苦，希望奇迹出现，希望出现一种根治肿瘤的新药或新方法。在这个时期，患者的心境逐渐平和下来，在医疗专业人员和社会的支持下能够接受疾病带来的改变，主动遵医行为提高，不畏惧放疗、化疗的副作用，开始尝试积极面对生活和疾病的挑战。此时护士应尽量维持患者内心的希望，根据患者及家属的要求，以及患者的心理承受能力，通过恰当的方式告知患者病情，并在生活上给予关心与体贴。

6. **妥协、绝望期（compromise, desperate period）** 妥协是指在冲突双方互相让步的过程中达成一种协议的局面。严酷的事实迫使患者与疾病彻底妥协，患者情绪比较低落，悲观绝望，对于肿瘤已不再恐惧。绝望是一种抱有希望、极度渴望时而得不到回应的状态下的内心痛苦感觉。心理表现包括：爱发脾气、苛刻挑剔、以自我为中心、随时要求医生和护士给予关照、依赖家属的照顾。患者在此时期处于消极、被动状态，任凭疾病摧残和折磨，表现出无奈、无助，不愿努力与疾病抗争，变得兴趣索然、食欲低下、忧郁寡言，在病情无明显好转时，甚至有轻生的想法，对治疗失去了信心，失去了对未来的渴望。护理人员应做好死亡宣教，并使患者积极配合治疗，护士还应密切观察患者情绪的波动，使其能平稳、安详地度过生命的最后阶段。

（二）心理反应分期的注意事项

1. 上述临终肿瘤患者的心理反应分期是一个连续的过程　各分期之间并没有明显的界限，而且可能交叉出现，这就要求医护人员掌握各个时期患者的心理变化，有效地进行人文关怀和心理护理。

2. 并非所有的患者都会出现上述的心理反应和特征　因为病情、病种、社会支持、个性特征等方面的原因，一些患者可能还没有表现后期的心理特征就已经去世，另外一些患者因为个性特征的原因，某些心理特征可能不会轻易流露出来或者压根不会产生。在临床实践过程中要根据患者的具体情况，实事求是地进行分析，采取针对性的医疗护理措施。

二、临终患者家属的反应

临终肿瘤患者家属的心理反应主要表现为焦虑、抑郁、恐惧和哀伤。当他们感觉到自己的亲人即将离世时，他们可能出现和患者相似的情绪反应。作为一名照料者，患者家属还会出现疲惫感。当家属意识到患者临近死亡并接受这一事实时，家属会感到前所未有的焦虑和恐惧。不仅如此，在死亡来临之前，家属就已经为丧失而哀伤。哀伤不仅仅包括亲人即将死亡的现实，它还包含着在疾病过程中已经发生的许多丧失。

（一）焦虑与抑郁

由于前期不惜代价地救治临终患者，家属承受着巨大的经济压力；家属可能由于长期照护而倍感疲惫；家庭成员之间可能在医疗决策上出现意见分歧；还有一些家属对患者隐瞒病情，独自承受压力。诸多原因造成临终患者家庭成员心理健康状态不佳。闫来荣等调查发现，临终患者对整个家庭而言是一个严重的应激源，尤其对主要照顾者更是如此，家属的应激水平提高，产生焦虑和抑郁等情绪障碍，抑郁是家属从肿瘤患者医治无望到患者故去后 1～2 年的主要心理反应。Grunfeld 等对临终患者家属的心理状态进行了研究，发现大部分家属存在不良情绪，以焦虑、抑郁最为显著。

（二）恐惧与哀伤

受我国传统文化的影响，大多数人对死亡都是避而不谈。当亲人罹患肿瘤时，家属会产生哀伤和无助感，并且无法坦然接受亲人即将面临死亡的现实。家属照顾遭受病痛折磨的肿瘤患者时，也会受到精神上的折磨。在死亡最终发生时，以上这种折磨会促成一种解脱感，然而这种宽慰也会带来内疚、自责和哀伤。有作者对临终患者家属的心理调查研究显示悲伤、恐惧占71.8%。有一些研究表明，预期性哀伤可以减轻死亡之后所带来的哀伤，但是也有很多时候，哀伤是死亡导致的一系列连锁反应的结果。

三、社会支持与人文关怀

（一）社会支持

临终肿瘤患者及家属无论是生理、心理还是社会适应方面均受到严重的影响，除对患者进行各种常规治疗和护理外，帮助患者及家属寻找有利的社会支持系统也对提高其生活质量起到积极的作用。社会支持系统作为应激过程中个体可利用的外部资源，具有缓冲应激的作用。研究表明，社会支持可以独立发挥维护健康、促进健康的作用。

（二）人文关怀

人文关怀能够影响癌症的进程，降低焦虑、抑郁和恐惧，减轻疼痛，为此有必要动员全社会给予临终肿瘤患者及家属广泛的关爱和心理支持，逐步建立一个以社区医院为基础，以社会为依托，以临终肿瘤患者为中心的心理支持体系。在临床工作中应及早发现临终肿瘤患者及家属的不良情绪，制定早期干预目标，根据患者应对方式、社会支持、性格特征和心理痛苦的不同给予个体化的人文心理支持，改善家属的心理应激状态，提高临终肿瘤患者的死亡质量。

（郑儒君）

参考文献

[1] 崔焱，丁亚萍，陈明霞. 癌症患者负性情绪反应的护理干预效果研究. 解放军护理杂志,2005,2:28-29+33.
[2] 陈万青，张思维，曾红梅，等. 中国2010年恶性肿瘤发病与死亡. 中国肿瘤,2014,1:1-10.

[3] 付岚,李俊英,李虹,等.社会支持与癌症患者生活质量的相关性研究及护理对策.中华护理杂志,2004,1:9-11.

[4] 付凤环,范振列,林春青.肿瘤患者家属的SCL-90测评分析.中国肿瘤临床与康复,2013,1:73-75.

[5] 高秀杰,胡凤敏,马丽,等.肿瘤科的人性化之举.中国实用医药,2008,29:157.

[6] 黄丽,黄汉腾.临床开展肿瘤心理治疗的必要性和可行性.医学与哲学,2002,6:61-62.

[7] 黄丽,杨廷忠.社会支持:肿瘤护理中值得重视的一种理念和方法.中华护理杂志,2002,8:631-633.

[8] 贾玫,陈信义.肿瘤患者社区康复重在心理干预.北京中医药大学学报(中医临床版),2008,3:9-10.

[9] 毛喜莲,张春虎,林源.心理护理对恶性肿瘤患者抑郁焦虑的影响.现代生物医学进展,2008,12:2598-2600.

[10] 孟繁荣,张宪玉,张冬瑞.肿瘤患者的心理反应过程浅析.中国实用医药,2008,5:131.

[11] 孙淑冰.肿瘤患者的临终关怀.中国医学伦理学,2000,4:64-65.

[12] 孙学礼.医学心理学.成都:四川大学出版社,2003.

[13] 谢忠,黄钢,银正民,等.音乐治疗加放松内心意象法对癌症化疗患者生活质量的影响.中国心理卫生杂志,2001,3:176-178.

[14] 杨志寅.行为医学.北京:高等教育出版社,2008.

[15] 张理义,严进.临床心理学.2版.北京:人民军医出版社,2008.

[16] 张艳玲,马双莲.癌症患者病故对家属情绪状态的影响.中国健康心理学杂志,2005,2:147-149.

[17] 张宗卫.心理因素与癌症.中国肿瘤,2006,11:711-713.

[18] Buunk BP, Hoorens V. Social support and stress: the role of social comparison and social exchange processes. Br J Clin Psychol, 1992,31(4):445-457.

[19] Cheng QM, Kong CQ, Chang SY, et al. Effects of psychological nursing intervention on personality characteristics and quality of life of patients with esophageal cancer. Clin Res Hepatol Gastroenterol, 2013,37(3):283-288.

[20] Duggleby W, Wright K, Williams A, et al. Developing a living with hope program for caregivers of family members with advanced cancer. J Palliat Care, 2007,23(1):24-31.

[21] Kocic B, Filipovic S, Vrbic S, et al. Stressful life events and breast cancer risk: a hospital-based case-control study. J BUON, 2015,20(2):487-491.

[22] Ginsberg A, Price S, Ingram D, et al. Life events and the risk of breast cancer: a case-control study. Eur J Cancer, 1996,32A(12):2049-2052.

[23] Goldberg EL, Van Natta P, Comstock GW. Depressive symptoms, social networks and social support of elderly women. Am J Epidemiol, 1985,121(3):448-456.

[24] Gross J. Emotional expression in cancer onset and progression. Soc Sci Med, 1989,28(12):1239-1248.

[25] Holland JC. History of psycho-oncology: overcoming attitudinal and conceptual barriers. Psychosom Med, 2002,64(2):206-221.

[26] Maguire P, Booth K, Elliott C, et al. Helping health professionals involved in cancer care acquire key interviewing skills–the impact of workshops. Eur J Cancer, 1996,32A(9):1486-1489.

[27] Patrick DL, Ferketich SL, Frame PS, et al. National Institutes of Health State-of-the-Science Conference Statement: Symptom Management in Cancer: Pain, Depression, and Fatigue, July 15-17, 2002. J Natl Cancer Inst, 2003,95(15):1110-1117.

[28] McClement SE, Chochinov HM. Hope in advanced cancer patients. Eur J Cancer, 2008,44(8): 1169-1174.

第六篇

与恶性肿瘤患者及其家属的沟通、共同决策与社会支持

第一章 ○

与恶性肿瘤患者交流的技巧

医患关系是医生对患者开出的第一张"处方"。过去 50 年的临床研究及实践表明，有效的医患沟通是良好医患关系的关键，不仅可使患者受益、提高患者的治疗依从性、改善患者的健康状况、提高患者的满意度、减少医疗纠纷，而且也能帮助医生预防职业耗竭、增加其对工作的满意度等。在国外，对于培养良好医患关系和医患沟通的培训从 1970 年就开始了，并在许多医学院校已成为必修课。而在我国，较少有医患沟通的专门课程和培训，医学生和低年资医生的医患沟通技巧主要是在临床跟师过程中耳濡目染地学习和积累下来的。事实上，掌握所有专业知识并不意味着具备临床沟通技巧，医生对患者的态度并不是天生的，有效的临床沟通技巧可以通过培训来掌握与提高。与肿瘤患者和家属沟通的特殊性在于社会大众对肿瘤存在一些固有的认知。直到今天，恶性肿瘤对许多人而言仍然有着很多共同的含义：害怕死亡、疼痛、丧失功能及对家庭和未来的担心等。然而，与肿瘤患者及家属交流病情并非"洪水猛兽"，通过有效的医患沟通可以缓解"闻癌色变"的患者和家属的不良情绪，帮助其更好地应对肿瘤。

第一节　沟通对象：患者？家属？

一、沟通恶性肿瘤病情是应与患者沟通还是与家属沟通？

大多数西方国家更强调患者的个体自主权，患者具有自主医疗决策权，医生通常与患者本人沟通病情。而在以家庭为单位、中心的东方文化背景下，不推崇个人的自由决定，而是倡导家庭的整体智慧和关怀。家庭作为一个整体共同享受幸福和面对痛苦，个体做决策时常需要兼顾家庭利益。家庭是影响诊疗决策的重要因素，在知情同意过程中常常占主导地位。在法律法规方面，

1999 年《中华人民共和国执业医师法》第二十六条规定："医师应当如实向患者或者其家属介绍病情"。医师法第二十六条同时还规定："应注意避免对患者产生不利后果"。2009 年《中华人民共和国侵权责任法》第五十五条规定："医务人员在诊疗活动中应当向患者说明病情和医疗措施。""不宜向患者说明的，应当向患者的近亲属说明，并取得其书面同意。"2018 年《医疗纠纷预防和处理条例》中第十三条也指出："在患者处于昏迷等无法自主作出决定的状态或者病情不宜向患者说明等情形下，应当向患者的近亲属说明，并取得其书面同意。"可见，患者并不是唯一需要满足知情同意权的个体，家属在知情同意方面也具有相当程度的话语权。

四川大学华西医院姜愚教授团队 2006 年的研究发现，87.5% 的医生赞同告知早期癌症患者真实病情；但只有 40.5% 的医生赞同告知晚期癌症患者真实病情；类似地，赞同告知早期癌症患者和晚期癌症患者真实病情的护士比例分别为 81.4% 和 44.2%；而患者和家属的态度差异较大，希望被告知早期癌症病情和晚期癌症病情的患者比例分别为 90.8% 和 60.5%，希望被告知早期癌症病情和晚期癌症病情的家属比例分别为 69.9% 和 34.4%。超过 80% 的癌症患者认为应当由主管医生告知其病情。近年来的研究发现，家属同患者在不良预后信息的告知意愿上仍存在差异（61.2% vs 90%）。

目前，在国内肿瘤科临床实践中，常常是患者和家属共同来就诊，即便是对有自主行为能力的患者，医生往往不是与患者本人直接交流详细的病情，而是先与家属进行沟通和协商，由家属决定是否将病情和诊疗措施告知患者。许多家属向患者隐瞒病情或只透露部分病情，家属害怕告知患者真实病情后会加重患者的心理负担，让患者感到绝望和无助，家属希望通过隐瞒病情来保持患者好的精神状态和生活质量。2013 年北京的一项研究显示，78% 的肿瘤科医生先向患者家属告知病情，尽管 75% 的医生认为应当先告知患者本人病情。医生不向患者本人直接告知病情的顾虑主要在于：害怕患者本人缺乏应对肿瘤事实的心理弹性；害怕引发患者的家庭矛盾和医患纠纷；尊重患者知情同意权和尊重家庭保护患者的内在价值矛盾。而事实上，85% 的患者在肿瘤诊断 1 周之内就已知晓病情，将近一半的患者在被告知诊断或看到诊断报告前就已经猜到自己已患癌症。日本的研究显示，对癌症患者的病情进行模糊的解释并不会给患者带来额外的精神稳定性。国内的研究也显示 45.1% 的癌症患者会因为家属了解真实病情、自己却不知道而感到气愤。隐瞒病情弊大于利，剥夺了患者自主决策的权利，可能引起患者的猜疑、焦虑和抑郁等不良情绪，影响医患之间的信任和沟通，不利于患者配合治疗。因此，临床医生虽应尊重家属的意见，但也应尽量说服家属同意告知患者病情，以使患者的健康利益最大化。

二、肿瘤背后的患者和家属

随着医患关系从权威模式、消费模式发展到协商模式，医疗服务模式已从以医生为中心发展到以患者为中心。患者不再被认为仅仅是具有生物医学缺陷的载体，而是被当作一个独立的个体看待和理解。不同的患者可能患同一种肿瘤，但在个人疾病体验和就医需求方面可能完全不同。在与肿瘤患者和家属沟通前，应先充分了解沟通对象的背景和问题，对于疾病与健康的生物－心理－社会相关因素进行全面理解。在肿瘤确诊和疾病发展的不同阶段，肿瘤患者和家属都面临着一系列的心理社会挑战。

肿瘤患者面对的主要问题包括躯体症状、社会交往、现实问题和心理问题等。肿瘤本身及治疗带来的不良反应可能包括恶心、呕吐、腹泻、呼吸困难、吞咽困难、淋巴水肿、脱发、营养不良和疼痛等许多躯体症状。部分经历重要器官摘除或改造手术的患者，如咽喉部肿瘤患者、乳腺癌患者、结直肠癌患者、前列腺癌患者、妇科恶性肿瘤患者、皮肤恶性肿瘤患者、骨和软组织肿瘤行截肢手术的患者，还存在部位缺损产生的身体形象问题和（或）功能障碍，患者可能会害怕他人异样的眼光或评价，觉得他人无法理解自己，可能造成自尊心的损伤，产生自卑情绪，回避与他人的交往或产生情感连接障碍，产生孤独感和隔离感，进而可能继发一系列的心理问题。另外，肿瘤的诊治伴随着大量现实问题，许多农村患者面临着因病丧失工作能力、因治疗费用高而产生沉重经济负担等问题。大多数肿瘤患者都曾出现焦虑、抑郁等情绪，部分患者的心理痛苦程度较高，持续时间较长，如若未经及时干预，可能发展成焦虑障碍或抑郁障碍。

肿瘤的诊断和治疗不仅仅对患者是一个重大的打击，也同样让家属感受到危机的存在。家属承受着可能失去至亲的恐惧，承担着联系住院、安排患者住院期间生活的繁杂事务等现实问题，承担着漫长治疗过程中的沉重经济负担，承担着自己的工作和事业发展的压力及家庭和社会的压力，容易出现无助、恐惧甚至焦虑、抑郁等情绪问题，有时患者家属的心理问题甚至比患者本人更严重。

充分理解肿瘤患者和家属是建立和谐医患关系的前提，而将医生的专业知识与患者的切身体验联系起来的桥梁正是医生的临床沟通技巧。

（邓窈窕）

第二节　医患沟通技巧

一、医患沟通基本技巧

（一）主动性倾听

对于肿瘤患者和家属，与其"话疗"，不如"听疗"。如按照标准的问诊流程质问式地询问患者的病史，往往会丢失重要的信息或不能取得患者的信任，而积极、主动地倾听则是建立良好医患关系最简单、最有效的方法。被动倾听与主动倾听的区别就如同扫描一本书和阅读、理解一本书的区别。医生需要察言观色，从患者的表情、神态、语调、姿势和一般情况等去了解患者；倾听过程中需要体会、思考患者的言语及言语背后的态度、动机、需求等潜台词，提取相关线索，并关注患者的生理、心理、社会状态。医生应当允许患者充分表达。既往的研究表明，医生经常会打断患者的叙述、转移话题。过早地打断患者的叙述会让患者忘记陈述到哪里了，之后又会突然想起，反而浪费更多的时间。有研究显示，医生常常在患者刚开始谈话的 20 秒内就打断患者谈话，而实际上，78% 的患者在 2 分钟内会停止谈话。给予患者表达的机会，耐心地倾听，也是一种心理支持的方法。

另外，医生在倾听的过程中应该给予患者反馈，通过"嗯""是这样"给予恰当的语言回应，以自己的话来复述患者的话，以表达确实接收到了这样的信息，以及对患者的情绪支持。非言语沟通在建立医患关系的过程中也发挥着重要作用。有研究显示，在沟通过程中，言语占沟通的7%，音调占 37%，而表情、姿态、动作等占 55%。医生可通过身体语言表达对患者谈论的内容有兴趣，如坐位时身体稍向患者前倾，适时地注视患者的脸部和眼睛，点头表示认同。在年龄、性别、文化背景合适的情况下，还可以通过握手和轻拍肩部等表示对患者的关心和理解。

（二）提问

在交谈开始时使用开放式提问，如"您今天感觉如何？""您哪里不舒服？""上次化疗后感觉效果如何？"等，鼓励患者讲述他认为重要的信息。尽量不用反问句，如"您为什么不戒烟？"，反问句像是在责备，有胁迫性。可以换用反思式提问，如"您觉得是什么让您难以戒烟呢？"。在深入交谈时可结合开放式提问和封闭式提问。封闭式提问适合收集精确信息，如一些只需要回答"是"或"否"，"有"或"无"的问题，但不宜大量使用。在交谈的最后可以提出封闭式问题以完善信息的收集或确认信息是否正确。

需要避免诱导式提问，即问题中暗示答案，如"您今天感觉好多了吧？""您没问题了吧？"面对这种提问，有时患者为了不让医生失望，往往压抑自己的真实感受，而不回答真实的情况。

另外，在交谈过程中需要注意避免使用医学专业术语和专有名词。大部分患者对医学专业术语是陌生的。医生不能因为患者没有对医学专业术语表示不解，就认为患者已经理解医学专业术语的意思了。因为患者可能是没有听进去，或者仅仅是根据语境猜测了医学专业术语的大概意思。医生应该把一些医学专有名词换成患者能够理解的日常用语，如对"化疗后骨髓抑制"进行详细的解释。

（三）共情

共情（empathy）又称为同理心，与同情（sympathy）不同。同情是指分担他人的痛苦，如对他人不幸的遭遇感到难过。而共情，不仅仅是切身体会他人的情感，共情需要我们控制自己的感受和想法，能够设身处地地站在他人的立场，体会他人的情绪和想法，并站在他人的角度思考和应对问题。共情分为认知共情和情感共情两种类型。认知共情是指在认知方面理解别人的感情和做法，特别是动机、感情和获得帮助的需求。情感共情是指对他人的情感做出回应，把自己的共情传达给对方，表达对患者内心世界的体验和所面临问题的理解，影响对方并获得反馈。一项系统评价显示，共情会增加肿瘤患者的满意度，减轻患者的心理痛苦。有研究表明，医学生在进入最后的学习阶段时共情能力逐渐减退，这主要与临床工作中更强调生物医学的训练有关，关注的重点往往是疾病而不是患者。因此，需要在临床工作中加强医学人文的训练，以更好地体验和理解患者的疾苦。

共情式的反馈可以先探究患者的感受，如"听到自己的病情进展时，您有什么感受?"通常在患者表达感受后，会有一定的情绪反应，可能是言语上的，也可能是身体上的（如表情、肢体反应等），医生可以先停顿，给予患者一定的缓冲时间，再给予回应。回应方式可以是先陈述患者的心情，再采取"正常化"及反应（或确认）对患者做出应答，让患者感到有这种情绪反应是正常的，让他感到自己的情绪是被接纳和认同的，如"我知道您并不愿意听到这样的消息。""您肯定觉得很痛苦，难以接受吧。""任何一个肿瘤患者听到这样的消息都会受到打击。""很多人跟您的感受是一样的。"

二、如何告知坏消息

坏消息是指可能彻底改变患者对未来的期望的困难信息。肿瘤的诊断、复发、转移、进展等对于患者而言都是坏消息。有证据表明，临床肿瘤医生在告知肿瘤患者或家属坏消息时感到困难或缺乏相应的技巧。告知坏消息时，如果方法不当则会对医患双方产生不良影响：对于患者而言，可导致患者的心理压力增加、适应不良及预后更差；对于医生而言，可能增加焦虑和职业耗竭的风险。基于此，国外发展了一系列的坏消息告知模式，希望通过这种沟通技能和训练来提高临床医生传递坏消息的能力。在西方国家应用较多的是美国临床肿瘤学会推荐的由 M.D. Anderson 癌症中心研发的 SPIKES 模式；而在东方国家，应用较多的是日本心理社会肿瘤学会发展出来的 SHARE 模式。下面将对这两种模式进行简要介绍。

SPIKES 模型的顺序如下。第一步：setting up（设置沟通场景）。充分准备好患者的相关医疗文书资料，了解患者的背景及家庭情况等，准备好将要告知的信息。如果患者希望家属陪伴，可邀请家属一起会谈（尊重患者的决定，非必要）。选择安静、私密和不受打扰的房间进行沟通，避免沟通时被电话打断。第二步：patient's perception（评估患者认知）。评估患者对病情的了解程度，可以使用开放式提问的方式，如"您现在对自己的病情有什么了解？"第三步：patient's invitation（获得患者的许可）。尽管大部分患者希望知道自己的全部病情和预后，但有些晚期患者不想知道病情的详细情况。可在安排患者检查前，询问患者是否希望获知详细的检查结果，还是不想知道太多细节，只希望讨论进一步的治疗方案。如果患者不想知道详情，可将病情充分告知其亲属。第四步：knowledge（告知医学专业信息）。在告知前，先让患者做好心理准备，如"检查结果不太理想"，然后用简单易懂的语言清楚地告诉患者病情，避免使用医学专业术语，如"活检"可用"取肿瘤组织样本"代替等。告知时尽量诚恳，做到与患者共情。即使患者已处于癌症晚期，也要给予患者希望，不能说"我们已经无能为力了"，至少患者可以通过姑息治疗减轻癌症所导致的疼痛及相关症状，提高生活质量。第五步：exploring/empathy（回应情绪、共情）。当患者得知坏消息时，可能出现震惊、无助、悲伤及愤怒等情绪反应。医生应在确认患者的情绪后对其表示接纳和理解，如"这确实很不容易"。如患者出现沉默，可使用开放式问题询问患者的想法。给患者一定的时间宣泄情感，如患者哭泣，医生可以靠上前，递纸巾，让患者感受到医生的关心。第六步：strategy/summary（策略与总结）。对会谈进行总结，再次与患者确认对讨论内容的理解程度，对疾病的认知、预期与期望，以避免出现误解。如果患者愿意讨论下一步治疗方案，可将推荐的治疗计划、可选择的治疗方案及可能达到的目标告知患者，明确的治疗计划及患者参与的治疗决策可缓解患者因疾病和对未来的不确定而产生的紧张情绪，可给予患者希望，进一步使患者得到安慰。

SHARE 模式的结构包括 4 个要素。第一个要素是 supportive environment（设定支持性的环境）：这一点类似 SPIKES 模型的"设置沟通场景"，但增加了"建议家属一同在场"的内容，更符合东方文化的需求。第二个要素是 how to deliver（告知坏消息）：建议态度诚实，采用患者能听懂的方式清楚告知病情，同时要用词谨慎、委婉，避免反复使用"肿瘤""癌症""恶性"等字眼。鼓励患者或家属提问，并回答问题。第三个要素是 additional information（提供附加信息）：尽量提供患者希望了解的信息，包括今后的治疗、疾病对患者日常生活的影响、鼓励患者和家属说出疑问或担忧等。第四个要素是 reassurance and emotional support（保证与情绪）：表现出真诚、温暖的态度，鼓励患者和家属表达情感，帮助患者维持求生意志，对患者说"我会和你一起努力"。

SPIKES 模式基于文献回顾和专家推荐意见而产生，以患者自主权为核心价值，告知病情的时间为 30～60 分钟，希望患者能够获得完整、详细的信息。该模式已在世界各国广泛应用，已被证实能够增加医护人员的沟通自信心、增加沟通过程中医护人员对心理社会方面的关注，在我国最先引入及应用，适用于自主性比较强的患者。SHARE 模式以患者喜好为中心，是在实证研究中产生的。在构建 SHARE 模式时，参考了东方国家家庭参与的价值观，考虑了告知过程中患者和家属共同参与的情况，强调了回应和处理患者与家属情绪的重要性。熟练应用此模式的医护人员告知时间只需 10～15 分钟，比较适合国内繁忙的门诊或病房工作，近年来由中国抗癌协会肿瘤心理学专业委员会引进，在国内进行了多场工作坊培训。日本和我国台湾的研究均显示该模式可提高医疗人员告知坏消息的技能，增强医疗人员的告知信心，降低患者的焦虑和抑郁水平。临床医生可根据实际情况灵活应用这两种模式。

（邓窈窕）

参考文献

[1] 中国抗癌协会肿瘤心理学专业委员会 . 中国肿瘤心理治疗指南 . 北京：人民卫生出版社，2016.

[2] 魏镜，唐宏宇 . 综合医院精神卫生服务基本技能 . 北京：中华医学电子音像出版社，2014.

[3] 郑日昌，李占宏 . 共情研究的历史与现状 . 中国心理卫生杂志，2006,20(4):277-279.

[4] 赵欣欣，刘祖望，郭静波，等 . 病情告知对肿瘤晚期患者抑郁焦虑情绪影响的分析 . 现代肿瘤医学，2013,12:2815-2817.

[5] Peter Washer. 临床医患沟通艺术 . 3 版 . 王岳，译 . 北京：北京大学医学出版社，2016.

[6] Brown Jo, Lorraine Noble, Alexia Papageorgiou, et al. Clinical communication in medicine. New Jersey:John Wiley & Sons, 2015.

[7] Begum Tahmina. Doctor patient communication: a review. Journal of Bangladesh College of Physicians and Surgeons, 2014, 32(2): 84-88.

[8] Kurtz SM. Doctor-patient communication: principles and practices. Can J Neurol Sci, 2002,29(Suppl 2):S23-S29.

[9] Ong LM, de Haes JC, Hoos AM, et al. Doctor-patient communication: a review of the literature. Soc Sci Med, 1995,40(7):903-918.

[10] Ranjan P, Kumari A, Chakrawarty A. How can Doctors Improve their Communication Skills? J Clin Diagn Res, 2015,9(3):JE01-4.

[11] Travaline JM, Ruchinskas R, D'Alonxzo GE Jr. Patient-physician communication: why and how. J Am Osteopath Assoc, 2005,105(1):13-18.

[12] Street RL Jr, Makoul G, Arora NK, et al. How does communication heal? Pathways linking clinician-patient communication to health outcomes. Patient Educ Couns, 2009,74(3):295-301.

[13] Zolnierek KB, Dimatteo MR. Physician communication and patient adherence to treatment: a meta-analysis. Med Care, 2009,47(8):826-834.

[14] Barth J, Lannen P. Efficacy of communication skills training courses in oncology: a systematic review and meta-analysis. Ann Oncol, 2011,22(5):1030-1040.

[15] Uitterhoeve RJ, Bensing JM, Grol RP, et al. The effect of communication skills training on patient outcomes in cancer care: a systematic review of the literature. Eur J Cancer Care (Engl), 2010,19(4):442-457.

[16] Brown R, Dunn S, Byrnes K, et al. Doctors' stress responses and poor communication performance in simulated bad-news consultations. Acad Med, 2009,84(11):1595-1602.

[17] Lelorain S, Brédart A, Dolbeault S, et al. A systematic review of the associations between empathy measures and patient outcomes in cancer care. Psycho-oncology, 2012,21(12):1255-1264.

[18] Chen DC, Kirshenbaum DS, Yan J, et al. Characterizing changes in student empathy throughout medical school. Med Teach, 2012,34(4):305-311.

[19] Mast MS. On the importance of nonverbal communication in the physician-patient interaction. Patient Educ Couns, 2007,67(3):315-318.

[20] Detmar SB, Aaronson NK, Wever LD, et al. How are you feeling? Who wants to know? Patients' and oncologists' preferences for discussing health-related quality-of-life issues. J Clin Oncol, 2000,18(18):3295-3301.

[21] Hahne J, Liang T, Khoshnood K, et al. Breaking bad news about cancer in China: Concerns and conflicts faced by doctors deciding whether to inform patients. Patient Educ Couns, 2020,103(2):286-291.

[22] Jiang Y, Liu C, Li JY, et al. Different attitudes of Chinese patients and their families toward truth telling of different stages of cancer. Psychooncology, 2007,16(10):928-936.

[23] Jiang Y, Li JY, Liu C, et al. Different attitudes of oncology clinicians toward truth telling of different stages of cancer. Support Care Cancer, 2006,14(11):1119-1125.

[24] Li JY, Liu C, Zou LQ, et al. To tell or not to tell: attitudes of Chinese oncology nurses towards truth telling of cancer diagnosis. J Clin Nurs, 2008,17(18):2463-2470.

[25] Huang B, Chen H, Deng Y, et al. Diagnosis, disease stage, and distress of Chinese cancer patients. Ann Transl Med, 2016,4(4):73.

[26] Liu Y, Yang J, Huo D, et al. Disclosure of cancer diagnosis in China: the incidence, patients' situation, and different preferences between patients and their family members and related influence factors. Cancer Manag Res, 2018,10:2173-2181.

[27] Baile WF, Buckman R, Lenzi R, et al. SPIKES-A six-step protocol for delivering bad news: application to the patient with cancer. Oncologist, 2000,5(4):302-311.

[28] Fujimori M, Akechi T, Akizuki N, et al. Good communication with patients receiving bad news about cancer in Japan. Psycho-oncology, 2005,14(12):1043-1051.

[29] Fujimori M, Shirai Y, Asai M, et al. Effect of communication skills training program for oncologists based on patient preferences for communication when receiving bad news: a randomized controlled trial. J Clin Oncol, 2014,32(20):2166-2172.

[30] Wuensch A, Tang L, Goelz T, et al. Breaking bad news in China–the dilemma of patients' autonomy and traditional norms. A first communication skills training for Chinese oncologists and caretakers. Psychooncology, 2013,22(5):1192-1195.

[31] Pang Y, Tang L, Zhang Y, et al. Breaking bad news in China: implementation and comparison of two communication skills training courses in oncology. Psychooncology, 2015,24(5):608-611.

第三节　死亡教育发展现状

生老病死是自然规律，死亡作为人类生长发育的终点，每个人都必须面对它，然而在死亡面前，很多人（尤其是临终癌症患者）都会产生恐惧和逃避心理，这使其无法正确面对死亡。死亡教育作为一种"向死而生"的教育，日益成为人们关注的话题。

一、国内外死亡教育发展概况

（一）国外死亡教育发展情况

从世界范围看，美国是死亡教育发展最早和推广最系统的国家。死亡教育起源于死亡学，1903 年，俄国生物学家伊利·梅奇尼科夫首次提出死亡学（thanatology）的概念，但之后并未进行相关的研究。20 世纪 50 年代，美国推行了一场"死亡觉醒运动"，死亡学逐渐发展成为一门学科。1959 年，美国心理学家赫尔曼·费弗尔撰写的《死亡的意义》是世界上第一部有关死亡教育的著作。1966 年，卡利什和 Kastenbaum 开始编辑刊物《临终：死亡与濒死杂志》，此刊物中探讨了濒死及死亡相关主题，后更名为《临终杂志》。1967 年，莱斯特编制了《死亡恐惧量表》。1969 年，库伯勒·罗斯编写了《生死边缘》一书，书中建议应了解癌症末期患者的感受，其中提及处于接受期的患者情绪稳定、心境平和、已接受死亡的事实，这是进行死亡教育的最佳时期，加之 1970 年坦普勒编制了《死亡焦虑量表》，从此学术界开始了患者死亡态度的调查研究和干预研究。

美国死亡教育课程于 20 世纪 60 年代开始，至 70~80 年代兴起并普及。1963 年，美国明尼苏达州首次开设死亡教育课程。1974 年，美国建立了死亡教育与咨询论坛，于 1987 年发展成为死亡教育与咨询学会。死亡教育与咨询学会建立了"死亡教育者"和"死亡咨询师"等专业执照制度，极大地推动了死亡教育课程的实施；至 2004 年，52% 的医学专业和 78% 的护理专业都设有"死亡与濒死"的必修课程。

至此，美国死亡教育经历了探索期（1928—1957 年）、发展期（1958—1967 年）、兴盛期（1968—1977 年）和成熟期（1978—1985 年）4 个阶段。如今，死亡教育课程和相关研究都已比较系统和规范。

20 世纪 70 年代，日本将西方死亡学的初步成果引入国内，并用"生死学"来表示"死亡学"，它的引入不仅影响着学术界，也影响着医疗机构和临终关怀护理领域。日本高等学校也对死亡教育进行了推广，比如 1993 年，东洋英和女学院大学研究生院人间科学研究科首次开设"生死学课程"。此外，英、法、德、荷、韩等国家也先后开展了关于死亡教育的研究，并在学校中开设死亡教育课程。

（二）国内死亡教育发展情况

相对于国外，我国港台地区的死亡教育虽然起步较晚，但发展迅速。1982 年，香港天主教医院首先开办了临终服务，为晚期癌症患者提供善终服务。1986 年，善终服务会和善宁会成立，不仅通过不同的活动形式对临终患者和民众进行死亡教育，还为丧亲者家属提供哀伤辅导服务。目前，香港各个大学设有与死亡或生命相关的课程。台湾地区死亡教育的奠基人是傅伟勋教授。1993 年，他提出"生死学"概念，即将死亡学拓展到生命学，再融会贯通为生死学。目前，台湾地区共有 41 所院校设立了生死教育课程，台湾南华大学已成功创办了生死学系并设立了硕士研究生培养点。此外，台湾地区安宁疗护事业的蓬勃发展也促使死亡教育在医疗界得到应用与推广，这给临终患者带来了福音。

中国内地的死亡学研究始于 20 世纪 80 年代初，中国内地学术界对死亡方面关注的焦点是安乐死。1988 年上海首次举办"安乐死"学术研讨会，会中提及"死亡教育"问题，同年，天津医科大学成立了第一家临终关怀研究中心，上海市则创建了第一家临终关怀医院，引起国内学者对死亡教育的探讨。值得一提的是，上海市癌症康复学校首次以患者为教育对象，有组织地开展了死亡教育等活动，帮助患者走出阴霾，重拾生活的信心。此外，我国内地死亡教育课程开始于 1991 年，武汉大学的段德智教授开设了选修课"死亡哲学"并将其内容编辑出版，这是内地普通高等院校首次系统地讲授并研究死亡问题。随后江西大学、山东大学、第三军医大学、广东药学院和北京师范大学分别开设了死亡教育选修课。近 10 年，有学者系统性地构建适合我国护士、医学生的死亡教育知识培训体系，并进行了干预性研究，但在以癌症患者为对象的干预研究中，死亡教育干预内容较为空泛，缺乏科学性。

二、国内外死亡教育研究内容

国内外主要从死亡教育的定义、死亡教育的对象、死亡教育的目标、死亡教育的方式及内容、死亡教育的作用等方面进行了理论与实践的探索。

（一）死亡教育的定义

国外对死亡教育的研究较多，不同的研究者对死亡教育的理解也不同。Bensley 认为死亡教育是探索人类与生命关系的过程。这一过程包括但不限于通过积累学识和基于文化和宗教视角对死亡课题进行探讨和研究，使学习者改变对死亡或濒死的态度。Leviton 将死亡教育概括为传授死亡知识和提高死亡事件处理能力的过程。Gibson 将死亡教育定义为探讨有关死亡、濒死的因素及其与生存的关系的不断持续的过程。

我国《医学伦理辞典》对死亡教育的定义为：死亡教育指就如何认识和对待死亡而对人进行的教育，其主旨在于使人们树立科学的死亡观，正确地认识和对待不可避免的死亡问题。根据教育对象的不同，可将死亡教育分为两种，即普及性死亡教育和专业性死亡教育。普及性死亡教育是以广大人民群众为对象进行的卫生宣传教育；而专业性死亡教育是以医学生和医务工作者为对象的更深层次的死亡教育。

（二）死亡教育的目标

Knott 提出的死亡教育目标包括知识分享、调整行为和澄清价值；Wass 与之提出的目标相同，即学习死亡相关知识、提高面对与处理死亡事件的能力、澄清与培养自身价值。Corr 团队则将死亡教育的目标归纳为 4 个层面，即认知层面、情感层面、行为层面、价值层面。虽然各位学者提出的目标略有不同，但其目标基本一致。

我国台湾学者在美国学者观点的基础上，将死亡教育目标分为三方面：信息分享、自我意识、培养处理问题的技能。我国相关研究发现，内陆地区的死亡教育目标大致有四方面：认识死亡，珍视生命，减少自杀、暴力等社会现象，提升临终关怀水平。

（三）死亡教育的方式

国外死亡教育的方式主要有教导式和经验式 2 种。教导式主要包括讲授法、阅读指导法和欣赏讨论法，这些方法利用口头传授、书籍、教材、文章或多媒体的形式向学习者呈现死亡相关知识；而经验式主要包括模拟想象法和亲身体验法，其侧重强调通过参与教学活动和死亡体验课程等来探索和应对面临死亡和濒死时的各种感受，比如角色扮演、写遗嘱、参观殡仪馆等。总体来说，两种模式在认知和技能两个层面相互作用，在接受知识的过程中思考如何处理死亡相关问题，在实践中联想所学知识并提高认知。

我国死亡教育是以书籍、选修课和学术研讨会等教导方式展开的。在中国人"忌死重生"观念的影响下，以实践的方式推行死亡教育很难为国人所接受。

三、死亡教育课程内容

（一）国外死亡教育的内容

死亡教育涉及多门学科，故其教学内容较为广泛。Leviton 于 1969 年首次提出了 3 个层面的死亡教育内容，包括死亡的本质、对死亡和濒死的态度及其带来的情绪问题、死亡及濒死的调适。随后，美国和平死亡文件中所设的死亡教育内容、终末期护理教育课程和英美两国高校课程设计中的内容都由此延伸而来。2002 年，George E 等对美国和英国的临终护理课程进行了分析，超过 70% 学校的终末期护理课程都包含了 7 个主题：对死亡和濒死的态度；与临终患者及其家属的沟通；哀伤与丧失；临终患者的心理护理；慢性疼痛的镇痛；癌痛镇痛；预立指示。2007 年，美国政府为了提高终末期护理质量，终末期护理教育联盟提出终末期护理教育课程设计计划，课程内容基于美国护理学院协会"和平死亡" 24 号文件，包括临终护理的 9 个核心领域：终末期护理概述；疼痛管理；症状管理；文化考虑；伦理 / 法律问题；沟通；丧失、悲伤和丧亲；死亡时的准备和护理；终末期优质护理。目前，国外死亡教育课程的设置普遍以此为参考。

2015 年，韩国学者 Kim 等采用了 ADDIE 模型，即从分析（analysis）、设计（design）、发展（develop）、执行（implement）到评估（evaluate）5 个步骤构建了癌症患者死亡教育干预方案，此方案包括 4 个方面 10 个主题：培训简介；理解生命和死亡；生命之谜；生命的意义；死亡的意义；为死亡做准备；体验死亡；悲伤与失落；充实人生；回顾人生。

（二）国内死亡教育的内容

我国对死亡教育内容研究的学者大多来自台湾地区。张淑美将国外有关死亡教育的内容归纳为 6 个方面：死亡的本质与意义；对死亡与濒死的态度；对死亡与濒死的处理及调适；对特殊问题的探讨；生命意义与价值的思考；死亡教育实施策略。纪惠馨以当地大学生为研究对象进行了研究，将死亡教育内容分为 10 个主题：死亡本质；学科及宗教的死亡观；死亡教育的实施；各年龄层的死亡态度；自杀；死亡伦理问题；濒死；失落与悲伤；个人心理调适；丧葬。

2010 年开始，内陆地区有学者陆续开始进行死亡教育课程的研究。郭巧红编制了适合医学生的死亡教育内容，包含 5 个主题：死亡的本质及意义；对死亡及濒死的态度、处理及调适；死亡的临床与护理；死亡特殊问题的探讨；生命的意义与价值。沈峰平以护士为研究对象构建死亡教育培训知识体系，共有 8 个主题 43 项内容：死亡及死亡教育概论；哲学、宗教、民俗的死亡观；各年龄段对死亡的态度；死亡及濒死的护理；失落与悲伤的护理；自杀相关问题；丧葬相关问题；死亡相关伦理、法律问题。张慧兰则构建了符合军医大学医学生需求的 7 个主题的死亡教育内容体系：死亡本质教育；死亡观及死亡文化教育；死亡伦理教育；死亡及濒死相关情绪教育；死亡及濒死调适技能训练；自杀、暴力伤害行为分析；军事活动相关死亡教育。

综上所述，国外及我国港台地区死亡教育的发展已经非常成熟，但由于存在文化、宗教、社会和经济等差异，国外的死亡教育内容不能在国内直接应用。我国逐渐有学者进行医学生、护士死亡教育课程体系的编制与实证研究，但几乎没有研究者以临床患者为切入点，设计满足癌症患者需求、符合此类患者特征的死亡教育内容。Eddy 和 Alles 两位学者建议，在制定死亡教育内容时应充分考虑学习者的需求及充分利用可利用的社会资源，同时还要经过该领域专业人士的讨论和认可，以确保教育内容的科学性和可行性。因此，构建符合癌症患者需求的死亡教育核心内容至关重要。

（张炎政　郑儒君）

参考文献

[1] 吴跃俊.日本关于生死学研究述评.日本研究，2009(2):87-91.

[2] 袁峰，陈四光.美国死亡教育发展概况.湖北教育学院学报，2007(1):94-96.

[3] 刘辉，张希晨，李燕.灾难托起的生命伦理命题：死亡教育.中国医学伦理学，2008,5:97-98+101.

[4] 李呈，孟爱凤，智晓旭，等.晚期癌症患者安宁疗护的研究进展.护理研究，2019,33(5):791-795.

[5] 孙传宏，杨海燕.中国内地和台湾地区生死教育现状的比较.天津市教科院学报，2005(3):11-12.

[6] 王健.生命教育融入高校思政理论课教学的探索.高校辅导员学刊，2014,6(3):44-48.

[7] 段德智.死亡哲学.武汉：湖北人民出版社，1991.

[8] 杜治政，许志伟.医学伦理学辞典.郑州：郑州大学出版社，2003.

[9] 周士英.美国死亡教育研究综述.外国中小学教育，2008(4):44-47+34.

[10] 郭巧红.医学生死亡教育教程编制和实施效果研究.长沙：中南大学，2010.

[11] 黄天中.死亡教育概论Ⅱ——死亡教育课程设计的研究.台北：业强出版社，1992.

[12] 周士英.美国死亡教育研究综述.外国中小学教育，2008(4):44-47+34.

[13] 郝军燕.我国内地生死教育的实然思考与应然探讨.医学与哲学（人文社会医学版），2010,31(5):68-70.

[14] 张淑美.中学生命教育手册——以生死教育为取向.台北：心理出版社，2001。

[15] 曾焕棠，纪惠馨.生死学教学内容需求的评估与改进之初探——以台北护理学院学生为例。师大学报，2000,45(1):47-58。

[16] Collett LJ, Lester D.The fear of death and the fear of dying. J Psychol, 1969,72(2):179-181.

[17] Wass H. A perspective on the current state of death education. Death Stud, 2004,28(4):289-308.

[18] Pine VR. The age of maturity for death education: A socio-historical portrait of the era 1976-1985. Death Studies, 1986,10(3), 209-231.

[19] Kim YH, Ahn SY, Lee CH, et al. Development of a death education curriculum model for the general public using DACUM method. Technol Health Care, 2016,24(3):439-446.

[20] Bensley, Loren B, Jr. Death Education as a Learning Experience. SCIP No.3. Washington,D.C.: ERICC learing house on Teacher Education,1975.

[21] Leviton D, Fretz B. Effects of Death Education on Fear of Death and Attitudes towards Death and Life. OMEGA-Journal of Death and Dying, 1979, 9(3), 267-277.

[22] Gibson,A.Barbara. Death Education: A Concern for the Living. Fastback 173. Bloomington: Phi Delta Kappa Educational Foundation,1982.

[23] Corr CA,Nabe C,Corr DM.Death and dying, life and living.Pacific Grove, CA:Brooks/Cole,1997.

[24] Leviton D. The scope of death education. Death Education, 1977(1):41-56.

[25] Dickinson GE,Field D.Teaching end-of-life issues:current status in United Kingdom and United States medicalschools.AmJHospPalliatCare, 2002,19(3):181-186.

[26] American Association of Colleges of Nursing. Peaceful Death: Recommended Competencies and Curricular Guidelines for End-of-Life Nursing Care.[2020-12-1].https://files.eric.ed.gov/fulltext/ED453706.pdf.

[27] Kim BR, Cho OH, Yoo YS. The effects of Dying Well Education Program on Korean women with breast cancer. Appl Nurs Res, 2016,30:61-66.

第二章 ○

医患交流和共享决策

第一节 医患决策

一、共享决策的概念

传统的医患关系具有权力/知识不对等的特征，既往的医患关系主要是以医生为中心，在这种情况下，患者接受信息、参与诊疗的过程是被动的、不全面的，同时，医生根据自己的权威和经验替患者做出的治疗选择并不一定符合患者的偏好和价值观。随着医学模式的转变，患者参与到医疗决策中的期望越来越高，同时现代医学也提倡以患者为中心，让患者参与医疗决策。20世纪90年代，Charles提出了共享决策（shared decision making, SDM）的概念。经过二十多年的发展，SDM理论在欧美等国家已发展得比较成熟，但其真正进入国内医学界的时间则相对较晚，在实践中尚未得到常规使用或充分支持。

SDM是患者充分参与到临床决策中的一个协作的决策过程，医生详细告知患者病情，向患者解释可能的治疗方案选择及各自的获益和风险，患者可表达其价值观和选择偏好，医患双方对诊疗方案的各种结局进行充分的沟通与讨论，以支持患者根据其选择偏好和价值观等选择最佳的决策方案。SDM的医疗理念始终是"以患者为中心"，是对患者权利充分尊重的体现，该模式被视为"以患者为中心"医疗模式的顶峰。SDM包含以下4个特征：①患者和医生的共同参与；②双方之间的信息共享；③治疗偏好的表达；④对治疗计划达成共识。

SDM强调医患信息共享及患者充分参与到临床决策。医生要充分告知诊疗方案的选择及各自利弊，而患者要及时向医生表达价值观和选择偏好等。同时，医生要充分鼓励和支持患者参与到诊疗方案的讨论和选择之中。肿瘤患者参与共享决策，能增加其对疾病相关知识的了解，了解自己的治疗选择倾向，对治疗结果形成合理预期，提高治疗的依从性和满意度，具有重要的意义。

　　然而，不同治疗方案的获益与风险并存，导致患者在选择时常常会面临决策困难。研究表明，肿瘤患者参与共享决策态度积极，但实际参与人数较少，医学知识缺乏是影响患者参与共享决策的重要因素，因此，患者决策辅助（patient decision aids, PtDAs）应运而生。

二、患者决策辅助的概念

　　患者决策辅助是专门为患者设计的，以循证为基础，通过提供可供选择的治疗方案以及相应的益处和风险，帮助患者全面了解疾病、临床进程、治疗选择及意义，并且结合患者的偏好和期待，利用图形化的说明及互动式的工具，帮助患者参与医疗决策。患者决策辅助是促进共享决策更好实现的一种工具。PtDAs完善了循证医学最佳证据、医生经验和患者意愿"三位一体"的决策理念。

　　患者决策辅助包含3个要素：提供高质量且基于循证的最新治疗信息；帮助患者理清价值倾向和选择偏好；指导患者思考并促进医疗决策。

　　由于恶性肿瘤的病程较长，在治疗过程中需要对多种症状进行管理，治疗后还面临着复发监测等问题，患者决策辅助能促进肿瘤患者的参与度，帮助患者理解治疗的不确定性并做出符合自身偏好的治疗选择，不仅实现了患者知情权和自主选择权，也带来了较好的医疗结局，如缓解患者决策困境、降低决策冲突、提高患者决策满意度等。

三、患者决策辅助的种类

　　加拿大、美国等是较早进行患者决策辅助研究的国家。患者决策辅助总体来说可分为两类：一类是标准决策辅助，符合国际患者决策辅助标准（International Patient Decision Aid Standard, IPDAS），如基于网络的决策辅助系统和治疗选择表等，这类决策辅助相对来说比较规范和复杂；另一类是简易决策辅助，如决策支持干预（decision support interventions, DSIs），包括宣传手册、VCD、决策盒、促进患者提问的问题清单等，其没达到IPDAS标准。

　　标准决策辅助：加拿大决策支持网、美国贝勒医学院癌症中心、美国医疗保健研究与质量局等通过网络为多种肿瘤患者提供的决策辅助，这些都能帮助患者做出治疗选择。研究显示，这些基于网络的决策辅助能帮助肿瘤患者做出高质量的决策。根据不同病种制作治疗选择表，每一份治疗选择表都基于循证医学证据，将不同治疗选择的特点、获益、风险及患者经常提到的问题列在一张纸上，并参考患者价值倾向和选择偏好，为患者参与共享决策提供支持。治疗选择表使用方便，在临床工作中可操作性强，有效促进了医患共享决策。目前，治疗选择表也已应用于多种肿瘤的共享决策中。

　　决策支持干预：相对于标准决策辅助来说，DSIs简单易行，成本低，形式多样，并且能起到与标准决策辅助相同的促进患者参与决策的作用，因此在临床实践中应用较多。

决策辅助手册和 VCD/DVD 使用客观的语言，对现有的不同治疗选择和各种选择的风险、获益及可能性进行详细的描述，帮助患者理清自身价值选择倾向，方便患者和医生之间的讨论和交流，促进了共享决策。与普通的宣教材料相比，对不同治疗方案的获益及风险概率等进行详细的比较是患者决策辅助的主要特点。患者决策辅导一般由经过训练的能够为患者提供积极且客观决策指导的医生、护士、心理学家和社会工作者等担任决策导师，采用面对面、电话或网络辅导的形式，为患者提供治疗选择的相关知识，促进患者更好地参与决策。目前，患者决策辅导在肿瘤领域的研究还很少，有待更进一步地探讨。另外，通过鼓励患者提出问题，以及为患者提供常见问题清单、决策盒和决策盘等信息支持，也能有效促进癌症患者参与共享决策。

这些决策辅助工具都对治疗方案的获益及风险进行了详细的描述，能帮助患者理清价值倾向和选择偏好、缓解决策困境、促进共享决策。医生普遍认为 PtDAs 能对患者目前的疾病情况进行详细的描述，对医患沟通有促进作用，而患者普遍认为从 PtDAs 中获得了重要的医疗知识，受到更多的尊重，就医的焦虑程度有所改善。目前，我国在肿瘤决策辅助方面的研究还很少，有待更进一步地探索。

四、共享决策在肿瘤支持治疗中的作用

患者在姑息治疗中面临许多困难的决定，比如选择有潜在的不良反应但可能延长生命的治疗或选择能最大限度地提高生活质量但对生存时间无改善的方案、治疗地点的选择、阿片类药物的使用、姑息治疗方式（如化疗、预先指示等）的选择，这些决策受个人价值观、文化和偏好的影响很大，单凭循证医学是不可能轻易决定的，患者在决策时常常会有决策困境和高度的情绪困扰。同时，晚期肿瘤患者的期望结果和潜在可治愈疾病患者的期望结果不同，肿瘤患者通常认为化疗或手术是他们最后的希望或选择。风险和收益计算不太适合肿瘤患者。此外，在涉及肿瘤支持治疗的患者中开展研究具有挑战性。例如，患者常常病得太重，不能继续参加某项研究。因此，在晚期肿瘤患者支持治疗中开展 SDM 有着重要的意义，同时也面临较大的难度。肿瘤筛查和治疗有多种决策辅助工具，但支持治疗中的决策辅助工具却相对较少，患者决策辅助工具目前在很大程度上不能充分满足晚期肿瘤患者支持治疗中的全部需求。

肿瘤姑息治疗中的共享决策主要涉及患者的参与偏好、实际参与决策情况。

患者的参与偏好：是指患者根据自身的价值取向和意愿等对医生提供的治疗方案进行优先选择。患者偏好的形成与患者的性格、文化背景、生活经历等多种因素密切相关，不同患者的偏好很可能均不相同。姑息治疗患者是一个非常脆弱的群体，人们可能认为他们病情太重，无法参与有关他们治疗的决策，然而研究结果表明姑息治疗患者对参与决策的偏好可能与其他患者的偏好

没有明显差异，大多数患者希望在某种程度上参与共享决策，从医生预测患者参与共享决策的偏好来看，其与患者实际偏好的一致性仅为 36% ~ 45%，目前尚不清楚患者的社会人口学特征对患者的选择偏好有何影响，同时，纵向研究姑息治疗患者参与决策的偏好结果显示：随着疾病的发展和治疗经验的增加，患者的选择偏好也在发生改变，患者倾向于更积极地参与共享决策，同时其偏好也可能会发生改变，例如，患者可能在早些时候表达自己的意愿，想在家里死去，然而，当他们在生命末期的最后几个月时，他们可能会改变他们的想法，想在医院的临终关怀中死去，这就意味着需要及时根据患者的偏好做出修改，并重新做出决定。总的来说，患者通常倾向于参与共享决策，但要推断出他们的偏好是比较困难的，因此，尊重患者的偏好在肿瘤支持治疗中尤为重要，它使患者能够根据自己的价值观和偏好对临终治疗做出最佳的医疗决策，同时，建议对每位患者的具体情况进行明确的偏好评估。帮助患者接受疾病过程可能是帮助他们表达治疗偏好的第一步。

患者实际参与决策情况：参与回忆法常用来检查患者是否参与了共享决策。参与回忆法与患者的情感因素高度相关，因此不能作为患者参与的非常可靠的指标；然而，患者及其家属的看法对评估决策过程至关重要。有关姑息治疗患者参与决策的研究显示：除非患者不能参与决策，否则患者一般不会放弃参与决策。愿意参与决策的患者为 87%，而在临床实践中，患者参与决策的情况并不理想，患者很少被鼓励参与决策，目前患者家属参与决策的作用仍有待探讨，因此，应鼓励医生与患者进行沟通和交流，以确定他们希望在决策中发挥的作用，并且在实践中让患者切切实实参与到共享决策中，然而，参与的结果是不确定的，没有直接的证据表明参与共享决策能对患者的焦虑、抑郁或满意度有确切的影响。

替代方案的讨论在临床实践中也没有得到充分的体现，医患交流时，医生只向部分患者明确告知了抗肿瘤治疗的替代方案（如观察等待）并对其利弊进行了充分告知。如果将观察等待解释为"无所事事"，那么它将不能成为有吸引力的选择，这将影响到患者参与决策的能力和质量。

推迟决策的趋势：患者经常倾向于延迟做出决定，直到病情已经严重到不得不做出决定或已经到了没有选择的地步，而当患者病情已经达到不能忽视的程度时，姑息支持治疗就已经不再有价值。此时，患者通常将决定描述为自然演变，没有太多选择的余地。这也限制了共享决策的应用。因此，应鼓励患者在仍有选择的情况下尽早做出决定，并评估患者的期望值，以便使患者获得可能的益处。

针对在姑息治疗中实施 SDM 的限制因素，如信息提供得不够充分、患者的期望值不切实际、医生在讨论中制订治疗方案的方式及推迟决策的趋势等，有一些工具和策略可以促进患者参与决策，使用具有不同决策角色的图片卡、问题提示清单等都能鼓励并使患者提出参与决策的愿望，以及在疾病的最后阶段表达他们的偏好。另外，将患者的注意力转移到更现实的目标，告知患者预后情况和更新的治疗方案以帮助患者参与共享决策。

五、未来研究的方向

在未来的肿瘤支持治疗研究中，可探索不同类型的共享决策方式、治疗地点和日常护理等，此外，患者决策辅助贯穿肿瘤患者治疗与支持的全过程，需要多学科团队共同参与，在我国社会文化背景影响下，家属在医患关系中扮演着非常重要的角色，部分肿瘤患者对病情不了解，知情同意书由家属代签，而目前的研究对象仅仅局限于医生和患者，因此，多学科姑息治疗团队、护士和家庭成员参与决策的作用还有待探索。另外，目前解释姑息治疗患者决策过程的纵向研究还很少，也可在将来进行更进一步的探索。

（陈　萍　张纪良）

参考文献

[1] 于磊，石俊婷. 医患共同决策诊疗模式的现状分析. 医学与哲学,2013,1:50-53.

[2] 廖宗峰，方汉萍，刘洪娟. 患者决策辅助的研究现状和进展. 护理研究，2014,28(35):4360-4363.

[3] Chewning B, Bylund CL, Shah B, et al. Patient preferences for shared decisions: a systematic review. Patient Educ Couns, 2012,86(1):9-18.

[4] Barry MJ, Edgman-Levitan S. Shared decision making–pinnacle of patient-centered care. N Engl J Med, 2012,366(9):780-781.

[5] Stacey D, Samant R, Bennett C. Decision making in oncology: a review of patient decision aids to support patient participation. CA Cancer J Clin, 2008,58(5):293-304.

[6] O'Connor AM, Llewellyn-Thomas HA, Flood AB. Modifying unwarranted variations in health care: shared decision making using patient decision aids. Health Aff(Millwood), 2004,Suppl Variation:VAR63-72.

[7] Brace C, Schmocker S, Huang H, et al. Physicians'awareness and attitudes toward decision aids for patients with cancer. J Clin Oncol, 2010,28(13):2286-2292.

[8] Spiegle G, Al-Sukhni E, Schmocker S, et al. Patient decision aids for cancer treatment: are there any alternatives? Cancer, 2013,119(1):189-200.

[9] Leighl NB, Shepherd HL, Butow PN, et al. Supporting treatment decision making in advanced cancer: a randomized trial of a decision aid for patients with advanced colorectal cancer considering chemotherapy. J Clin Oncol, 2011,29(15):2077-2084.

[10] Stacey D, Murray MA, Légaré F, et al. Decision coaching to support shared decision making: a framework, evidence, and implications for nursing practice, education, and policy. Worldviews Evid Based Nurs, 2008,5(1):25-35.

[11] Stacey D, Kryworuchko J, Bennett C, et al.Decision coaching to prepare patients for making health decisions: a systematic review of decision coaching in trials of patient decision AIDS. Med Decis Making, 2012,32(3):E22-E33.

[12] Charles C, Gafni A, Whelan T. Shared decision-making in the medical encounter: what does it mean? (or it takes at least two to tango). Soc Sci Med, 1997,44(5):681-692.

[13] Gauthier DM, Swigart VA. The contextual nature of decision making near the end of life: hospice patients' perspectives. Am J Hosp Palliat Care, 2003,20(2):121-128.

[14] Gaston CM, Mitchell G. Information giving and decision-making in patients with advanced cancer: a systematic review. Soc Sci Med, 2005,61(10):2252-2264.

[15] Cook AM, Finlay IG, Edwards AG, et al. Efficiency of searching the grey literature in palliative care. J Pain Symptom Manage, 2001,22(3):797-801.

[16] Légaré F, Ratté S, Stacey D, et al. Interventions for improving the adoption of shared decision making by healthcare professionals. Cochrane Database Syst Rev, 2010(5):CD006732.

[17] Bruera E, Sweeney C, Calder K, et al. Patient preferences versus physician perceptions of treatment decisions in cancer care. J Clin Oncol, 2001,19(11):2883-2885.

[18] Gattellari M, Voigt KJ, Butow PN, et al. When the treatment goal is not cure: are cancer patients equipped to make informed decisions? J Clin Oncol, 2002,20(2):503-513.

[19] Koedoot CG, Oort FJ, de Haan RJ, et al. The content and amount of information given by medical oncologists when telling patients with advanced cancer what their treatment options are. Palliative chemotherapy and watchful-waiting. Eur J Cancer, 2004,40(2):225-235.

[20] Casarett D, Crowley R, Stevenson C, et al. Making difficult decisions about hospice enrollment: what do patients and families want to know? J Am Geriatr Soc, 2005,53(2):249-254.

[21] Craft PS, Burns CM, Smith WT, et al. Knowledge of treatment intent among patients with advanced cancer: a longitudinal study. Eur J Cancer Care (Engl), 2005,14(5):417-425.

[22] Norton SA, Bowers BJ. Working toward consensus: providers' strategies to shift patients from curative to palliative treatment choices. Res Nurs Health, 2001,24(4):258-269.

[23] Fincham L, Copp G, Caldwell K, et al. Supportive care:experiences of cancer patients. Eur J Oncol Nurs, 2005,9(3):258-268.

[24] Sahlberg-Blom E, Ternestedt BM, Johansson JE. Patient participation in decision making at the end of life as seen by a close relative. Nurs Ethics, 2000,7(4):296-313.

[25] Matlock DD, Keech TA, McKenzie MB, et al. Feasibility and acceptability of a decision aid designed for people facing advanced or terminal illness: a pilot randomized trial. Health Expect, 2014,17(1):49-59.

[26] Bélanger E, Rodríguez C, Groleau D. Shared decision-making in palliative care: a systematic mixed studies review using narrative synthesis. Palliat Med, 2011(3),242-261.

[27] Hajizadeh N, Uhler L, Herman SW, et al. Is Shared Decision Making for End-of-Life Decisions Associated With Better Outcomes as Compared to Other Forms of Decision Making? A Systematic Literature Review. MDM Policy Pract, 2016,1(1):2381468316642237.

第二节　患者预后的评估

预后的定义通常包括患者的预期寿命、疾病可能如何发展、未来的症状及疾病对患者功能的影响。预后评估是指关于患者未来疾病进程（预期寿命、症状和功能状态等）的任何预测或预期指导。对于肿瘤患者来说，预后评估具有特别重要的意义，了解预后有助于患者治疗决策的选择，预后较差的患者，可能选择姑息治疗而不是侵入性治疗，此外，预后评估还有助于患者和家庭为未来的改变提前做好准备。

一、预后和支持治疗目标讨论的重要性及讨论时机

与晚期肿瘤患者及其家属进行预后和支持治疗目标的讨论是很重要的。首先，积极进行讨论能确保患者的偏好被纳入患者的护理计划，使患者的期望治疗目标与实际治疗目标保持一致，并加强医患关系，提高患者的满意度。其次，积极进行讨论会影响患者随后的治疗决定，让患者为未来的改变提前做好准备，减少不必要的积极医疗干预，增加支持性护理，提高患者的生活质量。研究显示，积极参与讨论并明确知道预后信息的患者接受临终关怀等支持治疗的时间是没有参与讨论的患者的 2 倍；据患者家属反映，接受了临终关怀等支持治疗的患者的临终痛苦更少，而晚期肿瘤患者化疗的增加与急诊室就诊率、ICU 入院率和临终关怀入院治疗延迟均有关系，在生命最后 1 周接受积极措施的患者明显不太可能在他们选择的地点死亡。

所有晚期恶性肿瘤患者都应该有机会参与预后和支持治疗目标的讨论。西方国家的患者在诊断为恶性肿瘤时就希望了解关于预后的信息，大多数恶性肿瘤患者在病程中希望就预后及治疗目标进行讨论。目前认为，在患者已经做好准备的情况下，越早进行讨论，患者的获益就越大，因为及早的讨论能使患者家属充分利用时间与患者相处，并为可能到来的死亡做好准备，但如果患者暂时不想讨论这些话题，应给予患者保持沉默的权利，当患者病情变化时，再提出这些话题。对医生来说，评估合适的讨论时间可能特别困难。一般认为，当患者明确诊断为晚期恶性肿瘤且生命可能受到威胁或患者可能会在 6 ~ 12 个月死亡时，当患者病情发生变化或医患中任何一方对患者病情的看法发生变化时，当发现患者的要求或期望与临床判断不符时，当积极的抗肿瘤治疗（如化疗）疗效不佳或患者出现比较严重的并发症限制药物的继续使用时，当准备将患者转诊至姑息治疗时，在这些时期内，医生都可以提出关于患者预后和支持治疗目标的讨论。此外，直接询问患者的准备情况也可能是一种有效的策略。

二、讨论前的准备

在讨论前，首先，医生需要认真阅读患者的病历记录、与相关人员交谈，必要时召开病例讨论会，以确定患者的疾病程度和相关的合并症；其次，还需要研究文献以获取关于患者潜在疾病和适当治疗方案的最新知识，为患者提供一致、准确的信息；再次，医生需要对接下来的讨论做好心理准备，医生可能对即将进行的讨论感到恐惧，在讨论后可能会出现悲伤、焦虑或内疚感，尤其是面对已经认识一段时间的患者，当患者反应欠佳时，医生应准备好应对患者的悲伤、愤怒

或绝望等情绪，这些都是正常反应，医生应保持共情，并继续提供支持治疗和积极控制患者的症状，了解这些反应可以避免医生对患者产生偏见。最后，大多数但不是所有的患者希望家属与他们一起参与讨论，因此需要就参与人员与患者进行协商。

三、讨论内容

1. 预期寿命及支持治疗的目标　患者的预期寿命可以用日、周、月、存活可能性、粗略范围和概率等来表示，患者一般会愿意了解他们的预期寿命，相对于饼图和图表，患者更喜欢用文字或数字来解释。除非患者已经到了生命的尽头，讨论中应尽量避免使用精确的时间，同时要向患者解释生存预测的不可靠性。对于晚期肿瘤患者，治疗目标是延长患者的生命和提高生活质量，而不是治愈疾病。

2. 临床少见的紧急症状　对临床较少发生但较紧急的症状（如癫痫发作、窒息或出血）及处理方式是否适合讨论还不清楚，需要结合获益（预先警告患者并提前做好准备）与潜在的危害（患者可能因为这些情况产生不必要的困扰）来综合考虑。

3. 心肺复苏　关于是否需要与晚期恶性肿瘤患者讨论心肺复苏存在较大的争论。有人认为，应该始终与患者或家属讨论心肺复苏，也有人认为，应根据可能的利弊来决定是否讨论。当心肺复苏可能不会有效或患者明确表示希望了解关于其治疗的所有决定时，应该与患者进行讨论；而当患者已经明确表示希望得到以舒适而不是延长生命为目的的治疗时，或临床医生认为无论是否进行心肺复苏，死亡都不可避免，或心肺复苏，可能不利于患者的生存时，不存在讨论心肺复苏的道德义务，不用与患者进行讨论，如果医生认为不需要与患者进行讨论，应在病历中记录未讨论的原因。

4. 死亡　当患者即将接近生命的终点时，探索与死亡和死亡过程相关的具体问题也很重要，许多患者和家属对死亡存在误解，并可能伴有不必要的恐惧。

四、影响讨论的一些因素

晚期恶性肿瘤患者非常重视与医生的关系，希望沟通的信息来自他们信任的专家，而不是年资较低的医生，因此，如果在紧急情况下确实需要由低年资医生来完成，应该告诉患者有哪些专家参与了讨论。在沟通时，要确保患者的隐私和环境安静，避免被电话等干扰。良好的互动是有效沟通的基础，运用沟通技巧，如恰当的眼神交流、坐在患者身边、使用适当的肢体语言、注意倾听、对患者的表达表示肯定和关心、适当给予鼓励、总结患者讲述的内容等均能帮助建立良好的医患关系。此外，在沟通中，以患者为中心的共情能帮助建立信任和尊重的医患关系，对患者的病情以关心和尊重的方式表示同情，采用带有情感内容的开放式问题能让患者感到医生在乎他们提出的问题，从而更有效地表达情感，也更愿意接受医生的建议。

五、临床实践中所存在的问题

及时与患者就预后及支持治疗目标等进行沟通有非常重要的作用，然而，在临床实践中，只有不到 40% 的肿瘤患者或家属与临床医生进行了相关讨论。有研究认为，预后被大多数医生和患者描述为难以讨论的问题，医生在与患者讨论该问题时常常会犹豫不决，原因包括担心对患者产生负面影响、家庭成员要求隐瞒信息、压力、缺乏培训、时间限制和预后的不确定性等。

1. **担心对患者产生负面影响** 这可能是影响讨论的主要障碍，医生可能会担心告知患者真实病情会让患者感到不安和失望，患者可能会放弃希望并停止治疗。医生向患者预测预后时，往往会过于乐观，估计的存活时间是患者实际存活时间的 3 倍，医生在试图提供希望时，也可能无意中误导了患者。如果医生提供的信息不够准确，患者可能会认为医生隐瞒了潜在的可怕信息从而产生较大的心理压力，另外，患者没有充分了解疾病的预后，有可能会选择积极的抗肿瘤治疗，这并不符合患者的期望。坦诚的告知可能更容易被理解，坦诚并不意味着将不必要的细节强加给患者，而应表示愿意满足患者对这些信息的需求，医生坦诚告知预后信息，患者可以根据预后判断做出明智的决定，选择自己的治疗目标及治疗方式，以符合患者的最大利益。希望并不是不切实际的期望，希望不仅仅意味着生存。希望的建构可以采取多种形式，包括治愈的希望及平和死亡的希望，坦诚告知也是培养希望的一种方式，患者可能从活得比预期寿命长、获得良好的生活质量、保持尊严、实现个人目标或平和死亡，甚至从医生传递的幽默感等方面来获取希望。患者还能从专业的医生把患者当作一个"完整的人"、愿意回答他的所有问题、告知其新的治疗进展、承认并解释预后估计的不确定性和不可靠性，以及从尊重患者的想法中获得希望。因此，应坦诚告知患者预后，因为患者接受预后与保持希望并不矛盾。

2. **家庭成员要求隐瞒信息** 家庭成员可能会要求医生不要告知患者真实的诊断和（或）预后。这种现象在美国并不常见，但在亚洲经常有相关报道。医生在这种情况下可能会觉得矛盾，如何解决这一问题目前还没有公认的答案。医生应帮助家庭成员了解患者的情况，解决冲突，而不是避免冲突，这样患者和家属就有机会分享决策，并对医生感到满意。

3. **压力** 医生可能会因为不知道患者喜欢的语言和交流方式而感到有压力。在讨论过程中，患者希望被倾听，得到医生的共情，被看作独立的个体，并在适当的环境中有机会获得隐私，这些反映了患者和亲属最看重的是跨所有学科领域（医学领域和健康相关领域）的临床沟通能力，即在整体、个性化护理中的敏感度和共情能力等这些非专业的沟通技能，而不是姑息治疗的专门技能。

4. **缺乏培训** 医生认为，他们没有接受过足够的培训，不知道应该如何回答这些与预后有关的问题。

5. **时间限制**　在繁忙的临床工作中，医生往往需要照顾多位患者，而没有足够的时间与患者进行相关讨论。

6. **预后的不确定性**　医生经常由于预后的不确定性而避免与患者进行预后相关讨论，这种现象在肿瘤早期比较常见，预后的不确定性可能影响了讨论的最佳时间。

六、改善预后及支持治疗目标的沟通措施

1. **培训和教育**　培训和教育能为医生提供他们需要的知识和技能，提高他们对相关知识的掌握程度，从而提高他们进行讨论的信心，同时，还能帮助医生在患者和家庭之间发挥更好的中介作用。在跨专业医疗团队成员之间的沟通方面，培训和教育起着不可或缺的作用。

2. **干预措施**　可以采用一些干预措施来促进沟通，问题提示列表是一个结构化的问题列表，成本低，易于实施，能增加患者提出的问题数量，帮助患者在咨询时收集重要信息，提高医患沟通质量，同时有助于加强对预后、疾病进展和临终关怀等疑难问题的讨论。对年龄大于 65 岁的患者常规进行相关沟通也具有一定的促进作用。研究显示，多方面干预比单独训练可能更有效，通过将临床医生的培训和支持与常规实践相结合，并辅以干预措施，可能有助于预后与支持治疗更快、更频繁地发生。

（陈　萍　张纪良）

参考文献

[1] Innes S, Payne S. Advanced cancer patients' prognostic information preferences: a review. Palliat Med, 2009,23(1):29-39.

[2] Kiely BE, Stockler MR, Tattersall MH. Thinking and talking about life expectancy in incurable cancer. Semin Oncol, 2011,38(3):380-385.

[3] Hagerty RG, Butow PN, Ellis PM, et al. Communicating prognosis in cancer care: a systematic review of the literature. Ann Oncol, 2005,16(7):1005-1053.

[4] Shirado A, Morita T, Akazawa T, et al. Both maintaining hope and preparing for death: effects of physicians' and nurses' behaviors from bereaved family members' perspectives. J Pain Symptom Manage, 2013,45:848-858.

[5] Clayton JM, Hancock KM, Butow PN, et al. Clinical practice guidelines for communicating prognosis and end-of-life issues with adults in the advanced stages of a life-limiting illness, and their caregivers. Med J Aust 2007,186(S12):S77-S105.

[6] Clayton JM, Butow PN, Tattersall MH. When and how to initiate discussion about prognosis and end-of-life issues with terminally ill patients. J Pain Symptom Manage, 2005,30 (2):132-144.

[7] Hancock K, Clayton JM, Parker SM, et al. Discrepant perceptions about end-of-life communication: a systematic review. J Pain Symptom Manage, 2007,34(2):190-200.

[8] Clayton JM, Hancock K, Parker S, et al. Sustaining hope when communicating with terminally ill patients and their families: a systematic review. Psychooncology, 2008,17 (7):641-659.

[9] Emanuel EJ, Fairclough DL, Wolfe P, et al. Talking with terminally ill patients and their caregivers about death, dying, and bereavement: is it stressful? Is it helpful? Arch Intern Med, 2004,164 (18):1999-2004.

[10] Granek L, Krzyzanowska MK, Tozer R, et al. Oncologists' strategies and barriers to effective communication about the end of life. J Oncol Pract, 2013,9 (4):e129-e135.

[11] Griffiths J, Wilson C, Ewing G, et al. Improving communication with palliative care cancer patients at home–a pilot study of SAGE & THYME communication skills model. Eur J Oncol Nurs, 2015,19:465-472.

[12] Clayton JM, Butow PN, Tattersall MHN, et al. Randomized controlled trial of a prompt list to help advanced cancer patients and their caregivers to ask questions about prognosis and end-of-life care. J Clin Oncol, 2007,25 (6):715-723.

[13] Fujimori M, Shirai Y, Asai M, et al. Effect of communication skills training program for oncologists based on patient preferences for communication when receiving bad news: a randomized controlled trial. J Clin Oncol, 2014,32 (20):2166-2172.

[14] Walczak A, Mazer B, Butow PN, et al. A question prompt list for patients with advanced cancer in the final year of life: development and cross-cultural evaluation. Palliat Med, 2013, 27(8): 779-788.

[15] Brighton LJ, Bristowe K. Communication in palliative care: talking about the end of life, before the end of life. Postgrad Med J, 2016, 92(1090): 466-470.

[16] Kirk P, Kirk I, Kristjanson LJ. What do patients receiving palliative care for cancer and their families want to be told? A Canadian and Australian qualitative study. BMJ, 2004,328(7452):1343.

[17] Chou WS, Hamel LM, Thai CL, et al. Discussing prognosis and treatment goals with patients with advanced cancer: a qualitative analysis of oncologists' language. Health Expect, 2017,20(5):1073-1080.

[18] Enzinger AC, Zhang B, Schrag D, et al. Outcomes of prognostic disclosure: associations with prognostic understanding, distress, and relationship with physician among patients with advanced cancer. J Clin Oncol, 2015,33(32):3809-3816.

[19] Hagerty RG, Butow PN, Ellis PA, et al. Cancer patient preferences for communication of prognosis in the metastatic setting. J Clin Oncol, 2004,22(9):1721-1730.

[20] Hagerty RG, Butow PN, Ellis PM, et al. Communicating with realism and hope: incurable cancer patients' views on the disclosure of prognosis. J Clin Oncol, 2005,23(6):1278-1288.

[21] Gattellari M, Voigt KJ, Butow PN, et al. When the treatment goal is not cure: Are cancer patients equipped to make informed decisions? J Clin Oncol, 2002,20(2):503-513.

[22] Lamont EB, Christakis NA. Prognostic disclosure to patients with cancer near the end of life. Ann Int Medicine, 2001,134(12): 1096-1105.

[23] Fallowfield L, Jenkins V. Communicating sad, bad, and difficult news in medicine. Lancet, 2004,363(9405):312-319.

[24] Hancock K, Clayton JM, Parker SM, et al. Truth-telling in discussing prognosis in advanced life-limiting illnesses: a systematic review. Palliat Med, 2007,21(6):507-517.

第三节　支持治疗方案的选择

随着现代医患关系逐渐从家长模式到合作模式转变，患者及家属在治疗决策的选择上发挥着越来越重要的主导作用。医生提供可供选择的治疗方式，患者根据自身情况、对治疗效果的预期、对不良反应的接受程度，以及家庭经济情况、医疗保险情况等综合因素做出选择，这也是被大众日渐接受的方式。此种方式能最大限度地保障患者及家属对病情的知情权，提高医患信息交流的质量和效率，有助于改善医患关系，增加患者依从性，降低潜在的因医患沟通不畅而造成的误解或医患矛盾，也是对"以患者为中心"理念的最佳诠释。

一、共享决策模式

（一）不同医患决策模式的概念

长期以来，根据医患双方在决策制定中发挥的作用权重，医患决策制定模式包括以下几种：家长式（paternalistic decision-making）、理解型（interpretative decision-making）、共享型（shared decision-making）和告知型（informed decision-making）。其中，家长式决策模式是指医生在评估患者的病情、可选治疗方式及其可能的结局后，替患者制订治疗方案。理解型决策模式是指医生替患者做出治疗决策，但在此过程中将患者的价值观及偏好列入考虑范围。共享型决策模式强调治疗决策由医患双方共同参与决定。告知型决策模式是指在医生提供可供选择的治疗方案的获益及风险后，由患者独立做出治疗选择。这4种模式之间没有严格的定义划分，有时候在定义上可能存在相互重叠的现象，并且由于存在不同的患者特征、不同的诊断、不同的医疗内容以及社会背景，因此最适合的决策模式也各有不同。然而，随着"以患者为中心"理念的不断发展，共享决策（SDM）模式已被卫生专业人士和患者视为实现治疗决策的首选方式。

（二）共享决策模式的特点

SDM模式有以下4个基本特点。

（1）至少有2个人参与决策过程。

（2）患者和医生都参与治疗决策。

（3）是临床医生和患者进行的双向信息交流。

（4）医生和患者就最适当的治疗达成共识。

这 4 个特点表明，医患之间的合作关系是通过交换信息、个人价值观以及对潜在的治疗方案的偏好而达成的。其中信息共享是该模式的基础。在这种模式下产生的医疗决策未必是参与者认为的最佳选择，但却是双方都支持的选择。

（三）共享决策模式对患者产生的效应

SDM 最明显的优点之一是增加患者的满意度。有研究表明，参与治疗决策的患者对他们的咨询活动、肿瘤医生，以及有关治疗的信息和情感支持更满意。当医生积极鼓励患者参与治疗决策时，患者都会发挥积极作用。这些研究表明，给予适当的支持，患者可能会发现应用 SDM 的价值，即使他们最初感觉无法积极参与他们治疗方案的决策。

此外，有研究表明，患者在治疗决策中发挥积极作用的同时，其身体状况也得到了改善，这可能与积极参与治疗决策的患者更遵守治疗计划有关。

另有研究报道，SDM 有增强心理状态的效果。受过教育的患者相信他们参与的治疗决策，其焦虑水平相对较低；那些具有被动处事风格的患者，在进行信息交流或参与决策的过程中，其焦虑水平也较低。

二、达成治疗决策的步骤

（一）充分的信息交流

达成治疗决策的首要步骤就是进行充分的信息交流。对治疗决策而言，最重要的信息被称为"风险沟通"，即双方基于对利益、风险及各种选择和结果的可能性的认知而做出抉择。肿瘤科医生需要向患者提供其相关临床信息（包括但不限于病情特点、预后、可能的转归、相应的处理方法及各种治疗方式的获益和风险）并详细向患者解释任何一种治疗方案对患者将意味着什么。信息的交流不仅仅是医生向患者单方面地提供信息，在此过程中患者也可以随时提出自己希望了解的信息及疑问，医生需要详尽地加以解释。只有当医生帮助患者充分理解患者所需要掌握的所有信息，患者才能做出全面、客观的权衡，并最终选择最适合自己的治疗方案。

（二）讨论价值及偏好

当通过充分的信息沟通明确了可供选择的治疗方案及其优缺点以后，第二个步骤就是讨论患者的价值和偏好，其中包括交流的偏好和参与的偏好。前者是指患者希望与医生在多大程度上及范围内进行交流，如有的患者希望尽可能详尽地了解自己的病情及现在所处的状况，而另外一些患者则相对消极。参与的偏好是指患者希望以何种程度参与治疗方案的制订。有的患者希望能对自己的治疗全盘掌控，而有的患者则宁肯把主动权更多地交到医生手里。

除了充分提供相关信息以外，肿瘤医生也需要尽量调动患者参与治疗方案的积极性。这可能与医生提供的信息量、决策的可参与度及能选择的特定治疗方案有关，同时也会受到患者的价值观、宗教信仰及社会因素的影响。由于每个个体在生理和心理上都存在显著差异，因此不同的个体在治疗方案的偏好上可能也存在巨大差异。在目前以患者为中心的医疗氛围中，不考虑患者的偏好而做出的医疗决策将不再被接受。

三、影响治疗决策的因素

（一）医生的治疗建议

影响医生的治疗建议的因素非常广泛，主要分为疾病因素和患者因素（表 6-2-1）。在现代医学中，医生对特定患者的治疗选择往往需要根据循证医学的相关证据做出判断。因为疗效和不良反应可能在不同特征的患者中发生改变，因此医生的主要任务之一是根据特定患者与试验设计的典型患者接近程度来做出个性化的判断和建议。

对于疾病因素，需要考虑的要点包括相对典型的患者、疾病发展的速度和病程长短、现病史或医疗保险覆盖的治疗范围、既往病史及以往的治疗措施、是否存在疾病相关症状，以及有效治疗后症状改善的程度。此外还需要考虑的是，治疗并非针对癌症本身，而是对症状的有效缓解和控制，以便提高患者的生存质量。

对于患者因素，主要包括治疗史和家族史，现有并发症可能影响预期寿命和治疗耐受性，以往的治疗可能使患者产生不同的肿瘤反应和耐受程度，而家族人员的寿命、社交地位、人生目标等发病前因素也可能影响患者的预期寿命。患者对治疗的不确定性和不良反应的态度影响着医生对不良反应治疗建议的选择。

表 6-2-1　影响医生治疗建议的因素

研究证据	适用于特定患者
疾病因素	既往病史
	现病史
	相关癌症症状
	以往治疗效果
患者因素	家族史
	既往病史和并发症
	以往治疗经历及不良反应

续表

研究证据	适用于特定患者
预期寿命和剩余的人生目标	患者对治疗不确定性的态度，以及照顾者／亲属的看法
	环境因素
系统因素	影响结果的技能和证据
	现有治疗的时间跨度
候选因素	治疗成本

在肿瘤患者姑息治疗的决策中，医务人员毫无疑问地处于主导地位，在许多情况下，医务人员会作为姑息治疗的提出者及患者预后的判定者。这就要求医务人员对于姑息治疗的理念和具体方案有一定的认识，同时具备强大的沟通能力。有研究者认为，医务人员可将家庭安宁疗护的环境和模式作为参考，以了解姑息治疗的相关理念。同时，参与相关决策的医务人员不应仅仅局限于肿瘤科医生。研究证实，肿瘤科医生联合姑息医学专家的模式（SOP）可以有效提高复苏等医疗文书的签署率；护理团队完成的个体化心理干预联合姑息护理可以有效改善患者的心理状态；而MDT医学模式的应用可以联合多学科的资源和优势，为患者提供规范的个体化综合治疗建议，有助于改善癌症患者疼痛、营养障碍及焦虑和抑郁等症状。

（二）患者的因素

研究者通过访谈、问卷的方式归纳了影响晚期肿瘤患者姑息治疗决策的因素，这些影响因素不仅反映了姑息治疗的复杂性，也充分体现了患者的期望。晚期肿瘤患者对于治疗的期望包括：提高生存质量、适度地延长生命、减少花费、在家中去世及减少治疗相关不良反应的发生率等。除了关注患者群体的普遍愿望，还应注意到由于患者所患疾病的差异，困扰患者的因素也随之改变。针对中晚期卵巢癌患者群体的调查显示，除了疲劳、无望感等晚期肿瘤患者共有的不良感受，恶心、无性欲等与疾病本身相关的症状同样给患者带来了很大的困扰，在决定姑息治疗的具体手段时，也应当对这些情况进行干预。

（三）患者家属的因素

多项研究都提到，即便患者家属不扮演决策者的角色，其态度和意见对于患者的决策也有很大的影响。这种患者家属参与规划患者的治疗决策，甚至发挥决定性作用的情况，在中国特殊的社会和文化习俗背景下，显得非常普遍。此外，家庭安宁疗护能够满足患者希望在家中去世的愿望，也是姑息治疗的一种重要模式。在以家庭为治疗背景的前提下，患者家属在患者治疗决策中的意见和态度不可避免地成为重要的影响因素。尽管如此，这并不意味着应当一刀切地将患者家属尽早纳入沟通当中，患者本人的态度和意愿仍然是医生应该首先尊重和考虑的要素。具体采用何种形式让家属参与沟通应在评估家庭关系模式及患者和家属的意愿后进行个体化的安排。

四、实现共同决策的技巧和能力

实施 SDM 的主要挑战之一是确保医患双方均参与到决策制定的过程中，为了达到此目的，卫生专业人员，尤其是医生需要给予患者足够的支持，以调动其积极性。卫生专业人员需要具有引起患者兴趣的技能和传递复杂信息的技能，例如，沟通关于治疗的风险和疗效、治疗成功或失败的概率。

表 6-2-2 和表 6-2-3 总结了普遍认同的、必要的技能和能力。

表 6-2-2　医生知情共同决策的能力

1. 与患者建立伙伴关系
2. 建立或评估患者对信息的偏好（数量或形式）
3. 建立或评估患者对决策（如承担风险、自己和他人的参与程度）及在行动中存在的任何不确定性的偏好
4. 确定和回应患者的想法、顾虑和期待（如对疾病管理方案的选择）
5. 确定选项（包括患者可能存在的想法和信息），以及基于该患者研究证据的个性化评估
6. 提供证据（或指导患者），同时考虑上述第 2 及第 3 项因素的联合效应（提供信息的方式可能影响决策的制定）。根据患者的价值观和生活方式，帮助患者反思并评估可选方案对其可能产生的影响
7. 通过与患者建立伙伴关系来做出决策，同时解决分歧
8. 就行动计划达成共识，并完善组织参与者的工作
● 共享决策模式可能还涉及：
■ 卫生专业人员
■ 其他人员（伴侣、家人）
■ 文化、社会和年龄的差异

表 6-2-3　患者知情共同决策的能力

1. 根据自己的偏好选择适合的医患模式
2. 找到一名医生并建立、发展和适应与医生的合作关系
3. 用自己的方式客观和系统地表达自己的健康问题、感受、信念及期望
4. 在医疗面谈时与医生进行适当的沟通，清楚地了解和分享相关信息（如第 3 项能力）
5. 获取信息
6. 评估信息
7. 协商方案，给予反馈，解决冲突，就行动计划达成共识

五、治疗方案向姑息治疗／临终关怀转变的策略

一个对治疗方案决策尤为重要的影响是从"治愈治疗"到"姑息治疗"的转变。虽然这在很多情况下是虚构的。对于大多数中晚期癌症患者来说，在疾病确诊时就已经明确是不可治愈的。所谓的转变通常是指停止姑息性抗肿瘤治疗而进行专业的姑息治疗或临终关怀。讨论这样的转变是一个艰难而感性的任务。在肿瘤医生的调查中发现，如何面对情绪化的场面并传达坏消息被认为极富挑战性。

（一）实际操作困难及错误沟通的原因

患者错误地表达治疗目标是常见的现象。一项研究显示，虽然 90% 以上的医生认为他们已经准确地告知患者疾病的程度和治疗目的，但是仍有近 1/3 伴有转移性肿瘤的患者认为自己的疾病是局限性的；几乎 1/3 接受姑息治疗的患者认为他们的疾病是可以治愈的。对治疗目标的这种误解妨碍患者正确了解自身状况，可能会影响治疗决策。晚期癌症患者更愿意接受弊大于利的治疗，相反，肿瘤学家可能会考虑根据患者目前身体状况是否应接受这些治疗。

造成错误沟通的原因是患者未清楚认识自身状况及治疗方案或产生了误解，或不能深刻了解自身状况及采用的治疗方案。从治愈性治疗到姑息治疗的转变往往不是发生在某一个特定时间的转变，通常会经过许多阶段，历时数月或几年。在这些阶段中，在病情转变的每一个节点，医生都要与患者进行充分的沟通和交流，使患者充分理解并接受治疗的目的，那么姑息治疗的转变将更容易被患者接受。

（二）沟通技巧的建议

针对医患对治疗目的转变的沟通，Schofield 提出了诸多建议，包括：确保医患沟通是在一个私密的环境；评估患者对现状的了解；简单、真实地告知患者的状况及治疗情况；应对患者的情绪冲突，以及谈论新的治疗目标。在谈论疾病进展和治疗目标时，谈论方式应该清晰、准确。不同患者对医疗信息的接受程度不同，有些患者可能对疾病的认识模棱两可并愿意维持这种状态；而有些患者则渴望听到详细的病情及治疗情况。医生应该根据不同患者的具体情况和要求进行恰当的沟通和交流。表 6-2-4 罗列了医患对治疗目的转变的沟通建议。

表 6-2-4　向姑息性抗癌治疗转变时的医患沟通建议

讨论前
● 回顾病例和检查结果中的所有相关信息

续表

- 确保讨论在私人空间进行并不被打扰

- 邀请患者与患者家属共同咨询

诱导患者理解

- 提出开放性的问题，以判断患者对疾病的了解情况

- 询问患者的感觉、担忧和目标

  - ■ 评估患者对信息的偏好

提供信息

- 简单、诚实的交流，避免使用专业术语，使用委婉语

  - ■ 内容可包括疾病的进展、治疗的效果和症状的控制

应对患者的情绪反应

- 允许并鼓励患者表达情感

- 表示同情并认真聆听

- 等待患者情绪稳定后再继续讨论

商谈新的治疗目标

- 询问患者是想现在讨论今后的治疗方案，还是以后再谈

- 提供有关姑息治疗作用的信息（若患者未曾了解过相关信息）

  - ■ 制定切合实际的目标（如有效控制症状）

  - ■ 继续治疗

- 向患者及其家属明确表示他们不会放弃患者

- 告知患者从事姑息治疗的专家是多学科组的成员

- 询问患者对家庭和孩子的担忧并告知患者可提供的帮助

- 理解文化的差异

总结讨论

- 总结重点并检查患者的理解程度

- 提供书面小结或其他符合患者喜好的信息

- 询问患者是否需要其他服务，如家庭护理、社会工作、精神关怀或儿童心理指导

- 询问患者是否有其他问题

（三）姑息治疗的沟通时机

医生和相对处于疾病早期或晚期但感觉尚良好的患者谈论姑息治疗及临终关怀相关话题常常会令患者感到不适或恐惧。因此，医生一般会等待症状出现或直到无进一步治疗方案时才会和患

者讨论相关话题。然而，随着人们对癌症患者生活质量的重视，以及"以患者为中心"的理念逐渐深入人心，越来越多的肿瘤学家建议将全面的姑息治疗作为癌症治疗的常规组成部分。2009年 V1 版 NCCN 肿瘤临床实践指南姑息治疗分册推荐将姑息治疗、肿瘤的一般治疗及咨询结合起来，并告知患者及家属姑息治疗是癌症综合治疗不可或缺的一部分。患者自第一次就诊时就有权接受姑息治疗服务。在疾病的整个过程中，医生应对姑息治疗患者的需求进行调查。

医生与患者讨论姑息治疗的方式和时机可能会影响患者对姑息治疗的反应。若在肿瘤终末期或抗肿瘤治疗失败后才开始首次谈论姑息治疗，则可能会不可避免地使患者将姑息治疗与死亡相联系，从而使患者产生恐惧，影响沟通效果。事实上，80% 以上的患者在首次诊断为转移性疾病时就希望讨论治疗目标和方案，以及癌症的症状和治疗的不良反应。因此，应在患者疾病的早期阶段提出姑息治疗的概念，并讲明姑息治疗的目的重在控制症状及改善生活质量。早期提出姑息治疗的概念也避免了患者无法接受停止抗肿瘤治疗和开始新的治疗，从而帮助患者和家属度过停止抗肿瘤治疗的艰难时期。医生可以提出一些关于患者感觉的问题，特别是与患者当前症状相关的问题；然后问患者是否想了解更多关于支持治疗的相关知识。向患者强调如何处理和改善躯体症状，以及如何制定切合实际的治疗目标，旨在提高晚期癌症患者的生活质量。

（四）信念支持的重要性及方法

临床医生可能担心讨论姑息治疗会使患者丧失希望。然而，不讨论姑息治疗和临终关怀就剥夺了患者和家属提前做准备的机会，并且临终关怀有时因提供了额外的支持而显得特别重要。有研究表明，当谈话涉及疾病预后和临终关怀的问题时，可采取提高患者重视度和增加患者信心的方法，包括可以做什么（如控制症状、精神支持、实践支持）；探索切合实际的目标和讨论日常生活。给患者的信念支持包括：疾病会奇迹般治愈，存活期会比预期长，寻找生命的意义，与家人／朋友维持良好的关系，寻找精神的内涵，安详地离世。通过强调可以做什么和留心患者对信息的渴望，早期姑息治疗的目标和信念支持的目标可能同时达到。

对于纠结是否接受癌症是不可治愈的这一事实的患者和家属，一种有效的方法是"许最好的愿望，做最坏的打算"。这种方法既能保持患者和家属的信念及希望，同时暗示患者和家属做好疾病快速进展的准备。另外也可以用祝福语表达同情，同时暗示患者愿望并非现实。表 6-2-5 列举了使用此种方法的例子。

表 6-2-5　承认愿望的话语

患者说：
●"我不能放弃有可能被治愈的希望，我不相信没有其他的措施治疗我的癌症。"

续表

医生回答：

● 祝福语："我希望有可以治疗你的方法。"

● 许最好的愿望，做最坏的打算："我同意有这种愿望是很重要的，没有人可以带走你的愿望。但是我们应讨论一下如果癌症继续恶化，我们将做些什么，这样你和你的家人都会做好准备。"

（刘洁薇　万方芳）

参考文献

[1] 杨敏，孔玲娟，何杨，等 . 个体化心理干预结合姑息护理对晚期肿瘤患者心理状态和生活质量的影响研究 . 中国全科医学，2018(A02):236-238.

[2] 欧阳华强，潘战宇，张新伟，等 . 371 例肿瘤姑息治疗多学科会诊临床分析 . 中国肿瘤临床，2015,22:1103-1107.

[3] 冷安丽 . 晚期癌症患者对临终关怀的选择偏好研究 . 济南：山东大学，2019.

[4] 周天 . 基于 logit 模型的恶性肿瘤终末期临终关怀决策影响因子分析 . 北京：北京中医药大学，2013.

[5] 张露，全艳，任来峰，等 . 中晚期卵巢癌患者生活质量调查及在姑息治疗中对临床需求的分析 . 中国妇产科临床杂志，2018,3:223-225.

[6] Davis MP. 肿瘤支持治疗学 . 李小平，译 . 北京：北京大学医学出版社，2013.

[7] Emanuel EJ, Emanuel LL. Four models of the physician-patient relationship. JAMA, 1992,267(16):2221-2226.

[8] Wirtz V, Cribb A, Barber N. Patient-doctor decision-making about treatment within the consultation–a critical analysis of models. Soc Sci Med, 2006,62(1):116-124.

[9] Laine C, Davidoff F. Patient-centered medicine: A professional evolution. JAMA, 1996,275(2):152-156.

[10] Charles C, Gafni A, Whelan T. Shared decision-making in the medical encounter: what does it mean? (or it takes at least two to tango). Soc Sci Med, 1997,44(5):681-692.

[11] Gattellari M, Butow PN, Tattersall MH. Sharing decisions in cancer care. Soc Sci Med, 2001,52(12):1865-1878.

[12] Lam W, Fielding R, Chan M, et al. Participation and satisfaction with surgical treatment decision-making in breast cancer aming Chinese women. Breast Cancer Res Treat, 2003,80(2):171-180.

[13] Morris J, Ingham R. Choice of surgery for early breast cancer: psychosocial considerations. Soc Sci Med, 1988,27(11):1257-1262.

[14] Kaplan SH, Greenfield S, Grandek B, et al. Characteristics of physicians with participatory decision-making styles. Ann Intern Med, 1996,124(5):497-504.

[15] Margalith I, Shapiro A. Anxiety and patient participation in clinical decision-making: the case of patients with ureteral calculi. Soc Sci Med, 1997,45(3):419-427.

[16] Coulter A. Patient information and shared decision-making in cancer care. Br J Cancer, 2003,89(Suppl 1):S15-S16.

[17] Coulter A. Partnerships with patients: the pros and cons of shared clinical decision-making. J Health Serv Res Policy, 1997,2(2):112-121.

[18] Agom DA, Allen S, Neill S, et al. Social and Health System Complexities Impacting on Decision-Making for Utilization of Oncology and Palliative Care in an African Context: A Qualitative Study. J Palliat Care, 2020,

35(3):185-191.

[19] Henselmans I.van Laarhoven HWM, van Maarschalkerweerd P, et al. Effect of a Skills Training for Oncologists and a Patient Communication Aid on Shared Decision Making About Palliative Systemic Treatment: A Randomized Clinical Trial. Oncologist, 2020,25(3):e578-e588.

[20] Reckrey JM, Willner MJ, DeCherrie LV, et al. Home-Based Primary Care as a Teaching Site for Palliative Care. J Palliat Med, 2020,23(1):7.

[21] Huang HL, Tsai JS, Yao CA, et al.Shared decision making with oncologists and palliative care specialists effectively increases the documentation of the preferences for do not resuscitate and artificial nutrition and hydration in patients with advanced cancer: a model testing study. BMC Palliat Care, 2020,19(1):17.

[22] Lin CP, Evans CJ, Koffman J, et al. What influences patients' decisions regarding palliative care in advance care planning discussions? Perspectives from a qualitative study conducted with advanced cancer patients, families and healthcare professionals. Palliat Med, 2019, 33(10): 1299-1309.

[23] Laryionava K, Pfeil TA, Dietrich M, et al. The second patient? Family members of cancer patients and their role in end-of-life decision making. BMC Palliat Care, 2018,17(1):29.

[24] Towle A, Godolphin W. Framework for teaching and learning informed shareddecision making. BMJ, 1999,319(7212):766-771.

[25] Fallowfield LJ, Jenkins VA, Beveridge HA. Truth may hurt but deceit hurts more: communication in palliative care. Palliat Med, 2002,16(4):297-303.

[26] Schofield P, Carey M, Love A, et al. "Would you like to talk about your future treatment options?" Discussing the transition from curative cancer treatment to palliative care. Palliat Med, 2006,20(4):397-406.

[27] Mackillop WJ, Stewart WE, Ginsburg AD, et al. Cancer patients' perceptions of their disease and its treatment. Br J Cancer, 1988,58(3):355-358.

[28] Balmer CE, Thomas P, Osborne RJ. Who wants second-line, palliative chemotherapy. Psychooncology, 2001,10(5): 410-418.

[29] Matsuyama R, Reddy S, Smith TJ. Why do patients choose chemotherapy near the end of life? A review of the perspective of those facing death from cancer. J Clin Oncol, 2006,24(21):3490-3496.

[30] Keating NL, Landrum MB, Rogers Jr SO, et al. Physician factors associated with discussions about end-of-life care. Cancer, 2010,116(4):998-1006.

[31] Walling A, Lorenz KA, Dy SM, et al. Evidence-based recommendations for information and care planning in cancer care. J Clin Oncol, 2008,26(23):3896-3902.

[32] National Comprehensive Cancer Network. Clinical Practive Guidelines in Oncology. Palliative Care, v.1.2009. [2020-11-5]. https://www.nccn.org/professionals/default.aspx.

[33] Clayton JM, Butow PN, Arnold RM, et al. Fostering coping and nurturing hope when discussing the future with terminally ill cancer patients and their caregivers. Cancer, 2005,103(9):1965-1975.

[34] Fadul N, Elsayem A, Palmer JL, et al. Supportive versus palliative care: what's in a name? A survey of medical oncologists and midlevel providers at a comprehensive cancer center. Cancer, 2009,115(9):2013-2021.

[35] Apatira L, Boyd EA, Malvar G, et al. Hope, truth, and preparing for death: perspectives of surrogate decision makers. Ann Intern Med, 2008,149(12):861-868.

[36] Evans WG, Tulsky JA, Back AL, et al. Communication at times of transitions: how to help patients cope with loss and re-define hope. Cancer J, 2006,12(5):417-424.

[37] Black AL, Arnold RM, Quill TE. Hope for the best, and prepare for the worst. Annals of Internal Medicine, 2003,138(5):439-443.

[38] Quill TE, Arnold RM, Platt F. "I wish things were different": expressing wishes in response to loss, futility, and unrealistic hopes. Annals of Internal Medicine, 2001,135(7):551-555.

肿瘤患者的社会支持

癌症是一个重要的公共卫生问题，全球每年死亡人数的七分之一为癌症患者。随着医学的不断发展，癌症患者的生存率也在不断提高。但恶性肿瘤的诊断及治疗仍给患者的生理、心理、日常生活及家庭带来很大的负面影响。因此，在治疗癌症和延长患者生命的同时，更要重视患者的生活质量。对肿瘤患者来说，接受社会支持可明显缓解患者的负面情绪，改善患者的生活质量，提高患者的治疗依从性，进而延长患者的生存期。社会支持被认为是一个复杂的结构，长期以来一直被认为对癌症患者的情绪调节有直接的缓冲作用。社会支持按性质可分为 3 类：物质支持、信息支持、情感支持。在疾病的不同阶段，需要提供不同侧重点的社会支持，如癌症患者在诊断时，更需要疾病预后、治疗方面的信息支持；住院期间则更需要物质上的支持；晚期、临终阶段更需要情感上的支持等。我们根据患者的需求，提供与之匹配的社会支持，从而让患者拥有更好的生活质量。

第一节　家庭在肿瘤患者社会支持中的作用

家庭的基本功能是为家庭成员在生理、心理和社会等方面的健康发展提供基本的环境条件。1983 年，美国癌症协会（American Cancer Society）在以"癌症患者心理评估"为核心主题的第二届学术研讨会上，将家庭列为恶性肿瘤患者最重要的社会支持之一。家庭作为肿瘤患者主要的支持系统，对肿瘤患者的身心健康起着至关重要的作用。以下将从生理、心理及治疗三方面阐述家庭对肿瘤患者的支持作用。

一、影响肿瘤患者的常见生理性症状

1. 癌因性疲乏 癌因性疲乏（cancer-related fatigue, CRF）为一种痛苦的、持续的、主观的乏力感或疲惫感，与活动不成比例，与癌症或癌症治疗相关，常伴有功能障碍。临床研究发现，放疗后约75%的子宫颈癌患者可出现癌因性疲乏，癌因性疲乏也成为影响患者生活质量的重要因素。患者性别、肿瘤位置、治疗方式、疼痛、睡眠、情绪、社会支持、血液学等因素均会对癌因性疲乏产生不同的影响。家庭作为社会支持最重要的部分，可对患者产生以下影响：①提供可靠的情感、精神支持。鼓励患者主动与他人交流，鼓励患者保持积极乐观的生活态度，从而缓解癌因性疲乏。②给予合理膳食、营养支持。疾病本身和治疗会导致肿瘤患者食欲下降、贫血、白细胞降低、低蛋白血症等，而营养支持则可改善患者营养不良状态，减轻癌因性疲乏。③给予经济支持。家庭给予患者足够的经济支持，会增加患者完成治疗的信心，减少因为担心治疗费用而产生的负面情绪等，从而达到缓解患者癌因性疲乏的目的。

2. 疼痛 疼痛与组织损伤相关，包括了感觉、情感、认知和社会成分的痛苦体验。疼痛是恶性肿瘤患者最常见、最恐惧的症状之一。美国国立综合癌症网络（NCCN）（2019年V3版）成人癌性疼痛指南指出：约1/4新诊断的恶性肿瘤患者、1/3正在接受治疗的患者及3/4晚期肿瘤患者合并疼痛。若患者的疼痛控制不佳，会影响患者的生活质量，导致患者对治疗的耐受性降低。疼痛控制不佳的原因之一与患者的依从性相关，患者多数存在不按时用药、疼痛时才用药、自主减量用药及不服药等问题。家庭成员作为主要照顾者，应积极配合医护人员监督患者定时、定量服用镇痛药物，尤其是患者在院外期间口服的镇痛药物。规律、适量地服用镇痛药物可很好地改善患者疼痛症状。此外，肿瘤患者的癌性疼痛与心理痛苦及营养不良密切相关。50%~80%的肿瘤患者合并恶病质，肿瘤患者的营养状况越差，其痛觉感受阈值就越低，痛觉感受也越强。美国斯坦福大学的一项研究发现，75.3%合并躯体疼痛性疾病的受试者均显示出有抑郁相关症状中的1种。因此，家庭可通过给予患者情感支持、营养支持等来改善患者的疼痛症状。

3. 治疗所致的不良反应 随着医学的进步，多数进入晚期的肿瘤患者依然能获得比以往更长的生存期，但治疗的一些不良反应会给患者带来身体上的不适。较常见的为化疗引起的剧烈不良反应：恶心、呕吐、食欲缺乏、疲乏等，这些不良反应可导致患者贫血、白细胞数量降低、营养不良等。为减轻治疗相关的不良反应，可采取以下措施：①在家庭经济状况良好的情况下，可选择疗效明确且不良反应较小的药物；②鼓励患者与其他病友交流等，以缓解患者的不适感，使患者尽快度过不愉快的时间、树立治疗的信心；③家属可根据营养师的专业建议调整患者饮食结构，给予足够的营养支持，改善食欲缺乏、营养不良等状况。

二、家庭对肿瘤患者的心理影响

癌症的高发病率及高死亡率使大多数人对癌症这一疾病怀有恐惧心理，一旦确诊为癌症，除了身体上的不适，更多的是心理上受到重创。根据患者的病情发展，其心理状态的演变一般分为5个阶段。①否认期：患病前期，患者通常无法接受现实，会选择否认病情及诊断结果等。②焦虑期：在经历过否认期后，当患者回归现实、确定诊断无误时，恐惧和绝望随即蔓延于其精神层面之上，患者产生焦虑情绪。③妥协期：悔恨和妥协通常伴随着焦虑一同出现，也可由焦虑演变而来，患者通常会悔恨自己过往的种种，但最终不得不面对病症、认清现实。④抑郁期：在长期的治疗后，部分患者病情得不到缓解，患者会陷入极度的沮丧和绝望之中，从而导致出现抑郁情绪。研究表明，有超过75%的患者在治疗期间存在不同程度的孤独、被动、低沉、行为退缩等一系列心理和精神障碍。⑤接受期：在经历过上述一个或多个周期后，部分患者可达到接受现实并准备平静离世的心理状态，情绪趋于稳定，直至安然离世。

在患者的这些心理状态演变过程中，可能会导致患者自杀、疾病恶化、加速死亡等。因此，需要情感支持和精神支持来协助患者度过这个过程。对于大多数癌症患者来说，情感支持主要来自家庭。许多女性患者表示配偶及孩子是情感支持的主要提供者。通常来自近亲的情感支持可降低患者的痛苦和抑郁水平，并有助于肿瘤患者的社会心理调节。家庭成员应给予患者尊重、信任和关爱等一系列精神支持。一项 Meta 分析称获得更多家庭支持的女性对系统性治疗表现出更积极的态度，也能够更好地配合完成治疗，并且获得了更好的疗效，生活质量得到了提高，生存期得到了延长。

另外，患者家属在被告知亲人罹患癌症时大致会经历震惊和不接受、痛苦和期望、分离焦虑及怀念死去的亲人、消极麻木、振作和恢复等5个阶段。家庭支持与患者的生活质量是密切相关的，家庭支持程度较低的患者的预后并不是很好，康复率也不高。因此，患者家属的心理状况也是不容忽视的。对患者家属进行心理护理后，能够明显提高他们的角色功能和情感及社会功能，从而提高患者及家庭整体生活质量。

三、家庭支持对患者治疗的影响

恶性肿瘤的诊断、治疗及康复是一个漫长、耗费大量精力和财力的过程，且会对患者身心造成不同程度的损害。家庭作为患者最主要的支持来源，对患者的治疗及预后有着巨大的影响。

对于初次诊断的患者，其主要的支持需求类型为心理需求和信息需求。癌症的确诊会对患者造成较为严重的负面刺激，很多患者无法面对现实，他们对疾病的治疗一无所知，迫切希望获取疾病的信息。受中国传统文化的影响，人们对死亡大多采取回避、否认的态度，大多数家属担心患者的情绪，因此选择对患者隐瞒病情。实际上，绝大多数患者希望了解病情，且患者是否知晓病情，在很大程度上决定了患者在治疗方面的配合程度。信息支持作为个体可利用的外部资源，是最基本和最早使用的应对方式，同时也是一个有意义的、积极的应对方式。研究表明，信息支持可使患者正确认识疾病，有利于患者提高参与疾病治疗和症状自我管理的能力，能改善患者的负性情绪，增强患者战胜疾病的信心和决心。因此，家属应根据患者的不同承受能力和实际情况，与医护人员详细沟通后，选择合适的方式和契机告知患者病情，让患者积极参与治疗的全过程，从而使患者更好地配合治疗。

开始进行治疗后，患者主要的需求为物质需求和心理需求。一方面，恶性肿瘤的治疗需要足够的经济支撑，在影响恶性肿瘤患者生命质量的诸多因素中，经济的影响是不容忽视的重要因素，也是造成治疗中断和放弃治疗的主要原因。一半的癌症幸存者面临着经济困难。经济条件好的肿瘤患者能够选择不良反应小的药物，并且获得良好的营养支持，患者身心所遭受的负面影响小，自我效能和对治疗的依从性明显优于经济条件差的肿瘤患者；在肿瘤复发的时候，经济条件好的肿瘤患者能够支付最新的药物治疗，而多数患者能从新的药物中获得更长的生存期。另一方面，肿瘤本身及治疗会给患者带来心理困扰，家属作为患者的主要情感支持者，在患者进行治疗期间应尽量全程陪护，适时让患者明确接受治疗的必要性，做好心理准备，鼓励患者积极应对疾病及治疗带来的不适，以乐观的态度配合治疗，从而达到治疗期望。

家庭支持作为社会支持最重要的一部分，贯穿于患者的整个病程中。良好的家庭支持能给予患者积极的影响，让患者更好地面对疾病、配合治疗，从而提高患者的生活质量、达到预期的治疗效果。

（柳　斌　王莎莎）

第二节　社会团体在患者社会支持中的作用

社会团体是指为达到一定目的由一定人员组成的社会组织，可分为以营利为目的的社会团体和以非营利为目的的社会团体。前者如合作社、公司等，后者如政治、宗教、科技、文化、艺术、慈善事业等社会群众团体。社会团体作为社会支持的实施者，可帮助患者获取社会支持，患者通过社会团体可获取与之匹配的社会支持，达到提高生活质量的目的。

在疾病的不同阶段，需要提供不同侧重点的社会支持，如癌症患者在诊断时，更需要疾病预后、治疗方面的信息支持；住院期间则更需要物质上的支持；晚期、临终阶段更需要情感上的支持。

一、社会团体在癌症诊断初期的作用

（一）社会团体对患者的信息支持

我国大多数患者及家属对癌症的认识及了解还不够全面，仍然存在着"癌症是不治之症""癌症等于死亡"的认识。当患者在得知罹患恶性肿瘤时，多会产生较为明显的消极心理反应，并直接影响癌症的诊断和治疗。为改善上述情况，一方面，医护人员可联合医务社工，通过与患者及家属的沟通，了解患者对于信息的需求，从而为患者及家属提供对应的疾病信息；同时鼓励患者加入癌友协会、抗癌俱乐部等癌症患者社会团体，让患者意识到自己不是唯一罹患癌症的人，从而形成"集体抗癌"模式。病友间可以相互提供最新信息，交流经验。通过这些交流，使患者及家属正确认识恶性肿瘤。另一方面，抗癌协会、癌症慈善基金会、癌友协会等组织会不定期进行公益讲座、义诊等活动，患者及家属通过参与这些活动，在对疾病的科学认知、减少过度治疗、增强战胜癌症的信心、树立正确的康复心态、纠正不良生活习惯等方面均有不同程度的提高。

（二）社会团体对患者的心理支持

癌症的初诊会带给患者及家属明显的负面情绪，医务社工可以为患者及家属提供心理辅导及情绪支持，使他们有能力去应对疾病。同时医务社工也可以推动家庭联结。医务社工能尊重患者及家属的意愿与需求，聆听他们的真实想法，协助家庭成员进行沟通，促进家庭成员间的情感表达与情感联结，缓解整个家庭的负面情绪。此外，患者通过参加肿瘤相关社会团体活动，可减轻患病的孤独感，积极面对疾病及治疗。

二、社会团体在肿瘤治疗期间的支持作用

随着现代医疗的发展，癌症患者也获得了更多的治疗方案，但治疗的不良反应仍会给患者带来生理及心理上的不适，患者甚至因为恐惧治疗的不良反应而放弃治疗。对于治疗的不良反应，专业支持是必要的，医护人员根据患者的心理状态和疾病阶段，在通过运用药物缓解这些不良反应的同时，给予患者个性化的指导及护理，树立患者治疗的信心。志愿者式同伴教育也有助于患者完成长期治疗，志愿者式同伴教育是从社区中选择善于沟通和交流、病情稳定、服药依从性较好的患者作为同伴教育志愿者，这种教育模式可增加患者治疗的主动性、增加患者的信任感、增加约束力，通过人与人之间的相互影响来增加信心。其他一些研究也指出，朋友间的联系和支持有助于改善乳腺癌的症状，缓解由疾病引起的消极情绪等。

在传统家庭主义观念的影响下，患者的主要照顾者为家庭成员，家庭成员为了把更多的精力

和时间用在照顾患者上，会相应地减少用于工作上的时间和精力，甚至选择辞职，家庭经济收入便会减少。长期地应用抗癌药物、昂贵的住院费用等会给患者和患者家庭带来沉重的经济负担。经济因素是造成治疗中断和放弃治疗的主要原因。目前许多社会团体可为符合资助条件的肿瘤患者提供经济或药物方面的帮助，如在网络平台上开展的社会众筹、慈善基金会的资助和各大药企开展的慈善赠药等。医务社工作为重要的资源链接者，可协助家庭发现院内和院外的资源，为符合资助条件的肿瘤患者提供经济援助，让患者有经济能力接受治疗。

三、晚期、临终恶性肿瘤患者的社会团体支持

临终关怀属于姑息照护，临终关怀是在患者生命少于 6 个月时采取的照护方法，一直延续到丧亲期。晚期肿瘤患者及其家属面临着情绪困扰、医疗适应不佳、家庭关系紧张、经济压力、照顾压力及医患沟通不畅等问题。医务工作者及医务社工可给予的支持包括心理情绪支持、促进医患沟通、推动家庭联结、链接院内和院外的资源、协助家庭重整等，使患者及家属能够更好地面对和认识疾病，舒缓负面情绪，应对疾病与死亡的挑战。

在韩国，目前都以团队合作形式提供临终关怀服务，患者可以根据自己的需求，并根据政府提供的临终关怀服务机构信息，直接联系临终关怀机构并申请服务。临终患者的家庭也会面临诸多考验，亟需得到关心与支持，医务工作者也会进行"全家照顾"，内容包括回答家属的咨询、协助患者度过临终阶段、患者去世后的家属哀伤辅导等。

通过为临终患者及其家属提供全面的照护，使临终患者的生命受到尊重、症状得到控制、心理得到安慰、生活质量得到提高，同时也使患者家属的身心健康得到维护。

社会团体是肿瘤患者社会支持中不可或缺的一部分，社会团体的支持贯穿于肿瘤患者从诊断到临终的整个过程，社会团体能够更好地评估患者的需求，从而从社会支持中为患者提供最匹配的支持，使患者及其家属能够更好地应对疾病，提高患者和家属的生活质量。

（柳　斌　王莎莎）

参考文献

[1] 封丽秀，徐晓梅 . 癌症患者的心理状态与护理干预 . 中国中医药咨讯，2011,3 (1):166.
[2] 仲冬梅，毛鑫群，蒋艳 . 癌症患者家庭功能的研究现状 . 解放军护理杂志，2014,12:35-38.

[3] 宋懂，施永兴，龚玮华，等.晚期恶性肿瘤临终患者家属支持调查分析及对策探讨.上海医药，2017,6:44-47.

[4] 薛丹凤，李湘红，李大鹏，等.营养支持治疗对终末期恶性肿瘤患者的临床应用价值.西部医学，2016,9:1282-1285.

[5] 陆舜，施春蕾，蔡映云.肺癌与生存质量.现代康复，2000,9:1284-1285.

[6] 许虹波，姜丽萍，尹志勤，等.肺癌化疗患者癌因性疲乏状况的调查.中华护理杂志，2010,4:332-335.

[7] 谈学灵，刘素珍.癌因性疲乏评估研究进展.护理研究，2008,5:395-397.

[8] 高静.宫颈癌放疗患者家庭功能对癌因性疲乏的影响.临床护理杂志，2017,1:56-58.

[9] 甘海洁.系统性护理干预对晚期非小细胞肺癌化疗患者癌因性疲乏的影响.中华现代护理杂志，2014,20(3):276-279.

[10] 罗迪，张雪，邓窈窕.肿瘤患者癌性疼痛和心理痛苦及营养不良的相关性研究进展.中国全科医学，2018,29:3654-3658.

[11] 洪露，刘红武，胡建华.晚期癌症患者的临终关怀及对其家属的心理支持.中国保健营养，2012,6:476-477.

[12] 胡丽萍.癌症患者生活质量影响因素及其干预措施.护理学杂志，2009, 24(3):87-89.

[13] 董亚冰，王楠娅，赵恒军.影响肿瘤患者癌痛治疗相关因素的研究进展.现代肿瘤医学，2018,8:1311-1314.

[14] 胡秀娟，廖春莲，梁军.癌症患者症状与生活质量的相关性研究.护理研究（上旬版），2006,10:875-876.

[15] 邵春红，刘玉文.影响恶性肿瘤患者生活质量的因素及其干预措施.白求恩军医学院学报，2010,2:122-124.

[16] 于素贞，娄小平，王爱霞.恶性肿瘤复发患者希望水平的现状及其影响因素.中国老年学杂志，2016,15:3822-3824.

[17] 丁晔.鼻咽癌放射性皮炎的临床治疗及护理进展.护士进修杂志，2017,1:24-27.

[18] 邹秀琼，梁海鑫，吕俭霞，等.基于患者需求的多维度、多途径健康教育模式对鼻咽癌放疗患者生存质量的影响.中国疗养医学，2019,12:1239-1244.

[19] 骆峻，郑明，刘嘉，等.集体抗癌健康教育模式的效果评价.中国医学创新，2015,27:56-58.

[20] 王丕琳，朱强，苏娅丽.乳腺癌患者的心理康复.中国康复理论与实践，2010,6:549-551.

[21] 刘嘉，骆峻，曾庆琪.恶性肿瘤患者心理因素与社会支持的研究进展.中国肿瘤外科杂志，2017,5:331-333.

[22] 李仁云，熊章津，张苗苗.社区志愿者式同伴教育对心房颤动患者治疗依从性的影响.心脑血管病防治，2017,2:158-159.

[23] 张欢英，田建明，高班玲.社会支持对恶性肿瘤患者生命质量的影响.山西医药杂志（下半月刊），2007,1:62-63.

[24] 庄洁，陈岩燕，吴晓慧，等.社会工作介入晚期肿瘤患者的实践：家庭为本的视角.中国医学伦理学，2018,11:1457-1463.

[25] 田明秀.韩国癌症患者的临终关怀概述.中国医学伦理学，2019,3:313-318.

[26] 张秋霞.临终关怀中的心理问题.中国老年学杂志，2005,1:104-106.

[27] Van Montfort E, De Vries J, Arts R，et al. The relation between psychological profiles and quality of life in patients with lung cancer. Support Care Cancer, 2020,28(3):1359-1367.

[28] Hébuterne X, Lemarié E, Michallet M，et al. Prevalence of malnutrition and current use of nutrition support in patients with cancer. JPEN J Parenter Enteral Nutr, 2014,38(2):196-204.

[29] Berger AM, Mooney K, Alvarez-Perez A，et al.Cancer-Related Fatigue, Version 2.2015. J Natl Compr Canc Netw, 2015,13(8):1012-1039.

[30] Marzanski M. Would you like to know what is wrong with you? On telling the truth to patients with dementia. J Med Ethics, 2000,26(2):108-113.

[31] Nausheen B, Gidron Y, Peveler R, et al. Social support and cancer progression: a systematic review. J Psychosom Res, 2009,67(5):403-415.

[32] Pfaendler KS, Wenzel L, Mechanic MB , et al . Cervical cancer survivorship: long-term quality of life and social

support. Clin Ther, 2015,37(1):39-48.

[33] Pasek M, Bazaliski D, Sawicka J. The need for support among cancer patients-a preliminary study. J BUON, 2016,21(6):1537-1545.

[34] Zhang H, Xiao L, Ren G. Experiences of Social Support Among Chinese Women with Breast Cancer: A Qualitative Analysis Using a Framework Approach. Med Sci Monit, 2018,24:574-581.

[35] Usta YY. Importance of social support in cancer patients. Asian Pac J Cancer Prev, 2012,13(8):3569-3572.

[36] Duric V, Stockler M. Patients' preferences for adjuvant chemotherapy in early breast cancer: a review of what makes it worthwhile. Lancet Oncol, 2001,2(11):691-697.

[37] A.Kieszkowska-Grudny, M. Rucinska, S.Biedrzycka, et al . Differences in Perceived and Obtained Social Support in Cervical Cancer Patients after Radical Radio-Chemotherapy with Comparison with Healthy Population. Ann Oncol 2012,9: ix475.

[38] Bayoumi M, El-Fouly Y. Effects of teaching programme on quality of life for patients with end-stage renal disease. J Ren Care, 2010,36(2):96-101.

[39] Hong J, Song Y, Liu J, et al. Perception and fulfillment of cancer patients' nursing professional social support needs: from the health care personnel point of view. Support Care Cancer, 2014,22(4):1049-1058.

[40] Merluzzi TV, Philip EJ, Yang M, et al. Matching of received social support with need for support in adjusting to cancer and cancer survivorship. Psychooncology, 2016,25(6):684-690.

第三节　医务工作者在患者服务中的角色和功能

医务工作者在某个社会中的角色和功能是由多种因素决定的，最重要的因素是社会的经济结构和社会结构，社会依据不同的供给需求价值导向，关注重点及创新需求赋予医务人员不同的角色和功能。随着时代的变迁，这些因素已经发生了巨大的变化，这使得医生的角色和功能也发生了重大变化。在新中国成立初期，医疗资源匮乏，医疗服务供求关系矛盾突出，医务工作者需要秉持传统"道德人"思想，弘扬传统美德，救死扶伤。自1979年开始卫生部提出"要运用经济手段管理卫生事业"，这标志着将医务工作者正式投入市场经济洪流中，他们在"道德人"的基础上，添加了医务工作者"经济人"的属性。医务工作者应清晰地认识自己在现代社会中的特殊地位与历史使命，督促自己不断更新理念和革新医疗服务手段，以提升医疗服务质量，将医患关系模式由"生物医学模式"转变为"社会-心理-生物医学模式"，进而促进医疗事业蓬勃发展。

一、医务工作者是医疗商品生产过程中的生产者、服务者

传统商品的生产和销售过程是指在后台生产和前台销售的过程。但医务工作者提供的医疗服务是一边生产一边销售。另外，传统商品的生产和销售很多都是一次性的，持续时间短，但医务工作者提供的医疗服务很多时候是连续性的过程，需要较长时间，且在人的一生中会接受多次医

疗服务。在传统商品的生产和销售过程中，消费者不参与商品的制作过程，在购买商品后的使用过程中消费者对商品质量进行监督，而医务工作者提供的医疗服务是指在提供服务的同时接受患者及家属的监督，具有实时性，因此，医务工作者提供的医疗服务更需要严格地按照医疗正规流程进行，严格把控医疗质量。患者及家属是消费者，医务工作者是服务提供者，医务工作者将面临更大的挑战，医务工作者应不断探索如何完善医疗行为，以提升患者及家属的满意度。

二、医务工作者是患者就诊过程中的倾听者、引导者、咨询师、协调者、执行者、陪伴者及安慰者

在患者诊疗过程中，医务工作者首先需要倾听患者和家属的诉求，在此过程中可以给予适度的引导，只有充分了解患者的自身情况、家庭背景、社会背景及需求，才能为患者提供到位的医疗服务。医务人员在诊疗过程中需要对患者进行引导，而不是任由患者随心所欲，适当的引导可以加速患者康复，减少疾病进一步恶化的可能。例如，高血压患者在饮食上需要限制氯化钠的摄入，医务工作者要引导患者低钠饮食，以便控制疾病。医务工作者在日常工作中还要善于解答患者及家属提出的各种问题，做一个好的咨询者，例如，很多肿瘤患者及家属都会产生"我的饮食需要注意什么？我是否能进行运动？我可以外出旅行吗？我的治疗会带来什么不良反应，费用如何？"等疑问，医务工作者是最恰当的咨询者，可以给他们答疑解惑，而不是让他们从其他非正规途径得到答案，避免患者和家属受到误导。医务工作者在工作中会面对患者及家属、同事、后勤人员等形形色色的人，他们的工作不能单独完成，需要团队协作才能完成。医务工作者只有具有良好的理解能力及沟通能力，才能协调这些医患、医医、医护等关系；只有患者的家属、朋友和医护团队拧成一股绳，患者才能更快、更好地康复。在无法独自解决患者诊疗中遇到的问题时，医务工作者一定要勇于开口，向团队求助，集思广益，取长补短，通过团队的努力来解决问题。另外，工作中难免会有摩擦，医务工作者要秉持"互相尊重与信任"的原则，充分认识到对方的作用，考虑到对方的重要性和独立性，换位思考，相互协调，互相谅解，求同存异，以便更好地为患者服务。诊疗过程很多时候关系到患者的健康及生命，不容有失，医务工作者需要互相监督、梳理风险因素，将那些可能危及患者健康及生命的风险因素挖掘出来，及时改善或纠正，以免造成严重的后果。医患关系包括依赖型关系（医方主导）、支配型关系（患方主导）、平等型关系（互相尊重、共同讨论，医方建议，患方选择），这3种关系在临床诊疗过程中会同时存在，需要因人而异，因地制宜，医务工作者需要不断地转换角色，尽量多地应用平等型关系模式以使医患关系更加和谐。无论患者是进行门诊随访、检查、口服药物，还是接受静脉输液及手术，医务工作者都是诊疗过程中最终的执行者，在执行过程中需要严格遵守国家法律法规及医疗规章制度，确保医疗质量和医疗安全，避免发生医疗差错与医疗事故。在疾病面前，平时再坚强

的人也常会在情感上表现出异乎寻常的脆弱，这时医务工作者就是他们最佳的陪伴者和安慰者。特鲁多医生的墓志铭中写道："有时治愈，常常帮助，总是安慰"，很多时候医务工作者不是万能的，无法治愈所有疾病，甚至很多时候也无法缓解疾病，这就更突显出人文关怀的重要性，倘若医务工作者能够在尊重和平等的原则下，将陪伴和安慰贯穿于整个医疗服务过程中，则能大大缓解患者及家属的伤痛，促进医患关系和谐发展，避免医疗纠纷的发生。

三、医务工作者是医学事业的传承者

医学是一门讲究传承和创新相融合的学科，医务工作者们曾经是学生，未来也会成长为老师，很多时候一个人可能同时拥有两种身份。医务工作者的日常工作不仅仅是参加医疗活动，为了学习更多和更新的前沿知识、掌握更加先进的医疗技术，医务工作者需要不断学习（包括参加培训班和讲座、进修、阅读等手段），同时，为了将医学知识与技能传授给学生及年轻的医务工作者，很多医务工作者通过大课讲授、小班 PBL 教学、标准化患者培训、临床见习、临床实践操作等方式，将自身所学尽数传授给他们。正是有了很多医务工作者孜孜不倦的学习和毫无保留的传授，医学事业才能不断传承，生生不息。

四、医务工作者是推动医学事业发展的研究者

20 世纪以来，科技迅猛发展，包括医疗行业在内的多个行业面临着前所未有的机遇与挑战。正是因为很多科学家和医务工作者不畏艰难、迎头而上、攻破了一个又一个科研难关，才使得医疗事业飞速发展。脱离临床的科研是纸上谈兵，脱离科研的临床是固步自封，只有将临床与科研结合，在科研工作中寻求解决临床问题和满足临床需求的办法，将新的科研成果引入临床实践中，才能最大限度地发挥它们的作用，而医务工作者则是将科研与临床结合的中流砥柱。很多新药、特效药都是通过科研课题从实验室走进临床的。在这个过程中，医务工作者面对患者及家属时不仅仅是一个医务人员，还可能是科研项目的发掘者、观察者、研究者，医务工作者通过深思熟虑后设计出科研项目，在科研项目实施过程中进行密切观察，作为研究者，医务工作者在保障患者利益的前提下开展科研工作，为患者提供更多的治疗机会和选择，让更多患者从突破性的科研项目中获益，更进一步加快了医学事业前进的步伐。

五、医务工作者是医疗保健事业的传播者、实施者

陆广莘先生云："上医治未病，中医治欲病，下医治已病。"随着国家经济实力的发展和壮大，人民群众的生活水平日渐提升，对健康的关注和需求也在不断攀升，这种变化让国家、医院、医务工作者都不约而同地将目光转到健康保健上。众所周知，很多疾病的发生和我们的生活

习惯、生活环境、心理状态等有关，可以通过消除病因来预防疾病的发生。例如，幽门螺旋杆菌感染与胃炎、胃溃疡、某些淋巴瘤等疾病有关，它存在于消化道中，我们要养成良好的卫生习惯，如生冷食品要洗干净才吃、集体用餐时最好采取分餐制以避免感染和传染。已感染者需要积极治疗，定期复查，避免传染他人。如果医务工作者将这些保健防病的知识传授给人民群众，则会减少相关疾病的发生率，提升全民健康水平，减轻国家医疗负担。

因此，医务工作者是社会工作者、教育家、科学家、医学家。他们需要参与团队合作，需要有无私奉献的精神并始终以维护人民群众健康为己任，需要做到救死扶伤、清正廉洁、严于律己和精益求精。但是，医务工作者也承受着巨大的压力，很多青年医务工作者因工作、生活等压力过大而导致对工作满意度低、幸福感不强，从而放弃了医学。希望他们能明确自身发展的目标和努力的方向，合理安排时间，劳逸结合。同时应给予医务工作者更多的人文关怀，这样可能会缓解他们的压力，提升他们的幸福感，支持他们继续在医学之路上前行，让医疗事业传承下去。

（余　敏）

参考文献

[1] 亨利E.西格里斯，徐明明.医生在现代社会中的社会角色与社会地位.社会福利（理论版），2015,11:1-5.
[2] 张德芳，马恩祥.成功医务角色模型.咸宁学院学报（医学版），2012,2:180-182.
[3] 严琴，李思茹.青年医务人员角色压力与工作满意度、离职倾向关系研究.中国卫生产业，2015,13:144-146.
[4] 王子美.医护间的角色期待及互补关系.中外健康文摘，2012,9(23):308.

第四节　医务社会工作者在患者服务中的角色和功能

社会工作是指应用科学方法进行助人服务的活动。我国国家民政部门对其也有相应规定：社会工作是一门学科和一项专门的事业，一般指掌握专业化的科学知识、方法与技能的职业社会工作者通过为社会成员提供专业化社会服务及相关的福利保障来调整社会关系，从而促进社会稳定发展。医务社会工作是指在医疗领域中应用的社会工作，是将社会工作中的专业知识和技术运用于医疗卫生保健工作中，解决患者因疾病而引起的各种关于心理、家庭、职业、经济、社会等问题，从而提高医疗效率、改善患者生活质量。医务社会工作起源于英国和美国，已形成完整的体系，在我国起步较早，1921 年，北平协和医院的 Ida Pruitt 女士创立了我国第一个医院社会服务部，随后济南、南京、上海等地的医院也相继成立了社会服务部，自改革开放以来，我国的医务社会工作开始迅速发展。从 2000 年上海东方医院正式成立医务社会工作部开始，医务社会工作蓬勃发展，2009 年中共中央国务院发布了《中共中央国务院关于深化医药卫生体制改革的意见》，其中正式把在医疗领域开展的社会工作统一称为"医务社会工作"，并正式提出"开展医务社会工作，构建和谐医患关系"，这标志着我们迎来了医务社会工作发展的新时代。时代的进步大大拓展了医务社会工作者工作的范围和领域，赋予了医务社会工作者这一身份更多的内涵。

首先，医务社会工作者的首要工作是以疾病防治为主要目的而开展促进健康、宣传健康教育等活动，他们需要参与动员、策划、协调、实施等工作。

其次，在疾病发生过程中和医院环境中，医务社会工作者扮演的是专业合作伙伴、服务计划者、协调者及服务提供者的角色，他们的职责是协助医护人员解决患者和家属的心理、社会问题，协助患者制订出院计划及为患者提供院外的支援和康复服务。医务社会工作者可以为患者提供就医流程、疾病与治疗方案等相关信息，让患者就医更加便利，使患者能更好地做出治疗方案的选择。他们也可以协助医护人员收集更多、更详尽的患者资料，使医务人员能给予患者更全方位、更精准的诊治。很多患者在疾病诊治过程中会出现沮丧、悲伤、焦虑、抑郁、恐惧等情绪问题，医务社会工作者可以对他们进行心理社会评估和干预，协助他们克服对疾病的恐惧，适应疾病的状态，建立带病生活的信心，鼓励患者直面已经存在的疾病，明白只有配合治疗才有康复的希望，让患者学会辩证地看待疾病，发现疾病背后积极的一面，明白通过疾病会收获特别的东西，如家人的陪伴、远方朋友的关心和问候等。通过建立病友圈、搭建病友支持平台等多种方式协助患者，引导和疏导患者情绪，让他们的心理问题也能得到及时诊治，从而更加配合医院的治疗。在患者临终时，医务社会工作者可以提前给患者及家属进行死亡教育，在人生最后阶段给他们提供临终关怀服务。不仅对患者，医务社会工作者同样也关心患者的家庭，包括家庭成员、家庭关系、家庭经济、社会资源等情况，患者家属是患者的主要照顾者，同时承受着心理和经济的双重压力，医务社会工作者应关注他们的需求，可以通过开展个案辅导和团体活动等来协助他们舒缓压力、调节情绪、交流和分享照顾及陪护患者的技巧。医务社会工作者应引导患者及家属良好互动、申请公共援助等，尤其在患者去世后，应对患者家属进行悲伤辅导，使他们走出失去亲人的痛苦。我国医疗资源紧缺，医护人员和患者因为沟通问题常导致医疗纠纷，医务社会工作者可以协调者的身份与患者进行沟通和交流，给予患者健康咨询、心理辅导、法律咨询等帮助，促进和谐医患关系的建立。医务社会工作者也可以成为医患沟通的"桥梁"，促进医患交流，保证沟通渠道畅通，为医患沟通创造良好的环境，提供友好的沟通方式等，减少医疗纠纷的产生。医务社会工作者在患者出院或需要转院的时候，还可以起到协调辅助作用。医护人员也有面临压力大、精神紧张、职业倦怠、团队协作不畅、家庭关系紧张等困难的时候，这可能会影响他们的工作态度和工作效率，医务社会工作者可以对医护人员进行辅导或培训，协助他们管理自己的情绪、理清自己的角色界限、找到工作的使命感和责任感，加强医护人员与家庭及团队的沟通，激发个人及团队的士气，让医护人员更高效地服务于患者。医务社会工作者还可以协助医院处理行政工作，如参与制定医院的医疗政策、实施医疗计划、监督和控制医疗服务质量，协助医院找出就医和诊疗流程等方面的不足，提高医院的工作效率及患者的就医体验。

再次，在患者出院后和居家或社区康复服务中，医务社会工作者的职责是为患者提供延伸性和连续性服务，使患者能重拾信心，顺利回归家庭，重返社会。在这个过程中，医务社会工作者担任组织动员者、规划设计者、协调沟通者及服务提供者等角色。患者出院仅仅是第一步，医务社会工作者的终极目标是让患者逐步康复，回归社会。例如，很多肿瘤患者在确诊肿瘤后发生了人生观、价值观、世界观的改变，一直无法走出肿瘤的阴影，这让他们非常痛苦，除了医护人员和家庭的支持以外，他们需要更多的社会支持。与患者家属及医务人员相比，医务社会工作者对社会保障政策、社会保障网络等方面的信息了解得更多，他们可以主动发掘一些社会资源，如民间的社会资助、国家救助制度、医疗保障政策、公共服务资源、康复中心、志愿者、网络及新闻单位等，全面捕捉与患者有关的社会资源，并将其有机整合，为患者打造一个由医院、家庭、社区、社会共同组成的积极的以患者康复和回归社会为目的的社会支持网。这弥补了医院医疗服务的时空限制，形成交叉、连续的服务链。

另外，在卫生保健和社区卫生服务中，医务社会工作者的职责是协助建立健全社区服务的网络体系，为社区的人民群众提供及时、方便、专业、综合、优质的健康照顾与社区服务。在这一过程中，医务社会工作者需要扮演组织动员者、社区规划者、宣传教育者、社区协调者和服务提供者等角色。

最后，在公共卫生系统与环境保护服务中，医务社会工作者的职责是组织动员、宣传教育、调查研究、提供服务、倡导政策、制定规划，主要扮演组织动员者、宣传教育者、调查研究者、服务提供者、区域健康规划者等角色。医务社会工作者往往从社会宏观层面来介入社会福利事业，呼吁社会共同关注健康这一头等大事，以达成全民共识。在制度层面上，医务社会工作者积极倡导建立健全的社会保障制度和公共卫生政策，以促进公共卫生事业发展。医务社会工作者要完成卫生保健宣传工作，同时制订与实施公共卫生教育训练计划，协助社区开展公共卫生服务，关键时刻还要协助预防传染病的工作。

我国的医疗社会工作是维护患者健康的重要力量，是目前亟待发展的领域。他们除了具有普通社会工作特质外，也被赋予了医务相关的属性。我们在借鉴国外成功经验的同时，更重要的是要将医务社会工作本土化，建立有中国特色的医务社会工作服务体系，同时继续打造医务社会工作的专业化服务，虽然这项工作任重而道远，但前途光明。

（余　敏）

参考文献

[1] 王思斌.社会工作概论.3版.北京：高等教育出版社，2014.

[2] 政协北京市委文史资料研究委员会.话说老协和.北京：中国文史出版社，1987.

[3] 黄俊，李亚.医务社会工作者的角色定位初探.法制与社会，2009，36:238-239.

[4] 邹然，谌永毅，黄旭芬.医务社会工作者在安宁疗护中的角色和作用.中国护理管理，2019，6:820-823.

[5] 刘继同.转型期中国医务社会工作服务范围与优先介入领域研究.北京科技大学学报（社会科学版），2006，1:6-12.

[6] 王献蜜，胡艳红.医务社会工作者在医院中的功能.中华女子学院学报，2011，5:119-124.

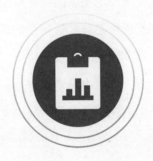

第七篇

居丧期管理

丧亲是人们都会经历且会带来极大痛苦的负性事件，失去亲人的家庭成员在生理、心理、社会精神方面都会受到不同程度的影响，其中 50%～85% 的居丧者表现出强烈的哀伤情绪并出现各种哀伤反应。对于大部分人而言，悲伤的情绪会随着时间的推移而逐渐减弱甚至消失，但对于少部分人来说，如果没有外界正确的干预，哀伤情绪将持续存在，甚至愈发严重，最终将发展成为居丧者精神和身体方面的疾病，进而增加居丧者的死亡危险。

库伯勒·罗斯指出："家属往往比患者更难接受死亡的事实"。在我国，一般情况下医生总是把患者的病情、治疗效果甚至生存期的预测时间首先告知家属，在治疗过程中，家属眼睁睁地看着患者遭受病痛折磨；而患者逝世后，家属也承受着情感、经济等各方面的打击，尤其是大量体力和财力的消耗，会使家属受到极大创伤。英国的一项研究指出，在两组妇女中，一组妇女丧失了爱人，另一组无此遭遇，结果在一年内丧失爱人组的妇女死亡率比另一组高 10 倍。患者逝世后，逝者的痛苦已经结束，而家属的悲痛却不能随着患者的逝世而消失，由于无法发泄强烈的悲伤情绪，家属会出现身心障碍，免疫功能低下，更容易受到疾病的侵袭。

一、居丧的概述

居丧反应，又称为居丧综合征，分为正常哀伤和病理性哀伤。正常哀伤反应是人们在痛失亲人时所产生的一种生理现象，它会在一定程度上引发居丧者的无助、内疚、自责甚至愤怒，并伴随相应的行为和认知改变，居丧者无法接受亲人逝世的事实，认为死者仍然在身边。但这种现象会随着时间的流逝而逐渐减弱，居丧者将重拾内心的平静，开始新的生活。病理性居丧综合征又称为延长哀伤障碍，是指在失去亲人 6 个月甚至数年后仍然出现强烈、持久的哀伤，居丧者会出现明显激动、过分的绝望或是迟钝性抑郁，企图自杀，存在幻觉、妄想、情感淡漠、惊恐发作或活动过多而无悲伤情感、行为草率或不负责任等行为。

有研究报道，我国的病理性居丧综合征发病率约为 5.02%。一般认为病理性居丧综合征的重要预测因素包括逝者离世的年龄、婚姻状态、与逝者的亲密度等。在各种丧亲事件中，重大疾病（恶性肿瘤、心脑血管疾病）导致的死亡占有很大比重，截至 2015 年我国恶性肿瘤死亡的人数约233.8 万人，并且在以每年 2.5% 的速度增加。肿瘤目前已成为我国死亡率最高的疾病，因此临终患者家属和居丧者的数量也呈上升趋势。相对于自杀、车祸等意外逝世来说，肿瘤患者的居丧者会经历逝者生前患病和接受治疗的过程，由于对逝者的离开有预见性，因此居丧者所患病理性居丧综合征的比率较低，但仍然会有焦虑、抑郁、恐惧、无助等不良情绪。如何促使居丧者早日脱离哀伤情绪并回归社会，已逐渐得到医务工作者和一些学者的重视与关注。

二、居丧风险评估

悲伤是一个过程，而不是一种状态，为了从悲痛中恢复，一般要经历几个过程：接受痛失亲人的现实；经历悲痛；适应对已故亲人的思念；重新调整情感并重新生活。在现实中，这一过程的顺序随意改变，每个人都是独一无二的，也都经历着独一无二的情绪危机。通过对悲伤情绪的调查发现，约80%的人在亲戚朋友的帮助下战胜了悲伤，开始了新的生活，但仍有20%的人需要更多的帮助，如心理咨询师、专业治疗小组的帮助。而如何评价居丧者的心理状态和情绪，显得非常重要。

（一）按照居丧者表现进行风险评估

可根据居丧者以下表现进行风险评估：居丧者躯体状况如何，有无明显的睡眠障碍、食欲缺乏等；情绪反应如何，是否感到麻木、恐惧等；个人认知是否正常，有无注意力狭窄、记忆力减退；个性有无明显改变，是否过度活跃或喜欢独处或不与人接触等。通过对居丧者个体化的评估，进行实质性的治疗。

（二）专业评估工具

1. **悲伤认知问卷** 悲伤认知问卷（Grief Cognitions Questionnaire, GCQ）于2005年制定，该量表作为唯一的悲伤认知评估工具，在居丧者悲伤认知评估中起着非常重要的作用。其于2014年被译成中文版，可用于国内居丧者人群的心理测量。

2. **复杂性哀伤量表** 复杂性哀伤量表（Inventory of Complicated Grief, ICG）于1995年研制，用于筛查居丧者是否存在复杂性哀伤。该量表具有良好的信效度，可在中国文化背景下使用，是测评居丧者病理性哀伤的有效工具。

3. **居丧风险评估文档** 美国加利福尼亚圣安关怀院的护士和社会工作人员认为在死者刚刚去世的时候，死者家属就应该得到支持和帮助，完成居丧者的居丧风险评估。辨别居丧者需要帮助的程度，预防他们发展为复杂悲伤。该文档专业性较强，需要由通过培训的临床医生、护士、姑息治疗相关人员完成，使用范围较局限。

4. **复杂居丧结果风险评估指南** 从患者刚开始接受姑息治疗时就使用该指南对其家属进行评估，评估内容包括死亡者基本信息、居丧者基本信息及社会背景、人际关系等。该指南全面囊括了居丧结果危险因素、家庭关系指数、创伤悲伤3个量表，但需要专业医务工作者和居丧者多次共同完成，且花费时间长，不适合在我国推广和使用。

三、哀伤辅导

帮助居丧者在合理时间内引发正常的悲伤情绪，让他们尽快从悲伤中恢复，使居丧者接受新的生活，减少精神问题、心理问题和不良行为的发生。有研究证明，在患者临终期间直至逝世后，对患者家属进行连续性的哀伤辅导是有意义的。值得注意的是，丧亲、哀伤不仅折磨着居丧中的某一个体，而且痛苦会发生在整个家族中。敌对的家庭关系会使家庭成员患精神病的风险突出；沉闷的家庭氛围会使悲伤转化为隐忍，常常会发展成抑郁症。因此，对于居丧者的哀伤辅导应该是针对整个家庭的成员。

哀伤辅导的具体方法有很多，大体分为以下 6 类。①死亡教育：死亡教育不仅针对患者，也包括家属。在患者被预测生命即将终结的那一刻，每个人都感到绝望，而此时我们要针对性地采用患者及家属能够接受的方式进行死亡教育，使他们正确面对死亡。同时也要对家属做好临终时尸体处理的宣教，以及患者离世后葬礼的相关教育。②音乐疗法：专业病房应配备音乐播放机，音乐能使曲调、情志、脏器共鸣互动，有通畅精神和心脉的作用，可达到消除心理障碍、恢复或增进心身健康的目的。有研究发现，通过音乐干预可以转移患者及家属的注意力，减轻患者及家属的压力反应，宣泄情绪，达到放松的疗效。③芳香疗法：在病房开展中药香薰疗法，利用纯天然植物精油的芳香气味和植物本身的作用，采取皮肤按摩、穴位指压、精油足浴等方法消除患者和家属的不良情绪。④色彩疗法：科学地设置病房、谈心室、陪伴室的色调，采用居家色彩，重视不同颜色的食物搭配。色彩疗法能让患者精神放松，促进身心健康。⑤中医情志疗法：中医文化博大精深，是古代中国人伟大智慧的结晶。中医巧妙地运用五行的生克制化关系，让后代人感觉喜怒哀乐皆是药。以中医中因人、因时、因地的理论为指导，运用开导式、情胜式、静式、转移式等方法实施情志护理，使不良情绪转化为稳定或积极的情绪。⑥心理社会疗法：有学者建议可以在医院建立一个肿瘤患者家属减压小组，在这个小组中家属可以互相倾诉压力，也可以学习和分享照顾患者的好经验，同时可以用新媒体建微信群或 QQ 群，以方便分享信息。让有相同经历的人分享彼此的经验胜过旁人干巴巴的说教。

但是需要注意的是，哀伤辅导针对不同年龄段的人群应该有不同的辅导方法：不能用成人的方法去指导儿童，特别是低龄儿童和青少年都应区别对待。

四、居丧悲伤的心理辅导

居丧照护包括很多内容，其目的是帮助居丧者度过正常的悲伤反应过程，使居丧者正视痛苦，用正确的方式表达对死者的感情，适应没有死者的生活，找到新的生活目标。

居丧悲伤心理辅导的实施方法如下。

（一）陪伴和聆听

无论人们是否对死亡有预见性，当死亡真正来临的时候，居丧者最初的反应是震惊和不知所措。此时最好的方法是陪伴、抚慰和认真地聆听，成为居丧者的聆听者，这比成为一个好的说教者更为重要。一个好的倾听者应该是用心去倾听，不要随意打断居丧者的谈话，更不能擅自加入自己的判断，甚至批评居丧者。

医护人员在聆听的时候可以紧握居丧者的手，轻声地与他们交流，并通过其他诱导方式让居丧者毫无保留地宣泄内心的痛苦。而家庭成员之间也可以用这种方式彼此进行心理疏导。

（二）正视痛苦，协助居丧者哭出来

有时候直面痛苦，让居丧者痛快地哭出来是一件好事。医学心理学中有一种暴露疗法，是将死者的遗容和生前心爱之物索性放在居丧者随时都能看到之处，让居丧者尽量回忆与逝者共同生活时的情景，通常在开始时可能会引发居丧者强烈的心理反应，居丧者难以自控，会痛痛快快地大哭一场。这种心理反应是意料之中的，故不必因为反应强烈就中断暴露疗法，经过一段不太长的日子，症状会逐渐改善甚至消失，因为居丧者已明白并接受了现实，达到了心理平衡和适应的状态，会开始渐渐重拾生活的信心，考虑安排今后的生活。暴露疗法是一种快而有效的心理脱敏疗法，但是患有严重心脑血管疾病的居丧者不宜采用此法，以防发生意外，还是以慢慢地不断进行心理疏导为宜。

（三）协助居丧者表达内疚感及罪恶感

有时居丧者会表现出对命运的愤怒或是对自己的自责，认为"上帝"太不公平，自己有些事做得不尽如人意，愧对死者。在干预中，要让居丧者表达出内疚感和引起这种内疚感的想法、行为、事件，专业人员应鼓励他们将这些话说出来，甚至写出来，以多种方式来发泄悲愤。帮助居丧者分析他们是否已经尽了最大努力，同时对居丧者的要求是否恰当、是否现实加以分析和讨论。必须让居丧者懂得，他们是凡人，会犯错误，在与人相处中也不可能表现得尽善尽美，让他们学会原谅自己，以积极的方式消除内疚，改变不现实、不合理的信念，帮助他们澄清因悲伤而产生的非理性的不符合现实的认识和想法。

（四）协助居丧者解决丧亲后的实际困难

亲人去世后，居丧者家中会有许多实际问题要处理，应深入了解他们的实际困难，并积极地提供切实的支持和帮助。例如，经济问题、家庭分解后子女抚育和受教育的问题、遗产分配中的

法律问题等，这些问题均需要通过社会支持等协助解决。

（五）协助居丧者独立生活

协助居丧者在失去亲人后勇敢地活下去，引导他们发挥独立生活的潜能，并做出决策以处理所面对的各种实际问题。但在居丧期不宜做出重大决定及改变生活方式。

（六）协助居丧者建立新的人际关系

协助居丧者对死者做出感情撤离，与他人形成新的人际关系，结交新的朋友，甚至再婚或重组家庭等，这样可以填补其内心的空虚，并使居丧者在新的人际关系中得到慰藉和欢乐，但是要掌握好时间关系。

（七）协助居丧者培养新的兴趣、鼓励居丧者参加各种社会活动

协助居丧者重新建立新的生活方式，去寻求新的经历与感受。鼓励居丧者参加各种社会活动，因为活动本身就是复原过程和治疗过程。通过与朋友、同事一起看电影、听音乐、聚餐、聊天等，居丧者可以抒发内心的忧闷，获得心理的快感，从悲伤中解脱出来。在悲伤疏导过程中还应注意居丧者在文化程度、宗教信仰、性格特征、兴趣爱好、悲伤程度、悲伤时间及社会风俗等方面的个体差异。

五、药物治疗

药物治疗虽不能缓解居丧者正常的哀伤，但在特殊情况下也可采用。在哀伤的第一阶段，可短期使用催眠与抗焦虑药物以帮助居丧者入睡和缓解其严重的焦虑情绪。在第二阶段，如果居丧者符合抑郁障碍的标准，可使用一些抗抑郁药物。还可能需要短期用药以缓解严重的焦虑。

六、结束语

人们留给自己哀伤的时间非常短暂，在匆匆办完葬礼之后，人们就马上投入到快节奏的工作当中，而在工作环境下，哀伤再也没有机会得到表达，就这样，哀伤的情绪被压抑了，但哀伤并不会消失，而是滞留在身体的某个部位，成为一个未完成的事件，在日后的生活中会产生莫名的情绪及生理问题。研究表明，如果哀伤长期得不到处理，则可能会影响一个人的情绪和社会功能，导致一系列的身心疾病。

国内临终关怀的研究起步较晚，1988 年天津成立了第一所临终关怀研究中心，正式揭开了国内居丧关怀、哀伤辅导的序幕。现今，医务工作者对哀伤和居丧治疗的关注仍然不够，系统的

心理帮助和规范的临床研究依旧很缺乏，相应的工作人员和社会团体也比较匮乏。希望我们这短短的篇幅能引起专业工作者的关注，生命有限，失去不可避免，但爱可以持续。

（孙　愚）

参考文献

[1]　刘建鸿，李晓文.哀伤研究：新的视角与理论整合.心理科学进展，2007,3:470-475.

[2]　崔芳芳，李秋芳，赵毛妮.国内外哀伤辅导的研究进展.中华护理教育，2017,11:872-876.

[3]　冯斌.老年人的居丧反应.浙江省医学会精神病学分会老年精神障碍学组.2011 年浙江省医学会精神病学分会老年精神障碍学组学术会议论文汇编，2011:13-17.

[4]　房伟.居丧障碍报告.中外医疗，2010,33:39-40.

[5]　尉玮，王建平，何丽，等.哀伤认知问卷在中国丧亲者样本中的修订.中国临床心理学杂志，2014,2:246-250+255.

[6]　弋新，高静，吴晨曦，等.中文版延长哀伤障碍问卷的信效度验证.重庆医学，2016,7:943-946.

[7]　何丽，王建平，尉玮，等.301 名丧亲者哀伤反应及其影响因素.中国临床心理学杂志，2013,6:932-936.

[8]　董志伟，乔友林，李连弟，等.中国癌症控制策略研究报告.中国肿瘤，2002,5:4-14.

[9]　诸海燕，孙彩萍，张宇平，等.综合性医院安宁疗护模式的实施与效果评价.中国护理管理，2016,6:832-835.

[10]　李鹰，殷东风，高宏，等.临终前后患者家属全程宣教示范.中国医药指南，2013,15:356-357.

[11]　吴小婷，章新琼，王秋萍，等.癌症患者心理弹性干预的研究进展.中华护理杂志，2017,3:316-320.

[12]　苏光，黄红，武玉宝.关于"癌症患者家属减压小组"的案例分析.社会工作与管理，2014,5:66-72+93.

[13]　向峰仪.癌症丧亲儿童哀伤反应研究.中国保健营养（中旬刊），2013,6:3.

[14]　王雪梅，张英伟，王淑英.肿瘤科护士护理终末期患者的态度及影响因素.中国肿瘤临床与康复，2013,9:1049-1050.

[15]　金婷婷，邱昊，于瑞英，等.终末期肿瘤患者及家属的哀伤辅导研究进展.中国肿瘤临床与康复，2019,2:254-256.

[16]　Tang S, Chow AYM. How do risk factors affect bereavement outcomes in later life? An exploration of the mediating role of dual process coping. Psychiatry Res, 2017,255:297-303.

[17]　Aoun SM, Breen LJ, Howting DA, et al. Who needs bereavement support? A population based survey of bereavement risk and support need. PLoS One, 2015,10(3):e0121101.

[18]　Nielsen MK, Neergaard MA, Jensen AB, et al. Predictors of Complicated Grief and Depression in Bereaved Caregivers: A Nationwide Prospective Cohort Study. J Pain Symptom Manage, 2017,53(3):540-550.

[19]　Schaal S, Dusingizemungu JP, Jacob N, et al. Associations between prolonged grief disorder, depression, posttraumatic stress disorder, and anxiety in Rwandan genocide survivors. Death Stud, 2012,36(2):97-117.

[20]　Paul A. Boelen, Gerty J. L. M. Lensvelt-Mulders. Psychometric Properties of the Grief Cognitions Questionnaire (GCQ). Journal of psychopathology and Behavioral Assessment,2005,27(4):291-304.

[21] Prigerson HG, Horowitz MJ, Jacobs SC, et al. Prolonged grief disorder: Psychometric validation of criteria proposed for DSM-V and ICD-11. PLoS Med, 2009,6(8):e1000121.

[22] Kristjanson LJ, Cousins K, Smith J, et al. Evaluation of the Bereavement Risk Index (BRI): a community hospice care protocol. Int J Palliat Nurs, 2005,11(12):610.

[23] Rose C, Wainwright W, Downing M, et al. Inter-rater reliability of the bereavement risk assessment tool. Palliat Support Care, 2011,9(2):153-164.

[24] Melliar-Smith C. The risk assessment of bereavement in a palliative care setting. Int J Palliat Nurs, 2002,8(6):281-287.

[25] Bonanno GA, Galea S, Bucciarelli A, et al. What predicts psychological resilience after disaster? The role of demographics, resources, and life stress. J Consult Clin Psychol, 2007,75(5):671-682.

第八篇

肿瘤支持治疗常用药物使用
方法及注意事项

第一章 ○

前　言

　　肿瘤支持与姑息治疗药物主要用于缓解患者症状，提高患者生活质量。肿瘤患者常见症状包括：疼痛、恶心、呕吐、食欲缺乏、焦虑、便秘、谵妄、抑郁、腹泻、呼吸困难等。这些症状涉及患者的生理和心理状态，对患者及患者照护者的生活质量产生严重影响，甚至影响患者抗肿瘤治疗和生存期。因此，制定控制常见症状的基本药物目录在医学和伦理学上都具有重要意义。

　　世界卫生组织（WHO）于 1977 年提出制定基本药物示范目录（essential medicines lists, EML）。基本药物是指能够满足人们最主要健康需求的药物，即用于初级医疗保健的基础推荐用药。截至 2019 年底，WHO 已经制定了 21 版基本药物示范目录，并且每两年更新一次。WHO 提出制定国家基本药物目录是为了合理利用有限的卫生资源，实现人人享有初级卫生保健的国家公共卫生政策战略目标。由于 EML 对于癌症患者及不可治愈性疾病患者缺乏针对性，因此，2007 年 WHO 委托国际姑息治疗协会（International Association for Hospice and Palliative Care, IAHPC）制定了姑息治疗基本药物目录。

　　IAHPC 在制定姑息治疗基本药物目录的过程中，首先明确了接受姑息治疗患者最常见的 21 种症状，其中包括轻至中度的疼痛、中至重度的疼痛、骨痛、神经病理性疼痛、内脏痛、呼吸困难、疲乏、焦虑、口干、抑郁、呃逆、谵妄、厌食和恶病质、失眠、便秘、腹泻、多汗、恶心、呕吐、终末期呼吸问题、终末期烦躁不安等。针对上述症状，IAHPC 筛选了 33 种癌症患者姑息治疗常用药物，作为姑息治疗基本药物目录。在发布之初，WHO EML 仅包括了其中 17 种药物，随着 WHO EML 的更新，EML 中的药物曾经减少过，甚至一度仅包括 14 种药物。在 2019 年发布的第 21 版 WHO EML 中，已有 18 种药物包括其中。我国响应 WHO 号召，依据中国国情制定了我国的 EML。我国 2018 版的基本药物目录中包括了 24 种 IAHPC 姑息治疗基本药物目录中的药物（表 8-1-1）。本章将以 IAHPC 的姑息治疗基本药物目录为参考，主要根据《中华人民共和国药典临床用药须知——化学药和生物制品卷》（2015 年版），部分内容结合了相关药物说明书，对我国列入 EML 的常见药物进行简要介绍。临床医生应考虑支持治疗药物与抗肿瘤药物及患者的其他合并症、并发症治疗药物之间的相互作用，在具体用药时，以每一种药物的说明书为准。

表 8-1-1　IAHPC 姑息治疗基本药物及 WHO EML 和我国 EML 的纳入情况

药品通用名	适应证	WHO EML	中国 EML
阿米替林	抑郁 神经病理性疼痛	抑郁	同 WHO
比沙可啶	便秘	未列入 EML	未列入 EML
卡马西平	神经病理性疼痛	抗惊厥药 抗癫痫药 双向情感障碍	同 WHO 适应证缺：神经病理性疼痛
西酞普兰	抑郁	未列入 EML	未列入 EML
可待因	腹泻 疼痛（轻至中度）	阿片类镇痛药 止泻药	阿片类镇痛药 镇咳
地塞米松	厌食 恶心 神经病理性疼痛	抗过敏 激素类	同 WHO 适应证缺：神经病理性疼痛
地西泮	焦虑	术前短期镇静 抗惊厥 抗癫痫 全身性焦虑 睡眠障碍	同 WHO
双氯芬酸	疼痛（轻至中度）	未列入 EML	NSAIDs
苯海拉明	恶心 呕吐	未列入 EML	抗变态反应
芬太尼（透皮贴剂）	疼痛（中至重度）	管理癌痛	同 IAHPC
加巴喷丁	神经病理性疼痛	未列入 EML	未列入 EML
氟哌啶醇	谵妄 恶心 呕吐 终末期烦躁不安	精神障碍	同 WHO
丁溴东莨菪碱	恶心 终末期呼吸阻塞 内脏痛 呕吐	姑息治疗症状管理	未列入 EML

续表

药品通用名	适应证	WHO EML	中国 EML
布洛芬	疼痛（轻至中度）	NSAIDs	同 WHO
左美丙嗪	谵妄 终末期烦躁不安	未列入 EML	未列入 EML
洛哌丁胺	腹泻	姑息治疗症状管理	同 IAHPC
劳拉西泮	焦虑 失眠	抗惊厥药 抗癫痫药	抗焦虑药
醋酸甲地孕酮	厌食	未列入 EML	未列入 EML
美沙酮（即释）	疼痛（中至重度）	药物依赖（戒毒） 癌痛管理	镇痛药
甲氧氯普胺	恶心 呕吐	止吐药	同 WHO
咪达唑仑	焦虑 终末期烦躁不安	抗惊厥药 抗癫痫药 双向情感障碍	镇静催眠药
液体石蜡灌肠剂	便秘	未列入 EML	泻药
米氮平	抑郁	未列入 EML	同 IAHPC
吗啡	呼吸困难 疼痛	阿片类镇痛药	镇痛药 适应证缺：呼吸困难
奥曲肽	腹泻 呕吐	未列入 EML	未列入 EML
口服补液盐	腹泻	口服补液	同 WHO
羟考酮	疼痛（中至重度）	未列入 EML	未列入 EML
对乙酰氨基酚	疼痛（轻至中度）	NSAIDs	同 WHO
泼尼松龙（地塞米松替代品）	厌食	抗变态反应和抗过敏 激素－抗激素 抗炎性因子	适应证缺：厌食
番泻叶	便秘	缓泻剂	同 WHO
曲马多	疼痛（轻至中度）	未列入 EML	镇痛药
曲唑酮	失眠	未列入 EML	未列入 EML
唑吡坦	失眠	未列入 EML	镇静催眠药

注：以英文药品名首字母为序。

（王杰军）

常见药物简介

一、盐酸阿米替林

盐酸阿米替林（amitriptyline hydrochloride）为三环类抗抑郁药的代表药物。该药主要通过抑制突触前膜对 5-HT 及去甲肾上腺素的再摄取，增强中枢 5-HT 能神经及去甲肾上腺素能神经的功能；同时可拮抗组胺 H_1 受体和 M 胆碱受体，具有抗抑郁、抗焦虑、镇静及抗胆碱作用。在肿瘤姑息治疗中，盐酸阿米替林是控制神经病理性疼痛的辅助药物。成人起始用量为 25 mg，每日 2~3 次，然后根据病情和耐受情况逐渐增至 150~250 mg。老年人等患者适当减小剂量。症状控制后可改用维持剂量，每日 50~100 mg。使用盐酸阿米替林时，剂量需个体化。维持治疗时，可每晚一次用药，但老年、少年与心脏病患者仍宜分次服用。停药后药物作用至少可持续 7 日，所以停药期间仍应继续观察其临床反应。老年人的代谢功能及排泄功能下降，对盐酸阿米替林敏感性增强，用药时应减小剂量，同时需要格外注意防止直立性低血压的发生。用药前后及用药时检查及监测白细胞计数、肝功能及心电图等。

二、卡马西平

卡马西平（carbamazepine）化学结构和三环类抗抑郁药相似，有抗胆碱、抗抑郁、抑制神经肌肉接头的传递的作用。药理作用类似于苯妥英钠，对单纯或复杂部分性发作、全面强直阵挛性发作疗效好；对失神发作、肌阵挛或失张力发作无效。其抗神经痛的作用机制不太清楚，可能是通过 $GABA_B$ 受体，与 Ca^{2+} 通道调节有关。对外周神经痛的疗效优于苯妥英钠，用药 8~72 小时即可缓解三叉神经痛。成人的有效治疗血药浓度为 4~12 μg/ml（20~50 μmol/L）。在肿瘤姑息治疗中，卡马西平是控制神经病理性疼痛间歇性刺痛的辅助药物，并有研究显示其可有效控制恶性血液肿瘤患者的瘙痒症状。成人常用量：每次 100 mg，每日 2～3 次，可逐渐增加至每日 1000 mg，每日最大剂量为 1600 mg。饭后立即服药，可减少胃肠道反应。漏服时应尽快补服，不得一次补服双倍量，可在每日内分次补足用量。如果疼痛完全缓解，应每月试行减量或停药。*HLA-B*1502* 等位基因阳性者，使用卡马西平出现 Stevens-Johnson 综合征、中毒性表皮坏死等致死性皮肤反应的风险大，亚洲人（包括南亚印度人）中该基因阳性者极为普遍。使用前如条件许可，应测试该基因，阳性者不能使用。有引起再生障碍性贫血和粒细胞减少的报道，用药前应做血液学检查以供对照。用药过程中如出现白细胞和血小板计数降低或减少，应严密监测。如出现明显的骨髓抑制表现，应考虑停药。

三、磷酸可待因

磷酸可待因（codeine phosphate）是吗啡前体药物，可被肝中的细胞色素 P450 2D6（CYP2D6）激活，在体内去甲基化后转化为吗啡，对延髓的咳嗽中枢有选择性地抑制作用，镇咳作用强而迅速；作用于中枢神经系统，兼有镇痛、镇静作用；能抑制支气管腺体的分泌，可使痰液黏稠，难以咳出，故不宜用于多痰及痰液黏稠的患者。可待因在肿瘤姑息治疗中常用于控制中度疼痛和镇咳，但由于其成瘾性较大，不良反应较多，中度疼痛镇痛时可考虑强阿片类药物，镇咳可考虑福尔可定。成人用量：口服或皮下注射 15～30 mg，每日 30～90 mg。极量为口服每次 100 mg，每日 250 mg。镇咳时用量为镇痛时所用量的 1/3～1/2。支气管哮喘患者应慎用，前列腺增生病例易引起尿潴留而加重病情。

四、地西泮

地西泮（diazepam）的药效学与苯二氮䓬类镇静催眠药相同，在肿瘤姑息治疗中，主要用于缓解患者由于焦虑引起的恶心呕吐或呼吸困难等症状。抗焦虑时其常用剂量为成人口服每次 2.5～10 mg，每日 2～4 次。用于镇静催眠的剂量为第一日每次 10 mg，每日 3～4 次，以后按需减少到每次 5 mg，每日 3～4 次。老年或体弱患者应减量。需要注意的是，苯二氮䓬类药物与阿片类药物合用时有可能增加患者呼吸抑制风险，同时需要注意患者过度镇静的风险。对于谵妄患者，苯二氮䓬类药物不可用于初始治疗，但在治疗患者持续性躁动时可作为辅助用药。

五、地塞米松（氟美松）

地塞米松（dexamethasone）极易自消化道吸收，其血浆 $t_{1/2}$ 为 190 分钟，组织 $t_{1/2}$ 为 3 日，肌内注射地塞米松磷酸钠或地塞米松醋酸酯后分别于 1 小时或 8 小时达血药浓度峰值。本品血浆蛋白结合率较其他糖皮质激素类药物低，易通过多种生理屏障。在肿瘤姑息治疗中具有多种用途：作为提高食欲的药物治疗厌食症 / 恶病质，用于缓解和预防恶心呕吐，治疗恶性肠梗阻和腹泻，对于恶性肿瘤所致脑水肿具有缓解作用。其治疗厌食症 / 恶病质的剂量为口服每日 3 ~ 4 mg；预防和治疗恶心呕吐的剂量为口服 4 ~ 8 mg，并依照指南与其他药物（如 5-HT$_3$ 受体拮抗剂等）联用；治疗恶性肠梗阻的剂量为每日静脉注射 4 ~ 12 mg；治疗免疫相关性腹泻的剂量为每日 4 ~ 8 mg；用于缓解恶性肿瘤所致脑水肿时，首剂静脉推注 10 mg，随后每 6 小时肌内注射 4 mg，一般情况下 12 ~ 24 小时后患者可有所好转，于 2 ~ 4 日后逐渐减量，5 ~ 7 日停药。对于不宜手术的脑肿瘤患者，可静脉推注 50 mg，以后每 2 小时重复给予 8 mg，数日后逐渐减至每日 2 mg，分 2 ~ 3 次静脉给予。较大剂量地塞米松易引起糖尿病和类皮质醇增多症症状。地塞米松对下丘脑 – 垂体 – 肾上腺轴抑制作用较强。

六、双氯芬酸钠

双氯芬酸钠（diclofenac sodium）为异丁芬酸类的衍生物，在水中略溶；双氯芬酸钾溶于水。双氯芬酸钠是非选择性 NSAIDs，其镇痛、抗炎及解热作用比吲哚美辛强 2.0 ~ 2.5 倍，比阿司匹林强 26 ~ 50 倍。其镇痛、消炎作用除通过对环氧酶有抑制作用而减少前列腺素合成外，尚有一定抑制环氧酶而减少白三烯、缓激肽等产物的作用。在肿瘤姑息治疗中主要用于缓解轻度癌痛。常用剂量为口服每日 75 ~ 100 mg，一次服用。癌痛管理时应慎用 NSAIDs，尤其是长期用药者，因为肿瘤患者往往是肾毒性、胃肠道毒性和心脏毒性高风险患者，或血小板减少症、出血障碍高风险患者。双氯芬酸凝胶等透皮剂型的不良反应相对较少，可考虑用于肿瘤患者。透皮剂型的常用剂量为 1% 双氯芬酸凝胶每日 4 次，或 180 mg 双氯芬酸皮贴，每日 1 ~ 2 贴。

七、盐酸苯海拉明

盐酸苯海拉明（diphenhydramine hydrochloride）为乙醇胺的衍生物，其作用机制如下。①抗组胺作用：可与组胺竞争性拮抗 H$_1$ 受体，从而抑制组胺释放介导的过敏反应。②中枢抑制作用：镇静，减轻眩晕、恶心、呕吐。③镇咳作用：直接作用于延髓咳嗽中枢，抑制咳嗽反射。④抗 M 胆碱样受体及降低毛细血管渗出、消肿、止痒等作用。在肿瘤姑息治疗中用于缓解患者瘙痒和辅助止吐，有研究显示，对于阿片类药物治疗无效的神经病理性疼痛或伤害感受性疼痛，盐酸苯海拉明具有一定的疗效，但机制尚不清楚。用于治疗瘙痒时的剂量为每 6 小时口服或静脉注射 25 ~ 50 mg；用于镇痛时的剂量为每 6 ~ 8 小时口服或肠外给药 25 mg。盐酸苯海拉明有阿托品样作用，故慎用于闭角型青光眼、胃肠道或泌尿生殖系统梗阻的患者。老年人慎用。

八、氟哌啶醇

氟哌啶醇（haloperidol）为丁酰苯类抗精神病药。药理作用及机制类似于盐酸氯丙嗪。锥体外系反应强，而镇静作用、α受体和M受体拮抗作用较弱。在肿瘤姑息治疗中主要用于管理患者谵妄和恶心呕吐的症状。用于管理谵妄时的剂量为口服 0.5~2.0 mg，每日 2~3 次；用于治疗恶心呕吐的剂量为口服 0.5 mg，每日 3 次。帕金森病、帕金森综合征和任何病因引起的中枢神经抑制状态是氟哌啶醇的禁忌证。使用氟哌啶醇时必须注意药物用量的个体化，经服用有效量巩固治疗后，可逐渐减小至最低的有效量，根据临床需要进行维持治疗。锥体外系反应为氟哌啶醇治疗初期最常见的不良反应，有不少病例与用量有关，调整用量后可使这些不良反应减轻。有时，在治疗中配合使用中枢抗胆碱药（如苯海索）可使锥体外系反应好转，但若长期配合使用，会增加迟发性运动障碍的发生。长期使用或用量较大时，应注意观察迟发性运动障碍的早期症状。恶心为氟哌啶醇毒性先兆之一，有时会被同用的止吐药掩盖症状而不易识别，需要加以注意。如果突然停用氟哌啶醇，有时会促使抑郁发作。长期用药者需要停药时，应在几周之内逐减药量，骤然停药易出现迟发性运动障碍。

九、枸橼酸芬太尼

枸橼酸芬太尼（fentanyl citrate）是强效阿片受体激动剂，在肿瘤姑息治疗中用于控制患者重度疼痛。其镇痛作用是吗啡的 75~125 倍。起效快、作用时间短，对呼吸的抑制呈剂量依赖性，具有稳定的心血管效应。芬太尼可以制成经黏膜给药或经皮肤给药（芬太尼贴片）的剂型，由于药物不经过胃肠道吸收，便秘的不良反应得以减轻。此外，芬太尼气雾剂被尝试用于治疗患者的呼吸困难。但需要注意的是，其经黏膜或皮肤给药时，需要患者使用阿片类药物获得稳定的疼痛控制。其剂量换算为吗啡 200 mg/d = 芬太尼贴剂 100 μg/h。使用芬太尼贴剂后换用其他阿片类药物时，不适用阿片类药物剂量换算表，需要重新滴定。不建议将芬太尼贴剂用于需要频繁改变剂量或剂量滴定的不稳定疼痛，禁用于发热、局部热敷或剧烈运动，它们可加速芬太尼透皮贴剂的吸收。同时应避免应用部位和周围区域暴露于直接的外部热源，温度依赖性的芬太尼释放增加可能导致芬太尼过量甚至死亡。

十、布洛芬（异丁苯丙酸）

布洛芬（ibuprofen）属于丙酸类 NSAIDs，具有镇痛、抗炎、解热作用。其作用机制是通过对环氧酶的抑制而减少前列腺素的合成，由此减轻因前列腺素引起的组织充血、肿胀，降低周围神经痛觉的敏感性。它通过下丘脑体温调节中枢起到解热作用。在肿瘤姑息治疗中主要用于轻度癌痛的治疗。其不良反应较其他 NSAIDs 相对更低，因此应用阿司匹林或其他非甾体抗炎药引起胃肠道不良反应的患者，可试用布洛芬，但仍应密切注意 NSAIDs 相关不良反应（参见本章双氯芬酸钠部分）。轻度或中度疼痛时常用剂量为一次 0.2 ~ 0.4 g，每 4 ~ 6 小时 1 次。成人一日最大用药量一般为 2.4 g。缓释片：每次 0.3 ~ 0.6 g，每日 2 次。缓释胶囊：每次 0.3 g，每日 2 次。用药期间如出现胃肠出血，肝、肾功能损害，视力障碍，血常规异常及过敏反应等情况，应停药。对阿司匹林或其他非甾体抗炎药过敏者对布洛芬可有交叉过敏反应。布洛芬对血小板聚集有抑制作用，可使出血时间延长，但停药 24 小时即可消失。对于原有支气管哮喘者，用药后可加重病情；对于心功能不全、高血压患者，用药后可导致水潴留、水肿；对于血友病或其他出血性疾病（包括凝血障碍及血小板功能异常）患者，用药后出血时间延长，出血倾向加重；对于有消化性溃疡病史者，易出现胃肠道不良反应，包括产生新的溃疡；肾功能不全者用药后肾的不良反应增多，甚至导致肾衰竭。长期用药时应定期检查血常规及肝肾功能。对长期应用糖皮质激素的患者加用布洛芬时，需要缓慢停用糖皮质激素，以免病情加重或引起皮质功能不全。

十一、盐酸洛哌丁胺

盐酸洛哌丁胺（loperamide hydrochloride）为长效抗腹泻药物，它作用于肠壁的阿片受体，可阻止相应配体与阿片受体的结合，阻止乙酰胆碱和前列腺素的释放，从而抑制肠蠕动，延长肠内容物的通过时间。本药还可增加肛门括约肌的张力，从而抑制大便失禁和便急。在肿瘤姑息治疗中用于管理患者腹泻。盐酸洛哌丁胺的起始剂量为 2 mg，以后每次腹泻后给予 2 mg，一日总量不超过 16 mg。盐酸洛哌丁胺禁用于肠梗阻、便秘和胃肠胀气或严重脱水的患者，以及溃疡性结肠炎急性发作期和广谱抗生素引起假膜性肠炎的患者。由于其全部由肝代谢，肝功能障碍者应减量使用。腹泻患者常伴有水和电解质丧失，尤其是儿童，治疗时应注意同时补充水和电解质。

十二、劳拉西泮

劳拉西泮（lorazepam）为短至中效苯二氮䓬类药物，具有抗焦虑、抗惊厥和镇静催眠的作用。在肿瘤姑息治疗中主要用于治疗患者失眠和姑息性镇静，也是治疗谵妄的辅助用药。治疗失眠时的常用剂量为睡前 0.5 ~ 1.0 mg；治疗预期生命几周至几年患者的严重谵妄时，可考虑在基础治疗中加入劳拉西泮肌内注射或静脉注射 0.5 ~ 2.0 mg/4 h。对于预期生命只有几天至几周患者，可考虑在患者睡前的氯丙嗪治疗方案中加入劳拉西泮 0.5 ~ 2.0 mg/6 h。劳拉西泮禁用于严重呼吸功能不全者（在无复苏设备的情况下）、睡眠呼吸暂停综合征患者。劳拉西泮有成瘾可能，突然停药可导致撤药症状或加重症状。原发性抑郁症患者口服劳拉西泮后自杀或加重症状的风险增加。对于有药物或乙醇滥用（成瘾）史者或人格障碍患者，大剂量或长期口服劳拉西泮出现药物依赖性的风险增加。

十三、盐酸美沙酮

盐酸美沙酮（methadone hydrochloride）为人工合成的阿片类镇痛药，它与 μ 受体结合而产生强大的镇痛作用，但起效慢、作用时效长，仅适用于慢性癌痛的控制。美沙酮也被用于阿片、吗啡及海洛因成瘾者的脱毒（detoxification）治疗。美沙酮的换算剂量随吗啡的剂量变化而变化（表 8-2-1）。美沙酮与多种药物均存在药物间相互作用，因此使用前应仔细探讨治疗药物的相互作用。每次滴定美沙酮前均应考虑进行心电图检测。美沙酮禁用于 QTc>500 的患者，并应在使用期间对存在 QTc 延长风险的患者进行随访，但对于终末期患者，心电图可能不能指示患者治疗的获益 / 风险比，以及治疗的目标和预后。

表 8-2-1　口服吗啡转换为口服美沙酮的计量换算表

口服吗啡	口服美沙酮的换算剂量
<60 mg	2.0 ~ 7.5 mg/d
60 ~ 199 mg	吗啡：美沙酮剂量比例为 10：1 且患者 <65 岁
≥ 500 mg	吗啡：美沙酮剂量比例为 20：1 且患者 ≥ 65 岁
初始剂量	美沙酮初始剂量应不超过 45 mg/d

十四、甲氧氯普胺

甲氧氯普胺（metoclopramide）主要通过抑制中枢催吐化学感受区（CTZ）中的多巴胺受体而提高其阈值，使传入自主神经的冲动减少，从而呈现出强大的中枢性镇吐作用。甲氧氯普胺也可抑制胃平滑肌松弛，使胃平滑肌对胆碱能的反应增加，加速胃排空，增加胃窦部时相性收缩，同时促使近端小肠松弛，进而促使胃窦、胃体与近端小肠间的功能协调。食管反流减少则由食管下括约肌静息压升高、食管蠕动收缩幅度增加、食管内容物廓清能力增强所致。在肿瘤姑息治疗中用于治疗恶心呕吐、厌食症和恶病质及恶性肠梗阻。使用甲氧氯普胺治疗由于胃轻瘫引起的厌食症和恶病质或恶心呕吐时，常用剂量为饭前及睡前半小时口服 5 ~ 10 mg，治疗其他原因引起的恶心呕吐时需要滴定。甲氧氯普胺不适用于完全肠梗阻，但可考虑用于部分肠梗阻，剂量为饭前及睡前半小时口服 5 ~ 10 mg。甲氧氯普胺遇光变成黄色或黄棕色后，毒性可增高。对普鲁卡因或普鲁卡因胺过敏者、胃肠道出血者、机械性梗阻者或穿孔患者禁用，同时禁用于进行过放疗或化疗的乳腺癌患者和抗精神病药所致的迟发性运动功能障碍者。肝、肾衰竭患者使用甲氧氯普胺发生锥体外系反应的危险性将增加；小儿和老年人大量长期应用甲氧氯普胺容易出现锥体外系症状。

十五、咪达唑仑

咪达唑仑（midazolam）是一种作用时间相对较短的苯二氮䓬类药物，它对受体的亲和力较高，约为地西泮的 2 倍。有资料表明，咪达唑仑分别具有苯二氮䓬类 GABA 受体与离子通道（氯离子）结合和产生膜超极化与神经元抑制两方面的作用。咪达唑仑在诱导麻醉中的作用与通过神经突触部的 GABA 沉积有关。肌内注射后 15 分钟内起效，静脉注射后 1.5 ~ 5.0 分钟起效。有效作用时间一般为 2 小时，个别可达 6 小时。在肿瘤姑息治疗中主要用于治疗焦虑产生的症状和镇静作用。治疗失眠时的常用剂量为一次 15 mg，每晚 1 次。连续应用后作用减效，应间断服用。老年人从 7.5 mg 开始服用，每晚 1 次。咪达唑仑的应用剂量必须个体化，老年人应从小剂量开始，逐步调节剂量。咪达唑仑仅用于失眠，不用作麻醉诱导。

十六、液体石蜡

液体石蜡（liquid paraffin）是不被消化和吸收性有限的碳氢化合物，能使粪便稀释变软，同时润滑肠壁，使粪便易于排出。当治疗粪块嵌塞时，直肠内应用液体石蜡则特别有效。在肿瘤姑息治疗中常用于缓解患者由于使用阿片类药物出现的便秘症状，可与欧车前或番泻叶同用，可以预防有便秘危险和因衰弱或疾病不能正常排便的患者出现便秘。液体石蜡也可用于口服以减少干燥时的排便困难。液体石蜡优于刺激性泻药，其更安全且不发生耐受。常用剂量为成人口服一次 15 ~ 30 ml，睡前服用。液体石蜡不可久用，可能妨碍脂溶性维生素和钙、磷的吸收。

十七、米氮平

米氮平（mirtazapine）为去甲肾上腺素能和特异性 5-HT 能抗抑郁药。它对中枢去甲肾上腺素能和 5-HT 能神经末梢突触前 α_2 受体有拮抗作用，增加去甲肾上腺素和 5-HT（间接）的释放，增强中枢去甲肾上腺素能及 5-HT 功能。米氮平拮抗 H_1 受体的作用较强，故具有镇静作用。同时该药与毒蕈碱受体的亲和力较小，故几乎无抗胆碱作用。在肿瘤姑息治疗中主要用于治疗失眠和抑郁引起的厌食症。常用剂量为睡前口服 7.5 ~ 30 mg。停用单胺氧化酶抑制药 2 周后才可用米氮平；反之亦然。突然停药可发生严重的撤药症状，停药前应逐渐减量。

十八、吗啡

吗啡（morphine）作用于中枢神经系统与含平滑肌的器官，产生镇痛、嗜睡、欣快、剂量相关的呼吸抑制等。吗啡可使动脉、静脉舒张，周围血管阻力下降；可抑制咳嗽中枢，可以镇咳；可激活中枢极后区并引起恶心、呕吐，影响消化道运动并引起便秘；可释放组胺并引起皮肤瘙痒与支气管痉挛。吗啡可用于中重度癌痛和爆发痛的管理和镇咳。用于中重度癌痛管理时应先进行滴定，短效吗啡可用于治疗患者的爆发痛，剂量为患者日剂量的 10%~20%。有研究显示，使用吗啡镇咳时，20 mg 是极量，对于吗啡镇咳无效的患者应及时换用其他药物。临床应用吗啡时应同时管理阿片类药物的不良反应，包括便秘、呼吸抑制、过度镇静等。

十九、口服补液盐

口服补液盐（oral rehydration salts，ORS）除补充水、钠和钾外，尚对急性腹泻有治疗作用。ORS 中含有葡萄糖，肠黏膜吸收葡萄糖的同时可吸收一定量的钠离子，从而使肠黏膜对肠液的吸收增加。用药后 8~12 小时作用达高峰。在姑息治疗中用于预防和治疗体内失水。可用于腹泻、呕吐、经皮肤和呼吸道等液体丢失引起的轻、中度失水，可补充水、钾和钠。重度失水时需要静脉补液。常用剂量如下。①成人轻度失水：50 ml/kg，4~6 小时饮完，以后酌情调整剂量。②中度失水：开始时 50 ml/kg，6 小时内饮完，其余缺水量应予静脉补液。③轻度腹泻：每日 50 ml/kg。严重失水者或应用 ORS 后失水无明显纠正者需要改为静脉补液。随访时应检查血压、体重、血电解质（主要为 Na^+ 和 K^+）、血 pH、失水体征和粪便量。

二十、盐酸羟考酮

盐酸羟考酮（oxycodone hydrochloride）是 μ 受体和 κ 受体纯激动药。该药口服后的生物利用度为 60%~80%，稳态分布容积为 2~4 ml/kg，清除半衰期为 3~5 小时，清除率为 10~15 ml/min，血浆蛋白结合率为 40%~45%，主要与白蛋白结合，脂溶性（正辛醇 / 水）为 0.7。脂溶性低但起效快（静脉注射后 2~3 分钟起效），药物进入脑脊液发挥中枢镇痛作用，有主动运输机制。口服后经胃肠道吸收并有肝脏首关代谢效应。羟考酮在体内主要通过两种细胞色素酶（CYP450 酶）代谢：一种是经 CYP2D6 代谢为有活性的氢吗啡酮，另一种是经 CYP3A4 N- 去甲基化代谢为无活性的去甲羟考酮，并经肾排出。约 9% 原药以游离形式经肾排出。在肿瘤姑息治疗中用于管理中至重度癌痛和爆发痛，注射针剂主要用于管理爆发痛，口服缓控释制剂主要用于长期癌痛的治疗。羟考酮的滴定可使用缓控释制剂直接进行。尽管其不良反应的发生率低于吗啡，但仍需要在治疗过程中管理阿片类药物常见的不良反应。

二十一、对乙酰氨基酚

对乙酰氨基酚（paracetamol）的镇痛作用可能是通过抑制中枢神经系统中前列腺素的合成及阻断痛觉神经末梢的冲动而产生的，解热作用则可能是通过下丘脑体温调节中枢产生周围血管扩张、出汗与散热而起作用。本品能缓解疼痛和发热症状，与 NSAIDs 相比，其抗炎作用弱。在肿瘤姑息治疗中用于缓解轻至中度疼痛，可单独使用，同时也有与其他阿片类药物合用的复方制剂。近年来，对乙酰氨基酚的肝毒性受到广泛关注，因此使用时不可超过日剂量。推荐的每日最大剂量为 2.0 g，作为合剂一日最大剂量为 1.5 g（参见第二篇中的第一章内容）。

二十二、番泻叶颗粒

番泻叶颗粒（folium sennae）是常见的缓泻剂，在肿瘤姑息治疗中主要用于管理患者便秘症状。常用剂量为一次 10 g，开水冲服，每日 2 次。服药期间忌食生冷、辛辣、油腻之物。服药后若症状无改善或症状加重或出现新的症状，应立即停药并到医院就诊。糖尿病患者慎用。

二十三、盐酸曲马多

盐酸曲马多（tramadol hydrochloride）为非吗啡类中枢性强效镇痛药，虽可与阿片受体结合，但其亲和力很弱，对 μ 受体的亲和力为吗啡的 1/6000，对 κ 受体和 δ 受体的亲和力仅为 μ 受体的 1/25。曲马多为消旋体，其光右旋对映体作用于阿片受体，而光左旋对映体则抑制神经元突触对去甲肾上腺素的再摄取，并增加神经元外 5- 羟色胺的浓度，从而影响痛觉的传递，产生镇痛作用。本品等剂量作用强度为吗啡的 1/10 ~ 1/8，镇痛强度相当于中到强效阿片类镇痛药。本品的镇咳作用为可待因的 1/2，不影响组胺释放。无致平滑肌痉挛的作用，对免疫干扰小。在肿瘤姑息治疗中主要用于治疗轻至中度癌痛。常用最大剂量为每次 100 mg，每日 4 次。但即使在最大剂量下其镇痛作用也弱于阿片类药物。使用曲马多时应避免使用 5- 羟色胺能类药物或单胺氧化酶抑制剂（MAOI）类药物。

二十四、酒石酸唑吡坦

酒石酸唑吡坦（zolpidem tartrate）与苯二氮䓬类非选择性结合的 $GABA_A$ 受体的 3 种亚型受体各不相同，唑吡坦选择性作用于 $GABA_A$ 的 A-1 亚型受体，是强有力的 $GABA_A$ 受体 A-1 氯离子复合体的激活药。$GABA_A$ 受体的激活引起氯通道的开放，氯离子经细胞膜进入神经元内并引起超极化，同时抑制神经元的放电。由于其选择性，唑吡坦仅有镇静、催眠作用，而无抗惊厥、松弛肌肉及抗焦虑作用。在肿瘤姑息治疗中用于治疗失眠。常用剂量为睡前口服 5 mg，若超过推荐量，则睡眠相关的行为和其他不良事件的风险会增加。唑吡坦可使抑郁症加重，有强烈自杀意念的患者不宜应用；突然撤药或快速减少用量可引起严重的撤药症状。与他喷他多（tapentadol）合用时，可增加中枢神经系统和呼吸系统的抑制作用，应减小剂量。与氯丙嗪合用可延长氯丙嗪的半衰期（$t_{1/2}$）。

（王杰军）

参考文献

[1] 中华人民共和国国家卫生健康委员会.国家基本药物目录 2018 年版.2018.

[2] 国家药典委员会.中华人民共和国药典临床用药须知——化学药和生物制品卷.北京：中国医药科技出版社，2017.

[3] National Comprehensive Cancer Network. NCCN Clinical Practice Guidelines in Oncology: Palliative Care. 2019.v3 https://www.nccn.org/professionals/default.aspx[2020-11-5].

[4] Jordan K, Aapro M, Kaasa S, et al. European Society for Medical Oncology (ESMO) position paper on supportive and palliative care. Ann Oncol, 2018,29(1):36-43.

[5] De Lima L, Doyle D. The International Association for Hospice and Palliative Care list of essential medicines for palliative care. J Pain Palliat Care Pharmacother, 2007,21(3):29-36.

[6] WHO. Essential medicines. https://www.who.int/topics/essential_medicines/en/[2019-02-15].

[7] IAHPC. IAHPC LIST OF ESSENTIAL MEDICINES FOR PALLIATIVE CARE. https://hospicecare.com/what-we-do/projects/palliative-care-essentials/iahpc-essential-medicines-for-palliative-care/[2020-06-15].

[8] WHO. World Health Organization Model List of Essential Medicines, 21st list. 2019. https://www.who.int/groups/expert-committee-on-selection-and-use-of-essential-medicines/essential-medicines-lists[2020-09-2].

第九篇

支持与姑息治疗中的临床
试验与医学伦理

第一章 ●

肿瘤支持与姑息治疗的伦理问题

随着肿瘤学的不断发展，肿瘤患者的生存率得到明显提高，越来越多的患者实现了带瘤生存。然而，不仅仅是肿瘤的治疗，肿瘤的诊断也会对患者造成身体及社会和心理方面的影响。因此，尽早地从临床及社会心理学维度全面认识肿瘤治疗，可以提高患者生活质量并改善患者生存情况。这也是肿瘤支持与姑息治疗越来越被视为优质肿瘤综合治疗中重要组成部分的原因。

一、肿瘤支持与姑息治疗的发展背景

尽管支持与姑息治疗在肿瘤临床治疗及伦理上都有重要意义，同时也有越来越多的声音呼吁将支持与姑息治疗作为肿瘤治疗实践中的一个标准步骤进行实施，但是在世界范围内，肿瘤支持与姑息治疗的实施仍面临巨大挑战。仍有许多医疗机构或医务人员将支持与姑息治疗当作抗肿瘤治疗后的治疗，并且常常是随机给予的、没有相应规范。支持与姑息治疗之所以尚未被广泛且系统地实施，主要有三方面的限制。①资源和组织结构层面：缺少足够的基础设施和资源。②专业层面：医师及医疗服务提供者不足。③文化及伦理方面：对死亡及临终状态的污名化。

在我国，姑息治疗的发展主要经历了 3 个阶段。①萌芽阶段（20 世纪 80 年代至 21 世纪初）：姑息治疗主要为三阶梯止痛治疗的推广。②探索阶段（21 世纪初期）：人们对姑息治疗的认识不断深入和全面，态度逐渐从消极向积极转变。③快速发展阶段（近 10 年）：从以疾病为中心到以患者为中心；以提高生活质量为目标，帮助患者更好地带瘤生存。

二、肿瘤支持与姑息治疗的伦理现状

（一）对死亡的禁忌和污名化

肿瘤的支持与姑息治疗帮助患者解决身体问题及社会心理需求，从而使患者获得最佳生活质

量。社会生理需求是支持与姑息治疗的重要组成部分。在肿瘤支持与姑息治疗过程中，涉及了许多伦理问题。简单地说，最突出的问题莫过于如何开诚布公地探讨关于临终期及死亡的话题，以及开始思考及计划这一问题的合适时机。这也是支持与姑息治疗无法真正系统化实施的一个重要障碍。

目前，即使是不同文化背景的群体，都有高度的统一性，他们趋向于认为死亡是最大的甚至唯一的敌人，或是把死亡当作一种禁忌。而这种想法使"治愈"这一概念被过分强调，反而忽视了疾病本身、疾病导致的痛苦，以及患者对关心和照顾的需求。而这三方面恰恰是支持与姑息治疗的关键。在医疗水平不发达的时期，肿瘤患者在家中亲人的陪伴下去世是更常规的做法。死亡则被认为是生命的一部分，它被社会和个人所接纳。而随着医疗水平的不断进步，在工业化国家中，半数肿瘤患者的死亡都发生在医院（常常是在重症监护病房），临终期患者也往往因住院而无法得到亲人的充分陪伴。死亡被看作是医疗问题甚至是失败，而不是一种自然事件。这也使得一些医务人员过分追求生存时间，而忽视了患者的心理需求，这可能会使医疗过程缺乏对个体化需求的关注，甚至可能延长患者及亲属不必要的痛苦过程。而这种伤害反过来会进一步导致人们对死亡的惧怕和污名化。

（二）对姑息治疗的误解

有时，医务人员会不自觉地倾向于认为，向患者及家属披露预后的不确定性会对医患关系造成伤害。因此，医务人员可能会向终末期患者提供过于乐观的预后判断。这些"乐观"的预后可能会导致患者在临终期还一味地追求高强度（甚至是实验性的、有害的）治疗，患者便失去了缓和治疗的机会。肿瘤医生往往会担心，提到姑息治疗可能会摧毁患者的求生欲望。医疗机构的主页也很少提及姑息治疗，即使提到，也更多地强调姑息治疗的早期干预。有研究表明，即使是早期接受了支持与姑息治疗并有良好体验的患者，对姑息治疗的概念也有较深的偏见。但事实上，并没有充分证据表明对预后的充分说明会使患者丧失信心，反而即使在预后较差的情况下，与患者充分沟通预后也能使患者更好地接受治疗。

（三）过度治疗

我们经常会用"赢得战争"来比喻与疾病斗争的过程。这样的比喻会给患者及家属造成必须"正面、积极"的心理压力，使患者及家属不敢谈论对疾病的恐惧感，进一步影响了患者及家属对治疗的选择——可能会选择更激进的治疗方式。而充分全面地沟通治疗风险、获益及其他的治疗选择，可以更多地避免有潜在伤害的高强度治疗，并帮助患者及家属做出更加自主和有意义的选择。

三、肿瘤支持与姑息治疗伦理问题的发展方向

肿瘤的支持与姑息治疗不仅对患者及家属有益，也可能使医生及医院潜在获益。支持与姑息治疗能够缓解患者症状，减少住院花费，使护理工作的计划和协调最优化，同时降低不合理的住院治疗患者的比例。由于患者及家属的价值观及文化背景存在差异，想要给姑息治疗制定具体且唯一的模式是十分具有挑战性的。但核心都是使患者、医生及其他相关人员做出共同、自主且有益于患者的决定。因此，结合我国实际情况，肿瘤支持与姑息治疗中亟须改善的伦理问题主要涉及 3 个方面。

（一）加强死亡教育

（1）鼓励患者表达可能存在的对死亡的焦虑、害怕等情绪。

（2）帮助患者重新建立合理的生活目标。

（3）帮助患者正确地认识疾病、配合治疗。

（二）加强人们对姑息治疗的认知和认可

（1）随着我国医疗水平的进步和人口老龄化的加速，姑息治疗会越来越多地被提及。因此，更需要加强对姑息治疗的政策支持，尽快出台相关法律，明确姑息治疗的底线和范围，从更高的层面给予姑息治疗更多的发展空间和机会。

（2）加强姑息专业人员的培训，鼓励组建专门的姑息治疗团队，鼓励志愿者加入。

（3）充分宣传姑息治疗理念，提高患者对症状控制等问题的认识及重视程度。

（4）通过网络媒体、公益广告等模式，加强人们对姑息治疗的认识度，消除人们对姑息治疗的既定印象和固有偏见，使姑息治疗得到更多认同。

（三）加强医患沟通技巧，增加专业人员的介入

（1）鼓励使用清晰、明确的语言进行沟通，以减少因语言及概念模糊而导致的误解。

（2）以患者为中心，充分尊重患者的不同文化及精神需求。

（3）由于医患关系本身的不对等性，肿瘤医生必须充分地认识到作为伦理 / 心理指导者所要面对的困难及风险，还需要接受专业的训练。因此，充分利用多学科协作模式、增加心理学专业人士的介入显得尤为重要。心理学专业人士不仅能为患者提供必需的心理指导，也能减轻医生的心理负担，能够帮助医生做出最适合患者的治疗决定。

（赵雪琪　褚倩）

参考文献

[1] 张程，尹梅，金琳雅．晚期肿瘤患者姑息治疗问题的伦理研究．中华结直肠疾病电子杂志，2019,8(4):420-423.

[2] 傅昌波，王贝贝．加快发展我国临终关怀事业的思考．社会治理，2017,18 (8):67-72.

[3] 邓舒文，王涵．临终关怀护理的意义及现状分析．中外企业家，2018(4):237.

[4] 鲍冠一，徐婷，刘鑫．为尊严死立法还要多久．健康报，2018-3-29 (6).

[5] Jutel A. Truth and lies: disclosure and the power of diagnosis. Soc Sci Med, 2016,165:92-98.

[6] Jordan K, Aapro M, Kaasa S, et al. European Society for Medical Oncology(ESMO) position paper on supportive and palliative care. Ann Oncol, 2018,29(1):36-43.

[7] Surbone A, Baider L, Weitzman TS, et al. Psychosocial care for patients and their families is integral to supportive care in cancer: MASCC position statement. Support Care Cancer, 2010,18(2):255-263.

[8] Roila F, Ripamonti CI, Antonuzzo A, et al. NICSO: Network Italiano Cure di Supporto in Oncologia—Italian Network for Supportive Care in Oncology. Support Care Cancer, 2015,23(1): 11-12.

[9] Etkind SN, Bone AE, Gomes B, et al. How many people will need palliative care in 2040? Past trends, future projections and implications for services. BMC Med, 2017,15(1):102.

[10] Carrieri D, Peccatori FA, Boniolo G, et al. Supporting Supportive Care in Cancer: The ethical importance of promoting a holistic conception of quality of life. Crit Rev Oncol Hematol, 2018,131:90-95.

[11] Klastersky J, Libert I, Michel B, et al. Supportive/palliative care in cancer patients: quo vadis?. Support Care Cancer, 2016,24(4):1883-1888.

[12] Schillace B. Death's Summer Coat: What the History of Death and Dying Teaches Us About Life and Living. New York: Pegasus Books, 2016.

[13] Rothman DJ. Where we die. N Engl J Med, 2014,370(26):2457-2460.

[14] Gordon GH. Care not cure: dialogues at the transition. Patient Educ Couns, 2003,50(1):95-98.

[15] McCartney M. Living With Dying: Finding Care and Compassion at the End of Life. London: Pinter & Martin Ltd, 2014.

[16] Carrieri D, Peccatori FA, Boniolo G. The ethical plausibility of the "right to try" laws. Crit Rev Oncol Hematol, 2018,122:64-71.

[17] Nguyen TK, Bauman GS, Watling CJ, et al. Patient- and family-centered care: a qualitative exploration of oncologist perspectives. Support Care Cancer, 2017,25(1):213-219.

[18] Zimmermann C, Swami N, Krzyzanowska M, et al. Perceptions of palliative care among patients with advanced cancer and their caregivers. CMAJ, 2016,188(10):e217-e227.

[19] Mack JW, Wolfe J, Cook EF, et al. Hope and prognostic disclosure. J Clin Oncol, 2007,25(35):5636-5642.

[20] Mercadante S, Adile C, Caruselli A, et al. The palliative-supportive care unit in a comprehensive cancer center as crossroad for patients' oncological pathway. PLoS One, 2016,11(6):e0157300.

[21] Cassel JB, Kerr KM, Kalman NS, et al. The business case for palliative care: translating research into program development in the US. J Pain Symptom Manage, 2015,50(6):741-749.

恶性肿瘤支持与姑息治疗的临床研究设计

随着肿瘤学的不断发展，肿瘤支持与姑息治疗越来越受到广泛重视。针对姑息治疗的临床研究也越来越多。这类研究对提高医疗质量、提升患者生活质量都有重要意义。尽管在过去 10 年中研究的数量有所增加，但由于方法问题和缺乏最终报告，对于现有试验结果的推广十分有限。因此需要付出更大的努力来改善临床研究，以增加恶性肿瘤支持与姑息治疗的循证医学证据。姑息治疗研究设计主要包括充分的准备工作、确认目标人群、选择合适的研究方式、确定样本量和确定研究分组等。然而，很多肿瘤患者（尤其是晚期肿瘤患者）都存在体力状态较差、合并症多或病情进展等问题，这导致临床试验入组困难，且非研究相关原因导致的脱落率较高，因此，很难开展姑息治疗领域的临床研究。为了在姑息治疗领域建立更好的理论基础，必须尽可能地开展更多的令人信服的临床研究，多中心临床研究能较好地解决这一问题。针对恶性肿瘤支持与姑息治疗的临床研究设计，我们主要需要讨论以下问题：①什么样的研究能够顺利进行？②什么样的研究很难顺利进行？③以后的临床研究需要做哪些改进？

一、研究设计

只有尽可能地减少患者、家属及医务人员因临床研究产生的负担，才能更好地招募患者并尽量降低脱落风险。因此，从试验设计上看，研究周期较短的试验更容易被患者及其他研究参与者所接受，同时也应该严格限制问卷及患者日志的内容，做到简洁明了。应尽可能用最少的数据得到目标结果和进行安全评估，并尽可能地利用现有的数据来源。如果可以得到更长时间、更完善的随访数据，则可将其用于亚组分析。最大限度地减轻受试者负担能够帮助其更好地参与临床研究。

对照研究的流程与常规临床实践越相似，则研究顺利进行的可能性越大。据报道，在标准临床实践与研究方案显著不同的情况下，临床工作人员更有可能限制或避免潜在的患者入组。即使是在循证医学证据不充分而研究想进一步证实的领域，如果试验组或对照组流程与当地临床实践有很大差异，患者也可能很难入组。值得注意的是，在对照研究中，设计一个可被接受的标准治疗组（对照组）有时比定义新的干预措施（试验组）更有挑战性。

二、安慰剂的使用

在支持与姑息治疗中是否应该设置安慰剂对照一直是大家广泛关注的问题。对于有标准治疗或常规治疗的研究而言，通常会将标准治疗作为对照组（如吗啡用于镇痛）。但是对于部分没有标准治疗或常规治疗的研究，设置安慰剂对照则是可以接受且更符合伦理的。事实上，我们常常可以看到，对于一项本身有效的干预措施而言，参加临床研究的患者，即使是对照组患者，也可能比非临床研究患者得到更好的疗效，即我们所说的安慰剂效应。但必须要注意的是，可以通过设计解救治疗，避免对照组患者出现不可控制的临床症状。

三、患者招募

许多研究者认为，广泛可行的入组标准是研究能成功招募患者的最重要的因素。排除标准的制定也需要在研究前期进行严格把控，避免无意间限制了部分人群入组。如果能够清楚地证实排除标准对研究主要终点及安全性没有影响，则可以对排除标准进行适度调整。

对研究者及其他参与人员的培训也对患者招募进程十分重要。可以采用角色扮演的方式来训练和模拟入组过程，对患者经常提出的问题进行标准化解答。有研究提出，社会化营销组合框架（social marketing mix framework, SMMF）有助于患者招募和加快入组进程。

四、研究主要终点的设置

研究主要终点出现得越早，数据丢失越少，患者负担越小、依从性越高，临床研究的可行性也就越高。除了部分关注姑息治疗和患者总生存的临床研究外，其余大部分支持与姑息治疗的临床研究主要集中在症状控制上，如癌痛、恶心、呕吐、乏力等症状的控制。这一类临床研究的主要终点多为症状减轻，如在某一时间点，研究症状在两组间的差异或达到同一症状减轻程度的受试者比例等。那么这一时间点就应该在预计出现疗效的最短时间周期内进行选择。这样可以最大限度地提高患者依从性，减少脱落和数据丢失的可能。对于姑息性放疗等治疗手段的临床研究，则可根据研究目的，选择客观缓解率或总生存时间等作为研究主要终点。另外，采取被广泛认可的、可靠的、能够在不同研究中心之间统一标准的测量方式也至关重要，如针对癌痛的研究选取 NRS 评分法对疼痛进行评估。对于相对难以设计对照组的临床研究而言，与已知的数据进行历史对照也是可选的方式之一。

随着支持与姑息治疗学科的发展，临床试验数量有所增加，但方法学的质量仍然不够理想，这影响了研究的质量。因此，需要付出更大的努力，以使未来的研究取得适当的成果，并增强循证医学在这一重要领域的稳健性。关于如何更好地设计姑息治疗相关临床研究，澳大利亚姑息治疗临床研究协作组（PaCCSC）给出了相关建议（表 9-2-1）。

表 9-2-1　对姑息治疗临床试验的思考

	原则	受试者及研究者负担最小化
研究设计		尽可能使研究流程与标准临床实践保持一致
	受试者	保持尽可能广泛的纳入 / 排除标准
		确保标准可以在不同的研究中心统一适用
		条件允许的情况下，尽可能选择预计生存时间更长、体力状态更好的人群作为目标人群
	样本量	考虑到可能存在的 25% ~ 40% 的脱落率（大部分可能与干预措施无关）
	结果指标	选取临床获益可能出现的最短时间周期
		标准化的研究结果和不良反应记录
		确保评估的次数和时机能覆盖每日的变化

支持与姑息治疗的研究领域非常广泛，通过学术研究可提高姑息治疗的水平，而临床肿瘤学医生是最容易提出科学问题的人，设计合理的支持与姑息治疗研究能增加这一领域的优质循证医学依据，对学科发展至关重要。

（赵雪琪　褚　倩）

参考文献

[1] 褚倩. 姑息治疗的症状研究思路. 第 24 届湖北省肿瘤学术大会资料汇编. 2014:145-150.

[2] Vinches M , Neven A , Fenwarth L, et al. Clinical research in cancer palliative care: a meta research analysis. BMJ Support Palliat Care, 2020,10:249-258.

[3]　Wohleber AM, McKitrick DS, Davis SE, et al. Designing research with hospice and palliative care populations. Am J Hosp Palliat Care, 2012,29(5):335-345.

[4]　Shelby-James TM, Hardy J, Agar M, et al. Designing and conducting randomized controlled trials in palliative care: A summary of discussions from the 2010 clinical research forum of the Australian Palliative Care Clinical Studies Collaborative. Palliat Med, 2012,26(8):1042-1047.

[5]　World Medical Association General Assembly. World Medical Association Declaration of Helsinki: ethical principles for medical research involving human subjects. J Int Bioethique, 2004,15(1):124-129.

[6]　Peppercorn JM, Weeks JC, Cook EF, et al. Comparison of outcomes in cancer patients treated within and outside clinical trials: conceptual framework and structured review. Lancet, 2004,363(9405):263-270.

[7]　Dunleavy L, Walshe C, Oriani A. et al. Using the 'Social Marketing Mix Framework' to explore recruitment barriers and facilitators in palliative care randomised controlled trials? A narrative synthesis review. Palliat Med, 2018,32(5):990-1009.

[8]　White C, Noble S, Watson M. Optimised clinical study recruitment in palliative care: success strategies and lessons learned. BMJ Support Palliat Care, 2020,10(2):216-220.

[9]　Bouça-Machado R, Rosário M, Alarcão J, et al. Clinical trials in palliative care: a systematic review of their methodological characteristics and of the quality of their reporting. BMC Palliat Care, 2017,16(1):10.

第三章 ○

临床研究中的支持与姑息治疗

　　尽管肿瘤的相关研究和治疗方法都在迅速发展，但是仍有许多肿瘤患者在诊断时就已是晚期或最终将会发展为晚期。对于晚期肿瘤患者而言，参加临床研究很有可能是少数能获得更好疗效的方式之一。患者在临床研究过程中可能出现各种症状或不适（与研究干预相关或无关），这些症状的控制与否会对患者生活质量及依从性造成较大影响，进而影响研究的脱落率。随着姑息治疗的迅速发展，其已经成为一个单独的专业领域，几项随机研究均表明姑息治疗可以改善临床结果。姑息治疗和肿瘤治疗的早期整合已经成为一种共识。将这一模式推广至早期临床研究的患者中，可以解决关于临床研究的许多临床问题及伦理问题。

　　姑息治疗与临床研究患者的潜在相关性取决于患者的预后和症状负担。尤其是Ⅰ期临床研究，是其中的典型代表。Ⅰ期临床研究患者的体力状态较好，且症状负担与参加Ⅱ～Ⅳ期临床研究的癌症患者相似。参与Ⅰ期试验的患者的中位生存期约为9个月，且常常因肿瘤或之前接受的治疗导致相关症状。尽管使用的是针对性的研究药物，许多Ⅰ期研究受试者仍可能出现各种各样的症状和不良反应。这些不良反应既包括传统的不良反应（如细胞毒治疗导致的疼痛和口腔黏膜炎），也包括研究药物引起的新发的严重不良反应。这些不良反应都需要专业的姑息治疗团队进行处理，以改善患者生活质量，减少症状负担，并使患者能够完成既定的临床研究。临床研究中的支持与姑息治疗主要包括如下内容。

一、早期识别和介入

　　姑息治疗早期介入已被证明可以改善临床结果和生存期。研究者和姑息治疗专家需要共同确定开始支持与姑息治疗的时机和标准。理想状态下，所有参与Ⅰ期临床研究的受试者均需要同时接受支持与姑息治疗。由于体力状态差而未能入组临床研究的患者也能从姑息治疗中获益。

二、患者评估

将姑息治疗团队成员纳入临床研究的知情同意过程中，确保患者明白疾病预后及可选择的治疗方式，有助于确保患者做出最符合其偏好及价值观的选择。随着患者症状的加重，这也为后期更深入地姑息治疗介入打下了基础。患者会对姑息治疗有更清楚的认识，并能理解进行姑息治疗并不代表放弃抗肿瘤治疗。这将有助于提高知情同意的有效性，特别是在对 I 期临床研究信息的理解不够理想的情况下。

三、功能保障

支持与姑息治疗领域最主要的一部分便是维持或重塑患者的功能或体力状态，这不仅能提高患者的生活质量，同时使患者有能力完成整个研究过程，这对研究者也有重要意义。姑息治疗涉及营养支持、功能训练、运动、康复等。美国某些特定的癌症中心已经形成了包括咨询师、心理专家、营养学家等多专业的跨学科门诊机制。

四、症状管理

肿瘤临床研究患者常出现多种不同的症状及不良反应，支持与姑息治疗专业医生具备的症状管理相关专业知识正是这种情况下急需的，而这些可能不在研究者的技能范围之内。另外，在试验中探索的较新的研究药物（近 10 年来包括免疫治疗等）可能具有较低的细胞毒性，但仍会产生其他方面的不良反应，如皮疹、严重腹泻、内分泌功能障碍，有时还会导致新的不良反应，如自身免疫性疾病。而这些都是研究者之前不太熟悉的反应，需要有专业人员进行协助。充分地描述这些不良事件并研究出相应的管理策略也是研究者和姑息治疗专业人员需要共同努力的。

五、患者报告结局

临床研究的主要目的多为探讨疗效、安全性和剂量。I 期临床研究主要关注安全性和剂量，其主要研究终点十分局限，而次要研究终点——肿瘤的客观缓解率同样十分局限（以 RECIST 标准为主）。为了更全面地对研究中的干预措施进行分析，需要收集更多的相关资料与数据。姑息治疗领域已经创建了一些具有良好稳定性的简易量表，用于评估症状及其他临床结果。通过姑息治疗人员的指导，选择合适的患者报告结局（PROs）并进行汇总分析，研究者能够更全面地分析临床研究治疗方法的优缺点，尤其对有更多慢性、低强度症状和不良反应疾病的新治疗方法特别有帮助。

六、无缝衔接

即使肿瘤学的治疗模式不断变化，许多，甚至是绝大部分 I 期临床研究患者仍将是晚期和预后较差的患者。I 期临床研究者可以与临床肿瘤学家合作，在试验之前、期间和试验完成之后向患者引入支持与姑息治疗的概念和团队成员。这能够确保支持与姑息治疗和临终关怀治疗的无缝衔接。

临床研究和姑息治疗是密不可分的。研究者需要具备基本的姑息治疗专业知识，能够在临床研究中广泛应用 PROs；姑息治疗专业医生也需要具备肿瘤临床研究的相关知识。尽管支持与姑息治疗发展迅速，并越来越强调全程参与的重要意义，但仍有许多人，包括患者及其他专业医生，仍对姑息治疗的概念有一定的偏见。因此，一方面，我们需要让人们更多地认识支持与姑息治疗的广泛概念和意义；另一方面，也应该建立标准化的模型，将支持与姑息治疗和临床研究结合起来。目前已经有临床研究正在进行这方面的探索，期待进一步的研究结果能够提供更多的循证医学依据。

（赵雪琪　褚　倩）

参考文献

[1] Fu S, Barber FD, Naing A, et al. Advance care planning in patients with cancer referred to a phase I clinical trials program: The MD Anderson Cancer Center experience. J Clin Oncol, 2012,30(23):2891-2896.

[2] Bakitas MA, Tosteson TD, Li Z, et al. Early versus delayed initiation of concurrent palliative oncology care: patient outcomes in the ENABLE III randomized controlled trial. J Clin Oncol, 2015,33(13):1438-1445.

[3] Luckett T, Phillips J, Agar M, et al. Elements of effective palliative care models: a rapid review. BMC Health Serv Res, 2014,14:136.

[4] Hui D, Parsons H, Nguyen L, et al. Timing of palliative care referral and symptom burden in phase I cancer patients. Cancer, 2010,116(18):4402-4409.

[5] Wheler J, Tsimberidou AM, Hong D, et al. Survival of patients in a phase I clinic: the M. D. Anderson Cancer Center experience. Cancer, 2009,115(5):1091-1099.

[6] Zafar SF, Heilbrun LK, Vishnu P, et al. Participation and survival of geriatric patients in phase I clinical trials:the Karmanos Cancer Institute (KCI) experience. J Geriatr Oncol, 2011,2(1):18-24.

[7] Temel JS, Greer JA, Muzikansky A, et al. Early palliative care for patients with metastatic non small-cell lung cancer. N Engl J Med, 2010,363(8):733-742.

[8] Hui D, Kim SH, Roquemore J, et al. Impact of timing and setting of palliative care referral on quality of end-of-life

care in cancer patients. Cancer, 2014,120(11):1743-1749.

[9] Hannon B, Dyck M, Pope A, et al. Modfied Edmonton Symptom Assessment System including constipation and sleep: validation in outpatients with cancer. J Pain Symptom Manage, 2015,49(5):945-952.

[10] Cassel JB, Del Fabbro E, Arkenau T, et al. Phase I Cancer Trials and Palliative Care: Antagonism, Irrelevance, or Synergy?. J Pain Symptom Manage, 2016,52(3):437-445.

[11] Mollica MA, Kent EE, Castro KM, et al. Perspectives on Palliative Care in Cancer Clinical Trials: Diverse Meanings from Multidisciplinary Cancer Care Providers. J Palliat Med, 2018,21(5):616-621.

[12] Sun V, Cooke L, Chung V, et al. Feasibility of a palliative care intervention for cancer patients in Phase I clinical trials. J Palliat Med, 2014,17(12):1365-1368.

[13] Ferrell BR, Paterson CL, Hughes MT, et al. Characteristics of Participants Enrolled onto a Randomized Controlled Trial of Palliative Care for Patients on Phase I Studies. J Palliat Med, 2017,20(12):1338-1344.

[14] Ferrell BR, Chung V, Koczywas M, et al. Palliative Care and Phase 1 Trials: Intervention to Improve Quality of Life and Provide Education. Clin J Oncol Nurs, 2017,21(4):473-479.

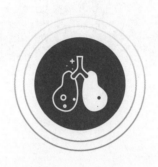

第十篇

肿瘤支持与姑息治疗常用动物模型

第一章 ○

骨转移癌痛

骨是晚期恶性肿瘤最常见的转移部位之一，见于 65%～75% 的乳腺癌，65%～75% 的前列腺癌，67%～75% 的鼻咽癌，30%～40% 的肺癌，20%～25% 的肾癌，14%～45% 的黑色素瘤。值得注意的是，70%～95% 的多发性骨髓瘤患者会出现骨转移相关不良事件。随着晚期恶性肿瘤治疗手段的不断进步，以及治疗水平的不断提高，晚期患者的生存期不断延长，骨转移的风险也随之升高。骨转移可以引起疼痛、病理性骨折、脊髓压迫、高钙血症等一系列相关事件，严重影响患者的生活质量。其中，疼痛是骨转移最常见的症状之一，60%～84% 的骨转移患者会经历不同程度的疼痛。因此，骨转移疼痛的管理是目前姑息治疗的重要研究课题。

一、发病机制及病理改变

转移到骨的肿瘤细胞会分泌内皮素（endothelin），而内皮素则会作用于成骨细胞，促进其增殖。活化的成骨细胞则会释放 NF-κB 受体激活蛋白配体（receptor activator of nuclear factor-κB ligand, RANKL），继而促进破骨细胞的增殖及成熟，而后者则起到了破坏骨质的作用。与此同时，破骨细胞会释放三磷酸腺苷（adenosine triphosphate, ATP）及氢离子，进而作用于骨神经细胞，产生疼痛刺激信号。此外，肿瘤细胞、骨基质细胞、激活的免疫细胞也会释放一系列因子，如前列腺素、缓激肽、促炎性细胞因子、趋化因子等，这些因子同样也可作用于骨神经细胞，导致疼痛刺激。值得注意的是，骨转移引起的疼痛异质性很大：约 25% 的患者几乎感觉不到骨转移引起的疼痛；某些转移部位的疼痛明显强于其他部位；骨转移疼痛的剧烈程度不一定与转移的大小及数目相关。这些现象都提示骨转移引起疼痛的机制非常复杂，需要进一步深入研究。

二、临床表现

骨转移引起的疼痛或骨折是 20% 癌症患者的首发症状。通常来讲，骨转移发生后患者即可出现临床症状，症状随着疾病的进展逐渐加重。最初的症状可能仅为间歇性的钝痛，但随着肿瘤的生长，疼痛频率会越来越频繁，疼痛程度也会逐渐加剧。骨转移引起的疼痛往往在运动时及晚间休息时更加明显，并可能伴有发热。骨转移部位的按压痛也是典型的临床表现。值得注意的是，随着骨质破坏的加重，在持续性的背景性疼痛的基础上，约 75% 的患者还常常经历爆发性的疼痛。这种疼痛可由某些诱发因素引起，如运动或者负重，往往在 5 分钟内达到疼痛程度的最高峰，持续时间短于 15 分钟，但其程度非常剧烈，对患者生活质量造成严重的负面影响。到了疾病的晚期，随着骨转移范围的不断加大，在疼痛的基础上，还可能出现病理性骨折及脊髓压迫等并发症。

三、治疗

骨转移疼痛的治疗目标不仅仅是缓解疼痛本身，还需要尽可能地延缓肿瘤的进展，同时降低骨相关事件（如病理性骨折及脊髓压迫）的发生率。因此，骨转移疼痛的治疗涉及多个学科和多种方法，最好进行多学科讨论，对每个患者采取有针对性的综合治疗措施。在药物治疗方面，主要包含镇痛药物及辅助用药。镇痛药物的选择可参考世界卫生组织（World Health Organization, WHO）三阶梯用药原则，即轻度疼痛使用以 NSAIDs 为代表的非阿片类镇痛药物，中度疼痛使用弱阿片类药物，重度疼痛则使用强阿片类镇痛药物。在辅助用药方面，双膦酸盐及地诺单抗是最为重要的 2 种药物。已经有多项大型临床研究证明，这两种药物可以起到明显的镇痛作用，同时还可以显著延缓骨相关事件的发生，在骨转移患者的管理中有重要作用。随机对照研究提示，地诺单抗在预防骨相关事件上较双膦酸盐更具优势，但在疼痛的控制方面两者差异不显著。具有不含环状结构含氮的伊班膦酸钠是第三代双膦酸盐类药物，作用强度和疗效比第二代进一步提高。对于骨转移伴严重疼痛的患者，伊班膦酸钠负荷剂量可快速缓解肿瘤骨转移患者的疼痛。双膦酸盐具有较好的耐受性，对于轻中度肾功能不全患者［肌酐清除率（Ccr）≥ 30 ml/min］，伊班膦酸钠无须调整剂量。除此之外，糖皮质激素也是常用的针对骨转移疼痛的辅助用药，但使用时需要尽量控制使用时间，同时密切监测相关的毒副作用。加巴喷丁和普瑞巴林也曾是临床上常用的针对骨转移疼痛的辅助用药，但缺乏高级别的循证医学证据，应当慎重使用。除了药物治疗外，放疗也是治疗骨转移疼痛的重要手段。通过外照射的方法，约 25% 的患者的疼痛可以达到完全缓解，70% 的患者的疼痛可以达到完全或部分缓解。针对骨转移的放疗方案可以是单次照射（8 Gy）或多次照射（20 Gy 分 4 次照射或 30 Gy 分 10 次照射），它们在疼痛的控制方面没有明显的区别。对于某些存在弥散性骨转移且疼痛部位不集中的患者，放射性核素内照射也是可供选择的治疗方案。值得注意的是，手术治疗及局部介入治疗等微创治疗手段也能使某些骨转移患者获益，尤其是已经具有高度骨折风险或已经出现神经压迫的患者。

四、动物模型

如前文所述，骨转移引起疼痛的机制十分复杂，且对患者生活质量影响巨大，利用动物模型进一步明确其发生机制，对探索新的治疗方式意义重大。Tian Jun 等通过 C57/BL 小鼠建立纤维肉瘤模型，发现其脊髓星形胶质细胞中核因子 κB（nuclear factor kappa-B，NF-κB）及胶质纤维酸性蛋白（glial fibrillary acidic protein，GFAP）的表达显著升高，起到促进炎症和引起疼痛的作用。而在使用免疫调节剂沙利度胺之后，NF-κB 及 GFAP 的表达显著下降，小鼠的疼痛行为明显缓解。这表明 NF-κB 及 GFAP 是重要的治疗疼痛的靶点，且沙利度胺可能成为有效的镇痛药物。连接蛋白（connexin）也是影响骨转移疼痛的重要因子，与伤害性信号传导及骨降解密切相关。甘珀酸（carbenoxolone）则是广谱的连接蛋白阻断剂。Sarah Falk 发现，在骨转移癌痛的小鼠模型中，通过使用甘珀酸可以明显延缓疼痛的发生、减少疼痛的表现。此外，白细胞介素-6（interleukin-6，IL-6）是重要的促炎因子，能够敏化伤害感受器，放大伤害信号，增强疼痛信号的传导。在大鼠模型中，Remeniuk 等发现 IL-6 的水平在骨转移微环境及血清中均明显升高；而使用其抑制剂 TB-2-081 阻断成骨细胞上的 IL-6 受体后，可使 RANKL 的生成显著下降，从而抑制骨质丢失、减少骨折及减轻疼痛的程度。这些结果提示，IL-6 可以作为临床上治疗骨转移及其引起的疼痛的重要靶点。

（杨云鹏　张　力）

参考文献

[1] Shiying Yu, Zefei Jiang, Li Zhang, et al. Chinese expert consensus statement on clinical diagnosis and treatment of malignant tumor bone metastasis and bone related diseases. Chinese-German Journal of Clinical Oncology, 2010, 9(1): 1-12.

[2] Mercadante S. Malignant bone pain: pathophysiology and treatment. Pain, 1997,69(1-2):1-18.

[3] Zajączkowska R, Kocot-Kępska M, Leppert W, et al. Bone Pain in Cancer Patients: Mechanisms and Current Treatment. Int J Mol Sci, 2019,20(23):6047.

[4] Nieder C, Pawinski A, Dalhaug A. Continuous controversy about radiation oncologists' choice of treatment regimens for bone metastases: should we blame doctors, cancer-related features, or design of previous clinical studies?. Radiat Oncol, 2013,8:85.

[5] Carrafiello G, Laganà D, Pellegrino C,et al. Ablation of painful metastatic bone tumors: a systematic review. Int J Surg, 2008,6(Suppl 1):S47-S52.

[6] Figura N, Smith J, Yu HM. Mechanisms of, and Adjuvants for, Bone Pain. Hematol Oncol Clin North Am, 2018,32(3):447-458.

[7] Mantyh P. Bone cancer pain: causes, consequences, and therapeutic opportunities. Pain, 2013,154(Suppl 1):S54-S62.

[8] Mercadante S, Villari P, Ferrera P, et al. Optimization of opioid therapy for preventing incident pain associated with bone metastases. J Pain Symptom Manage, 2004,28(5):505-510.

[9] Middlemiss T, Laird BJ, Fallon MT. Mechanisms of cancer-induced bone pain. Clin Oncol (R Coll Radiol), 2011,23(6):387-392.

[10] Fallon M, Giusti R, Aielli F, et al. Management of cancer pain in adult patients: ESMO Clinical Practice Guidelines. Ann Oncol, 2018,29 Suppl 4:iv166-iv191.

[11] Stopeck AT, Lipton A, Body JJ, et al. Denosumab compared with zoledronic acid for the treatment of bone metastases in patients with advanced breast cancer: a randomized, double-blind study. J Clin Oncol, 2010,28(35):5132-5139.

[12] WHO. WHO guidelines for the pharmacological and radiotherapeutic management of cancer pain in adults and adolescents. https://apps.who.int/iris/bitstream/handle/10665/279700/9789241550390-eng.pdf?sequence=1&is Allowed=y[2020-6-22].

[13] Miller S. Effectiveness of gabapentin and pregabalin for cancer-induced bone pain: A systematic review. BMJ Support, BMJ Supportive & Palliative Care, 2017,7(Suppl 1):A46.3-A47.

[14] Lutz S, Berk L, Chang E, et al. Palliative radiotherapy for bone metastases: an ASTRO evidence-based guideline. Int J Radiat Oncol Biol Phys, 2011,79(4):965-976.

[15] Roqué I Figuls M, Martinez-Zapata MJ, Scott-Brown M, et al. WITHDRAWN: Radioisotopes for metastatic bone pain. Cochrane Database Syst Rev, 2017,3:CD003347.

[16] Tian J, Song T, Wang H, et al. Thalidomide alleviates bone cancer pain by down-regulating expressions of NF-κB and GFAP in spinal astrocytes in a mouse model. Int J Neurosci, 2019,129(9):896-903.

[17] Falk S. Carbenoxolone as a novel therapy for attenuation of cancer-induced bone pain. Pain, 2018,159(6):1127-1136.

[18] Remeniuk B, King T, Sukhtankar D, et al. Disease modifying actions of interleukin-6 blockade in a rat model of bone cancer pain. Pain, 2018,159(4):684-698.

第二章 ○

化疗药物相关外周神经毒性

化疗药物引起的外周神经毒性在临床上很常见，30%～40%的患者会发生该毒性，该毒性显著影响患者的生活质量，限制了化疗药物的使用，并会给患者造成沉重的经济负担。遗憾的是，目前尚缺乏针对化疗药物引起周围神经毒性的预防及治疗方案。本章节将讨论其发病机制及目前取得的一些诊疗进展。

一、发病机制和病理改变

化疗药物可以对神经系统的各个部分造成损伤：既可影响感觉神经元，也会影响运动神经元；既会造成脱髓鞘改变，也可以影响轴索；既会影响脑神经，也可以影响自主神经系统。不同化疗药物造成外周神经损伤的机制存在差异，总体来讲可以分为以下几类：①损伤背根神经节（大部分铂类药物）；②影响神经元的离子通道（奥沙利铂）；③破坏神经元微管的功能（紫杉烷类、长春碱类）；④影响神经元线粒体的功能（铂类、长春碱类、紫杉烷类及硼替佐米）；⑤破坏神经末梢（紫杉烷类、硼替佐米）；⑥引起免疫性或炎性神经病变［程序性死亡蛋白-1（programmed death-1，PD-1）抑制剂、细胞毒性T淋巴细胞抗原-4（CTLA-4）抑制剂］。

二、危险因素

目前已经发现一系列与化疗药物引起的外周神经毒性相关的危险因素：年龄（老年患者较年轻患者更容易发生外周神经毒性）；既往已经存在神经病变（如糖尿病神经病变）；吸烟；肾功能不全，肌酐清除率下降；既往已经接触过具有神经毒性的化疗药物；存在肿瘤相关的神经病变。除了上述临床因素外，近期针对外周神经毒性的基因组研究也取得了一定的进展，研究发现某些基因的单核苷酸多态性也与神经毒性的发生密切相关，如与施万细胞功能相关的基因、与细胞表面胶原蛋白受体相关的基因、与神经元凋亡相关受体的基因等。此外，值得注意的是，化疗的累积剂量也是引起外周神经毒性的主要危险因素。

三、临床表现

化疗药物相关外周神经毒性往往在患者接受药物之后的 2 个月内出现，随着治疗的进行逐渐加重，在治疗停止之后趋于稳定。大多数化疗药物引起的外周神经毒性的严重程度与累积剂量相关。但需要注意的是，紫杉醇和奥沙利铂可以引起急性的神经毒性；而顺铂的神经毒性存在惯性（coasting），即在停用顺铂后反而观察到外周神经毒性加重。总体来讲，与运动神经和自主神经相比，感觉神经受到的影响更大，可表现为麻木、感觉迟钝，也可表现为感觉敏化，同时伴有神经痛。尽管发生频率相对较低，但运动神经及自主神经也可受到损伤，运动神经受损后可表现为生理反射减弱、肢体活动障碍等。在某些患者中，化疗药物相关外周神经毒性可以持续很长时间，往往表现为慢性疼痛综合征；当化疗药物影响到中枢神经系统后，还可以出现"化疗脑（chemobrain）"，可对患者的认知功能造成影响。

四、治疗

目前，化疗药物相关外周神经毒性的治疗仍然非常棘手，多个评估钙镁合剂、B 族维生素或抗惊厥药物等在其治疗中作用的临床研究均宣告失败。目前临床上常用的策略是甄别高危患者和控制累积剂量，从而防止严重毒性的产生。中山大学肿瘤防治中心内科的袁中玉教授近期通过随机对照临床研究发现，单唾液酸神经节苷脂可有效预防紫杉烷引起的外周神经毒性。该多中心、前瞻性、双盲的随机对照临床研究的入组患者为早期乳腺癌患者，预期接受 4 个疗程含紫杉烷类药物（多西他赛或紫杉醇）的化疗，治疗前无外周神经毒性。患者在第一次使用化疗药物前进行随机分组，在每个疗程之间同时接受单唾液酸神经节苷脂或安慰剂治疗。在经过 4 个疗程含紫杉烷类药物的化疗后，可用癌症治疗神经毒性功能评价量表（functional assessment of cancer treatment neurotoxicity，FACT-Ntx）进行评分，分数越高提示生活质量越好，外周神经毒性越低。结果发现，经过 4 个疗程化疗后，单唾液酸神经节苷脂组的 FACT-Ntx 评分显著高于对照组，同时一级及以上外周神经毒性的发生率显著低于对照组。此外，也有研究表明度洛西汀可以治疗疼痛性外周神经病变，这一疗法获得美国临床肿瘤学会（American Society of Clinical Oncology，ASCO）指南的大力推荐，但患者获益有限。

五、动物模型

由于化疗药物引起的外周神经毒性发生率高，对患者生活质量影响显著，同时治疗手段十分有限，因此，进一步明确其发生机制，并针对性地开发新的治疗策略非常重要。利用动物模型展开相关研究是十分重要的研究策略。研究化疗药物相关外周神经毒性最常用的动物模型主要是小鼠和大鼠。目前已经建立顺铂、奥沙利铂、紫杉醇、白蛋白紫杉醇、多西他赛、长春新碱、硼替佐米等药物相关的动物模型。可采取多种方式进行给药，如皮下给药、腹腔内注射、尾静脉注射及鞘内注射等。可通过冷热刺激、电刺激、压力刺激等方式评估大、小鼠感觉功能，也可评估其运动、记忆力及注意力等。这些动物模型已经广泛地运用到神经毒性产生的机制研究中，以及针对神经毒性的治疗方式研究中。王洪涛等通过雌性 Wistar 大鼠模型评估了还原型谷胱甘肽对于硼替佐米引起的周围神经病变的预防作用。研究发现硼替佐米导致的周围神经病变与释放活性氧自由基，进而破坏周围神经的线粒体、内质网等有关；还原型谷胱甘肽能抑制活性氧自由基的释放，对神经毒性的逆转作用不明显。

（杨云鹏　张　力）

参考文献

[1] 王洪涛，刘卓刚，杨威，等. 硼替佐米致周围神经病变的机制及还原型谷胱甘肽逆转神经毒性的研究. 中华血液学杂志，2011,02:107-111.

[2] Pike CT, Birnbaum HG, Muehlenbein CE, et al. Healthcare costs and workloss burden of patients with chemotherapy-associated peripheral neuropathy in breast, ovarian, head and neck, and nonsmall cell lung cancer. Chemother Res Pract, 2012:913848.

[3] Cioroiu C, Weimer LH. Update on Chemotherapy-Induced Peripheral Neuropathy. Curr Neurol Neurosci Rep, 2017,17(6):47.

[4] Staff NP, Grisold A, Grisold W, et al. Chemotherapy-induced peripheral neuropathy: A current review. Ann Neurol, 2017,81(6):772-781.

[5] Baldwin RM, Owzar K, Zembutsu H, et al. A genome-wide association study identifies novel loci for paclitaxel-induced sensory peripheral neuropathy in CALGB 40101. Clin Cancer Res, 2012,18(18):5099-5109.

[6] Leandro-García LJ, Inglada-Pérez L, Pita G, et al. Genome-wide association study identifies ephrin type A receptors implicated in paclitaxel induced peripheral sensory neuropathy. J Med Genet, 2013,50(9):599-605.

[7] Diouf B, Crews KR, Lew G, et al. Association of an inherited genetic variant with vincristine-related peripheral neuropathy in children with acute lymphoblastic leukemia. JAMA, 2015,313(8):815-823.

[8] Cavaletti G, Alberti P, Argyriou AA, et al. Chemotherapy-induced peripheral neurotoxicity: A multifaceted, still unsolved issue. J Peripher Nerv Syst, 2019,24(Suppl 2):S6-S12.

[9] Holmes D. Trying to unravel the mysteries of chemobrain. Lancet Neurol, 2013,12(6):533-534.

[10] Su Y, Huang J, Wang S,et al. The Effects of Ganglioside-Monosialic Acid in Taxane-Induced Peripheral Neurotoxicity in Patients with Breast Cancer: A Randomized Trial. J Natl Cancer Inst, 2020,112(1):55-62.

[11] Smith EM, Pang H, Cirrincione C, et al. Effect of duloxetine on pain, function, and quality of life among patients with chemotherapy-induced painful peripheral neuropathy: a randomized clinical trial. JAMA, 2013,309(13):1359-1367.

[12] Currie GL, Angel-Scott HN, Colvin L, et al. Animal models of chemotherapy-induced peripheral neuropathy: A machine-assisted systematic review and meta-analysis. PLoS Biol, 2019,17(5):e3000243.

第三章 ○

手足综合征

一、手足综合征动物模型

手足综合征（hand foot syndrome，HFS）也称为掌－足底红细胞感觉障碍、掌－足底红斑、中毒性红斑手掌和足底、Burgdorf综合征，是一种比较容易观测和记录的、也比较常见的皮肤反应。常见的抗肿瘤药物治疗不良事件通常包含手足综合征，如化疗药物卡培他滨、5-氟尿嘧啶（5-fluorouracil，5-Fu）、阿糖胞苷、脂质体阿霉素，以及靶向药物阿帕替尼和安罗替尼等。手足综合征的特点是症状多种多样，轻微至严重程度不等。手掌和足底的疼痛感会限制正常功能并妨碍患者的日常生活。手足综合征虽然并非威胁生命的严重不良反应，但容易造成治疗依从性降低并可能严重影响生活质量。因此，对临床医生来说，保持对手足综合征的病因病理、临床表现及动物模型的熟悉可以为临床上解决相关问题提供重要帮助。

二、病因病理

由于每种药物的具体机制不同，因此引起手足综合征的具体病因目前尚不清楚。发生手足综合征后，受损组织的特征是非特异性的。手足综合征的病理组织学特点包括：个别皮肤细胞死亡、炎症分散在表皮和真皮交界处，轻度海绵病，表皮血管渗出，表皮和真皮部分分离。还可以发生非特异性汗管鳞状化生，嗜中性粒细胞浸润的汗腺炎。这些组织学发现并没有任何有代表性的特定病理机制。手掌和足底的皮肤有一些独特的特征：皮肤细胞的快速分裂、局部血液循环丰富、温度及外分泌腺体。这些特征常常出现在手掌和脚底等经常发生摩擦和外伤的部位，提示局部因素在发病机制上可能起重要作用。例如，反复摩擦手掌和足底可能会引起毛细血管网丰富和血流量增加等状况，导致局部化疗药物浓度较高。有一种关于手足综合征的理论是化疗药物由外分泌的汗腺完成代谢，手和足的区域由于分布较多腺体而更容易受累。一项研究采用激光扫描显微镜检测聚乙二醇化脂质体包封阿霉素（pegylated liposome-encapsulated doxorubicin，PLD）及其代谢物。结果显示这些物质通过汗液到达皮肤表面，而 PLD 通过汗液到达皮肤表面。这一假说认为，多汗症患者出现严重手足综合征不良反应的概率较高。

另一种理论支持卡培他滨相关手足综合征是由足底和手掌的深层毛细血管或参与卡培他滨新陈代谢的酶导致的环氧合酶（cyclooxygenase，COX）炎症型反应。研究表明，卡培他滨引起的 HFS 可能与皮肤角化有关，手掌角化细胞 TP 酶的水平上调，使卡培他滨的代谢产物聚集，最终导致手足综合征的发生。最近的数据表明，手足综合征可能是因自由基形成的增强导致皮肤抗氧化能力减弱引起的。研究认为，该现象的根源在于细胞毒性化疗药物的残留物通过汗液排出皮肤表面，然后均匀扩散并渗透角质层。角质层较为脆弱的体表部位（手掌和足底等）容易受此影响。另一项研究采用脂质体阿霉素诱导动物模型研究手足综合征的机制，结果显示皮肤组织中含量丰富的金属铜离子与阿霉素之间相互作用产生的活性氧（reactive oxygen species，ROS）可导致手足综合征。这些活性氧释放趋化因子的角质形成炎症细胞因子，然后诱导角化细胞凋亡并引起局部血管的正向趋化。

三、临床表现

手足综合征最初的临床表现包括刺痛、麻木或疼痛，累及部位包括手掌和足底。随后出现一个界限明显的红斑区域，可能伴有烧灼痛、水肿、皲裂和脱皮。手掌是主要的累及部位，也可能是唯一部位，症状最常见于手掌和小指尺侧面。也有一部分患者可出现色素沉着而不是红斑。炎症后色素过度沉着是常见的表现，特别是卡培他滨相关的手足综合征，还可表现为手掌和足底出现黄斑。如果病情进一步恶化，就会出现水疱或溃疡。在康复过程中可出现脱皮和再上皮化。水疱形成部位最终发展为缺血性坏死，修复后导致指纹的丢失。

然而，有证据表明手足综合征属于化疗中毒性红斑（toxic erythema of chemotherapy，TEC），因为它们具有相同的临床毒性反应和病理特征。化疗中毒性红斑是一个普遍使用的术语，其他名称包括化疗诱导外分泌汗腺导管鳞状化生、化疗诱导表皮发育不良、化疗相关摩擦性皮疹和化疗相关的中性粒细胞浸润汗腺炎。TEC 常见的临床表现包括经常涉及手、足的红斑区域和腹股沟三角区，一般在化疗后 2 天内或 3 周内完全成型。组织学表现包括外分泌汗腺导管鳞状化生，非典型角化细胞凋亡、表皮空泡变性和真皮的基底层水肿。

四、建立动物模型

已经发现的经常引起手足综合征发作的抗癌药物包括：用于治疗结直肠癌和乳腺癌的卡培

他滨等氟尿嘧啶类药物；用于治疗恶性实体瘤的蒽环素；PEG 修饰的脂质体阿霉素制剂（peg-dox），此制剂用于治疗复发性卵巢癌。

（一）细胞培养

体外实验认为，手足综合征的发病机制为皮肤真皮层外周血管化疗药物渗出。由此可认为皮肤细胞可以直接受外渗的化疗药物影响。进行细胞培养时，使用人角质形成细胞系和正常人皮肤成纤维细胞，采用改良的 DMEM 培养基，添加 10% 胎牛血清、100 U 青霉素和 100 U 链霉素。细胞的培养环境包括 5%CO_2 和 37 ℃。

（二）建立手足综合征动物模型

以化疗药物脂质体阿霉素为例。首先，完成化疗药物的对照试验，目的是为了确定脂质体是否参与手足综合征的初始形成阶段，应先设置一个与阿霉素进行单独比较的实验。其次，制备 HFS 动物模型，经尾静脉给予 SD 大鼠 DOX-PEG-L 和（或）DOX（分别为 10 mg/kg 和 5 mg/kg），每 3 天给药 1 次，共 10 天。10 天后对大鼠的肢体进行肉眼检查和拍照。采集后肢皮肤组织标本，用福尔马林固定，并用石蜡包埋。

（三）组织染色

手足综合征皮肤的石蜡包埋组织切片为 4 μm，将部分切片脱蜡和水化以完成 HE 染色，然后使用光学显微镜观察。用天狼猩红染色试剂盒观察真皮胶原纤维状态，并在偏振光显微镜下观察。使用 DeadEnd ™荧光 TUNEL 系统进行 TUNEL 染色，并在荧光显微镜下观察细胞凋亡情况。

（四）体内外测定细胞因子表达

测量炎性细胞因子和趋化因子，以探讨手足综合征的起源。首先完成体内试验，在应用脂质体阿霉素治疗后，收集动物模型后肢皮肤组织，并用于测量药物在体内的水平。首先，将组织均质，然后离心，再使用大鼠细胞因子抗体阵列分析上清液。其次，完成体内试验，目的在于明确 DOX 对皮肤细胞（特别是上皮细胞）的影响。在添加化疗药物的培养基中培养人角质形成细胞系和正常人皮肤成纤维细胞，使用人细胞因子抗体阵列检测炎性细胞因子。最后，对与 CINC3 大鼠趋化因子家族相对应的 CXC 家族的白细胞介素-8（interleukin-8，IL-8）、生长相关性癌基因（growth-regulated oncogene，GRO）和趋化因子（chemokine）进行定量检测。

（五）建立可视化模型

为了研究手足综合征在肢体而不是全身的选择性发展现象，可以使用荧光素（fluorescein）创建一个可视化的细胞毒性化疗药物脂质体阿霉素模型。采用已获得的动物模型，通过尾静脉给无毛大鼠注射有荧光素标记的脂质体阿霉素和氯化铜，给药后立即用长波紫外线灯观察，并定期拍照。在不同时间点采集足跟底部皮肤样本。在荧光显微镜下观察组织切片以验证可视化模型下的皮肤改变与对照部位的组织学改变。

（六）体外 DOX 毒性测定

体外细胞培养用于评价细胞毒性药物在人角质形成细胞系和正常人皮肤成纤维细胞内的毒性。使用不同浓度的阿霉素处理上述细胞，通过 CCK8 测定 24 小时细胞存活率百分比。最后，测试超氧化物歧化酶（superoxide dismutase，SOD）抑制 ROS 的程度，将 SOD 添加到介质中，再次测量两个细胞系 12 小时后的存活率。

五、手足综合征模型建立的作用评价

（一）作用机制

手足综合征的作用机制尚未明确。多剂量的抗癌药物或单次大剂量的抗癌药物会导致细胞损伤的积累，加速角质形成细胞的细胞周期，最终导致手足综合征。通过使用有荧光标记的细胞毒性药物 PEG 化脂质体阿霉素，Martschick 等发现细胞毒性药物从人体的汗液中渗出。在小鼠和大鼠的体内实验及人角质形成细胞系和正常人皮肤成纤维细胞的体外实验中都得出这样的结论：皮肤中的 DOX 毒性通过皮脂腺的变性可导致脱发。另外，在研究氧化还原酶诱导的人角质形成细胞系凋亡的实验中，引入了锰超氧化物歧化酶（Manganese superoxide dismutase，MnSOD）可以抑制细胞凋亡的观点。通过建立体内细胞系和体外动物模型，可以对不同细胞毒性化疗药物，以及抗血管生成靶向药物形成手足综合征的机制进行研究。

（二）病理改变

不同药物引起手足综合征的病理改变并非完全相同，而且手足综合征的病理改变无典型特征。受影响区域的组织学特征是非特异性的，主要表现在不同程度的细胞点片状坏死、表皮和真皮交界处的炎症、轻度海绵状水肿、血管扩张和表皮与真皮部分分离，部分患者有外分泌腺鳞状上皮肉芽肿或中性粒细胞浸润性汗腺炎。在显微镜下可以观察到类似炎性反应的改变，比如皮肤基底角质细胞空泡变性、皮肤血管周围淋巴细胞浸润，局部血管水肿。

上述模型的建立和机制研究可以为治疗前的预处理以及手足综合征的临床治疗开展提供充分的依据。

（马宇翔　黄　岩）

参考文献

[1] Baack BR, Burgdorf WH. Chemotherapy-induced acral erythema. J Am Acad Dermatol, 1991,24(3):457-461.

[2] Bolognia JL, Cooper DL, Glusac EJ. Toxic erythema of chemotherapy: a useful clinical term. J Am Acad Dermatol, 2008,59(3):524-529.

[3] Lotem M, Hubert A, Lyass O, et al.Skin toxic effects of polyethylene glycol-coated liposomal doxorubicin. Arch Dermatol, 2000,136(12):1475-1480.

[4] Mrozek-Orlowski ME, Frye DK, Sanborn HM. Capecitabine: nursing implications of a new oral chemotherapeutic agent. Oncol Nurs Forum, 1999,26(4):753-762.

[5] Martschick A, Sehouli J, Patzelt A, et al. The pathogenetic mechanism of anthracycline-induced palmar-plantar erythrodysesthesia. Anticancer Res, 2009,29(6):2307-2313.

[6] Jacobi U, Waibler E, Schulze P, et al. Release of doxorubicin in sweat: first step to induce the palmar-plantar erythrodysesthesia syndrome? Ann Oncol, 2005,16(7):1210-1211.

[7] Lademann J, Martschick A, Darvin ME, et al. Treatment of patients with chemotherapy-induced PPE using a prevention ointment containing high concentrations of antioxidants. J Clin Oncol, 2012,30 (suppl 1):e19558.

[8] Kluschke F, Martschick A, Darvin ME, et al. Application of an ointment with high radical protection factor as a prevention strategy against PPE. J Clin Oncol, 2012,30(15):5064.

[9] Yokomichi N, Nagasawa T, Coler-Reilly A, et al. Pathogenesis of Hand-Foot Syndrome induced by PEG-modified liposomal Doxorubicin. Hum Cell, 2013,26(1):8-18.

[10] Saif MW. Capecitabine and hand-foot syndrome. Expert Opin Drug Saf, 2011,10(2):159-169.

[11] Lassere Y, Hoff P. Management of hand-foot syndrome in patients treated with capecitabine (Xeloda). Eur J Oncol Nurs, 2004,8(Suppl 1):S31-S40.

[12] Villalón G, Martín JM, Pinazo MI, et al. Focal acral hyperpigmentation in a patient undergoing chemotherapy with capecitabine. Am J Clin Dermatol, 2009,10(4):261-263.

[13] Do JE, Kim YC. Capecitabine-induced diffuse palmoplantar keratoderma: is it a sequential event of hand-foot syndrome?. Clin Exp Dermatol, 2007,32(5):519-521.

[14] Vasudevan B. An unusual case of capecitabine hyperpigmentation: Is hyperpigmentation a part of hand-foot syndrome or a separate entity?. Indian J Pharmacol, 2010,42(5):326-328.

[15] Wong M, Choo SP, Tan EH. Travel warning with capecitabine. Ann Oncol, 2009,20(7):1281.

[16] Choi JN. Chemotherapy-induced iatrogenic injury of skin: new drugs and new concepts. Clin Dermatol, 2011,29(6):587-601.

[17] Green AE, Rose PG. Pegylated liposomal doxorubicin in ovarian cancer. Int J Nanomedicine, 2006,1(3):229-239.

[18] Fitzpatrick JE. The cutaneous histopathology of chemotherapeutic reactions. J Cutan Pathol, 1993,20(1):1-14.

[19] Selleri S, Seltmann H, Gariboldi S, et al. Doxorubicin-induced alopecia is associated with sebaceous gland degeneration. J Invest Dermatol, 2006,126(4):711-720.

[20] Luanpitpong S, Chanvorachote P, Nimmannit U, et al. Mitochondrial superoxide mediates doxorubicin-induced keratinocyte apoptosis through oxidative modification of ERK and Bcl-2 ubiquitination. Biochem Pharmacol, 2012,83(12):1643-1654.

[21] Ng CY, Chen CB, Wu MY, et al. Anticancer Drugs Induced Severe Adverse Cutaneous Drug Reactions: An Updated Review on the Risks Associated with Anticancer Targeted Therapy or Immunotherapies. J Immunol Res, 2018:5376476.

第四章 ○

放射性肺损伤

放射性肺损伤是胸部放疗最重要的剂量限制性毒性。总体来讲，放射性肺损伤在肺癌中最为常见，达 5%～25%。由于肺癌发生率的持续上升，以及胸部放疗适应证的不断扩展（如针对寡转移患者肺部原发灶的放疗、早期患者的立体定向放疗），放射性肺损伤的发生率也呈现升高的趋势。除肺癌患者外，乳腺癌患者及纵隔淋巴瘤患者等需要进行胸部放疗的人群中同样可以出现放射性肺损伤。在临床上放射性肺损伤的管理仍是当前的难点，存在鉴别诊断困难（肺损伤可能由其他因素引起，如肿瘤进展、化疗及靶向药物或感染）和处理不规范等问题。如果处理不当，放射性肺损伤会显著影响患者生活质量，甚至可能威胁生命，据报道，重度的放射性肺损伤死亡率可达 50%。

一、发病机制及病理改变

放射性肺损伤可分为急性期的放射性肺炎及慢性期的放射性肺纤维化 2 个阶段。放射性肺炎往往发生在放疗后的 6 个月内，很少超过 1 年；而放射性肺纤维化则通常出现在放疗结束 1 年之后。放射线对肺部的细胞产生直接的细胞毒作用，可导致肺部毛细血管通透性增加，引起肺水肿；同时，Ⅰ型和Ⅱ型肺泡细胞的损伤导致肺表面活性物质减少，致使血浆中的蛋白质渗入肺泡中；此外，损伤的肺部细胞（包括坏死的肿瘤细胞）会释放一系列细胞因子，导致肺泡内及间质中炎症细胞浸润增加，最终导致放射性肺炎。放射性肺损伤的病理性修复则导致了此后放射性肺纤维化的形成。在修复过程中，由肺部的巨噬细胞等分泌的细胞因子、生长因子等促进成纤维细胞产生胶原蛋白，最终导致肺部的弹性降低及瘢痕的形成。在这个过程中，转化生长因子 -β（transforming growth factor-β, TGF-β）是重要的调控因子。

二、危险因素

放射性肺损伤的危险因素可涉及患者、肿瘤和放射治疗三方面。患者的高危因素包括：年龄≥50岁，存在自身免疫性疾病，已经有间质性肺病，吸烟或既往有吸烟史，患有慢性阻塞性肺疾病。肿瘤相关的高危因素包括：复发或难治性肿瘤，肿瘤侵犯锁骨上区，巨块型肿瘤，同时接受化疗，既往接受过放疗。放射治疗相关的危险因素包括：≥30%的肺体积照射量超过20 Gy，≥65%的肺体积照射量超过5 Gy，平均肺部照射量超过20 Gy，肺下叶接受放疗等。

三、临床表现

放射性肺损伤的临床表现差异很大，可表现为仅有影像学改变而无明显的临床症状，也可表现为病情危重，需要住院抢救。最常见的放射性肺炎的症状为呼吸困难，以及非排痰性的干咳。值得注意的是，发热在放射性肺炎中并不常见，仅有<10%的患者存在低热，极个别患者存在高热。同样地，咯血在放射性肺炎中也很罕见。在放射性肺纤维化的患者中，呼吸急促及发绀则是典型的症状。放射性肺炎及放射性肺纤维化均可以导致肺功能不全，并进一步引起肺动脉高压，导致一系列肺源性心脏病的症状。在临床上，上述症状同样可以由肿瘤进展、药物引起的肺损伤、既往的肺部疾病［如慢性阻塞性肺疾病（chronic obstructive pulmonary disease，COPD）］及心源性疾病引起，需要注意鉴别。

四、治疗

目前针对放射性肺损伤的治疗尚缺乏设计良好的随机对照研究，因此也缺乏高级别的循证医学证据，更多地是依赖专家共识。对于症状非常轻微的患者，可以采取密切观察的策略。而对于出现了明确症状的放射性肺炎的患者，绝大多数专家推荐使用糖皮质激素进行系统性治疗：泼尼松的起始剂量可为1 mg/kg，持续2~4周，待患者症状缓解后，在6~12周逐渐减停药物。除此之外，一些研究也提示硫唑嘌呤及环孢素对放射性肺炎具有一定的疗效。对于放射性肺纤维化，目前尚无有效的治疗方案，更多地是采取吸氧等支持治疗。值得注意的是，糖皮质激素对于放射性肺纤维化疗效甚微，应当避免使用，以防止出现相应的不良反应。

五、动物模型

如前文所述，目前针对放射性肺损伤（尤其是放射性肺纤维化）的治疗手段十分有限。因此，降低其发生率、减轻其严重程度，以及寻求新的治疗方式就成了当前放疗领域的重要研究方向。利用动物模型开展研究则是重要的研究方法。目前用于建立放射性肺损伤的动物模型主要有小鼠、大鼠、兔、小型猪等。需要注意的是，不同的动物模型在接受相同的照射剂量及相似的照射体积后，发生放射性肺损伤的时间和严重程度差异较大，应根据临床研究的具体目的选择针对性的动物模型。

小鼠的基因组与人类高度相似，因此是最常用的放射性肺损伤动物模型。C57BL/6、CBA、C3H、BALB/C、LAF1、B6D2F1/J 等品系均已成功建立放射性肺损伤的模型。C57BL/6 小鼠因为价格较低，且容易产生肺纤维化，成为目前最常用的小鼠模型。此外，C3H/HeN 小鼠对于放射的敏感性也较高，同样是常用的小鼠模型。小鼠模型使用的放射方式多为半胸照射或者全胸照射。常用的放射剂量为 20～30 Gy，随着剂量的增加，放射性肺损伤的发生时间会提前，同时严重程度会加重。大鼠也是常用的放射性肺损伤动物模型，常用的品系有 Sprague-Dawley 及 Wistar。除此之外，目前研究者也在新西兰兔及小型猪上成功建立了放射性肺损伤的动物模型。

（杨云鹏　张　力）

参考文献

[1] Marks LB, Bentzen SM, Deasy JO, et al. Radiation dose-volume effects in the lung. Int J Radiat Oncol Biol Phys, 2010,76(Suppl 3):S70-S76.

[2] Morgan G. Radiation pneumonitis and fibrosis: mechanisms underlying its pathogenesis and implications for future research: in regard to Tsoutsou and Koukourkis. Int J Radiat Oncol Biol Phys, 2006,66:1281-1293.

[3] Marks LB, Yu X, Vujaskovic Z, et al.Radiation-induced lung injury. Semin Radiat Oncol, 2003,13(3):333-345.

[4] Pinnix CC, Smith GL, Milgrom S, et al. Predictors of radiation pneumonitis in patients receiving intensity modulated radiation therapy for Hodgkin and non-Hodgkin lymphoma. Int J Radiat Oncol Biol Phys, 2015,92(1):175-182.

[5] Wang JY, Chen KY, Wang JT, et al. Outcome and prognostic factors for patients with non-small-cell lung cancer and severe radiation pneumonitis. Int J Radiat Oncol Biol Phys, 2002,54(3):735-741.

[6] Bradley J, Movsas B. Radiation pneumonitis and esophagitis in thoracic irradiation. Cancer Treat Res, 2006,128:43-64.

[7] Yarnold J, Brotons MC. Pathogenetic mechanisms in radiation fibrosis. Radiother Oncol, 2010,97(1):149-161.

[8] Abratt RP, Morgan GW, Silvestri G, et al. Pulmonary complications of radiation therapy. Clin Chest Med, 2004,25(1):167-177.

[9] Fine A, Goldstein RH. The effect of transforming growth factor-beta on cell proliferation and collagen formation by lung fibroblasts. J Biol Chem, 1987,262(8):3897-3902.

[10] Hanania AN, Mainwaring W, Ghebre YT, et al. Radiation-Induced Lung Injury: Assessment and Management. Chest, 2019,156(1):150-162.

[11] Graves PR, Siddiqui F, Anscher MS, et al. Radiation pulmonary toxicity: from mechanisms to management. Semin

Radiat Oncol, 2010,20(3):201-207.

[12] Kocak Z, Evans ES, Zhou SM, et al. Challenges in defining radiation pneumonitis in patients with lung cancer. Int J Radiat Oncol Biol Phys, 2005,62(3):635-638.

[13] Bledsoe TJ, Nath SK, Decker RH. Radiation Pneumonitis. Clin Chest Med, 2017,38(2):201-208.

[14] McCarty MJ, Lillis P, Vukelja SJ. Azathioprine as a steroid-sparing agent in radiation pneumonitis. Chest, 1996,109(5):1397-1400.

[15] Muraoka T, Bandoh S, Fujita J, et al. Corticosteroid refractory radiation pneumonitis that remarkably responded to cyclosporin A. Intern Med, 2002,41(9):730-733.

[16] Idiopathic Pulmonary Fibrosis Clinical Research Network, Raghu G, Anstrom KJ,et al. Prednisone, azathioprine, and N-acetylcysteine for pulmonary fibrosis. N Engl J Med, 2012,366(21):1968-1977.

[17] Dabjan MB, Buck CM, Jackson IL, et al. A survey of changing trends in modelling radiation lung injury in mice: bringing out the good, the bad, and the uncertain. Lab Invest, 2016,96(9):936-949.

第五章 ◉

放射性肠炎

　　放射性肠炎（radiation enteritis，RE）的简单定义是当暴露在一定放射能量之下时，肠道会发生一些炎性反应。放射性肠炎常用于描述小肠和大肠受到的放射性损伤。根据定义，直肠损伤不在放射性肠损伤范围内，而是被单独定义为放射性直肠炎。放射性肠炎是盆腔、腹腔肿瘤放疗的常见并发症，治疗方法较多但疗效欠佳。探讨放射性肠炎的发生机制、病理变化，以及建立放射性肠炎动物模型对临床放射性肠炎的诊疗非常关键。

一、临床表现

　　从流行病学角度看，仅 2007 年就有大约 30 万盆腔恶性肿瘤患者接受了放射治疗。放射疗法在癌症治疗中广泛应用，同时辐射诱发的不良反应影响高达 75% 的放疗受体，导致放射性肠炎的发病率大幅增加。放射性肠炎损害正常组织是限制放疗剂量的主要原因，是潜在的治疗障碍。放射性肠炎可表现为急性综合征和慢性综合征。急性综合征在接触放射线后数小时至数天内出现，通常在几周内消失；典型的表现包括恶心、呕吐、腹痛、腹泻和里急后重。慢性综合征最早可能出现在接触放射线后的 2 个月，也有患者甚至 30 年后才发生；临床表现包括腹痛、吸收不良、腹泻、恶病质、肠出血、梗阻，甚至穿孔。

二、病因和病理

　　电离辐射对肠黏膜的反复损伤及其复杂的愈合机制被认为是引起放射性肠炎的原因。正常组织暴露在辐射下会产生活性离子，这些离子与细胞内的水分子结合形成羟基等自由基，这些自由基被认为是造成脱氧核糖核酸（deoxyribo nucleic acid，DNA）断裂和细胞死亡的原因。快速增殖的组织对辐射很敏感，因此细胞死亡的原因之一便是自由基对细胞膜的破坏。所以相比于结肠和直肠，小肠的上皮细胞对辐射更敏感。暴露于辐射下的转化生长因子-β（transforming growth factor-β，TGF-β）会被激活，随后刺激胶原蛋白和纤维连接蛋白基因以促进纤维化。最典型的病理改变是肠上皮纤维化和闭塞性动脉内膜炎。

从组织学角度看，放射后 2 ~ 3 小时可观察到最初的变化，主要是隐窝上皮细胞的凋亡。尽管细胞持续死亡，但上皮细胞还会继续迁移，过程中上皮细胞逐渐变小。随着时间的推移，绒毛细胞逐渐消失，进而导致肠道的抗感染和液体屏障的缺失。由细胞核或细胞质碎片组成的凋亡片段和凝结的细胞质也在显微镜下可见。

（一）急性放射性肠炎

急性放射性肠炎（acute radiation enteritis，ARE）被认为是放射性辐射毒性作用迅速分裂肠道上皮细胞（特别是隐窝干细胞）造成的后果。p53 过表达介导的细胞凋亡 B 淋巴细胞瘤 -2（B-cell lymphoma-2，BCL-2）基因的下调在此过程中起着核心作用。辐射毒性作用产生的黏膜炎干扰了肠屏障功能，并且导致肠腔内细菌的移位。

然而，最近越来越多的证据表明辐射暴露造成的肠道微血管内皮损伤也可能参与其中。辐射可造成内皮细胞的血栓调节蛋白减少、凝血酶过度激活和血小板黏附特性改变，从而产生复杂的交互作用，并造成肠道血管内皮栓塞程度加重，既导致了急性放射性肠炎，又使得慢性放射性肠炎长期存在。

大多数患者都有腹泻的经历，其发病机制可能是钠 – 钾泵受到联合抑制、乳糖不耐受和肠道运动障碍导致的细菌过度生长。辐射暴露后 4 天大鼠钠 – 钾泵活性下降了 40%。在结肠炎动物模型中，同样能观察到钠 – 钾泵活性下降。该损伤引起了钠和氯化物的吸收障碍，最终导致水样腹泻。

（二）慢性放射性肠炎

慢性放射性肠炎（chronic radiation enteritis，CRE）的特征则是进展性闭塞性动脉内膜炎。闭塞性血管炎引起组织缺血，进而导致加重的黏膜下纤维化。纤维化主要是由转化生长因子-β$_1$（transforming growth factor-β$_1$，TGF-β$_1$）及其下游的结缔组织生长因子介导的。纤维化使局部缺血问题持续存在。在显微镜下可观察到反应性的毛细血管和淋巴管扩张。大体上看，慢性放射性肠炎表现为肠道狭窄，瘘管形成，局部脓肿、穿孔、出血，肠道运动改变和吸收不良。最近，越来越多的证据表明肠道菌群对人体受到辐射后的反应有巨大的影响。肠道菌群的影响被认为受Toll 样受体介导。无菌小鼠动物模型的体外实验结果显示，肠道菌群对辐射暴露诱发结肠炎表现出更强的抵抗作用。

一项小型研究比较了放疗后腹泻患者与放疗后未腹泻患者的肠道菌群，发现其在基线时有不同的肠道菌群微生物谱。腹泻患者的粪便微生物谱在放疗后发生了变化。这一发现表明了肠道微生物群在辐射暴露引发腹泻中的作用。

三、建立动物模型

辐射暴露引起急性放射性肠炎是建立放射性肠炎研究的主要方向，目前大多数研究都是以急性放射性肠炎小鼠模型为基础，研究其发生机制和病理改变，以及不同因素的影响，或者在此基础上探索急性放射性肠炎的保护因素。慢性放射性肠炎发生较晚，病变周期漫长，建立动物模型非常困难，不在本章讨论范围内。

（一）准备急性放射性肠炎的动物模型

根据实验目的和实验条件选取 6~12 周的白化大鼠，健康 SD 大鼠，或者标准化裸鼠。实验前于标准化动物房完成饲养，实验室温度为 20~26 ℃，相对湿度为 40%~70%，持续 12 小时明暗交替，换气速度为 15 次 / 小时。大鼠自由活动、自由饮水，以标准鼠食喂养；根据实验目的完成给药或者对照。

也可根据实验目的选择某些趋化因子或炎性因子（如 CXL 家族、白细胞介素 -6/8/10 等）缺陷的小鼠。或者通过肠道宏基因组学，移植特定的肠道菌群至小鼠肠道的特定部位，以达到观察不同肠道微生物对放射性肠炎影响的目的。

（二）完成放射干预

对于急性放射性肠炎的模型，用单剂量 10 Gy 的 X 射线在大鼠腹腔以 0.62 Gy/min 的速度完成照射。照射前，给予大鼠 0.4 ml/100 g 的水合氯醛以进行麻醉。一个保护性铅屏（5 mm 厚）被放置在每个动物前，掩盖范围从头顶到肋骨下 1 cm 处。辐射暴露量可以根据实验研究目的进行调整，单剂量可以调整为 8 Gy 的 X 射线（具体剂量可以根据实验条件计算获得），速度可以调整为 0.40~0.80 Gy/min。小鼠的处理也可以用非全身麻醉，通过限制动物移动的特殊盒子同样可以完成放射干预。根据实验目的可设置不同实验组，接受对照 / 不同辐射暴露剂量，以及根据具体的实验目的干预因素，如维甲酸、褪黑素等，设置对照组 / 实验组，在准备动物模型阶段完成分组和药物干预。

（三）动物模型处理和组织染色

连续灌胃 7 天，大鼠恢复正常后将其处死，并进行剖腹手术。在完成剖腹手术后立即对小肠

（回肠、空肠）和结肠进行检查。宏观病理切片显示肠水肿和颜色改变时则进行切除。组织样品用石蜡固定包埋后切片（至少 10 个切片），使用苏木精 – 伊红染色评估肠道超微结构。

（四）实验的各项检测

细胞因子的 ELISA：大鼠去头后取血，离心取血浆以测定血清，采用不同试剂盒或者细胞因子分析芯片，分析 CXL 家族、白细胞介素家族、肿瘤坏死因子（tumor necrosis factor，TNF）家族细胞因子在辐射暴露后的改变。

免疫组化检测：回肠和结肠样本用石蜡固定后，通过免疫组化方法检测参与急性放射性肠炎的各类因子的表达情况，如 TNF-a、白细胞介素 -2（interleukin-2，IL-2）、白细胞介素 -6（interleukin-6，IL-6）、白细胞介素 -10（interleukin-10，IL-10）。通过苏木精 – 伊红染色（hematoxylin-eosin staining，HE 染色）和免疫染色观察放射性肠炎的隐窝细胞、上皮结构、绒毛结构、肠道毛细血管和淋巴管道的改变。若存在实验组和对照组，则可分析不同剂量的辐射暴露，以及不同保护因素的干预对病理结构的影响。

通过病理组织学形态观察和超微病理观察，分析肠道上皮和毛细血管、淋巴管道的结构变化。

谷胱甘肽（glutathione，GSH）、超氧化物歧化酶（superoxide dismutase，SOD）、一氧化氮（NO）、丙二醛（malondialdehyde）的指数检测。

RT-PCR 和 western blot：根据研究目的，检测参与急性放射性肠炎的各类基因和蛋白表达水平，如 TGF 家族基因、凋亡基因 B 淋巴细胞瘤 -2 基因 /BCL-2 相关 X 蛋白（B-cell lymphoma-2/BCL2-associated X protein，BCL2/BAX）、炎症相关基因核因子 -KB（nuclearfactor-kappaB，NF-KB）等，以及相关信号通路基因的交互作用。

四、放射性肠炎模型建立的作用评价

（一）放疗剂量

在腹腔放射治疗中最重要的放疗剂量限制因素是辐射对胃肠道黏膜屏障的损伤，临床表现为腹泻、里急后重和肠道出血等严重症状。TNF-a、IL-1、IL-6 在辐射暴露后明显增加。增加的炎性因子诱导了肠道组织氧化损伤，导致 MDA 的积累，NO 可降低还原性谷胱甘肽的活性。通过建立放射性肠炎模型可以更好地探索急性放射性肠炎的机制。

（二）化学制剂和口服营养素

大量的化学制剂和口服营养素都被用来降低放疗相关不良反应的死亡率和发病率。阿米福汀对细菌过度生长的保护作用，以及对急性放射性肠炎后胃肠系统移位的作用。维甲酸可抑制脂多糖（lipopolysaccharide，LPS）诱导的肠道炎症和氧化应激，抑制血清二胺氧化酶（diamine oxidase，DAO）、d-乳酸和肠组织损伤上的作用。为了更好地研究肠道保护剂在降低辐射暴露引发的肠道损伤中的作用。

（三）肠道菌群

肠道菌群在抵御辐射损伤上具有重要作用，通过放射性肠炎动物模型，可以分析不同菌群在不同肠道位置上的抗辐射损伤能力，以及肠道菌群改变在肠道辐射损伤上的作用机制。

（马宇翔　张　力）

参考文献

[1] Andreyev HJ. Gastrointestinal problems after pelvic radiotherapy: the past,the present and the future. Clin Oncol (R Coll Radiol), 2007,19(10):790-799.

[2] Zimmerer T, Böcker U, Wenz F, et al. Medical prevention and treatment of acute and chronic radiation induced enteritis--is there any proven therapy? A short review. Z Gastroenterol, 2008,46(5):441-448.

[3] Seal M, Naito Y, Barreto R, et al. Experimental radiotherapy-induced enteritis: a probiotic interventional study. J Dig Dis, 2007,8(3):143-147.

[4] Waddell BE, Rodriguez-Bigas MA, Lee RJ, et al. Prevention of chronic radiation enteritis. J Am Coll Surg, 1999,189(6):611-624.

[5] Andreyev HJ, Vlavianos P, Blake P, et al. Gastrointestinal symptoms after pelvic radiotherapy: role for the gastroenterologist?. Int J Radiat Oncol Biol Phys, 2005,62(5):1464-1471.

[6] Stacey R, Green JT. Radiation-induced small bowel disease: latest developments and clinical guidance. Ther Adv Chronic Dis, 2014,5(1):15-29.

[7] Anwar M, Ahmad S, Akhtar R, et al. Antioxidant Supplementation: A Linchpin in Radiation-Induced Enteritis. Technol Cancer Res Treat, 2017,16(6):676-691.

[8] Potten CS, Booth C. The role of radiation-induced and spontaneous apoptosis in the homeostasis of the gastrointestinal epithelium: a brief review. Comp Biochem Physiol B Biochem Mol Biol, 1997,118(3):473-478.

[9] MacNaughton WK. Review article: new insights into the pathogenesis of radiation-induced intestinal dysfunction. Aliment Pharmacol Ther, 2000,14(5):523-528.

[10] Langley RE, Bump EA, Quartuccio SG, et al. Radiation-induced apoptosis in microvascular endothelial cells. Br J Cancer, 1997,75(5):666-672.

[11] Clarke AR, Gledhill S, Hooper ML, et al. p53 dependence of early apoptotic and proliferative responses within the mouse intestinal epithelium following gamma-irradiation. Oncogene, 1994,9(6):1767-1773.

[12]　Dublineau I, Grison S, Grandcolas L, et al. Effects of chronic 137Cs ingestion on barrier properties of jejunal epithelium in rats. J Toxicol Environ Health A, 2007,70(10):810-819.

[13]　Paris F, Fuks Z, Kang A, et al. Endothelial apoptosis as the primary lesion initiating intestinal radiation damage in mice. Science, 2001,293(5528):293-297.

[14]　Wang J, Zheng H, Ou X, et al. Deficiency of microvascular thrombomodulin and up-regulation of protease-activated receptor-1 in irradiated rat intestine: possible link between endothelial dysfunction and chronic radiation fibrosis. Am J Pathol, 2002,160(6):2063-2072.

[15]　Wang J, Boerma M, Fu Q, et al. Significance of endothelial dysfunction in the pathogenesis of early and delayed radiation enteropathy. World J Gastroenterol, 2007,13(22):3047-3055.

[16]　Wedlake L, Thomas K, McGough C, et al. Small bowel bacterial overgrowth and lactose intolerance during radical pelvic radiotherapy: An observational study. Eur J Cancer, 2008,44(15):2212-2217.

[17]　Sandle GI. Salt and water absorption in the human colon: a modern appraisal. Gut, 1998,43(2):294-299.

[18]　Konishi T, Watanabe T, Nagawa H. Treatment of local ischaemia: anotherpromising approach for gastrointestinal complications of pelvic radiotherapy. Gut, 2006,55(8):1209.

[19]　Yarnold J, Brotons MC. Pathogenetic mechanisms in radiation fibrosis. Radiother Oncol, 2010,97(1):149-161.

[20]　Haydont V, Vozenin-Brotons MC. Maintenance of radiation-induced intestinal fibrosis: cellular and molecular features. World J Gastroenterol, 2007,13(19):2675-2683.

[21]　Theis VS, Sripadam R, Ramani V, et al. Chronic radiation enteritis. Clin Oncol(R Coll Radiol), 2010,22(1):70-83.

[22]　Otterson MF. Effects of radiation upon gastrointestinal motility. World J Gastroenterol, 2007,13(19):2684-2692.

[23]　Packey CD, Ciorba MA. Microbial influences on the small intestinal response to radiation injury. Curr Opin Gastroenterol, 2010,26(2):88-94.

[24]　Ciorba MA, Stenson WF. Probiotic therapy in radiation-induced intestinal injury and repair. Ann N Y Acad Sci, 2009,1165:190-194.

[25]　Crawford PA, Gordon JI. Microbial regulation of intestinal radiosensitivity. Proc Natl Acad Sci USA, 2005,102(37):13254-13259.

[26]　Manichanh C, Varela E, Martinez C, et al. The gut microbiota predispose to the pathophysiology of acute postradiotherapy diarrhea. Am J Gastroenterol, 2008,103(7):1754-1761.

[27]　Akpolat M, Gulle K, Topcu-Tarladacalisir Y, et al. Protection by L-carnitine against radiation-induced ileal mucosal injury in the rat: pattern of oxidative stress, apoptosis and cytokines. Int J Radiat Biol, 2013,89(9):732-740.

[28]　Giriş M, Erbil Y, Oztezcan S, et al. The effect of heme oxygenase-1 induction by glutamine on radiation-induced intestinal damage: the effect of heme oxygenase-1 on radiation enteritis. Am J Surg, 2006,191(4):503-509.

[29]　Erbil Y, Dibekoglu C, Turkoglu U, et al. Nitric oxide and radiation enteritis. Eur J Surg, 1998,164(11):863-868.

[30]　Zhuang S, Zhong J, Bian Y, et al. Rhein ameliorates lipopolysaccharide-induced intestinal barrier injury via modulation of Nrf2 and MAPKs. Life Sci, 2019,216:168-175.

第六章 ○

放射性脊髓损伤

放射性脊髓损伤是肿瘤放射治疗中最常见的中枢神经系统损伤，是脊髓受到照射后引起的神经水肿、退行性改变及血管损伤等病变。根据临床症状、病理改变、病程及预后等不同特点，放射性脊髓损伤可以分为短暂性放射性脊髓损伤、急性放射性脊髓损伤、慢性放射性脊髓损伤和放射性脊髓灰质炎，其中慢性放射性脊髓损伤最为常见。目前随着放疗技术的提升，加速器、X射线、γ射线及组织近距离放疗技术等得到普遍应用，患者的生存期虽然得到了延长，但放射性脊髓损伤的发病率也有所升高，为 1.2% ~ 25.0%。放射性脊髓损伤的潜伏期较长，早期表现较为隐匿，因此临床上易被忽视，一旦发生，轻则降低患者的生活质量，重则危及生命，对患者及其家庭造成负担。

一、影响因素

放射性脊髓损伤与多种因素有关，主要影响因素包括：照射剂量、分割次数、治疗时间、照射部位的范围及个体敏感差异等。脊髓属于晚反应组织，损伤程度与分割剂量密切相关，因此照射剂量对放射性脊髓损伤的意义最大：研究表明常规分割照射 45 Gy、57 ~ 61 Gy、68 ~ 73 Gy 时，放射性脊髓损伤的发病率分别为 0.2%、5.0% 和 50.0%。人体脊髓的放射性耐受剂量为 50 Gy，而颈段脊髓因敏感性更高，一般限于 40 Gy 内。

二、发病机制及病理改变

放射性辐射会导致少突胶质细胞的 DNA 破坏，在有丝分裂期发生细胞凋亡，且少突胶质细胞减少的程度超过前体细胞再生能力，从而导致白质破坏。也有研究认为血管的通透性改变是引起放射性脊髓损伤的主要原因。

放射性脊髓损伤包括的主要病理改变：白质损伤和血管损伤。白质损伤表现为脊髓充血、水肿、神经纤维脱髓鞘、细胞水肿、胶质瘢痕形成、出血性坏死等。血管损伤表现为血管通透性升高、毛细血管扩张、血管周围纤维化、纤维蛋白样坏死、出血等。按照组织受累程度将放射性脊髓损伤的病理改变分为Ⅰ~Ⅲ度：Ⅰ度为白质损伤和（或）轻微血管损伤，尚不引起临床症状；Ⅱ度主要为血管损伤，引起继发性白质损伤；Ⅲ度为同时存在独立的白质损伤和血管损伤，即两种损伤均为原发性。

三、临床表现

放射性脊髓损伤初期多较为隐匿，少数呈急性，临床表现为本体感觉减退、感觉丧失、肢体乏力、行动迟缓等。早期反应一般于放疗后 1~6 个月发生，典型症状为患者低头弯腰时下肢有触电感及麻痹感，反复数次后症状可明显减轻，休息后再次出现，称为莱尔米特征（Lhermitte sigh）。早期急性反应多为一过性表现，经药物治疗和适当休息后可治愈。一旦发展为慢性，则转变为不可逆性脊髓损伤，可表现为括约肌功能障碍、共济失调、肢体瘫痪等。

四、治疗

放射性脊髓损伤是放射治疗引起的严重并发症，一般以预防为主。主要预防措施包括：①防止照射野在脊髓部位重叠；②对于有严重基础疾病（高血压、低血压、糖尿病、血管疾病、先天畸形、中枢系统疾病等）的患者，采取个体化治疗方式，适当调整照射剂量和照射野；③由于合并化疗（甲氨蝶呤、顺铂、长春新碱、阿糖胞苷等）会导致脊髓的耐受量降低和潜伏期缩短，因此应适当调整照射剂量。一旦出现脊髓损伤症状应予以积极治疗，治疗药物包括：血管扩张药物、神经营养药物、糖皮质激素等。

五、动物模型

对于接受放射治疗后出现复发或者疾病进展的脊髓原发癌或转移癌患者，是否可以进行再次放射治疗仍未有明确的结论，其中再次放射治疗时脊髓放射性损伤的修复能力和耐受性是主要考虑的因素。然而，目前对人体脊髓再次照射的耐受性的研究较少，主要是啮齿类动物及灵长类动物的实验研究，结果证实初次照射的放射剂量、间隔时间及 2 次照射的放射剂量是患者对再次照射耐受性的重要影响因素。

（一）啮齿类动物

两项啮齿类动物的低位脊髓（成年小鼠照射 T10~L2，成年大鼠照射 L3~L5，幼年豚鼠照射 L2~L6）再照射实验结果显示，若初始照射剂量控制在有效中量（median effective dose，ED50）的 50%~75%，则远期的脊髓放射性损伤可明显修复。在另一项大鼠颈髓再照射实验中给予的初始剂量为 15 Gy，8 周或 16 周后给予再次照射，从而获得白质坏死（潜伏期 <7 个月）和血管损伤（潜伏期 18 个月）的剂量效应曲线。结果发现，8 周和 16 周时白质坏死可以显著修复，而血管损伤却不能修复。

（二）猴

除了啮齿类动物的相关研究外，M.D. Anderson 癌症中心的 Ang 等对成年恒河猴也进行了相关的研究。结果表明，初次放射性损伤的修复主要发生在照射后的 8 周，但仍存在部分的长期修复功能，且因初次照射剂量、动物年龄和动物种属的不同而略有差异。在初次照射后的 2 年内均存在放射性脊髓损伤的修复，但血管损伤的修复明显少于白质损伤的修复，且修复速度更缓慢。当对恒河猴进行再次照射时，若照射剂量少于初次剂量的 3/4，则 1~2 年内可以修复再次照射导致的脊髓损伤。

（周　婷　黄　岩）

参考文献

[1] 汤宇，张广勇. 放疗后神经系统损伤. 中国康复理论与实践，2007,09:862-863.

[2] 陈力. 放疗造成中枢神经系统的损伤及治疗. 陕西肿瘤医学，2000,02:94-95+108.

[3] 沈莉，杨林，田仰华. 放射性脊髓炎 24 例分析. 安徽医学，2009,04:455-456.

[4] 刘铖，姚长海. 放射性脊髓损伤. 中国矫形外科杂志，2001,05:492-495.

[5] St Clair WH, Arnold SM, Sloan AE, et al. Spinal cord and peripheral nerve injury: current management and investigations. Semin Radiat Oncol, 2003,13(3):322-332.

[6] Crossen JR, Garwood D, Glatstein E, et al. Neurobehavioral sequelae of cranial irradiation in adults: a review of radiation-induced encephalopathy. J Clin Oncol, 1994,12(3):627-642.

[7] Siegal T, Pfeffer MR. Radiation-induced changes in the profile of spinal cord serotonin, prostaglandin synthesis, and vascular permeability. Int J Radiat Oncol Biol Phys, 1995,31(1):57-64.

[8] Okada S, Okeda R. Pathology of radiation myelopathy. Neuropathology, 2001,21(4):247-265.

[9] Glantz MJ, Burger PC, Friedman AH, et al. Treatment of radiation-induced nervous system injury with heparin and warfarin. Neurology, 1994,44(11):2020-2027.

[10] Flanagan EP, Pittock SJ. Diagnosis and management of spinal cord emergencies. Handb Clin Neurol, 2017,140:319-335.

[11] Wyndaele JJ. Radiation effects on the spinal cord: is mitigation in the long run possible?. Spinal Cord, 2015,53(8):573.

[12] RRuifrok AC, Kleiboer BJ, van der Kogel AJ. Radiation tolerance and fractionation sensitivity of the developing rat cervical spinal cord. Int J Radiat Oncol Biol Phys, 1992,24(3):505-510.

[13] Ruifrok AC, Kleiboer BJ, van der Kogel AJ. Fractionation sensitivity of the rat cervical spinal cord during radiation retreatment. Radiother Oncol, 1992,25(4):295-300.

[14] Ruifrok AC, Kleiboer BJ, van der Kogel AJ. Reirradiation tolerance of the immature rat spinal cord. Radiother Oncol, 1992,23(4):249-256.

[15] Ang KK, Price RE, Stephens LC, et al. The tolerance of primate spinal cord to re-irradiation. Int J Radiat Oncol Biol Phys, 1993,25(3):459-464.

[16] Ang KK, Jiang GL, Feng Y, et al. Extent and kinetics of recovery of occult spinal cord injury. Int J Radiat Oncol Biol Phys, 2001,50(4):1013-1020.

第七章 ○

放射性骨损伤

放射治疗是恶性肿瘤的主要治疗手段之一，但同时会对辐射区的正常组织有一定程度的损伤，尤其当肿瘤附近的骨组织接受的辐射剂量超过阈值时，则会发生不同程度的放射性损伤。临床上，位于乳腺、脑、盆腔等部位的放射治疗常引起放射性骨损伤。放射性骨损伤导致的骨折的治疗效果很差，骨折延迟愈合的发生率较高，严重危害患者的生活质量，而且提高了医疗成本。

一、放射性骨损伤的临床表现

骨组织受到照射后出现骨损伤的时间为 2.4 ~ 10.0 年，也有研究指出最短时间为 2.1 个月。放射性骨损伤按照损伤程度及临床表现可分为放射性骨质疏松、放射性骨髓炎、放射性骨折、放射性骨坏死和放射性骨发育障碍。

二、放射性骨损伤的发生机制

放射性骨损伤的发生与放射治疗的部位、放射剂量、放射分割方案及患者的年龄和处于的发育阶段等密切相关。骨组织对放射敏感度低，放射性骨损伤的发生还与放射区域骨组织内部的血管、间充质干细胞、成骨细胞和破骨细胞的病理改变密切相关。骨组织受辐射后，血管内皮细胞的胞质出现肿胀和空泡，从而导致血管管腔变窄。随后血管内膜下纤维变形和血管内壁中磨玻璃样变厚进一步导致管腔狭窄，最终导致血流障碍。骨细胞是成熟骨组织中最重要的细胞，对骨吸收和骨形成都至关重要，而高剂量的辐射可引起骨细胞的死亡。在猴子下颌骨放疗模型中，当放射剂量达 45 Gy 时，辐射区域皮质片层中的骨细胞大量死亡。然而，破骨细胞则相反，高剂量辐射可以显著增加破骨细胞的活性，从而成为放射治疗后骨质丢失的主要原因。

三、放射性骨损伤的诊断

常规 CT 可以发现放射性骨损伤中骨质和骨髓的后期形态学改变，如骨质疏松、骨髓炎、骨折及骨坏死等，但对早期的骨组织改变敏感性低，稍滞后于病理表现及临床表现。而 MRI 对于辐射早期出现的骨髓水肿显示敏感，可用于骨髓病变的早期诊断。近年来，PET/CT 被认为是恶性肿瘤患者常用的随访工具，可以同时提供功能和解剖信息，因此也可作为诊断工具的选择之一。

四、放射性骨损伤后骨折

辐射区的骨生长受到抑制会造成骨质减少或骨质疏松，最终导致患者的不全骨折。有研究指出，高剂量的放射治疗会显著降低骨骼的承载能力。而且，放射区域的骨组织的辐射吸收量较大，如需要进行盆腔放疗的患者，其辐射区的骨盆对放疗剂量的吸收比例高达 70%。值得注意的是，放疗后由于骨萎缩和抗压能力下降，骨组织的抗骨折能力显著下降，在无外力的作用下仍会发生骨折。骨折的发生与放疗的分割剂量有关，随着分割剂量的升高，患者的骨折发生率明显升高。因此，接受放射治疗的患者要密切关注骨折的发生，及早进行处理，以免影响患者的活动能力和生活质量。

五、放射性骨损伤的治疗

放射性骨损伤的主要特征是大剂量的辐射引起了骨质丢失，这在一定程度上加大了患者的骨折风险，因此治疗放射性骨损伤的重点在于预防骨质疏松并恢复骨量。目前临床上主要的治疗药物包括双膦酸盐、维生素 D、降钙素和激素。此外，人重组甲状旁腺激素（recombinant human parathyroid hormone 1 ~ 34，rhPTH 1 ~ 34）是重要的促进骨合成的药物，也是目前 FDA 唯一批准治疗严重骨质疏松的促骨合成剂。目前多个临床试验证实 rhPTH1 ~ 34 可以显著降低绝经后妇女发生骨折的危险并可显著增加骨密度。

六、放射性骨损伤的预防

目前对于放射性骨损伤尚无较好的预防方法。De Freitas 等对 80 只卵巢切除术后的雌性大鼠进行放射治疗，通过骨小梁的数量和双折射方法进行分析，结果发现亚硒酸钠对卵巢切除术后的大鼠的骨具有明显的保护作用，而且无明显的毒副作用。此外，也有研究表明改善微循环和益气活血的中成药也有一定预防放射性骨损伤的作用。

（周　婷　黄　岩）

参考文献

[1] 刘树铮．医学放射生物学．3 版．北京：原子能出版社，2006.

[2] 李建福，程天民．放射性骨损伤病理学改变的研究近况．中华放射医学与防护杂志，2000,03:77-80.

[3] 王炳胜，张秀丽，刘秀芳，等．益气活血中药对放射性骨损伤防护作用的实验研究．中国中医骨伤科杂志，2003,04:19-21.

[4] Schmeler KM, Jhingran A, Iyer RB, et al. Pelvic fractures after radiotherapy for cervical cancer: implications for survivors. Cancer, 2010,116(3):625-630.

[5] Baxter NN, Habermann EB, Tepper JE, et al. Risk of pelvic fractures in older women following pelvic irradiation. JAMA, 2005,294(20):2587-2593.

[6] Reginster JY, Neuprez A, Dardenne N, et al. Efficacy and safety of currently marketed anti-osteoporosis medications. Best Pract Res Clin Endocrinol Metab, 2014,28(6):809-834.

[7] Burr DB. The contribution of the organic matrix to bone's material properties. Bone, 2002,31(1):8-11.

[8] Lane NE. Epidemiology, etiology, and diagnosis of osteoporosis. Am J Obstet Gynecol, 2006,194(Suppl 2):S3-S11.

[9] Whitaker M, Guo J, Kehoe T, et al. Bisphosphonates for osteoporosis–where do we go from here? N Engl J Med, 2012,366(22):2048-2051.

[10] Oh D, Huh SJ, Lee SJ, et al. Variation in FDG uptake on PET in patients with radiation-induced pelvic insufficiency fractures: a review of 10 cases. Ann Nucl Med, 2009,23(6):511-516.

[11] Andrews EB, Gilsenan AW, Midkiff K, et al. The US postmarketing surveillance study of adult osteosarcoma and teriparatide: study design and findings from the first 7 years. J Bone Miner Res, 2012,27(12):2429-2437.

[12] Hartsell WF, Scott CB, Bruner DW, et al. Randomized trial of short-versus long-course radiotherapy for palliation of painful bone metastases. J Natl Cancer Inst, 2005,97(11):798-804.

[13] Sze WM, Shelley M, Held I, et al. Palliation of metastatic bone pain: single fraction versus multifraction radiotherapy-a systematic review of the randomised trials. Cochrane Database Syst Rev, 2004(2):CD004721.

[14] de Freitas DQ, Ramos-Perez FM, Neves EG, et al. Radioprotective effect of sodium selenite on bone repair in the tibia of ovariectomized rats. Braz Dent J, 2012,23(6):723-728.

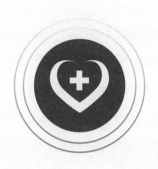

第十一篇

肿瘤支持治疗与健康经济学

作为推进健康中国建设的行动纲领，中共中央、国务院印发《"健康中国 2030"规划纲要》，明确"共建共享、全民健康"是建设"健康中国"的战略主题。然而，健康不仅是一个医学问题，越来越多的社会科学研究指出，社会因素对于健康的影响远远超过医学技术因素的影响，健康是一个社会问题。卫生经济学、健康社会学、社会医学等都是社会科学领域健康研究扩展和发展的成果。

《中国深化医改报告》提出了从体制碎片化向以人为本的综合医疗转变的战略方向。2018 年 3 月我国成立了国家医疗保障局，国家医疗保障局的职责集医保支付与补偿、药品招标、价格谈判和监督管理于一体。在全国没有形成统一的医疗保险制度之前，取消门诊个人账户、建立门诊统筹，需要解决好异地就医及时结算，逐步提高统筹层次和补偿比例，做好医保基金的监督和管理工作。医疗控费决不能影响患者接受更优质医疗服务的权利。一些学者认为医改的关键在于公立医院改革，而公立医院的改革还有漫长的道路。毋庸置疑，新医改（自 2009 年开始）的最大成就是明确了健康中国的战略。医改的最终目标是提高人民健康水平，实现国民健康长寿，基本实现健康公平。政府应当把健康放在优先发展的战略位置，将健康的理念融入公共政策制定的全过程，在提供医疗卫生服务方面从片段式治疗发展到整合性医疗，从追求数量转变为注重质量和价值，从疾病管理发展到健康管理，从发展医疗联合体转变为发展健康联合体。

世界卫生组织（WHO）在《2000 年世界卫生报告——卫生系统：改进绩效》中将卫生系统定义为"主要目的是促进、恢复或维持健康的所有活动"。它提出，一个高质量的医疗体系应该关注并满足不同人群的健康需求，不会因为经济水平与支付能力的不同而造成健康差距。在报告提出后的 10 年中，建立公平的医疗保健系统已成为大多数国家医疗保健改革的核心目标之一。健康经济学研究成果已被欧美国家用作合理配置资源的重要依据。近年来，我国在卫生资源的配置中也更多地关注健康经济学相关研究。由于中国的医疗资源配置不足，为了更好地实现医疗服务的公平性和可及性，在既定资源刚性约束下，应当通过政策引导将医疗资源配置到最具优势的项目上。医疗经费的使用在不同类别疾病治疗中产生的边际效应存在明显差异，增量资源和边际效应配比最优的应为重大疾病，其次为普通疾病，再次是恶性肿瘤等难以治愈的疾病。应节约恶性肿瘤等难以治愈疾病的治疗费用，比较可行的方法有建立安宁疗护病房，尽早地实行对症支持治疗等。从健康经济学角度分析节约早期支持治疗医疗费用的研究在本篇随后章节中将详细阐述。

健康经济学具有双重学科性质，即可作为医疗政策健康保健研究投入要素的经济学，又可作为研究健康行为医疗保健的经济学。"健康经济学"源于英文"health economy"，国内许多学者认为，健康经济学等同于卫生经济学。对于健康经济学与卫生经济学两者概念的区别，早在 2000 年 Victor Fuchs 就指出健康经济学包括健康经济学本身和医疗保健经济学两部分，并认为医疗保健经济学受到了经济学家更多的关注。健康经济学的研究范畴比卫生经济学更广泛，在医药健康领域，许多学者将健康经济学和卫生经济学视为一个概念，在学术产出上许多研究并未对两者进行区分。健康经济学与卫生经济学主要有几点区别：健康经济学的研究不仅追求实现有限医疗卫生资源的效益最大化，而且还追求提高群体人力资本，特别是实现群体人口健康状况从异质性向同质性的转化；健康经济学的服务人群覆盖面广，包括了非健康人群和健康人群；健康经济学研究所涉及的变量更为丰富，并且包含了大量的社会科学内容。随着肿瘤治疗水平的提高，肿瘤患者生存期延长，早期对症支持治疗对肿瘤患者、家庭和照护者方面的健康经济学研究逐渐引起了关注。

（王杰军）

参考文献

[1] 朱慧劼，风笑天."健康中国"背景下的健康不平等.学习与实践，2018(4):91-98.

[2] 刘俊辰，张琨.卫生经济学在临床应用中的价值综述.中国卫生经济，2018, 37(8):10-12.

[3] 徐程，卿涛，蔡枫瑜，等.健康经济学评价中的产出结果及其社会价值研究：文献综述.中国药物经济学，2017,12(12):154-161.

[4] 温煦，何平，郑晓瑛.健康经济学的发展与挑战.中国卫生经济，2017,36(7):5-8.

[5] 胡珉瑞，黄昌盛.医疗控费不能"一刀切".团结报，2018-03-31(4).

[6] 郑秉文.医改的关键在于公立医院改革.中国医疗保险，2018(3):3.

[7] 胡善联.新医改10年的回顾与展望——战略、政府、市场、激励.卫生软科学，2019, 33(8):3-6.

[8] Fuchs VR. The future of health economics. J Health Econ, 2000,19(2):141-157.

[9] Wang X, Huang Y, Birch S. People engagement in health-care system transition in China. Lancet Public Health, 2019,4(9):e446.

[10] Lv H, Gu J, Yuan X, et al. Prioritizing the perceived equity of the residents to construct an equitable health care system: evidence from a national cross-sectional study in China. BMC Health Serv Res, 2020,20(1):167.

第一章 ○

健康经济学角度下的早期支持治疗

随着健康概念和医学模式的转变，健康产出结果的评价体系也已经改变。相关评价体系从单一的疾病角度评价临床生理指标，扩展到多维度的心理、社会、环境及精神信仰等主观感受层面的指示。在肿瘤支持和姑息治疗方面，环境、信仰等主观感受的"健康"概念，目前还没有纳入"成本"或者"收益"中来评价，因此，在很多细分的领域，如对症状控制的领域（肿瘤支持治疗中最重要的部分），更多的经济学研究是以药物经济学的成果来进行展示的。广义的药物经济学（pharmaceutical economics）主要研究药品供需双方的经济行为、供需双方相互作用下的药品市场定价，以及药品领域的各种干预政策措施等。狭义的药物经济学（pharmacoeconomics）是一门将经济学基本原理、方法和分析技术运用于临床药物治疗过程，并以药物流行病学的人群观为指导，从全社会角度展开研究，力求最大限度地合理利用现有医药卫生资源的综合性应用学科。自药物经济学产生以来，其理论和评价方法在世界范围内快速发展，各个国家的政府都致力于将药物经济学评价结果应用到临床用药选择、医保药品目录制定、新药研发与定价及药品相关政策中，以期推动医患双方合理用药和医药卫生资源的合理配置。

药物经济学的发展经历了初级阶段和发展阶段。在药物经济学发展的初级阶段，医院的医师和药师应用药物经济学理论揭示了药物消费问题，为患者选择性价比最高的诊疗方案，以减少患者的药费负担，并把药物的经济性放在了与药物的安全性和有效性同等重要的地位。初级阶段的主要特征是医院和医师是药物经济学评价的主要评价者和推动者，药品使用原则中增加了经济性以及与临床结合的紧密性。自20世纪90年代以后，随着药物经济学在全球范围内的迅速普及，药物经济学进入发展阶段。卫生行政部门和医保部门开始用药物经济学评价结果来遴选基本药物，确定何种药物更适合进入医保目录，这为医药政策的制定提供了参考。药物的经济属性也被制药公司用来指导新药研发、帮助新药定价，这一属性推动了药物创新。药物经济学发展阶段的主要特征是政府为药物经济学发展提供了助力，药物经济学与公共决策联系紧密。在药品的准入与定价方面，政府已经开始考虑药物经济学评价结果；在新药研发方面，政府也开始重视药物的经济性。

第一节　药物经济学常用研究指标

卫生经济学是经济学的一个分支，专注于医疗卫生保健领域，主要通过运用经济学理论和方法研究医药领域相关的资源配置，力求最大限度地合理利用卫生资源，用相对有限的医疗资源发挥出最大的经济与社会效益。药物经济学的评价主要从卫生经济学中发展而来，从基本的成本和结果测算分析开始，逐渐形成了相应的评价和分析方法，包括成本 – 效果分析（cost-effectiveness analysis，CEA）、成本 – 效用分析（cost-utility analysis，CUA）、成本 – 效益分析（cost-benefit analysis，CBA）和最小成本分析（cost-minimization analysis，CMA），在药物经济学的发展过程中，人们通过数学模型，如决策树模型（decision tree mode，DTM）、马尔可夫模型（Markov model）、蒙特卡罗模拟（Monte Carlo simulation）等，不断完善药物经济学的评价方法体系。评价指标可应用于公共卫生领域、医疗领域、技术评估领域、药品经济学评价、评价和比较各项治疗方案，健康经济学评价的一般步骤见图 11-1-1。国内外关于肿瘤支持与姑息治疗相关健康经济学的研究多以 CEA、CUA 等指标为主要评价标准。

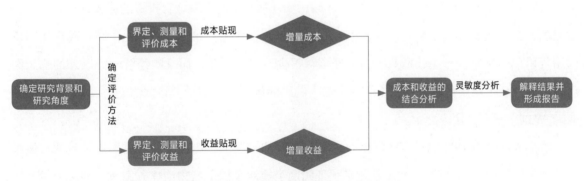

图 11-1-1　健康经济学评价的一般步骤

成本 – 效果分析（CEA）是较为完善的综合经济评价形式之一，主要比较了健康效果差别和成本差别，其结果以单位健康效果增加所需成本值（即成本效果比值）来表示。其特点是治疗结果不用货币单位来表示，而采用临床指标，如抢救患者的人数、生命延长期、治愈率等。常用的评价指标包括平均成本 – 效果比（average cost-effectiveness ratio，CER）数据和增量成本 – 效果比（incremental cost-effectiveness ratio，ICER）数据。其中，ICER 是 CEA 中最常用的方法。

CER 表示产生单位健康产出所需的平均成本，通常用于评估单个治疗方案的效率高低；ICER 指增量成本除以增量健康产出，表示增加一单位的健康产出所消耗的增量成本，可用于评价两个及两个以上替代治疗方案之间的相对经济性。

成本 – 效用分析（CUA）是成本 – 效果分析的发展产物，与成本 – 效果分析有许多相似之处。从某种程度上讲，两者均用货币来衡量成本，并且测量结果也都采用临床指标作为最终结果的衡量参数。不同之处在于，成本 – 效果为一种单纯的生物指标，如延长的寿命时间、增加的体重、降低的血压值等。相反，成本 – 效用分析中的结果却与质量密切相关，为了满足患者对生活质量的要求，该分析采用效用函数变化，即常用单位是质量调整生命年（quality adjusted life year，QALY），而非健康结果变化。进行不同疾病药物治疗措施的比较是近年来受到推崇的药物经济学研究方法。全球大多数国家 / 地区的指南均建议根据研究目的从多种分析方法中选择适当的分析方法，由于 CUA 比其他评价方法更为全面，且便于不同健康干预项目之间的横向比较，因此 CUA 被广泛推荐。但 CUA 在中国的运用存在一定困难，因为可以进行本土效用值转化的疾病专用生命质量量表十分有限，从而导致缺乏相关疾病患者群的生命质量基础数据，同时也缺乏对 CUA 评价结果判定标准的阈值设定，而且，相比 CUA 中的生命质量效果指标，目前决策者和临床医生在某种程度上，更认同临床上常见的客观医学指标。

成本 – 效益分析（CBA）是一种成本和结果均以货币单位测量的经济学分析方法。与成本 – 效果分析不同的是 CBA 的结果以货币形式表现出来，它不仅具有直观易懂的优点，还具有普遍性，既可以比较不同药物对同一疾病的治疗效益，还可以进行不同疾病治疗措施间的比较，甚至可以对疾病治疗与其他公共投资项目进行比较，如疾病治疗与公共教育投资的比较，适用于全面的卫生及公共投资决策。然而，许多中、短期临床效果变化，如患病率、死亡率、残疾状态难以用货币单位衡量，有关长期效果的数据资料很少或者不全面，而且除经济学家以外的临床医疗人员和公众很难接受以货币单位衡量生命、健康的价值。一些学者将意愿支付（willingness to pay，WTP）法引入研究之中。

最小成本分析（CMA）是在临床效果完全相同的情况下，比较哪种药物治疗（包括其他医疗干预）方案的成本最低。CMA 首先必须证明两个或两个以上药物治疗方案所得结果无显著性差异，然后通过分析找出成本最低者。由于 CMA 要求药物的临床治疗效果（包括疗效、副作用、持续时间）完全相同，因此其应用范围较局限。

增量成本 – 效果比（ICER）可以评价两个及两个以上替代治疗方案之间的相对经济学。假设有两个治疗方案 A 和 B，A 为新方案，B 为旧方案或标准治疗方案，采用两种治疗方案产生的成本分别为 CA 和 CB，获得的健康产出分别为 EA 和 EB，那么 A 方案的成本 – 效果比为 CERA=CA/EA，B 方案的成本 – 效果比为 CERB=CB/EB；A 方案相对于 B 方案的 ICER=（$CA-$

CB）/（*EA–EB*），其中△*C=CA–CB* 为增量成本，△*E=EA–EB* 为增量健康产出。ICER 即增加一个单位的健康产出所消耗的增量成本（△*C*/△*E*）。对于某一治疗方案来说，其获得的健康改善通常满足边际收益递减规律，即增加单位成本所获得的单位健康改善是逐渐递减的。假如希望通过追加成本获得显著的健康改善，往往需要在不同治疗方案间进行选择。实际上，决策者往往更关注一项治疗方案相对于其他替代治疗方案而言在成本节约及健康改善两方面的积极作用，因此，与 CER 相比，ICER 能够提供更多信息，对决策制定也更有意义。决策制定决定了是否采用该种治疗方案及判断采用该种治疗方案后，增加一单位健康产出所支付的成本是否值得。这时会引入一个外部参考值 λ（也称成本效果阈值），即增加一单位健康产出的最大支付意愿。若增量分析的结果小于 λ，则认为该治疗方案是可以接受的，否则拒绝该方案。由于各国经济发展水平和对生命价值的预期等并不相同，各国卫生决策制定者通常将增加一个 QALY 的最大支付意愿作为 λ，因 λ 取值不同，同一治疗方案在不同国家的卫生决策过程中的接受意愿是不同的。当△*E*>0 时，ICER=△*C*/△*E*<λ；当△*E*<0 时，ICER=△*C*/△*E*>λ，新方案 A 相对于旧方案 B 而言是具有成本效果优势的。根据 WHO 关于药物经济学评价的推荐意见：ICER< 人均 GDP，增加的成本完全值得；人均 GDP<ICER<3 倍人均 GDP，增加的成本可以接受；ICER>3 倍人均 GDP，增加的成本不值得。

意愿支付（WTP）是个体为了获得某些商品或服务而愿意支付的最大数额，或者个体为避免预期损失而愿意支付的最大数额。在卫生项目的经济评估中，许多成本和收益包含一些无法用市场价值衡量的因素，这些因素包括诊疗引起的肉体和精神上的痛苦、因参与治疗而花费的时间、疾病痊愈后患者与家属的精神收益、传染病疫苗的接种对周围人及整个社会的价值等。这类因素的价值测量难度较大且缺乏标准，现阶段大部分研究很难准确地将这些因素计入评估之中，或者并没有将这些因素考虑在内，这将导致项目评估结果的准确性受到质疑，即评估结果不能真实地反映出评估项目的真实价值。WTP 技术可以将无法直接获得市场价值的因素纳入整体评估中。简言之，WTP 基于这样一个前提，假设一个人的效用水平只取决于健康状况和收入水平，并且假设某个治疗项目可以使此人的健康状态由患病状态转化为完全健康状态，那么，这个人的意愿支付就是保持这种完全健康状态所需要付出的交换条件。WTP 法是建立在健康效用理论基础上，用以测量健康改善（包括生命延长、劳动能力的恢复、疾病的治愈、身体痛苦的减轻及精神状态的改善）所带来收益的测量方法。狭义的 WTP 只限于对健康改变的价值进行量化，而广义的 WTP 不仅包括对健康效益的测量，还包括对未来医疗成本的节约和缩短缺勤时间所带来产值增加。

质量调整生命年（QALY）是指某项卫生规划挽救了人的生命，不同程度地延长了人的寿命。不同的人所延长的生命质量是不同的，QALY 将不同生活质量的生存年数换算成相当于完全健康人的生存年数。在药物经济学领域当中，从广义的成本－效果分析角度来看，效果指标的表达方式可分为三大类。①中间结果指标，即常见的临床指标。治疗不同疾病的药物，其中间结果指标可能是不同的，这限制了不同疾病治疗药物间经济性的比较。②最终结果指标，即挽救的生命年数。③同时考虑到生命长度和生命质量的指标，这类指标也被视为成本－效用分析中效用的表达方式，该类指标中最常用的是 QALY。

近年来，国际上针对处于生命终末期的患者，当治疗药物以 QALY 作为健康产出、按照常规意愿支付阈值被判断为不具有经济性时，便开始探讨采用不同的意愿支付阈值进行经济性分析。由于人们每多获得一个 QALY 所愿意花费的成本（即 WTP 阈值）受人群健康偏好、文化、社会经济发展水平的影响，因此，不同国家在进行药物经济学评价时所参考的意愿支付阈值不同。各个国家的 WTP 阈值并不相同：通常英国为 2 万 ~ 3 万英镑，美国为 5 万 ~ 10 万美元，英国国立临床规范研究所（National Institute for Clinical Excellence，NICE）针对生命终末期患者制定了特别政策，在满足一定条件后，相关治疗药物进行的药物经济学评价可以超过 3 万英镑的意愿支付阈值。与英国相比，美国批准生命终末期药物并进行报销补偿的概率更大。一方面，美国的通用 WTP 阈值高于英国；另一方面，英国采取全民健保制度，而美国是以市场化的商业保险为主。对于没有特定 WTP 阈值的国家，WHO 推荐以本国 1 ~ 3 倍 GDP 作为参考值。包括中国在内的发展中国家，在进行药物经济学评价时，通常以国内人均 GDP 的 1 ~ 3 倍作为单 QALY 的 WTP 阈值。目前中国进行医保价格谈判时已经开始提倡企业提交药物经济学评价资料，并将其作为价格谈判的参考之一。面对生命终末期患者，是否也应当酌情考虑提高 WTP 阈值来合理配置卫生资源，是未来可以进一步探讨的。从实际出发，WTP 阈值是判断经济性的一个方面，而卫生决策还需要兼顾公平性及医保基金的可负担等情况。

决策树模型（DTM）是一种常用的临床决策分析方法。常用药物在治疗阶段的不同治疗效果和成本来构建决策树，进而计算药物的成本效果。DTM 由代表治疗方案的决策节点及表示治疗方案所产生的可能结果及其概率的决策分支组成。决策树分析法是把某一决策问题的各种供选择方案、可能出现的概率、状态及后果等一系列的因素，按其相互关系用树形图表示出来，然后按网络决策的程序和原则进行优选和决策。一般情况下，DTM 适合模拟病程短、变化不复杂的急性疾病。如果分支太多或路径层次太多，DTM 的构建和分析会比较困难。

马尔可夫模型（Markov model）的原理是依据疾病转归的独立性，将疾病划分为几个有限且相互独立的状态，根据各状态在一定时间内相互间的转换概率模拟疾病的发展过程，并结合每个状态下的健康效用值和资源消耗，通过多次循环运算，估计疾病发展的结局及所需费用。在模型中，随着时间的进展，患者依据转移概率在不同状态间转换，最终进入"吸收态"（通常为死亡状态）。全部患者都进入死亡状态或模型运行时间足够长，则模拟结束。统计整个过程中患者在各状态下的停留时间，再乘以各状态的成本和产出，便可得出总的期望成本和产出，并进行经济学评价。一般情况下，马尔可夫模型适合模拟病程长、病情反复、迁延不愈的慢性疾病。

蒙特卡罗模拟（Monte Carlo simulation）又称统计模拟法、随机抽样技术，是一种随机模拟方法，是一种以概率和统计理论方法为基础的计算方法，是使用随机数（或更常见的伪随机数）来解决很多计算问题的方法。该方法将所求解的问题同一定的概率模型相联系，用电子计算机实现统计模拟或抽样，以获得问题的近似解。蒙特卡罗模拟通过计算机进行模拟模型中各参数，然后通过模拟多次随机抽样试验，统计出某事件发生的百分比。试验次数越多，该百分比越接近事件的真实发生率。模拟中每个患者始于健康状态，在每一循环结束时，产生一个随机数和转移概率，同时确定患者在下一循环的健康状态。蒙特卡罗模拟可以确定大量患者个体的成本和产出及某一时间点的某一个体在过程中的随机转换，从理论上来说，试验次数越多，所得到的结果越精确。

从卫生经济学的角度看，经济评估被认为与临床医生和卫生保健决策者最为相关。在临床实践中进行决策是复杂和困难的，临床医生往往面临着各种可能的替代性决策选择，临床医生需要权衡每种选择的后果。目前，患者还不被当作医疗保健的共同生产者，这也是医患矛盾的核心原因之一。医患"共同决策"模式是比较理想的医疗决策模式，这种模式考虑到患者的个体性及价值取向，有利于达成最适合患者的个体化治疗方案，因此，临床医务工作者应积极学习，并将正确的健康经济学评价方法应用到日常工作中，通过评价并比较疾病的各种诊治方案，为患者提供相对风险最小、成本最低而疗效最好的方案。临床医务工作者应将健康经济学评价思维用于临床实践中，不仅有利于患者个体化治疗，也可以使社会稀缺的医疗资源得到最大利用，并为卫生事业的发展及全民的医疗服务做出更多贡献。

（王杰军）

参考文献

[1] 张楠，石学峰，吴晶.增量成本效果比在卫生技术评估中的应用.中国卫生政策研究，2012,5(2):64-68.

[2] 秦续龙，郑亚明.意愿支付法在药物经济学中的应用.中国药物经济学，2009(4):57-62.

[3] 周挺，李洪超，马爱霞，等.药物经济学评价中生命终末期患者意愿支付阈值探讨.卫生经济研究，2018(3):55-57+60.

[4] 黄丽花，李维嫣，吴家园，等.卫生经济学评价方法在临床医学研究中的应用概况.中国医药指南，

2019,17(14):58-60.

[5] 官海静，岳晓萌，吴久鸿. 中国药物经济学评价指南的应用与挑战. 中国药学杂志，2017, 52(13):1188-1193.

[6] 孙利华，刘玉聪. 对药物经济学评价方法的思考. 中国药房，2010,21(28):2604-2606.

[7] 孙利华，段晓敏. 我国医院病案数据的现状及问题——基于药物经济学评价角度. 中国药学会药事管理专业委员会. 2015年中国药学会药事管理专业委员会年会暨"推进法制建设，依法管理药品"学术研讨会论文摘要集. 中国药学会药事管理专业委员会，2015:2.

[8] 宗欣，孙利华. 药物经济学评价方法及其评价标准. 中国药物经济学，2011(3):79-85.

[9] 赵可新，李岑，张睿，等. 模型研究方法在药物经济学中的应用概述. 中国药师，2015,18(9):1561-1564.

[10] 饶欣，王长连，许雄伟，等. 两种阿片类药物治疗癌痛的决策分析. 中国疼痛医学杂志，2016,22(6):448-453.

[11] 陶立波. 药物经济学评价中应用标准化疾病模型的方法和意义. 中国卫生经济，2017,36(10):58-61.

[12] 程显枝，吴玉波. 运用规范合理的方法进行药物经济学研究. 中国药房，2013,24(18):1635-1637.

[13] 吴伟栋，冯莎，祁方家，等. 药物经济学及其演变. 上海医药，2015,36(1):3-6.

[14] 卢杉杉，沈爱宗. 药物经济学在临床药物治疗学中的应用. 中国药物经济学，2020,15(5):15-18.

[15] Malin JL. Wrestling with the high price of cancer care: should we control costs by individuals' ability to pay or society's willingness to pay?. J Clin Oncol, 2010,28:3212-3214.

[16] Neumann PJ, Sanders GD. Cost-Effectiveness Analysis 2.0. N Engl J Med, 2017,376(3):203-205.

[17] Painter JT, Gressler L, Kathe N, et al. Consumer willingness to pay for pharmacy services: An updated review of the literature. Res Social Adm Pharm, 2018,14(12):1091-1105.

[18] Whitehead SJ, Ali S. Health outcomes in economic evaluation: the QALY and utilities. Br Med Bull, 2010,96:5-21.

[19] McDougall JA, Furnback WE, Wang BCM, et al. Understanding the global measurement of willingness to pay in health. J Mark Access Health Policy, 2020,8(1):1717030.

第二节　药物经济学评估在早期支持治疗中的应用

WHO自从将癌症纳入慢性病范围，就将有关肿瘤工作任务"肿瘤预防、早期诊断、早期治疗"修订为"肿瘤预防、早期诊断、综合治疗、姑息治疗"。支持与姑息治疗由医生、护士及给患者提供其他支持治疗的专业人员共同完成，适用于任何年龄、任何疾病的任何阶段，并可与根治性治疗同时进行。姑息医学在欧美及亚洲的一些发达国家都已被证实有利于有限医疗公共资源的合理分配和利用。2017年WHO总结了关于姑息治疗的10个事实。比如，姑息治疗在全球范围内存在差距，缺乏姑息治疗和控制疼痛是全球最严重的卫生不公平现象之一；在高收入国家，大多数人都有机会获得姑息治疗，但在低收入和中等收入国家，仅有很少一部分人能够获得姑息治疗；据估计，每年有4000万人需要姑息治疗，其中78%的人生活在低收入和中等收入国家。综合家庭护理有多种好处，包括家庭护理在内的姑息治疗可以改善患者及其家属的生活质量，同时还可以减少不必要的住院，为医疗保健系统节约开支。姑息治疗经过多年发展，在全世界范围内，不仅促进了医学多学科的进步，也使医学人文关怀的发展达到了一个新的高度，也节约了医疗保健系统的开支。这对于缓解和减少国家医疗财政支出、控制医疗费用的过快上涨无疑具有重要意义。

2009 年，*JAMA* 杂志公布了一项历时 3 年的规范化姑息治疗项目，该项目针对临终期肿瘤患者制定了一整套姑息治疗规范，该姑息治疗规范主要分为以下几大模块：接受姑息治疗时间、姑息治疗方式、医生通过电话随访对患者进行指导、家庭成员与医生关于治疗方案的沟通策略、症状管理和紧急事件处理等。该项目希望通过实施姑息治疗来改善患者生命质量、缓解临终抑郁情绪、缓解临床症状、减少过度治疗。该项目招募了 681 名患者，最终经过条件筛选入组 322 人并进行随机分组，规范化姑息治疗对患者临床症状控制、生命质量、情绪、生存期和医疗资源的利用有重要价值。一项纳入 2012—2013 年 10 项美国姑息治疗临床研究的 Meta 分析显示，姑息治疗降低了医疗支出，降低幅度为 9%~25%。因此，姑息治疗不仅能显著提高患者的生活质量、延长生存期，而且能够节约医疗资源。越来越多的研究证明早期支持 / 姑息治疗对癌症患者的作用是可行的、有效的和符合经济效益的。接受早期姑息治疗与标准肿瘤治疗相结合的晚期癌症患者与仅接受标准肿瘤治疗的患者相比，生活质量有所改善，较少出现抑郁，使用化疗的比例较低，接受临终关怀的时间较长，有更好的预后意识，生存期较长。尽早开始肿瘤支持治疗，患者可以从改善症状、更好地支持决策和提高生活质量中受益，那么，什么时候开始早期姑息治疗？不同时机开始的支持 / 姑息治疗在医疗费用的节省方面是不是有差异？

2012 年复旦大学附属肿瘤医院回顾性分析了死亡病例 690 例，比较了姑息治疗科与全院非姑息科室患者资料，以及姑息治疗科成立前后全院患者资料，采用路径分析了解姑息治疗科在费用变化中所起的作用。了解姑息治疗科成立后恶性肿瘤死亡患者基本特征及住院费用的变化，探讨姑息治疗科在该变化中所起的作用。结果发现与非姑息科室相比，姑息治疗科死亡患者年龄较大，KPS 评分较低，住院天数较短，较少使用化疗、放疗和手术等治疗方式。该研究中，人均住院总费用为 19 026.29 元，日均住院总费用为 937.28 元。同期比较，姑息治疗科总费用低于非姑息科室总费用（每例低 38.83%，日均低 20.79%），全院总费用也低于非姑息科室总费用（每例低 17.53%，日均低 8.67%）。姑息治疗科成立后，非姑息科室日均总费用增加 15.65%，但姑息治疗科较其成立前的非姑息科室总费用下降 34.04%。控制其他因素后，姑息治疗科作为直接和（或）间接影响因素降低了日均总费用。姑息治疗可在一定程度上降低恶性肿瘤临终患者的住院费用，并在合理范围内减少用药及治疗。

2015 年 May 等研究者在 *JCO* 杂志上发表了一项关于为晚期癌症患者提供早期姑息治疗咨询服务的医疗成本研究，美国 5 家医院参加了这项前瞻性观察研究。2007—2011 年，这 5 家医院收治了晚期癌症患者 5939 例，纳入经济学评估 969 例，其中 256 例接受姑息治疗咨询团队的服务，713 例仅接受常规治疗。经济学评估内容仅针对医疗直接成本费用，包括医药费、诊治费、检验费、检查费、医疗护理费、ICU 费用、咨询费等，但不包括医疗间接费用。研究结果显示，与未接受姑息治疗咨询服务的患者相比较，入院后6天内或2天内接受姑息治疗咨询服务的患者的住院费用可减少1312美元（P=0.04）和2280美元（P<0.001），相当于分别降低14%和24%的住院费用。这项研究证明，向晚期癌症患者提供姑息治疗咨询服务越早，越能节省住院医疗费用。姑息治疗不仅在积极缓解患者心身痛苦症状、改善患者生活质量方面发挥作用，还在理性制定医疗决策方面发挥重要作用。研究还表明，未及时接受姑息治疗咨询服务患者的ICU花费明显增加。晚期癌症患者的高昂医疗费用不是仅指ICU费用，更多的是各种抗癌诊疗费用，这些医疗费用与患者的期望值及医疗方案的决策密切相关。

2018年，ASCO的"患者和生存者照护（patient and survivor care）"专场的一项关于"姑息治疗开始的时机是否影响胰腺癌患者临终医疗服务"的报告，对SEER医疗数据库中2000—2009年被确诊为胰腺癌并接受姑息治疗、年龄在66岁以上、生存期大于3个月且已知死亡日期的患者进行分析研究。结果显示，在1966例接受姑息治疗的老年胰腺癌患者中，840例（43%）接受了早期姑息治疗。这个研究中，早期姑息治疗被定义为"患者在确诊4周内开始进行的姑息治疗"。在单因素分析中，早期姑息治疗与年龄、性别、居住区和疾病分期相关（P<0.001）。多因素分析发现，接受早期姑息治疗的患者更有可能是女性、年龄>85岁、Ⅳ期的肿瘤患者。姑息治疗的开始的早晚与种族和居住区无关。接受早期姑息治疗的患者的急诊就诊次数更少（2.4次 vs 3次，P<0.001）、急诊护理开销更低（3043美元 vs 4117美元，P<0.001）。与延迟开始姑息治疗的患者相比，接受早期姑息治疗的患者接受重症监护治疗的次数更少（0.68次 vs 0.94次，P<0.001），重症监护室住院时间更短（3天 vs 3.7天，P=0.04）。这些研究都提示，姑息治疗越早开始，对于医疗费用的节省越有利。

随着社会老龄化进程的不断加快和慢性病的罹患率日益增高，健康需求的不断增加与医疗资源有限之间的矛盾越来越突出，这对传统的医疗护理服务模式提出了新的挑战和要求。随着肿瘤治疗水平的提高和早筛查观念的普及，肿瘤患者无疑逐步成为慢性病患者群体中越来越庞大的一个特殊群体。慢性病管理的基本思路在于医患双方的主动与互动。互联网和信息技术的快速发展为慢性病管理提供了新的机遇，使医患双方在院外进行及时、有效、长期的沟通成为可能，但同时，患者对互联网和信息技术的利用能力限制了基于"互联网+"的慢性病管理效果。在慢性病管理中，电话咨询是常用的形式，症状管理是肿瘤支持治疗的重要部分，最关键的是以个体和动态的方式进行症状管理。电话咨询可以快速接触临床医生，有助于提升治疗的依从性、安全性和有效性，并减少急诊科咨询患者的数量。越来越多的肿瘤症状管理和随访采用了电话作为媒介，中国抗癌协会（Chinese Anti Cancer Association，CACA）及中国抗癌协会癌症康复与姑息治疗专业委员会（Committee of Rehabilitation and Palliative Care，CRPC）从2015年1月起，在全国各地的医院开展疼痛患者管理项目，该项目设立"疼痛患者热线"，以疼痛患者咨询热线为主体，针对中国居家癌痛患者进行随访，由接受过疼痛相关知识培训的咨询师接听热线，通过热线对患者进行疼痛规范化治疗的指导，减轻患者疼痛、提高患者生活质量。在一项关于癌症疼痛护士在门诊非预约电话管理中作用的研究中，连续 3 个月，研究者对 102 个符合研究标准的计划外电话进行分析。结果显示，疼痛是患者最常需要咨询的症状，其次是药物副作用，在 87.3% 的电话中，护士能够在不需要医生的情况下进行干预，提供电话咨询可以有效地提高门诊护理的连续性，具有明显的成本效益。

电子健康（eHealth）是对基于信息和通信技术的、帮助并加强健康和生活方式领域的预防、诊断、治疗、监控和管理的一系列工具的统称。eHealth 除了涵盖机构对机构的数据传输和患者与医疗服务提供商之间、患者之间或医疗专业人士之间的互动以外，还包括健康信息网络、电子健康记录、远程医学服务，以及用于患者监控和支持的个人佩戴和便携式交流系统。无法治愈的癌症不仅影响患者，也影响其伴侣的生活。许多癌症患者的伴侣承担着照护患者的责任。而照护患者的负担往往与伴侣的身体情况、心理情况和社会状态有关，很多伴侣不能满足患者的照护需求。Oncokompas 是一款 eHealth 自我管理应用程序，可根据患者伴侣的生活质量和个人喜好提供支持，以获得最佳的支持性护理。一项研究纳入 136 名成人癌症患者伴侣，将其随机分配到干预组和对照组。干预组可直接访问 Oncokompas，对照组在 3 个月后可访问 Oncokompas。主要研究结果指标是照顾者负担。次要结果指标包括自我效能、健康相关生活质量和成本。研究者将在基线、随机化分组后 2 周和基线测量后 3 个月对测量值进行评估。照顾者的负担可能导致生活质量的恶化、工作生产率的降低和医疗资源的使用的增加。在这项研究中，医疗成本、生产力成本和非正式护理的成本将被考虑在内。在成本 – 效用分析中，Oncokompas 提高 QALY 的成本在接受范围内，决策者在制定关于支持护理的政策时可以拓宽思路。

随着分子生物学、细胞生物学、免疫学等现代医学的飞速发展，肿瘤治疗的新方法、新药物层出不穷，多种抗癌新药物和综合治疗方法得到了广泛应用，这使得肿瘤患者早期诊断率得到提高、生存情况得到改善。现代观念下的肿瘤支持治疗不仅适用于进展期、终末期患者，还适用于早期、中期和临床治愈后的患者。支持治疗不仅能明显改善肿瘤患者的生活质量，还能延长肿瘤患者的生存时间，对于肿瘤患者具有重要意义。支持治疗包含了姑息治疗覆盖的晚期肿瘤患者，同时也覆盖了姑息治疗所不包含的早期肿瘤患者，姑息治疗是支持治疗的一部分。肿瘤支持治疗作为肿瘤综合治疗不可或缺的部分，在肿瘤治疗中的地位日益重要。健康经济学视角下的肿瘤支持治疗针对的对象不仅包含了患者，还包含了患者的照护者；其包含的模式、收益的范围和涵盖的内容也在不断地发展和更新。

（王杰军）

参考文献

[1] 王晓东. 晚期肿瘤患者姑息治疗决策制定的临床研究. 沈阳：辽宁中医药大学，2018.

[2] 吴晶，周膺. 中国临终关怀的制度性优化. 理论与改革，2018(4):164-175.

[3] 王雪. 临终关怀的经济学视角. 中国医学伦理学，2010,23(5):26-27+35.

[4] 季美华，吴瑛，Hyeoun-Ae Park. eHealth 在促进医疗卫生公平性和可及性中的作用. 中国护理管理，2013,13(9):1-4.

[5] 陈静，张博文，赵菁. 开展"互联网＋"慢性病管理的挑战：电子健康素养. 全科护理，2019,17(27):3372-3375.

[6] 陈萌蕾，成文武. 姑息治疗对恶性肿瘤死亡患者住院费用变化的影响分析. 中国卫生统计，2012,29(5):642-645+649.

[7] 中国抗癌协会癌症康复与姑息治疗专业委员会. 中国抗癌协会癌症康复与姑息治疗专业委员会疼痛患者公益咨询热线开通. http://www.caca.org.cn/system/2015/04/10/011209354.shtml[2020-12-1].

[8] 刘跃华，戴伟，杨燕绥. 临床姑息治疗的成本－效果研究系统综述：基于国际临床随机对照研究证据. 中国卫生经济，2016,35(05):13-18.

[9] WHO.10 facts on palliative care.http://www.who.int/features/factfiles/palliative-care/en/ [2020-12-1].

[10] Chen W, Sun K, Zheng R, et al.Cancer incidence and mortality in China, 2014. Chin J Cancer Res, 2018,30(1):1-12.

[11] May P, et al. Prospective Cohort Study of Hospital Palliative Care Teams for Inpatients With Advanced Cancer: Earlier Consultation Is Associated With Larger Cost-Saving Effect. J Clin Oncol, 2015,33(25):2745-2752.

[12] Schuit AS, Holtmaat K, Hooghiemstra N, et al. Efficacy and cost-utility of the eHealth self-management application 'Oncokompas', helping partners of patients with incurable cancer to identify their unmet supportive care needs and to take actions to meet their needs: a study protocol of a randomized controlled trial. Trials, 2020,21(1):124.

[13] Remy C, Borniard J, Perez J. Analysis of Unscheduled Telephone Calls Received by a Specialized Cancer Pain Nurse. Pain Manag Nurs, 2020,21(3):255-258.

[14] Raskin W. The impact of early palliative care: a medical oncologist's perspective. Ann Palliat Med, 2020,9(3):1292-1295.

[15] Bakitas M, Lyons KD, Hegel MT, et al. Effects of a palliative care intervention on clinical outcomes in patients with advanced cancer: the Project ENABLE II randomized controlled trial. JAMA, 2009,302(7):741-749.

[16] Bandieri E, Banchelli F, Artioli F, et al. Early versus delayed palliative/supportive care in advanced cancer: an observational study. BMJ Support Palliat Care, 2020,10(4):e32.

[17] Vanbutsele G, Van Belle S, Surmont V, et al. The effect of early and systematic integration of palliative care in oncology on quality of life and health care use near the end of life: A randomised controlled trial. Eur J Cancer, 2020,124:186-193.

第二章

不同视角下肿瘤支持治疗的医疗成本和收益

卫生经济学的应用日益广泛，受到越来越多国家和地区的重视，但其研究质量仍存在不少的问题。卫生经济学评价质量与决策的正确与否密切相关，高质量、结论可靠的药物经济学结果对于决策具有正确的引导作用，可以帮助决策者合理配置有限的医疗资源。因此，制定科学可靠的研究质量评价体系和准确评估药物经济学研究质量可为决策者提供科学、客观的决策依据。国际药物经济学与结果研究协会（International Society for Pharmacoeconomics and Outcomes Research，ISPOR）在网站（www.ispor.org）上公开发表了全球各个国家/地区的药物经济学评价指南文件，可供相关研究者参考和借鉴。

近年来，将卫生经济学研究结果纳入医药卫生相关决策的呼声也越来越高。在我国新一轮的医保报销目录调整中，一些临床急需但价格较高的产品要通过厂商与医保局的谈判进行准入决策，这就不可避免地需要考虑药品性价比和医保预算，需要用到经济学评价数据。药物经济学研究可以定量测量药品的可负担性和经济性，是设计风险共担机制的覆盖范围和支付标准的有力工具，可帮助有效建立创新药风险共担机制，优化创新药的准入问题。如果决策者对经济学评价的可靠性产生质疑，那就会陷入"用也不行（数据质量差），不用也不行（决策应该循证）"进退维谷的境地。药物经济学在中国的发展已有将近 30 年的时间，但一直未得到广泛的应用，除了缺少决策层的推动，一个非常重要的原因是我国药物经济学评价结果判定标准设定的缺失使药物经济学在医药卫生资源配置过程中无法发挥应有的作用。我国药物经济学评价报告质量评估的适应性不足，其框架和内容的适用性、可操作性不能完全满足药物经济学评价报告的质量评价。2018 年我国《药物经济学评价报告质量评估指南》编定完成，该指南规范了药物经济学评价研究过程，包括使用操作说明、药物经济学评价报告质量评估量表、评价方法及评价结果，将药物经济学评价报告结果用完全符合、基本符合和不太符合3个等级表示，这在某种程度上解决了药物经济学评价报告质量评估的问题，对药物经济学评价报告的规范性起到重要作用。相信我国未来高质量的药物经济学研究会逐渐增多，也将更加规范。从经济学角度出发，理想方案是付出最小的成本、获取最大的收益。成本的界定是评估一种行为是否具有经济学意义的第一步，也是任何卫生经济学评价中需要先明确的指标之一。从健康经济学、卫生经济学、药物经济学等角度出发，想要分析早期支持治疗/姑息治疗带来的获益，首先需要探讨哪些是早期支持治疗/姑息治疗的成本和怎么估算这些成本。成本是指实施预防、诊断或治疗项目所消耗的资源（如人、财、物、时间等）或所付出的代价。估算成本主要包括成本的确认、成本的测量、贴现分析及不确定性分析。

一、成本的确认

药物经济学的成本通常包括直接成本、间接成本和隐性成本。直接成本又包括直接医疗成本和直接非医疗成本。在确认成本时，建议确认所有直接医疗成本、直接非医疗成本和间接成本，可灵活处理隐性成本。

1. **直接成本**　直接成本是指在医疗服务活动中直接发生的成本，包括直接医疗成本和直接非医疗成本。直接医疗成本是指某种治疗方案所消耗的医疗资源，如医生的时间、药费、手术费、诊疗费、治疗费、护理费、监护费、检验费等；直接非医疗成本是指患者因寻求医疗服务而直接消耗的医疗资源以外的资源，如交通费、食宿费等。一般情况下，直接非医疗成本因条件差异大，难以准确计算。药物不良反应（adverse drug reaction，ADR）成本也包括在内，选择何种方案治疗ADR可能会影响总成本。与ADR相关的成本主要包括避免或监测ADR而产生的成本及ADR发生后进行其他医疗干预而产生的成本。

2. **间接成本**　间接成本是指由于疾病、伤残或死亡造成的患者及其家庭的劳动时间及生产率的损失，包括休学、休工、早亡等所造成的工资收入损失等。

3. **隐性成本**　隐性成本是指因疾病或实施预防、诊断等医疗服务所引起的疼痛、忧虑、紧张等生理上和精神上的痛苦及不适。通常不单独测量隐性成本，也很难单独测量隐性成本，因为其难以用货币准确测量，且计量隐性成本通常要付出较多的成本。另外，在测量效用时，隐性成本已被包含在产出的测量中，无须重复测算。

二、成本的测量

消耗资源的数量和单价是成本测量的两个主要部分。常见的医疗资源单位包括门诊次数、急诊次数、住院天数、处方数量、用药剂量及更详细的诊疗耗材等。医疗资源单价常用平均单位价格和明细单位价格来计算：①平均单位价格包括日均住院费用、次均住院费用等；明细单位价格即逐项计算各项具体耗材和劳务的费用。医疗资源的单价使用实际市场支付价格。

疾病治疗还要付出相关人员的时间成本：付费工作时间损失、非付费工作时间损失和休闲时间损失。关于时间成本的计算，通常采用人力资本法（human capital approach，HCA），参照平均工资水平，计算相关人员付出的时间成本。如果干预措施涉及与患者相关的成本分摊，并可能对结果有显著影响，那么在干预组和对照组中都需要进行敏感性分析，以确定总成本中公共支付所占比例变化的意义。一般来说，干预组和对照组应使用相同的成本分摊比例，如果不同，则需要说明理由。在确定疾病治疗的成本和效益时，要尽量避免可能的重复计算或漏算。例如，"因治疗获得的工作时间的增加"是归类到成本的减少，还是归类到治疗的效益。

如果产出的完成时间和成本的确定时间差距过大，当经济发展速度过快、价格变化过大时，费用的计算就可能存在明显偏差，这时需要进行贴现（discounting），贴现就是为了使成本或产出能够在同一时点进行比较。一般而言，当疾病治疗（产出完成）的时间超过 1 年，就应该对成本进行贴现。贴现率（discount rate）一般为市场利率，建议采用 1 年期的国家指导利率或国债利率进行贴现。成本发生的时间点通常不会恰好在某年的年初或年末，但贴现的计算要求成本发生的时间点必须在某年的年初或年末，因此，在计算贴现时，需要假定每年所发生的成本都在年初或者年末。成本发生的时点不同，贴现所得值就不同。对贴现率进行敏感性分析是必不可少的，敏感性分析中的贴现率范围一般在 0～10%，一般推荐 5% 的贴现率。选择的贴现率要能够反映不同的价格变化、消费者的时间偏好等。在研究期间，当发生明显的通货膨胀或者医疗相关资源价格上涨率明显高于其他商品时，需要对贴现率进行相应的调整。另外，对于健康产出，通常也建议采用与成本相同的贴现率进行贴现和敏感性分析。

不同研究角度的成本包含的内容是不同的，收益的范围也同样因研究角度不同而存在差异。例如，残疾津贴、失业津贴等转移支付，从全社会的角度来看，因为没有发生更多资源的损耗，这是一个资源的再分配过程，不应纳入成本，但是，如果从公共支付者的角度来看，这些转移支付就应纳入成本分析。如果从公共支付者的角度来看，患者和家庭的时间成本，如患者就医的时间成本、患者陪护人员工作时间的损失等，不应纳入成本分析，但是，如果从医疗保障的角度来看，患者和家庭的时间成本就应纳入成本分析。如果从全社会的角度来看，生产力的损失，如患者因为疾病导致的生产或工作能力下降、短期或长期离职，雇佣和培训一个可替代患者的新员工的成本等，应纳入成本分析，但是，如果从公共支付者的角度和医疗保障的角度来看，这些损失的生产力并不是成本。

健康经济学相关研究在经济发展水平不同的国家存在极大差距，对于中低收入国家治疗儿童癌症的成本和收益方面的经济学研究一直很少。2016 年，萨尔瓦多的本杰明·布鲁姆医院儿童癌症治疗中心的一项关于儿童肿瘤科治疗的总体成本和成本效果的研究显示，在治疗成本中，手术费用为 520 万美元（每天治疗 90 名门诊患者，每年住院 1385 人次），这些费用的 3/4 用在人员（21.6%）、病理诊断（11.5%）、药物相关（化疗药物、营养和支持性治疗药物，31.8%）和血液制品（9.8%）。按照每年 181 名新诊断患者和 48.5% 的 5 年生存率计算，每年的质量调整生命年费用为 1624 美元，是非常符合健康经济学效益的。研究资金的 52.5% 来源于政府，44.2% 来自慈善基金会。这个研究提示，在国际社会的视角下，在低收入和中等收入国家成立儿童肿瘤专科具有较高成本效益。

2016 年的一项关于癌症防治成本 – 效用分析的系统回顾对 1998—2013 年发表的 721 个癌症成本 – 效用分析的相关研究进行了分析，约 12% 的研究集中在一级预防，约 17% 的研究集中在二级预防，与二级或三级预防相比，研究人员对一级预防的成本效益的关注相对较少。由于研究者和资助者可能会有选择地进行成本效益研究，并且不报告不利的成本效益研究结果，因此，成本效益文献可能存在偏倚。在这个系统回顾中，乳腺癌（29%）、结直肠癌（11%）和前列腺癌（8%）是研究最多的 3 种癌症。从 2008 年之前发表的研究来看，大多数一级预防研究都集中在子宫颈癌或乳腺癌上。对于二级预防，有许多成本效益方面的研究关注乳腺癌、结直肠癌和子宫颈癌，可能与推荐筛查这些肿瘤有关。目前的证据表明，许多干预措施对于不同类型肿瘤和不同预防阶段都是具有成本效益的。近年来，有学者建议采用低剂量 CT（low-dose computed tomography，LDCT）筛查肺癌高危人群，自 2013—2016 年以来，已有 23 项关于肺癌成本效益的研究被发表，结果可谓喜忧参半。2018 年的一项关于 LDCT 筛查肺癌研究中，患者的 WTP 是 10 万美元。从社会和公共卫生支持者角度来看，LDCT 筛查是否具有成本效益尚不明确，但毋庸置疑的是，采用 LDCT 进行肺癌筛查也应考虑患者的意愿支付情况，意愿支付阈值是判断经济性的一个方面，而卫生决策还需要兼顾公平性及医保基金的可负担程度等情况。

2016 年《柳叶刀》杂志发表了一项评价全脑放疗在非小细胞肺癌脑转移中作用的 QUARTZ 研究。2007 年 3 月 2 日至 2014 年 8 月 29 日，从 69 家英国中心和 3 家澳大利亚中心共入组 538 例不适合手术切除或立体定向放疗的非小细胞肺癌脑转移患者，将患者按照 1∶1 的比例随机分配到最佳支持治疗联合全脑放疗组（269 例）和单纯最佳支持治疗组（269 例）。QUARTZ 研究是非劣效、临床Ⅲ期随机对照研究，最佳支持治疗包含地塞米松治疗、全脑放疗（总剂量为 20 Gy，5 次分割，每日治疗 1 次）。地塞米松的剂量取决于患者的症状，症状改善后减量。随机分组时由医院打电话到位于伦敦的医学委员会临床试验中心，用随机元素最小化程序进行分组，分组因素包括：治疗中心、KPS 评分、性别、脑转移状态和肺原发灶状态。主要研究终点为 QALY，QALY 根据生存时间和患者每周完成的 EQ-5D 调查问卷计算产生。如果单纯最佳支持治疗组的 QALY 比联合全脑放疗组的 OALY 少 7 天，可以认为单纯最佳支持治疗不劣于联合全脑放疗。所有接受随机化的受试者采用意向性分析（intention to treat）。研究发现，联合全脑放疗组患者有更多的嗜睡、脱发、恶心、干燥或头皮发痒，但两组间的严重不良事件比较无显著差异。两组间的总生存期（HR 1.06，95%CI 0.90 ~ 1.26）、总体生活质量、地塞米松的使用比较无显著差异。两组间的平均 QALY 差异为 4.7 天，无变化。对于预后很差的肺癌脑转移亚组（预期寿命小于 3 个月），含地塞米松的最佳支持治疗的症状缓解率达 80%，全脑放疗所能带来的益处有限，从社会、医保、患者及家庭的视角来看，显然最佳支持治疗更具有经济学优势。

对癌症幸存者的健康经济学研究很少。运动是广义肿瘤支持治疗的一部分，2018 年发表的一项评估高强度（HI）和中低等强度（LMI）运动对癌症幸存者身体健康、疲劳和健康相关生活质量（health-related quality of life，HRQL）的长期效果和成本效益的研究，纳入 277 名癌症幸存者参加化疗后的耐力运动，随机分为 12 周 HI（n=139）和 LMI（n=138）运动，运动类型、持续时间和频率相似，但强度不同。测量基线（主要治疗后 4 ~ 6 周）、12 周（即短期）和 64 周（即长期）后的心肺功能、肌肉力量、自我报告的疲劳、生活质量、QALY。采用线性混合模型研究长期 HI 和 LMI 锻炼的效果差异，同组人群从短期到长期的变化情况，以及从社会角度的成本效益。长期来看，HI 运动对患者角色和社会功能的干预作用大于 LMI。干预产生的心肺功能和HRQL 改善在第 12 ~ 64 周保持不变，但对疲劳没有影响。从社会角度来看，HI 与 LMI 运动相比，具有成本效益的概率为 0.91（20 000 欧元 /QALY）和 0.95（52 000 欧元 /QALY），主要是因为在 HI 运动组中医疗成本显著降低。从长期来看，HI 对角色和社会功能的干预作用大于 LMI 运动。与 LMI 相比，HI 运动在 QALY 方面具有成本效益。社会和患者角度，癌症幸存者的包括运动在内的支持治疗，可持续且具有经济学效益。

Luealon P 等在 2016 年发表了一项比较二线化疗与最佳支持治疗对铂类耐药或难治性卵巢癌患者的成本效果分析的研究。马尔科夫模型被用来估计治疗的有效性和总费用，评价 4 种不同的治疗方案：①吉西他滨 + 最佳支持治疗（BSC）；②聚乙二醇脂质体阿霉素（PLD）+BSC；③吉西他滨 + 拓扑替康；④ PLD+ 拓扑替康，分析的时间范围是 2 年，采用 3% 贴现率来计算成本。QALY 来衡量治疗效果，采用蒙特卡罗模拟方法对概率灵敏度分析中的参数不确定性进行了检验，采用单因素敏感性分析探讨各变量对结果不确定性的影响。研究发现，4 种治疗方案都提高了预期寿命，吉西他滨 +BSC，PLD+BSC，吉西他滨 + 拓扑替康，PLD+ 拓扑替康，患者的预期寿命分别为 0.510、0.513、0.566 和 0.570 岁，总成本分别为 113 000 泰铢（按 2020 年 3 月 14 日汇率，1 泰铢 =0.2202 元人民币，113 000 泰铢≈ 24 879 元人民币）、124 302 泰铢、139 788 泰铢和 151 135 泰铢，增量成本效益比（ICER）分别为 344 643、385 322、385 856 和 420 299 泰铢。PLD+ 拓扑替康的预期质量调整寿命最高，但却是上述策略中最昂贵的。所有二线化疗策略都显示出一定的益处，因为，与最佳支持治疗相比，均获得 QALY。吉西他滨 +BSC，从医疗保健提供者的角度来看是一种更有效、成本更低的策略。ICER 只是一个经济因素，治疗决策应基于患者的利益。

So Young Kim 等在 2018 年发表的一项关于癌症治疗成本的沟通在肿瘤患者、患者照护者和肿瘤医生的经验和偏好方面差异的研究，研究纳入 13 个癌症中心的 134 名肿瘤医生和 725 名肿瘤患者照护者。研究显示，虽然肿瘤医生都知道肿瘤治疗会给患者及家庭带来经济负担，但实际工作中，医生往往忽视这个问题。80.3% 的患者和 87.3% 的照护者希望他们的肿瘤医生在推荐一种检测或治疗方式时候，可以解释一下自负费用的比例。研究显示，仅有 29.6% 的肿瘤科医生认为患者"会"或者"很可能会"因为自付费用造成负担，然而 48.2% 的患者认为自付费用造成负担。肿瘤医生低估了患者的主观经济负担，患者与医生在对于肿瘤检测和治疗的成本沟通方面的一致性较差。所有治疗决策都会对患者的经济和健康状况产生潜在影响，医生通过帮助患者权衡与自付费用比例等成本相关问题，可以确保患者获得最佳成本控制和医疗结果。这个研究表明，医生在选择诊疗方案时候，应该明确总的诊疗费用、患者需要自付的费用，以便患者和家属明确诊疗的"成本"，兼顾患者角度帮助患者选择一种更符合经济学优势的方案。

总之，临床医生将健康经济学的思考方式运用到临床诊疗实践中，站在不同的角度去理解治疗的成本和获益，不仅可以减轻患者的经济负担，还可以提高医疗资源的使用效率。未来的健康结果研究，首先需要明确健康的界定，对身体、心理和精神等多维度的关联重新认识，其次需要进一步深入分析健康和影响健康因素之间的关系，如肿瘤患者在不同阶段，其个人、家庭和社会对疾病治疗需求的变化。在新的时代下，健康经济学的角度可以帮助我们重新审视对健康、效用及财富等社会价值的判断。

（王杰军）

参考文献

[1] 《中国药物经济学评价指南》课题组, 刘国恩, 胡善联, 等. 中国药物经济学评价指南（2011 版）. 中国药物经济学, 2011(3):6-9+11-48.

[2] 官海静, 岳晓萌, 吴久鸿. 中国药物经济学评价指南的应用与挑战. 中国药学杂志, 2017,52(13):1188-1193.

[3] 中国药学会药物经济学专业委员会. 中国药物经济学评价指南（第 8 稿）. 中国药物经济学, 2010(5):5-43.

[4] 唐密, 赵亮, 杨燕, 等. 中国大陆与其他国家（地区）药物经济学评价指南的比较研究. 中国药物经济学,

2018,13(9):5-10.

[5] 高海亮，卢颖，姜婷婷，等．药物经济学评价报告质量评估指南．中国药物经济学，2019, 14(2):18-28.

[6] 邓诗姣，胡敏，解君，等．药物经济学研究助力创新药医保准入风险共担机制建立．世界临床药物，2020,12:917-920.

[7] Fuentes-Alabi S, Bhakta N, Vasquez RF, et al. The cost and cost-effectiveness of childhood cancer treatment in El Salvador, Central America: A report from the Childhood Cancer 2030 Network. Cancer, 2018,124(2):391-397.

[8] Kim SY, Shin DW, Park B, et al. Cancer cost communication: experiences and preferences of patients, caregivers, and oncologists-a nationwide triad study. Support Care Cancer, 2018,26(10):3517-3526.

[9] Winn AN, Ekwueme DU, Guy GP Jr, et al. Cost-Utility Analysis of Cancer Prevention, Treatment, and Control: A Systematic Review. Am J Prev Med, 2016,50(2):241-248.

[10] Kumar V, Cohen JT, van Klaveren D, et al. Risk-Targeted Lung Cancer Screening: A Cost-Effectiveness Analysis. Ann Intern Med, 2018,168(3):161-169.

[11] Mulvenna P, Nankivell M, Barton R, et al. Dexamethasone and supportive care with or without whole brain radiotherapy in treating patients with non-small cell lung cancer with brain metastases unsuitable for resection or stereotactic radiotherapy (QUARTZ): results from a phase 3, non-inferiority, randomised trial. Lancet, 2016,388(10055):2004-2014.

[12] Luealon P, Khempech N, Vasuratna A, et al. Cost Effectiveness Analysis of Different Management Strategies between Best Supportive Care and Second-line Chemotherapy for Platinum-resistant or Refractory Ovarian Cancer. Asian Pac J Cancer Prev, 2016,17(2):799-805.

[13] Kampshoff CS, van Dongen JM, van Mechelen W, et al. Long-term effectiveness and cost-effectiveness of high versus low-to-moderate intensity resistance and endurance exercise interventions among cancer survivors. J Cancer Surviv, 2018,12(3):417-429.

[14] Bajwah S, Oluyase AO, Yi D. The effectiveness and cost-effectiveness of hospital-based specialist palliative care for adults with advanced illness and their caregivers. Cochrane Database Syst Rev, 2020,9:CD012780.

第三章 ○

肿瘤支持治疗的医保支付与未来趋势

医疗服务主要受疾病本身、医疗提供方和患者及患者家庭三方面的影响。延长患者生命和减轻患者痛苦是肿瘤科医生的两个主要的任务。在肿瘤这种特殊的疾病面前，这两个任务孰轻孰重，往往需要基于肿瘤的类型和病期、肿瘤科医生和患者及患者家庭三方面的因素进行综合考量。"帮助肿瘤患者幸福地活着"可谓是肿瘤科医生的最高愿景，但现阶段绝大多数肿瘤还不能被完全治愈，我们只能期望肿瘤患者生存时间尽量延长，同时希望他们可以拥有较高的生活质量。在抗肿瘤治疗和对症支持治疗中，如果只有一种治疗方式可以给患者带来获益，那么这时很容易做出选择，当两者都可以带来获益，但都无法提供合理的医疗费用时，选择将是比较困难的。

在健康经济学中，医疗保障作为一种经济行为，需要分析包括医疗服务市场和医疗保险市场的广义的医疗市场。通常情况下，医疗服务市场由医疗服务需求者，即患者和医疗服务供给者（医疗机构、医务人员）组成；医疗保险市场由医疗保险需求者，即患者、企事业单位、政府和医疗保险的供给者（保险公司和政府）组成。从历史发展的角度来看，人类的医疗费用一直是在逐步提高的。一个国家的医疗费用水平往往与经济发展水平相关，它反映了个人及国家对健康水平的重视程度。医疗费用在国家 GDP 中的占比也是衡量一个国家医疗保障水平的重要指标之一。过少或过多的医疗费用对国家长期稳定的经济发展都是不利的。确定适度的医疗保障水平，使参保人员的医疗需求得到满足的同时，保证医疗机构愿意而且能够提供给参保人满意的医疗服务，使医疗费用支出与社会经济发展水平相适应，既保障人民健康水平的提高，也不造成国家经济发展的负担，是一项重要而艰巨的任务。

第一节　药物经济学在节约医疗费用中的应用

目前，中国的医疗资源配置并不充足，为了实现医疗服务的可及性和公平性，在既定资源的刚性约束下，医疗经费的使用对不同类别疾病治疗的边际效应有明显差异，应当在资源增量的过程中，提高有利于边际效应最优部分的配比，直至达到均衡。从社会角度看，经费增幅最大的应为重大疾病，其次为普通疾病，再次是恶性肿瘤等难以治愈的疾病。节约恶性肿瘤等难以治愈疾病治疗经费的有效途径是将这一块医疗资源从综合医疗机构中独立出来，集中使用。如前面章节中提及的萨尔瓦多的本杰明·布鲁姆医院儿童癌症治疗中心的儿童肿瘤专科，这种集中的资源配置方式具有明显的成本效益，非常符合健康经济学效益。同样，我国肿瘤的支持治疗 / 姑息治疗 /安宁疗护已逐渐形成专科或者专区，可以实现资源节约和优化，也更符合经济学效益。

既节约医疗费用，又兼顾医疗保障的可及性和公平性，是药物经济学的难题。以罕见病的药物研发和药物经济学应用为例，罕见病的治疗药物又称"孤儿药"，与常见病相比，罕见病患者人数极少，疾病"罕见"带来的诊疗难度较大，许多患者无法得到及时、准确地诊断。由于缺乏足够的利润驱动，制药企业在研发罕见病药物方面动力不足，以至于患者常处于缺医少药甚至无药可医的状态。与常见病治疗药物相比，孤儿药的价格通常是很昂贵的，如果将孤儿药与常见病治疗药物一视同仁地使用同一个成本效果阈值来评估，在绝大多数情况下，显然结果是孤儿药的成本大于成本效果阈值，被视为不具有经济性，无法得到来自预算的资金支持，但这显然是有违伦理道德和公平性原则的。因治疗费用昂贵而拒绝给予预算支持，本质上与由于老年患者的社会价值有限而拒绝给其治疗是一样的，这是一种歧视。对此，包括罕见病患者在内的部分人群认为，应当提高孤儿药的成本效果阈值。NICE 认为，对于孤儿药而言，即使这些药物似乎并不具有经济性，但社会仍应保证其可得性，这是由于这些孤儿药所治疗的罕见病多是危及生命的，或者是由于人们认为因其所患疾病是罕见的而拒绝为其提供治疗（在英国的医疗制度中，提供治疗是指患者可使用来自税收的国家预算购买药物，并免费获得药物）是不公平的。但是，不可忽略的是，无论医疗体制如何，无论在一定时间内预算是固定的还是可以超支的，资源总是有限的，针对孤儿药设定较高的成本效果阈值，会导致资源更多地流向罕见病和孤儿药领域，从而使其他治疗领域（即常见病治疗）所获得的资源减少，而这些常见病患者的疾病严重程度可能与罕见病患者的疾病严重程度是一样的，因此，过于针对一方强调公平性是不合理的，会导致公平性失衡。

罕见病的特殊性不仅指医疗问题，还包括很多方面的问题。一方面，卫生体系要增加透明度，明确指出哪些是未被满足的医疗需求；同时，考虑和评估政府及社会力量对未被满足的医疗需求的支付意愿。在报销或市场准入时，应考虑的标准包括罕见性、为罕见病药品授权而进行的研发投入程度、不确定程度、生产的复杂程度、随访、疾病的严重程度、可选择的替代治疗及未被满足的需求、对疾病的影响程度、批准适应证是否唯一等。日本、韩国、中国等对罕见病均采取清单制。例如，日本公布的罕见病有 333 种（2019 年）、韩国公布的罕见病有 133 种（2016 年）。近年来，中国政府采取了一系列措施，极大地促进了罕见病的诊疗与保障工作。2018 年 5 月，国家卫生健康委员会等 5 个部委联合公布了我国《第一批罕见病目录》，其中共有 121 种罕见病。美国 FDA 和欧盟 EMA 共批准孤儿药 70 种，其中有 30 种是中国已上市的孤儿药（42.85%）。

国务院深化医药卫生体制改革领导小组于 2019 年 6 月发布的《深化医药卫生体制改革 2018 年工作总结》中指出，党中央、国务院高度重视医改工作，围绕分级诊疗、现代医院管理、全民医保、药品供应保障、综合监管 5 项基本医疗卫生制度，建立优质高效的医疗卫生服务体系，着力解决"看病难""看病贵"等问题，实施了一系列改革举措，取得了重大阶段性成效。以药品改革为突破口，完善国家基本药物制度，强化短缺药品供应保障，通过集中招标采购、抗癌药零关税、专利药谈判促进仿制药替代使用等，利用我国市场优势大幅度降低虚高药价。为医保中的药物选择提供"建议"，也是药物经济学、卫生经济学的主要价值体现。可通过药物经济学分析进行进一步的预算影响分析，估计如果增加新干预措施后，医保开支的可负担性。药物经济学分析和预算影响分析都是进行完整经济学评价的一部分。药物经济学分析是通过测量干预措施的成本和产出来判断具有经济效率的干预措施；而预算影响分析是通过测量医保基金对新干预措施的可负担性来判断新干预措施是否应纳入医保报销目录。若药物经济学分析结果显示新干预措施更具有经济效率，预算影响分析认为医保资金对新干预措施可负担，则医保付费方应该将新干预措施纳入医保报销目录；若药物经济学分析结果显示新干预措施不具有经济效率，预算影响分析认为医保资金对新干预措施不可负担，则医保付费方不应该将新干预措施纳入医保报销目录；若药物经济学分析和预算影响分析得到的结果相反，医保付费方是否应该将新干预措施纳入医保报销目录，目前学术界还没有定论。我国医保统筹单位以省市级为主；预算影响分析也可以省市为单位，分析新的治疗方式对该省市的影响。

全球大多数国家或地区的药物经济学 / 卫生经济学指南中均要求进行预算影响分析，2017 年，一项研究对中国和加拿大预算影响分析的质量进行了系统评价，结果显示加拿大（5.5 分）的平均分高于中国的平均分（3.8 分），加拿大指南要求进行预算影响分析，我国目前并未强制要求。强化对预算影响分析的要求对研究质量的提升有积极作用，可为决策者提供更直接的参考依据。对照情形为新药未列入报销目录的市场状态，分析情形为新药列入报销目录的市场状态，上述两种情形都应明确，且均应考虑到预期的市场变化，包括其他新干预方式的上市、同类药品的撤市以及替代治疗方式等。市场份额即研究的药品所占患者市场的份额。计算用药成本时应以治疗路径为依据，单一用药或多种药物联合的治疗成本应根据其报销比例的不同而进行调整。预算影响分析的预测时间一般为 3 ~ 5 年。在分析中应进行单因素或多因素敏感性分析，以评价模型中一个或多个参数的改变对模型结果产生的影响。

随着人口老龄化进程的加快以及人们对医疗保障需求的提升，我国医疗保险基金面临着较大压力。2019 年 6 月 11 日，我国人力资源和社会保障部在官网上公布的《2018 年度人力资源和社会保障事业发展统计公报》中并未统计医疗保险基金的相关数据，根据 2018 年我国公布的《2017 年度人力资源和社会保障事业发展统计公报》数据，我国 2017 年的全年基本医疗保险基金总收入为 17 932 亿元，支出 14 422 亿元，分别比前一年增长了 37% 和 33.9%。根据近 10 年的公报数据显示，2008—2017 年，我国城镇基本医疗保险基金总收入年平均增幅为 24.06%，总支出年平均增幅为 25.07%，支出年平均增幅大于收入年平均增幅。2016—2017 年，在国家启动的医疗保险目录调整和医疗保险药品谈判中都充分应用了药物经济学评价结果，而预算影响分析结果是药物经济学评价结果的重要组成部分。在《2017 年度人力资源和社会保障事业发展统计公报》的数据中，基本医疗保险基金与上一年相比，收入增长大于支出增长，而这正是通过预算影响分析得到的结果。政府应与社会力量保持全方位合作，鼓励慈善基金会、专业机构和志愿组织在服务供给、标准化方面发挥更多能动性，支持其在政策框架下自主发展，形成多元供给、应对不同类型患者需求的服务模式。

（王杰军）

参考文献

[1] 马爱霞，钱焊森，张籍元，等 . 中国与加拿大预算影响分析研究的研究质量评价 . 中国循证医学杂志，2017(10):1231-1236.

[2] 人力资源和社会保障部 . 2008—2018 年年度人力资源和社会保障事业发展统计公报 . http://www.mohrss.gov.cn/SYrlzyhshbzb/zwgk/szrs/tjgb/index.html[2019-06-11].

[3] 国家卫生健康委办公厅关于开展第二批安宁疗护试点工作的通知 . 国卫办老龄函〔2019〕483. 国家卫生健康委办公厅 . 2019.

[4] 体制改革司 . 国务院深化医药卫生体制改革领导小组简报（第 63 期）深化医药卫生体制改革 2018 年工作总结 . http://www.nhc.gov.cn/tigs/s7847/201906/9bbe3ad7c4444ed7bab598b3f2393e11.shtml[2019-06-11].

[5] 《中国药物经济学评价指南》课题组，刘国恩，胡善联，等 . 中国药物经济学评价指南（2011 版）. 中国药物

经济学，2011(03):6-9+11-48.

[6] 张波，李建涛，唐彦，等．罕见病药品预算影响分析研究进展．中国药学杂志，2020,09:704-708.

[7] Han L, Zhang X, Fu WQ, et al. A systematic review of the budget impact analyses for antitumor drugs of lung cancer. Cost Eff Resour Alloc, 2020,18(1):55.

第二节　不同国家安宁疗护的支付方式

健康经济学评价是决策者合理配置资源的重要依据。从全球的地域格局来看，各国的经济发展水平、政策制度、人们的医疗知识水平等各有不同，因此肿瘤支持治疗水平也各有差异。肿瘤的安宁疗护包含在广义的肿瘤支持治疗范围内，两者和姑息治疗概念之间的差异在前面的章节已经阐述，本章仅就支付方式进行探讨，而对姑息治疗、安宁疗护和支持治疗的支付不进行细化区别。在高收入国家，大多数人都有机会接触姑息治疗，而在中等收入或低收入国家，则只有小部分人才能接触到姑息治疗。全球每年有 4000 万患者需要姑息治疗，其中 78% 的患者都在中等收入或低收入国家，全球仅有 20 个国家（占比 8.5%）能把支持治疗 / 安宁疗护 / 姑息治疗较好地整合到主流健康护理服务中。

在多数发达国家，安宁疗护已经获得了政策制定者、患者和医疗护理提供者的共同关注。以美国为例，超过 90% 的 300 张床位以上的医院都设有安宁疗护项目，61% 的医院设有 50 张以上的安宁疗护病床，同时，美国临终关怀计划显示，每花费 1 美元，即可节约 1.52 美元医疗保险费用，每位进入计划的临终患者比未进入计划的患者节约 2727 美元。在临终前最后 1 个月，进入计划的患者可以节约 3192 美元。美国政府并未通过医保支付之外的行政行为介入安宁疗护体系的建设，主要充当服务购买者的角色。美国社会医疗救助（medicaid）将安宁疗护纳入资助范围，在实际运行中，安宁疗护项目资金主要来自社会医疗保险、社会医疗救助和退伍军人管理局。80% 的临终关怀服务费用来自美国社会医疗救助的临终关怀福利金（medicare hospice benefits，MHB）。商业医疗保险通常也按照社会医疗保险的标准覆盖安宁疗护服务。此外，社会捐赠和慈善募款所占比例不高，但也是地方安宁疗护体系的资金来源。MHB 的支付范围，除医生诊疗和护理费用外，还包括药品、器械、急救、家庭护理、物理治疗等一系列服务开销。MHB 为安宁疗护服务项目提供了充分支持。专科医疗机构中针对如肿瘤等不可治愈的疾病，也开始进行积极的早期干预。部分跨学科临床医疗团队从医院急诊、研究性医疗中心发展出系统化的支持 / 姑息治疗服务（与临终关怀在目标和范围上存在明确的区分）并将其逐步扩展到其他类型的医院。同时，美国安宁疗护体系很快就从收治癌症病患扩展到将心脏病、痴呆症、肺病等多种慢性疾病纳入服务范围。

英国安宁疗护体系以患者需要为服务前提，不以公众的付费能力为服务前提，尽力实现人人平等。英国安宁疗护体系的运营资金由政府和社会共同承担，主要由慈善组织、临终关怀之家筹集。与政府拨付资金、建设医疗机构的医疗卫生体系不同，英国的临终关怀项目主要由慈善机构负责筹集资金。小部分项目的运营经费由英国国家医疗服务体系（National Health Service，NHS）资助，大部分项目则由慈善机构负责，也有部分项目得到多重资助。总体上，NHS 提供了英国安宁疗护体系 1/3 的经费，其余主要由慈善基金会、公众捐赠以及临终关怀之家等自主筹款补齐。社会资金不仅支持社区、社会机构的服务项目，还为 NHS 下辖项目提供资金。由于安宁疗护服务已与 NHS 紧密衔接，这些资金的给付和分配也受到政府的监管，并随公共政策的调整而调整。

由于医保报销问题，我国相当比例的患者不得不住院治疗，尤其是晚期肿瘤患者，他们并不需要大量的检查、治疗和抢救，这些医疗措施只会增加医保成本和患者经济负担。如将肿瘤患者的安宁疗护服务纳入医保，且大部分费用由医保支付，则可减少对三级医院住院服务的过度利用，也可极大减少医保基金的支出。我国台湾地区于 1995 年启动全民健康保险系统，这使得我国台湾地区人民的平均寿命得以延长，但也延长了患者的住院时间，增加了医疗费用。安宁疗护的开展可以节约医疗花费，研究显示，在患者临终前的 3 个月、1 个月和 2 周内，不论接受哪种形式的安宁疗护服务，其医疗费用均明显少于没有接受安宁疗护患者的医疗费用（$P<0.01$）。与普通病房相比，安宁疗护不仅可以减少医疗费用，还可以提高癌症晚期患者家属的满意度。2016 年 4 月，全国政协召开第 49 次双周协商座谈会，围绕"推进安宁疗护工作"相关问题，提出要明确安宁疗护的内涵和功能定位，统一安宁疗护可以改善患者生活质量、减少家庭压力、改进医院对医疗服务意义的认识，加强宣传并开展安宁疗护基本知识的普及。2017 年 10 月，第一批国家安宁疗护试点启动，2018 年共服务患者 28 万余人，切实提高了终末期患者的生命质量，建立了和谐的医患关系，促进了社会文明和进步。2019 年 5 月，国家卫生健康委办公厅印发《关于开展第二批安宁疗护试点工作的通知》，2019 年在上海市和北京市等 71 个市（区）启动第二批试点，通知中明确以"提高临终患者生命质量"为目标，通过多学科协作模式，为包括肿瘤患者在内的疾病终末期患者提供疼痛及其他症状控制、舒适照护等服务，并为患者及其家属提供心理支持和人文关怀。探索制定安宁疗护服务收费项目及标准，推动将心理疏导、上门服务等项目纳入收费范围。探索推动将居家和机构安宁疗护服务费用逐步纳入基本医疗保险、长期护理保险及其他补充医疗保险范畴。探索实施安宁疗护按床日付费制度。明确加大资金支持，积极争取财政资金以支持建设安宁疗护机构、设置安宁疗护床位等。探索建立对安宁疗护机构或床位的建设补贴和运营补贴制度。探索以政府购买服务形式，为患者提供支持。同时，支持社会力量参与，拓

宽融资渠道，提供政策支持，改进政府服务，鼓励、支持社会力量举办安宁疗护服务机构，提供安宁疗护服务。改进筹资方式，主要解决医保对安宁疗护作为特殊病种的支付方式。建立健全的从医院、养老机构、安宁疗护机构到家庭病床的统一支付体系。加强综合评估，完善终末期患者的安宁疗护准入和治疗标准，制定安宁疗护治疗和护理收费项目及标准。建议逐步扩大长期护理保险制度试点，并将安宁疗护服务纳入基本医疗保障或长期护理保险范畴，调整医保支付方式，如"住院"按床日支付，"居家"则提高出诊费用。

上海市普陀区长征镇社区卫生服务中心是上海市政府实施项目——临终关怀的首批 18 家试点单位之一，其 2019 年发表的一项研究指出，该中心安宁疗护目前每床日平均医药费为 309.4 元，据此测算 2017 年安宁疗护每床日直接成本为 530.05 元，其中 60% 为人力成本。截至 2019 年 6 月，普陀区已建立安宁疗护床位 111 张，有 76 家医疗机构开展了安宁疗护服务，200 余家医疗机构注册了临终关怀科，累计服务临终患者 2.87 万人次，其中住院人数达 1.03 万人。

有了前期的探索，2020 年上海市将安宁疗护服务纳入社区健康服务清单基本项目，以本市各社区卫生服务中心、护理员、医养结合机构等为主，构建安宁疗护服务网络，逐步构建科学合理的价格体系，探索制定安宁疗护治疗和护理收费项目与标准，以及安宁疗护服务药品保障制度。

上海的医疗保险政策目前对社区卫生服务中心采取的是总额预付下的按项目支付方式。在这种支付方式下，安宁疗护服务发展存在技术劳务类项目价格偏低的问题；部分安宁疗护服务项目〔如生存期、疼痛、心理社会需求评估和部分替代疗法（居丧护理/哀伤辅导、死亡教育等）〕无收费标准，并且未被纳入医保诊疗项目范围。因此，对于适用安宁疗护这种需要长期住院治疗且日均费用较稳定的疾病，建议可以采取按床日付费的支付方式，以利于安宁疗护服务的良性发展。

有研究显示，在晚期肿瘤患者的临终各阶段，其住院日均费用和生存日均费用与年龄负相关，即患者越年轻，其医疗费用在临终各阶段的消费均超过同阶段的老龄患者，这可能是因为年轻的肿瘤患者采用了更激进的治疗手段，导致费用更高。结果表明，对肿瘤患者而言，老龄化不是治疗费用上涨的主要原因，临终期治疗方案的选择是影响费用的直接因素。就安宁体系发展重点而言，结合英美等国家的经验和中国国情，以充分控制症状为主的肿瘤支持治疗和患者终末期的临终关怀作为发展重点可能更具操作性，因为在资源有限的前提下，它们更能够帮助临终患者有尊严地度过余生。采用按床日支付方式，一方面，可以激励医疗机构控制成本，避免不必要服务的提供，节约医保资金，减轻患者负担；另一方面，"结余归己"可以调动机构提供安宁疗护服务的积极性，推动服务体系发展。相关政策应鼓励低级别医疗机构、专门服务机构和民营医疗机构提供安宁疗护服务。在建立安宁疗护服务分级评定制度基础上，建议将三级医院的支付标准设置得低一些，将社区卫生服务机构和专门服务机构的支付标准设置得高一些。同时，应将有资质的民营医疗机构纳入医保定点机构。肿瘤支持治疗的发展需要结合国情，对于支付方式，还需要进一步探讨，审慎考量如何在开展积极早期干预、避免过度医疗与医疗资源浪费之间取得平衡。

（王杰军）

参考文献

[1] 唐密，赵亮，杨燕，等．中国大陆与其他国家（地区）药物经济学评价指南的比较研究．中国药物经济学，2018,13(09):5-10.

[2] 吴玉苗，奉典旭，施永兴，等．社区安宁疗护服务实践与思考．中国护理管理，2019,19(06):811-815.

[3] 吴玉苗，彭颖，刘统银，等．社区卫生服务中心安宁疗护住院服务按床日付费实证研究．中国全科医学，2019,22(28):3420-3423+3431.

[4] 申靓亮，刘冰冰，赵利梅，等．我国台湾安宁疗护的发展历程及启示．护理管理杂志，2017,17(03):189-191.

[5] 肖棣文，马卫红．安宁疗护体系发展中的政府与社会：基于英美经验的比较分析．中国行政管理，2019(12):33-40.

[6] 赵洁．我国安宁疗护现状及发展策略 [N]．中国人口报，2019-10-24(003).

[7] 国家卫生健康委办公厅关于开展第二批安宁疗护试点工作的通知．国卫办老龄函〔2019〕483 号．国家卫生健康委办公厅．2019.

[8] 何光琴．探究：安宁疗护的资金支付方式．医师在线，2020,10(11):8-9.

[9] Chang HT, Lin MH, Chen CK, et al. Medical care utilization and costs on end-of-life cancer patients: The role of hospice care. Medicine (Baltimore), 2016,95(44):e5216.

[10] Lin WY, Chiu TY, Hsu HS, et al. Medical expenditure and family satisfaction between hospice and general care in terminal cancer patients in Taiwan. J Formos Med Assoc, 2009,108(10):794-802.

[11] Clark D. From margins to centre: a review of the history of palliative care in cancer. Lancet Oncol, 2007,8(5):430-438.

[12] Foundation Funding For Palliative And End-Of-Life Care. Health Aff (Millwood), 2017,36(7):1340-1342.

[13] Yadav S, Heller IW, Schaefer N, et al. The health care cost of palliative care for cancer patients: a systematic review. Support Care Cancer, 2020,28(10):4561-4573.

中英文名词对照表

英文名称	中文名称
A	
Abbey pain scale, Abbey-PS	Abbey 疼痛评估量表
Acid-sensing ion channel-3, ASIC3	酸敏感离子通道 3
Activated partial thromboplastin time, APTT	活化部分凝血活酶时间
Acute pulmonary embolism, APE	急性肺栓塞
Acute radiation enteritis, ARE	急性放射性肠炎
Acute renal failure, ARF	急性肾衰竭
Acute respiratory failure, ARF	急性呼吸衰竭
Adenosine triphosphate, ATP	三磷酸腺苷
Adreno-cortico-tropic-hormone, ACTH	异位促肾上腺皮质激素
Adverse drug reaction, ADR	药物不良反应
Agranulocytosis	粒细胞缺乏症
Alkaline phosphatase, ALP	碱性磷酸酶
Allodynia	痛觉超敏
American College of Physicians, ACP	美国医师协会
American Society for Pain Management Nursing, ASPMN	美国疼痛治疗护理学会
American Society of Clinical Oncology, ASCO	美国临床肿瘤学会
American Society of Hematology, ASH	美国血液病学会
Amifostine, AMF	阿米福汀
Amitriptyline hydrochloride	盐酸阿米替林
Anaplastic lymphoma kinase, ALK	间变性淋巴瘤激酶
Angiopoietin-1, ANG-1	血管生成素 1
Angiopoietin-2, ANG-2	血管生成素 2
Angiotensin converting enzyme inhibitors, ACEI	血管紧张素转化酶抑制剂
Angiotensin receptor blocker, ARB	血管紧张素受体拮抗剂
Angiotensin-converting enzyme, ACE	血管紧张素转化酶
Anorexia and cachexia syndrome	厌食和恶病质综合征
Anxiety	焦虑
Anxiety, depression period	焦虑、抑郁期
Athens insomnia scale, AIS	阿森斯失眠量表
Attention-deficit hyperactivity disorder, ADHD	注意缺陷多动障碍
Auditory-verbal learning Test, AVLT	听觉语言学习测验
Autoimmune hepatitis, AIH	自身免疫性肝炎
Average cost-effectiveness ratio, CER	平均成本－效果比

B

B cell lymphocytes/leukemia-2, BCL-2	B 淋巴细胞 / 白血病 -2 基因
B-cell lymphoma-2/BCL2-associated X protein, BCL2/BAX	凋亡基因 B 淋巴细胞瘤 -2 基因 /BCL-2 相关 X 蛋白
Bevacizumab	贝伐珠单抗
Bisphosphonates	双膦酸盐类
Bladder outlet obstruction, BOO	下尿路梗阻 – 膀胱出口梗阻
Body Mass Index, BMI	体重指数
Bone metastasis	骨转移
Brachytherapy	近距离放射治疗
Brain natriuretic peptide, BNP	脑钠肽
Breakthrough cancer pain, BTcP	癌性爆发痛
Breakthrough pain questionnaire, BPQ	爆发痛评估问卷
Brief fatigue inventory，BFI	简易疲乏量表
Brief pain inventory, BPI	简明疼痛量表
Bronchial artery embolization, BAE	支气管动脉栓塞术

C

Cachexia	恶病质
Calcitonin	降钙素
Canadian Association of Psychosocial Oncology, CAPO	加拿大社会心理肿瘤学协会
Canadian Cardiovascular Society, CCS	加拿大心血管学会
Cancer pain syndromes	癌症疼痛综合征
Cancer related anemia, CRA	肿瘤相关性贫血
Cancer-induced bone pain, CIBP	骨转移性癌痛
Cancer-related fatigue, CRF	癌症相关性疲乏
Cancer-related insomnia, CRI	肿瘤相关性失眠
Carbamazepine	卡马西平
Carbenoxolone	甘珀酸
Cardiac insufficiency	心功能不全
Cardiac Resynchronization Therapy, CRT	植入心脏再同步化治疗
Centers for Disease Control and Prevention, CDC	美国疾病控制与预防中心
Central European Summer Time, CEST	中欧夏令时间
Central venous catheter, CVC	中心静脉导管
Chemobrain	化疗脑
Chemokine(C-C motif)ligand 2, CCL2	CC 趋化因子配体 2
Chemotherapy-induced nausea and vomiting, CINV	化疗诱导性恶心呕吐
Chemotherapy-induced peripheral neuropathy, CIPN	化疗引起的周围神经病变
Chinese anti cancer association, CACA	中国抗癌协会
Chinese Society of Clinical Oncology, CSCO	中国临床肿瘤学会
Chlorpromazine	氯丙嗪
Chronic kidney disease, CKD	慢性肾脏病
Chronic obstructive pulmonary disease, COPD	慢性阻塞性肺疾病

Chronic radiation enteritis, CRE	慢性放射性肠损伤
Chronic renal failure, CRF	慢性肾衰竭
Clean intermittent catheterization, CIC	间歇性清洁导尿
Coasting	惯性
Codeine Phosphate	磷酸可待因
Colony stimulating factor, CSF	集落刺激因子
Committee of Rehabilitation and Palliative Care, CRPC	中国抗癌协会癌症康复与姑息治疗专业委员会
Common Terminology Criteria for Adverse Events, CTCAE	不良事件通用术语标准
Compromise, desperate period	妥协、绝望期
Computed tomography, CT	计算机断层扫描
Connective Tissue Growth Factor, CTGF	结缔组织生长因子
Connexin	连接蛋白
Continuous deep sedation, CDS	持续深度镇静
Continuous renal replacement therapy, CRRT	连续性肾脏替代治疗
Controlled Oral Word Association, COWA	控制性口头词汇联想
Cost-benefit analysis, CBA	成本 – 效益分析
Cost-effectiveness analysis, CEA	成本 – 效果分析
Cost-minimization analysis, CMA	最小成本分析
Cost-utility analysis, CUA	成本 – 效用分析
Cough suppression therapy, CST	咳嗽抑制训练
C-reactive protein, CRP	C 反应蛋白
Cross tolerance	交叉耐受
CT pulmonary angiography, CTPA	CT 肺动脉造影
Current Opioid Misuse Measure, COMM	药物误用情况评估表
Cyclooxygenase 2, COX2	环氧酶 2
Cyclooxygenase, COX	环氧合酶
Cytokines	细胞因子

D

Death rattle	临终喉音
Decision support interventions, DSIs	决策支持干预
Decision tree mode, DTM	决策树模型
Deep venous thrombosis, DVT	深静脉血栓
Delirium	谵妄
Delta opioid receptor, DOR	δ 阿片受体
Deoxyribo nucleic acid, DNA	脱氧核糖核酸
Depression	抑郁
Detoxification	脱毒
Dexamethasone	地塞米松
Diamine oxidase, DAO	二胺氧化酶
Diazepam	地西泮
Diclofenac sodium	双氯芬酸钠
Diphenhydramine hydrochloride	盐酸苯海拉明

Direct oral anticoagulant, DOAC	直接口服抗凝药
Discount rate	贴现率
Discounting	贴现
Disseminated intravascular coagulation, DIC	弥散性血管内凝血
Disturbance of consciousness	意识障碍
Dyspnea	呼吸困难
Dyssomnia	睡眠障碍

E

Economist Intelligence Unit, EIU	经济学人智库
Edema	水肿
eHealth	电子健康
Empathy	共情
End-of-dose pain	剂量末期疼痛
Endogenous pyrogen	内源性致热原
Endothelin	内皮素
Enteral nutrition, EN	肠内营养
Epidermal growth factor Receptor 1, /ErbB	神经调节蛋白生长因子
Epidermal Growth Factor Receptor, EGFR	表皮生长因子受体
Epidermal Growth Factor Receptor-Tyrosine Kinase Inhibitors, EGFR-TKIs	表皮生长因子受体酪氨酸激酶抑制剂
Epilepsy	癫痫
Erythropoiesis-stimulating agents, ESAs	红系造血刺激剂
Erythropoietin, EPO	促红细胞生成素
Essential Medicines Lists，EML	基本药物示范目录
European Association for Palliative Care, EAPC	欧洲姑息治疗协会
European Organisation for Research and Treatment of Cancer, EORTC	欧洲癌症研究与治疗组织
European Palliative Care Research Collaborative, EPCRC	欧洲姑息治疗研究协作组
European Pressure Ulcer Advisory Panel, EPUAP	欧洲压疮咨询委员会
European Society for Medical Oncology, ESMO	欧洲肿瘤内科学会
European Society of Cardiology, ESC	欧洲心脏病学会
Existential distress	生存痛苦
Exogenous pyrogen	外源性致热原

F

Fantasy, adaptation period	幻想、适应期
Fear period	恐惧期
Fentanyl citrate	枸橼酸芬太尼
Fever	发热
Fibroblast Growth Factor Receptors, FGFR	成纤维细胞生长因子受体
Fluorescein，FS	荧光素
Fluoro deoxy glucose, FDG	氟代脱氧葡萄糖
Folium sennae	番泻叶颗粒
Food and Drug Administration, FDA	美国食品药品监督管理局
Forced expiratory volume in first second，FEV-1	第一秒用力呼气量

Forced vital capacity, FVC | 用力肺活量
Fully implantable intrathecal drug delivery system, Fi-IDDS | 植入式鞘内药物输注系统
Functional Assessment of Cancer Treatment Neurotoxicity，FACT-Ntx | 癌症治疗神经毒性功能评价量表
Furosemide | 呋塞米

G

Giant Cell Arteritis, GCA | 巨细胞动脉炎
Glial fibrillary acidic protein, GFAP | 胶质纤维酸性蛋白
Glomerular filtration rate, GFR | 肾小球滤过率
Glucocorticoid | 糖皮质激素
Glutamic-oxaloacetic transaminase, GOT | 谷草转氨酶
Glutamic-pyruvic transaminase, GPT | 谷丙转氨酶
Glutathione, GSH | 谷胱甘肽
Glycerol and fructose injection | 甘油果糖注射液
Granisetron transdermal delivery system, GTDS | 格拉司琼透皮贴片
Granulocyte colony stimulating factor, G-CSF | 粒细胞集落刺激因子
Granulocyte-macrophage colony stimulating factor, GM-CSF | 粒细胞–巨噬细胞集落刺激因子
Granuloid colony forming unit, CFU-G | 骨髓中性粒细胞集落形成单位
Grief cognitions questionnaire, GCQ | 悲伤认知问卷
Growth-regulated oncogene, GRO | 生长相关性癌基因

H

Haloperidol | 氟哌啶醇
Hand-foot-skin reaction, HFSR | 手足皮肤反应
Hand-foot syndrome, HFS | 手足综合征
Health economy | 健康经济学
Heart failure, HF | 心力衰竭
Hematocrit, HCT | 血细胞比容
Hematoxylin-eosin staining, HE | 苏木精–伊红染色
Hemoptysis | 咯血
Hepatitis B Virus deoxyribonucleic acid, HBV-DNA | 乙肝病毒脱氧核糖核酸
Hepatitis B Virus, HBV | 乙型肝炎病毒
Hepatitis C Virus ribonucleic acid, HCV-RNA | 丙肝病毒脱氧核糖核酸
Hepatitis C Virus, HCV | 丙型肝炎病毒
Hopkins Verbal Learning Test, HVLT | 霍普金斯语言学习测验
Hospice | 临终关怀
Human capital approach, HCA | 人力资本法
Human epidermal growth factor receptor-2/-3, Her-2/Her-3 | 人表皮生长因子受体 2/ 人表皮生长因子受体 3
Hyperalgesia | 痛觉过敏
Hypercalcemia | 高钙血症
Hypertension, HTN | 高血压
Hypokalemia | 低钾血症
Hypostatic pneumonia | 坠积性肺炎

I

Ibuprofen	布洛芬（异丁苯丙酸）
Immune checkpoint inhibitors, ICI	免疫检查点抑制剂
Immune-related adverse events, irAEs	免疫相关不良反应
Implantable cardioverter defibrillator, ICD	植入型心律转复除颤器
Incontinence of urine	尿失禁
Incremental cost-effectiveness ratio, ICER	增量成本－效果比
Infectious Diseases Society of America, IDSA	美国感染病学会
Infective fever	感染性发热
Inferior vena cava, IVC	下腔静脉
Inflammatory arthritis, IA	炎性关节炎
Inflammatory myopathy, IM	炎性肌病
Informed decision-making	告知型
Infusion Nurses Society, INS	美国静脉输液护理学会
Insomnia severity index	失眠严重程度指数
Interferon, INF	干扰素
Interleukin, IL	白细胞介素
Intermittent hemodialysis, IHD	间歇性血液透析
International Association for Hospice and Palliative Care，IAHPC	国际姑息治疗协会
International Association for the Study of Pain, IASP	国际疼痛研究学会
International Classification of Diseases, ICD	国际疾病分类
International normalization ratio, INR	国际标准化比值
International patient decision aid standard, IPDAS	决策辅助标准
International Society for Pharmacoeconomics and Outcomes Research, ISPOR	国际药物经济学与结果研究协会
International Society of Lymphology, ISL	国际淋巴学协会
International Society of Nurses in Cancer Care, ISNCC	国际肿瘤护士协会
Interpretative decision-making	理解型
Interstitial lung disease, ILD	间质性肺病
Inthrathecal drug delivery，ITDD	鞘内药物输注
Intravenous urography, IVU	静脉尿路造影
Inventory of Complicated Grief, ICG	复杂性哀伤量表
Ipilimumab	伊匹单抗

J

Japanese Dermatological Association, JDA	日本皮肤病协会
Japanese Society of Palliative Medicine, JSPM	日本姑息医学会

K

Kappa-opioid receptor, KOR	κ 阿片受体
Kidney ureter bladder position, KUB	肾、输尿管及膀胱平片

L

Left ventricular diameter, LVD	左室舒张末期内径
Left ventricular ejection fraction, LVEF	左室射血分数

Leukocyte-reduced red blood cells，LRBC	去白红细胞
Lhermitte sign	莱尔米特征
Lipopolysaccharide, LPS	脂多糖
Liquid paraffin	液体石蜡
Loperamide hydrochloride	盐酸洛哌丁胺
Lorazepam	劳拉西泮
Low molecular weight heparin, LMWH	低分子量肝素
Low-dose computed tomography, LDCT	低剂量 CT
Lymphedema	淋巴水肿

M

Magnetic resonance imaging, MRI	磁共振成像
Malignant pericardial effusion, MPCE	恶性心包积液
Malignant pleural effusion, MPE	恶性胸腔积液
Malnutrition screening tool, MST	营养不良筛查工具
Malnutrition universal screening tool, MUST	营养不良通用筛查工具
Malnutrition	营养不良
Malondialdehyde, MDA	丙二醛
Manganese superoxide dismutase plasmid/liposome, MnSOD-PL	类似物锰型超氧化物歧化酶
Manganese superoxide dismutase, MnSOD	锰超氧化物歧化酶
Mannitol	甘露醇
Markov model	马尔科夫模型
Matrix metalloproteinase, MMP	基质金属蛋白
McGill pain questionnaire, MPQ	麦吉尔疼痛问卷
Mean corpuscular volume, MCV	平均红细胞体积
Median effective dose，ED50	有效中量
Medicare hospice benefits, MHB	临终关怀福利金
Memorial delirium assessment scale, MDAS	记忆谵妄评估量表
Memorial pain assessment card, MPAC	记忆疼痛评估卡片
Metformin	二甲双胍
Methadone hydrochloride	盐酸美沙酮
Metoclopramide	甲氧氯普胺
Midazolam	咪达唑仑
Mini nutritional assessment，MNA	微型营养评定
Minimental state examination, MMSE	简易精神状态检查
Mirtazapine	米氮平
Monocyte chemoattractant Protein, MCP	单核细胞趋化因子
Monte Carlo simulation	蒙特卡罗模拟
Morphine	吗啡
Morphine-3-Glucuronic acid, M3G	吗啡 -3- 葡萄糖醛酸
Morphine-6-Glucuronic acid, M6G	吗啡 -6- 葡萄糖醛酸
Mu opioid receptors, MOR	μ 阿片受体
Multinational Association of Supportive Care in Cancer, MASCC	癌症支持疗法多国学会
Multiple uptake gated acquisition scan, MUGA	放射性核素心室显像术

Mycophenolate ofetil, MMF 麦考酚吗乙酯

N

N-Acetylcysteine N- 乙酰半胱氨酸

NADPH Oxidase 4, NOX4 尼克酰胺腺嘌呤二核苷酸磷酸氧化酶 4

Nasogastric tube，NGT 鼻胃管

Nasointestinal tube，NIT 鼻肠管

National Cancer Institute Common Toxicity Criteria，NCI-CTC 美国国立癌症研究院通用毒性标准

National Cancer Institute, NCI 美国国家癌症研究所

National Comprehensive Cancer Network, NCCN 美国国立综合癌症网络

National Health Service, NHS 英国国家医疗服务体系

National Institutes of Health, NIH 美国国立卫生研究院

National Pressure Injury Advisory Panel, NPIAP 美国压力性损伤咨询委员会

Natural killer, NK 自然杀伤细胞

Neuropathic cancer pain, NCP 癌性神经病理性疼痛

Neuropathic pain, NP 神经病理性疼痛

Neutropenia 中性粒细胞减少症

New York Heart Association, NYHA 美国纽约心脏协会

Nintedanib 尼达尼布

Nitroblue tetrazolium test, NBT 四唑氮蓝试验

Nivolumab 纳武利尤单抗

N-methyl-D-aspartate receptor, NMDAR N- 甲基 -D- 天冬氨酸受体

N-Methyl-D-aspartic acid, NMDA N- 甲基 -D- 天冬氨酸

Non invasive positive pressure ventilation, NIPPV 无创正压通气

Noninfective fever 非感染性发热

Non-small cell lung cancer, NSCLC 非小细胞肺癌

Nonsteroidal antiinflammatory drugs, NSAIDs 非甾体抗炎药

Nuclear factor kappa-B，NF-κB 核因子 κB

Numerical rating scale, NRS 数字评估量表

Nutritional edema 营养不良性水肿

Nutritional risk screening, NRS 2002 营养风险筛查 2002

O

Olanzapine 奥氮平

Opioid risk tool, ORT 阿片类药物风险评估工具

Oral mucositis 口腔黏膜炎

Oral rehydration salts, ORS 口服补液盐

Orphanin-FQ 孤啡肽 FQ 受体

Osteopontin, OPN 骨桥蛋白

Oxidized regenerated cellulose, ORC 氧化再生纤维素

Oxycodone hydrochloride 盐酸羟考酮

P

Paced auditory serial addition test, PASAT 步态听觉连续加法测试

Packed red blood cells, PRBC	红细胞悬液
Pain assessment checklist for seniors with limited ability to communicate, PACSLAC	交流能力受限老年人群疼痛评估量表
Pain assessment in advanced dementia scale, PAINAD	老年痴呆晚期疼痛评估量表
Pain crisis	疼痛危象
Pain management index, PMI	疼痛治疗指数
Palliative care	姑息治疗
Palliative performance scale, PPS	姑息功能评价量表
Palliative prognostic index, PPI	姑息预后指数
Palliative prognostic score, PaP	姑息预后评分
Palmar-planter erythrodysesthesia syndrome, PPES	掌跖感觉丧失性红斑综合征
Pan Pacific Pressure Injury Alliance, PPPIA	泛太平洋地区压力性损伤联盟
Paracetamol	对乙酰氨基酚
Paradoxical agitation	反常激越
Paraneoplastic syndrome, PNS	副肿瘤综合征
Parathyroid hormone related protein, PTHrP	甲状旁腺激素相关蛋白
Parenteral nutrition, PN	肠外营养
Paternalistic decision-making	家长式
Patient and survivor care	患者和生存者照护
Patient controlled analgesia, PCA	患者自控镇痛
Patient controlled epidural analgesia，PCEA	硬膜外 PCA
Patient controlled intravenous analgesia，PCIA	静脉 PCA
Patient controlled nerve analgesia，PCNA	外周神经阻滞 PCA
Patient controlled subcutaneous analgesia，PCSA	皮下 PCA
Patient decision aids, PtDAs	患者决策辅助
Patient-generated subjective global assessment, PG-SGA	患者参与的主观全面评定
Pegylated liposome-encapsulated doxorubicin, PLD	聚乙二醇化脂质体包封阿霉素
Pembrolizumab	派姆单抗
Percutaneous kyphoplasty, PKP	经皮椎体后凸成形术
Percutaneous nepHrostomy, PCN	经皮肾造瘘术
Percutaneous vertebroplasty, PVP	经皮椎体成形术
Peripheral venous catheter, PVC	外周静脉导管
Peripherally inserted central catheter, PICC	经外周静脉置入中心静脉导管
Peritoneal dialysis, PD	腹膜透析
Peroxisome proliferator-activated receptor, PPAR	过氧化物酶体增殖物激活受体
Pharmaceutical economics	广义的药物经济学
Pharmacoeconomics	狭义的药物经济学
Phosphatidylinositol 3-kinase/protein kinase B, PI3K/PKB	磷脂酰肌醇 -3 激酶 / 蛋白激酶 B
Phosphodiesterase, PDE	环核苷酸磷酸二酯酶
Piper fatigue scale, PFS	Piper 疲乏量表
Pirfenidone	吡非尼酮
Pittsburgh sleep quality index, PSQI	匹兹堡睡眠质量指数
Platelet derived growth factor, PDGF	血小板来源生长因子受体

Polyanalgesic Consensus Conference, PACC	多学科镇痛共识会议
Polymyalgia rheumatica, PMR	风湿性多肌痛
Positron emission tomography, PET	正电子发射断层显像
Posttraumatic stress disorder, PTSD	创伤后应激障碍
Programmed death 1, PD-1	程序性死亡蛋白 1
Programmed death ligand 1, PD-L1	程序性死亡蛋白配体 1
Progressive multifocal leukoencephalopathy, PML	进行性多灶性白质脑病
Prostaglandins	前列腺素
Prostaglandins, PGs	前列腺素
Prothrombin time, PT	凝血酶原时间
Pulmonary thromboembolism, PTE	肺血栓栓塞症

Q

Quality adjusted life year, QALY	质量调整生命年
Quality of life, QOL	生活质量

R

Radiation enteritis, RE	放射性肠炎
Radiation heart injury	放射性心脏损伤
Radiation pneumonitis	放射性肺炎
Radiation therapy oncology group instrument	急性放射性黏膜炎分级标准
Radiation Therapy Oncology Group, RTOG	放射治疗肿瘤学组
Radiation therapy, RT	姑息性放射疗法
Reactive oxygen species, ROS	活性氧
Receptor activator of nuclear factor-κB ligand, RANKL	NF-κB 受体激活蛋白配体
Recombinant human granulocyte colony stimulating factor, rhG-CSF	重组人粒细胞集落刺激因子
Recombinant human parathyroid hormone, PTH1-34	人重组甲状旁腺激素
Recombinant mutant human tumor necrosis factor, rmhTNF）	重组改构人肿瘤坏死因子
Recombinant tissue plasminogen activator, rt-PA	重组组织型纤溶酶原激活剂
Registered Nurse's Association of Ontario, RNAO	加拿大安大略省注册护士协会
Regret, indignant period	懊悔、愤怒期
Respiratory failure	呼吸衰竭
Reversible posterior leukoencephalopathy syndrome, RPLS	可逆性后脑白质脑病综合征
Revised Piper fatigue scale, PFS-R	Piper 疲乏修订量表
Rheumatoid arthritis, RA	类风湿关节炎
Risk evaluation and mitigation strategies, REMS	风险评估和减轻策略
Risperidone	利培酮
Rotation	轮替

S

Screener and Opioid Assessment for Patients with Pain-Revised, SOAPP-R	疼痛患者筛查及阿片类药物应用评估修订版
Selective serotonin reuptake inhibitor, SSRI	5- 羟色胺再摄取抑制剂
Semi-implantable inthrathecal drug delivery system，Si-IDDS	半植入式鞘内药物输注通道

Serotonin-norepinephrine reuptake inhibitor, SNRI	5-羟色胺/去甲肾上腺素再摄取抑制剂
Severe acute respiratory syndrome coronavirus 2, SARS-CoV-2	严重急性呼吸系统综合征冠状病毒2
Sexual dysfunction	性功能障碍
Shared decision making, SDM	共享决策
Shared decision-making	共享型
Shock, denial period	震惊、否认期
Sildenafil	西地那非
Single photon-emission computed tomography, SPECT	单光子发射计算机断层扫描显像
Skeletal-related events, SREs	骨相关事件
Society for Immunotherapy of Cancer, SITC	美国肿瘤免疫治疗学会
Sodium valproate	丙戊酸钠
Specific cancer pain syndromes	特殊癌痛综合征
Spinal compression	脊髓压迫症
Spontaneous pain	自发性疼痛
Stereotactic radiosurgery, SRS	立体定向放射外科
Subjective global assessment, SGA	主观全面评定
Substance Abuse and Mental Health Services Administration, SAMHSA	美国药物滥用和精神健康服务管理局
Superficial vein thrombosis, SVT	浅静脉血栓形成
Superior vena cava syndrome, SVCS	上腔静脉综合征
Superoxide dismutase, SOD	超氧化物歧化酶
Sympathy	同情
Syndrome of inappropriate secretion of antidiuretic hormone, SIADH	抗利尿激素分泌失调综合征
Systemic inflammatory response syndrome, SIRS	全身炎症反应综合征

T

Tapentadol	他喷他多
Thalidomide	沙利度胺
Thanatology	死亡学
Thrombocytopenia	血小板减少症
Thrombopoietin, TPO	促血小板生成素
Thromobocytosis	血小板增多症
Tissue factor, TF	组织因子
Total parenteral nutrition, TPN	全胃肠外营养
Toxic erythema of chemotherapy, TEC	化疗中毒性红斑
Trail making test, TMT	连线测试
Tramadol hydrochloride	盐酸曲马多
Transcatheter arterial embolization, TAE	经动脉导管栓塞术
Transforming growth factor-β, TGF-β	转化生长因子-β
Transforming growth factor-β1, TGF-β1	转化生长因子β1
Transient receptor potential channel vanilloid type 1, TRPV1	瞬时感受器电位受体1
Trazodone	曲唑酮
Tricyclic antidepressants, TCAs	三环类抗抑郁药
Troponin I, TnI	肌钙蛋白
Tumor lysis syndrome, TLS	肿瘤溶解综合征

Tumor necrosis factor, TNF 肿瘤坏死因子

Tumor necrosis factor-α, TNF-α 肿瘤坏死因子 -α

Tyrosine kinase inhibitors, TKI 酪氨酸激酶抑制剂

Tyrosine kinase receptor A, TRKA 酪氨酸激酶受体 A

U

Unfractionated heparin, UFH 普通肝素

United Kingdom Oral Mucositis in Cancer Care , UKOMiC 英国肿瘤口腔黏膜病专家组

Uremic toxins 尿毒症毒素

Urinary tract infection, UTI 尿路感染

Urinary tract obstruction 尿路梗阻

Urine retention 尿潴留

V

Vascular endothelial growth factor receptor, VEGFR 血管内皮生长因子受体

Vascular endothelial growth factor, VEGF 血管内皮生长因子

Vascular endothelial growth factor-tyrosine kinase inhibitors, VEGF-TKI 血管内皮生长因子 – 酪氨酸激酶抑制剂

Venous compression device, VCD 静脉加压装置

Venous thromboembolism, VTE 静脉血栓栓塞症

Ventricular assist device, VAD 心室辅助装置

Verbal rating scale, VRS 语言评估量表

Visceral cancer pain, VCP 癌性内脏痛

Visual analogue scale, VAS 直观模拟标度尺

Vitamin K antagonist, VKA 维生素 K 拮抗剂

W

Washed red blood cells, WRBC 洗涤红细胞

Willingness to Pay, WTP 意愿支付

World Health Organization, WHO 世界卫生组织

Worldwide Hospice Palliative Care Alliance, WHPCA 世界纾缓医学联盟

Z

Zolpidem tartrate 酒石酸唑吡坦

其他

5-Fluorouracil, 5-Fu 5- 氟尿嘧啶

6-min walking distance, 6MWD 6 分钟步行距离

γ-aminobutyric acid, GABA γ- 氨基丁酸

索 引